胜利油田中心医院志

（1964—2024）

胜利油田中心医院　编

中国文史出版社
CHINA CULTURAL AND HISTORICAL PRESS

图书在版编目（CIP）数据

胜利油田中心医院志：1964—2024 / 胜利油田中心医院编 . — 北京：中国文史出版社 , 2024. 8. —ISBN 978-7-5205-4801-4

Ⅰ . R199.2

中国国家版本馆 CIP 数据核字第 2024ZE3177 号

责任编辑：赵姣娇

出版发行：中国文史出版社
社　　址：北京市海淀区西八里庄路 69 号　邮编：100142
电　　话：010-81136606　81136602　81136603（发行部）
传　　真：010-81136655
印　　装：山东金鼎彩印有限公司
经　　销：全国新华书店
开　　本：16
字　　数：763 千字
印　　张：42
版　　次：2024 年 11 月北京第 1 版
印　　次：2024 年 11 月第 1 次印刷
定　　价：300.00 元

《胜利油田中心医院志（1964—2024）》编辑委员会

主任委员：颜培光

副主任委员：巩曰卿　朱　华　代荣玉　许美村　陈玉东　王明鑫　袁庆忠　成　波
王敏河　王佐荣　韩文学　张　旗

委　　员：（按姓氏笔画排序）
丁建军　于　晖　马德刚　王　彦　王　靖　王日香　王光祥　王当莲
王君成　牛俊荣　史　霞　白方红　曲兰英　伊心浩　刘国强　闫应生
孙在宝　李　蓝　李凤生　李冬冬　李作栋　张　永　张　莉　张益波
张慕华　杭　鹏　赵　玲　赵　峰　侯晓琨　夏　建　栾　红　黄　琨
董　浩　韩燕燕

主　　编：庞闽厦

副 主 编：王　琪

编　　辑：（按姓氏笔画排序）
王　静　王丽萍　王君成　尹英旭　石　芳　李　阳　杨　晨　杨淑梅
常红艳

摄　　影：黄　琨　赵建勋　尹英旭

SHENGLI OILFIELD CENTRAL HOSPITAL

序言

六十载光阴荏苒，一甲子岁月如歌。胜利油田中心医院在流光溢彩的历史长河中走过了波澜壮阔的六十年，栉风沐雨，几经变革，始终秉承“以人民为中心”的理念，凝练出“精医厚德 博极笃行”的院训。六十年来，一代代中心医院人坚持以高质量党建引领高质量发展，踏坎坷、斩荆棘、攀高峰，将一个二十多人的卫生所，建设成为一所集医疗、教学、科研、预防、保健、急救、康复于一体的现代化三级甲等综合医院。

六十年艰苦创业，玉汝于成。1964 年，医院开拓者们饱含着对国家石油勘探事业的深切情怀，集聚黄河尾闾、渤海之滨，开启了筚路蓝缕的创业之路。在黄河入海口荒凉的盐碱滩上，医院前辈们充分发扬“石油精神”，战严寒、斗酷暑，风餐露宿、人拉肩扛，用坚韧和智慧建设起了属于自己的家园。1994 年，医院成功创建为全省首批三级甲等综合医院，并先后三次顺利通过复审。一路风雨兼程，医院已经发展成为一家学科设置齐全、专家资源丰富、医疗设施先进、诊疗服务优质的大型综合性医院。

六十年历经变革，硕果芬芳。2005 年，根据国家政策精神，医院实施产权制度改革；2012 年，医院变更登记为事业单位；2020 年，医院正式移交东营市管理。面对一次次重大转折和严峻挑战，广大干部职工励精图治、百折不挠，变压力为动力，化挑战为机遇，医院各项事业呈现出昂扬向上的勃勃生机。在市委、市政府和市卫生健康委的坚强领导下，今年 1 月，医院正式成为政府举办的公立医院，开启了高质量发展的新篇章。

六十年初心如磐，矢志不渝。中心医院人旗帜鲜明讲政治，始终不忘初心、牢记使命，把人民群众的健康需求放在首位。建院初期，围绕国家石油勘探战略，广大医务人员上前线、到井队，为石油会战职工健康保驾护航。随着医院的发展，服务范围不断扩大，诊疗能力持续提升，让越来越多的油地群众得到高水平健康服务。医院坚持社会公益属性不动摇，无论是援外任务、基层帮扶，还是紧急救援、爱心工程，广大医务人员勇挑重担、冲锋在前，以实际行动诠释着“敬佑生命、救死扶伤、甘于奉献、大爱无疆”的崇高职业精神。

六十年弦歌不辍，华章再启。回首过往六十年，一代代中心医院人用信仰和坚守、智慧和汗水，铸就了属于自己的伟大荣光。昂首迈上新征程，我们深知医院高质量发展前景光明、任重道远。全院干部职工必须锚定省级区域医疗中心建设目标，强党建、提能力、抓内涵，笃行不怠、奋楫争先，为建设省内一流现代化、智慧化三级甲等医院而努力奋斗！

习近平总书记强调，“历史是最好的教科书”。回首耕耘路，满目皆华章，六十年春华秋实，医院已经形成了厚重的文化积淀。翻开本书，目光掠过的是一代代中心医院人的群英画像，是每一个中心医院人用心血和汗水，镌刻出了医院六十年历史长卷。本书是医院文化建设的一项重要内容，为建院六十周年献上一份厚重的贺礼。

站在新的历史起点，让我们坚持以习近平新时代中国特色社会主义思想为指引，弘扬光荣传统，赓续精神血脉，汲取奋进力量，在医院高质量发展的新征程上锐意进取，砥砺前行，为建设高水平现代化强院作出新的更大贡献！

市胜利油田中心医院党委书记：

2024 年 4 月

SHENGLI OILFIELD
CENTRAL HOSPITAL

医院全貌

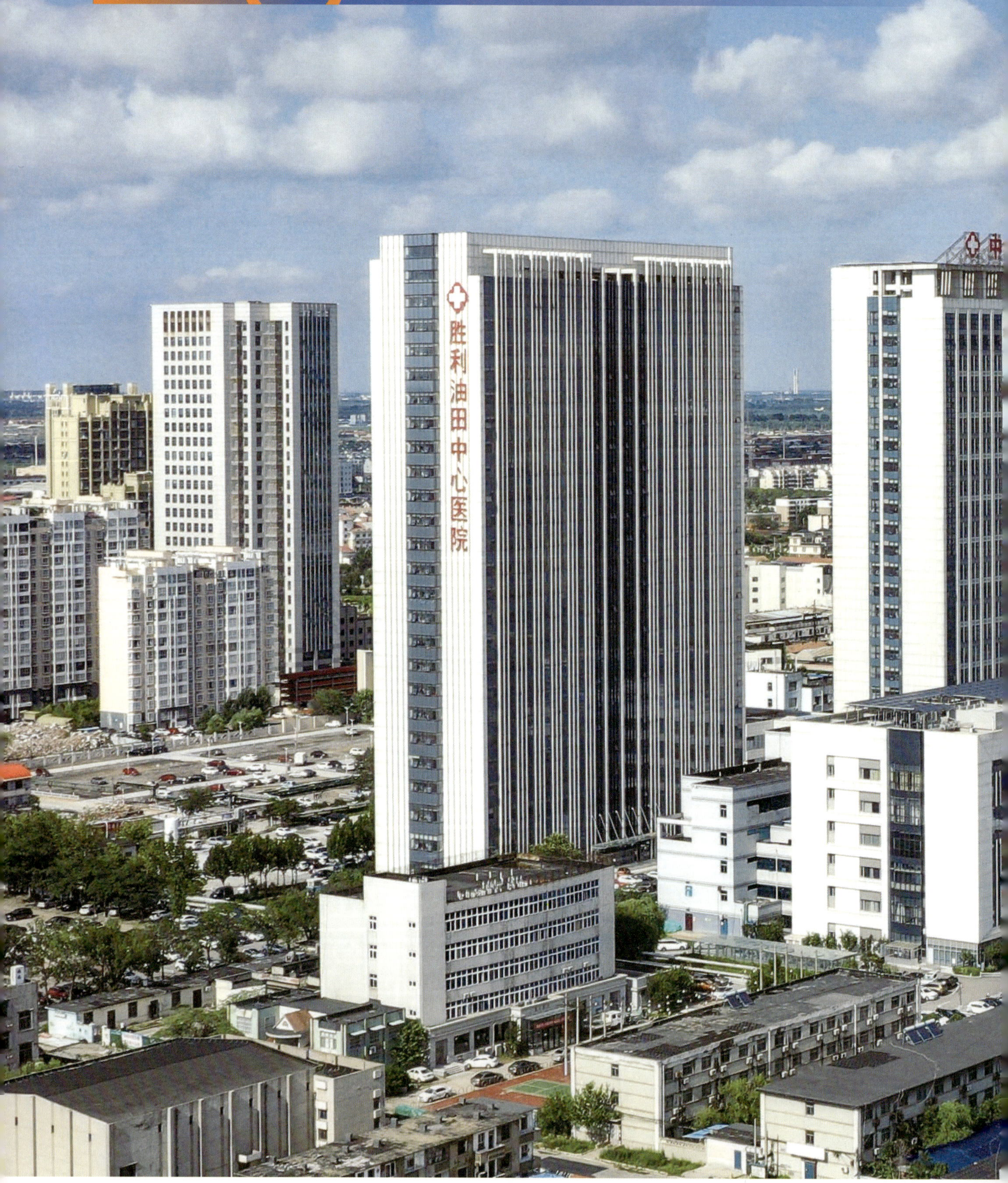

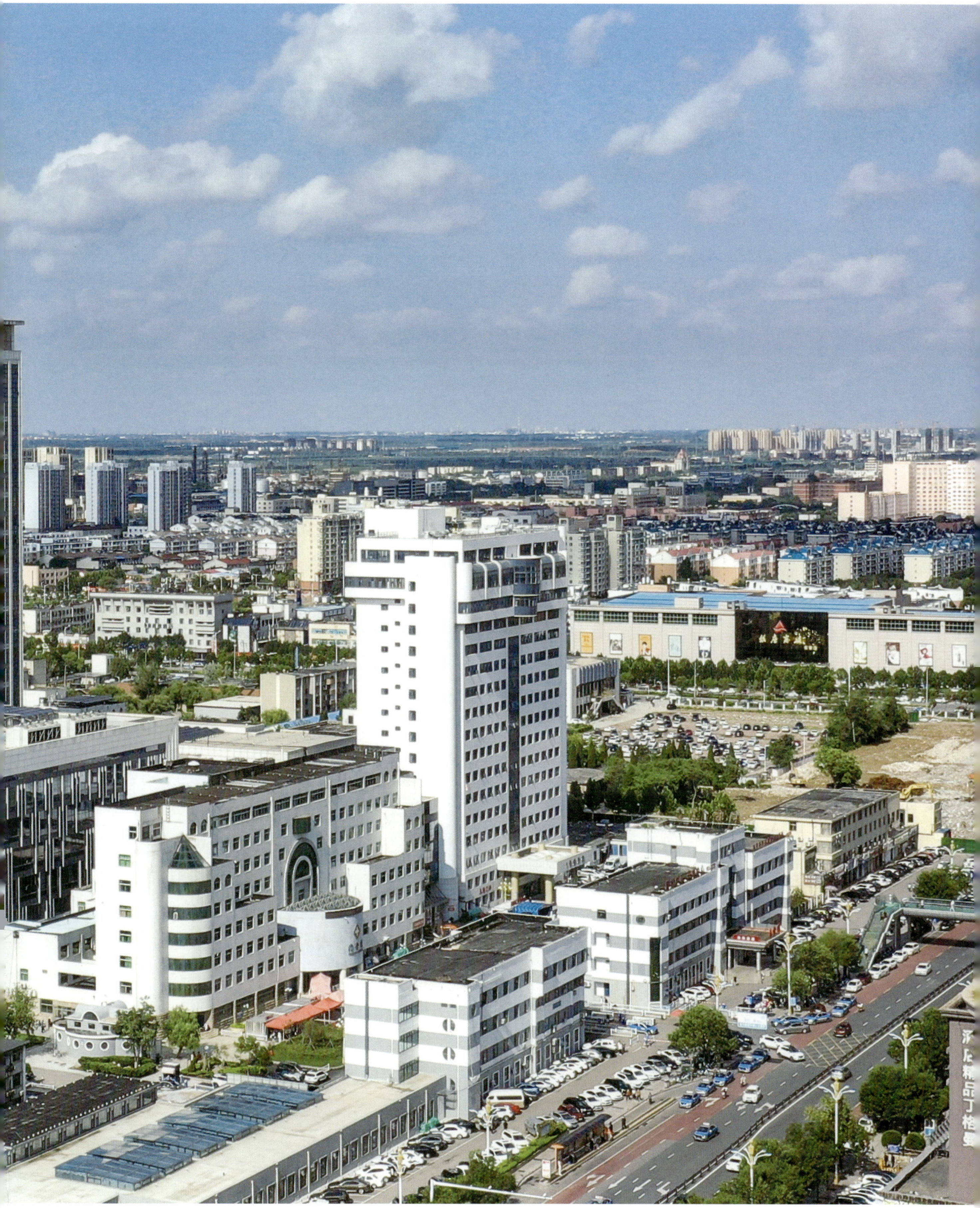

SHENGLI OILFIELD
CENTRAL HOSPITAL

现任领导

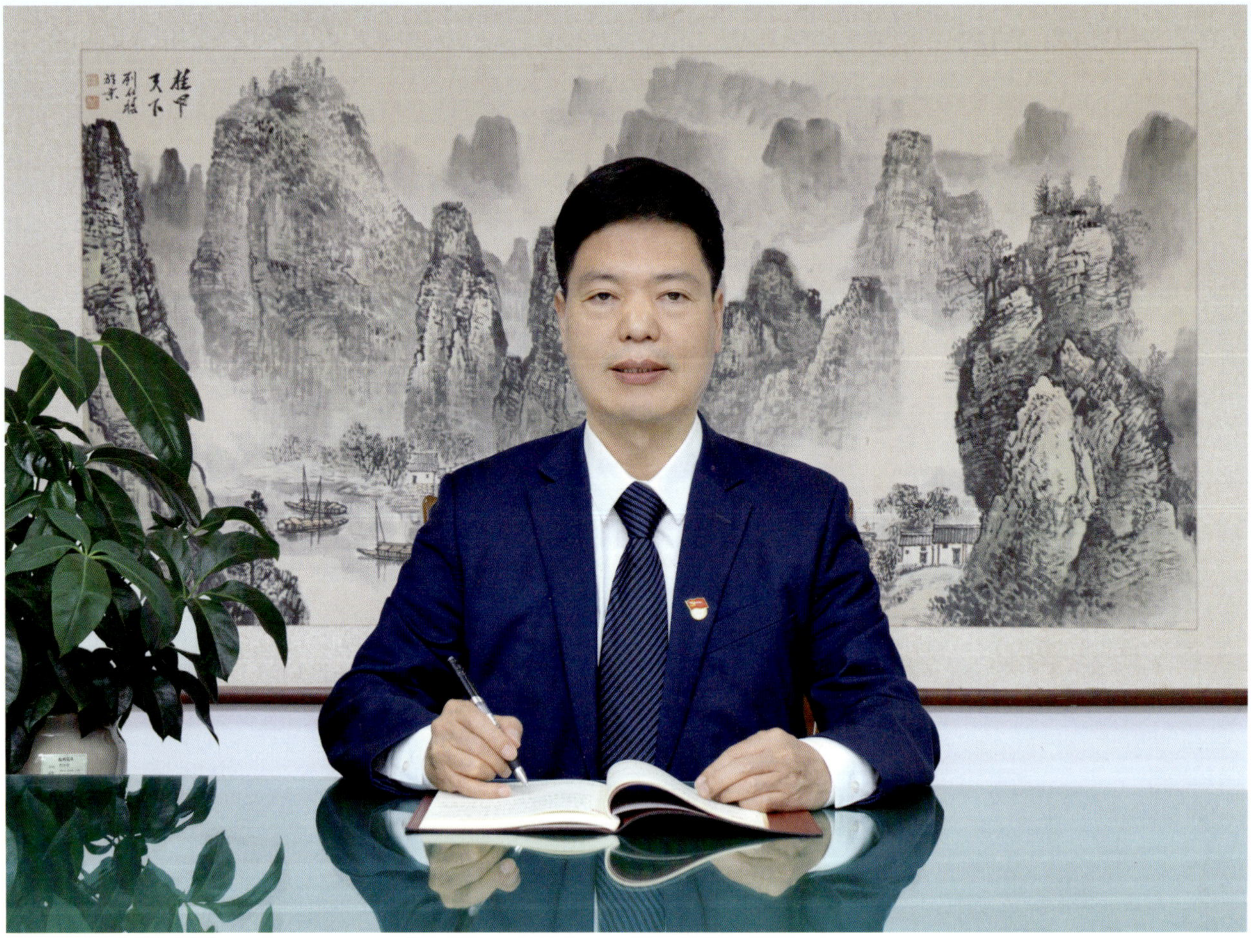

党委书记　颜培光

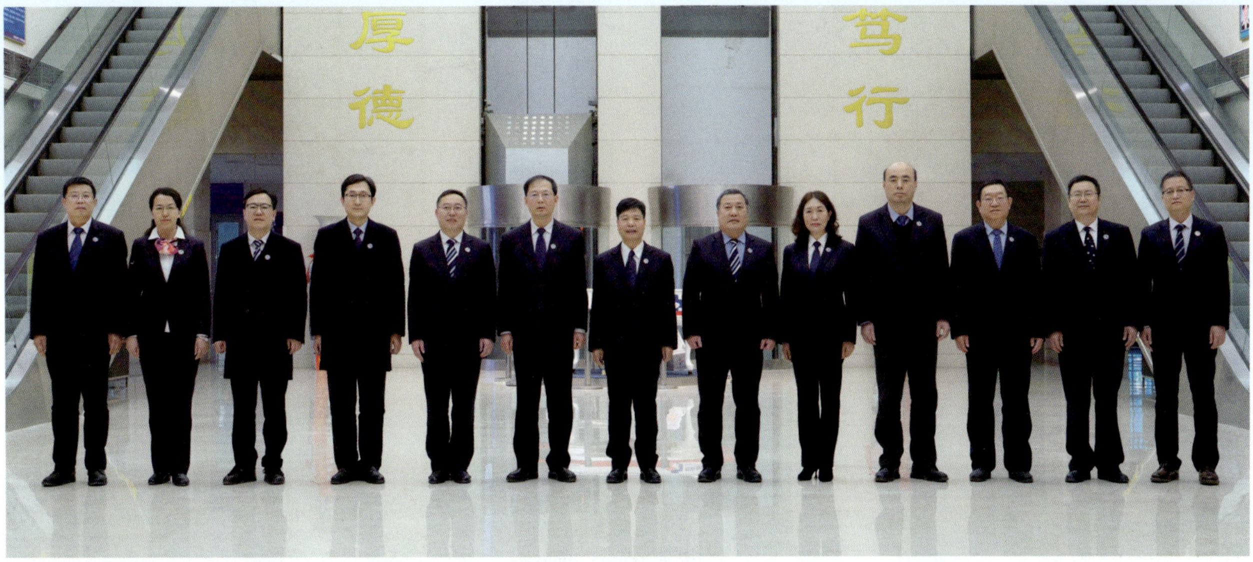

党委书记颜培光（中）　党委副书记、工会主席巩曰卿（右六）　党委委员、副院长朱华（左六）

党委委员、纪委书记代荣玉（右五）　党委委员、总会计师许美村（左五）　党委委员、副院长陈玉东（右四）

党委委员、副院长王明鑫（左四）　副院长袁庆忠（右三）　副院长成波（左三）

副院长王敏河（右二）　副院长王佐荣（左二）　副院长韩文学（右一）

副院长张旗（左一）

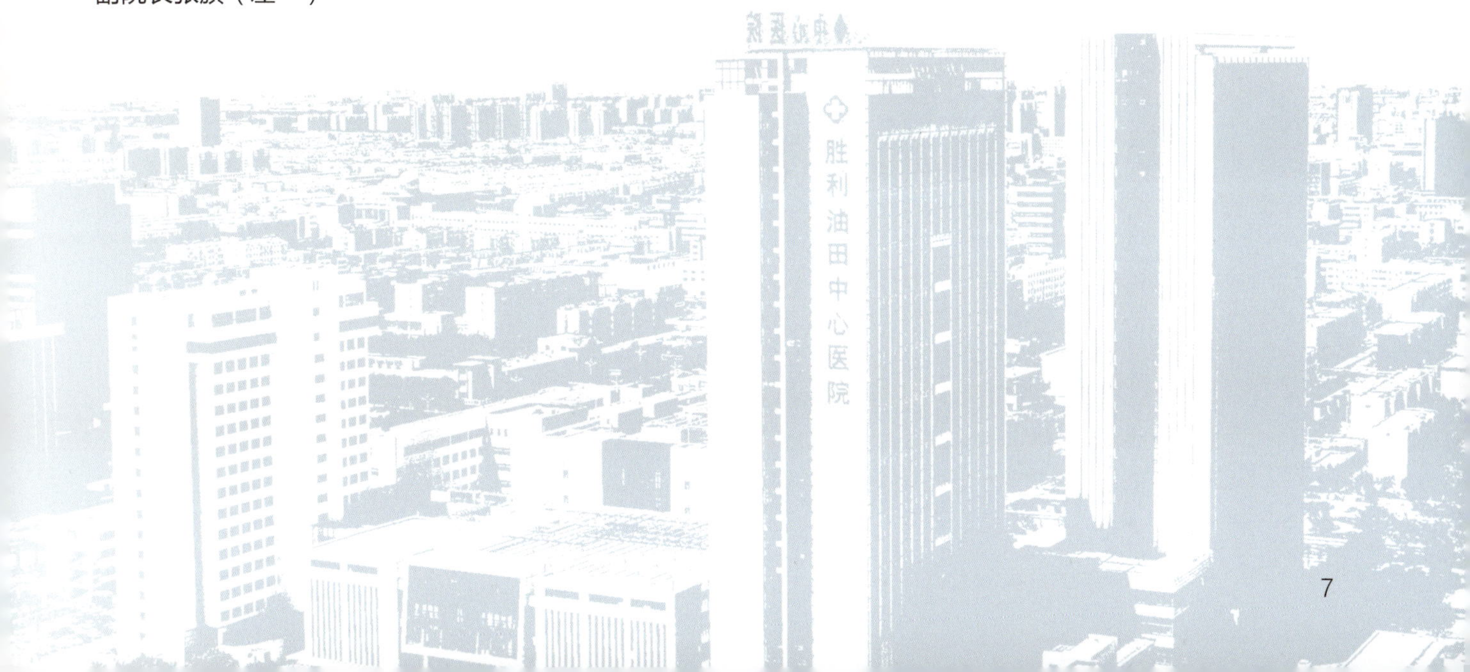

SHENGLI OILFIELD
CENTRAL HOSPITAL

历任书记

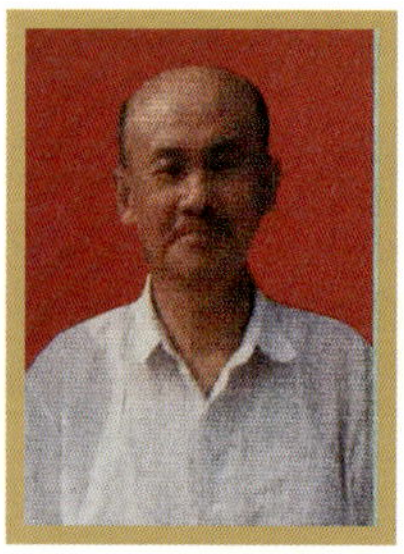

孟宪德
任职时间 (1964—1965)

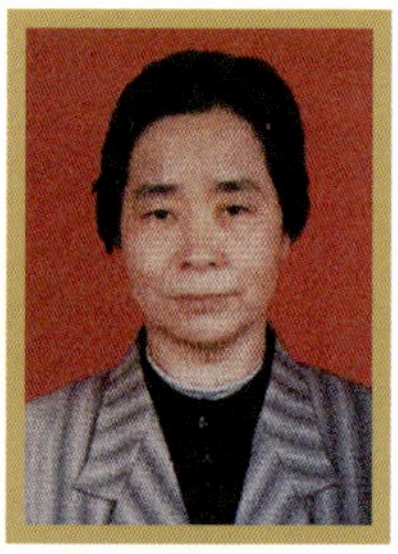

姚静一
任职时间 (1965—1966)

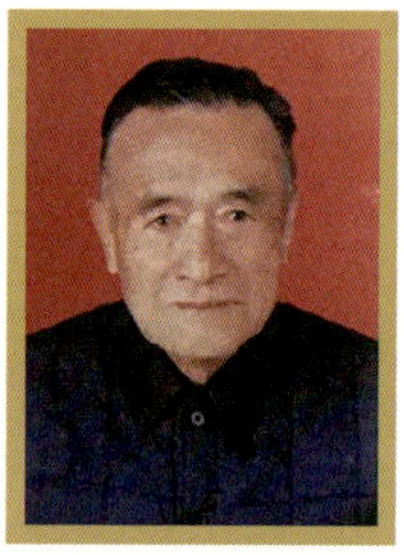

王　皎
任职时间 (1972.9—1975)

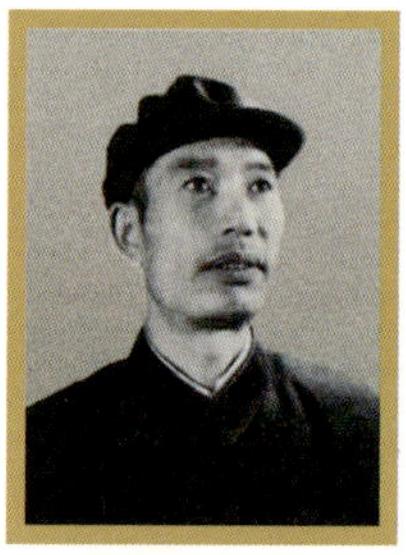

刘跃武
任职时间 (1975—1978)

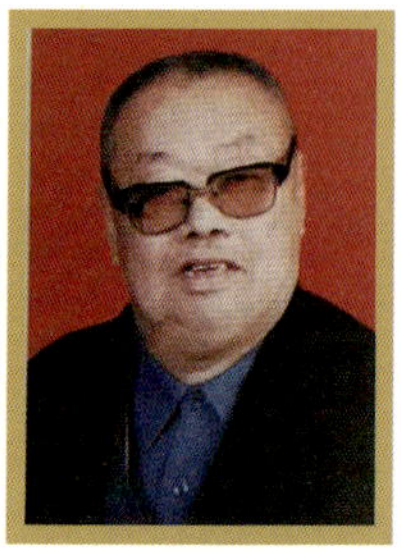

金声远
任职时间 (1980.8—1983.5)

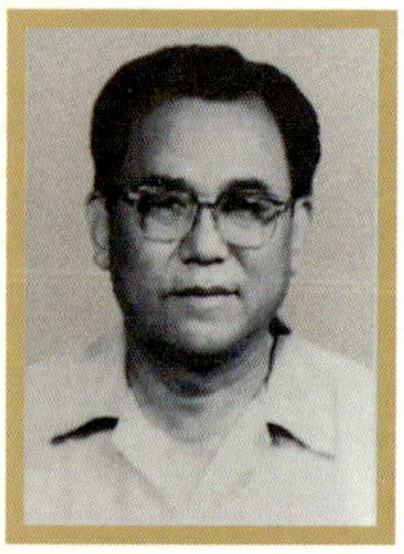

高致祥
任职时间 (1983.5—1987.1)

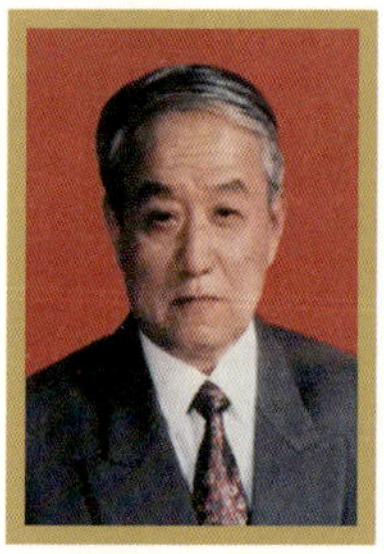

赵长明
任职时间 (1990.3—1992)

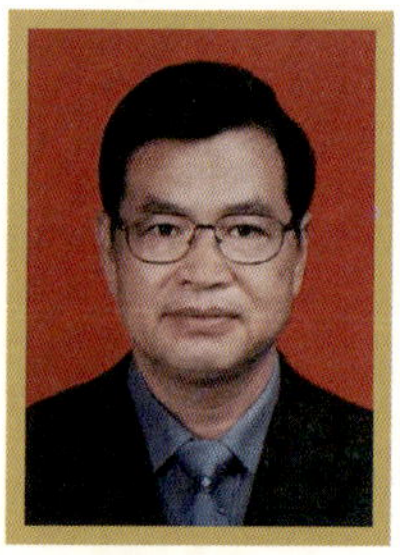

刘　杰
任职时间 (1993.2—1998)

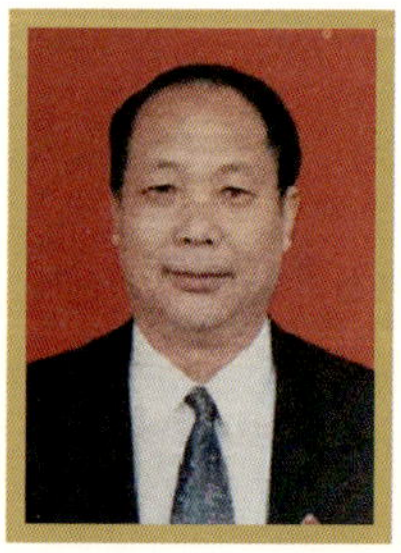

朱有志
任职时间 (1998—2004.3)

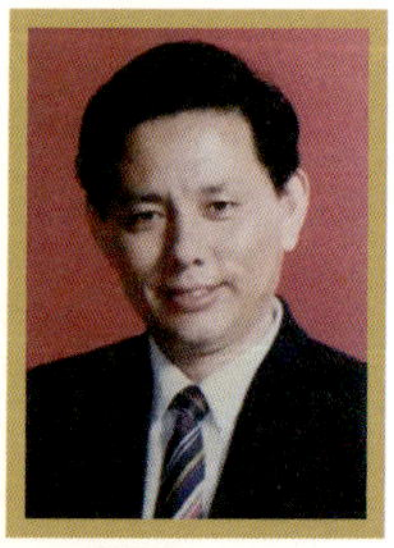

刘传木
任职时间 (2004.3—2005.3)

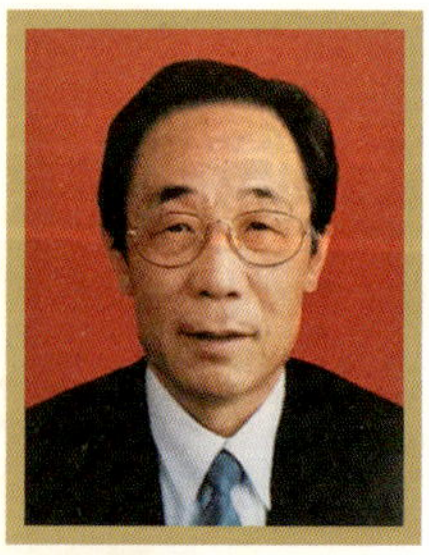

沈维前
任职时间 (2005.4—2008.6)

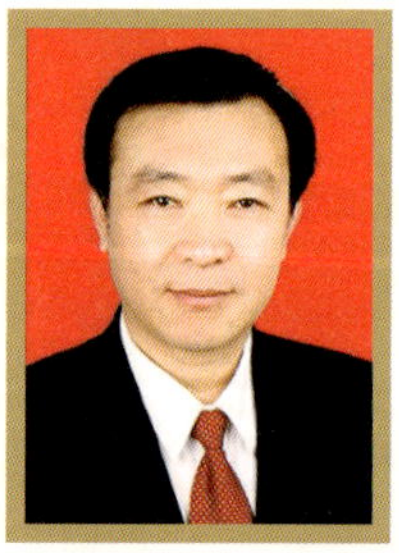

金同义
任职时间 (2008.7—2011.11)

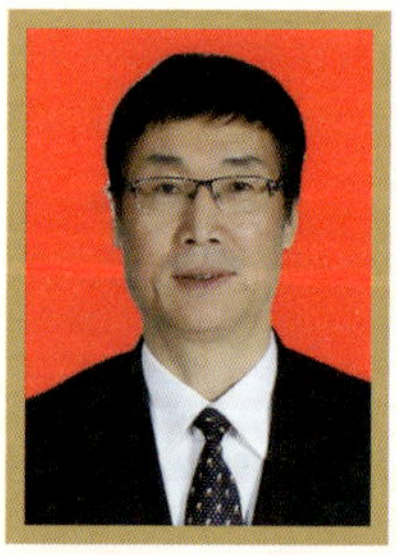

王明泉
任职时间 (2011.12—2016.12)

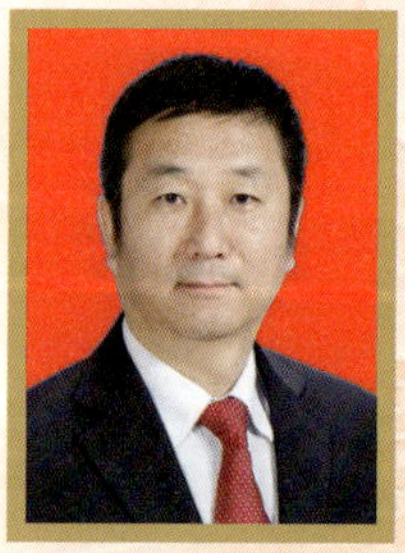

张爱民
任职时间 (2017.1—2020.9)

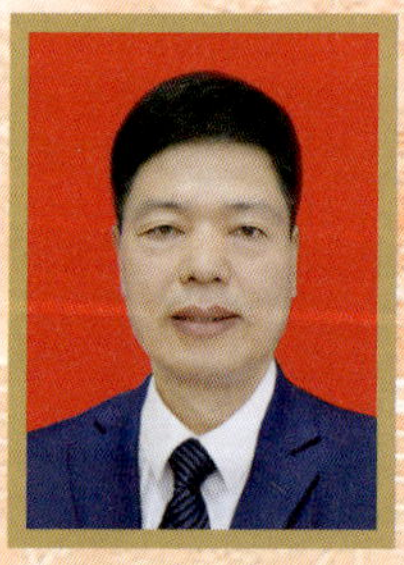

颜培光
任职时间 (2020.9—至今)

SHENGLI OILFIELD
CENTRAL HOSPITAL

历任院长

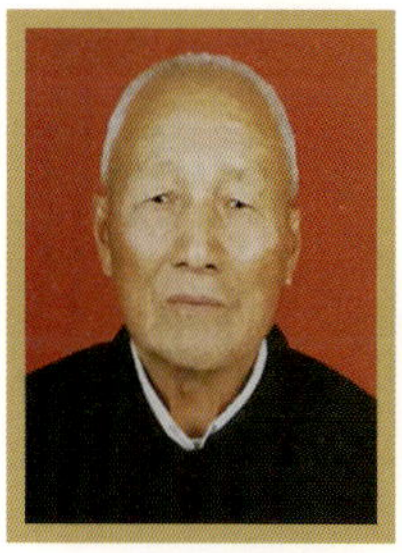

陈树发
任职时间 (1964.8—1965.4)

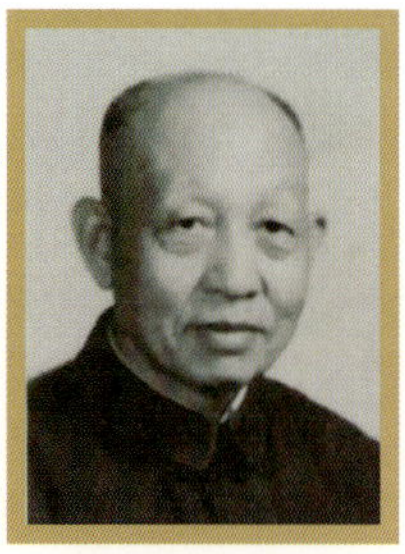

岳养信
任职时间 (1965.4—1976.1
1978.3—1983.4)

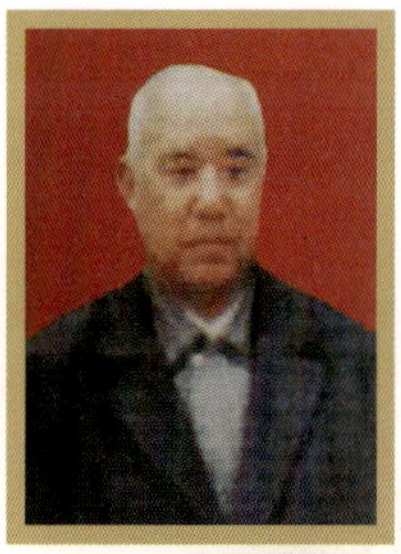

李庆华
任职时间 (1976—1978)

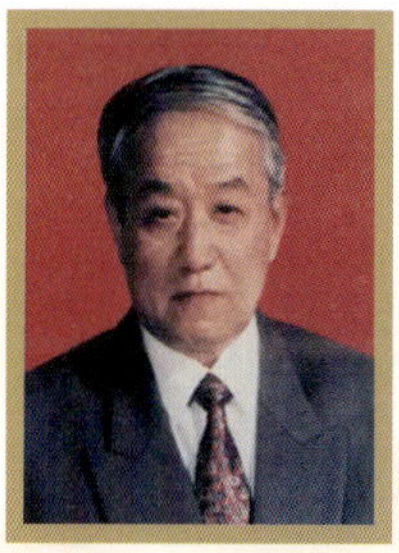

赵长明
任职时间 (1983.4—1990.3)

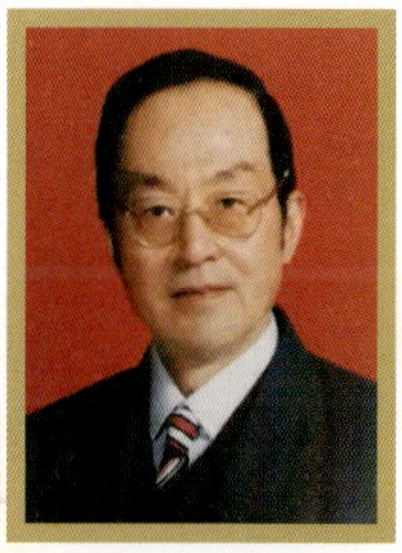

瞿鸿德
任职时间 (1990.3—1993.5)

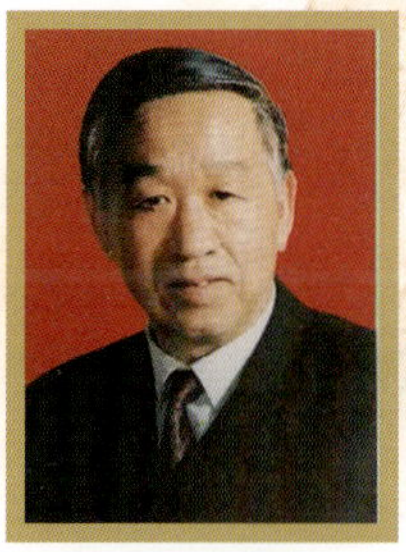

王兆玉
任职时间 (1993.5—1997.3)

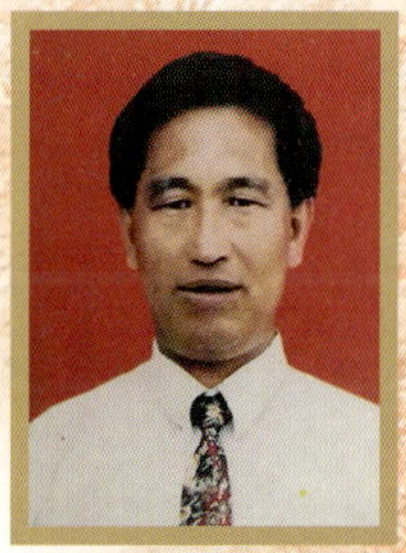

郝久民
任职时间 (1997.3—2000.1)

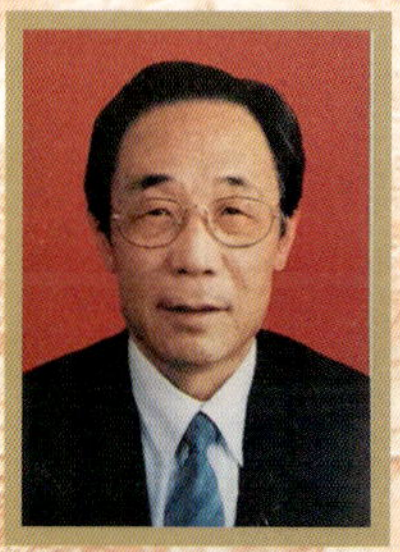

沈维前
任职时间 (2000.1—2005.1)

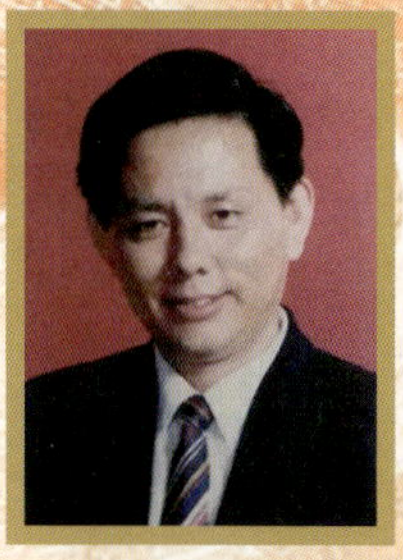

刘传木
任职时间 (2005.1—2008.7)

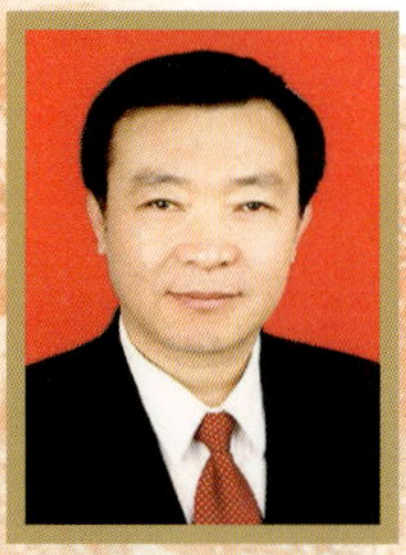

金同义
任职时间 (2008.7—2014.4)

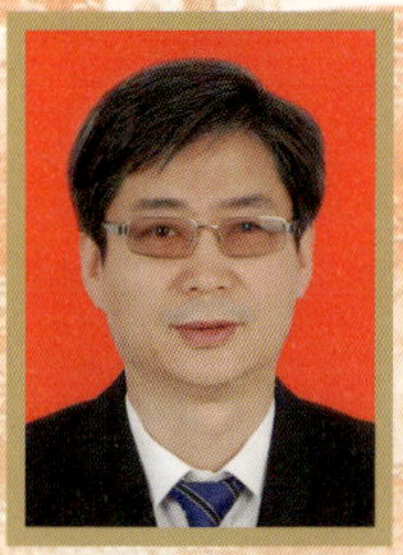

刘冠国
任职时间 (2014.4—2020.9)

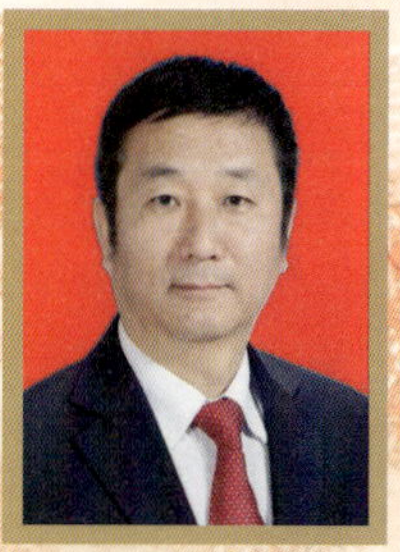

张爱民
任职时间 (2020.9—2022.7)

历任领导

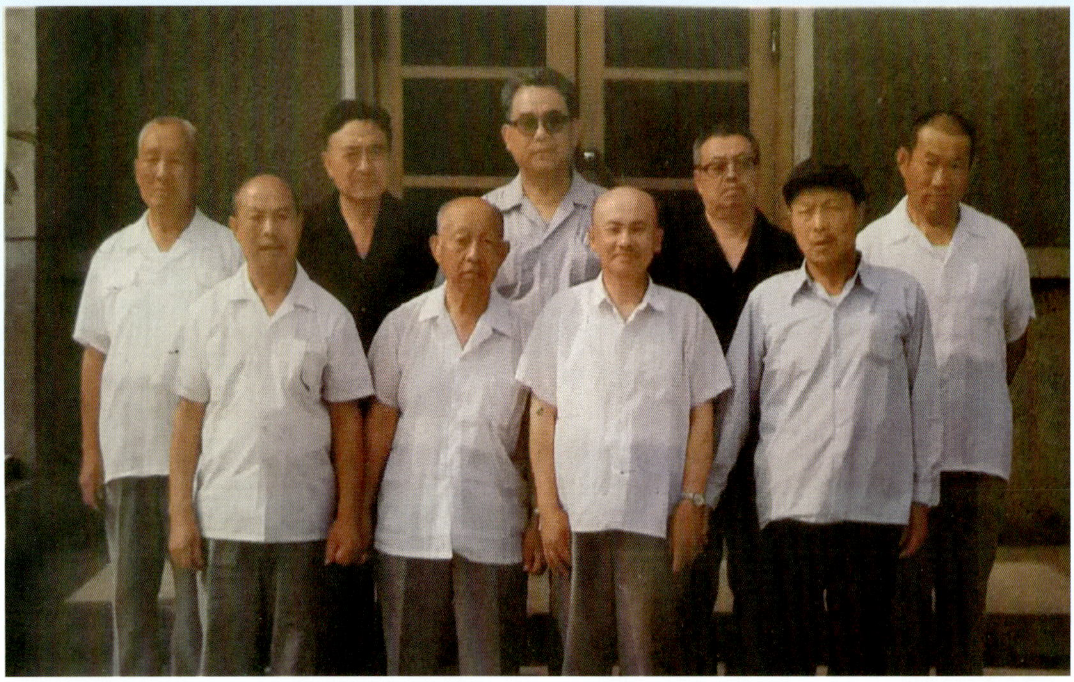

前排左起：孟占魁　岳养信　孟宪德　王立栋
后排左起：陈树发　王　皎　高致祥　金声远　阎启岭

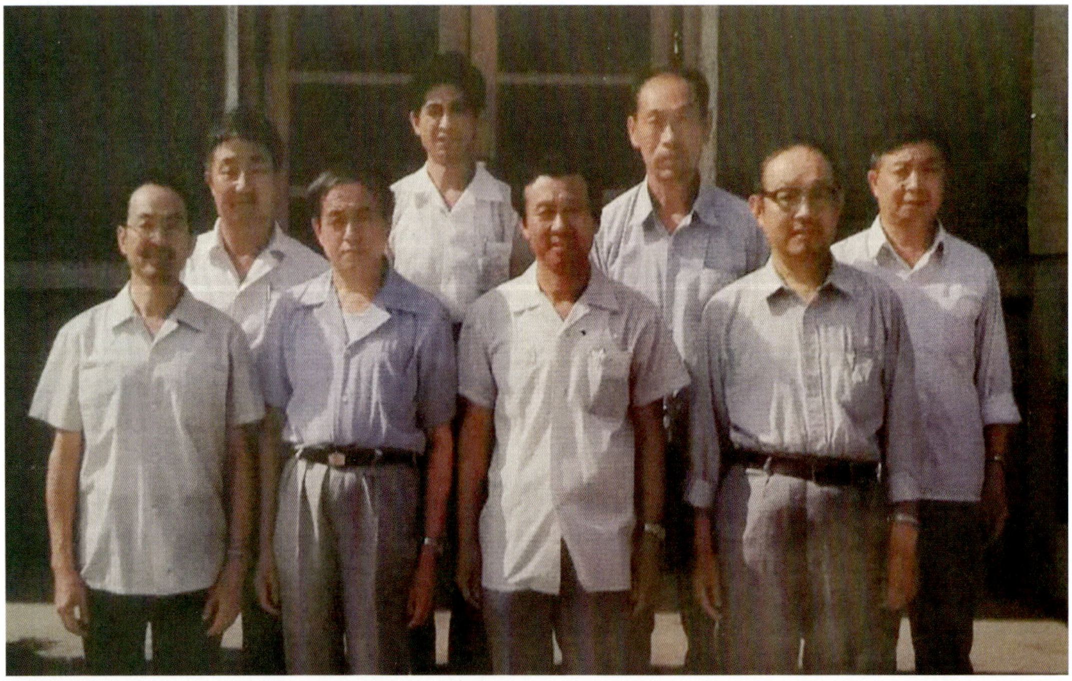

前排左起：瞿鸿德　赵长明　邢友善　尹祚昌
后排左起：刘庆林　张清林　卢伯炎　高耀坤

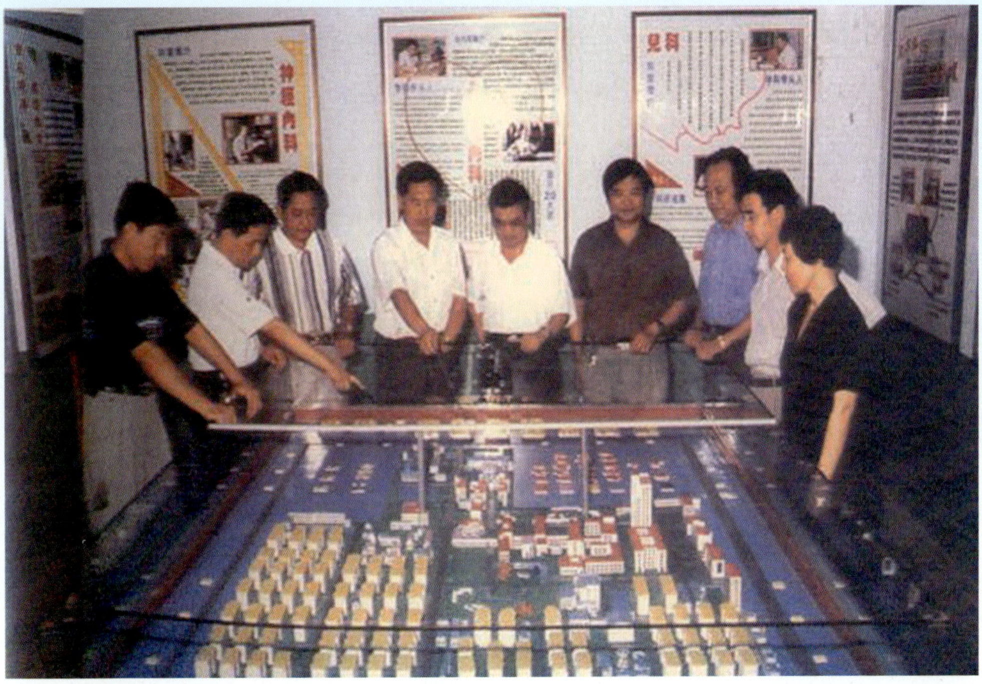

左起：张韶经　刘传木　隋永源　郝久民　刘　杰　蒋正怀　刘正华　王胜利　徐爱云

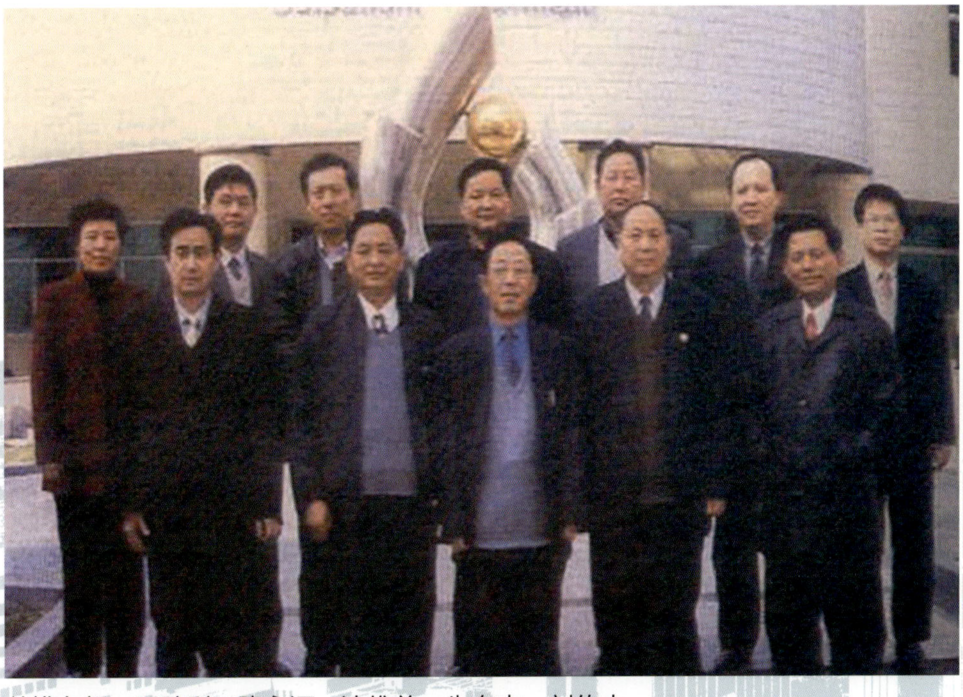

前排左起：王胜利　隋永源　沈维前　朱有志　刘传木
后排左起：徐爱云　路希敬　王世奎　蒋正怀　张承勋　陈　丹　吴方健

SHENGLI OILFIELD
CENTRAL HOSPITAL

历任领导

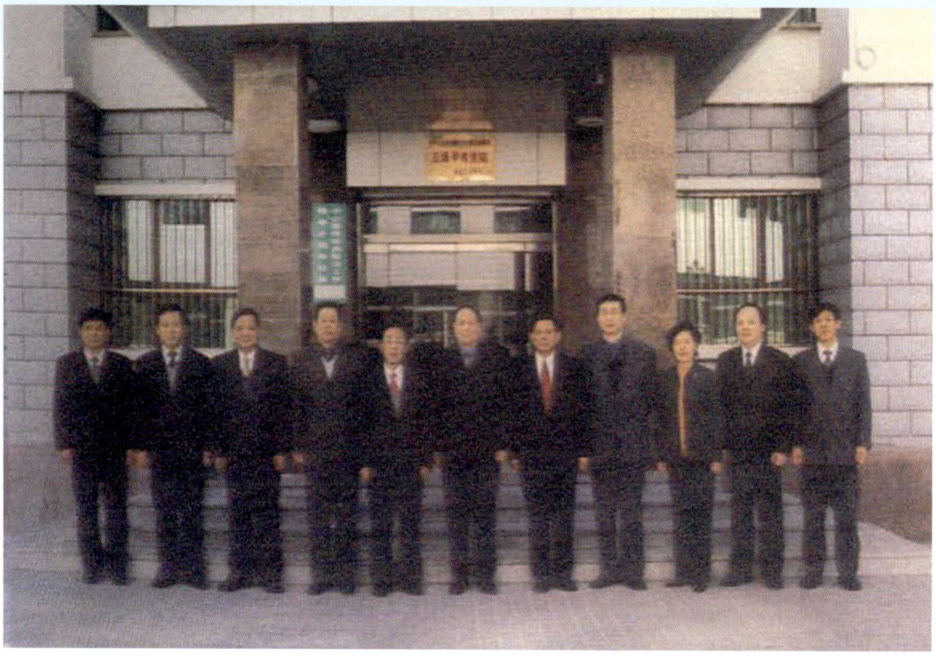

左起：路希敬　王世奎　蒋正怀　张承勋　沈维前　朱有志　刘传木　王明泉
徐爱云　陈　丹　王洪华

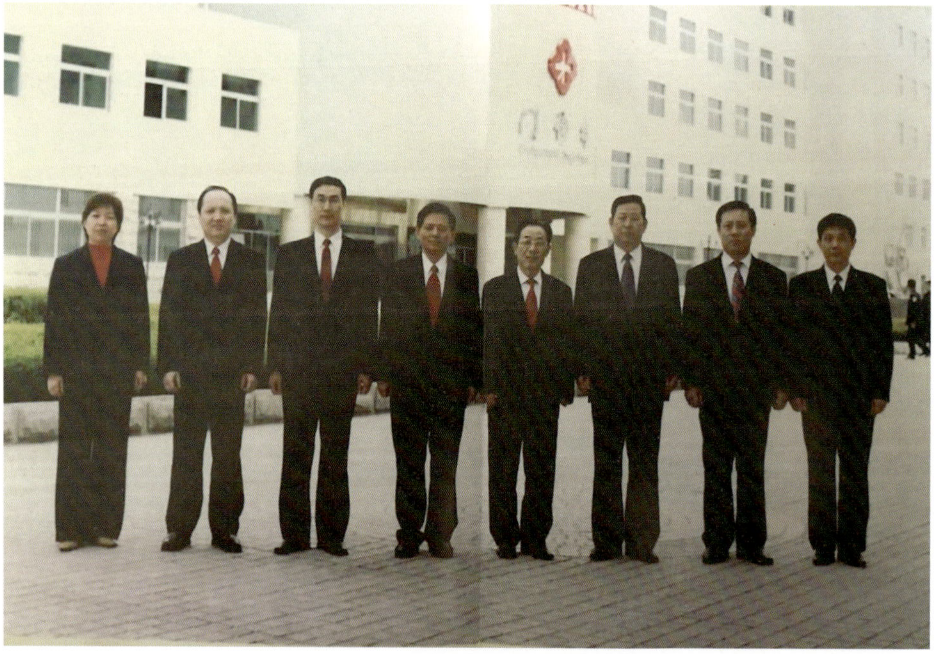

左起：赵爱华　陈　丹　王明泉　刘传木　沈维前　张承勋　王世奎　路希敬

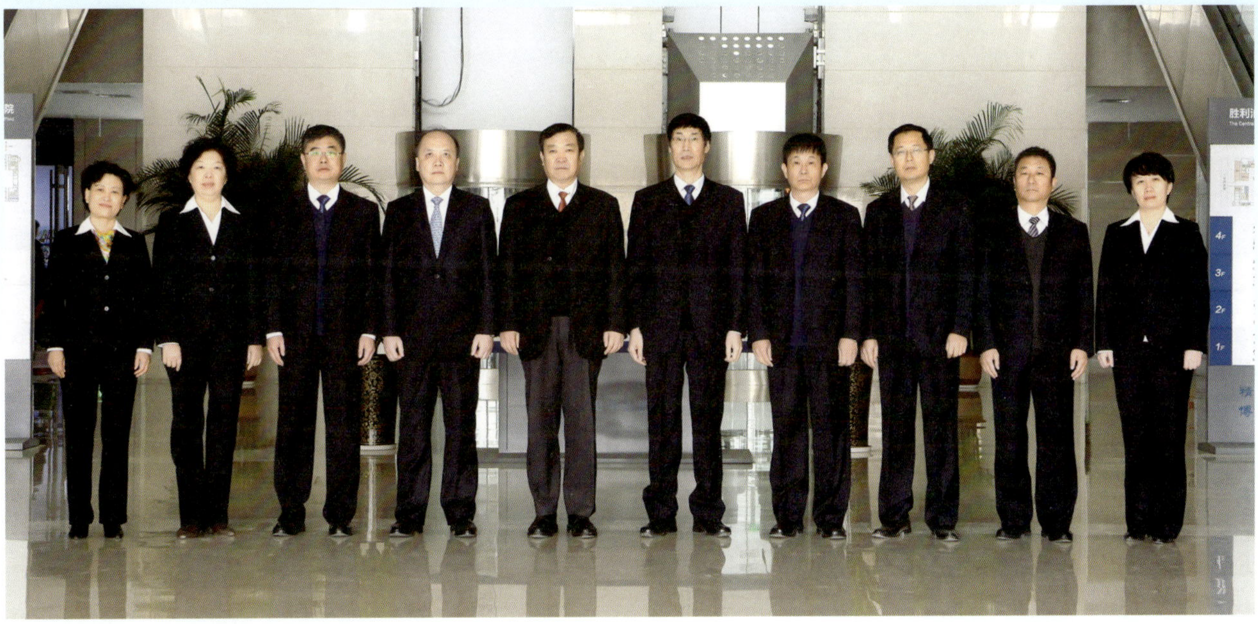

左起：丁慧芳　赵爱华　庞闽厦　陈　丹　金同义　王明泉　路希敬　朱　华　张爱民　吴德云

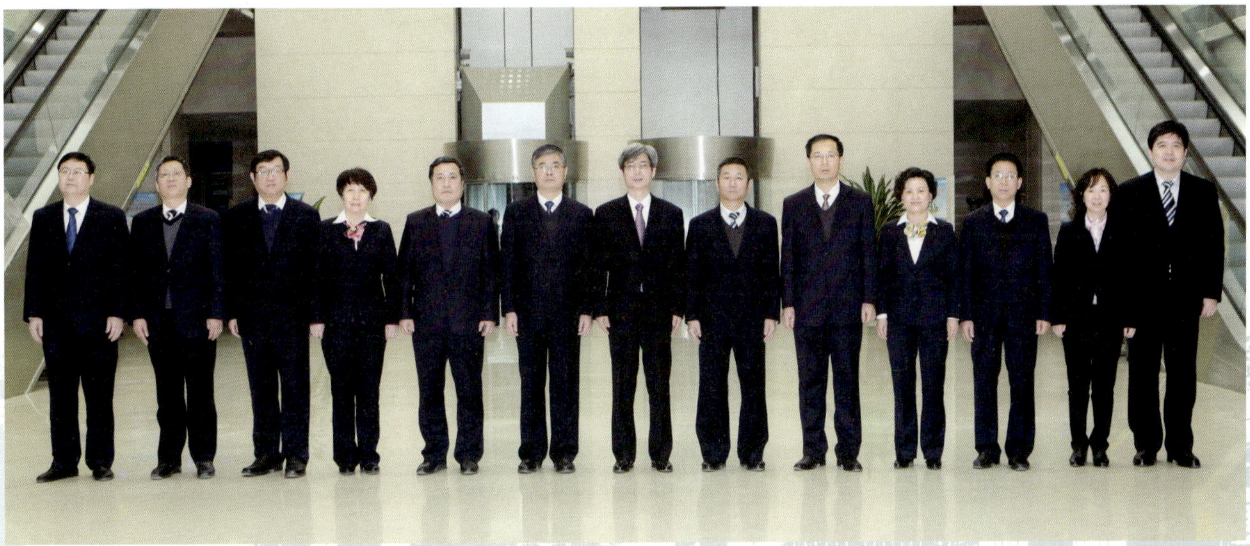

左起：王敏河　赵卫东　袁庆忠　吴德云　巩曰卿　庞闽厦　刘冠国　张爱民　朱　华　丁慧芳　陈启才
徐华玲　王　琪

SHENGLI OILFIELD CENTRAL HOSPITAL

历任领导

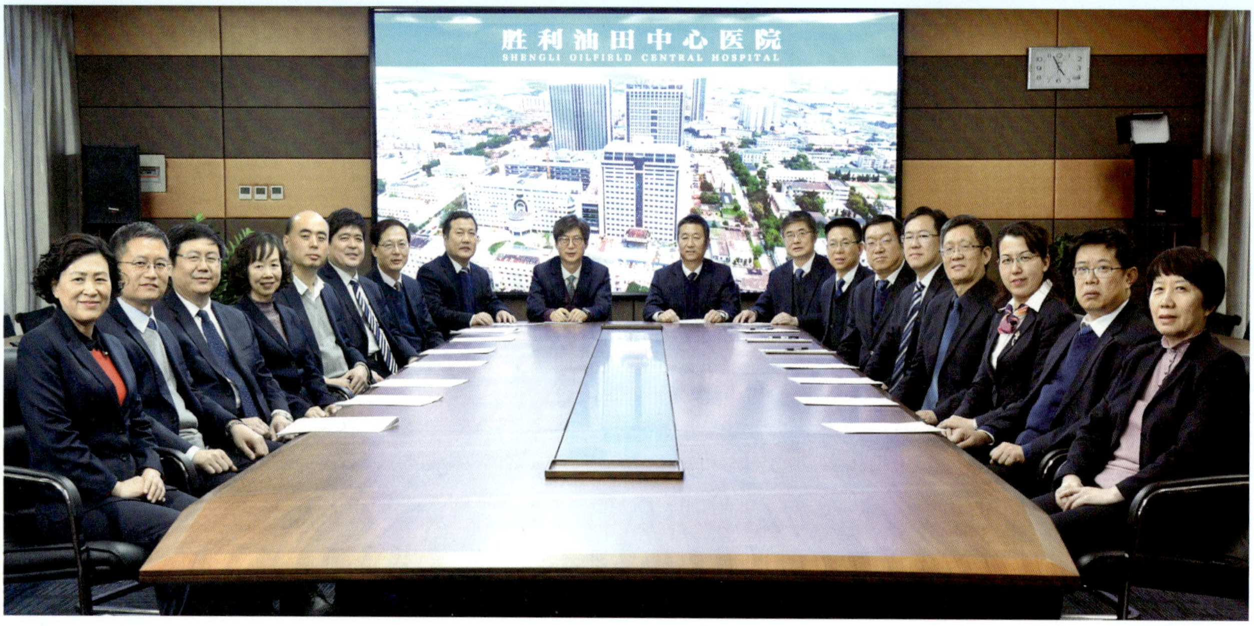

左起：丁慧芳　韩文学　王敏河　徐华玲　陈玉东　王　琪　朱　华　巩日卿　刘冠国　张爱民　庞闽厦
陈启才　袁庆忠　成　波　赵卫东　王佐荣　张　旗　吴德云

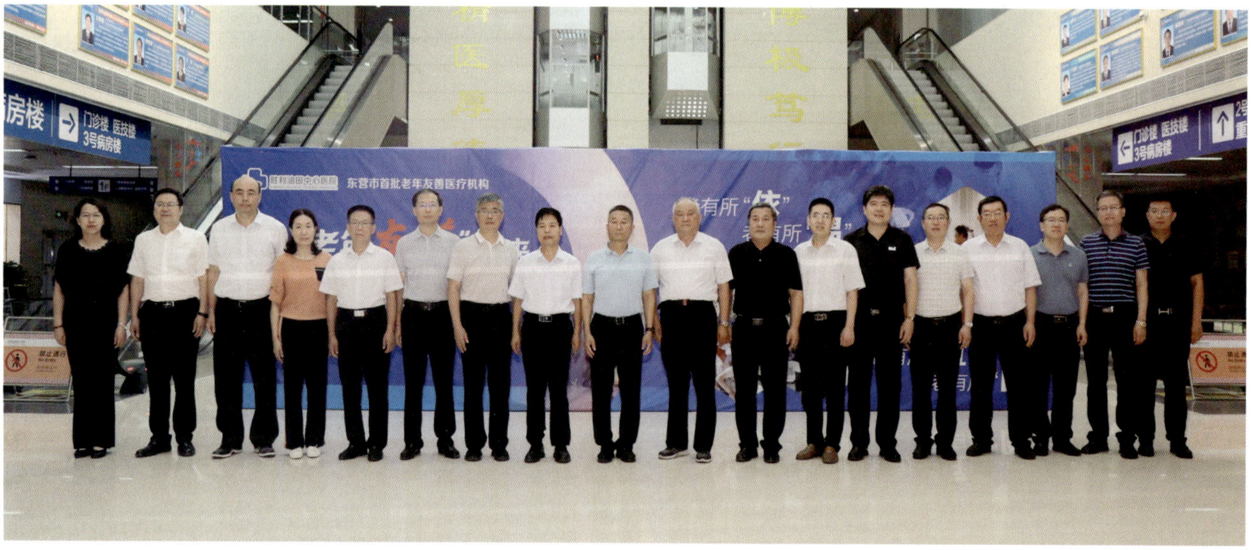

左起：王佐荣　王敏河　陈玉东　代荣玉　陈启才　朱　华　庞闽厦　颜培光　张爱民　王延德（市卫生健康委）
巩日卿　许广信（市卫生健康委）　王　琪　许美村　袁庆忠　成　波　韩文学　张　旗

SHENGLI OILFIELD
CENTRAL HOSPITAL

院容院貌

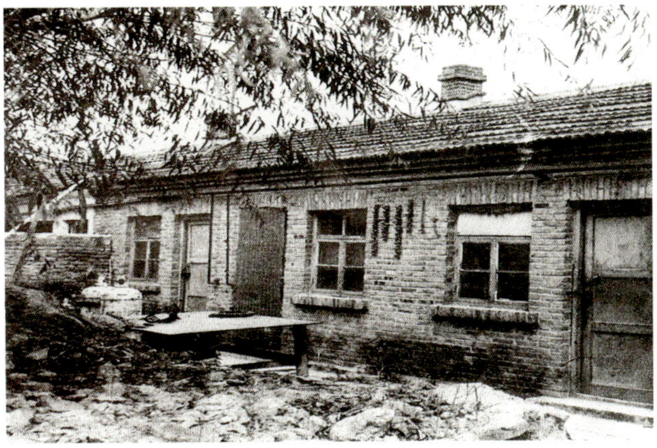

1964.4—1971.6
九二三厂职工医院（隶属九二三厂）

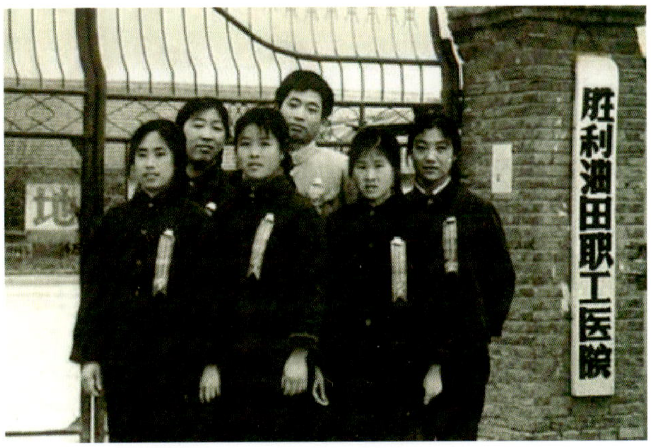

1971.6—1980.4
胜利油田职工医院（隶属胜利油田）

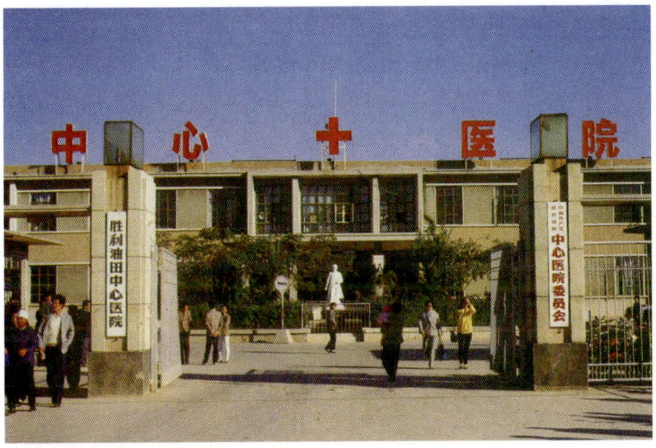

1980.4—1989.7
胜利油田中心医院（隶属胜利油田）

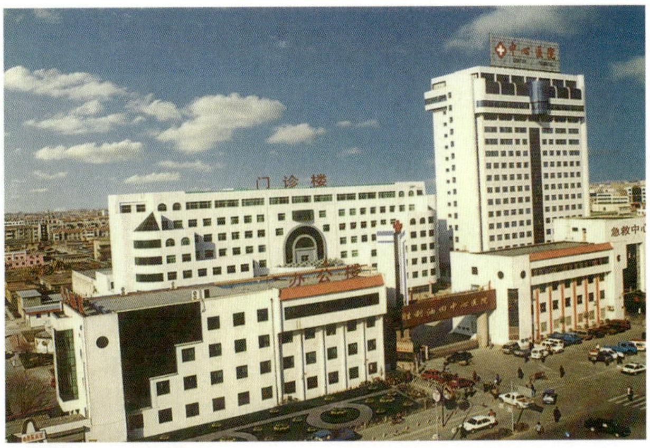

1989.7—2005.4
胜利石油管理局中心医院（隶属胜利石油管理局）

SHENGLI OILFIELD
CENTRAL HOSPITAL

院容院貌

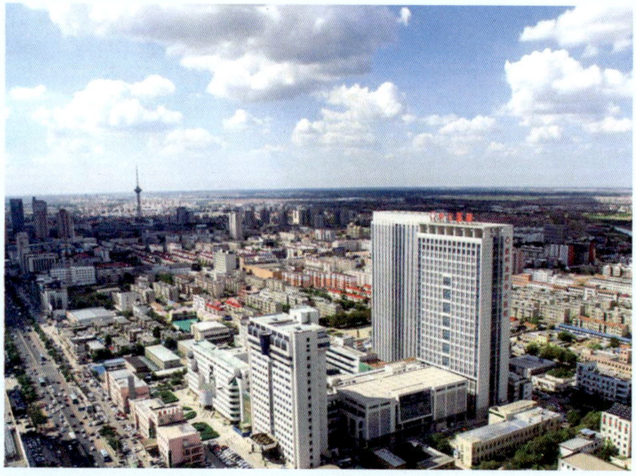

2005.4—2020.8
胜利油田中心医院

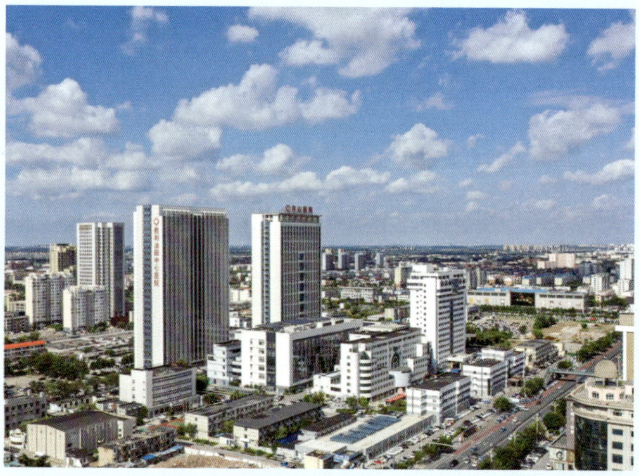

2020.9
胜利油田中心医院（移交东营市管理）

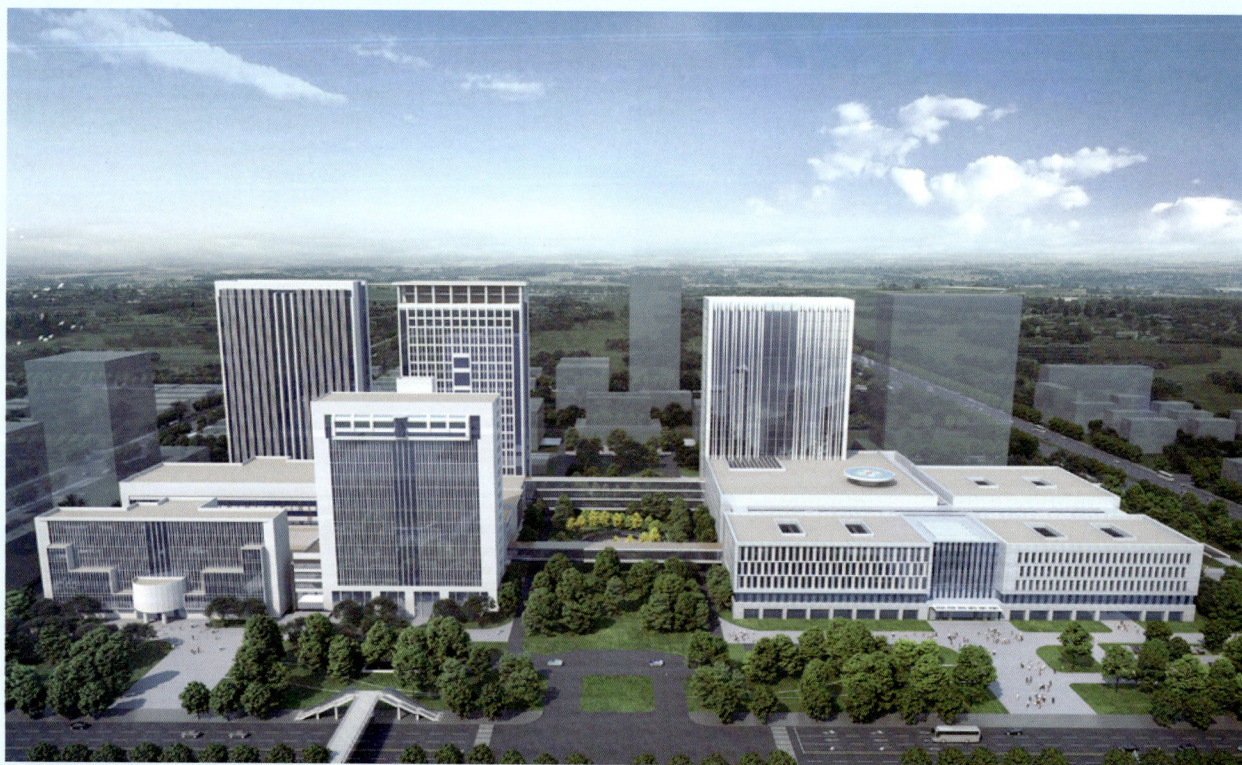

2024.1
变更登记为政府举办的公立医院

SHENGLI OILFIELD
CENTRAL HOSPITAL

医疗设备

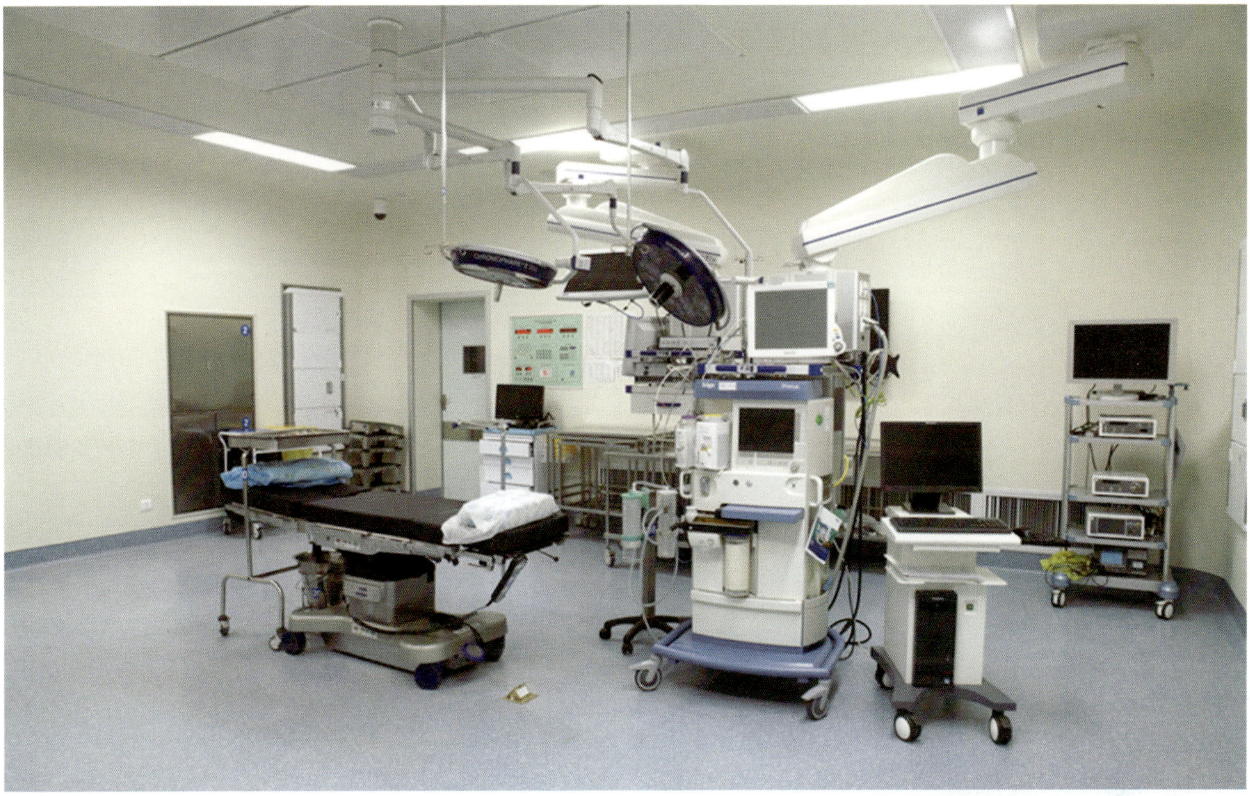

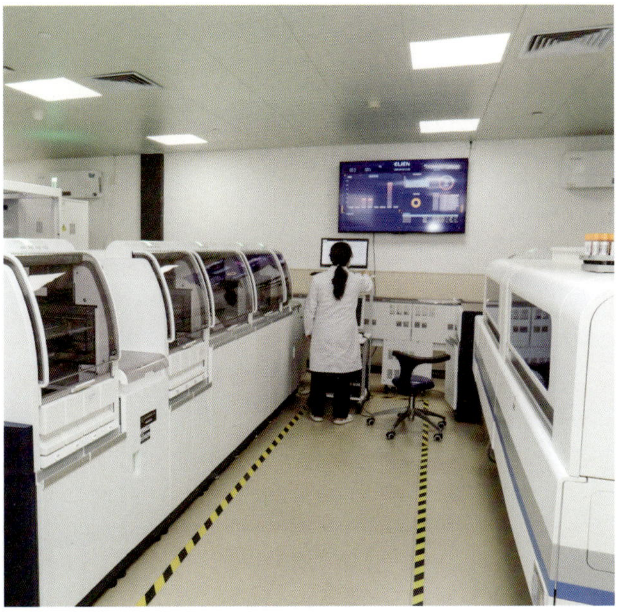

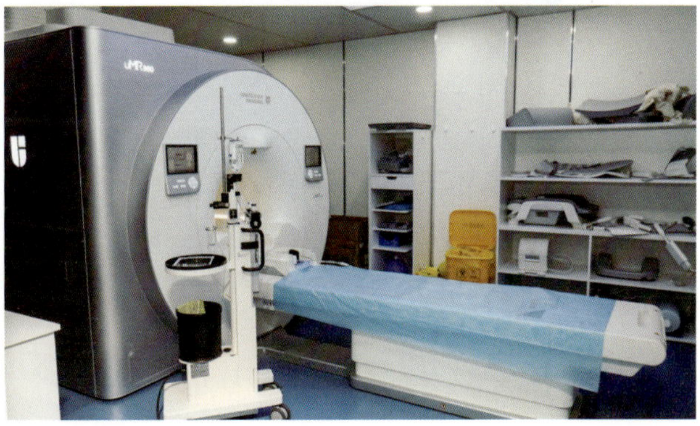

1
2 | 3

1. 高端配置的百级层流净化手术间
2. 全自动免疫流水线
3. 磁共振成像系统 uMR880

SHENGLI OILFIELD
CENTRAL HOSPITAL

医疗设备

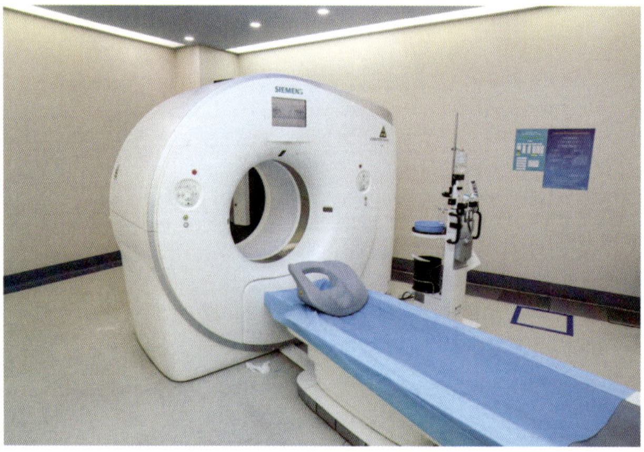

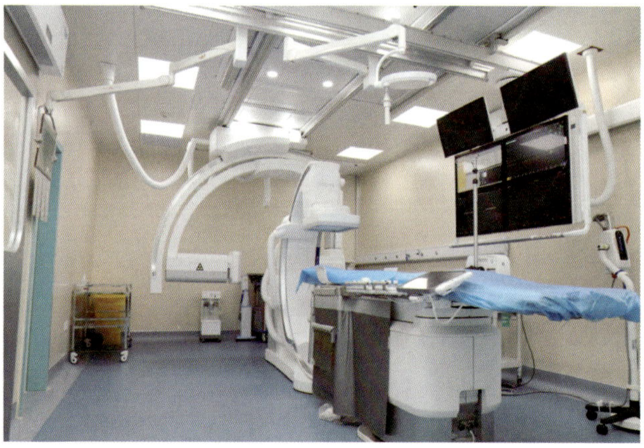

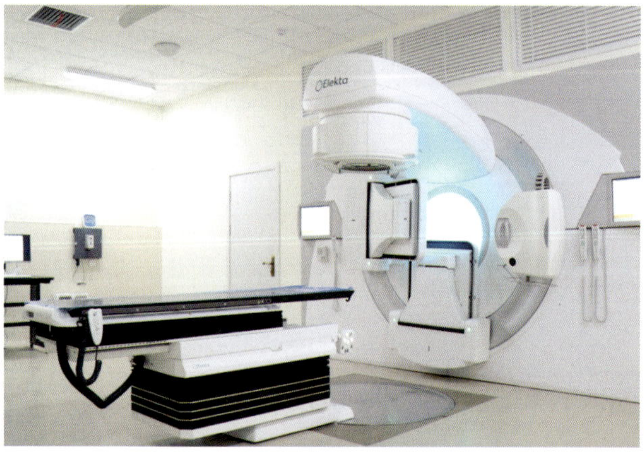

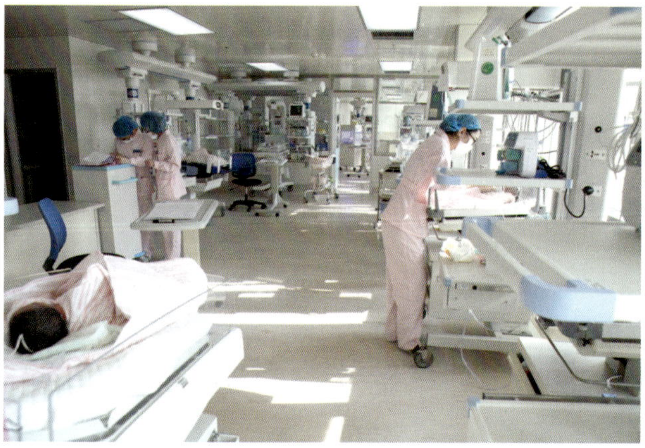

1	2
3	4
5	

1. 西门子 Force CT
2. 医用血管造影 X 射线系统 AZURION7 B20
3. 医用直线加速器 Elekta Infinity
4. 新生儿重症监护室
5. 移动 CT 车、健康体检车

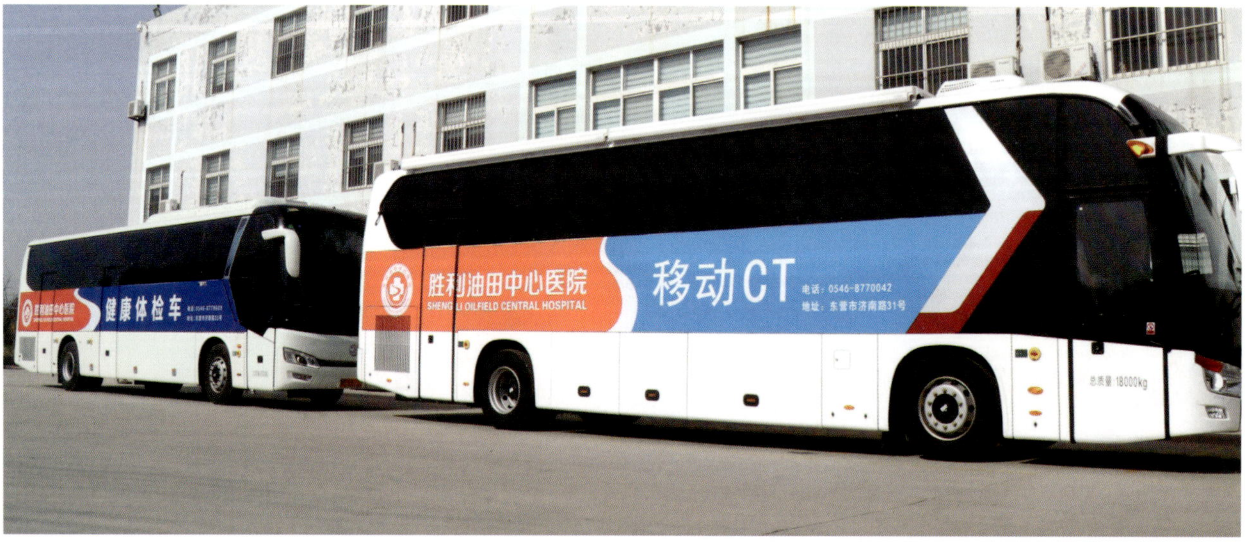

SHENGLI OILFIELD CENTRAL HOSPITAL

荣誉

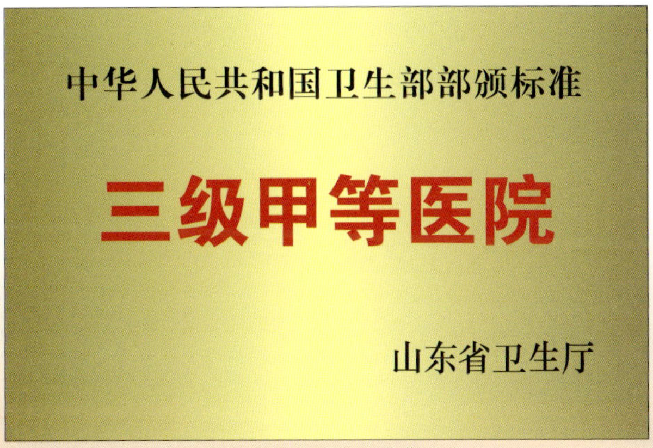
中华人民共和国卫生部部颁标准
三级甲等医院
山东省卫生厅

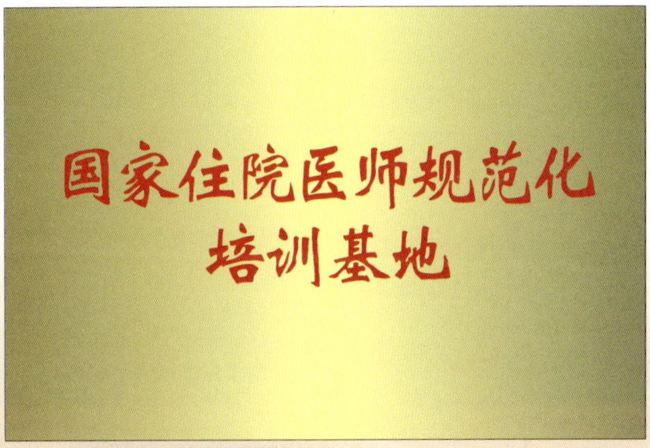
国家住院医师规范化
培训基地

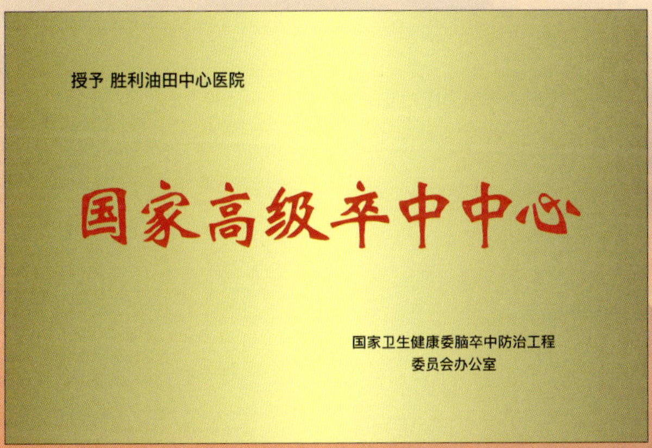
授予 胜利油田中心医院
国家高级卒中中心
国家卫生健康委脑卒中防治工程
委员会办公室

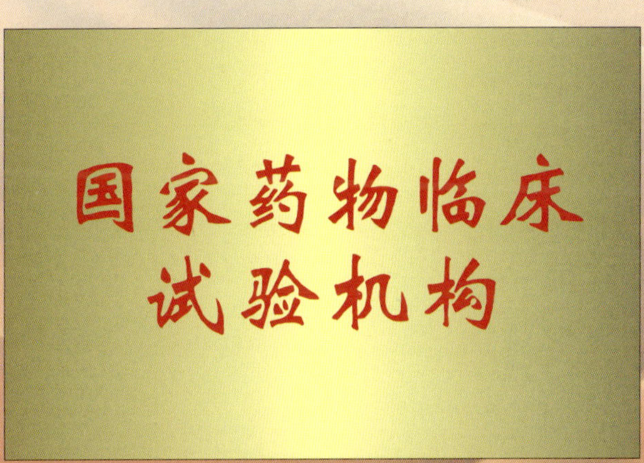
国家药物临床
试验机构

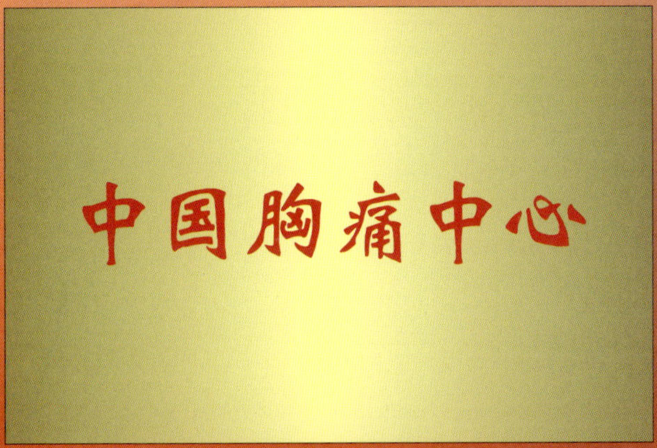
中国胸痛中心

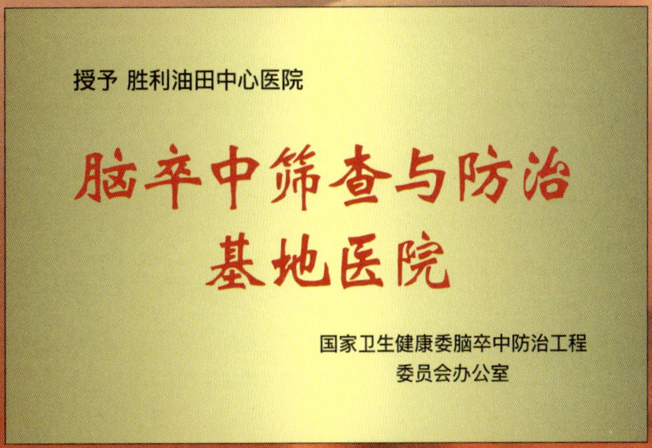
授予 胜利油田中心医院
脑卒中筛查与防治
基地医院
国家卫生健康委脑卒中防治工程
委员会办公室

SHENGLI OILFIELD CENTRAL HOSPITAL

荣誉

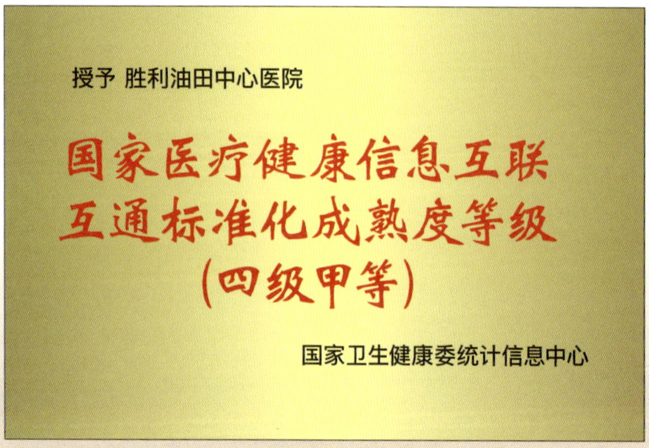
授予 胜利油田中心医院
国家医疗健康信息互联互通标准化成熟度等级（四级甲等）
国家卫生健康委统计信息中心

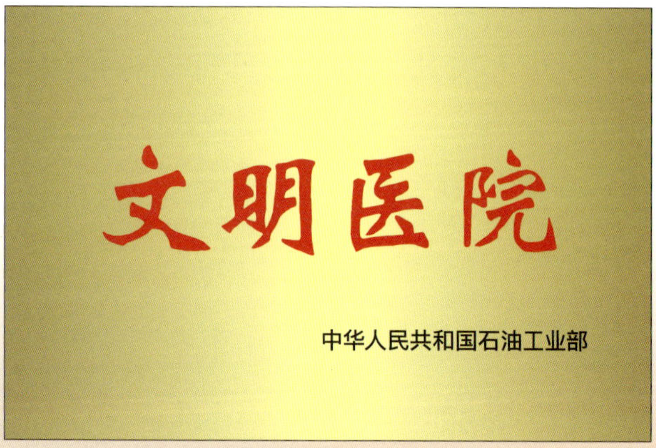
文明医院
中华人民共和国石油工业部

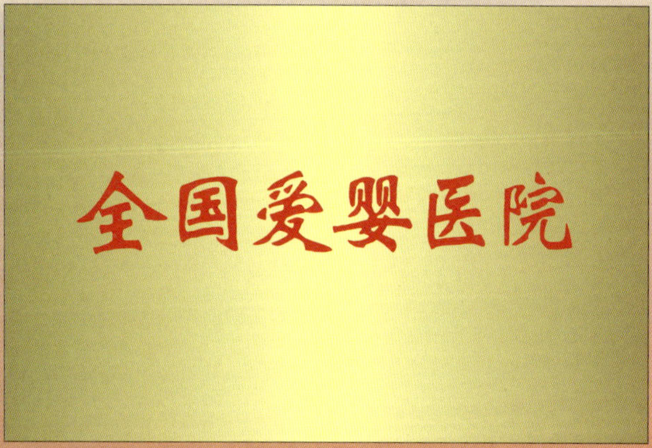
全国爱婴医院

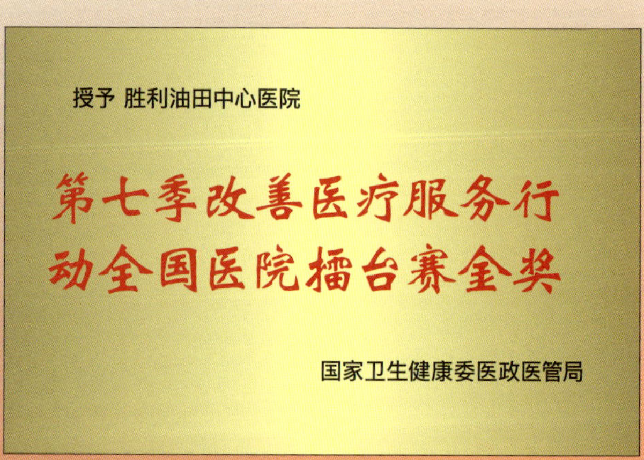
授予 胜利油田中心医院
第七季改善医疗服务行动全国医院擂台赛金奖
国家卫生健康委医政医管局

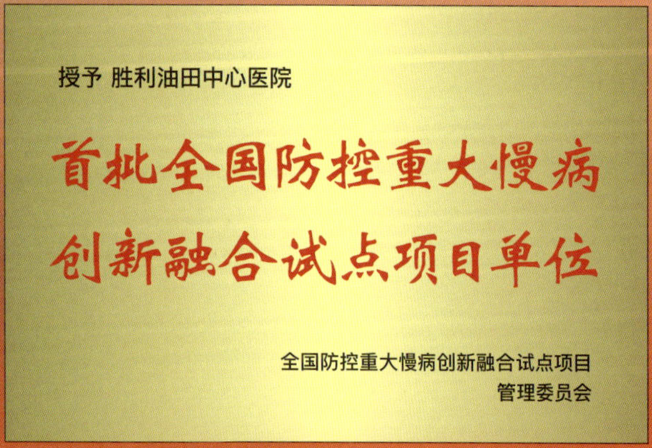
授予 胜利油田中心医院
首批全国防控重大慢病创新融合试点项目单位
全国防控重大慢病创新融合试点项目管理委员会

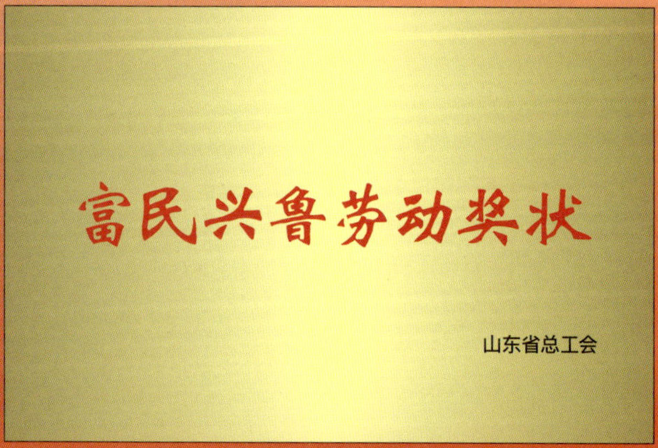
富民兴鲁劳动奖状
山东省总工会

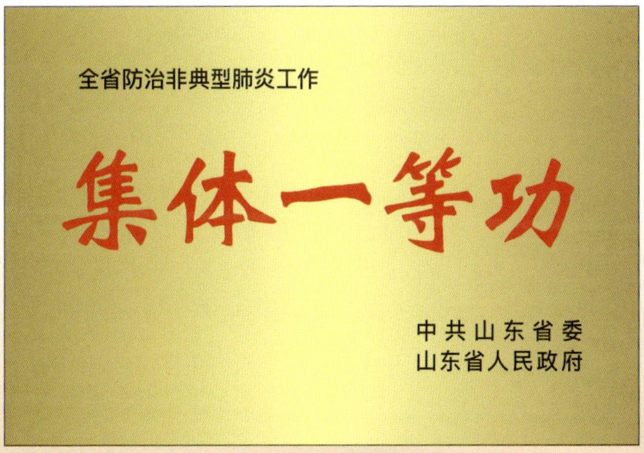
全省防治非典型肺炎工作
集体一等功
中共山东省委
山东省人民政府

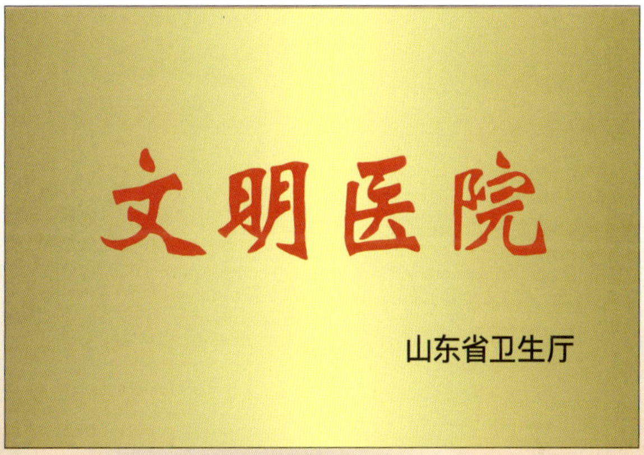
文明医院
山东省卫生厅

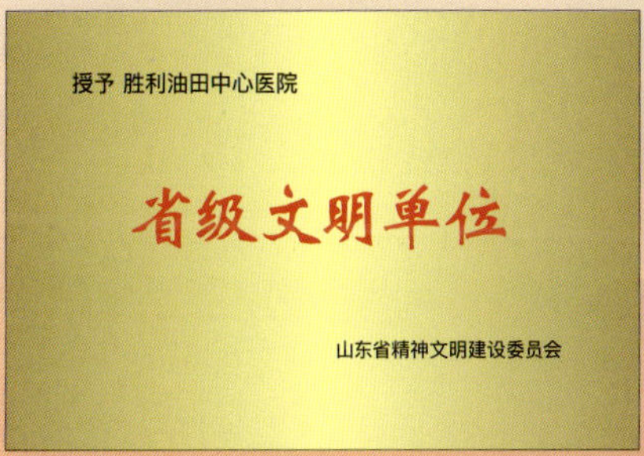
授予 胜利油田中心医院
省级文明单位
山东省精神文明建设委员会

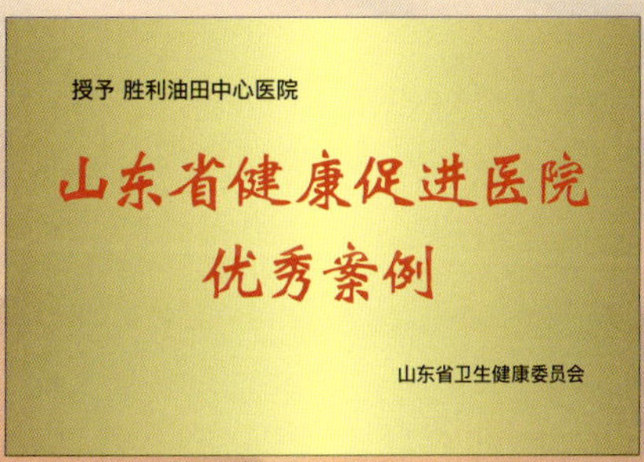
授予 胜利油田中心医院
山东省健康促进医院
优秀案例
山东省卫生健康委员会

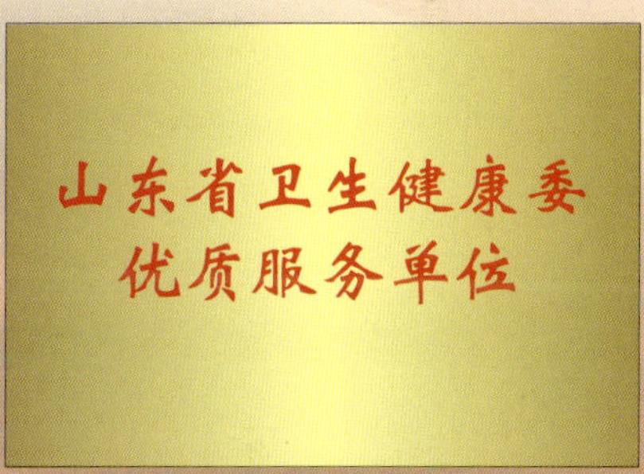
山东省卫生健康委
优质服务单位

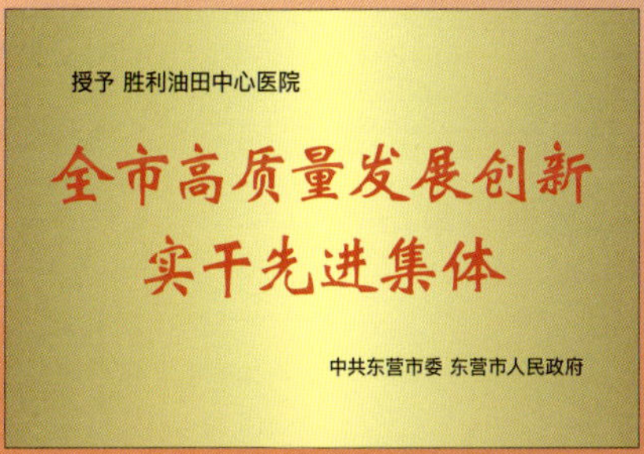
授予 胜利油田中心医院
全市高质量发展创新
实干先进集体
中共东营市委 东营市人民政府

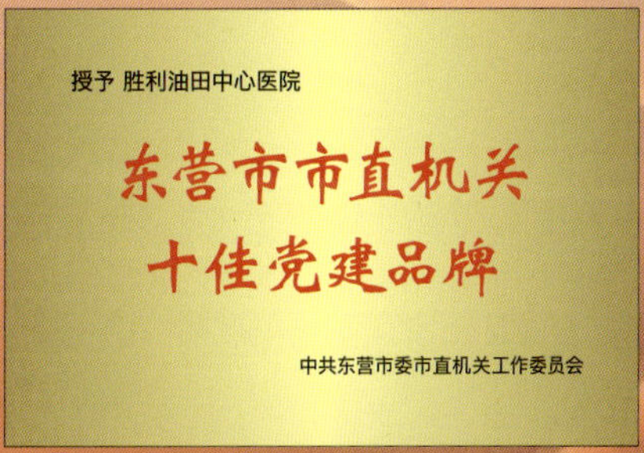
授予 胜利油田中心医院
东营市市直机关
十佳党建品牌
中共东营市委市直机关工作委员会

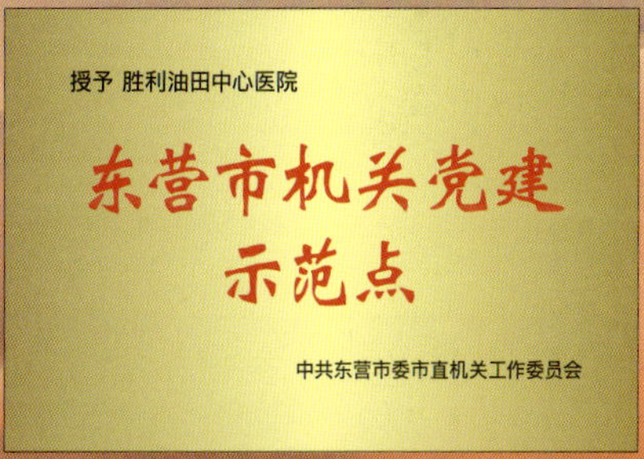
授予 胜利油田中心医院
东营市机关党建
示范点
中共东营市委市直机关工作委员会

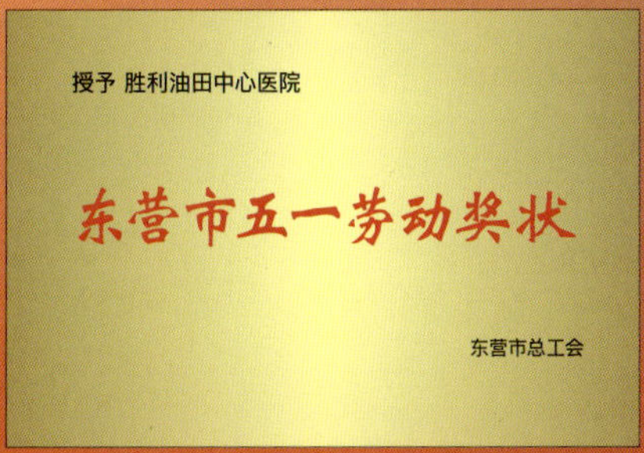
授予 胜利油田中心医院
东营市五一劳动奖状
东营市总工会

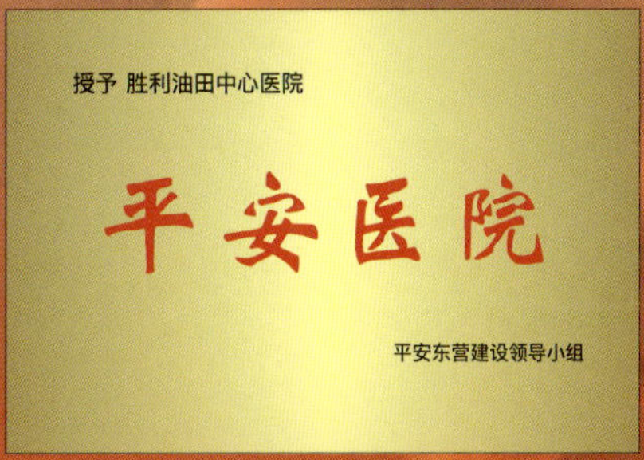
授予 胜利油田中心医院
平安医院
平安东营建设领导小组

领导关怀

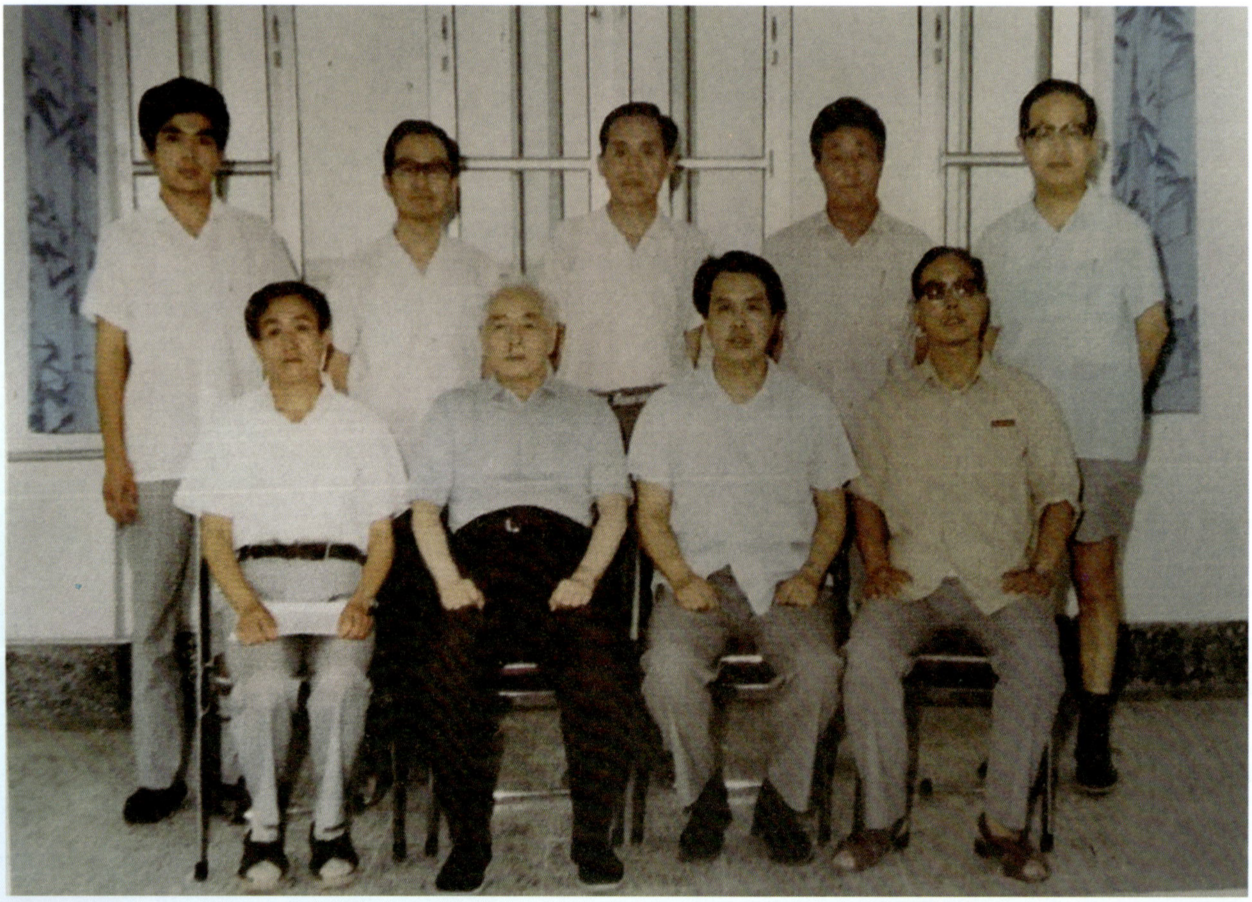

1985 年 6 月，卫生部原部长钱信忠（前排左起第二）到院视察

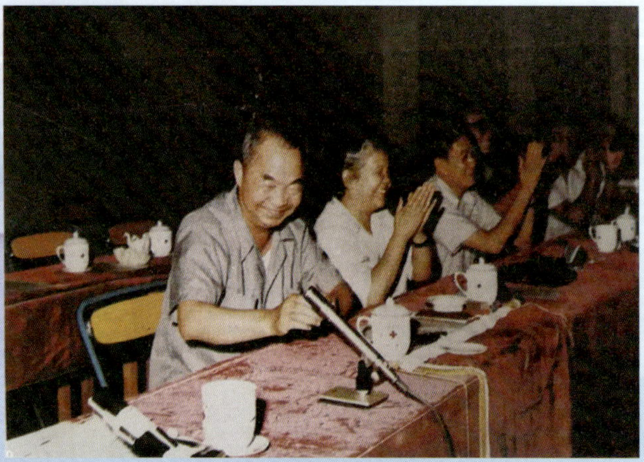

1986 年 8 月，石油工业部副部长李敬（前排左起第一）到院视察

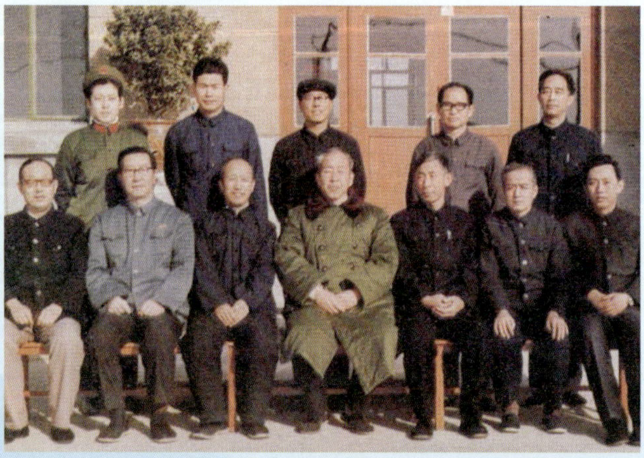

1988 年，山东省卫生厅副厅长吕国恩（前排左起第四）到院视察

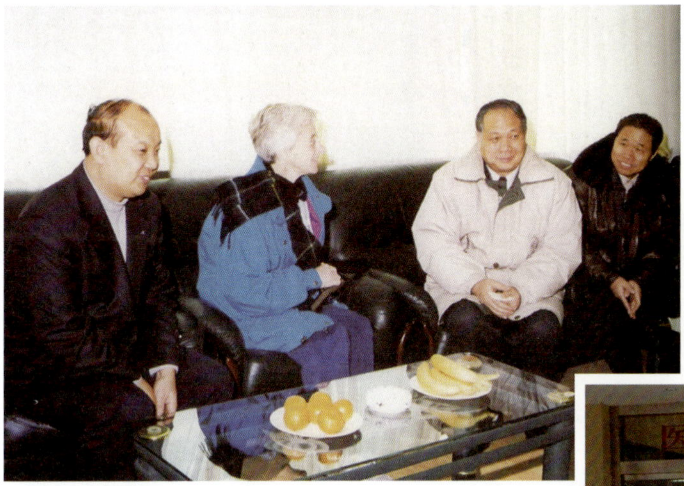

< 2000 年，世界卫生组织康复资源中心主任贝维思 · 希娜教授（左二）到院考察

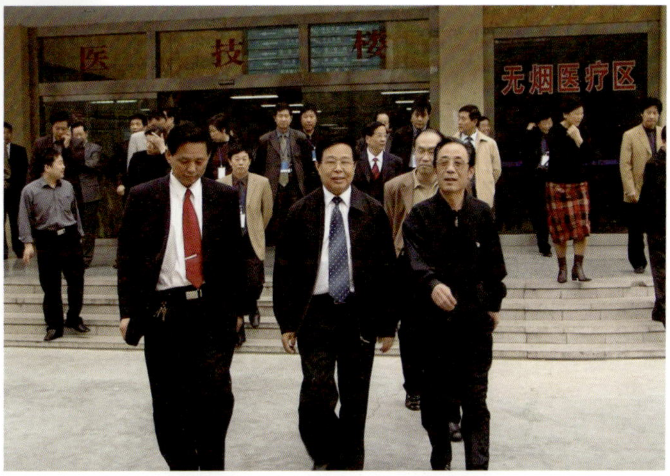

2004 年 4 月，山东省卫生厅原副厅长董先雨（中）到院视察 >

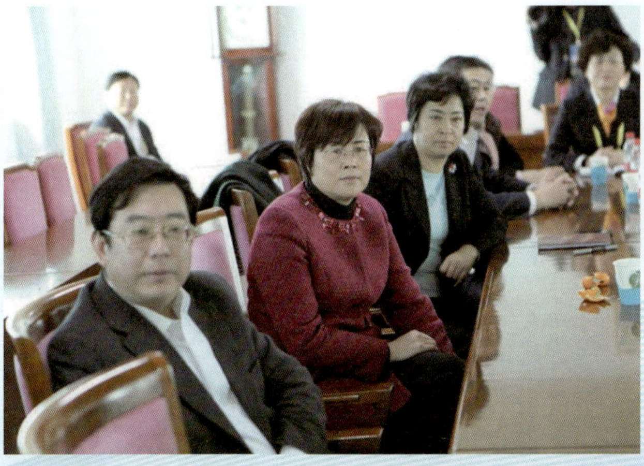

2012 年 12 月，山东省卫生厅党组副书记袭燕（左二）到院视察

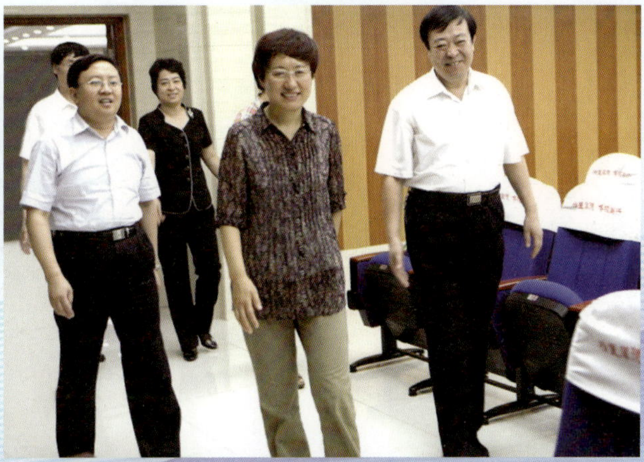

2013 年 8 月，山东省副省长王随莲（前排中）到院调研

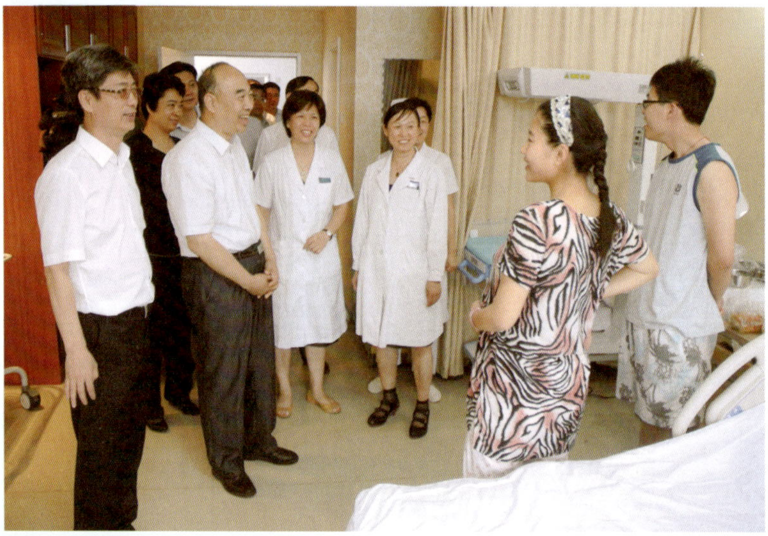

2014 年 7 月，山东省卫生计生委主任刘奇（前排左二）来院调研

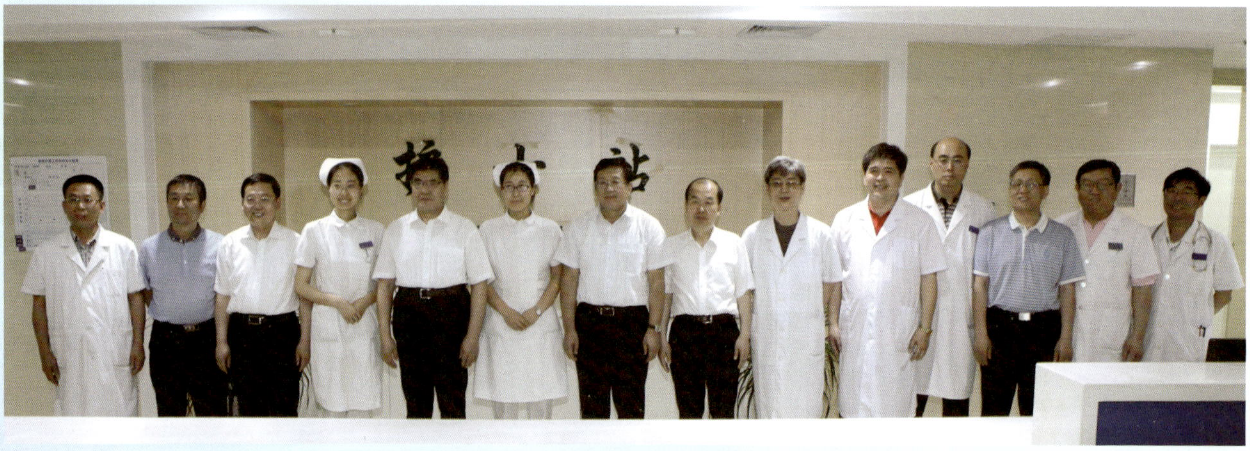

2015 年 6 月，中国石化集团公司党组书记、董事长王玉普（左七）来院视察

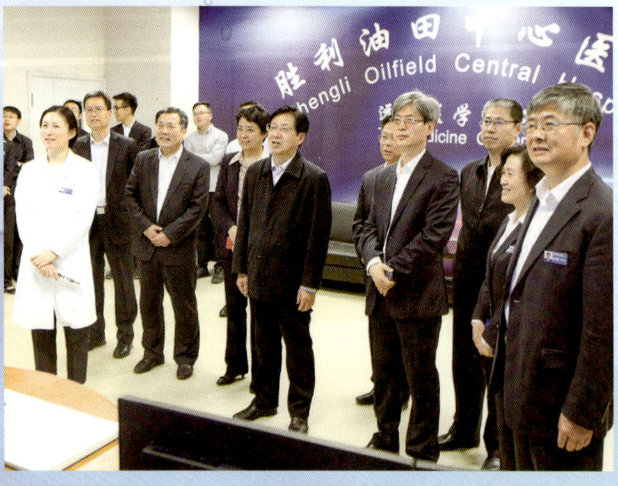

2018 年 5 月，山东省副省长孙继业（前排中）来院调研

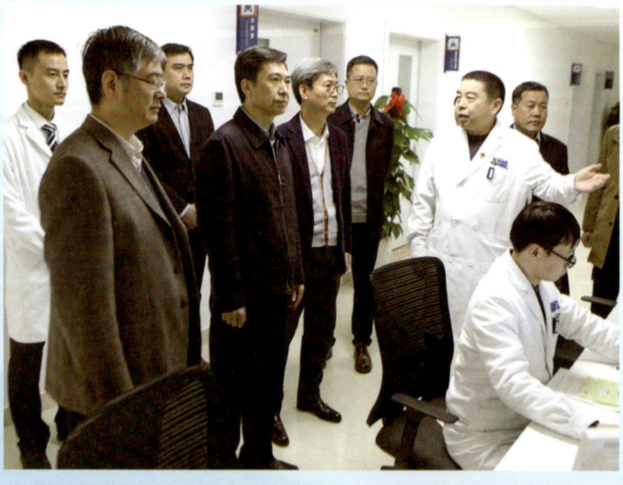

2020 年 3 月，东营市委书记李宽端（前排右二）来院调研

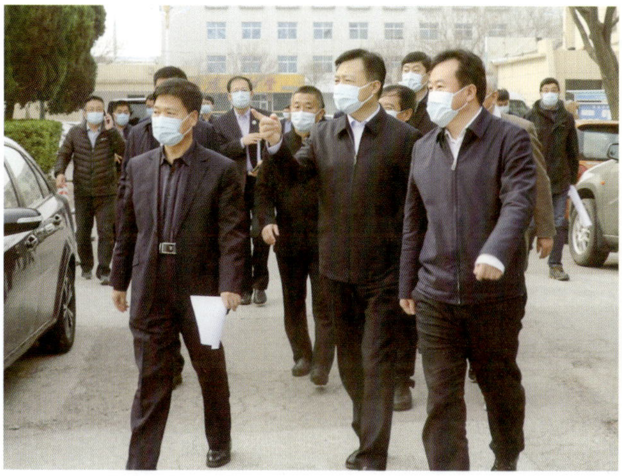

2022 年 3 月，市委常委、副市长何宪卓（前排中），副市长、东营区委书记荀宏水（前排右一）来院现场调研

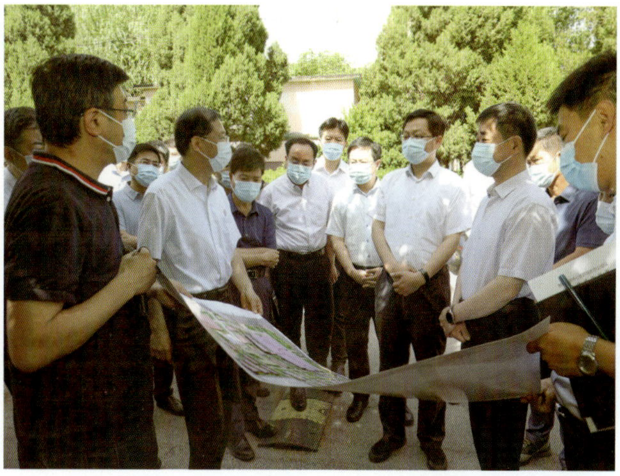

2022 年 5 月，副市长孙永、梁润生来院调研

东营市人民政府
专题会议纪要

第 15 次

关于胜利油田中心医院总体规划及长远发展的现场办公会议纪要

2022 年 5 月 31 日上午，副市长孙永、梁润生到胜利油田中心医院专题调研，并就其高质量发展等一揽子问题现场办公，提出了可遵循的理念引领和可操作的把握准则。纪要如下：

市领导在现场办公中研究确定了有关事项。(一)关于医院整体用地。将南至济南路、北至医院现区域北沿、西至燕山路、东至西二路地块作为胜利油田中心医院医疗发展用地，为胜利油田中心医院高质量发展预留空间。(二)关于社区锅炉房用地。由东营区对社区锅炉房适时进行搬迁，将社区锅炉房用地(14 亩)划为胜利油田中心医院发展用地。(三)关于原油田疾控中心用地。作为市属医疗卫生用地，由市卫生健康委代管。在胜利油田中心医院门急诊综合楼、医学教育中心及医学科技创新中心项目建设期间，供胜利油田中心医院过渡使用。

(本纪要业经陈必昌市长审定)

参加人员：徐晓辉、陈俊林、陈明海、鲍建强、燕雪英、颜培光、张爱民、于汇洋、王延德、朱科峰、朱　华、程云奎

市政府关于胜利油田中心医院总体规划及长远发展的现场办公会议纪要

山东省东营市人民政府

·000015

城市规划建设管理“1+N”工作例会
会议纪要

（第 61 期）

2022 年 9 月 3 日上午，梁润生副市长在市自然资源和规划局五楼会议室召开城市规划建设管理“1+N”工作例会(第 61 期)。纪要如下：

三、关于胜利油田中心医院院区规划设计方案及东营中心医院门急诊综合楼建筑设计方案

会议听取并原则同意胜利油田中心医院院区规划设计方案一及门急诊综合楼建筑设计方案一。会议要求，(一)关于停车问题。优化内部交通组织，统筹解决好患者和医院职工停车问题。(二)关于连廊建设。胜利油田中心医院与城投集团做好沟通衔接，合理安排两处连廊建设时序。(三)关于电源保障。充分考虑电源保障问题，避免出现因内涝引发停电事故。

出席：徐晓辉、陈明海、崔建华、盖举波、张贤云、张国锋、孟凡馥、韩　伟、于汇洋、郝宝国、赵会才、刘国光、张成华、韩春刚、赵　琦、袁勤德、丁　刚、王国庆、王　增、程云奎、朱　华、李庆华、綦建成、陈步先、张向阳、张玉明。

市政府城市规划建设管理“1+N”工作例会会议纪要

SHENGLI OILFIELD
CENTRAL HOSPITAL

医疗技术

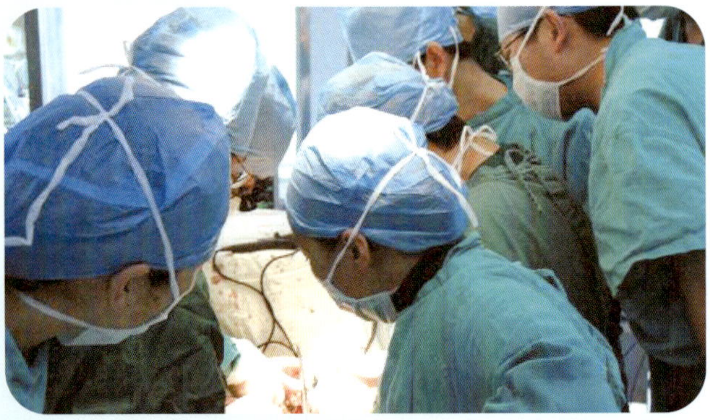

心脏移植手术

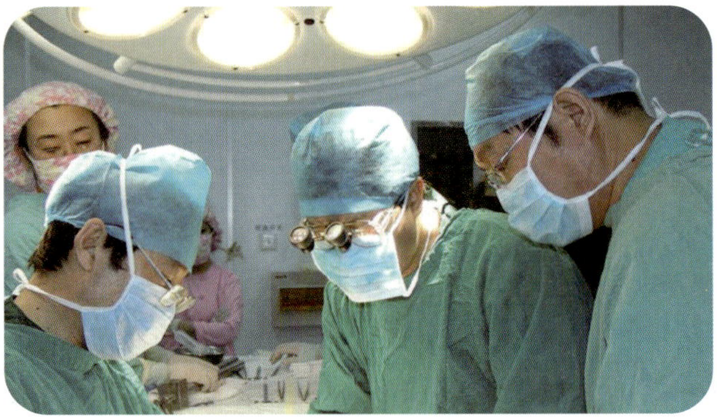

肝移植手术

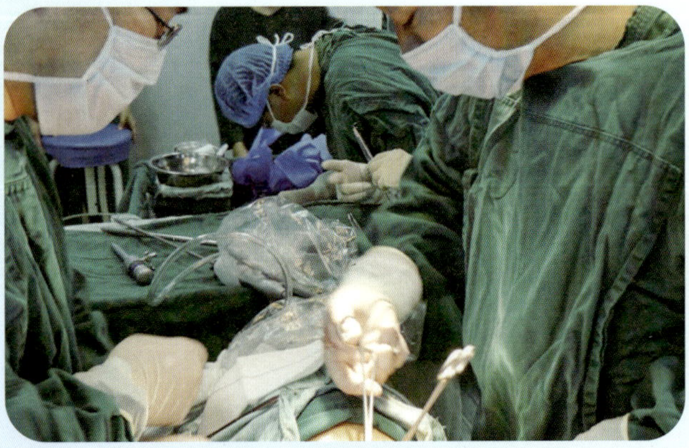

同种异体肾移植手术

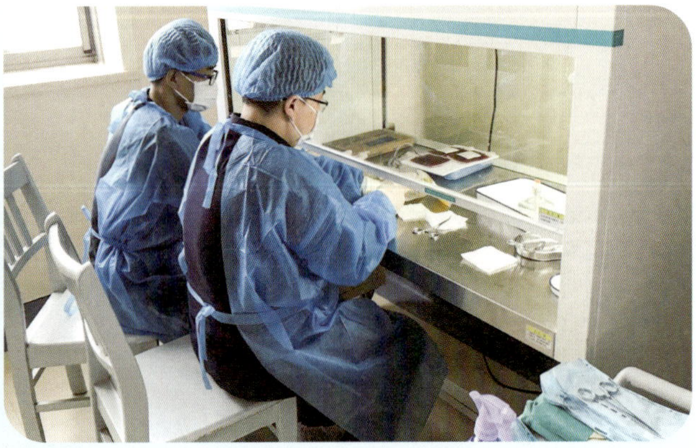

自体造血干细胞移植联合 CAR-T 治疗淋巴瘤

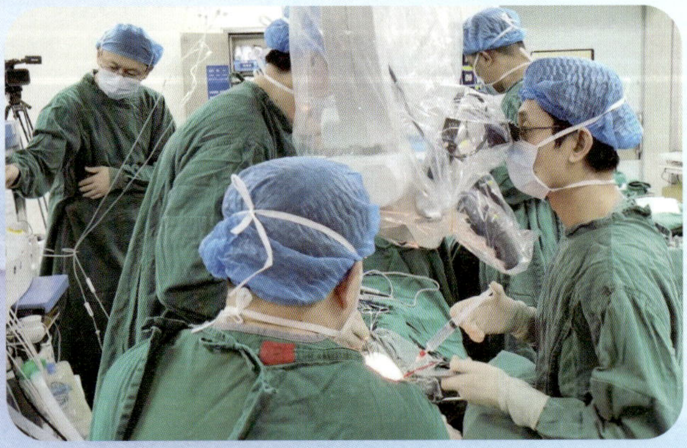

显微镜下椎动脉内膜切除术

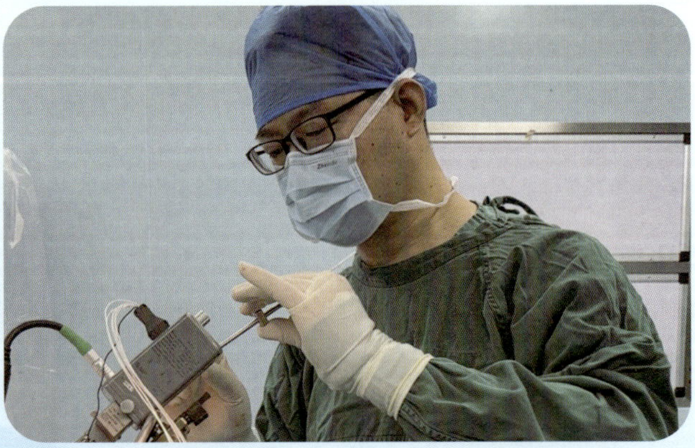

3.0T 磁共振兼容、可感知脑起搏器植入术

SHENGLI OILFIELD
CENTRAL HOSPITAL

重点学科

国家临床重点专科医学影像科

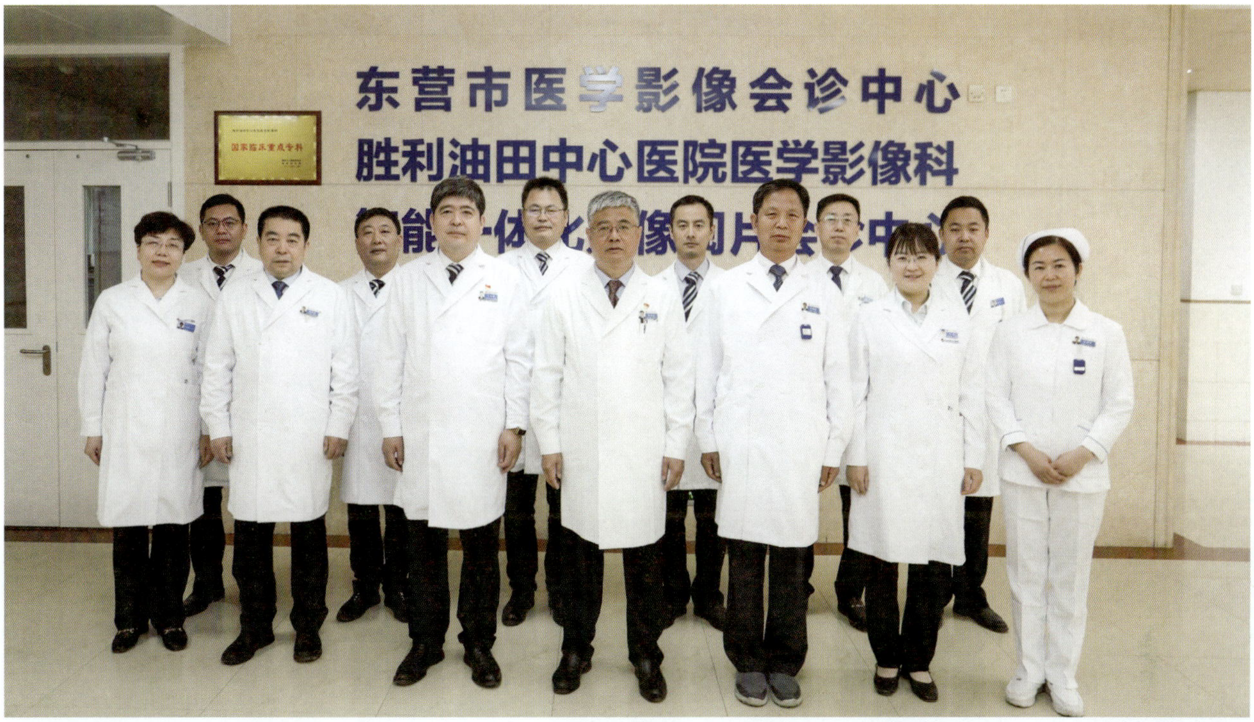

医学影像科

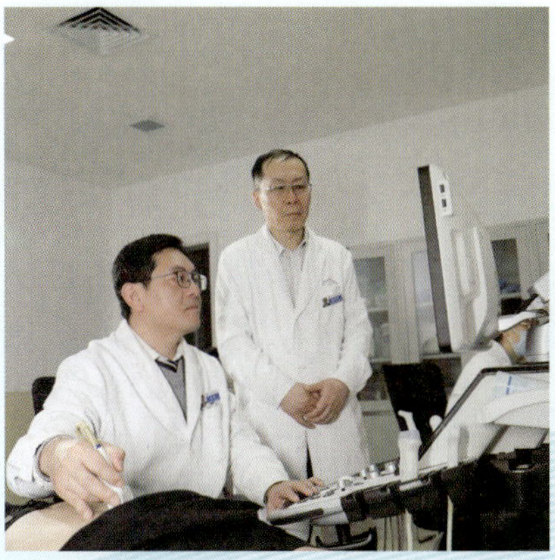

超声检查科

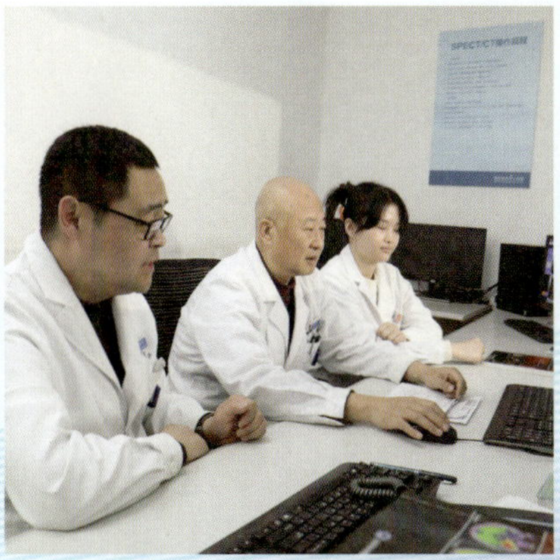

核医学科

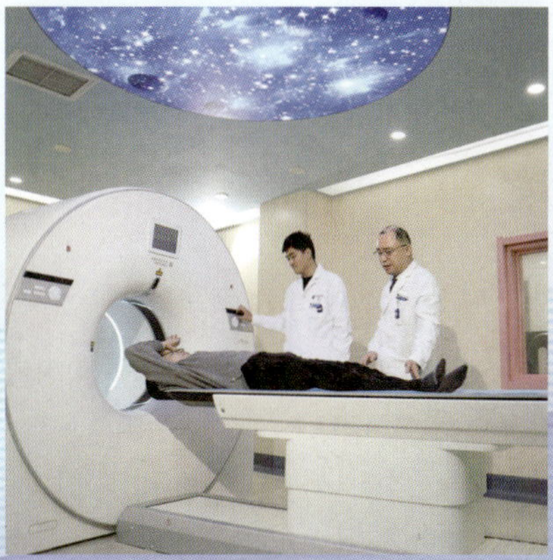

PET-CT 检查科

SHENGLI OILFIELD
CENTRAL HOSPITAL

重点学科

山东省临床重点专科

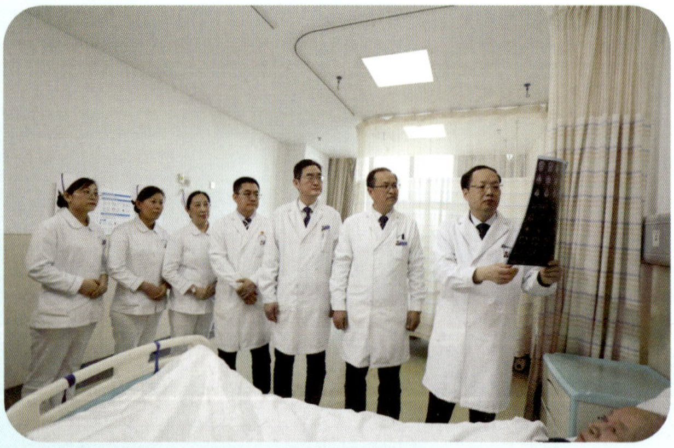

神经内科

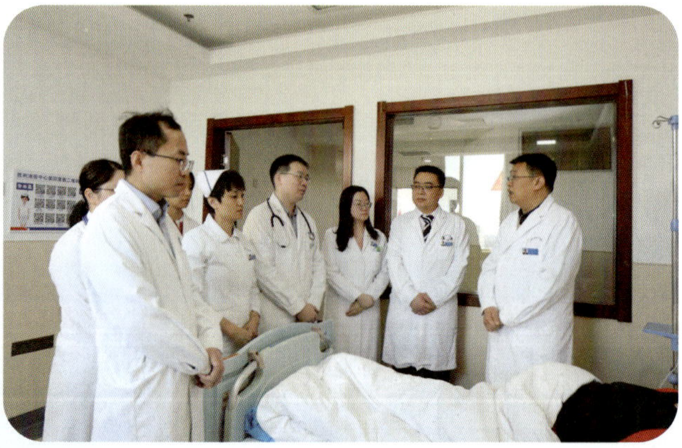

风湿免疫科

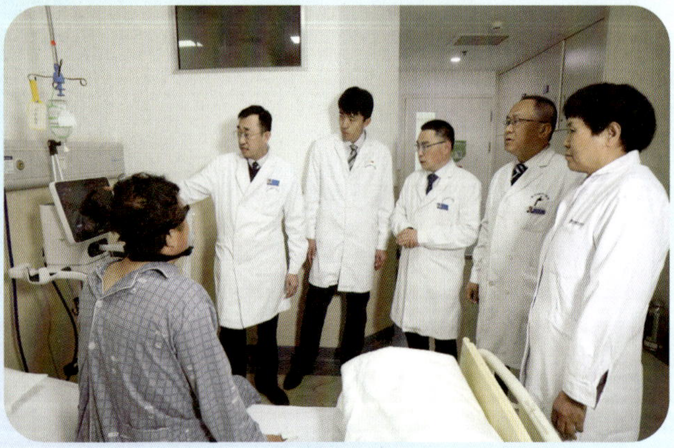

呼吸内科

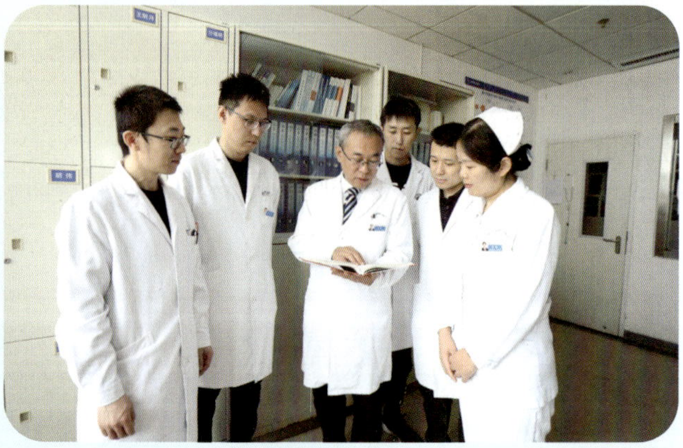

泌尿外科

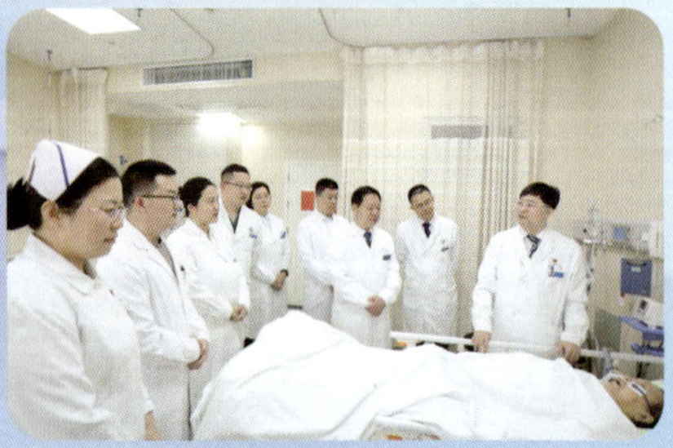

烧伤科

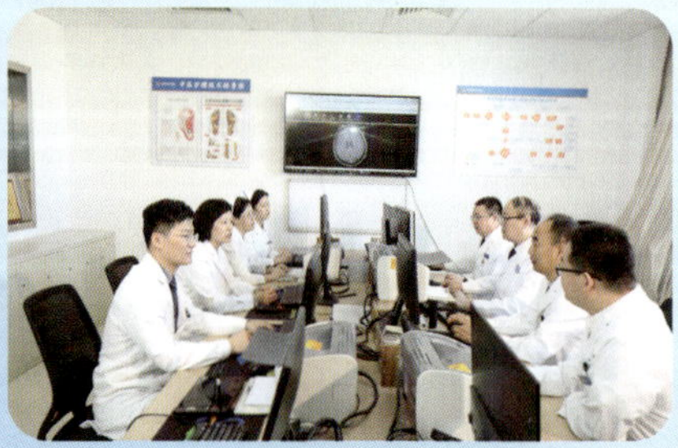

神经外科

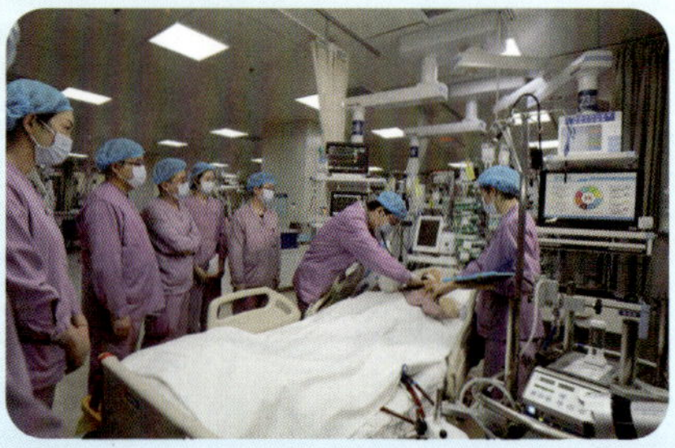

重症医学科

山东省临床重点专科（普外科）

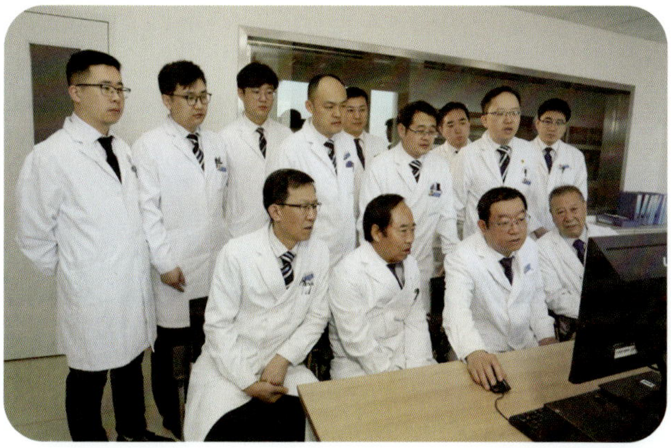

肝胆外科

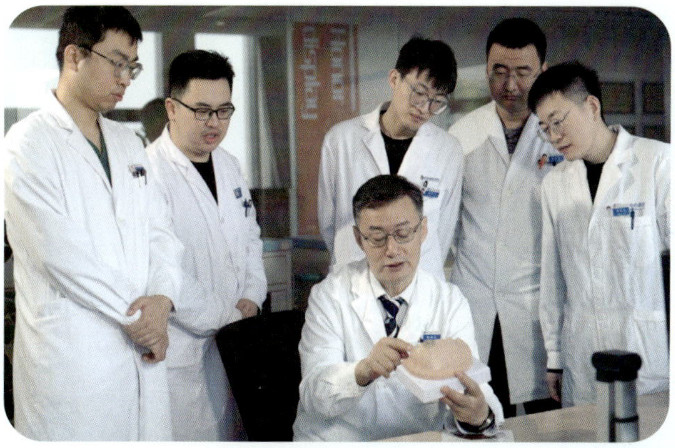

乳腺外科

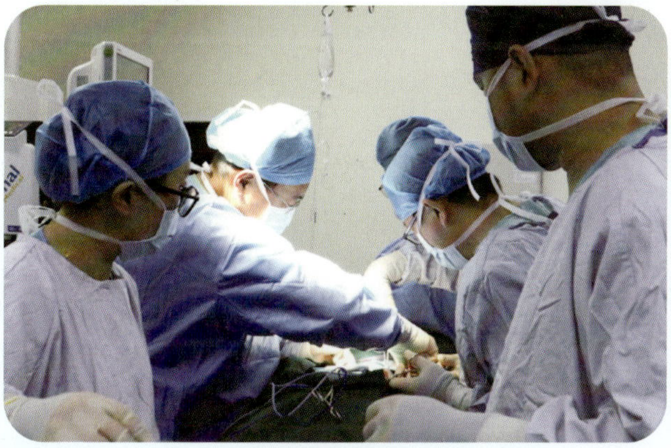

甲状腺外科

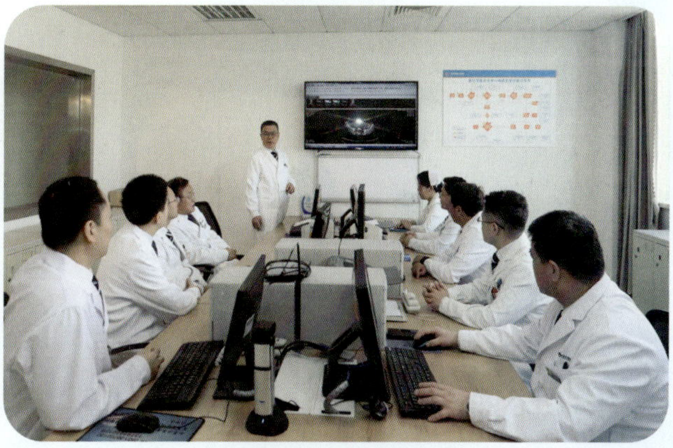

结直肠肛肠外科

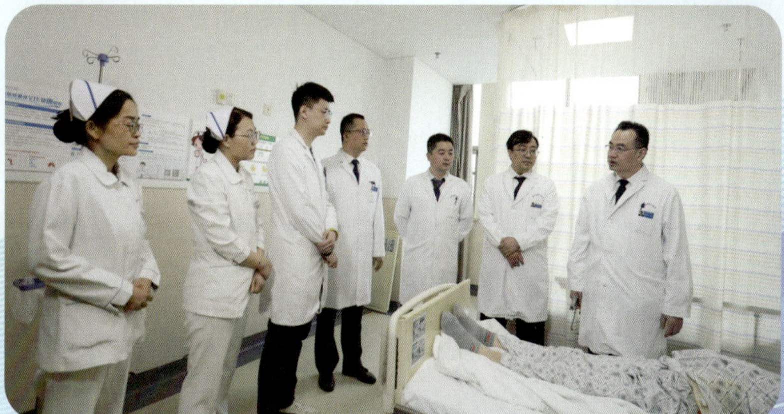

胃肠外科

SHENGLI OILFIELD CENTRAL HOSPITAL

重点学科

山东省医药卫生重点专业

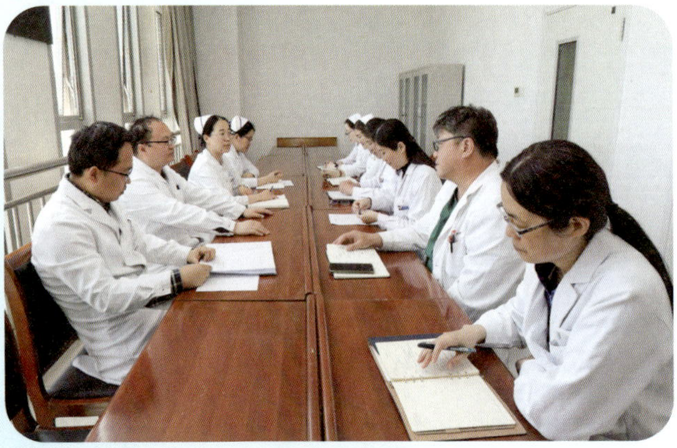

心血管内科

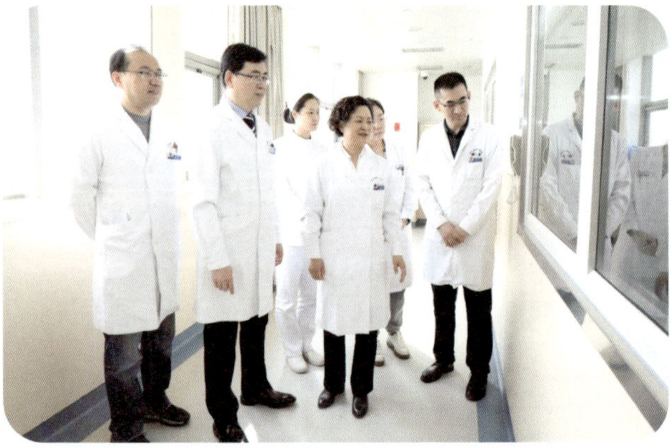

血液内科

山东省临床精品特色专科

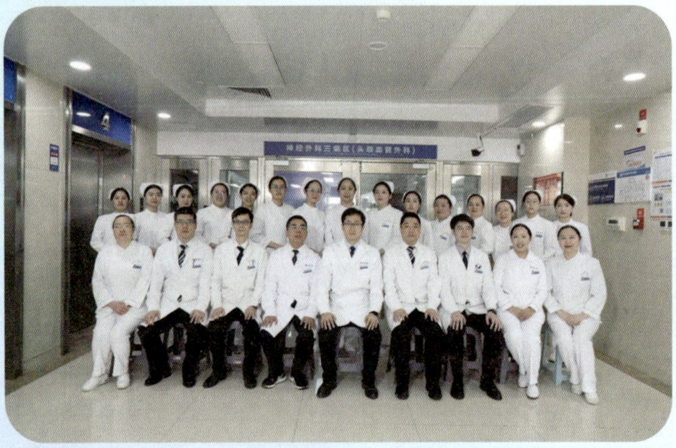

颈动脉狭窄诊疗专科

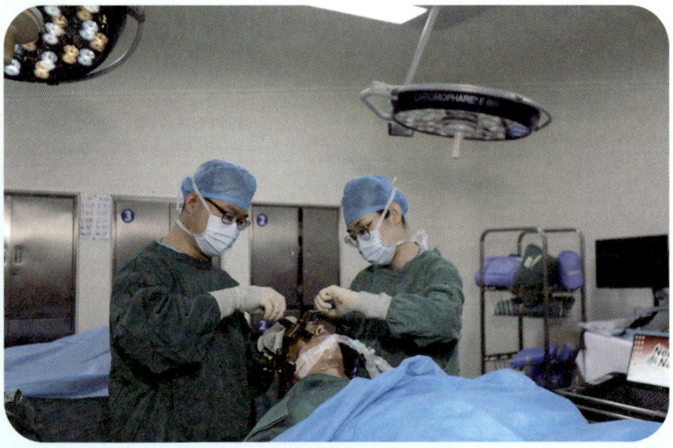

帕金森病微创诊疗专科

山东省中医药临床重点专科

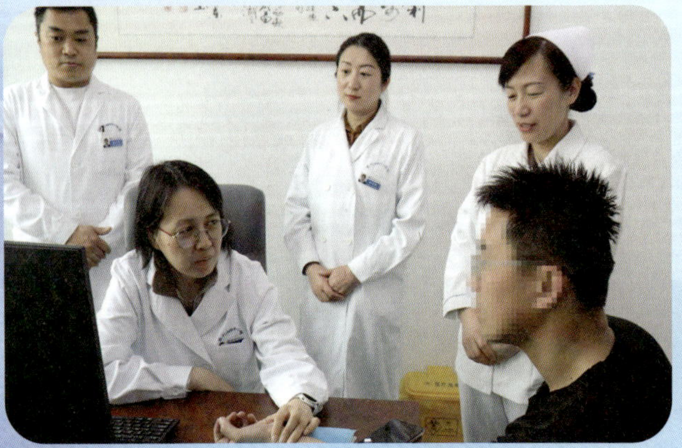

中医科

山东省医药卫生重点学科

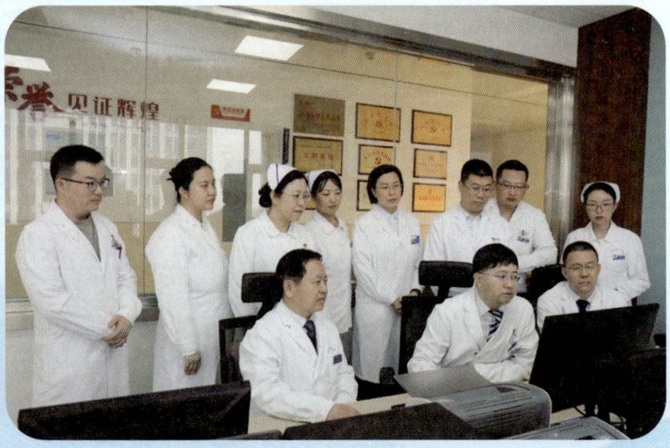

烧伤整形外科学

SHENGLI OILFIELD
CENTRAL HOSPITAL

交流合作

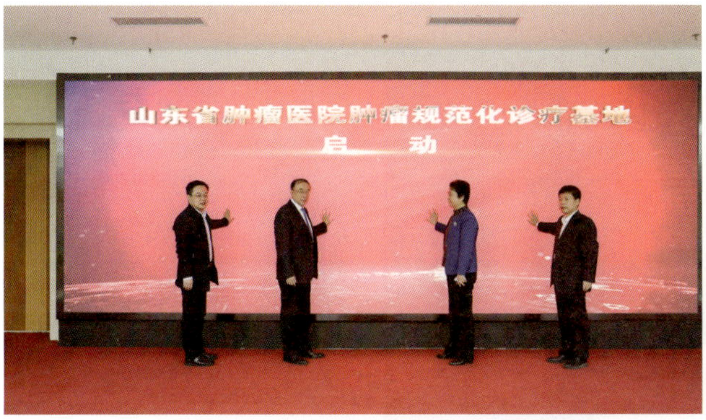

成立山东省肿瘤医院肿瘤规范化诊疗基地

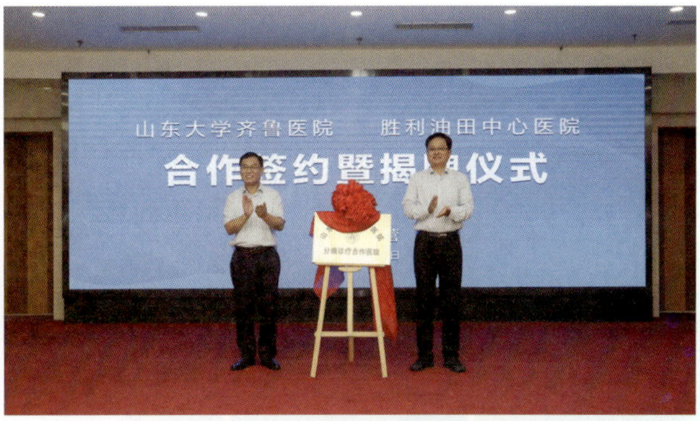

与山东大学齐鲁医院签约

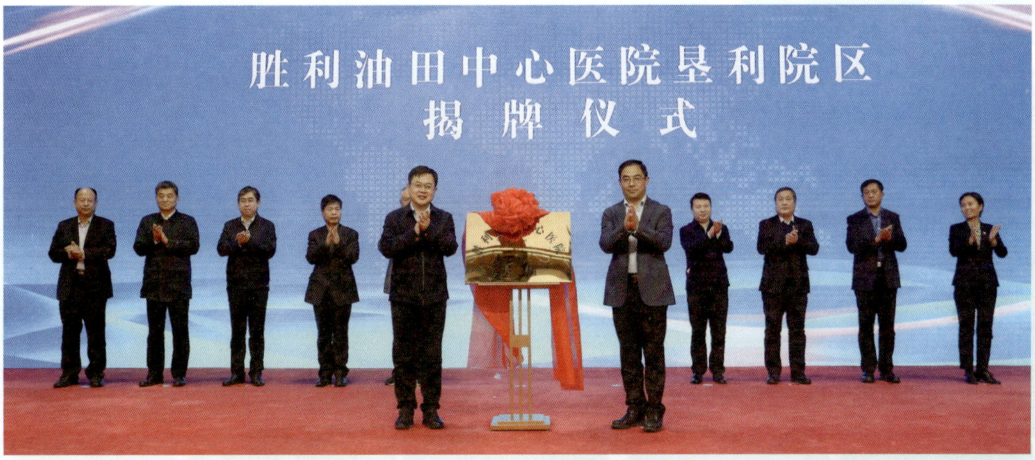

与广饶县、东营区、垦利区、河口区政府签订合作共建协议

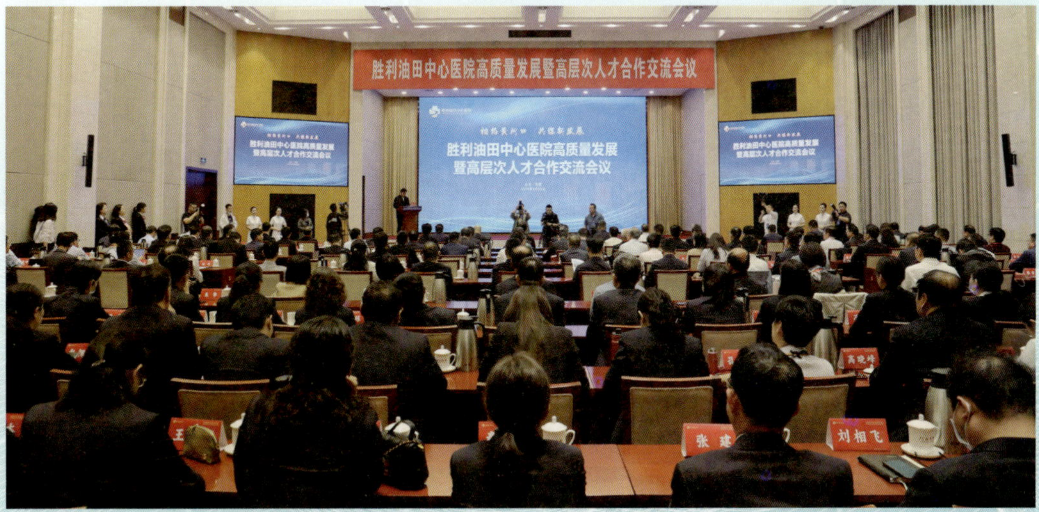

举办胜利油田中心医院高质量发展暨高层次人才合作交流会议

SHENGLI OILFIELD
CENTRAL HOSPITAL

交流合作

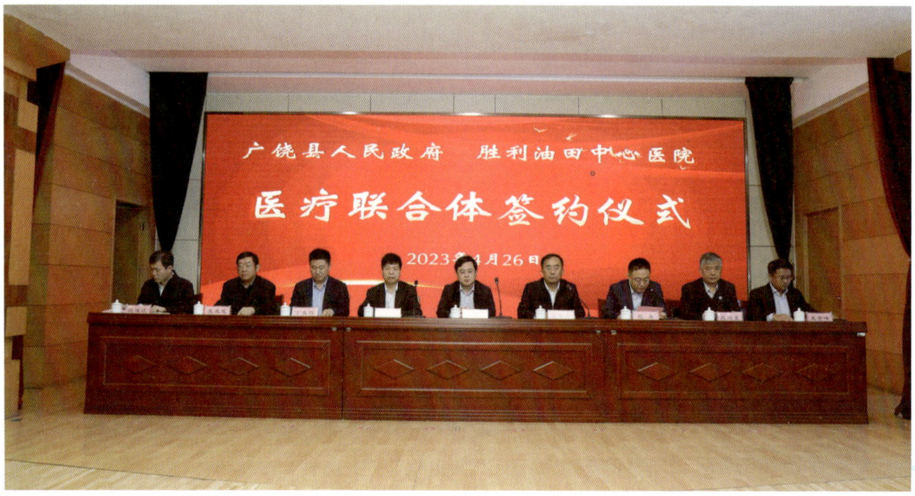

< 与广饶县人民政府合作共建

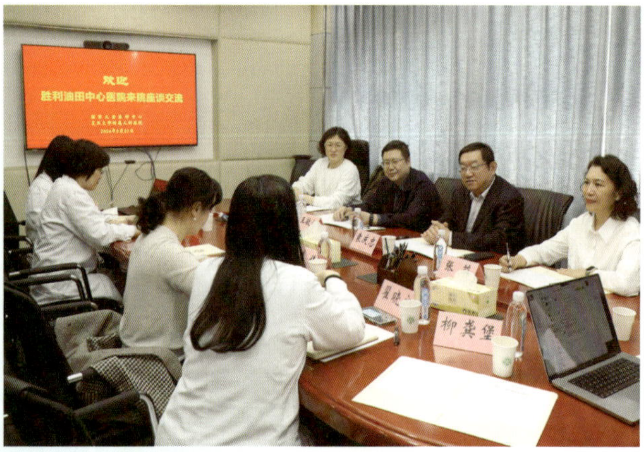

赴复旦大学附属儿科医院参观交流

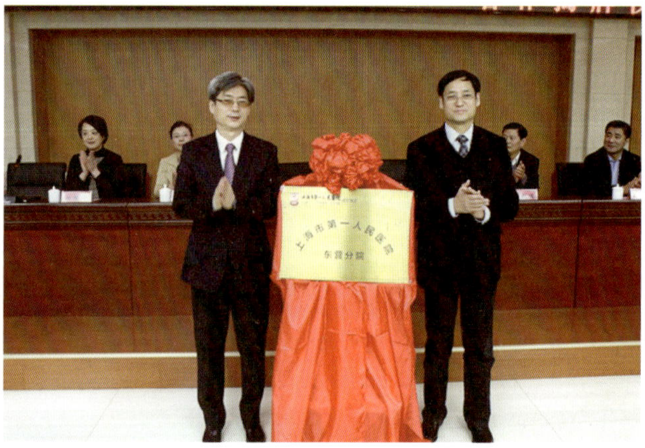

与上海市第一人民医院建立合作

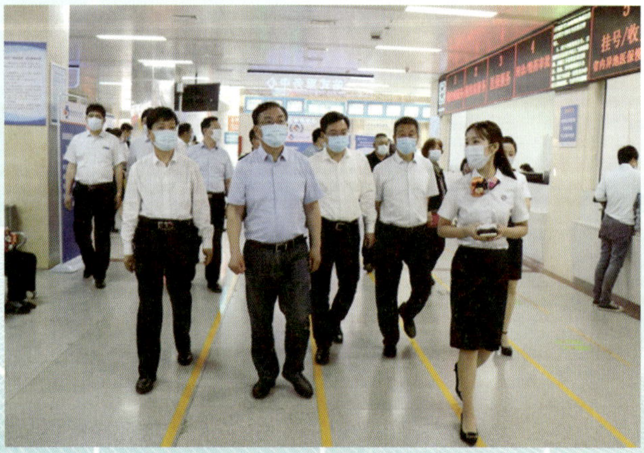

山东大学齐鲁医院来院交流

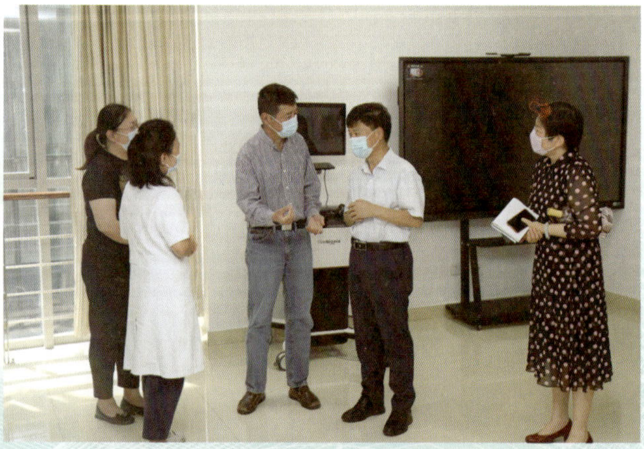

美国南佛罗里达大学医学院来院参观

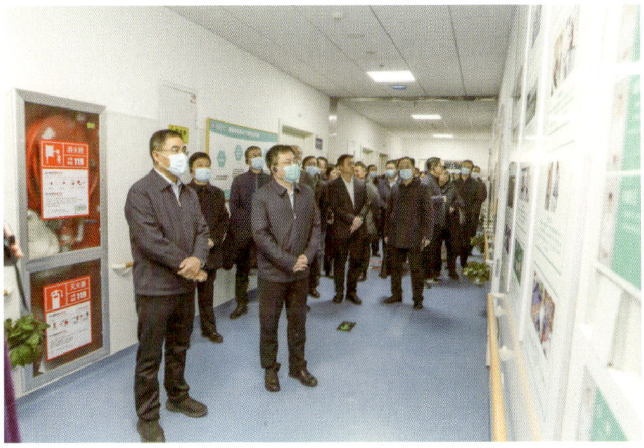

参观垦利院区

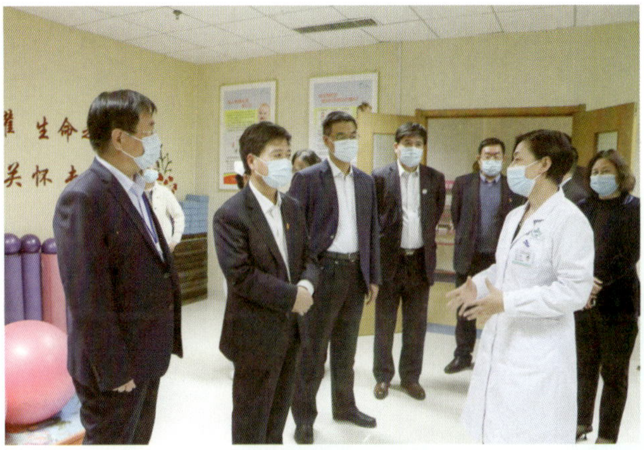

前往广饶县调研医联体工作

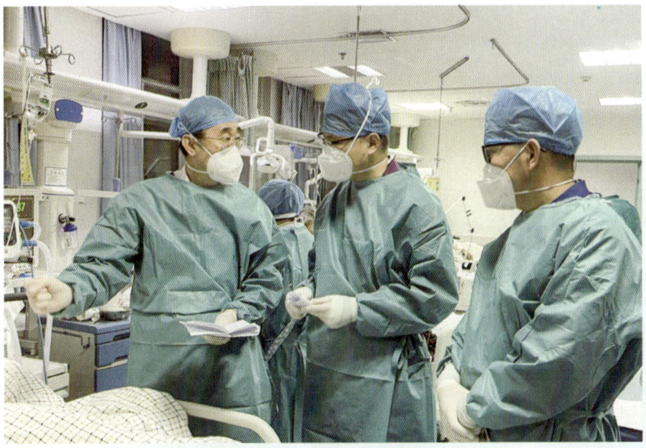

指导医联体单位救治工作

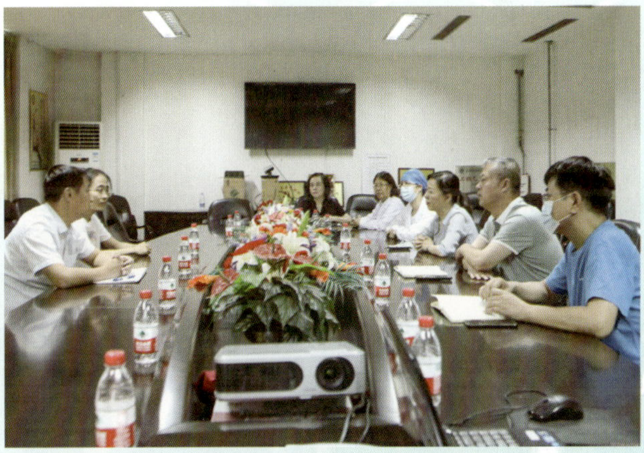

送业务专家赴基层医院开展医疗工作

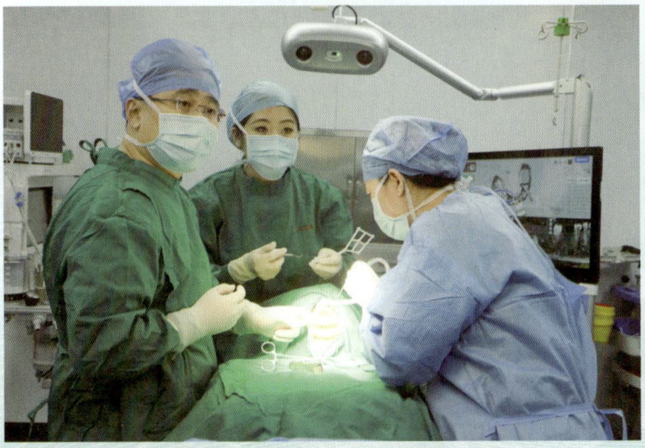

外派专家前往基层医院开展技术帮扶

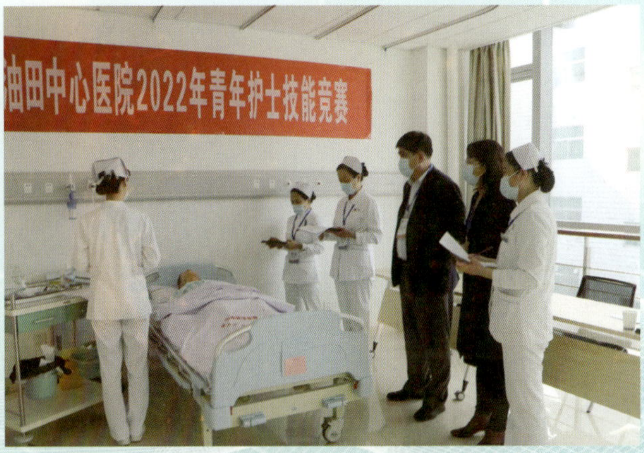

医联体青年护士技能竞赛

SHENGLI OILFIELD
CENTRAL HOSPITAL

医联体地图

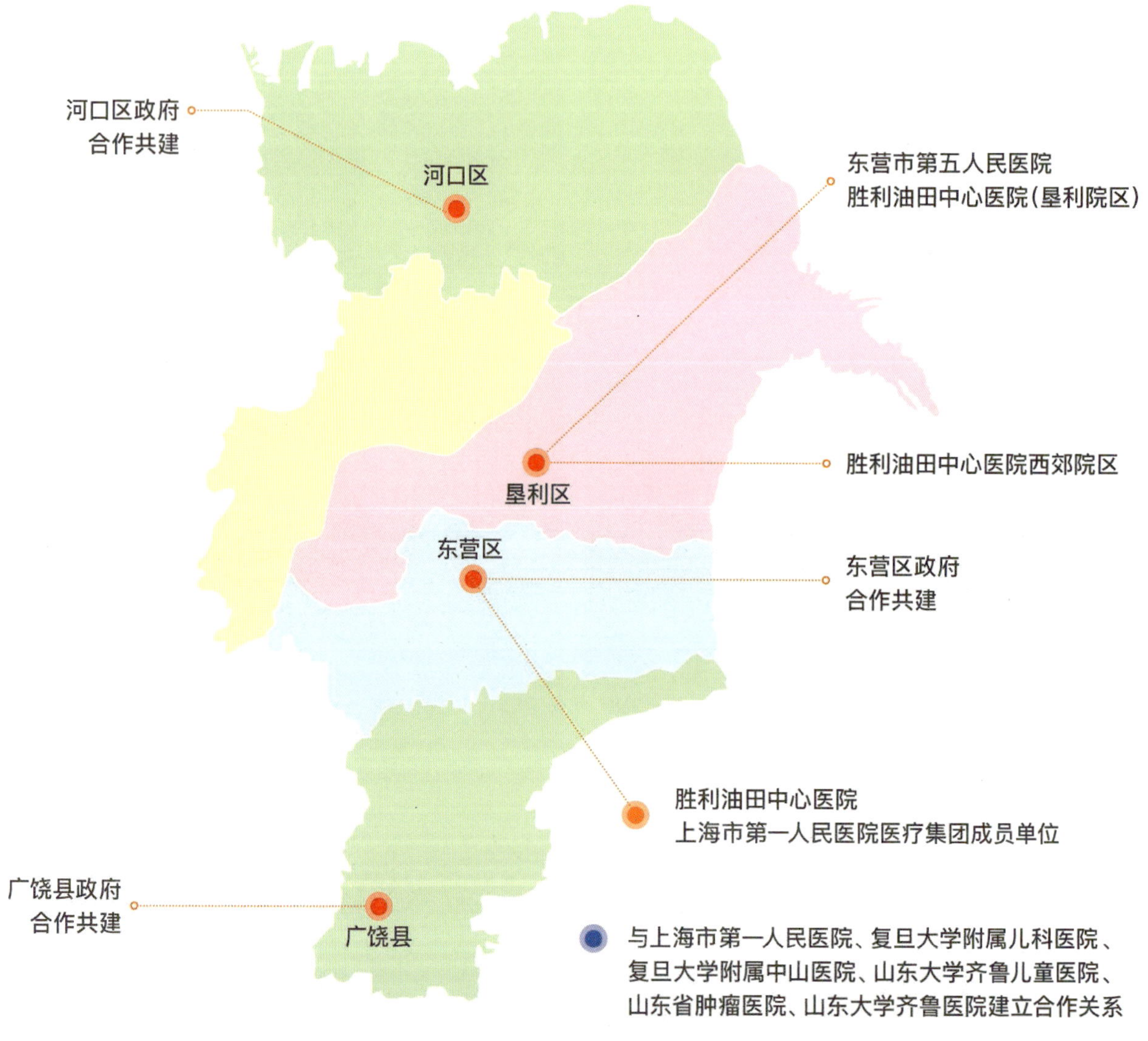

责任担当

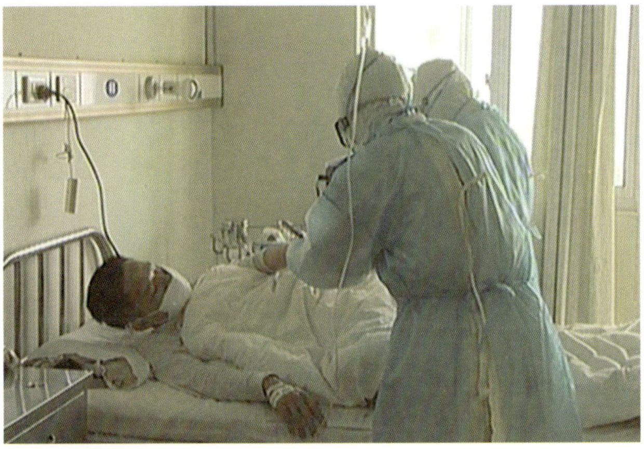

抗击非典

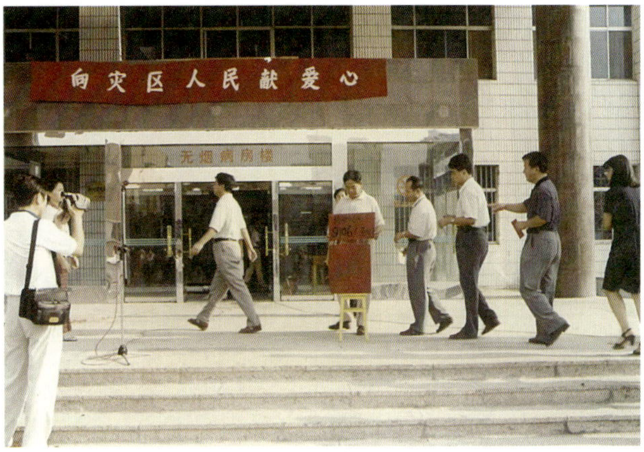

为四川汶川地震灾区捐款献爱心

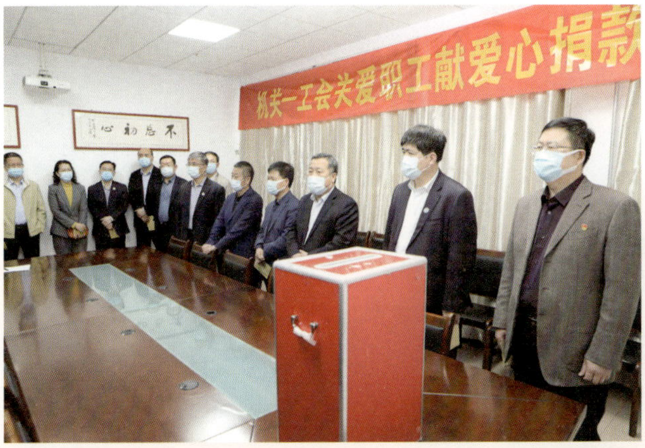

为患病职工组织爱心捐款

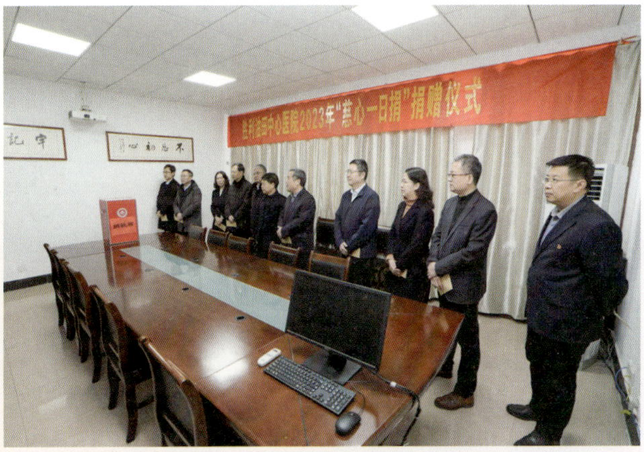

举办“慈心一日捐”活动

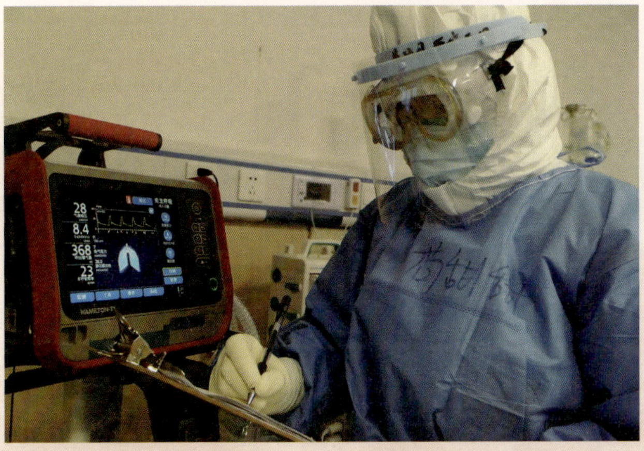

选派 46 批次 313 人进行市外抗疫援助

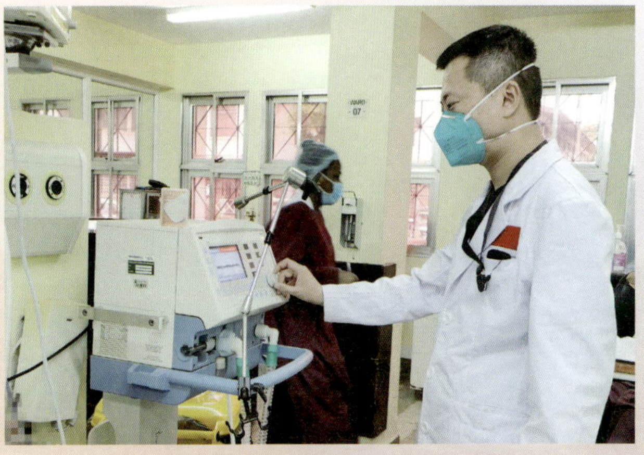

选派 4 批次 6 人开展援非支医工作

责任担当

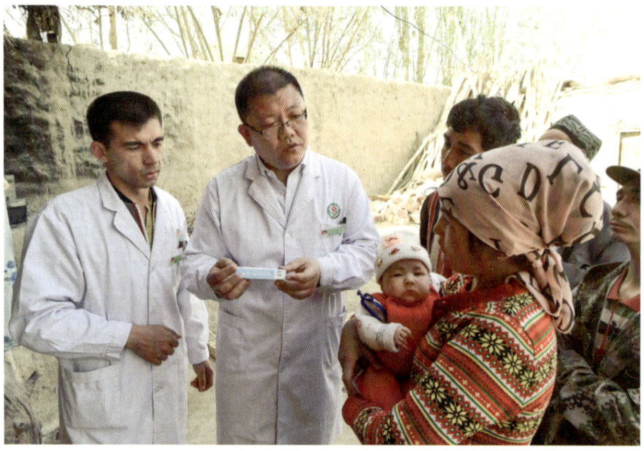

选派 11 批次 24 人开展援疆支医工作

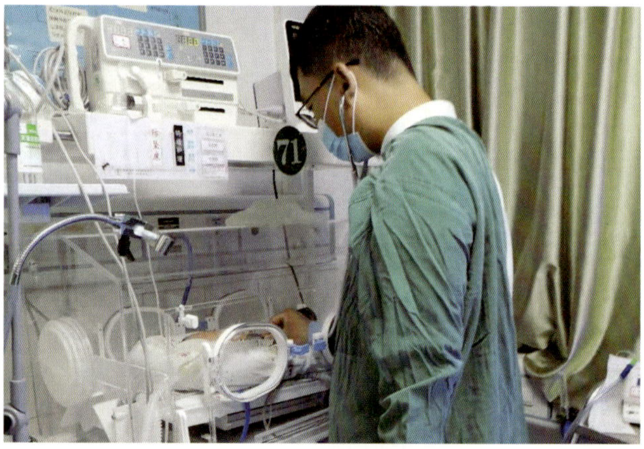

选派 8 批次 18 人开展援渝工作

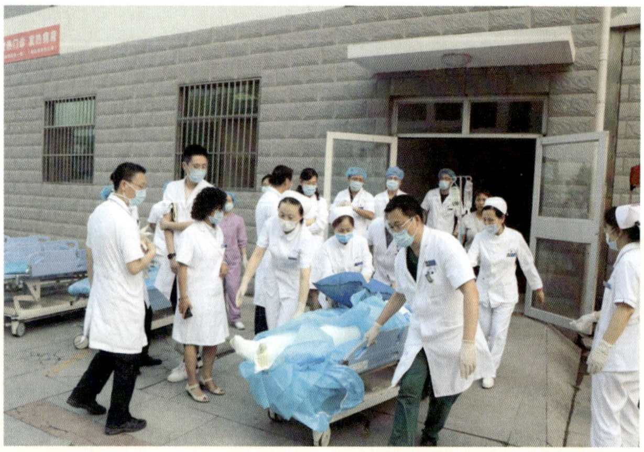

成功完成多次重大抢救任务

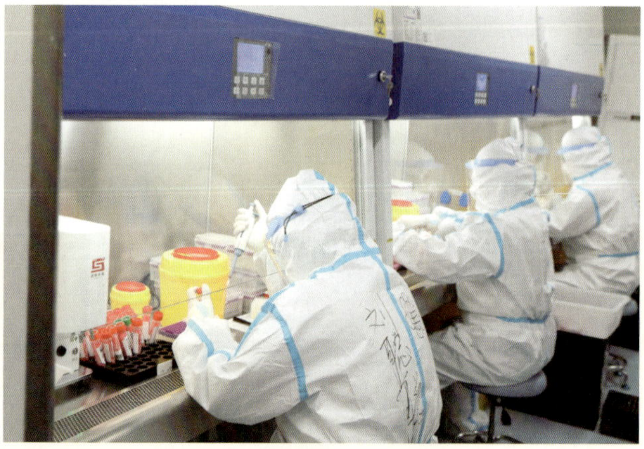

承担全市核酸检测任务

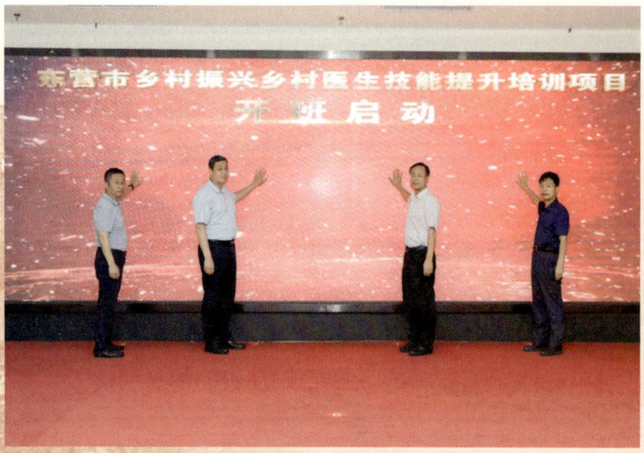

启动全市乡村医生技能提升培训项目

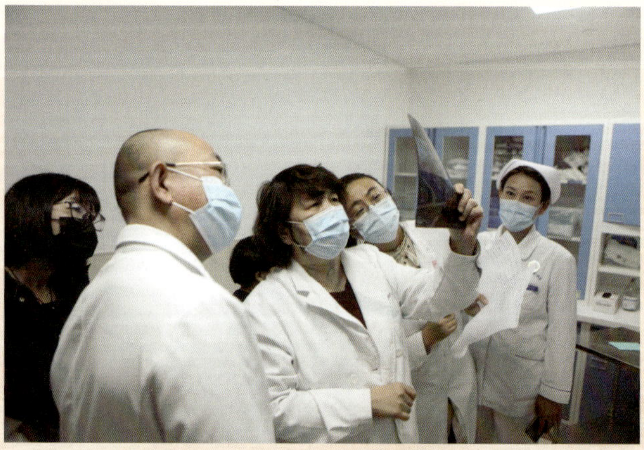

微笑列车公益手术治疗

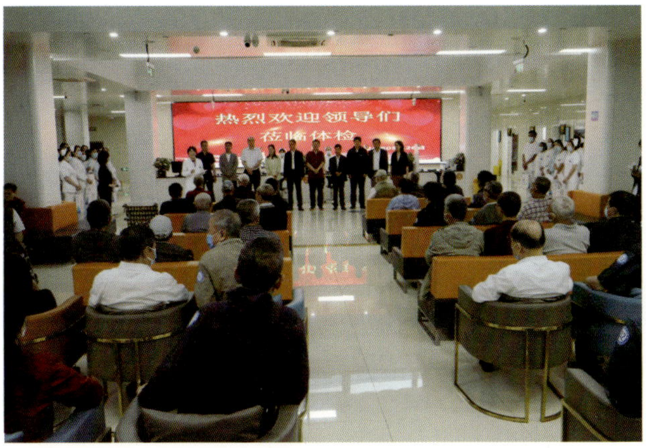

为油田老领导健康体检

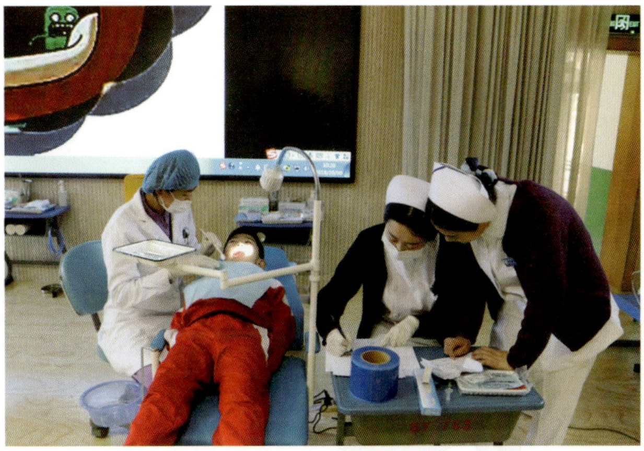

为全市儿童开展口腔检查和窝沟封闭防龋治疗

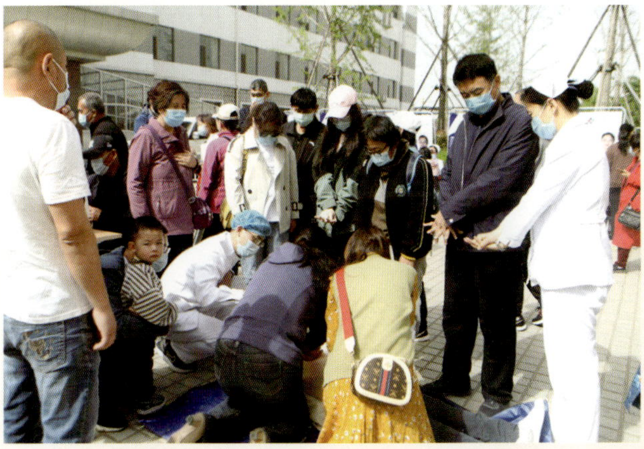

向市民普及心肺复苏操作知识

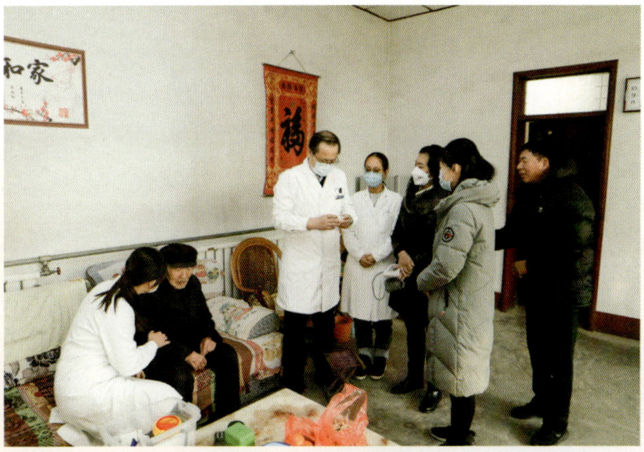

进乡入户，送医上门

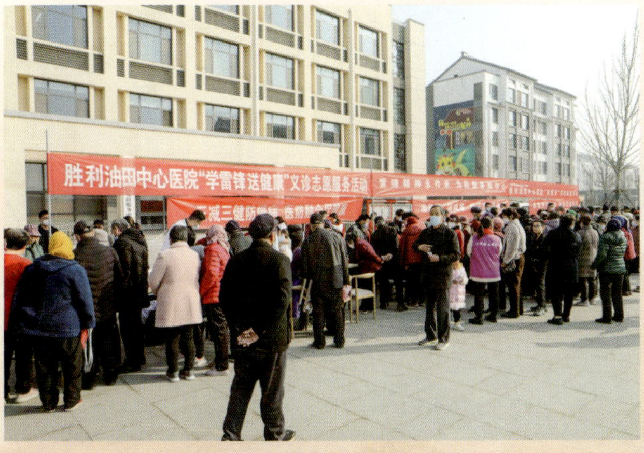

常态化开展健康义诊活动

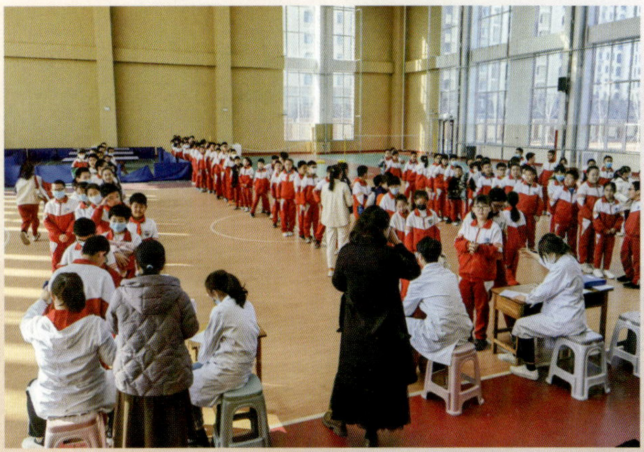

为全市青少年开展校园脊柱侧弯筛查义诊

凡 例

一、本志编写以马克思列宁主义、毛泽东思想、邓小平理论、“三个代表”重要思想、科学发展观、习近平新时代中国特色社会主义思想为指导，遵循实事求是、依法修志原则，力求真实、准确、客观、公正、全面地反映胜利油田中心医院的历史和现状。

二、本志以2024年3月底医院规模为记述范围，断限上起自1964年4月，下限断至2024年3月底。为保持记事的连续性和完整性，个别内容适当上溯或下延。

三、本志坚持科学分类和社会分工相结合的原则，事业立志为主，适当照顾历史习惯及社会分工，横排门类，纵写史实。采用章节体，分章、节、目编排。志首置概述、大事记；居中置专业志，分类记述各项事业；志末置人物及编后记。

四、本志采用述、记、志、传、图、表、录等多种体裁，以志为主。

五、本志行文采用规范语文体记述，语言力求简洁、通俗、朴实。概述以述为主，述议结合；大事记以条目体为主，结合采用纪事本末体，以事业发端时间为序。

六、本志遵循“生不立传”原则，人物部分以简介形式收载院级领导（按任职先后排序），获得市级及以上称号的专家（按专家类别、获得时间排序）；社会兼职只收载市级学术委员会副主任委员及以上的职务；荣誉只收载市级及以上的奖项。

七、本志中的名词术语，遵循《中华人民共和国国家通用语言文字法》和《党政机关公文格式》（GB/T9704—2012）要求。根据行文需要，“东营市”一般简称为“市”，“胜利油田”一般简称为“油田”，“胜利油田中心医院”一般简称为“医院”。

八、本志纪年以公元纪年、记数一律采用阿拉伯数字，计量单位一律采用公制。

九、本志资料来源于医院各部门、科室和历史档案，一般不注明出处。

目 录

概　述…………………………………… 1
大 事 记……………………………………… 6
第一章　管理机构………………………… 30
第一节　中共党组织……………………… 30
党的委员会 ………………………… 30
基层党组织 ………………………… 32
党委办公室 ………………………… 36
第二节　行政管理机构…………………… 38
行政领导 …………………………… 38
历届董事会 ………………………… 39
医院办公室 ………………………… 39
第三节　机构沿革………………………… 41
第二章　党群建设………………………… 50
第一节　党建工作………………………… 50
第二节　纪检监察………………………… 55
第三节　宣传文化工作…………………… 65
第四节　群众团体………………………… 69
第三章　行政管理………………………… 88
第一节　人力资源管理…………………… 88
第二节　运营管理………………………… 97
第三节　财务、审计与招标采购……… 104
第四节　督查工作……………………… 113
第五节　医患关系管理………………… 115
第六节　后勤管理……………………… 117
第七节　老年工作……………………… 120
第八节　安保工作……………………… 123
第九节　泰恒实业总公司……………… 126
第四章　医务管理……………………… 132
第一节　医务部………………………… 132
第二节　医保管理办公室……………… 137
第三节　病案管理科…………………… 140
第四节　公共卫生科…………………… 142
第五节　门诊部………………………… 146
第六节　一站式服务中心……………… 152
第七节　信息中心……………………… 156
第八节　医学装备部…………………… 160
第九节　健康管理中心………………… 164
第五章　护理管理……………………… 172
第一节　护理行政管理………………… 172
第二节　护理技术发展………………… 178
第三节　护理质量与安全管理………… 183
第四节　优质护理服务………………… 185
第五节　护理教育管理………………… 187
第六节　社会兼职……………………… 191
第六章　医疗工作……………………… 198
第一节　重点专科……………………… 198
第二节　医疗管理……………………… 214
第三节　医院感染管理………………… 217
第七章　院前急救与帮扶救援………… 226
第一节　急诊…………………………… 226
第二节　重症医学……………………… 231
第三节　危急重症救治………………… 236
第四节　突发事件管理………………… 236
第五节　对口支援帮扶………………… 238
第八章　临床医技科室………………… 242
第一节　东营市脑科医院……………… 242
神经内科 ………………………… 242
神经外科 ………………………… 248
神经重症监护病区 ……………… 256
第二节　东营市心血管医院…………… 258

心血管内科 …… 258
心脏外科、血管外科 …… 264
血管介入科 …… 267
心电图室 …… 269
第三节　东营市肿瘤医院 …… 270
肿瘤科 …… 270
血液内科 …… 274
放射治疗中心 …… 278
国际特需医疗部 …… 282
第四节　东营市妇儿医院 …… 283
妇科 …… 283
产科 …… 287
生殖医学科 …… 291
妇产超声科 …… 292
儿科 …… 293
第五节　东营市甲状腺乳腺病诊疗中心 302
乳腺外科、甲状腺外科 …… 302
内分泌科 …… 305
第六节　东营市消化病医院 …… 307
消化内科 …… 307
肝胆外科 …… 311
胃肠外科 …… 315
结直肠肛肠外科 …… 319
儿外科 …… 320
第七节　东营市胸科医院 …… 323
呼吸与危重症医学科 …… 323
胸外科 …… 326
第八节　东营市泌尿肾病医院 …… 328
泌尿外科、男科 …… 328
肾内科 …… 332
东营市血液净化中心 …… 334
第九节　东营康复医院 …… 337
神经康复科 …… 337
骨科康复科 …… 341
风湿免疫科 …… 342
中医科 …… 346
针灸推拿科 …… 350
高压氧科 …… 354
第十节　东营骨科医院 …… 356
脊柱外科 …… 356
关节外科、运动医学科 …… 358
创伤骨科 …… 362
手外科、足踝外科 …… 366
东营市创伤骨科中心 …… 369
第十一节　东营市医学整形美容医院 …… 369
整形美容外科、烧伤与创面修复科 369
皮肤科 …… 372
口腔科 …… 375
第十二节　东营市医学影像会诊中心 …… 379
医学影像科 …… 381
超声检查科 …… 393
核医学科 …… 397
PET-CT 检查科 …… 399
第十三节　麻醉手术科 …… 400
第十四节　疼痛科 …… 405
第十五节　眼科 …… 408
第十六节　耳鼻喉科 …… 410
第十七节　保健病区、老年病科 …… 413
第十八节　全科医学科 …… 415
第十九节　感染病科 …… 419
第二十节　内镜中心 …… 423
第二十一节　创伤中心（急诊创伤外科病区） …… 426
第二十二节　介入诊疗中心 …… 427
第二十三节　检验科 …… 430
第二十四节　输血科 …… 435
第二十五节　病理科 …… 438
第二十六节　消毒供应中心 …… 442
第二十七节　药学部 …… 445
第二十八节　营养科 …… 453
第二十九节　中心实验室 …… 455
第九章　医院质量与安全管理 …… 458

第一节 管理机构…………………………… 458
第二节 医院质量与安全管理体系建设 465
第三节 三级甲等医院评审 …………… 468
第四节 三级公立医院绩效考核……… 473
第五节 医院规章制度建设…………… 474
第六节 医院质量持续改进管理……… 475
第七节 医疗安全（不良）事件管理… 479
第八节 VTE 防治管理………………… 479
第九节 数据上报……………………… 480
第十章 对外合作与医联体建设…………… 482
第一节 对外合作交流部……………… 482
第二节 对外合作工作………………… 484
第三节 医联体建设…………………… 485
第四节 西郊院区……………………… 488
第十一章 科研工作………………………… 492
第一节 科研管理……………………… 492
第二节 科研平台……………………… 499
第三节 学术活动……………………… 501
第四节 科技成果转化科……………… 501
第五节 科研成果……………………… 503
第十二章 教学与培训……………………… 556
第一节 培训管理 …………………… 556
第二节 教学管理……………………… 558
第三节 毕业后教育…………………… 563
第四节 继续医学教育………………… 564
第十三章 基础设施建设…………………… 586
第一节 机构…………………………… 586
第二节 工作概况……………………… 587
第三节 建设项目……………………… 589
第十四章 人物……………………………… 592
第一节 医院领导班子成员简介……… 592
第二节 重点工程人才………………… 603
第三节 省市级优秀人才……………… 609
第四节 院级医学专家………………… 622
编 后 记 ………………………………… 624

概　述

胜利油田中心医院位于山东省东营市东营区济南路31号，南邻济南路，北邻淄博路，东接西二路，坐落在西城区的中心地带。正式成立于1964年，伴随着胜利油田的发展，由一个20多人的卫生所，经过60年的艰苦奋斗，现已发展成为一所集医疗、教学、科研、预防、保健、急救、康复于一体的三级甲等综合医院。

医院现为国家高级卒中中心、国家住院医师规范化培训基地、国家药物临床试验机构、中国胸痛中心、全国血栓防治中心、全国爱婴医院、山东省中西医协同“旗舰”医院试点建设单位，是滨州医学院附属医院、滨州医学院和潍坊医学院研究生联合培养基地。

医院建筑面积约24万平方米，床位2200余张，拥有高端双源CT、PET-CT、3.0T核磁共振、直线加速器、FD20血管机等万元以上医疗设备3600余台。医院与10余家单位建立医联体，初步形成区域协作、分级诊疗、共同发展的良好格局。

医院坚持“树名医、建名科、创名院”的发展战略，现有正高级职称200余人、副高级职称550余人，享受国务院政府特殊津贴专家7人，省、市重点人才工程专家20余人。医院先后与李兆申、刘以训、戴尅戎、于金明、吉训明等院士建立合作，成立国医大师张大宁传承工作室，聘任包括长江学者、泰山学者在内的近百位知名专家为客座教授，10余位高层次人才为科研专家。医院大力培养优势专科，医学影像科为国家临床重点专科，神经内科、风湿免疫科、呼吸内科、泌尿外科、普外科、烧伤科、神经外科、重症医学科为山东省临床重点专科，烧伤整形外科学为山东省医药卫生重点学科，颈动脉狭窄诊疗专科、帕金森病微创诊疗专科为山东省临床精品特色专科，中医科为山东省中医药临床重点专科，皮肤科、耳鼻喉科为省级临床医学研究中心分中心，骨科、妇产科、麻醉科等40余个专业分别为市级重点专科、重点学科、特色专科和重点实验室。医院打造了以腔镜、内镜、微创、介入、舒适化等为代表的特色技术品牌；颈动脉内膜切除、取栓、溶栓等脑卒中防治技术位居全国前列，超低体重早产儿救治、单孔胸腔镜手术、脊柱内镜与显微镜手术、心脏射频消融、烧伤救治等技术走在区域前列。

医院始终坚持社会公益性和全心全意为人民健康服务的办院宗旨，致力于为群众提供更加优质高效的健康服务。近年来，医院分别荣获国家五星高级卒中中心、国家脑卒中筛查与防治工作示范基地医院、国家卫生健康委“进一步改善医疗服务行动计划”先进单位、山东省文明单位、山东省卫生健康委优质服务单位、富民兴鲁劳动奖状、东营市“创新实干先进集体”、东营市五一劳动奖状等荣誉。

一、卫生所

1962年8月，组建华北石油勘探一大队卫生所。所长李平，副所长刘文怀，主要为开发初期的油田职工服务。起初，卫生所设在原东营村的民房内，条件极为简陋，后搬迁至黄河饭店现址，建平房一栋，开展一般门诊医疗工作。首批人员是从华北石油勘探局调来参加东营会战的13名医务人员，其中医师、医士7人，药剂士1人，护士5人，无任何辅助检查设备，医生们只能处理一般疾病，化验检查及胸部透视等要到20公里以外的地方医院。1963年9月，由青海石油管理局调来院长陈树发、主任赵长明等20余位医务人员。卫生所开设了内、外、妇、儿、五官、化验等科室，建立了20张观察床，每天用一辆旧吉普车早出晚归巡回医疗，救治病人。

二、九二三厂职工医院

1964年4月，随着石油勘探事业的发展，医院正式成立。陈树发任院长，赵长明任副院长，孟宪德任党总支书记。当时胜利油田名称为“九二三厂”，故医院定名“九二三厂职工医院”。院址设在油田职工大学现址，当时由于新院区建筑工程尚未竣工，医院仍在原卫生所办公。利用仅有的一台显微镜做血、尿、粪便常规检查，外科只能做清创、切开、缝合等手术。

1964年8月，新院区投入使用。医院归属油田会战工委后勤领导，兼负防疫和下属卫生所业务指导任务。开设病床100张，年底增至150张，设内、外科，各有床位75张。儿科、五官科、妇产科分属内、外两科。化验室以常规检查为主。年底安装50毫安X射线机一台，开始放射透视和胸部拍片检查。同年由全国各大中专医学院校毕业生分配来82人，年末医院职工人数达137人，其中主任医师3人、主治医师4人，医（技）师39人，医（技）士9人，护士57人，行管人员20人。

1965年医院扩建住院部，新建传染病和门诊、外科、儿科，床位数发展到342张。从玉门石油管理局医院调入7名医务人员，其中主任医师1人，主治医师2人。年底从济南、上海、青岛等地调来医务人员20余人，其中副教授、副主任医师2人，主治医师2人，从事专业有内、外、妇、儿、眼、耳鼻喉、口腔、中医、放射、药剂等，均具有临床经验，为油田医疗工作和医院发展起了重要作用。年底从青岛医学院分配来部分毕业生，招收学徒工20余人；此外又从山东省内招收初、高中毕业生150人，建立起了半工半读卫生学校，为自己培养了一批初级医务人员。从此各临床科室开始独立开展业务，各项医疗工作进入正常运行轨道。外科开始做腹部胃大部分切除、疝修补、阑尾切除、剖宫取胎等。放射科200毫安X光机投产后，开展了胃肠检查；化验室开设了生化室和细菌室；大部分内科病可以就地诊治；普通外科开展了除肝脏以外的腹部手术和甲状腺手术，创伤外科成功抢救严重外伤病人，其他各临床科室也开展了相应的医疗工作。

1966年3月，从上海市招收来44名待业的大、中专医学院校毕业生，进一步充实了医疗队伍。至年底，医院职工人数已达412人，仅两年时间，职工队伍发展到建院初期的三倍，其中正、副主任医师5人，主治医师10人，技术水平也随之迅速提高。至“文化大革命”前，医院主要科室已经健全，基本满足了油田的医疗需要，扭转了依靠地方医院的被动局面。“文化大革命”中，医疗工作受到严重破坏。多数医务人员能够坚持“抓革命，促生产”，坚守工作岗位，为解除会战职工、家属和当地居民的伤病痛苦做了大量工作。

三、胜利油田职工医院

1971年石油部决定命名九二三厂为胜利油田会战指挥部。6月5日，“九二三厂职工医院”更名为胜利油田职工医院，归油田会战指挥部后勤部领导。1972年3月，油田成立了卫生处，防疫站和各卫生所由医院移交卫生处领导，医院成为油田直接领导的二级（处）单位。

随着油田发展，医院的规模、设备不能适应医疗工作的要求。1972 年油田党委决定筹建新医院。由于“文化大革命”的干扰，经过长达七年时间，1979 年 7 月 1 日新医院门诊开诊，9 月病房搬迁。新院共设 17 个病区，床位增至 612 张，职工 940 人。医院有正、副主任医师 3 人，主治医师 47 人，医师 133 人，医士 87 人，护师 23 人，护士 118 人。中级以上职称医护人员已占 67.77%，主治医师以上的占 18.48%，技术构成有了明显提高。

四、胜利油田中心医院

1980 年 4 月，鉴于油田已有规模不等的 8 所医院，为区别各自任务和地位，油田党委决定将“胜利油田职工医院”更名为“胜利油田中心医院”。

1981 年医院开展心脏外科技术，从美国引进成套心脏外科设备，独立开展第一例动物实验。1982 年医院成立心脏手术攻关领导小组，开展第一例体外循环心内直视手术房间隔缺损修补术。

1983 年医院新的领导班子组建以后，根据党的十一届三中全会改革开放政策，对医院发展作出了新的规划。恢复高考后的大学生开始毕业，医院先后接收了山东医科大学、青岛医学院、滨州医学院等一大批应届毕业生，并接收了油田、地方及周边地区医疗机构医务人员，医院人才队伍建设水平得到显著提升。医院先后从全国各地和世界发达国家引进一批先进医疗设备和技术，包括日本产 1250 毫安 X 线机，72 小时动态心电图机，荷兰产全自动生化分析仪，美国产多普勒 B 超，西德产 CT 等设备。医院邀请美国圣巴巴拉市眼科代表团来院交流，做人工晶体植入术 27 例；与北京心肺血管医疗研究中心、中国医科院北京阜外医院、青岛医学院附属医院等单位签订了多项医疗技术协作合同。随着先进设备的引进和医疗技术的发展和提高，医院先后成功地开展了一批难度较大的医疗技术和理论研究探讨的新项目，包括心内直视手术，断肢（指）再植全髋关节置换术，右半肝切除，心内膜活检，希氏束电图、CT，诱发电位，固定式心脏起搏器，东营地区花粉调查，细辛药理作用的研究等。

医院在管理水平、医疗技术、科研成果、人才培养、设备更新等方面均有新进展。1986 年分别被省卫生厅和石油部命名为“文明医院”。

1988 年底，全院床位数达到 726 张。其中内科 165 张，中医科 39 张，神经科 38 张。全院职工总人数达到 1509 人，其中主任医师 6 人，副主任医师 61 人，主治医师 143 人，医师 146 人，医士 12 人；副主任技师 1 人，主管技师 19 人，技师 36 人，技士 15 人；副主任药师 3 人，主管药师 21 人，药师 31 人，药剂士 5 人；副主任护师 1 人，主管护师 61 人，护师 175 人，护士 147 人；高级农艺师 1 人，高级管理经济师 4 人，工程师 7 人，会计师 4 人，审计师 2 人，统计师 1 人，管理经济师 26 人，馆员 2 人，各种助理师 36 人。

五、胜利石油管理局中心医院

1989 年 7 月，医院更名为“胜利石油管理局中心医院”。1992 年 4 月召开医院首届科技大会，标志着医院走上了科技创新之路。1993 年，医院开展的同种异体肾移植手术等均获得成功。

根据卫生部《有关实施医院分级管理的通知》《综合医院分级管理标准（试行草案）》等要求，医院于 1992 年对创建“三级甲等医院”工作作出具体部署要求。以抓软件建设为主、硬件为辅，以软件弥补硬件缺陷的指导思想，围绕创建工作，进行学习发动、摸底准备、落实标准、组织申报四个阶段开展工作。创建期间，成立分级管理办公室、医护质量管理委员会，基层科室成立质量管理小组，制定相应的职责和工作制度，院、科两级分别制定质量控制方案，搭建医院质控网络，实行全面质量管理；健全和完善《中心医院工作制度和工作人员职责》，制定医疗、护理技术操作规程，做到考核有标准，奖惩能兑现，基本达到管理制度化、操作规程化、质量标准化、服务规范化的要求。更新部分科室设备，新投产急诊楼、供应室、血库、制剂楼、药库、职工文化活动中心、17000平方米的病房楼等，各项配套工程齐头并进，不断提高服务质量。1990年8月，胜利石油管理局决定中心医院与卫生学校合并为一套领导班子，实行两个二级单位、两块牌子、统一领导的管理体制。1992年11月，胜利石油管理局决定，油田卫校为独立二级单位。1994年，顺利通过三级甲等综合医院评审，1995年5月9日，山东省卫生厅医院评审委员会对医院进行“三甲”医院挂牌仪式，成为胜利油田和东营市唯一一所“三级甲等”医院，进入山东省29所“三级甲等”医院行列，标志着医院整体管理水平迈上了一个新台阶。

2000年7月，油田卫校并入医院，成立胜利油田医疗卫生培训中心。是年，医院明确提出“质量建院、人才立院、科教兴院”的办院方针，成立了黄河三角洲地区“心血管疾病诊疗中心”等13个医疗中心，建成胜利油田重点实验室，承办山东省介入心血管疑难病学术研讨会等6期省级学术会议，先后成立油田和东营市的骨科、心血管疾病、肾脏病、麻醉等专业委员会。2001年，医院被评为“滨州医学院（非直属）附属医院”。2003年，全院上下众志成城抗击非典，成功完成当地非典防治任务，荣立山东省“防治非典型肺炎工作集体一等功”。

六、胜利油田中心医院

2005年，医院根据中国石化集团公司和胜利油田改制分流的总体部署，参照企业改制方式实施了产权制度改革，在民政局注册为民办非企业法人单位，为非营利性医疗机构。经山东省卫生厅批准，医院由“胜利石油管理局中心医院”复名为“胜利油田中心医院”。医院成立出资人大会、董事会、监事会，实行董事会领导下的院长聘任制，出资人大会为医院最高权力机构。2005年1月，医院召开出资人大会，选举产生医院首届董事会、监事会。2008年7月，医院召开出资人（代表）大会，选举产生医院第二届董事会、监事会。2011年7月，医院召开出资人（代表）大会，选举产生医院第三届董事会、监事会。2014年9月，医院召开出资人（代表）大会，选举产生医院第四届董事会、监事会。改制后医院失去了胜利油田政策性补助和支持措施，医院发展和职工队伍稳定性受到一定影响。面对内外部复杂多变的新形势、新挑战，院领导班子始终坚持把发展作为第一要务，团结带领全院干部职工攻坚克难，砥砺前行，从解决热点、难点问题入手，凝心聚力，开拓进取，积极探索具有自身特色的发展之路。

2012年2月，经东营市事业单位登记管理局核查、批准，医院由民办非企业单位变更为事业单位（非财政补助），并颁发《事业单位法人证书》。2018年12月，中国石化集团胜利石油管理局有限公司与东营市人民政府签署医疗卫生机构分离移交协议，启动移交工作。期间，分别于2013年、2018年医院先后通过三甲复审。

2020年9月，医院正式纳入东营市管理。东营市委常委、组织部部长柳景武，副市长刘美华，市卫生健康委员会党组书记、主任燕振诚及医院领导班子成员出席医院召开干部会议。会上，市委组织部常务副部长李全民宣布市委关于院领导班子成员职务调整的决定，同时成立中共东营市胜利油田中心医院委员会、纪律检查委员会。在市委、市政府和市卫生健康委的领导下，新一届领导班子团结带领全院广大干部职工聚焦高质量发展，全面落实党委领导下的院长负责制，保持战略定力、付出艰苦努力，从容应考、沉着应战，制定医院“十四五”发展规划和2035年远景目标纲要，实施三步走发展战略，开启了高质量发展新局面。医院经受住了罕见的疫情考验，学科、人才、服务和管理等工作实现全面提升，2022年6月顺利通过三级甲等医院复审，形成了“一体两翼”发展布局，医院被创建为省级文明单位，连续两年被市委、市政府评为创新实干先进集体。2023年完成门急诊220.74万人次，出院10.91万人次，住院手术3.39万台次，其中四级手术占比21.76%，微创手术占比21.86%，高质量发展指标持续优化，在2022年度全国三级公立医院绩效考核无年报组排名第8位，2023年全省三级公立医院绩效考核暨高质量发展第三季度监测排名第11位，2023年山东省三级综合医院住院服务绩效排名第19位。2024年1月，医院顺利完成事业单位法人证书变更，医院举办单位变更为东营市卫生健康委员会，医院法定代表人变更为医院党委书记颜培光，标志着医院产权制度改革取得重大实质性进展，成为政府主办的公立医院，开启了高水平现代化强院建设新征程。

大事记

1963年

3月，油田成立第一个卫生所，位于油田第二招待所内（现黄河饭店）。所长李平，副所长刘文怀。

9月23日，从青海石油管理局职工医院调入31名医务人员，成为医院初期的技术骨干。

9月，卫生所全体医护人员，在简陋的条件下，成功抢救200名食物中毒患者，无一人致残或死亡。

11月，会战工委调拨一辆旧吉普车，为油田第一辆救护车。

1964年

4月初，会战工委宣布成立九二三厂职工医院。陈树发任院长，赵长明任副院长，孟宪德任党总支书记。4月下旬破土动工，8月竣工，成为油田第一所综合性医院。

5月，全体医护人员奋战七昼夜，成功抢救720名嗜盐杆菌中毒病人，无一人死亡。

10月上旬，成立病人食堂，解决了住院病人的就餐问题。

11月下旬，全国和山东省分配大中专毕业生共127人到医院工作，解决了医务人员严重不足的困难。

12月上旬，医院生产出首批7个品种西药制剂，解决了部分药源困难的问题。

12月中旬，供应室开始工作，医疗用品无菌要求得到保证。

12月中旬，成功施行医院首例直肠癌根治手术。

12月，姚静一由大庆油田调入医院任党总支书记，孟宪德调离。

1965年

2月18日，组织医疗队开赴通、王、惠会战前线，保障会战的顺利进行。

3月上旬，老医院门诊部建成，日门诊量达400人次。

3月下旬，传染病房建成，设床位50张。

4月28日，山东省支援油田医务人员7名。

4月，岳养信任院长，陈树发调离。

4月，医院护理部成立，建立了两级护理体制，由闵裴芳任护理部主任。

6月，开始心电图和A型超声检查。

8月，急诊室成立，负责边远地区的出诊和运送需住院病人，保证前线职工、家属急重病人的救护。

12月，外科施行了首例胃大部切除手术。

1966年

6月，辛店、西营、坨庄等地乙型脑炎暴发流行，传染科在四个月中收治病人300余例。全院紧急动员，院长、书记蹲点组织抢救，各科派医护人员支援，历时三月余，收治病人中死亡7人。

1967年

3月，妇产科施行了首例子宫癌根治手术并获成功。

5月，全院职工、家属在胜利医院以北垦荒130亩种植水稻，当年产稻6500公斤。

1968年

11月，麻醉科首次实行连续硬膜外麻醉。

1969年

5月，在无手术显微镜条件下，成功施行首例断臂再植成活。

11月中旬，济南军区后勤部转业军医200余名到达油田，12月有30余名分到医院。医院各科改为连队。

12月，以瞿鸿德为首的医疗队，开赴江汉油田。

1971年

6月5日，九二三厂职工医院改名为胜利油田职工医院。

12月，医院病理诊断工作开始，发出首份病理报告。

1972年

1月，王皎调入医院任党委书记。

3月，油田成立卫生处，防疫站、各二级卫生所、总药械库归卫生处领导。医院由油田三级单位改为二级单位。

1973年

5月，医院首届党代会召开，选举产生了以王皎为书记的7人党委班子。王皎任书记，岳养信、孟占魁任副书记。

6月，医院首届团代会召开，选举魏玉瑞为团委书记。

8月，邀请省内放射医学界知名人士来院参加放射学术会议。这是医院举办的首次有省内各地专家参加的学术活动。

12月，妇产科首次开展阴道成形手术，2例羊膜代阴道成形获得成功。

12月，首例食道贲门癌根治手术和肺叶部分切除手术获得成功。

1974年

3月，神经外科成功施行大脑半球胶质瘤摘除手术。

1975年

7月，经山东省卫生厅批准成立油田卫生学校。学校由医院代管，赵长明兼任校长，首批招生120名。

12月，内科开展纤维胃镜检查技术，对胃癌早期发现起到积极作用。

1976年

副教授张之湘应用小猪皮植入治疗大面积烧伤成功，为烧伤外科的治疗提供了新方法。

1977年

6月，“02”病在山东部分地区流行，医院成立以瞿鸿德为组长的“02”病抢救领导小组和2个抢救小分队。

12月，生物制剂室在杨万晶主持下，生产出首批合格产品——人胎盘血丙种球蛋白600支。

12月，首例带血管蒂肋骨移植成功。

1978年

3月4日，胜利医院脱离与医院的上下级关系，由油田直接领导。

7月，对首批领取独生子女证的舒桂珍、李双文、刘秋静、梁瑞荣和万瑞珠等5名女职工进行大会表彰。

8月24日，菲律宾华侨黄天送在油田参观期间，因心脏病突发经20余天抢救治疗脱险。9月中旬，黄天送通过外事部门赠送“向同志们致以最崇高的敬意”锦旗一面，以示感谢。

9月，耳鼻喉科教授梁福临编写的《眩晕》一书在油田内部出版。

12月，耳鼻喉科首次开展全喉切除和半喉切除成形手术获得成功。

1979年

9月，新医院于1972年筹建，历经7年，于1979年9月建成，共设17个病区，600张床位。

9月中旬，托儿所建成，建筑面积1536.94平方米。

11月15日，第一台单人高压氧舱投入使用，11月26日首次抢救河口2名天然气中毒病人获得成功。

12月，开展脑电图仪检查技术，提高了对脑肿瘤、脑炎和癫痫的诊断水平。

12月，内科主任尹祚昌、技师吴金章在华东石油学院协助下，研制成功XZ—A型心脏综合检查仪，经山东省鉴定达省级水平，获山东省科技成果一等奖，发给奖金1500元。

1980年

3月，胜利油田会战指挥部宣布，胜利油田职工医院改称胜利油田中心医院。

7月，医院首届工会代表大会召开，选举产生以赵长明为主任委员的医院工会委员会。

7月，首例中段食道癌切除胃食道胸骨后颈部吻合手术成功。

10月，粮食产量突破20万斤，达到了农村户口家属自给有余。

11月，首例左半肝切除手术获得成功。

12月，首例闭式心脏手术——二尖瓣狭窄分离手术成功。

1981年

8月12日，油田卫生学校脱离医院的领导，由油田直接管理。

11月，皮肤科抢救一例严重剥脱性皮炎病人成功，荣立油田三等功。

12月，内科开展体外反搏抢救冠心病心肌梗死，效果良好。

1982年

1月7日，锅炉班因故造成6.5吨锅炉烧干报废，经济损失7万余元。

3月30日，由病理科主办的惠民地区、淄博市病理学术会议在医院召开。

5月28日，首届职工代表大会召开，副院长赵长明在会上作《振作革命精神，努力工作，把医院医护质量提高到一个新水平》的报告。

7月，同位素楼建成投入使用。

12月17日，首例体外循环心内直视房间隔缺损修补手术获得成功。

1983年

3月15日，DY2600型多人高压氧舱投入使用，油田副指挥钱升旺剪彩。该舱分过渡、治疗、手术三舱，一次可容纳24人同时治疗。

4月底，医院新领导班子组建。高致祥任党委书记，赵长明任院长。岳养信离任。

7月21日，首例法鲁氏三联症手术治疗成功。

8月，经油田会战指挥部企业整顿领导小组检查验收，医院获900.4分（满分1000），一次验收合格，颁发了企业整顿合格证书。

8月，引进日本东芝SSI–53型B型超声仪，开展B型超声检查技术。

9月，美国圣巴巴拉市眼科手术队到医院做人工晶体植入示范手术27例。此后眼科开展了此项手术。

10月3日，鲁中南第25次病理学术会议在医院召开。

10月26日，首例二尖瓣生物瓣膜置换手术获得成功。

1984年

1月，首例脑血管搭桥手术成功，开创了缺血性脑病的手术治疗。

4月13日，瞿鸿德、刘正华、王洪永、杨梦广赴美国考察，为期2个月，引进医用直线加速器。

4月20日，全体医护人员按技术职称发放全国卫生系统统一式样工作服与护士鞋。

6月28日，孟祥淇、范宗庚赴日本考察，为期15天，引进1250毫安X射线机。

6月，东营农村流脑暴发流行，三个月传染科收治病人180余人，治愈率98.9%。

6月，引进日本72小时动态心电仪投入使用。

9月12日，与青岛医学院签订医疗协作协议，开展对外纵向联系。

9月，成立抢救指挥系统。组长赵长明，副组长瞿鸿德、尹祚昌。

11月25日，由日本引进的1250毫安X射线机组，自1981年4月批准引进起，经过三年半的基建和安装调试，正式投产使用。

12月，北京医科大学儿科教授宋琳琳到医院指导工作，确认儿科新生儿病房为国家级水平，并接收参加全国新生儿协作网。

12月，门诊恢复对主要疾病的建案工作，共建大病历3.3万余份。

12月，整党工作开始，历时9个月，于1985年8月结束。

1985年

4月11日，首例右脑室造影成功。

5月，干部病房建成。该病房于1984年春动工，设三个病区。

5月，科技楼、礼堂建成使用。

6月24日，新中国预防医学历史经验编委会主任，卫生部原部长钱信忠一行32人到油田和医院参观指导工作。

9月，根据石油部和油田文件，医院全面开展创建文明医院活动。经油田、石油部、省卫生厅检查验收合格。于1986年2月20日，油田授予医院文明医院称号。8月23日，石油部文明医院授奖大会在医院召开，劳资司主任赵新生宣读授予胜利油田中心医院文明医院的决定，副部长李敬代表石油部颁发文明医院牌匾。11月，山东省卫生厅授予医院文明医院称号。1987、1988两年，经复查均合格，保持文明医院称号。

12月，石油系统心胸外科学术会议在胜利油田召开。医院心胸外科技术在石油系统居领先地位。

12月，内科实施100例正常儿童胃电图检查。此项工作填补了正常儿童胃电图的空白。

12月，首例喉癌喉部分切除、喉成形发音重建术获得成功。

1986年

1月12日，医院与北京心肺血管医疗研究中心（安贞医院）签订医疗合作合同，这一合同的签订对以后有关医疗工作起到了推进作用。

5月16日，制剂室自制液体经上海长征制药一厂微粒检测，鉴定结果合格。

6月9日，山东省卵巢肿瘤病理学术会议在医院召开。

6月27日，高压氧科成功抢救一名因电击心跳停搏27分钟，经心肺复苏仍深昏迷抽搐的病人。

10月23日，中兴饭店正式营业。

12月，首例儿童心导管检查成功，为先天性心脏病提供了可靠的诊断依据。

12月，流行性出血热在油田首次发现。收治102例，病死率2%。

12月，泵公司油罐爆炸，13人大面积烧伤，经抢救除1人在短时间内死亡外，其余12人获救。

1987年

2月，党委书记高致祥调离。邢友善任党委副书记。

4月16日，尹成龙、刘效仁、乔世龙赴日本考察引进直线加速器定位模拟机。

6月，第二届工代会召开，选举张清林为工会主席、尹燕生为副主席。

12月，医用直线加速器楼建成。

1988年

3月，儿科开展换血疗法治疗新生儿败血症获得成功。

5月，开展希氏束电图检查。

9月，心内膜活组织检查获得成功。

10月，《东营地区暴片花粉资料》被中国医学科学院、协和医院编入《中国气传花粉分布》一书。

10月，尹祚昌、燕书能赴美国米德兰市进行医疗技术考察。

11月14日，郝曰夫、王卫国赴联邦德国艾尔兰根市考察引进CT机。

11月21日，CT机到货，次年5月30日安装完毕。6月2日投入临床使用。

11月28日，医用直线加速器投入临床使用。

12月，医院职称评定工作共评出正高级职称者6人、副高级职称者56人。

1989年

5月22日，小儿科心导管检查及心血管造影术在临床应用中的研究，经省内专家鉴定，总体达省内先进水平，其中心内膜心肌活检达国内先进水平。

1990年

3月，油田党委任命赵长明为医院党委书记，瞿鸿德任党委副书记、院长，高耀坤任纪委书记。

7月21日，《高压氧治疗小儿脑实质损害后遗症的研究》，经专家鉴定达国内先进水平。

8月，胜利石油管理局决定医院与卫生学校合并为一套领导班子，实行两个二级单位、两块牌子、统一领导的管理体制。

12月30日，由胡守成、周长华、王吉恒为首的医院骨外科、泌尿外科、中医科等主要技术骨干10余人组成的专家组，调往胜利医院开展特色业务。

1991年

8月8日，医院召开显微外科鉴定会。

1992年

4月，医院首届科技大会隆重召开。

7月7日，东营市友好城市——美国米德兰市一行3人来医院参观访问。

10月，天然气总公司举办“石油系统护理技术比赛”，医院获得团体第二名，有4人获全能奖，获单项奖5个。孟新获个人第一名，医院为其晋升一级工资。

12月，医院与德国西门子公司签订磁共振成像仪购买合同。

1993年

5月6日，胜利石油管理局党委任命刘杰为医院党委书记；隋永源为副书记兼纪委书记、党委常委；王兆玉为副书记、党委常委，聘任为院长；郝久民为党委常委，聘任为副院长；聘任燕书能、尹祚昌、刘传木、蒋正怀、张韶经为副院长。赵长明、瞿鸿德离任。

7月20日，在油田开展的1992年度卫生单位“文明医疗杯”活动中，医院获得“文明医疗杯”。

7月26日，联合国儿童基金会、世界卫生组织的2位日本专家代表，到医院检查消灭脊髓灰质炎防治工作，对医院所做的工作表示满意。

10月15日，应东营市邀请，美国米德兰市卫生代表团一行5人到医院参观访问。

10月，副院长郝久民调离医院，任管理局卫生处副处长。

1994年

1月20—22日，山东省医院分级管理办公室一行4位专家到医院检查指导“三甲”医院创建工作。

1月30日，核磁共振成像仪安装调试完毕，2月15日正式投产使用。

3月22日，山东省医院分级管理评审委员、济南市卫生局医政处处长赵来祥，应医院邀请到医院指导“三甲”医院达标工作。

5月3日，医院举行核磁共振成像仪开诊剪彩仪式，管理局局长陆人杰、副局长蒋洁敏等局领导参加。

5月7日，胜利石油管理局党委聘刘正华、李明平为医院副院长。

7月2日，医院第二届科技工作会议召开。

8月17日，山东省卫生厅血站验收团一行到医院验收。

9月5—8日，由山东省抗癌协会，山东省胸部肿瘤专业委员会主办，胜利石油管理局中心医院承办，1994山东油城中日肺癌研讨会在胜利油田胜利宾馆召开，特邀日本胸腔镜外科学会会长成毛韶夫到会并作学术报告。

9月19—22日，山东省卫生厅医院分级管理评审团一行16人，在省卫生厅医政处处长邱志军的带领下到医院进行为期3天的评审。

12月9日，医院举行“胜利石油管理局中心医院建院30周年”庆典，省卫生厅副厅长王文芳及管理局领导参加。

12 月 11 日，新疆克拉玛依市发生重大火灾事故，医院迅速组织由时任烧伤科副主任李广路带队的医疗队，携带 7 万余元药品驰援克拉玛依参与救治。

12 月 23 日，在省立医院教授金汛淋、李善军的指导下，成功为集输公司女职工敬碧清施行本地区首例同种异体肾移植手术。燕书能、张爱民等参加了手术，患者术后情况良好。

12 月，医院通过卫生部颁布标准“三级甲等医院”评审。

1995 年

3 月，处理污水能力为 1500 立方米 / 天的污水处理站工程开工。次年 4 月完工。

4 月—12 月，建筑面积 1913 平方米、造价 1100 万元大型锅炉房投入运行。

5 月 9 日，在医院礼堂举行“三甲”医院颁牌仪式，省医院分级管理办公室主任孙龙、管理局副局长周德山、王作然参加。

8 月 15—16 日，省卫生厅妇幼处处长刘玉勤为团长的一行 4 人组成“爱婴医院”评估团，对医院举行了为期两天的评估。9 月 14 日，医院创建爱婴医院工作顺利通过了省级评审验收。

1996 年

5 月，投资 290 万元对电网进行了改造，投资 180 万元对热网进行了改造。

7 月 26 日，医院第三届科技大会召开。

9 月 18 日，组织了第四届全省肿瘤放疗学术会议和管理局药学学术交流会。

12 月，建筑面积 17634 平方米，投资近 7000 万元的病房大楼主体和内装修工程完工。

1997 年

3 月 29 日，医院领导班子调整，郝久民任党委副书记、院长，刘杰任党委书记，隋永源任党委副书记兼纪委书记，刘传木任党委常委、副院长，王胜利任党委常委、工会主席，蒋正怀、张韶经、刘正华、李明平、徐爱云任副院长。李明平调任管理局卫生处处长；王兆玉任医院调研员，免去其院长、党委副书记职务；燕书能任医院调研员，免去其副院长职务。

10 月，医院被管理局推荐为山东省医德医风建设先进单位。

11 月，建筑面积 12171 平方米的门诊大楼改扩建工程动工。

1998 年

8 月 12 日，朱有志任医院党委书记，免去刘杰医院党委书记职务。

8 月 17 日，医院召开第四届科技大会。

11 月，眼科与日本大岛眼科医院进行技术交流合作，日方院长松井孝夫带领 11 名专家到医院，为 54 名患者做了 56 只眼睛的晶状体置换。

1999 年

4 月 18—19 日，美国心连心手术团队来医院做心脏搭桥手术。

5 月 9 日，山东省实践教学医院评估团一行 7 人到达医院，对医院进行评估。

8 月 26 日，在新门诊大楼广场举行新门诊大楼启用剪彩仪式，胜利石油管理局党委书记王作然、局长宋万超、东营市副市长陈胜参加。

8 月 27 日，陈丹任副院长（试用），路希敬任副院长（试用），张承勋任副院长（试用），王世奎任副院长。解聘张韶经副院长职务。

11 月，建筑面积为 4127 平方米的传染病房和建筑面积 1827 平方米的洗衣房开工。次年 12 月，传染病房、洗衣房工程竣工。

12 月，耗资 99 万美元的数字减影血管造影机（DSA）和数字胃肠机（SI）投入使用。

12 月，在北京邮电医院万峰教授的指导下，成功进行了 3 例（8 支血管）心脏不停跳冠状动脉搭桥术，达到国内先进水平。

2000 年

1 月 5 日，山东省采供血检查验收团到医院进行检查验收。

1月6日，世界卫生组织康复协作中心、香港康复会总监贝维斯女士，对医院康复工作开展情况进行考察。

1月10日，沈维前任院长，刘传木任副院长（正处级）。郝久民离任。

4月，医院被山东省卫生厅授予“1997—1999年度全省百佳医院”。

6月30日，管理局研究决定将油田卫生学校并入医院，撤销油田卫生学校二级单位建制，医院组建胜利油田医疗培训中心。

7月13日，王明泉任副院长兼胜利油田医疗卫生培训中心主任；许家林任胜利油田医疗卫生培训中心副主任（副处级）；尹志英任胜利油田医疗卫生培训中心副主任（副处级）。

8月25日，医院召开第五届科技创新大会。评选出科技英才：刘传木、冯国平、董西见、周明琪、庞闽厦、李新功。

9月26日，医院文化广场建成启用，建筑面积8000平方米。

12月，医院被山东省优质服务医疗单位推荐活动组委会评为“山东省优质服务医疗单位推荐活动优胜医院”。

2001年

1月，医院被山东省爱国卫生委员会评为“省级卫生先进单位”。

1月，投资600多万元的病房楼改造工程完工。

4月，山东省人工关节置换学术研讨会在医院召开。

8月，建筑面积6200平方米的影像中心楼动工。

10月，山东省国际康复医学学术研讨会在医院召开。

11月，山东省人事厅、山东省红十字会授予医院“全省红十字系统先进集体”称号。

12月，医院被山东省卫生厅评为“滨州医学院（非直属）附属医院”。

12月，山东省卫生厅、山东省纠风办授予医院“全省县级以上医院行风民主评议活动先进单位”称号。

2002年

6月10日，医务处主任武升传、护理部主任李秀兰任院长助理。

6月30日，医院从美国引进1.5T超导核磁共振，耗资1500万元。

9月17日，医技大楼竣工交付使用，建筑面积6200平方米。

10月11日，山东省介入心血管疑难病学术研讨会在医院召开。

10月17日，山东省第六届病理技术会议在医院召开。

12月12日，医院召开第六届科技创新大会。评选出第二届医院科技英才：陈丹、单宝昌、易建强、杨红起、高宗恩。

12月，山东省卫生厅授予医院“文明单位”称号。

2003年

3月，耗资606万元的计算机摄影系统（CR）和直接数字化摄影系统（DR）投入使用。

7月16日，山东省防“非典”表彰大会在济南南郊宾馆召开，医院立集体一等功；刘传木立个人三等功。传染科党支部分别获山东省和油田“先进基层党组织”称号；内科党支部获东营市“先进基层党支部”称号。沈维前、李玉生立油田个人二等功，蔺景双、连祖民、魏秀桂、盖鑫立油田个人三等功；王敏河立东营市个人三等功；李玉生、连祖民分别获管理局和东营市“优秀共产党员”光荣称号。

8月，营养楼开工。

9月20日，省人大常委会主任赵志浩一行到医院视察优生优育工作，并题词“向优生优育的保护神致敬”。

11月10日，医院被山东省委宣传部、省文明委、省总工会、省经贸委联合授予职业道德建设“十佳单位”称号。

12月1日，耗资1792万元的23-EX医用直线加速器投入使用。

12 月 28 日，胜利石油管理局医疗保险信息系统对接开通仪式在医院举行，管理局有限公司副总经理裘国泰、赵寿森参加。

2004 年

3 月，胜利石油管理局党委、管理局任命刘传木任医院党委书记，赵爱华任总会计师。朱有志任阿尔及利亚项目组正处级调研员，蒋正怀、徐爱云任副处级调研员。

4 月 18 日，参加山东省医院协会第一届理事会第二次全体会议的上百位山东省各大医院院长，在原省卫生厅副厅长、原省立医院院长、省医院协会会长董先雨的带领下来医院参观。

4 月 30 日，中国人口文化促进会副会长林毓熙、副秘书长福世华和山东省计划生育委员会主任班开庆，在胜利油田党委书记董丕久的陪同下来到医院胜利油田优生实验中心检查指导。

7 月，医院成功治愈布加氏综合征病例，当时只有国内少数大型医院能够完成。

7 月，医院被命名为“山东省艾滋病筛查实验室单位”。

8 月 11 日，成功实施非停跳冠状动脉旁路移植手术。

9 月，医院引进省内首台数字平板式心血管造影机。

9 月 10 日，山东省第十次血液学学术会议在医院召开。

9 月 10 日，山东省第三次男科学学术会议在医院召开。

11 月 2 日，中德国际关节外科诊疗培训中心在医院成立。

12 月，沈维前获得“山东省优秀院长”称号。

2005 年

1 月 14 日，医院召开出资人大会，选举产生医院首届董事会、监事会。首届董事会成员 15 人：沈维前、刘传木、王明泉、陈丹、王世奎、路希敬、赵爱华、吴方健、王公明、朱华、李秀兰、张威庆、武升传、庞闽厦、颜廷淦；首届监事会成员 5 人：张承勋、巩曰卿、张永刚、赵希学、高成斌。董事会第一次会议选举沈维前为董事长，刘传木为副董事长，聘任刘传木为院长，陈丹、王世奎、路希敬为副院长，赵爱华为财务总监，王琪为董事会秘书。医院首届董事会第一次会议选举张承勋为监事会主席。

1 月 15 日，医院实施东营地区首例心脏移植手术。

3 月 11 日，山东省卫生厅批准医院名称由“胜利石油管理局中心医院”变更为“胜利油田中心医院”。

3 月 28 日，胜利油田中心医院举行成立大会，山东省卫生厅副厅长刘玉芹，中国石化集团公司总经理助理、胜利石油管理局局长、胜利油田有限公司董事长曹耀峰，东营市委书记、市人大常委会主任石军，东营市委副书记、胜利石油管理局党委副书记、副局长郭长玉，胜利石油管理局副书记刘中云，胜利石油管理局副局长李中树，东营市委副书记、纪委书记刘曙光，东营市常务副市长张秀香，东营军分区副司令员毕可仕，中国石油大学副校长仝兴华，山东大学医学院党委书记陈晓阳，潍坊医学院院长李武修，滨州医学院党委书记石增立，以及省内部分兄弟医院的领导出席大会。东营市民政局局长郑子华为医院颁发民办非企业单位登记证书，曹耀峰、石军为医院揭牌，刘玉芹、陈晓阳、刘曙光、郭长玉分别讲话。

4 月 8 日，成功完成一例高难度肝移植手术。

9 月 9 日，医院数字图书馆正式启用。

10 月 10 日，刘传木被全国职工医院文化建设协会授予“优秀院长”称号。

10 月 19 日，医院举办援坦医生回国报告会，杜生富作为东营市及油田唯一一名参加援坦医疗队的医生，在坦桑尼亚工作两年。

2006 年

1 月 26 日，医院成功完成一例不输血肝移植手术。

4月13日，医院召开第二次出资人大会。

5月，医院被山东省卫生厅授予“2004—2005年度山东省卫生行业文明创建活动文明单位”称号。

6月30日，胜利油田中心医院法医司法鉴定中心挂牌成立。

2007年

3月3日，山东省第二届胃肠学组学术研讨会在医院召开。

4月27日，医院召开第三次出资人大会。

7月23日，医院临床基因扩增实验室通过卫生部验收。

8月16日，心血管内科入选第三批山东省医药卫生重点专业。

9月，意大利关节外科专家Filippo Boniforti教授到院进行学术交流。

2008年

1月18日，医院成功实施东营第一例不停跳冠状动脉搭桥联合双极射频消融手术。

5月，医院获得全省卫生系统护士岗位技能竞赛团体一等奖。

5月19日，全院职工向四川汶川地震灾区捐款223957元。

5月27日，全院党员为四川汶川地震灾区交纳“特殊党费”120750元。

6月4日上午，胃肠外科护士史爱华随山东省“12355灾区青少年心理援助专家志愿团”载誉归来。史爱华随山东省志愿团于5月25日—6月4日在灾区开展心理援助工作。

6月24日，医院参加山东省赴川医疗队的丁西平、付鹏、胡明磊凯旋，东营市卫生局举行了隆重的欢迎仪式，东营市副市长王吉能与赴川归来人员亲切座谈。

7月1日，医院召开出资人（代表）大会，审议通过《胜利油田中心医院章程修改案》，选举产生医院第二届董事会、监事会。第二届董事会由杨献平、金同义、韩景山、曹荣昌、王明泉、陈丹、路希敬、赵爱华、庞闽厦、朱华、赵希学、张威庆、丁慧芳等13人组成；第二届监事会由张承勋、高成斌、巩曰卿、周明琪、王莉、王金江、解宝贵等7人组成。第二届董事会第一次会议选举杨献平为董事长，金同义为副董事长；聘任金同义为院长，陈丹为常务副院长，路希敬、庞闽厦为副院长，赵爱华为财务总监，王琪为董事会秘书。第二届监事会第一次会议选举张承勋为监事会主席。

7月10日，经胜利石油管理局党委组织部批复，金同义任医院党委书记，张承勋任医院纪委书记。

7月15日，山东省卫生厅确定医院为奥运会医疗定点医院。

8月12日，召开全院职工大会，管理局党委常委、副局长、东营市副市长李中树，东营市副市长王吉能出席会议并讲话。

9月2日，意大利基耶提大学血管外科和放射学学院介入放射学教授，国际知名的血管外科和血管介入方面专家Matteo Salcuni教授应邀来院进行学术访问和交流。

9月6日，医院举行3.0T磁共振开机典礼。

9月22日，丁慧芳获省卫生厅颁发的“山东医师奖”。

12月16日，德国莱比锡大学著名血管介入专家Sven Bräunlich教授到院进行学术交流。

2009年

2月16日，国内新兴的护理专科门诊——造口伤口门诊开诊。

2月25—26日，医院召开第九届职工代表大会第一次会议暨出资人代表大会。

5月27日，东营市第一家儿童康复保健中心——胜利油田中心医院儿童康复保健中心正式启用。

6月30日，瑞士血管腔内治疗专家Dai-Do Do教授到医院进行学术交流。

8月28日，东营市副市长王吉能一行到医院视察全运会医疗保障准备工作。

9月5日，省卫生厅医政处领导视察医院十一运会医疗救治保障工作。

9月16日，血液内科被评为“山东省优质护理服务示范病房”。

2010年

1月，引进国际最先进的光学相干断层扫描仪——拓普康3DOCT-1000型检查设备，为东营市引进的首台三维眼科OCT设备。

1月6日，医院成功为102岁老人进行人工股骨头置换术。为102岁高龄老人做同类手术，全国少见。

1月12日，引进国际先进的胶囊内镜检查技术，在东营地区尚属首家。

1月31日，医院入选中国风湿病学科医师基石发展计划种子医院。

3月9—10日，医院召开九届二次职代会暨出资人代表大会。

3月，医院被山东省人力资源和社会保障厅、山东省财政厅授予“全省城镇基本医疗保险工作先进单位”称号。

4月30日，全院职工向青海玉树地震灾区捐款149590元。

4月，医院顺利通过ISO9001-2008质量管理体系认证。

5月13日，经胜利石油管理局党委组织部批复，朱华任医院党委常委、纪委书记。

5月14日，医院第二届董事会第七次会议聘任张爱民、丁慧芳为副院长。

6月23日，德国莱比锡大学心脏病中心血管科主任、著名血管外科及血管介入专家、治疗缺血性脑血管病及下肢血管病变的国际知名专家Sven Bräunlich教授来院进行学术交流。

7月8日，院长助理、外科主任赵希学被评为2009—2010年度全省卫生系统“服务好，质量好，群众满意”质量明星，并记个人三等功。

11月5日，医院举行256层螺旋极速CT和FD20大平板数字减影血管造影机开机仪式。

11月5—6日，在山东省卫生厅举办的“全省卫生系统医院感染管理岗位技能竞赛”中，医院获团体二等奖。

11月11日，医院引进眼电生理检测仪——德国罗兰（Roland）多焦眼电生理系统，填补了东营地区的一项空白。

12月24日，医院党委书记、院长金同义被评为“山东省优秀医院院长”。

2011年

3月10—11日，医院召开九届三次职代会暨出资人代表大会。

6月，医院被山东省卫生经济协会授予“2006—2010年度先进会员单位”称号。

7月26日，医院召开出资人(代表)大会，选举产生医院第三届董事会、监事会。第三届董事会由杨献平、金同义、韩景山、曹荣昌、王明泉、陈丹、路希敬、庞闽厦、赵爱华、张爱民、丁慧芳、赵希学、张威庆等13人组成；第三届监事会由朱华、解宝贵、高成斌、巩曰卿、周明琪、刘公俊、王莉等7人组成。第三届董事会第一次会议选举杨献平为董事长、金同义为副董事长，聘任金同义为院长，陈丹为常务副院长，路希敬、庞闽厦、张爱民、丁慧芳为副院长，赵爱华为财务总监，王琪为董事会秘书长。第三届监事会第一次会议选举朱华为监事会主席。

10月28日，医院举行综合病房大楼封顶仪式。

11月，院长金同义被授予“山东省优秀管理专家”称号。

12月31日，经管理局党委组织部批复，王明泉任医院党委书记，金同义任医院党委副书记。

2012年

2月8日，经东营市事业单位登记管理局核查、批准，医院由民办非企业单位变更为事业单位（非财政补助），并颁发《事业单位法人证书》。

2月22—23日，医院召开九届四次职代会暨出资人代表大会。

3月9日，血液科被山东省卫生厅评为山东省医药卫生重点专业建设单位。

5月3日，骨科、预防保健科、麻醉科、神经内科被授予“东营市首批医药卫生重点学科”；皮肤科被授予“东营市首批医药卫生特色学科”。在领军人才选拔中，神经内科主任医师吴德云获“黄河口医学领军人才”称号；骨外科主任医师陈丹、血液病科主任医师丁慧芳获“黄河口医学领军人才优秀学科带头人”称号；呼吸内科主任医师冯涛、眼科主任医师贾新国获“黄河口医学领军人才优秀青年人才”称号。医院被授予“2011年全市卫生人才工作先进单位”称号。

5月3—6日，在2012中国脑卒中大会上，医院被评为“国家卫生部脑卒中筛查与防治基地医院”，成为全国34家地市级医院“脑卒中筛查与防治基地”之一，也是东营地区唯一一家被授牌的脑卒中筛查与防治基地医院，金同义被评为“全国十大脑卒中筛查与防治工作优秀院长”。

6月12日，医院召开医学专家荣誉授予大会，对77位医学专家授予了荣誉称号。

6月，医院被卫生部公益性行业科研专项城乡居民牙病综合防治模式推广研究组评为“口腔龋病预警及预防干预基地”。

7月11日，医院被山东省卫生经济协会授予“山东省首批优质和谐平安医院”称号。

8月23日，在2012年全国女职工岗位创新技能大赛山东赛区选拔赛中，医院获山东赛区团体三等奖，并分别获得重症护理专业组铜奖、儿科护理专业组铜奖。

9月8日，院长金同义、纪委书记朱华、副院长张爱民、院长助理张卫东一行4人随团前往美国休斯敦医疗中心参观考察，并与休斯敦医疗培训中心签署合作意向书。

9月19日，美国休斯敦市市长代表Priestley到医院访问。

10月16日，美国休斯敦医疗中心培训总监Okafor女士到医院访问。

11月23日，医院被卫生部医院管理研究所、世界初级创伤救治委员会评为“东营地区中国初级创伤救治培训基地”。

11月27日，东营市副市长刘美华在市卫生局局长宋国忠、市政府办公室副秘书长赵永刚等陪同下到医院调研。

12月15日，医院被评为“2011年度脑卒中高危人群筛查和干预项目先进单位”，成为受表彰的全国13家医院之一。

12月27—29日，由山东省卫生厅主办，东营市卫生局、中心医院承办的山东省三级综合医院评审专家培训会议在东营蓝海国际大饭店举行。共有来自省部属医院及各地市级医院的220多名专家参加了此次培训。山东省卫生厅党组副书记、副厅长袭燕，东营市副市长刘美华，省卫生厅医政处处长万书臻，省卫生厅医政处副处长迟蔚蔚，管理局卫生处处长刘玉东，市卫生局副局长宋勇，医院院长金同义出席开幕式。

12月28日，山东省卫生厅党组副书记、副厅长袭燕在出席山东省三级综合医院评审专家培训会议期间，在东营市副市长刘美华、山东省卫生厅医政处处长万书臻、管理局卫生处处长刘玉东、市卫生局副局长宋勇等陪同下到医院视察。

2013年

1月30日，医院产科成为山东省首批产科护理专业护士岗位培训临床教学基地。

1月，山东省卫生厅授予医院“卫生强基工程先进集体”称号。

3月12—13日，医院召开九届五次职代会暨出资人代表大会。

3月15日，国家“十二五”重大专项H型高血压CER项目培训启动会在医院举行。医院入选首批国家“十二五”重大专项H型高血压与中风防治惠民工程医院，这是医院首次参与国家“十二五”重大专项项目。

3月26日，血液科被山东省卫生厅评为山东省医药卫生重点专业。

5月2—5日，在2013中国脑卒中大会上，医院被评为“国家卫计委脑卒中筛查与防治工作示范基地医院”。

6月，院长金同义被中国石油化工集团公司授予“中国石化劳动模范”称号。

7月7—10日，山东省三级综合医院评审专家组一行15人，对医院进行了为期3天的“三级甲等医院”现场评审，医院顺利通过现场评审。山东省卫生厅党组副书记、副厅长袭燕，东营市副市长刘美华一同参加现场评审反馈会，会议由山东省卫生厅医政医管处处长马立新主持。

8月6日，山东省副省长王随莲，省政府副秘书长、省食品药品监管局局长马越男，省医改办主任陈迪桂，省卫生厅副厅长仇冰玉，省政府办公厅秘书四处副处长牟书岭等一行在考察东营市整合城乡居民医保和医改工作期间，在东营市市长申长友、副市长刘美华、市政府秘书长李永元、副秘书长赵永刚、市卫生局局长宋国忠等陪同下，到医院调研。

9月23日，《山东省卫生厅关于公布胜利油田中心医院等6所医院评审结果的通知》（鲁卫医字〔2013〕107号）公布，医院正式通过三级甲等综合医院评审。

10月10日，在德州举办的山东省三级医院标准化建设培训班上，医院被授予“三级甲等医院”牌匾。

10月28日，医院第三届董事会临时会议聘任吴德云为副院长、东营市脑科医院院长。

11月12日，医院召开东营市脑科医院成立大会，东营市副市长刘美华与胜利石油管理局副局长乔恩言共同为东营市脑科医院揭牌。

11月27日—12月2日，院长金同义通过山东省卫生厅举办的山东省首期公立医院院长职业化建设培训考核并获《山东省公立医院院长职业化培训合格证书》。

12月12日，医院被中国医院协会企业医院分会授予“2013年度全国十佳优秀企业医院”称号。

12月13日，血液科被山东省卫生厅评为山东省临床重点专科建设单位。

12月26日，医学影像科被批准为国家临床重点专科建设项目单位。

12月30日，医院被中华医学会授予“全国百家‘三好一满意’示范医院”称号，院长金同义被授予“全国医院优秀院长”和“全国医院管理突出贡献奖”称号。

2014年

1月21日，山东省医学会和山东省中医药学会联合举办的首届齐鲁名医颁奖大会在济南召开，赵希学获“齐鲁杰出医师”称号。

2月17日，肝胆外科主任袁庆忠、CT检查科副主任刘磊被东营市人民政府授予“2013年度东营市有突出贡献的中青年专家”称号。

2月27日，心血管内科成功植入山东省首台DF-4接口的植入式心脏转复除颤器（简称ICD）Protecta VR。

3月3日，神经外科、泌尿外科、妇产科、CT技术与诊断学被评为东营市第三批医药卫生重点学科。

3月12—13日，医院召开九届六次职代会暨出资人代表大会。

4月16日，医院召开临时出资人（代表）大会、第三届董事会临时会议和全院干部大会，聘任并宣布刘冠国担任胜利油田中心医院董事、副董事长和院长职务。管理局党委副书记、纪委书记、工会主席张梅河，组织部副部长刘崇佳参加会议。

4月22日，美国休斯敦医疗中心著名外科专家Pierre Chevray教授到医院访问交流。

5月9日，医院新HIS及“一卡通”系统正式试运营。

5月13日，东营市政协副主席、市委统战部部长张惠，在市统战部、市残联等相关部门人员的陪同下，到医院看望慰问正在接受治疗的残疾儿童。

5月23日，胜利石油管理局副局长乔恩言、管理局卫生管理中心主任赵金禄、局公共事业部主任马新江、热电联供中心党委书记张洪滨一行到医院调研。

6月21日，医院承办山东省脑血管病防治协会预防专业委员会成立大会，东营市副市长刘美华、胜利石油管理局副局长乔恩言、国家卫计委办公厅秘书处处长巢宝华、山东省民政厅民间组织管理局局长徐建国、山东省科学技术协会办公室主任邵新贵、学会部部长夏庆刚、山东省脑血管病防治协会会长曾现伟参加大会。

7月8日，山东省卫计委主任、党组书记刘奇以及省卫计委人事处处长孟冬、医药卫生体制改革处处长舒德峰、医政医管处处长刘桂刚、办公室调研员张韬一行5人，在东营市副市长刘美华、胜利石油管理局副局长乔恩言陪同下，到医院调研指导工作。

8月2日，医院与上海市胸科医院共同成立房颤联合诊疗中心并揭牌。

8月30日，由医院承办的2014山东省颈动脉支架植入技术培训班召开，国家卫生计生委脑防委办公室综合事务部主任董键参加会议。

8月30日，中国医学科学院血液病医院与胜利油田中心医院合作医院揭牌仪式举行。

9月，医院被评为全省AAA级基本医疗保险定点医疗机构信用单位。

9月5日，医院被评为中国妇女发展基金会“PAC优质服务示范医院”。

9月11日，医院召开第八届科技大会。

9月12日，医院召开出资人（代表）大会，选举杨献平、刘冠国、韩景山、曹荣昌、王明泉、陈丹、路希敬、庞闽厦、赵爱华、张爱民、丁慧芳、赵希学、张威庆为医院第四届董事会董事；朱华、刘公俊、王莉、解宝贵、高成斌、巩曰卿、周明琪为医院第四届监事会监事。第四届董事会第一次会议选举杨献平为董事长、刘冠国为副董事长；聘任刘冠国为院长，陈丹为常务副院长，路希敬、庞闽厦、张爱民、丁慧芳、吴德云为副院长，吴德云为东营市脑科医院院长，王琪为董事会秘书长。第四届监事会第一次会议选举朱华为第四届监事会主席。

9月23日，手术室、急诊、重症、肿瘤、糖尿病、产科等6个护理专业被评为东营市首批临床专科护理培训基地。

10月17日上午，山东省司法厅厅长王本群带领省司法厅及全省各地市司法局领导一行40余人在东营市委政法委书记张庆华等人陪同下到医院法医司法鉴定中心现场观摩指导工作。

10月22日，山东、喀什两地公立医院院长论坛暨医疗卫生机构结对交流合作签约仪式在新疆喀什举行，医院与疏勒县人民医院签订交流合作协议。

10月18日，医院肿瘤科被授予首批“山东省癌痛规范化治疗示范病房”。

11月，消化内科、心血管内科、神经内科、骨科、肿瘤科、妇科、产科、儿科、皮肤科、心血管介入科、肾内科被评为东营市临床重点专科。

12月，医院被山东省卫生和计划生育委员会、山东省中医药管理局评为“山东省中医药预防保健服务中心”。

12月1日，王公明、王炳平、刘焕乐、许道洲、张冠宏、肖英、郑宏冰、殷红梅、袁庆忠、贾新国、高宗恩、崔正礼、强艳丽、韩光良14人被授予“东营市医学会第二届首席医学专家”称号，于本章、杨新国被授予“东营市医学会首届医学技术专家”称号。

12月18日，医院被卫生部全国医院感染监测网、全国医院感染监控管理培训基地评选为全国医院感染横断面调查先进单位。

12月19日，副院长张爱民被评为“2014年脑卒中高危人群筛查和干预项目”先进个人。

2015年

1月4日，肿瘤科被评为“山东省首批肿瘤护理专业护士岗位培训临床教学基地”。

1月15日，医院成为全国第一批高通量基因测序产前筛查与诊断临床应用试点单位。

1月29—30日，医院召开第十届职工代表大会第一次会议暨出资人代表大会。

2月，医院法医司法鉴定中心被山东省司法厅授予“全省司法行政系统政风警风行风建设示范窗口”称号，冯国平被授予二等功。

3月8日，医院举行全自动免疫流水线开机仪式。

3月8日，医院特邀台湾亚东纪念医院朱芳业教授进行全面质量管理讲座。

3月13日，山东省发展改革委副主任崔建海一行7人到医院调研参观。

3月，郑观荣被授予黄河口医学领军人才医学专家称号；孙迪文、孟险峰、张旗、张志明、成波被授予黄河口医学领军人才优秀学科带头人称号；刘娟、邱宏亮、杨西瑞、刘国庆被授予黄河口医学领军人才优秀青年人才称号。

3月27日，副院长张爱民当选山东省司法鉴定协会副会长。

4月，医院副院长、东营市脑科医院院长吴德云被山东省人民政府授予“山东省有突出贡献的中青年专家”称号。

5月7日，中华核医学分会“核素治疗工作推进示范基地建设项目”落户医院。

5月7—10日，“2015年中国脑卒中大会暨第五届全国心脑血管病论坛”上，院长刘冠国获“国家卫生计生委脑卒中防治工程模范院长”称号，副院长吴德云等人的论文——《高血压患者颈动脉粥样硬化与同型半胱氨酸的关系及城乡差异》在大会上获一等奖。

5月22日，医院举行“微笑列车百名患者集中手术”活动启动仪式。

5月23日，医院聘任中国医学科学院肿瘤医院李正江教授为客座教授。

6月10日，党委书记、工会主席王明泉荣获山东省“富民兴鲁”劳动奖章。

6月23日，医院与美国Provision质子治疗肿瘤中心达成合作意向，揭牌成立美国Provision质子治疗肿瘤中心鲁豫地区医疗服务中心。

7月5日，医院聘任中国医学科学院肿瘤医院教授牛丽娟为客座教授。

8月26日，周忠向、李强两位医师作为第24批援坦医疗队队员奔赴非洲，在坦桑尼亚开展为期两年的医疗援助任务。

9月，国家卫生和计划生育委员会、联合国儿童基金会、世界卫生组织再次授予医院“爱婴医院”称号。

9月11—13日，由山东省放射学会主办，胜利油田中心医院协办的山东省放射学会第二十三次放射学学术会议暨黄河口医学影像论坛第三次学术会议召开。

9月25日，胜利油田中心医院胜东医院门诊部揭牌成立。

10月8日下午，东营市委副书记郑建军，管理局党委副书记、副局长、胜利石油工程公司党委书记许卫华带领相关单位负责人到医院，实地察看内科楼建设情况。

10月10日，医院承办召开2015年山东省颈动脉支架植入技术培训班暨山东省脑血管病介入和预防专业委员会第二次会议。

10月17日，医院聘任山东大学齐鲁医院教授胡三元为客座教授。

10月25日，在第三届全国医院品管圈大赛上，医院选派的“共振弛豫圈”获大赛一等奖。

10月31日，由中国健康促进基金会主办的早期胃癌筛查项目启动会在安徽举行，医院被确认为全国早期胃癌筛查项目研究中心。

10月，医院被中国癌症基金会列为“万珂患者援助项目”指定医院，是东营市唯一一家指定医院。

11月13日，在山东省健康保健服务创新论坛上，院长刘冠国获山东省卫生保健协会颁发的健康管理奖，医院获山东省卫生保健协会先进单位、优质公信力品牌奖。

11月21日，第五届中国企业医院发展论坛暨2015中国企业医院院长年会上，医院获“2015年全国改革创新企业医院”称号，院长刘冠国获“2015年全国企业医院改革创新管理者”称号。

12月5日，院长刘冠国被选为山东省医院健康管理协会副监事长。

12月22日，医院获“推行协商民主，强化社会责任”示范单位称号，并被授予富民兴鲁劳动奖状。

2016年

1月3日，呼吸内科在浙医二附院教授徐浩指导下，顺利完成东营市首例、山东省第四例“支气管热成形术”。

1月7日，医院召开第四届董事会第三次会议，根据院长刘冠国提名，聘任徐华玲为财务总监、赵卫东为医疗总监、陈启才为市场总监、王琪为安全总监。

1月18日，医院聘任台湾振兴医院教授魏峥为客座教授。

1月26日，经管理局工会批准，巩曰卿任医院工会主席。

1月27日，医院揭牌成立“国家消化病临床研究中心早期胃癌筛查研究协调网络协作中心”。

1月30日，医院召开第十届职工代表大会第二次会议暨出资人代表大会。

2月，胜利石油管理局工会胜油工发〔2016〕7号文件批复，巩曰卿担任胜利油田中心医院工会第四届委员会主席职务。

3月1日，国际SOS机构医疗总监Tristan Evely、全球救援网络经理杜兰兰到医院参观访问。

3月3日，人社部社会保障研究所主任王宗凡一行6人，在东营市人力资源和社会保障局、油田社保中心和油田卫生管理中心领导陪同下到医院进行调研。

3月5日，经过国家卫计委脑防委专家严格审核及实地考察，医院被评选为“国家高级卒中中心”，成为山东省四家国家高级卒中中心之一。

3月，超声检查科纪永利被评为2015年度东营市有突出贡献的中青年专家。

3月，血液内科王椋获“东营市青年科技奖”称号。

4月11日，医院被评选为山东省儿童早期发展示范基地。

4月，医院被中华医学会心血管病学分会、北京力生心血管健康基金会联合授予“中国基层医师心血管疾病培训示范中心”称号。

5月12日，东营市政协主席陈泽浦、副主席张慧、秘书长高雳、社会法制委主任王泮清，市残联党组副书记聂丽英一行5人，到医院看望慰问正在接受治疗的残疾儿童。

6月11日，医院聘任上海交通大学附属第一人民医院教授夏术阶为客座教授。

7月10日，医院聘请解放军总医院教授张卯年为客座教授。

11月22日，陈启才主任医师受邀参加第五十四届世界传统医学大会并获传统医药健康保健奖。

12月25日，医院聘任海军总医院教授李闻为客座教授。

2017年

1月12日，经管理局党委组织部批准，张爱民任医院党委书记。

1月13日，医院第四届董事会第五次会议聘任庞闽厦为常务副院长，陈启才、袁庆忠为副院长，王敏河为市场总监。

1月18日，医院召开十届三次职代会暨出资人代表大会。

1月27日，医院举办“三院一中心”成立大会，揭牌成立东营市心血管医院、肿瘤医院、妇儿医院和甲状腺乳腺病诊疗中心。

3月10日，医院举行与上海市第一人民医院合作揭牌仪式，揭牌成立“上海市第一人民医院医疗集团东营分院”和“上海公济泌尿外科集团东营中心”。

4月15日，全国首家市级医院品质管理联盟——东营市医院品质管理联盟成立，选举刘冠国为联盟主席。

4月18日，医院与利津县人民政府签订合作共建协议，揭牌成立胜利油田中心医院利津分院。

4月18日，医院举行副院长丁慧芳享受国务院政府特殊津贴颁奖仪式。

5月15日，国家食品药品监督管理总局发布《药物临床试验机构资格认定公告（第7号）（2017年第57号）》，医院药物临床试验机构顺利通过国家GCP资格认定，并获得《药物临床试验机构资格认定证书》。

5月19—21日，在2017年中国脑卒中大会暨第七届全国心脑血管病论坛上，院长刘冠国作为全国唯一地市级医院代表，应国家卫计委邀请在全国基地医院论坛作脑卒中防治工作经验介绍。医院副院长、脑科医院院长吴德云教授被国家卫计委脑防委评为“模范院长”，并被聘为“国家卫生计生委脑卒中防治专家委员会脑血管病急诊专业委员会常务委员”。

5月24日，医院聘任日本营间纪念病院教授傅光義为客座教授。

6月26日，医院副院长、脑科医院院长吴德云获得“山东省优秀医师”称号。

6月27日，医院聘任佑安医院教授段钟平为客座教授。

8月3日，医院与垦利区人民政府签订合作共建协议，决定共同建设胜利油田中心医院西郊医院（筹）。

8月11日，医院聘任解放军总医院教授张江林为客座教授。

8月15日，湖北省荆州市第一人民医院领导到医院考察交流。

8月16日，医院与东营区人民政府签订合作共建协议，揭牌成立胜利油田中心医院新区医院，东营区人民医院加挂“胜利油田中心医院技术协作医院”牌子。

8月25日，医院聘任新疆维吾尔自治区人民医院临床营养研究所所长范旻教授为客座教授。

9月13日，医院加入“一带一路”生物医药国际联盟。

9月19日，医院与广饶县人民政府签订合作共建协议，揭牌成立胜利油田中心医院广饶分院。

10月12日，国家卫生和计划生育委员会公布第二批国家住院医师规范化培训基地名录，医院被评为国家住院医师规范化培训基地。

10月28日，医院承办2017泛渤海·黄河三角洲院长论坛。

11月18日，副院长陈启才获“山东健康卫士”杰出贡献奖。

11月，在第四季改善医疗服务行动全国医院擂台赛上，医院获华东赛区总决赛铜奖和医联体工作专题比赛第一名、最佳表现奖，全国总决赛医联体工作专题比赛全国十佳案例奖、最佳表现奖。

12月12日，山东省卫计委召开山东省名医联盟第一届委员会成立大会，副院长丁慧芳当选为常务委员，副院长吴德云、心血管医院院长陈玉东、烧伤整形美容科主任医师王公明当选为山东省第一届名医联盟委员。

12月19日，医院举行“三院两中心”及研究所成立大会，揭牌成立东营市消化病医院、东营市胸科医院、东营市泌尿肾病医院、东营市血液净化中心、东营市医学影像会诊中心，以及医院心脑血管病研究所、眼科研究所和口腔研究所。

12月19日，医院聘任北京大学口腔医学院教授谭建国为客座教授。

12月26日，建筑面积5.1万平方米的3号综合病房楼正式启用。

2018年

1月7日，医院与慈铭体检东营分院签订医联体合作协议。

1月26日，医院召开十届四次职代会暨出资人代表大会。

1月28日，医院与东营市美年大健康健康管理有限公司签订医联体合作协议。

2月10日，中国卒中学会专家团到医院参观交流。

3月9日，胜利石油管理局有限公司副总经理乔恩言一行到医院调研指导工作。

4月19日，医院通过三级甲等医院复审现场评审。

5月4日，山东省副省长孙继业到医院调研。

5月24日，肿瘤医院顺利通过山东省“GPM示范病房”复审。

6月10日，医院聘请宣武医院教授吉训明担任心脑血管病研究所名誉所长。

6月25日，医院血液内科成功完成国内首例“自体造血干细胞移植联合自体冷冻血小板回输”治疗淋巴瘤。

7月11日，医院与滨州市沾化区人民医院签约合作，沾化区人民医院加挂“胜利油田中心医院技术协作医院”牌子。

7月29日，医院第四届董事会第七次会议聘任朱华、陈玉东、成波为副院长，王佐荣为护理总监，韩文学为安全总监，张旗为医疗总监，丁慧芳为医院特级血液病专家，吴德云为医院特级脑卒中专家。

8月6日，中国胸痛中心总部发布《关于2018年度第二批次中国胸痛中心及基层胸痛中心通过认证单位公告》，医院顺利通过中国胸痛中心认证。

8月7日，经管理局党委组织部批准，巩曰卿任医院党委副书记，王琪任医院纪委书记。

8月8日，医院与垦利区人民政府签署合作共建协议，揭牌成立胜利油田中心医院垦利分院。

8月12日，医院牵头成立东营市泌尿外科联盟。

9月13日，院长刘冠国在山东省医学会主办的第四十届医院管理国际系列论坛上授课。

9月26日，磁共振检查科许蕾汇报的品管圈项目——“降低腹部磁共振图像伪影发生率”获得亚洲医疗质量改进优秀项目二等奖。

9月27日，东营首家“家庭化产房”——医院产科三病区正式开业。

9月27日，医院获2017年度全国脑卒中高危人群筛查和干预项目先进集体。

9月27日，医院被授予“中国创面修复专科建设培育单位”称号。

10月13日，皮肤科入围首批国家远程医疗与互联网医学中心皮肤影像推广单位。

10月18日，王明鑫受邀参加第28届国际血管联盟世界大会发言讨论并当选会员。

10月18日，院长刘冠国以《“石油味”文化为医院发展添动力》为题在半岛医院联盟年会上讲座。

10月25日，医院加入CHPS系统并成为“国家药品不良反应监测哨点联盟成员”。

10月26日，胜利油田中心医院西郊医院正式开业运行。

11月2日，医院获山东省卫生保健协会“先进单位”“医联体明星单位”称号。

11月2日，医院被聘为山东省胃肠外科专科联盟副理事长单位。

12月28日，胜利油田中心医院互联网医院揭牌，为东营市首家互联网医院。

2019年

1月18日，医院召开十届五次职代会暨出资人代表大会。

1月26日，医院聘任山东省肿瘤医院教授李宝生为客座教授。

2月21日，医院召开“两院三中心”成立大会，揭牌成立东营康复医院（胜利油田中心医院中西医结合医院）、东营骨科医院、东营市创伤骨科中心、东营市急危重症患者救治中心、东营市危重新生儿急救转运中心。

3月30日，东营市医学美容整形医院揭牌成立，揭牌仪式上医院与台湾基隆长庚医院签约合作，挂牌“台湾基隆长庚医院学术交流医院”和“台湾基隆长庚医院创伤重建暨医学美容专科联盟”。

4月12日，医院成为国家消化道早癌防治中心联盟单位。

4月13日，医院聘任同济大学附属上海市肺科医院教授朱余明为客座教授。

4月26日，医院举办“山东省院士工作站”揭牌仪式，李兆申院士与东营市副市长刘美华，东营市副市长、胜利石油管理局有限公司党委常委、副总经理乔恩言等领导共同为山东省院士工作站、国家消化病临床医学研究中心东营分中心、国家消化道早癌防治中心联盟揭牌。

5月7日，东营市医疗保障局局长许建仁、东营区副区长巴沾红一行到医院参观调研。

5月10日，重症医学科盖鑫获2019年“山东省百佳护士长”称号。

5月10日，医院当选为山东省医养健康产业协会男性健康管理联盟主席单位。

5月16日，医院完成山东省首例区域神经阻滞联合吸入麻醉行单孔非气管插管下解剖性精准肺段切除术。

5月16日，医院完成东营地区第一例腹腔镜大网膜切取转移＋乳腺癌保乳一期修复重建术。

5月25日，医院举办了中国宫颈癌防治医师培训项目巡讲（东营站）。

5月29日，在第15届上海国际医院感染控制论坛（SIFIC）暨第3届东方耐药与感染大会（OCAMRI）联合会议上，医院获“全国感控与耐药感染大会2019年度感控实践优秀基层医院”。

5月31日，医院承办第六期山东医院院长论坛暨山东省健康管理协会人文医院分会、医疗自媒体分会学术会。

6月27日，在第六次全国中西医结合检验医学学术会议上，检验科于本章被评为血液系统疾病实验诊断专家委员会副主任委员。

7月5日，在第四届亚洲胸部影像大会暨中华医学会放射学分会第十五届全国心胸影像学术会议上，常务副院长庞闽厦、医学影像会诊中心田昭俭、杨新国教授应邀出席本次大会并做大会学术报告。

7月20日，医院承办第四届妇产科护理专业委员会第五次学术会议暨第二届助产专业委员会第六次会议。

9月3日，东营市市场监督管理局李军一行到院检查督导特种设备安全工作。

9月27日，国家卫生健康委医院管理研究所的国家级评审专家一行来院进行全面质量管理现场辅导检查。

11月2日，在第19届中国药师周上，医院获“全国医药经济信息网工作先进单位”称号。

12月10日，省医保局一级巡视员欧阳兵带领省医保局领导及胜利油田社保中心领导一行来医院调研。

12月13日，医院被评为全国百佳医学营养减重教学基地。

12月17日，滨州医学院附属医院党委委员、医务处处长王玉玖一行到医院交流学习。

12月23日，医院被评为山东省母婴安全优质服务单位。

12月25日，医院成为国家级老年心脏危重症联盟成员。

2020年

1月16日，医院召开十一届一次职代会、出资人代表大会暨2019年度总结表彰大会。

1月17日，医院聘任上海市胸科医院教授仇兴标为客座教授。

1月20日，东营区政府在新区医院举行聘任仪式，聘任医院管理副总监、药学部主任黄新刚同志为东营区新区医院院长。

1月24日，东营市副市长刘美华一行到医院检查疫情防控工作。

1月25日，医院选派的第一批援助湖北医务人员胡国鑫、王海生、荀田田、赵萍出发前往武汉。

2月5日，市委副书记、市长赵志远一行到医院调研。

2月5日，东营市副市长刘美华一行到医院调研疫情防控工作。

2月25日，东营区区长燕雪英、东营区政协党组书记宋家敬、东营区副区长蒋峰、东营高新区管委会主任刘乃斌一行来院调研。

4月3日，成波被评为东营市有突出贡献的中青年专家。

4月7日，王明鑫被评为黄河三角洲学者。

5月15日，东营市残联理事长宋建业一行到医院走访慰问。

7月1日，医院入围2019年度“中国医疗机构品牌传播百强榜”。

7月10日，呼吸与危重症医学科顺利通过PCCM认证。

8月13日，医院聘任解放军总医院第四医学中心教授申传安、王淑君为客座教授。

8月21日，医院顺利通过山东省卫健委母婴保健技术服务执业许可（产前诊断）现场评审。

8月27日，医院通过京津冀鲁检验结果互认医疗机构认证。

9月26日下午，医院召开干部会议，东营市委常委、组织部部长柳景武，副市长刘美华，市委组织部常务副部长李全民，市卫生健康委员会党组书记、主任燕振诚及医院领导班子成员出席。会上，市委组织部常务副部长李全民宣布了市委关于院领导班子成员职务调整的决定。成立中共东营市胜利油田中心医院委员会、纪律检查委员会，颜培光任医院党委书记；张爱民任医院党委副书记，提名任医院院长；巩曰卿任医院党委副书记；庞闽厦、朱华、陈启才、王琪任医院党委委员；代荣玉任医院党委委员、纪委书记；许美村任医院党委委员，提名任医院总会计师。刘冠国任东营市推进胜利油田中心医院高质量发展工作专班办公室副主任，不再担任医院党委副书记、院长职务。

10月13日，医院获2020年首批全国肺栓塞和深静脉血栓形成能力建设项目血栓防治中心优秀单位。

10月29日，医院成功创建为全国住培年度业务水平测试临床实践技能考核基地。

10月31日，医院承办2020年山东省脑卒中大会、山东省卒中学会年会暨山东省卒中学会脑血流与代谢分会成立大会。

11月7日，在山东省肺栓塞及深静脉血栓防治联盟成立大会上，医院成为山东省VTE防治联盟副理事长单位。

11月18日，医院11个护理专业通过山东省专科护士临床教学基地评（复）审。

11月25日，在2020年中国脑卒中大会暨脑卒中防治工程总结会上，医院被评为“五星高级卒中中心”，张爱民获“模范院长”称号。

12月12日，医院获评为“国家标准化房颤中心（示范中心）”。

12月21日，山东省卫生健康委员会下发《山东省卫生健康委关于确定2020年省级临床重点专科建设的通知》，医院风湿免疫科、呼吸内科、泌尿外科、普外科、烧伤科、神经内科、神经外科、重症医学科等8个专科获评省级临床重点专科。

2021年

1月18日，医院召开2021年科技创新大会。

1月，国家卫生健康委脑卒中防治工程委员会公布2020年度脑卒中高危人群筛查和干预项目综合质控情况，医院获山东省综合排名第一名。

1月27日，医院成为复旦大学附属儿科医院协作医院。

1月28日，医院召开十一届二次职代会暨出资人代表大会。

3月3日，山东省医疗保障局副局长郭际水一行到医院调研。

3月9日，医院成为滨州市医疗保险定点医院。

3月20日，医院与上海交通大学医学院附属第九人民医院举行合作揭牌仪式，揭牌成立上海交通大学医学3D打印创新研究中心胜利油田中心医院分中心。

4月7日，山东大学齐鲁儿童医院院长张运奎一行来院交流。

4月10日，医院聘任北京大学口腔医学院教授谭建国为医院客座教授。

4月23日，医院承办山东省县域医院消化学科能力提升论坛，全国政协委员、中国工程院院士李兆申出席。会上，“中国医师协会高级消化内镜医师培训基地”正式落户医院，并举行中国幽门螺杆菌感染居家防控项目——山东省启动仪式。

4月23日，医院参加第六届全国骨科加速康复学术交流大会暨首届国家卫生健康委加速康复外科骨科试点工作研讨会，并接受国家卫生健康委授牌。

5月8日，医院与东营市第二人民医院举行合作签约仪式，双方建立战略合作关系。

5月17日，在2021年中国脑卒中大会暨第十一届全国心脑血管病论坛上，医院被再次授予“国家高级卒中中心”“脑卒中筛查与防治基地医院”，王明鑫被授予“菁英先锋奖”等称号。在信息化与远程医疗高峰论坛上，医院被授予首批“5G移动卒中救治体系建设和应用试点工程”项目合作单位，院长张爱民被聘为“国家互联网+移动卒中救治联盟”常委。

5月28日，山东大学齐鲁医院党委书记侯俊平一行到医院参访。

6月9日，医院与利津县利津街道卫生院建立技术协作医院关系，双方举行签约暨揭牌仪式。

6月11日，医院与利津县陈庄中心卫生院建立技术协作医院关系，双方举行签约暨揭牌仪式。

6月18日，医院与河口区人民政府举行签约暨揭牌仪式，挂牌胜利油田中心医院孤岛分院。

6月21日，兖矿新里程总医院院长张传军一行到医院参观交流。

6月25日，在东营市庆祝中国共产党成立100周年党史知识竞赛上，医院党史知识竞赛代表队获得第一名。

6月28日，医院成功开展东营市首例肩关节镜下自体髂骨植骨术治疗习惯性肩关节脱位。

6月29日，医院开展东营市首例男性乳腺发育单孔腔镜手术。

7月3日，在全国心血管疾病管理能力评估与提升工程（CDQI）国家标准化心血管专病中心建设暨国家标准化高血压中心山东省启动会上，医院被评为“国家标准化高血压中心——示范中心”。

7月7日，医院顺利通过“山东省示范孕妇学校”评审。

7月17日，医院成功举办全省第一家市级医院慢性肾脏病全程管理中心（CKDMC）启动会。

7月22日，医院开展东营市首例腔镜下乳腺癌保乳根治及前哨淋巴结活检术。

8月5日，医院获得“全省医保基金监管宣传工作先进单位”称号。

8月20日，杨新国获得2021年度“山东省优秀医师”称号。

9月17日，医院完成东营市首例“经远端桡动脉入路脑血管造影术”。

12月2日，东营市医学模拟中心、东营市乡村振兴卫生技术人员能力提升培训基地揭牌。

12月4日，医院党委书记颜培光受邀在全省县域医院高质量发展新动能论坛上作专题授课。

12月5日，医院承办中国黄河口颈动脉外科第三届峰会暨2021年山东省继续医学教育项目——颈动脉内膜切除术培训班。

12月5日，于金明院士团队东营工作站、山东省肿瘤医院肿瘤规范化诊疗基地落户医院。

12月16日，皮肤科被认定为山东省皮肤病与性病临床医学研究中心分中心。

12月17日，医院正式聘任山东大学基因与免疫治疗中心主任唐东起教授为客座教授和中心实验室名誉主任。

12月27日，山东省卫生健康委妇幼健康处处长盖英群一行到医院调研妇幼健康工作。

2022年

1月，耳鼻喉科被认定为山东省耳鼻喉疾病临床医学研究中心分中心。

1月8日，由医院发起的“黄河三角洲”医院高质量发展联盟正式成立。

1月18日，医院召开十一届三次职代会暨出资人代表大会。

1月20日，在2021年中国脑卒中大会暨脑卒中防治工程总结会上，医院被授予2021年度“五星高级卒中中心”称号。

3月3日，在平安东营法治东营建设暨全市政法队伍教育整顿总结会上，医院获“市级平安医院”称号。

3月23日，市委常委、常务副市长何宪卓，副市长、东营区委书记荀宏水到医院调研。

5月12日，在山东省卫生健康委2022年“三贴近一关爱”优质护理服务优秀案例推荐活动中，护理部推荐的“服务零距离，出院零等待——以护士为主导的一站式床旁出入院服务模式的构建与应用”被评为优秀案例。

5月，医院被评为首批国家医疗器械不良事件监测哨点医院。

6月27—29日，医院通过三级甲等综合医院复审现场评审。10月11日，医院顺利通过三级甲等综合医院等级复审。

7月16日，医院发起成立东营市老年医学学会。

7月27日，滨州市中医医院党委书记张永生一行到医院参访。

7月31日，医院召开全市提升群众基本医疗满意度工作现场会。

7月，医院成为首批全国“婴幼儿养育照护指导中心规范化建设单位”。

8月13日，在“第七季改善医疗服务行动全国医院擂台赛”上，医院参赛案例《从“老年友善”中来，到“医院全程”中去》获金奖第一名。

8月27日，山东省舒适化医疗基地落户医院。

8月27日，滨州医学院党委副书记、院长赵升田一行到医院交流指导。

9月9日，陈玉东、王明鑫任党委委员，提名王明鑫为副院长人选。陈启才不再担任党委委员、副院长职务。

9月16日，医院与山东大学齐鲁医院举行合作签约暨揭牌仪式，成为山东大学齐鲁医院分级诊疗合作医院。

10月19日，市人大常委会副主任梁海伟一行到医院调研。

11月16日，胜利油田中心医院西郊院区正式揭牌。

12月10日，医院承办中国卒中学会脑静脉病变分会第六届学术年会。

12月16日，医院与垦利区人民政府合作共建签约暨揭牌仪式，胜利油田中心医院垦利院区正式揭牌。

12月28日，医院党委入围首批“东营市机关党建示范点”。

2023年

1月6日，医院召开2023年科技创新大会。

1月31日，医院召开十一届四次职工代表大会。

2月3日，医院被市委、市政府授予“创新实干先进集体”称号。

3月10日，医院与东营市检察院举行司法鉴定合作签约。

3月20日，医院完成鲁北地区首例心脏收缩力调节器植入手术。

3月25日，医院与青岛大学医学部签订“双百基地”就业实习合作协议。

3月28日，医院获省级文明单位称号。

4月1日，国医大师张大宁传承工作室落户医院。

4月7日，东营区人民政府与医院合作共建签约暨揭牌仪式举行。

4月14日，医院皮肤科加入国家级银屑病规范化诊疗中心及首批皮肤肿瘤规范化诊疗中心。

4月17日，国家医保研究院副院长应亚珍、国新健康保障服务集团研究院院长孙立群一行到医院参观指导。

4月26日，医院与广饶县人民政府举行医联体合作签约，在全市首创全地域医联体建设新模式。

4月28日，山东大学附属儿童医院郭磊名医工作室在医院揭牌。

4月28日，医院被授予东营市五一劳动奖状，神经康复科二病区主任刘迎春被评为山东省先进工作者。

5月8日，医院与广饶县大码头中心卫生院签订包保帮扶协议。

5月12日，在山东省“5·12”国际护士节庆祝大会上，医院护理部副主任赵玲获“山东优秀护士”称号，护理部科护士长陈丽青获“百佳护士长”称号。

5月26日，滨州医学院副院长白咸勇、实践教学管理处处长陈方民等一行到医院考察调研。

5月29日，滕州市中心人民医院党委书记邢佑文一行到医院参观交流。

6月2日，医院聘任上海交通大学医学院附属上海儿童医学中心心脏中心副主任、上海市先天性心脏病研究所副所长李奋教授为医院客座教授。

6月10日，医院聘任山东大学齐鲁医院放射科副主任于德新为医学影像会诊中心客座教授。

6月16日，医院聘任首都医科大学附属北京同仁医院眼科姜利斌、陈春丽为客座教授与外聘科研专家。

6月24日，医院聘任天津大学天津医院教授王连成为客座教授。

6月26日，医院党建品牌“医心向党·护佑健康”被命名为市直机关第二批“十佳党建品牌”。

7月15日，医院聘任北京大学第三医院教授田华为医院客座教授。

7月18日，在2023健康中国发展大会暨健康中国建设成果展上，医院入选首批全国防控重大慢病创新融合试点项目单位，党委书记颜培光获“健康中国·医者先行”全国防控重大慢病创新融合试点项目开拓者称号。

7月30日，医院聘任山东大学齐鲁医院教授刘新宇为客座教授。

8月3日，医院入选山东省中西医协同“旗舰”医院试点建设单位。

8月5日，医院聘任北京大学第三医院泌尿外科主任张树栋教授为客座教授。

8月9日，在第五届丁香园中国医院发展大会（CHDC）上，医院入榜“2022年度最佳品牌传播医疗机构优秀公立医院地市级50强”。

8月10日，医院顺利通过山东省母婴保健技术服务执业许可（产前诊断）现场评审。

8月11日，医院聘任山东第一医科大学附属省立医院疼痛科学术带头人傅志俭教授为客座教授。

8月18日，毋中明泰山学者工作室落户医院。

9月14日，国家医保局医药管理司支付处处长王从从、国家医保研究院医药研究室主任曹庄一行到医院调研。

9月17日，医院聘任国内著名神经康复与疼痛康复专家、青岛大学附属医院教授李铁山为客座教授。

10月14日，医院聘任天津医科大学眼科医院院长李筱荣为客座教授。

10月30日，医院成为第三批CAAE二级癫痫中心。

11月5日，医院聘任中国医学科学院血液病医院（血液学研究所）GCP中心主任齐军元为客座教授。

11月8日，滨州医学院院长黄飞一行到医院考察调研。

12月10日，医院聘任同济大学附属东方医院副院长、消化内科及消化内镜中心主任徐美东为客座教授。

12月13日，国家DRG/DIP支付方式改革交叉调研组专家一行到医院调研。

2024年

1月3日，神经外科副主任宗强被评为“东营金牌工匠”，中医科副主任医师王明林被评为“东营工匠”。

1月5日，医院检验科获评“东营市青年文明号”。

1月10日，医院完成事业单位法人证书变更，医院举办单位变更为东营市卫生健康委员会，医院法定代表人变更为医院党委书记颜培光。

1月19日，医院聘任深圳市妇幼保健院国家级新生儿临床重点专科、国家级新生儿保健特色专科主任、学科带头人杨传忠为客座教授。

1月26日，医院召开十一届五次职代会。

1月28日，医院聘任中山大学附属第七医院康复医学科副教授王朴为客座教授。

2月21日，在东营市2023年度综合表彰暨高质量招商引资项目建设大会上，医院获评“全市高质量发展创新实干先进集体”。

3月14日，医院心血管党支部获评全国公立医院临床科室标杆党支部。

3月16日，医院举办山东省疼痛临床研究中心东营分中心揭牌仪式，疼痛科被认定为“东营分中心”。

3月21日，在中国健康管理协会健康管理机构建设分会暨第一届第一次会员代表大会上，健康管理中心成为中国健康管理协会健康管理机构建设分会理事单位。

3月29日，医院法治文化阵地被评为“山东省法治文化建设示范基地”，司法鉴定中心被评为“全省公益普法联系点”。

4月26日，医院举办高质量发展暨高层次人才合作交流会议，中国工程院院士、首都医科大学副校长吉训明，国家卫生健康委医疗管理服务指导中心副主任陈虎，山东省卫生健康委医疗管理服务中心党委书记、主任聂雷，国家康复辅具研究中心附属康复医院党委副书记、院长吕泽平，中华医学会耳鼻咽喉头颈外科分会耳科学组组长、中国听力医学发展基金会理事长龚树生，中国人民解放军总医院第四医学中心副政委孙捷，中国人民解放军总医院第七医学中心副主任霍霄鲲，俄罗斯自然科学院院士、国家康复辅具研究中心附属康复医院副院长、泰山学者特聘专家曾现伟，解放军总医院烧伤整形医学部主任、中国医师协会烧伤科医师分会会长申传安，复旦大学附属儿科医院副院长翟晓文，首都医科大学北京脑重大疾病研究院副院长刘桂友，首都医科大学三博脑科医院副院长闫长祥，滨州医学院党委书记孙祥军，山东第二医科大学副校长、附属医院党委书记王承高，青岛大学第一临床医学院党委副书记邢晓明等省内外有关医疗机构、高校、科研院所的领导和专家学者以及东营市、胜利石油管理局有限公司、东营区等有关单位、部门的负责同志参加会议。山东省卫生健康委二级巡视员陈国锋出席会议并讲话。东营市委副书记、政法委书记孙早军，东营市委常委、胜利石油管理局有限公司党委常务副书记、工会主席韩辉出席会议并致辞。东营市人民政府副市长、市政府秘书长师辉主持会议。会议举行揭牌签约仪式，脑重大疾病防治省部共建协同创新中心东营分中心、首都医科大学耳聋疾病临床诊疗与研究中心基地（东营）、国家康复辅具研究中心附属康复医院医联体单位、首都医科大学三博脑科医院医联体合作核心医院、复旦大学附属儿科医院黄河三角洲儿童康复基地、山东省耳鼻喉疾病临床医学研究中心东营分中心、中国人民解放军总医院烧伤整形医学部共建单位、中国人民解放军总医院第七医学中心专科医联体单位落户医院。

4月26日，医院举办吉训明院士团队合作交流座谈会，市委副书记、政法委书记孙早军，副市长、市政府秘书长师辉与吉训明院士团队就脑科医院发展及脑病防治等工作进行座谈交流，市政府副秘书长陈俊林，市委组织部副部长、市人力资源社会保障局党组书记、局长袁永鹏，市卫生健康委党组书记、主任、市中医药管理局局长鲍建强，市财政局党组成员、副局长何晓霞参加会议。

第一章　管理机构

第一章　管理机构

第一节　中共党组织

党的委员会

医院党组织由党总支逐渐发展到党委。1964年建院时，组建中共胜利油田职工医院总支部委员会，孟宪德任党总支书记，分内科、外科、基础、机关4个党支部。12月孟宪德调离，姚静一由大庆调入任党总支书记。1966年“文化大革命”开始，党总支被冲击，党组织瘫痪。1969年通过“整党”，恢复党的组织生活，成立职工医院党的核心领导小组，军代表夏景彩任组长，张慎三任副组长。

1972年9月5日，经油田党的核心领导小组批准重新组建职工医院党的领导班子，王皎任书记，孟占魁、陈齐恪（军代表）任副书记。

1973年5月，医院第一届党代会选举产生中共胜利油田职工医院委员会，由15人组成，王皎任书记，岳养信、孟占魁任副书记。

1975年，胜利油田党委任命刘跃武为医院党委书记，刘庆林任副书记。

1976年，胜利油田党委决定成立卫生处临时党委，由11人组成，刘跃武任书记，李庆华、王皎任副书记。

1978年3月4日，胜利油田党委决定撤销卫生处临时党委，由刘庆林任医院第一副书记，主持党委工作，岳养信、孟占魁任副书记。

1980年4月，胜利油田党委任命金声远为医院党委书记。

1983年4月，胜利油田党委任命高致祥为医院党委书记。

1987年2月，胜利油田党委任命邢友善为医院党委副书记。

1990年3月，胜利油田党委任命赵长明为医院党委书记。

1993年2月，胜利油田党委任命刘杰为医院党委书记。

1998年，胜利油田党委任命朱有志为医院党委书记。

2004年3月，刘传木任党委书记。

2005年4月，中共胜利石油管理局中心医院委员会更名为中共胜利油田中心医院委员会，由沈维前任党委书记。

2008年7月，由金同义任党委书记。

2010年5月，由金同义任党委书记，王明泉任党委副书记。

2011年12月，由王明泉任党委书记，金同义任党委副书记。

2014年4月8日，由王明泉任党委书记，刘冠国任党委副书记。

2017年1月13日，由张爱民任党委书记，刘冠国任党委副书记。

2018年8月7日，由张爱民任党委书记，刘冠国、巩曰卿任党委副书记。

2020年9月，按照国家剥离国有企业办社会职能工作安排，医院交由东营市政府管理，经东营市委决定，成立中共东营市胜利油田中心医院委员会，任命颜培光为党委书记，张爱民、巩曰卿为党委副书记。

2022 年 8 月，颜培光为党委书记，巩曰卿为党委副书记。

党组织历任组成人员情况（1964—1972）

党总支			
时间	书记	副书记	备注
1964 年	孟宪德		
1968 年	姚静一		
革命委员会			
时间	组成人员		
1966 年	陈树发、赵长明		
党的核心领导小组			
时间	主任	副主任	成员
1969 年	夏景彩	张慎三	
1972 年	夏景彩	王思亮、梁吉忠、张哲明	张继华、辛自立、马万清、蔺家庆

党委会历任组成人员情况（1972—2020）

名称	时间	书记	副书记	党委常委	备注
胜利油田职工医院党委	1972 年	王　皎	孟占魁		政治处主任：姚静一 政治处副主任：盛爱珍
	1973 年	王　皎	岳养信、孟占魁	姚静一、赵长明、邢治林、沈作风	
	1974 年	王　皎	岳养信、孟占魁	邢治林、沈作风	政治处主任：盛爱珍 政治处副主任：张忠祥
	1975 年	刘跃武	刘庆林、岳养信、孟占魁	张辉、张庆林	
	1976 年	刘跃武	李庆华、王皎	赵长明、岳养信、沈作风、孙志芳、杜延武	政治处主任：盛爱珍 政治处副主任：高国宏
	1977 年	刘跃武	李庆华、王皎	赵长明、岳养信、张辉、刘庆林	政治处主任：盛爱珍 政治处副主任：高国宏
	1978 年	刘跃武		沈作风、孙志芳、杜延武	
	1979 年		刘庆林、岳养信、孟占魁		
胜利油田中心医院党委	1980 年	金声远		赵长明、王立栋、孟占魁	
	1982 年	金声远	岳养信	瞿鸿德、盛爱珍	
	1983 年	高致祥		赵长明、刘庆林	
	1986 年	高致祥		瞿鸿德、尹成龙	
	1987—1988		邢友善	赵长明、瞿鸿德、刘庆林、尹成龙、高跃坤、张清林	
胜利石油管理局中心医院党委	1990—1992	赵长明	瞿鸿德、刘杰、王明泉		
	1993—1997	刘　杰	王兆玉、隋永源	刘传木、王胜利	
	1998—2000	朱有志	郝久民、隋永源	刘传木、王胜利、王明泉	
	2001—2002	朱有志	沈维前、隋永源	刘传木、王胜利、王明泉	
	2002—2003	朱有志	沈维前、张承勋、王明泉	刘传木	
	2004.03—2005.03	刘传木	沈维前、张承勋、王明泉		

名称	时间	书记	副书记	党委常委	备注
胜利油田中心医院党委	2005.04—2008.06	沈维前	刘传木、张承勋、王明泉	陈丹	
	2008.07—2010.04	金同义	沈维前、张承勋、王明泉	刘传木、陈丹、路希敬	
	2010.05—2011.11	金同义	王明泉	陈丹、路希敬、庞闽厦、朱华	
	2011.12—2014.04	王明泉	金同义	陈丹、路希敬、庞闽厦、朱华	
	2014.05—2015.12	王明泉	刘冠国	陈丹、路希敬、庞闽厦、朱华	
	2016.01—2016.11	王明泉	刘冠国	陈丹、路希敬、庞闽厦、朱华、张爱民、巩曰卿	
	2016.11—2016.12	王明泉	刘冠国	路希敬、庞闽厦、朱华、张爱民、巩曰卿	
	2017.01—2018.07	张爱民	刘冠国	庞闽厦、朱华、巩曰卿	
	2018.08—2020.08	张爱民	刘冠国、巩曰卿	庞闽厦、朱华、陈启才、王琪	

党委会历任组成人员情况（2020 至今）

名称	时间	书记	副书记	党委委员
东营市胜利油田中心医院党委	2020.09—2022.07	颜培光	张爱民 巩曰卿	庞闽厦、朱华、陈启才、王琪、代荣玉、许美村
	2022.08—2022.09	颜培光	巩曰卿	庞闽厦、朱华、陈启才、王琪、代荣玉、许美村
	2022.10—2023.02	颜培光	巩曰卿	庞闽厦、朱华、王琪、代荣玉、许美村、陈玉东、王明鑫
	2023.03—2023.12	颜培光	巩曰卿	庞闽厦、朱华、代荣玉、许美村、陈玉东、王明鑫
	2024.01 至今	颜培光	巩曰卿	朱华、代荣玉、许美村、陈玉东、王明鑫

（撰稿人：李蓝　夏军国）

基层党组织

1964 年建院时，成立职工医院党总支，下设内科、外科、基础、机关 4 个党支部。1966 年受“文化大革命”影响，党总支被冲击，党组织瘫痪。1969 年通过“整党”恢复党的组织生活，成立医院党的核心领导小组。1999 年 11 月建立外科、内科、医技、门诊、后勤、多种经营、老年管理中心 7 个党总支，1 个机关党委。2000 年胜利油田卫生培训中心并入医院，建立卫生培训中心党总支。2004 年胜利油田卫生培训中心移交胜利石油管理局，卫生培训中心党总支撤销。截至 2024 年 3 月，医院设立 10 个党总支，39 个党支部，其中直属党支部 14 个。

在医院不同发展时期，医院党委始终根据医院实际对基层党组织设置情况进行调整，确保基层党组织与科室设置相符合。尤其是进入新时代后，医院党委坚持把“支部建在学科上”，及时对基层党组织进行优化调整，确保党支部全覆盖。同时选优配强支部班子，落实“双带头人”机制，充分发挥党支部的战斗堡垒作用。

基层党组织统计表

时间	三级党委数	党总支数	党支部数
1992 年			
1993 年		2	26
1994 年		2	26
1995 年		2	26
1996 年		2	26
1997 年		2	26
1998 年		2	26
1999 年	1	7	30

2000年	1	8	36
2001年	1	8	37
2002年	1	8	36
2003年	1	8	36
2004年	1	7	31
2005年		4	21
2006年		4	20
2007年		4	20
2008年		5	22
2009年		5	22
2010年		5	23
2011年		5	23
2012年		5	23
2013年		6	23
2014年		6	23
2015年		6	23
2016年		7	27
2017年		8	33
2018年		8	33
2019年		8	36
2020年		8	36
2021年		7	36
2022年		8	38
2023年		8	38
2024年		10	39

2024年3月基层党组织设置情况表

党总支	总支书记	总支委员	党支部	支部书记	委员	包含科室
内科党总支	张安盛	组织委员：杨西瑞 宣传委员：白方红 纪检委员：成爱霞 群工委员：冯 雪	康复党支部	正：杨西瑞 副：成爱霞	组织委员：刘月阳 宣传委员：谭 晶 纪检委员：王娟娟	康复医院综合管理办公室、骨科康复科、风湿免疫科、中医科、理疗科/针灸科、高压氧科
			感染病科党支部	冯 雪	组织宣传委员：宗玉霞 纪检委员：陈谭昇	感染病科一病区、感染病科二病区、发热门诊、发热隔离病房
			健康管理中心党支部	白方红	组织宣传委员：刘 娟 纪检委员：崔 凯	保健病区/老年病科、全科医学科、健康管理中心、体检部
外科党总支	陈爱民	组织委员：辛志明 宣传委员：徐伟民 纪检委员：张 诚 群工委员：姜振华	眼科耳鼻喉科党支部	姜振华	组织委员：张文波 宣传委员：殷 鹏 纪检委员：宋桂珍 综治委员：王 飞	眼科、耳鼻喉科、眼科研究所
			骨科党支部	张 诚	组织委员：付 鹏 宣传委员：张盼盼 纪检委员：刘 锋 青年委员：张金龙	骨科医院综合管理办公室、脊柱外科、关节外科/运动医学科、创伤骨科、手外科、足踝外科、东营市创伤骨科中心
			医学整形美容党支部	辛志明	组织委员：王翠玉 纪检委员：秦建勇 宣传委员：邱宏亮 综治委员：兰俊英	医学整形美容医院综合管理办公室、整形美容外科、烧伤与创面修复科、皮肤科、口腔科、口腔研究所

医技党总支	陶振岩	组织委员：许　蕾 宣传委员：王玉强 纪检委员：高长杰 群工委员：岳振营	医学影像党支部	正：许　蕾 副：王玉强	组织委员：苏　伟 宣传委员：李睿瑗 纪检委员：董　亮	医学影像科、超声检查科、核医学科、PET/CT 检查科
			药学部党支部	丁菊英	组织委员：王晓坤 宣传委员：王　静 纪检委员：王　超 群工委员：罗玉梅	药学部（含静配中心）
			检验党支部	高长杰	组织委员：牟佩佩 宣传委员：唐玉蓉 纪检委员：岳振营 群工委员：李文涛	检验科、输血科、病理科、消毒供应中心
脑科党总支	正：宗　强 副：张立功	组织委员：董　梅 宣传委员：徐　敏 纪检委员：钟孟飞	神经内科党支部	张立功	组织委员：徐　娟 宣传委员：唐天萍 纪检委员：钟孟飞 群工委员：徐　敏	神经内科一病区、神经内科二病区、神经内科三病区、神经重症监护病区、神经功能检查室
			神经外科党支部	宗　强	组织委员：郭　嘉 宣传纪检委员：董　梅	神经外科一病区、神经外科二病区、神经外科三病区（头颈血管外科）、神经外科四病区（泛血管科）
总务党总支	张永刚	组织委员：丁建军 宣传委员：夏　建 纪检委员：闫应生 群工委员：王光祥	总务第一党支部	王光祥	组织宣传委员：罗　涛 纪检委员：高晓峰	后勤管理服务中心（含职工食堂、职工宿舍）
			总务第二党支部	丁建军	组织宣传委员：刘　源 纪检委员：李作栋	基建科（含综合服务队）、新院区建设管理办公室
			总务第三党支部	夏　建	组织委员：刘　忠 宣传委员：马德刚 纪检委员：闫应生 群工委员：张益波	保卫科、安全科、医学装备部、信息中心、采购部
老年第一党总支	暂空	暂空	老年第一党支部	正：张　婷 副：李淑霞	组织委员：王庆兰 宣传委员：于淑芹 纪检委员：任晓萍	原内科系统和脑科医院系统
			老年第二党支部	正：赵希学 副：孙　莉	组织委员：燕　峰 宣传委员：赵铁英 纪检委员：李永红	原外科系统和预防保健科系统
老年第二党总支	暂空	暂空	老年第三党支部	正：王公明 副：孙　莉	组织委员：李梅君 宣传委员：代永强 纪检委员：张　莉	原医技门诊系统
			老年第四党支部	正：魏秀桂 副：周素贞	组织委员：田桂芬 宣传委员：孙素贞 纪检委员：王月芳	原机关后勤泰恒公司系统
老年第三党总支	暂空	暂空	老年第五党支部	葛冬梅	组织委员：李冬梅 宣传委员：孟　新 纪检委员：高欣义 文体委员：潘胜利	
			老年第六党支部	暂空	暂空	
妇儿党总支	正：丁红芳 副：段　颜	组织委员：李　强 宣传委员：刘志强 纪检委员：赵　静	妇产科党支部	段　颜	组织委员：刘媛媛 宣传委员：李　英 纪检委员：赵　静 群工委员：秦凤金	妇科、产科、产房、生殖医学科、妇产超声科
			儿科党支部	丁红芳	组织委员：焦芹芹 宣传委员：董雯雯 纪检委员：刘志强 群工委员：刘　慧	儿科一病区、儿科二病区、儿科三病区、儿童康复保健科、儿科门诊

消化党总支	正：潘国政 副：崔振芹	组织委员：张　建 宣传委员：刘世君 纪检委员：丁西平	消化第一党支部	崔振芹	组织宣传委员：郭　壮 纪检委员：郭立宏	消化内科
			消化第二党支部	潘国政	组织宣传委员：李淑媛 纪检委员：张　建	肝胆外科、外科门诊
			消化第三党支部	丁西平	组织宣传委员：史济洲 纪检委员：孙勇军	胃肠外科一病区、胃肠外科二病区、结直肠肛肠外科、儿外科
直属党支部			肿瘤党支部	正：刘国强 副：张婷婷	组织委员：周忠向 宣传委员：王　椋 纪检委员：王娟娟	肿瘤科一病区、肿瘤科二病区、肿瘤科三病区、放射治疗中心、血液内科一病区、血液内科二病区、国际特需医疗部
			心血管党支部	正：马　宁 副：常红艳	组织委员：张国恒 宣传委员：闫　丽 纪检委员：钱均凤	心血管内科一病区（包含CCU）、心血管内科二病区、心血管内科三病区、心脏外科 & 血管外科、心电图室、血管介入科
			两腺党支部	卜庆敖	组织委员：薛庆泽 纪检委员：刘国庆	甲状腺病区、乳腺病区、内分泌科
			胸科党支部	正：张　建 副：李　平	组织委员：郝兴亮 宣传委员：陈　丹 纪检委员：冯　涛	呼吸与危重症医学科一病区、呼吸与危重症医学科二病区、胸外科
			泌尿肾病党支部	张红霞	组织宣传委员：谭　波 纪检委员：刘红英	泌尿外科 / 男科、肾内科、血液净化中心
			机关第一党支部	杭　鹏	组织委员：李　蓝 宣传委员：黄　琨 纪检委员：王君成 群工委员：陈　勇	党委办公室、医院办公室、党委宣传部、纪检监察部、人力资源部、督查办公室
			机关第二党支部	正：王当莲 副：燕欣朋	组织委员：赵　峰 宣传委员：侯晓琨 纪检委员：曲兰英	医务部、医保管理办公室、病案管理科、护理部、质量管理部、医院感染管理部、公共卫生科
			机关第三党支部	史　霞	组织委员：王　靖 宣传委员：李冬冬 纪检委员：牛俊荣 群工委员：由法平	财务资产部、经营管理部、对外合作交流部、审计部、科教科、科技成果转化科、群众满意度评价管理办公室、法规部、中心实验室
			泰恒公司党支部	正：黄新刚 副：张新华	组织委员：张祚海 宣传委员：孟凡升 纪检委员：吴海涛	泰恒公司
			西郊院区党支部	正：李　涛 副：袁　帅	宣传纪检委员：杨亚东	西郊院区、神经康复科
			门诊党支部	尤文军	组织委员：卢艳丽 宣传委员：樊　蕊 纪检委员：于　晖 青年委员：王一博	门诊部、一站式服务中心、营养科
			急诊科党支部	薄友玲	组织委员：刘玲玲 纪检委员：高延智	急诊科、急诊综合病区、急诊创伤外科病区、创伤中心
			重症医学科党支部	乔鲁军	组织委员：田勇刚 纪检委员：刘　杰	重症医学科、急诊 EICU
			麻醉手术科党支部	徐伟民	组织委员：陈　燮 纪检委员：梅莎莎 宣传委员：葛维鹏 综治委员：王大龙	麻醉手术科、疼痛科、内镜中心、介入诊疗中心

（撰稿人：李蓝　夏军国）

党委办公室

（1）概况　1972年，组建政治处。1980年，根据山东省的指示精神，为改善党的领导、精简机构、减少层次，胜利油田党委决定撤销各二级政治处，医院原来的办公室改为党委办公室。2005年，医院改制后，撤销党委办公室、党委组织科、党委宣传科、工会、团委、计划生育办公室，整合6个部门成立党群工作部。2018年8月13日，医院将医院办公室、党群工作部进行整合，成立党政办公室。2021年2月20日，医院党委撤销党政办公室，成立党委办公室。

截至2024年3月，党委办公室在职人数7人，其中，硕士研究生2人、本科学历5人，副高级职称3人、中级职称2人、初级职称2人。

历任负责人

名称	姓名	职务	任职时间	离任时间	离任去向
党委办公室	张　刚	主任			
	陈秉振	主任	1981.10	1984.05	药剂科党支部书记
	王胜利	主任	1984.05	1993.02	工会主席
	冯知远	主任	1993.05	1999.07	组织科
	巩曰卿	主任	1999.07	2005.04	党群工作部主任
党群工作部	巩曰卿	主任	2005.04	2016.01	工会主席
	高爱荣	副主任	2005.05	2010.12	退职
	黄　琨	副主任	2011.09	2017.07	主任
	黄　琨	主任	2017.07	2018.09	党政办公室副主任
	袁　帅	副主任	2017.07	2018.09	党政办公室副主任
党政办公室	韩文学	主任（兼）	2018.09	2020.12	不再兼任
	黄　琨	副主任	2018.09	2021.02	党委宣传部主任
	孙在宝	副主任	2018.09	2021.02	群众满意度评价管理办公室主任
	袁　帅	副主任	2018.09	2021.02	医院办公室主任
	王君成	副主任	2018.09	2021.02	医院办公室副主任
	夏军国	副主任	2018.09	2021.02	党委办公室副主任
党委办公室	李　蓝	主任	2021.02		
	夏军国	副主任	2021.02		
	杨　晨	副主任	2023.02		

（2）科室职责　1980年，党委办公室成立后，主要负责处理医院党委日常事务性工作、起草党委文件、安排党委工作会议、工作计划、工作总结，接待处理群众来信来访，协调政工部门工作，贯彻落实党的路线、方针、政策和党委决议，做到上情下达、下情上报，向党委提供信息和改进工作的建议，是医院党委联系群众和指导基层支部工作的纽带和参谋。

2005年，党群工作部成立后，主要负责党务管理、宣传管理、文化管理、工会管理、共青团管理、计划生育管理、统战工作管理、信访稳定管理等工作。

2018年，党政办公室成立后，承担原党群工作部及原医院办公室的全部职能。

2021年，党委办公室成立后，主要负责党的建设、全面从严治党、思想政治、群团、信访维稳等工作。

（3）主要工作　党委办公室自成立之日起，根据医院党委不同历史时期的中心任务，认真处理党委日常事务性工作，并认真完成医院党委交办的各项工作任务，充分发挥联系沟通、综合协调的作用。

八九十年代，党委办公室起草大量的总结材料，其中，1984年和1987年负责整理的全国卫生双文明先进个人两份先进事迹材料，分别发表在《光明日报》和《胜利日报》上。

1999年，根据胜利油田要求，医院成立610办公室，设在党委办公室。按照上级党委部署和要求，围绕“法轮功”练习者的教育转化和监控做了大量艰苦细致的工作。起草的《中心医院关于做好“法轮功”练习者教育转化的奖惩办法》，被胜利油田以《简报》形式下发各二级单位，推广医院的经验做法。

2000年以来，由党委办公室牵头，围绕家属、协解职工、内退职工等特殊群体的稳定，开展一系列卓有成效的工作。不断加强内部规范化管理，先后制定《保密委员会制度》《密码电报保密制度》《政工查房制度》《思想政治工作及医德医风检查细则》等制度措施，及时调整充实院保密委员会，保证工作的制度化和规范化。

2005年至2020年期间，党群工作部与党政办公室始终坚持围绕中心、服务大局，不断强化党的建设，抓实基层党建，根据医院实际情况变化，不断调整优化基层党组织设置，确保始终与医院实际相符合，抓好基层党组织班子配置，抓实按期换届，不断增强基层党组织的凝聚力、组织力与战斗力。健全完善各类党建规章制度，推动“三会一课”、主题党日等组织生活制度规范落实，不断提升基层党组织标准化规范化水平。注重发挥党组织的战斗堡垒作用与党员的先锋模范作用，在三甲复审、成批烧伤患者抢救、新冠肺炎疫情防控等急危险重任务中发挥重要作用。

2021年，党委办公室成立之后，党委办公室充分发挥综合协调作用，牵头制定实施党委会议议事规则等一系列制度，为党委领导下的院长负责制的实施奠定制度基础；牵头开展党史学习教育、学习贯彻习近平新时代中国特色社会主义思想主题教育等，“我为群众办实事”十大突破项目、“创新实干”十大攻坚工程等，组织党委会议、党委中心组学习、民主生活会等党委各类会议的召开，医院党委各项重点工作的组织协调、督导落实等，确保医院党委把方向、管大局、作决策、促改革、保落实的领导核心作用落实到位。坚持大抓基层、大抓基本，推进基层党支部标准化规范化建设，制定实施各类制度10余项，进一步健全完善党建规章制度；实行党支部评星定级，开展党支部工作督导检查，规范落实“三会一课”、主题党日等组织生活；坚持把支部建在学科上，根据医院内部机构调整及时对基层党组织设置进行动态优化调整，确保基层党组织始终做到全覆盖，选优配强党组织领导班子，严格执行党组织任期届满换届选举，确保党组织领导作用发挥到位；认真做好党费的规范收缴、使用与管理，扎实推进党务公开工作。做好信访稳定工作，组织协调及时处理各类信访案件，牵头做好党和国家重大活动、节假日等时期的维稳安保工作。推进品牌建设，“一支部一品牌”初见成效，创建“医心向党 护佑健康”党建品牌，推广党建品管圈，医院党委创建为东营市首批机关党建示范点，医院党建品牌创建为东营市直机关第二批“十佳党建品牌”，获得山东省卫生健康系统党建品管圈创新项目大赛一等奖，先后创建东营市市直机关基层党建示范点1个、东营市卫生健康系统党支部示范点6个、东营市卫生健康系统优秀党建品牌10个。

（4）荣誉

（1）集体荣誉：1999年以来 连续五年被评为胜利油田党办系统先进单位和信访工作先进单位。

2011年、2014年 党群工作部被评为胜利油田文明建设先进三级单位。

（2）个人荣誉：2006年、2009年 鲍晓荷被评为胜利油田文明建设先进个人。

2010年 黄琨被评为胜利油田文明建设先进个人。

2011年 巩曰卿被评为胜利油田优秀党务工作者。

2012年 黄琨被评为胜利油田优秀思想政治工作者。

2014年 黄琨被评为胜利油田优秀党务工作者。

2014年 袁帅被评为胜利油田文明建设先进个人。

2017年 黄琨被评为全国脑卒中防治宣教先进个人。

2017年 黄琨被评为胜利石油管理局党的十九大安保维稳工作先进个人。

2018年 袁帅被评为胜利油田优秀共产党员。

2018年 韩文学被授予胜利油田个人三等功。

2020年 夏军国被评为胜利油田优秀共产党员。

2023年 李蓝被评为市直卫生健康系统优秀党务工作者。

2023年 李蓝被评为东营市疫情防控巾帼建功标兵。

（撰稿人：李 蓝 夏军国）

第二节　行政管理机构

1964 年 8 月建院至 2024 年，先后有 12 人担任院长职务。2005 年 1 月医院召开出资人大会，选举产生医院首届董事会、监事会。至 2024 年，先后产生四届董事会和监事会，医院的管理架构更加科学有效，保障医院在新形势下健康发展。

行政领导

1964 年 8 月建院，陈树发任院长，赵长明任副院长。

1965 年 4 月，岳养信任院长。

1972 年到 1976 年，岳养信任院长。

1975 年 7 月，成立卫生学校，赵长明副院长兼任校长。

1976 年至 1978 年，李庆华任院长。

1978 年 3 月至 1983 年 4 月，岳养信任院长兼卫校校长。

1983 年 4 月至 1990 年 3 月，赵长明任院长。

1990 年 3 月至 1993 年 5 月，瞿鸿德任院长。

1993 年 5 月至 1997 年 3 月，王兆玉任院长。

1997 年 3 月至 2000 年 1 月，郝久民任院长。

2000 年 1 月至 2005 年 1 月，沈维前任院长。

2005 年 1 月至 2008 年 7 月，刘传木任院长。

2008 年 7 月至 2014 年 4 月，金同义任院长。

2014 年 4 月至 2020 年 9 月，刘冠国任院长。

2020 年 9 月至 2022 年 7 月，张爱民任院长。

医院行政领导班子成员

时间	院长	副院长	总会计师、总监
1964	陈树发	赵长明	
1965	岳养信	陈树发、赵长明、王思亮、夏永顺	
1972	岳养信	赵长明、沈作风	
1976	李庆华	王立栋、赵长明、瞿鸿德、卢伯炎	
1978	岳养信	王立栋、赵长明、瞿鸿德、卢伯炎、阎启岭、高武臣	
1983	赵长明	瞿鸿德、刘庆林、尹祚昌、尹成龙	
1990	瞿鸿德	郝久民、尹祚昌、王兆玉、燕书能、刘传木、蒋正怀	
1993	王兆玉	郝久民、尹祚昌、燕书能、刘传木、蒋正怀、张韶经	
1997	郝久民	刘传木、燕书能、蒋正怀、张韶经、刘正华	吴方健（总会计师）
2000	沈维前	刘传木、蒋正怀、王世奎、徐爱云、陈 丹、路希敬、王明泉	王洪华（总会计师）
2004	沈维前	王世奎、陈 丹、路希敬	赵爱华（财务总监）
2005	刘传木	陈 丹、王世奎、路希敬	赵爱华（财务总监）
2008	金同义	陈 丹（常务副院长）、路希敬、庞闽厦	赵爱华（财务总监）
2010	金同义	陈 丹（常务副院长）、路希敬、庞闽厦、张爱民、丁慧芳	赵爱华（财务总监）
2013	金同义	陈 丹（常务副院长）、路希敬、庞闽厦、张爱民、丁慧芳、吴德云	赵爱华（财务总监）
2014	刘冠国	陈 丹（常务副院长）、路希敬、庞闽厦、张爱民、丁慧芳、吴德云	赵爱华（财务总监）
2016	刘冠国	陈 丹（常务副院长）、路希敬、庞闽厦、张爱民、丁慧芳、吴德云	徐华玲（财务总监）、赵卫东（医疗总监）、陈启才（市场总监）、王 琪（安全总监）
2017	刘冠国	庞闽厦（常务副院长）、丁慧芳、吴德云、陈启才、袁庆忠	徐华玲（财务总监）、赵卫东（医疗总监）、王 琪（安全总监）、王敏河（市场总监）
2018	刘冠国	庞闽厦（常务副院长）、朱 华、陈启才、袁庆忠、陈玉东、成 波	徐华玲（财务总监）、赵卫东（医疗总监）、王敏河（市场总监）、王佐荣（护理总监）、韩文学（安全总监）、张 旗（医疗总监）
2019.11	刘冠国	庞闽厦（常务副院长）、朱 华、陈启才、袁庆忠、陈玉东、成 波、王敏河、王佐荣、韩文学、张旗	王敏河（市场总监）、王佐荣（护理总监）、韩文学（安全总监）、张 旗（医疗总监）

时间	院长	副院长	总会计师、总监
2020.09	张爱民	庞闽厦（常务副院长）、朱　华、陈启才、袁庆忠、陈玉东、成　波、王敏河、王佐荣、韩文学、张　旗	许美村（总会计师）、王敏河（市场总监）、王佐荣（护理总监）、韩文学（安全总监）、张　旗（医疗总监）
2022.07		庞闽厦（常务副院长）、朱　华、陈启才、袁庆忠、陈玉东、成　波、王敏河、王佐荣、韩文学、张　旗	许美村（总会计师）、王敏河（市场总监）、王佐荣（护理总监）、韩文学（安全总监）、张　旗（医疗总监）
2022.09		庞闽厦（常务副院长）、朱　华、陈玉东、王明鑫、袁庆忠、成　波、王敏河、王佐荣、韩文学、张　旗	许美村（总会计师）、王敏河（市场总监）、王佐荣（护理总监）、韩文学（安全总监）、张　旗（医疗总监）
2023.12		朱　华、陈玉东、王明鑫、袁庆忠、成　波、王敏河、王佐荣、韩文学、张　旗	许美村（总会计师）、王敏河（市场总监）、王佐荣（护理总监）、韩文学（安全总监）、张　旗（医疗总监）

历届董事会

2005 年 1 月 14 日，医院召开出资人大会，选举产生医院首届董事会、监事会。首届董事会由沈维前、刘传木、王明泉、陈丹、王世奎、路希敬、赵爱华、吴方健、王公明、朱华、李秀兰、张威庆、武升传、庞闽厦、颜廷淦组成；首届监事会由张承勋、巩曰卿、张永刚、赵希学、高成斌组成。1 月 15 日，医院首届董事会第一次会议选举沈维前为董事长，刘传木为副董事长，王琪为董事会秘书。医院首届董事会第一次会议选举张承勋为监事会主席。

2008 年 7 月 1 日，医院召开出资人（代表）大会，选举产生医院第二届董事会、监事会。第二届董事会由杨献平、金同义、韩景山、曹荣昌、王明泉、陈丹、路希敬、赵爱华、庞闽厦、朱华、赵希学、张威庆、丁慧芳组成；第二届监事会由张承勋、高成斌、巩曰卿、周明琪、王莉、王金江、解宝贵组成。同日，第二届董事会第一次会议选举杨献平为董事长，金同义为副董事长，王琪为董事会秘书。第二届监事会第一次会议选举张承勋为监事会主席。

2011 年 7 月 26 日，医院召开出资人（代表）大会，选举产生医院第三届董事会、监事会。第三届董事会由杨献平、金同义、韩景山、曹荣昌、王明泉、陈丹、路希敬、庞闽厦、赵爱华、张爱民、丁慧芳、赵希学、张威庆组成；第三届监事会由朱华、解宝贵、高成斌、巩曰卿、周明琪、刘公俊、王莉组成。同日，第三届董事会第一次会议选举杨献平为董事长、金同义为医院副董事长，王琪为董事会秘书长。第三届监事会第一次会议选举朱华为监事会主席。

2014 年 4 月 16 日，医院召开临时出资人（代表）大会及第三届董事会临时会议。临时出资人（代表）大会选举刘冠国为医院董事。第三届董事会临时会议选举刘冠国为医院副董事长。

2014 年 9 月 12 日，医院召开出资人（代表）大会，选举产生医院第四届董事会、监事会。第四届董事会由杨献平、刘冠国、韩景山、曹荣昌、王明泉、陈丹、路希敬、庞闽厦、赵爱华、张爱民、丁慧芳、赵希学、张威庆组成；第四届监事会由朱华、刘公俊、王莉、解宝贵、高成斌、巩曰卿、周明琪组成。第四届董事会第一次会议选举杨献平为董事长、刘冠国为副董事长，王琪为董事会秘书长。第四届监事会第一次会议选举朱华为监事会主席。

医院办公室

（1）概况　1987 年，医院办公室正式成立，属医院行政办事机关。下设打字室、档案室和收发室。1988 年 1 月，综合档案室成立。1990 年 3 月，综合档案室与病案室合并成立档案科。1993 年 10 月，档案科撤销，综合档案室归院办公室直属。2000 年 8 月，油田卫生学校综合档案室并入医院综合档案室。2004 年，院办公室下设行政督导办公室、综合档案室、打字室、收发室、小车队、医院总值班室。2012 年 8 月，医院总值班室交由医务部管理。2013 年 9 月医院总值班室由医务部交由医院办公室管理。2016 年 7 月，成立政策研究（咨询）室、行政督导室，隶属医院办公室。2018 年 8 月，医院将医院办公室、党群工作部进行整合，成立党政办公室，下设政策研究（咨询）室、行政督导室、综合档案室，属机关职能科室；

撤销收发室，原职能划归总值班室，暂由党政办公室管理。2021 年 2 月，撤销党政办公室，成立党委办公室、医院办公室和党委宣传部。2023 年 2 月，成立督查办公室，原行政督导室予以撤销。

截至 2024 年 3 月，科室在职人数 4 人，其中副高级职称 1 人，中级职称 3 人。

历任负责人

姓名	职务	任职时间	离任时间	离任去向
陈秉振	主任	1979.07	1981.10	党委办公室主任
白明先	副主任	1981.10	1984.08	门诊部副主任
崔鸿宾	主任	1984.05	1993.10	退职
刘庆江	副主任	1985.08	1993.10	主任
刘庆江	主任	1993.10	2002.03	退职
彭传禄	综合档案室副主任	1990.12	1999.06	监察科科长
张卫东	主任	2002.04	2012.07	退职（2008 年 11 月院长助理）
王 琪	副主任	2002.04	2012.07	主任
王 琪	主任	2012.07	2016.07	安全总监（2013 年 11 月院长助理）
孙在宝	副主任	2012.07	2016.07	副主任（正科）、督导办公室主任
孙在宝	副主任（正科）、督导办公室主任	2016.07	2018.09	党政办公室副主任
韩文学	主任	2016.07	2018.09	党政办公室主任
王君成	副主任	2016.07	2018.09	党政办公室副主任
韩文学	主任	2018.09	2020.12	副院长、安全总监
黄 琨	副主任	2018.09	2021.02	党委宣传部主任
孙在宝	副主任	2018.09	2021.02	群众满意度评价管理办公室主任
袁 帅	副主任	2018.09	2021.02	医院办公室主任
王君成	副主任	2018.09	2021.02	医院办公室副主任
夏军国	副主任	2018.09	2021.02	党委办公室副主任
袁 帅	主任	2021.02	2022.12	西郊院区党支部副书记、院长
王君成	副主任	2021.02	2023.02	医院办公室主任
王君成	主任	2023.02		
罗 昕	副主任	2023.02		

（2）科室职责　建院初期，先后由行政办公室、行管处承担日常文字、会议接待等工作。

1987 年院办公室成立时，主要负责行政文件和工作计划总结的起草、通讯、接待、文书和科技档案管理、打字、收发、修订医院管理制度等工作。2004 年，主要负责起草行政文件、领导讲话、汇报材料等文字材料，信息调研、公务接待、外来文件管理、督查、印章印信管理、车辆管理、通讯管理、打印、收发等工作。2014 年，主要负责文件管理、会议管理、车辆管理、通讯管理、档案管理、应急管理、印章管理、值班管理、督导工作、调研工作、日常工作等职能。2016 年 7 月，政策研究（咨询）室负责医院发展政策调研、咨询、课题攻关、信息收集、分析、整理，为医院决策提供建议和咨询。行政督导室负责院属各部门年度工作目标、工作计划、行政工作完成情况的检查、督导工作。调查、了解、收集对医院行政管理方面的意见、建议，并将督查信息、建议及时反馈。2018 年 8 月，党政办公室主要负责全院党建党务、文化宣传、公文会议、政研督导、工会团委、生育服务及公务接待等工作。2021 年 2 月，医院办公室主要负责医院公文会议、行政督导及公务接待等工作。2023 年 2 月，行政督导工作划归督查办公室。

（3）主要工作成绩　医院办公室承担院级重大会议活动的会务工作，完成各项重大接待工作任务。承担医院年度工作计划，以及《胜利油田中心医院发展规划（2018—2020 年）》《胜利油田中心医院“十四五”发展规划和二〇三五年远景目标纲要》的起草工作。2016 年《改制型民营医院发展策略研究》获全省深化医药卫生体制改革优秀课题二等奖。牵头负责应急管理工作，组织编制应急预案并定期进行修订，完成 2018 年 8 月 19 日第 18 号台风“温比亚”暴雨防汛抢险，以及 2019 年 8 月 11 日第 9 号台风“利奇马”暴雨防汛抢险工作。2024 年 3 月，获得东营市保密主题演讲比赛三等奖。

（4）荣誉

1、集体荣誉：2006 年　医院办公室被评为胜利石油管理局办公室工作先进集体。

2、个人荣誉：2015 年　王琪被评为胜利油田文明建设先进个人。

2017 年　王君成被评为胜利油田文明建设先进个人。

2018 年　王琪荣立胜利油田个人三等功。

2018 年　韩文学荣立胜利油田个人三等功。

2018 年　袁帅被评为胜利油田优秀共产党员。

2019 年　韩文学荣立胜利油田个人三等功。

2021 年　袁帅被评为市直卫生健康系统优秀共产党员。

（撰稿人：王君成　罗　昕）

第三节　机构沿革

1964 年 4 月，组建医院，8 月基本完成。1965 年，设机关部门 2 个，包括医务办公室、行政办公室。临床科室 6 个，包括内科、外科、妇产科、小儿科、传染科、五官科。医技科室 6 个，包括门诊部、药剂科、检验科、放射科、血库、供应室。1966 年下半年“文化大革命”开始，医院行政机构受到冲击。

1968 年，成立革命委员会，各科室成立连队，设有连长、指导员、排长、班长。

1972 年，革委会撤销，医院由三级单位改为二级单位。兼管胜利分院，医院的行政机构进行重新调整，组建医务处、行政管理处，基层恢复科室。

1975 年，经山东省卫生厅批准成立油田卫生学校，由医院代管，赵长明兼任校长。

1978 年 3 月，胜利医院与中心医院脱离上下级关系。

1981 年 8 月 12 日，油田卫生学校脱离医院代管。

1988 年，行政机构有院办、医务处、护理部、培训学校、科技办、设备科、人事科、审计科、综合公司、食堂科、农副业公司、财务科等 12 个行政科室。临床科室：内科、外科、妇产科、小儿科、传染科、眼科、口腔科、耳鼻喉科、皮肤科、神经科、肿瘤科、中医科、麻醉科、急诊科、理疗科、高压氧科、变态反应科、预防保健科等 18 个科室。医技科室：门诊部、药剂科、检验科、放射科、病理科、功能检查科、同位素科、血库、营养科、供应室、注射室、挂号室、住院部等 13 个科室。

1990 年 8 月，胜利石油管理局决定，油田卫校归医院领导，实行两个二级单位、两块牌子、统一领导的管理体制。

1991 年，根据胜油局发编字〔1991〕3 号文件，对医院机构进行调整。

机关科室 22 个：院办公室、院党委办公室、组织科、宣传科、纪委、工会、团委、保卫科、老年工作科、医务科、质量管理科、护理部、科技办、设备管理科、劳动工资科、教育培训科、财务科、审计科、监察科、档案科、生活科、行政科。

科级单位 28 个：门诊部、预防保健科、内科、外科、神经科、麻醉手术科、妇产科、小儿科、肿瘤科、五官科、传染科、中医科、急诊科、高压氧科、变态反应科、功能检查科、理疗科、放射科、CT 室、检验科、中心实验室、药剂科、病理科、中心血站、同位素科、消毒供应室、营养科、农工商公司。

1992 年 11 月，管理局决定，油田卫校为独立的二级单位。

1999 年，根据管理局减员增效工作精神，对机构进行重新设置。

机关职能科室 12 个：党委办公室、组织科、宣传科、工会团委、纪检监察科、院办公室、医务科、护理部、劳动工资科、财务资产科、科教科、经营审计科。

直属单位7个：行政管理中心、治安保卫办公室、医疗器械科、门诊部、住院部、老年管理中心、信息科。

三级单位32个：

临床科室16个：内科、外科、神经内科、神经外科、麻醉科手术室、妇产科、小儿科、肿瘤科、传染科、中医科、眼科、耳鼻喉科、口腔科、皮肤科、急救中心、变态反应科。

医技科室12个：理疗科、影像诊断中心、预防保健科、检验科、药剂科、病理科、中心血库、高压氧科、感染管理科、同位素科、消毒供应室、营养科。

后勤单位2个：供应站、生活服务中心。

实体单位2个：双益公司、泰恒实业总公司。

四级单位3个：治安联防队、文化站、病房服务队。

副处级单位1个：胜利油田医疗卫生培训中心。

2000年6月30日，管理局研究决定将油田卫校并入中心医院，组建胜利油田医疗培训中心。

2003年底，增加质量管理科；撤销变态反应科；撤销药剂科，增设药品管理科、药品调剂科；增设重症监护室。

2004年，医院为胜利石油管理局二级单位，名称为“胜利石油管理局中心医院”。2004年底，医院实施改制，对机构、人员进行调整。将胜利油田医疗卫生培训中心、治安保卫办公室、老年管理中心、汽车队等机构、人员移交胜利石油管理局。

2005年，根据中国石化集团公司和胜利油田改制分流的总体部署实行产权制度改革，为非营利性医疗机构。经山东省卫生厅批准，胜利石油管理局中心医院变更为“胜利油田中心医院”。医院改制后，对机构进行调整。

机关职能部室设11部1室：医院办公室、党群工作部、人力资源部、监察审计部、财务资产部、经营管理部、医务部、护理部、质量管理部、采购部、市场部、后勤安全保障部。

其他经营管理类科室4个：门诊部、住院部、信息中心、器械材料中心。

临床科室15个：急救中心、内科、外科、妇产科、小儿科、中医科、眼科、耳鼻喉科、口腔科、皮肤科、麻醉手术科、神经内科、神经外科、肿瘤科、传染科。

医技科室10个：康复中心、药剂科、检验科、病理科、消毒供应室、影像中心、预防保健科、高压氧科、中心血站、核医学科。

后勤1个：后勤服务中心。

实体1个：泰恒实业总公司。

2007年10月，成立中心医院感染管理办公室，隶属于质量管理部，行使院内感染管理职能。

2008年2月，神经内科与介入室合并，成立神经·血管病诊疗中心，诊疗中心下设“神经内科”和“血管、神经介入科”2个专业科室。8月，市场部更名为“医保市场部”，下设医保办公室，在市场部原有职能基础上增加医保管理职能；重症监护室更名为重症医学科；传染科更名为“感染病科”；中心血站更名为“输血科”；成立医院感染管理部；成立医患协调办公室和胜利油田中心医院法医司法鉴定中心。10月，后勤安全保障部与后勤服务中心合并，成立后勤管理服务中心。下设综合服务队（四级单位），以及营养中心、员工餐厅、员工公寓、服务部、保洁队、洗涤服务部等6个班组；污水处理站并入综合服务队。12月，成立法规部，将医务部下属机构“医患协调办公室”与“胜利油田中心医院法医司法鉴定中心”归属法规部，列入医院机关职能科室。成立保卫科，列入医院机关职能科室。将血液消化内科、呼吸风湿科调整分设为血液内科、消化内科、呼吸内科、风湿免疫科等4个科室，隶属于内科。

规范部分科室名称：烧伤科更名为“烧伤整形科”；磁共振室更名为“磁共振检查科”；CT室更名为“CT检查科”；B超室更名为“超声检查科”；消毒供应室更名为“消毒供应科”；肿瘤科下属“化疗病房、放疗病房”分别更名为“肿瘤科一病区、肿瘤科二病区”；神经·血管病诊疗中心更名为“神经·血管病科”；医院各专业科室“病房”改称为“病区”。

2009年6月，将原质量管理部所属病案室划归医务部管理，所属统计室划归信息中心管理。12月成立营养科，营养科列入医院医技科室。12月，成立综合病房大楼基建项目部。

2010年2月，成立胜利油田中心医院工会办公室，工会工作职能从党群工作部职能中分离。7月，成立科教科，为医院机关职能科室。成立伤口造口护理治疗室，隶属外科管理。消毒供应科更名为“消毒供应中心”，将后勤管理服务中心所属营养中心划归营养科管理。9月，将后勤管理服务中心下属洗涤服务部划归消毒供应中心管理。

2011年6月，成立静脉用药调配中心。撤销“神经・血管病科”，其下属“神经内科”原名称不变，“血管、神经介入科”更名为“血管介入科”。“神经内科”“血管介入科”同为两个临床专业科室。8月，对部分科室进行更名：“急救中心”更名为“急诊部”；“影像中心”更名为“医学影像科”；“康复中心”更名为“理疗科”；“健康查体中心”更名为“健康管理部”。10月，撤销药剂科，成立药学部。药学部下设门诊药房、住院药房、中草药房、药库、静脉用药调配中心、临床药学室、质量监控室。根据医院治安管理工作需要，成立治安巡逻队，隶属保卫科管理。11月成立乳腺甲状腺外科、肛肠外科、男性科、手足外科、疼痛科。

2012年2月，经东营市事业单位登记管理局核查、批准，医院正式由民办非企业单位变更为事业单位。7月，成立康复医学科。康复医学科挂靠在医务部，康复医学科分别设立两个康复区：儿科康复区和神经、骨科康复区。成立优生科，撤销优生优育实验室，原功能划归优生科，隶属妇产科。8月，成立公共卫生科，属专业技术科室。成立新农合管理办公室，隶属于医保市场部管理。11月，对部分科室进行更名：将“小儿科”更名为“儿科”；“男性科”更名为“男科”。

2013年1月，成立创伤骨科。9月，对医院部分单位机构进行调整、增设：产科病区分为：产科一病区、产科二病区、产房；神经内科病区分为：神经内科一病区、神经内科二病区、神经康复病区；神经外科病区分为：神经外科一病区、神经外科二病区；肿瘤科病区分为：肿瘤科一病区、肿瘤科二病区、肿瘤科三病区。儿科病区分为：儿科一病区、儿科二病区、儿科三病区、儿科康复区。心血管内科病区分为：心血管内科一病区、心血管内科二病区、心血管内科监护室。保健病区分为：保健一病区、保健二病区。增设创伤骨科病区、手足外科病区、乳腺甲状腺外科病区、肛肠外科病区、风湿免疫科病区。11月，综合病房大楼基建项目部更名为基建科，属机关职能科室。将后勤管理服务中心综合服务队职能划归基建科管理。经山东省卫生厅批准成立东营市脑科医院，床位186张，设有神经内科2个病区、神经外科2个病区、血管介入科1个病区、神经康复病区1个。

2014年1月，撤销胸心外科，成立胸外科、心血管外科。原胸心外科将心脏及血管疾病的诊断及外科治疗划归心血管外科。6月，成立生物细胞实验室，隶属于血液内科管理，设实验技术、实验室管理两个岗位。成立麻醉药房，隶属于药学部管理。8月，“烧伤整形科”更名为“烧伤整形美容科”。

2015年5月，成立妇幼健康管理办公室，隶属于医务部管理。

2016年1月，成立神经重症监护病区，隶属于脑科医院管理。7月，成立市场发展部，属机关职能科室。成立老年工作科，属机关职能科室。成立安保部，下设保卫科、安全科，属机关职能科室。成立政策研究（咨询）室，隶属医院办公室。成立行政督导室，隶属医院办公室。成立医保办公室，隶属医务部。成立远程医学中心，隶属医务部。成立手外科、足踝外科，两科为同一病区。撤销医保市场部。医保市场部的客户服务部职能、人员划归市场发展部管理；医保管理职能、人员划归医保办公室管理。撤销手足外科，手足外科诊疗内容及人员划归手外科、足踝外科。监察审计部更名为纪监审计部，原职能不变。

2017年2月，成立东营市心血管医院。下设：（一）综合管理办公室。（二）心血管内科。下设3个病区：心血管内科一病区、心血管内科二病区、心血管内科监护室；心电图室、心脏导管室隶属心血管内科管理。（三）心脏外科、血管外科。心脏外科、血管外科为同一病区。成立东营市肿瘤医院。下设：（一）综合管理办公室。（二）肿瘤科。下设5个病区（中心）：肿瘤科一病区、肿瘤科二病区、肿瘤科三病区、肿瘤科四病区、放射治疗中心。（三）血液内科。下设：血液内科一病区、血液内科二病区。成立东营市妇儿医院。下设：（一）综合管理办公室。（二）妇产科。下设妇科、产科、生殖医学科三个专业科室。1.妇科。下设2个病区：妇科一病区、妇科二病区。2.产科。下设3个病区：产科一病区、产科二病区、产科三病区；产房隶属产科管理。3.生殖医学科。原优生科业务范围增加不孕症诊治功能。（三）儿科。下设4个病区：儿科一病区、儿科二病区、儿科三病区、儿科康复区。成立东营市甲状腺乳腺病诊疗中心。下设：（一）甲状腺外科。设甲状腺外科病区。（二）乳腺外科。设乳腺外科病区。（三）内分泌科。设内分泌科病区。成立运动医学科，与关节外科同一病区。成立老年病科，与保健一病区同一病区。成立脑血管病科，与神经内科同一病区。成立头颈血管外科，与神经外科同一病区。成立中心实验室，属医技科室，暂由科教科管理。8月，原市场发展部更名为“对外合作交流部”；原器械材料中心更名为“医学装备部”，原职能不变。成立东营市消化病医院。下设：（一）综合管理办公室。（二）消化内科。下设消化内科一病区、消化内科二病区；胃肠镜室隶属消化内科管理。（三）肝胆外科。下设肝胆外科病区。（四）胃肠外科。下设胃肠外科病区。（五）结直肠肛肠外科。下设结直肠肛肠外科病区。成立东营市胸科医院。下设：（一）综合管理办公室。（二）呼吸内科。下设呼吸内科一病区、呼吸内科二病区；变态反应室、肺功能室属呼吸内科管理。（三）胸外科。下设胸外科病区。成立东营市泌尿肾病医院。下设：（一）综合管理办公室。（二）泌尿外科、男科。泌尿外科、男科为同一病区。（三）肾内科。下设肾内科病区。（四）东营市血液净化中心。成立东营市医学影像会诊中心。下设：（一）综合管理办公室。（二）专业科室：放射科、CT检查科、磁共振检查科、超声检查科、核医学科。成立心脑血管病研究所、眼科研究所、口腔研究所。成立神经内科三病区。与神经康复病区同一护理单元。将儿科康复区更名为儿童康复保健科。

2018年3月，对信息中心内部机构编制进行调整。将信息中心原下设的计算机室更名为系统运行室、综合开发室。调整后的信息中心下设系统运行室、综合开发室、统计室、图书馆等4个内设机构。5月，成立国际特需医疗部，暂隶属于东营市肿瘤医院管理，下设国际特需医疗部病区。成立全科医学科，其病区设在保健病区和国际特需医疗部病区。成立儿外科，与结直肠肛肠外科同一病区，隶属于东营市消化病医院管理。成立PET－CT检查科，列入医技科室，隶属于东营市医学影像会诊中心管理。将健康管理部原超声查体业务职能划归超声检查科。8月，将医院办公室、党群工作部进行整合，成立党政办公室，下设政策研究（咨询）室、行政督导室、综合档案室，属机关职能科室。撤销收发室，原职能划归总值班室，暂由党政办公室管理。按照《东营市卫生和计划生育委员会关于启用全市双向转诊系统的通知》（东卫医字〔2018〕24号）要求，成立分级诊疗办公室，隶属于医务部管理。12月，撤销康复医学科，成立东营康复医院（胜利油田中心医院中西医结合医院）。下设：综合管理办公室、神经康复科、骨科康复科、儿童康复保健科、风湿免疫科、中医科、理疗科、高压氧科。成立东营骨科医院。下设：综合管理办公室、关节外科、运动医学科（关节外科、运动医学科为同一病区）、创伤骨科、成立东营市创伤骨科中心（与创伤骨科为同一病区，主要负责承担各类骨科创伤疾病的诊断和治疗工作）、手外科、足踝外科（手外科、足踝外科为同一病区）。成立东营市急危重症患者救治中心。主要负责东营地区的急危重症患者的救治等工作。成立东营市危重新生儿急救转运中心，与儿科一病区为同一病区。主要负责东营地区的危重新生儿转运、会诊、救治等工作。

2019年3月，撤销烧伤整形美容科，成立整形美容外科、烧伤与创面修复科。整形美容外科、烧伤与创面修复科为同一病区。将外科所属伤口造口护理治疗室划归烧伤与创面修复科管理。成立东营市医学整形美容医院，下设：综合管理办公室、整形美容外科、烧伤与创面修复科、皮肤科、口腔科、口腔研究所。4月，成立内镜中心，属临床科室，设中层职数2—3名。主要负责利用无痛舒适化诊疗技术集中使用消化内镜、呼吸内镜、泌尿内镜、宫腔镜等技术对患者的消化系统、呼吸系统、泌尿系统、生殖系统等进行多学科检查、诊断、治疗及科研、教学等工作；成立移动体检中心，隶属于健康管理部管理，设中层职数1—2名。主要负责对东营市、胜利油田辖区内及周边地区因交通不便、时间不适宜等不方便来医院的人员进行健康体检、职业病筛查、应急医疗救援等工作，还具有巡回医疗、两癌筛查、慢病干预、普及健康知识、对外义诊宣传等各项医疗卫生服务的职能。7月，成立临床技能实训中心，直属于人力资源部管理，暂定员3人，设中层职数1人。主要负责住院医师规范化培训、全科医师培训、三基三严培训等技能培训及考核工作的组织、实施和管理工作；协调院内医疗、护理、医技等各专业技术人员及实习、见习等人员的临床技能教学、训练、考核的实施和管理工作；承担院外相关临床技能培训及考核管理工作；承担国家住院医师规范化培训基地等相关基地在基地评估中临床技能实训方面的实施和管理等工作。9月，对呼吸内科机构进行更名。呼吸内科更名为呼吸与危重症医学科，原诊疗范围不变。更名后呼吸与危重症医学科收治的重症患者仅限于收治呼吸内科专业系统内的重症病患。12月，成立多学科诊疗及疑难病会诊中心，隶属于医务部管理，暂定员1—2人。主要负责组织建设多学科协作体系，建立规范及高效的多学科协作团队，根据相关诊疗规范与指南，针对疑难杂症、多系统多器官疾病、急危重患者、医疗纠纷或隐患患者及其他有会诊要求的患者进行多学科会诊，制定个体化治疗方案等工作。

2020年6月，按照卒中中心建设规划，结合医院实际，成立脑心共治病区，与神经重症监护病区同一病区。负责急慢性脑血管病合并急性心血管病或心脏疾病的诊断与治疗等工作。成立神经介入病区，与神经内科一病区同一病区。负责急慢性缺血性脑血管病和出血性脑血管病的神经介入诊断与治疗等工作。成立适应医疗病区，与神经内科二病区同一病区。负责缺血性脑血管病，特别是慢性缺血性患者、脑血管狭窄或闭塞患者，采用缺血预适应治疗仪的方式进行治疗等工作。成立防卒中复发病区，与神经内科三病区同一病区。负责缺血性脑血管病、出血性脑血管病的复发预防与治疗等工作。成立神经功能检查室，下设多普勒室、肌电图室、脑电图室。设中层职数1名。负责神经系统相关疾病的诊断及部分治疗等工作。以上新成立机构，隶属神经内科管理；属同一病区的，定员人数和干部职数暂不变动，根据业务发展情况适时调整补充。

2021年1月，成立心血管内科三病区，隶属于心血管内科管理；成立泌尿外科一病区、泌尿外科二病区，隶属于泌尿外科管理；成立风湿免疫科一病区、风湿免疫科二病区，隶属于风湿免疫科管理；儿童康复保健科划归儿科管理。2月，撤销党政办公室，成立党委办公室、医院办公室和党委宣传部。党委办公室主要负责党的建设、全面从严治党、思想政治工作、群团、信访维稳等工作；医院办公室主要负责医院公文会议、行政督导及公务接待等工作；党委宣传部主要负责医院宣传文化建设、精神文明建设、意识形态、统战等工作。撤销纪监审计部，成立纪检监察部、审计部。纪检监察部主要负责贯彻执行纪检、监察工作的政策规定，履行全面从严治党监督职责，有效监督执纪问责，不断加强医院党风廉政建设等工作。审计部主要负责拟订医院内部审计规章制度，对医院内部重大经济事项、重大工程、内控制度执行和固定资产、库存物资等进行监督、评价和审计等工作。成立科技成果转化科。科教科原科研开发管理等工作划归科技成果转化科管理。主要负责医院专利、成果转化合同和成果转化基金的管理，以及对专利、成果提供转移转化平台、对外窗口和技术转移服务，进行后续开发等工作。成立群众满意度评价管理办公室，列入机关职能科室，对外合作交流部原下设客户服务中心划归群众满意度评价管理办公室管理。主要负责患者满意度调查分析、客户电话咨询服务、随访和相关问题整改督导、医院人性化服务管理及协助医疗纠纷协调等工作。人力资源部原下设机构住培办公室、直属机构临床技能实训中心及相关业务和继续教育等相关工作划归科教科管理。预防保健科更名为健康管理部，原健康管理部更名为体检中心，健康管理部下设干部保健办公室和体检中心，列入机关职能科室。保健病区、老年病科、全科医学科划归内科管理，原诊疗范围不变。3 月，基建科综合服务队原维修调度职能划归群众满意度评价管理办公室管理。5 月，基建科综合服务队库房职能划归医学装备部管理；信息中心的内设机构图书馆划归科技成果转化科管理；中心实验室暂由科技成果转化科管理。5 月，撤销住院部，成立一站式服务中心，属医院其他业务科室，原住院部登记室、记账结算室及门诊部挂号收费室划归一站式服务中心管理，原住院部探视管理职能划归保卫科。一站式服务中心主要负责门诊（急诊）挂号收费、出入院办理、入院准备、住院预约、床位调度管理、加床管理、催款结算、病历资料复印、代寄检查报告等工作；开设就医咨询、预约服务、便民续方门诊、医保服务、慢病管理等便民服务窗口工作。6 月，经营管理部合同管理职能划归法规部管理；法规部民生热线管理职能划归群众满意度评价管理办公室管理；将洗涤服务部划归后勤管理服务中心管理。8 月，成立心血管外科监护室，属心血管外科下设机构。主要负责心血管病人术后监护，对出现不稳定情况的患者随时进行专业处理，为大血管疾病、心脏疾病等术后病人提供循环支持、呼吸支持、血液保护、容量控制、营养支持、神经保护、出凝血检测、心血管康复等监护措施。9 月，成立针灸科，与理疗科同一诊疗单元，主要负责运用针灸疗法对内、外、妇、儿等专业的多种疾病进行治疗和预防。

2022 年 11 月，成立西郊院区，作为胜利油田中心医院分院区进行管理。西郊院区下设综合管理办公室，主要负责西郊院区党群、行政、后勤保障等综合协调工作。原胜利油田中心医院西郊康复医院撤销。设立神经康复科二病区，隶属神经康复科管理；原神经康复区更名为神经康复科一病区；设立消化内科三病区，隶属消化内科管理；设立西郊院区麻醉手术室，隶属麻醉手术科管理；设立西郊院区外科病区；设立西郊院区急诊科。成立神经外科三病区（头颈血管外科），原头颈血管外科病区撤销。成立介入诊疗中心，属临床科室。将心脏导管室、血管介入科手术室进行整合，由介入诊疗中心统一管理。设中层职数 1 名，护士长职数 1 名。将血管介入科划归东营市心血管医院管理。撤销病案室，成立病案管理科，属机关职能科室，将原病案室相关职能划归病案管理科。撤销医保办公室，成立医保管理办公室，属机关职能科室，将原医保办公室相关职能划归医保管理办公室。

2023 年 2 月，成立督查办公室，属机关职能科室。负责对医院重点工作完成情况、党委会、办公会交办的重点工作、阶段性工作等事项，开展督促检查，提高工作效率；负责组织协调医院行政查房工作。原行政督导室予以撤销。成立新院区建设管理办公室。负责协调推进新院区项目建设，监管、检查项目建设质量、进度、安全等有关事项；根据工作需要定期召开调度会议，收集、汇报、协调解决项目运行有关问题等。4 月，成立西郊院区急诊科综合病区，作为西郊院区急诊科下设机构管理，暂与西郊院区外科病区同一诊疗单元。针灸科更名为针灸推拿科，原诊疗范围不变；撤销理疗科，原诊疗范围划入针灸推拿科；10 月，撤销放射科、CT 检查科、磁共振检查科，成立医学影像科，属医技科室，隶属东营市医学影像会诊中心管理，原放射科、CT 检查科、磁共振检查科业务职能划归医学影像科。机构调整后东营市医学影像会诊中心下设：综合管理办公室、医学影像科、超声检查科、核医学科、PET–CT 检查科；11 月，成立血液病研究所，主要负责异基因造血干细胞移植、急性白血病、淋巴瘤、多发性骨髓瘤及其他血液疾病的难点和热点问题的临床和基础研究；开展尖端前沿临床研究，免疫治疗研究，推广新技术新项目，提高血液病诊治水平；成立消化病研究所，主要负责胃肠肿瘤、胆胰疾病、消化道微生态及其他消化领域难点和热点问题的临床和基础研究；负责消化病诊治技术创新和研究，推广新技术新项目，提高消化病诊治水平。

2024 年 1 月，成立神经外科四病区（泛血管病科），隶属于神经外科管理；成立胃肠外科二病区，隶属于胃肠外科管理；成立神经康复科三病区，隶属于神经康复科管理；成立关节外科、运动医学科一病区，关节外科、运动医学科二病区，隶属于关节外科、运动医学科管理；成立创伤中心。主要负责急诊创伤患者救治工作，负责建立创伤患者早期快速救治机制，提升创伤患者规范诊断和高效救治能力，重点提升创伤相关严重多发伤、复合伤救治能力；成立急诊创伤外科病区，隶属于创伤中心管理；风湿免疫科一病区、风湿免疫科二病区合并为一个病区；2 月，健康管理部更名为健康管理中心；体检中心更名为体检部；4 月，成立东营市职业病医院。负责诊断和治疗劳动者在职业活动中因接触有害因素而引起的疾病。东营市职业病医院相关工作由医务部牵头负责；成立尘肺科，挂牌在呼吸与危重症医学科。主要负责尘肺病及其并发症的诊治等工作；成立中毒科、物理因素科，挂牌在急诊科。主要负责急慢性化学中毒救治，以及职业中毒、物理因素所致职业病等相关疾病的诊断、治疗等工作；成立健康监护科，挂牌在体检部。主要负责开设职业病门诊、为接触职业病危害因素作业人员进行健康检查等工作；检验科设置毒性监测室、理化分析室。主要负责开展中毒物含量的测定、生物效应指标的测定等职业卫生检验业务。

2024 年 5 月，撤销医学装备部，成立医学设备部。主要负责全院医疗设备、医疗器械配置规划与购置计划的制定与实施；负责全院医疗设备、医疗器械的购置、验收、维护维修保养、使用培训考核、技术支持、使用管理、计量管理、相关医疗器械不良事件管理、报废处置等全程管理工作。成立耗材管理部，主要负责全院耗材（医用耗材、信息耗材、后勤保障物资和维修材料等）的遴选、采购、验收、储存、配送及质量控制、相关医疗器械不良事件等管理工作，并配合相关部门做好耗材的使用监测分析评价工作。

截至 2024 年 6 月底，医院（含西郊院区）共有科室 113 个，其中临床科室 66 个、医技科室 13 个、机关职能科室 34 个。

（撰稿人：王日香　陈　勇）

第二章　党群建设

第二章　党群建设

第一节　党建工作

党员发展

医院党组织按照“坚持标准，保证质量，改善结构，慎重发展”的要求发展党员，做到成熟一个，发展一个，发展重点向“临床一线”倾斜，认真落实“把党员培养成骨干，把骨干培养成党员”双培养机制，不断充实新鲜血液。尤其是在抗击新冠疫情初期，按照上级有关工作部署，坚持“火线入党”，先后有 20 名同志在抗击新冠疫情一线发展为党员。经过 60 年的努力，医院党员人数从 1973 年第一届党代会召开时的 182 名党员，发展至 2024 年 3 月，全院共有 989 名党员。

1973—2024 年部分年份党员人数变更情况表

时间	党员总数	发展党员数
1973 年	182	
1974 年	190	
1975 年	196	
1976 年	330	17
1977 年	343	14
1978 年	285	16
1979 年	297	3
1980 年	307	5
1981 年	315	1
1982 年	272	4
1983 年	289	3
1984 年	305	6
1985 年	302	34
1986 年	376	16
1987 年	394	10
1988 年	430	20
1992 年	477	
1993 年	489	15
1994 年	510	19
1995 年	531	19
1996 年	552	21
1997 年	585	23
1998 年	602	19
1999 年	630	18
2000 年	740	20
2001 年	755	21
2002 年	771	22
2003 年	792	27
2004 年	710	20
2005 年	386	17

时间	党员总数	发展党员数
2006年	400	10
2007年	406	11
2008年	443	14
2009年	465	11
2010年	493	11
2011年	529	12
2012年	564	11
2013年	590	9
2014年	654	7
2015年	697	8
2016年	728	7
2017年	755	11
2018年	784	12
2019年	841	18
2020年	864	45
2021年	919	29
2022年	953	10
2023年	983	6
2024年4月	989	

党员教育

党员教育工作　在医院发展不同阶段，医院党委结合医院实际，创新活动载体，强化对党员的思想政治教育，充分发挥党支部的战斗堡垒作用和党员的先锋模范作用。

1980年7月，对全体党员分期分批进行轮训，组织党员学习《中国共产党章程》《关于党内政治生活的若干准则》《论共产党员的修养》等文件，在此基础上对照检查找差距、定措施、促整改，使全体党员受到一次深刻教育。

1984年11月至1985年11月，在全院开展整党工作，对15个党支部326名党员进行调查研究分析，有301名党员符合标准进行登记，有2名党员缓期登记，有1人在“文化大革命”中犯有严重错误受到党纪处分。

1995年以来，通过创建“三甲”医院、严格执行综合目标管理、坚持党的“三会一课”制度，采取季度检查等形式，加强对党员的思想政治教育。

2009年，在党员中开展深入学习实践科学发展观活动。

2011年，开展优质服务创建活动，通过“优质服务流动红旗”“双高模范”（医德高尚、医术高超）、“十佳感人好事”等评选，充分展示医院广大干部职工的精神风貌，树立医院优质服务新形象。开展“三讲两查一防”即“讲制度、讲责任、讲道德，查缺陷、查隐患，防范医疗纠纷”学习讨论活动。结合典型案例，组织职工学习规章制度和岗位职责。

2012年，在党员中开展深入学习宣传贯彻落实党的十八大精神活动，开展对“低老坏（低标准、老毛病、坏习惯）”进行集中整治活动和“我为评审立新功”竞赛活动，促进评审整改工作的有效开展。深入推进“三好一满意”（服务好、质量好、医德好，群众满意）活动，改善人民群众看病就医感受，提高患者和社会对医院医疗服务的满意度。

2013年，在全体党员中开展党的群众路线教育实践活动，通过“三亮三比三评”（亮标准、亮身份、亮承诺，比技能、比服务、比质量，群众评议、党员互评、领导点评）活动，展示党员形象。

2014年，以“精细管理上水平，降本挖潜增效益”为主题，开展以“争当精细管理模范、争当岗位技术能手、争当优质服务明星和争创降本挖潜增效示范单位、争创文明服务满意窗口”为主要内容的“三争两创”活动。

2015年，在全体党员中开展“三严三实”专题教育，同时以能力提升为目标，深入开展“提升管理水平争创精细管理团队、提升全员素质争创爱院敬业模范、提升服务能力争创最美白衣天使”为主要内容的“三升三争”主题活动。

2016年，在全体党员中开展“两学一做”学习教育，以“对标一流找差距，提质创效比作为”为主题，扎实开展好“对标争创”活动，在全院开展“技术品牌”“优质服务品牌”“高质高效科室”的评选。

2017年，以“对标管理提质效，争创发展新业绩”为主题，继续开展“对标争创”活动，开展“对标管理优秀科室”评选。在党员中开展“受教育、亮承诺、见行动”主题活动。分批次组织党员到检察院、看守所等接受警示教育，到红色教育基地开展红色教育。

2018年，立足服务提升，深化“对标服务”活动，在全院职工中开展“两多两好”（多说一句暖心话、多做一件热心事。讲好每句话就是在改善服务，做好每件事就是在提升质量）活动和技术品牌评选活动。

2019年，在全体党员中开展“不忘初心、牢记使命”主题教育，深入开展学习教育、调查研究、检视问题、整改落实。同时结合庆祝中华人民共和国成立70周年和庆祝医院建院55周年，采取多种形式加强党员教育。

2020年上半年，组织开展“学查改促”活动。2020年9月，东营市胜利油田中心医院党委成立后，在全院围绕“聚焦党的建设、聚焦改革创新、聚焦干事创业”三个方面开展为期三个月的“改革开放、守正创新、担当作为，持续推动高质量发展”解放思想大讨论活动。

2021年，在全院组织开展党史学习教育主题教育，组织引导全院党员干部学史明理、学史增信、学史崇德、学史力行，做到学党史、悟思想、办实事、开新局。开展庆祝中国共产党成立100周年系列活动。

2022年，按照市委要求组织开展“创新实干、事争一流”大讨论，学习市委“五个牢牢把握”“四个高”“两个高于”工作要求。

2023年，在全院组织开展学习贯彻习近平新时代中国特色社会主义思想主题教育，紧紧围绕学思想、强党性、重实践、建新功的总要求，全面落实“以学铸魂、以学增智、以学正风、以学促干”的重要要求，把理论学习、调查研究、推动发展、检视整改、建章立制等贯通起来，一体推进，确保实现凝心铸魂筑牢根本、锤炼品格强化忠诚、实干担当促进发展、践行宗旨为民造福、廉洁奉公树立新风的目标。

党员荣誉　2004年，宋和凤、赵希学、王建平被胜利石油管理局党委评为优秀共产党员，李友三被胜利石油管理局党委评为优秀党务工作者。

2005年，吴德云、冯国平被胜利石油管理局党委评为优秀共产党员，王培海被胜利石油管理局党委评为优秀党务工作者。

2006年，耿丽、颜廷淦被胜利石油管理局党委评为优秀共产党员，巩曰卿被胜利石油管理局党委评为优秀党务工作者。

2007年，袁庆忠被胜利石油管理局党委评为优秀共产党员，周明琪被胜利石油管理局党委评为优秀党务工作者。

2008年，赵卫东被胜利石油管理局党委评为优秀共产党员。

2009年，李玉生被胜利石油管理局党委评为优秀共产党员，巩曰卿被胜利石油管理局党委评为优秀党务工作者。

2010年，赵卫东被胜利石油管理局党委评为优秀共产党员，王公明被胜利石油管理局党委评为优秀党务工作者。

2011年，周明琪被胜利石油管理局党委评为优秀共产党员，巩曰卿被胜利石油管理局党委评为优秀党务工作者。

2012年，袁庆忠被胜利石油管理局党委评为优秀共产党员，王公明被胜利石油管理局党委评为优秀党务工作者。

2013年，赵卫东被胜利石油管理局党委评为优秀共产党员，尤文军被胜利石油管理局党委评为优秀党务工作者。

2014年，袁庆忠被中石化集团公司党组评为优秀共产党员，王炳平被胜利石油管理局党委评为优秀共产党员，黄琨被胜利石油管理局党委评为优秀党务工作者。

2015 年，袁庆忠被胜利石油管理局党委评为优秀共产党员，王靖被胜利石油管理局党委评为优秀党务工作者。

2016 年，卜庆敖、周忠向被胜利石油管理局党委评为优秀共产党员，李蓝被胜利石油管理局党委评为优秀党务工作者。

2017 年，张旗、韩光良被胜利石油管理局党委评为优秀共产党员，李蓝被胜利石油管理局党委评为优秀党务工作者。

2018 年，潘国政被中石化集团公司党组评为优秀共产党员，潘国政、孙桂森、袁帅被胜利石油管理局党委评为优秀共产党员，杨新国被胜利石油管理局党委评为优秀党务工作者。

2019 年，王明鑫、岳振营被胜利石油管理局党委评为优秀共产党员，李蓝被胜利石油管理局党委评为优秀党务工作者。

2020 年，胡国鑫被中共山东省委组织部评为山东省“抗疫榜样”，苟田田、王当莲被东营市委评为优秀共产党员，王玉强、杨亚东、苟田田、夏军国、钱均凤、张建、姚林果、王彦、宗强、王大龙被胜利石油管理局党委评为优秀共产党员，杨新国、王庆安被胜利石油管理局党委评为优秀党务工作者。

2021 年，薄友玲被东营市直机关工委评为优秀党务工作者，丁学开、卜庆敖、马德刚、王庆安、王明鑫、王椋、卢朝辉、乔鲁军、闫丽、段颜、袁帅、徐伟民、闫应生、周芳、秦建勇、栾森、莫静、贾璐、郭晓华被东营市卫生健康委机关党委评为市直卫生健康系统优秀共产党员，杨新国、张红霞、黄新刚、张建、刘国强、辛志明、夏军国、林泉、宗强被东营市卫生健康委机关党委评为市直卫生健康系统优秀党务工作者。

2022 年，王明鑫被中共山东省委组织部评为山东省“创新榜样”。

2023 年，王日香、王玉强、王靖、刘世君、王光祥、刘志强、李涛、王亨、朱小明、李鹏、周忠向、刘玲玲、陈谭昇、罗玉梅、姜振华被东营市卫生健康委机关党委评为市直卫生健康系统优秀共产党员，李蓝、丁菊英、史霞、成爱霞、杭鹏、张立功被东营市卫生健康委机关党委评为市直卫生健康系统优秀党务工作者。

基层党建

基层党建工作 医院党委始终坚持抓基层、强基础、固基本，不断加强基层党组织建设。在不同时期，医院党委紧跟上级有关要求，结合医院实际，不断完善有关基层党组织建设、管理的规章制度，积极搭建基层党组织作用发挥的载体、平台，确保基层党组织的战斗堡垒作用和党员的先锋模范作用得到充分发挥。尤其是移交市政府管理以来，医院党委扎实推进党支部标准化规范化建设，积极打造“两规范一创建”，高标准严要求抓实“三会一课”、主题党日等组织生活，按时组织进行换届选举，规范落实组织生活会和民主评议党员，积极推进党建品牌创建，打造党支部工作示范点，不断提升组织生活标准化规范化水平。抓实基层党组织书记抓党建述职评议，建立实施党总支、党支部工作考核制度，推行党支部评星定级，压实党建工作责任，推动基层党建工作走深走实。深入推进党建与业务融合，推广“党建品管圈”创新项目，打造支部工作法，以高质量党建引领高质量发展，尤其是在抗击新冠疫情等急难险重任务中，各基层党组织充分发挥党建工作优势，在凝心聚力、组织协调、党员冲锋等方面发挥重要作用，为圆满完成各项工作任务提供坚强保证。

党建品牌创建 （1）优秀品牌。2021 年，老年第二党支部党建品牌“医心向党·银杏向阳”、医学影像会诊中心党支部党建品牌“心向党·影相随”、泌尿肾病医院党支部党建品牌“医心向党·温情护肾”、肿瘤医院党支部党建品牌“红心向党·抗癌先锋”被东营市卫生健康委机关党委评为优秀支部党建品牌。

2022 年，医学整形美容医院党支部党建品牌

“深耕厚植·仁心塑美”、机关第三党支部党建品牌“五力五强·硬核担当”、药学部党支部党建品牌“医心向党·药护健康”被东营市卫生健康委机关党委评为优秀支部党建品牌。

2023 年，医院党建品牌“医心向党·护佑健康”被东营市直机关工委评为市直机关第二批“十佳党建品牌”。神经外科党支部党建品牌“医心向党·医颅先锋”、神经内科党支部党建品牌“医心向党·抗卒先锋”、消化病医院第二党支部党建品牌“肝胆相照·胰路前行”被东营市卫生健康委机关党委评为优秀支部党建品牌。

（2）党建示范点。2021 年，医学影像会诊中心党支部被东营市直机关工委评为市直机关基层党建示范点，医学影像会诊中心党支部、泌尿肾病医院党支部、肿瘤医院党支部被东营市卫生健康委机关党委评为市直卫生健康系统支部工作示范点。

2022 年，医院党委被东营市直机关工委评为东营市机关党建示范点。

2023 年，机关第三党支部、医学整形美容医院党支部、药学部党支部被东营市卫生健康委机关党委评为市直卫生健康系统支部工作示范点。

2024 年，心血管党支部入选全国公立医院临床科室标杆党支部。

（3）党建品管圈。2022 年，在全市卫生健康系统“党建品管圈”创新项目大赛中，老年工作科党总支“银杏向阳”圈获一等奖、药学部党支部“药护健康”圈获二等奖、医学影像会诊中心党支部“影相随”圈获三等奖。

2023 年，药学部党支部“药护健康”圈获全省卫生健康系统首届“党建品管圈”创新项目大赛一等奖。在全市卫生健康系统“党建品管圈”创新项目大赛中，门诊党支部“闪电”圈、急诊科党支部“同心圆”圈获一等奖，心血管医院党支部“凝心聚力”圈获二等奖。门诊党支部“闪电”圈、心血管医院党支部“凝心聚力”圈获全省卫生健康系统第二届“党建品管圈”创新项目大赛一等奖，急诊科党支部“同心圆”圈获全省卫生健康系统第二届“党建品管圈”创新项目大赛二等奖。

主要荣誉　（1）集体荣誉。2004 年，内科党支部被胜利石油管理局党委评为先进基层党组织。

2005 年，机关党委、影像中心党支部被胜利石油管理局党委评为先进基层党组织。

2006 年，内科党支部、外科党支部被胜利石油管理局党委评为先进基层党组织。

2007 年，外科党支部被胜利石油管理局党委评为先进基层党组织。

2008 年，门诊党支部被胜利石油管理局党委评为先进基层党组织。

2009 年，外科党支部被胜利石油管理局党委评为先进基层党组织。

2010 年，内科党支部、急救中心党支部被胜利石油管理局党委评为先进基层党组织。

2011 年，急救中心党支部、外科党支部被胜利石油管理局党委评为先进基层党组织。

2012 年，内科党支部、外科党支部被胜利石油管理局党委评为先进基层党组织。

2013 年，外科党支部、门诊党支部被胜利石油管理局党委评为先进基层党组织。

2014 年，内科党支部、外科党支部被胜利石油管理局党委评为先进基层党组织。

2015 年，外科党支部、儿科党支部被胜利石油管理局党委评为先进基层党组织。

2016 年，外科党支部被中石化集团公司党组评为先进基层党组织。外科党支部、神经内科党支部被胜利石油管理局党委评为先进基层党组织。

2017 年，妇产科党支部被胜利石油管理局党委评为基层党支部建设示范点，内科党支部、妇产科党支部被胜利石油管理局党委评为先进基层党组织。

2018 年，神经内科党支部、外科党支部被胜利石油管理局党委评为先进基层党组织。

2019 年，肿瘤医院党支部、消化病医院党支部、机关第一党支部被胜利石油管理局党委评为先进基层党组织。

2020 年，医学影像会诊中心党支部、感染病科党支部被胜利石油管理局党委评为先进基层党组织，感染病科党支部被山东省委评为先进基层党组织，急诊科被东营市委评为先进基层党组织。

2021 年，医学影像会诊中心党支部被东营市委评为先进基层党组织。药学部党支部、机关第一党支部、甲状腺乳腺病诊疗中心党支部、肿瘤医院党支部、消化病医院党支部、胸科医院党支部、神经内科党支部被东营市卫生健康委机关党委评为先进基层党组织。

2023 年，机关第三党支部、儿科党支部、检验党支部、重症医学科党支部、门诊党支部、康复医院党支部被东营市卫生健康委机关党委评为先进基层党组织。

（2）优秀党课。2021 年，王明鑫的党课《党建引领，医心为民，做推动医院高质量发展的实干青年》、薄友玲的党课《新时代基层共产党员的 “学”与“做”》、张红霞的党课《学党史，争先锋，传承精神创新发展》、刘国强的党课《红心向党 致敬楷模》被东营市卫生健康委机关党委评为优秀党课。

2022 年，吴丹的党课《让青春在党旗下闪光》、夏凡的党课《坚定信念医路前行》被东营市卫生健康委机关党委评为优秀微党课。吴丹的党课《让青春在党旗下闪光》在东营市直机关主题党课大赛中获二等奖。

2023 年，王当莲的党课《践行走在前、做表率 推动医院高质量发展》被东营市卫生健康委机关党委评为优秀微党课。

党建创新案例

主题党日优秀案例　2019 年，急诊科党支部《党员奉献日》主题党日活动被胜利石油管理局有限公司党委组织部评为2018年度优秀主题党日。

2022年，泌尿肾病医院党支部《重走考察路线，重温殷切嘱托》主题党日活动、消化病医院党支部《喜迎二十大，我为群众办实事》主题党日活动被东营市卫生健康委机关党委评为主题党日优秀案例。

2023 年，心血管医院党支部《重温峥嵘岁月 汲取奋进力量》主题党日活动被东营市卫生健康委机关党委评为主题党日优秀案例。

党建案例　2019 年，党建案例《“三心”方针强党建促发展》在健康报社举办的 2019 年“寻找卫生健康基层党建创新案例”活动中获“创新案例奖”。

2020 年，党建案例《党建引领 文化聚力 筑牢疫情防控阻击线》在丁香园、中国管理科学学会开展的“不忘初心，医路前行”全国医疗机构党建品牌案例征集活动中获全国医疗机构党建品牌特色案例。党建案例《“3+3+3”模式织密筑牢疫情防控工作网》在健康报社举办的 2020 年第二届“寻找卫生健康党建创新案例”活动中获最佳实践案例。

2022 年，党建案例《实施党建引领“五项行动”打造人民满意“五型医院”》在全市机关党建优秀创新案例评选活动中获优秀创新案例。

2023 年，党建案例《落实“一强三创”工作法 推进党建与业务深度融合》获 2023 年度中国现代医院管理优秀案例。

（撰稿人：李　蓝　夏军国）

第二节　纪检监察

工作机构

机构沿革　纪委成立前，纪检工作由医院组织科兼管。1981 年 11 月 29 日，经中共胜利油田委员会批准，成立中共胜利油田中心医院纪律检查委员会，孟占魁任书记，张茂春任副书记。1990 年 3 月，胜利油田党委任命高耀坤为纪委书记。1993 年 5 月，胜利石油管理局党委任命隋永源为党委副书记兼纪委书记、党委常委。2001年11月，王明泉任党委副书记、纪委书记、工会主席。2002年4月，陶振岩任纪委副书记。2005年4月，中共胜利石油管理局中心医院纪律检查委员会更名为中共胜利油田中心医院纪律检查委员会。2008年7月，经胜利石油管理局党委组织部批复，张承勋任党委常委、纪委书记。2010年5月，经胜利石油管理局党委组织部批复，朱华任党委常委、纪委书记。2016年7月，李蓝任纪委副书记。2018年8月，经胜利石油管理局党委组织部批准，王琪任党委常委、纪委书记。2020年9月，中共东营市委决定成立中共东营市胜利油田中心医院纪律检查委员会，代荣玉任医院党委委员、纪委书记。2021年2月，经市纪委同意，杭鹏任纪委副书记。

1986年5月，成立审计科。1990年10月22日，增设监察科，纪委与监察合署办公。1999年，成立经营审计科。2005年，纪委、监察科和审计科合署办公，成立监察审计部。2016年7月6日，监察审计部更名为纪监审计部。2021年2月20日，撤销纪监审计部，成立纪检监察部。

截至2024年3月，部门在职人员4人，其中硕士研究生1人，大学学历3人。副高级职称2人，中级职称2人。

历任负责人

姓名	职务	任职时间	离任时间	离任去向
张茂春	纪委副书记	1981.11	1990.06	组织科科长
张明云	审计科负责人	1986.04	1987.10	财务科科长
孙成瑞	审计科副科长	1987.10	1995	退职
苏坤秀	审计科副科长	1995	2003.01	退职
林占亭	监察科副科长	1990.12	1993.05	纪委副书记兼监察科副科长
林占亭	纪委副书记兼监察科副科长	1993.05	1993.10	肿瘤科党支部书记
王利民	纪委副书记兼监察科副科长	1993.10	1998.03	退职
王殿高	纪委副科级纪检员	1993.05	1999.06	纪委副书记
张卫东	监察科科长	1998.06	1999.06	门诊部主任
高成斌	经营审计科科长	1998.05	2005.01	监察审计部主任
彭传禄	监察科科长	1999.06	1999.11	退职
王殿高	纪委副书记	1999.06	2002.04	党委办公室
李友三	纪委副书记	1999.11	2002.04	机关党委
张安盛	监察科副科长	1999.11	2002.04	医技党总支书记
胡爱荣	纪委科级纪检员	2000.06	2008	退职
陶振岩	纪委副书记	2002.04	2005.01	门诊部主任
刘　华	监察科科长	2002.04	2005.01	住院部主任
高成斌	经营审计科科长	1998.05	2005.01	监察审计部主任
张强斌	审计科副科长	2003.05	2005.07	采购部副主任
高成斌	监察审计部主任（总法律顾问）	2005.01	2011.09	退职
李　蓝	纪委副书记兼监察科副科长	2005.01	2011.09	监察审计部主任
李　蓝	监察审计部主任	2011.09	2016.07	纪监审计部主任
李　蓝	纪委副书记、纪监审计部主任	2016.07	2021.02	党委办公室主任
王　露	纪监审计部副主任	2016.07	2021.02	审计部副主任
杭　鹏	院长助理、纪委副书记、纪检监察部主任	2021.02		
刘力名	纪检监察部副主任	2023.02	2023.07	东营区中心医院副院长

主要职责

2016年7月6日，监察审计部更名为纪监审计部，是医院负责纪检、监察、审计等职能的综合管理部门，主要有院纪委办公室、纪检监察管理、重大经济事项审计与监督、工程审计与监督等职能。主要协助院党委开展党风廉政建设工作。组织开展党风廉政教育活动。对“三重一大”有关事项实施监督。受理党员、群众对党员、监察对象违反国家法律法规、政纪的检举、控告。接待来信、来访、申诉。负责违纪案件的立案、调查工作。组织开展医德医风、行风建设等各项工作。

对竞价采购、招投标工作进行监督，发现问题提出监督整改意见。对医院重大经济事项进行审计与监督。对医院工程进行审计监督。

2021年2月，撤销纪监审计部，成立纪检监察部，主要负责贯彻执行纪检、监察工作的政策规定，履行全面从严治党监督职责，有效监督执纪问责，不断加强医院党风廉政建设等工作。在医院党委的领导下，履行纪律检查、行政监察职能。负责医院各级党组织和党员遵守党章党规党纪、相关法律法规及贯彻执行党的路线方针政策情况的监督检查。负责医院监察对象贯彻执行国家法律法规、政策和医院决定、规章制度的监督检查。协助医院党委抓好党风廉政建设工作。对院内党风廉政情况进行调查研究，对苗头性、倾向性问题及时向党委提出整改意见和建议。进行党风廉政和反腐败教育，引导党员干部廉洁从政、职工廉洁从业。推进廉洁风险防控机制建设，做好职务权力和执业权力廉洁风险防控工作。对“三重一大”等医院重大管理事项、重点领域、关键环节和敏感岗位人员进行监督。对医院的重要工作、重要任务制度落实进行督查、督办。受理党组织或党员违反党纪党规、监察对象违反国家法律法规和行政纪律的来信、来访、检举、控告。按照职权范围对违反党纪、政纪需要给予处分的党组织、党员、监察对象，向院纪委、党委提出处理建议。加强医德医风、行风、机关作风建设。强化监督执纪问责，驰而不息纠正“四风”。

主要工作

（一）综述　2020年之前，医院纪检工作主要以预防教育和查信办案为主，组织开展形式多样的活动。

制定《落实“两个主体责任”实施细则》，明确党风廉政建设岗位职责，清晰界定“两个责任”，建立责任分解和落实机制。主要领导亲自动员部署党风廉政建设重点工作，亲自听取纪委工作汇报，重要案件亲自指挥把关。

印发加强医院重大管理事项监督工作办法，成立医院重大管理事项监督领导小组，建立重点监督事项清单，明确监督程序要求。建立领导干部述廉、责任追究、诫勉谈话、“三重一大”等重要事项集体决策等规章制度，严格落实廉政谈话制度，各级领导干部结合岗位廉政风险，对分管领域的党员干部定期开展常规谈话。邀请管理局纪委对2号、3号病房楼、新医技楼及连廊、1号病房楼改造等建设项目进驻督查。相关项目先后获国家优质工程奖、全国建筑业绿色示范工程、中国建筑工程装饰奖等荣誉。

每季度组织医务人员学习医德规范和行业纪律，对新提拔干部进行任前廉洁谈话，做好核算人生“七笔账”警示教育。开展“以案为鉴严纪律、提振精神促发展”主题警示教育活动。举办线上《廉政微课堂》警示案例学习。构建医德医风制度体系、组织体系、考核评价体系、奖惩体系、结果运用体系等五大医德医风建设体系。每季度开展医德医风专项督导检查。每年对全院医务人员进行医德考评，建立个人医德档案，考评结果与职称晋升、评优评先等挂钩。开展“说好‘第一句话’”医德医风主题创建活动，部署漠视侵害群众利益问题等专项整治活动，签署行风“九不准”、整治漠视侵害群众利益问题承诺书。2018—2020年，累计评选“言行规范示范榜样”60名、“十佳医德医风标兵”30名、“医德医风建设先进单位”31个。

2020年9月，新一届党政领导班子成立后，院纪委自觉担负“两个维护”重大政治责任，始终以严的基调、严的措施、严的氛围强化全面从严治党、正风肃纪反腐、清廉医院建设，创新实施“1243”工作机制，以精准有力的政治监督、日常监督，以正风肃纪反腐释放出的监督推力，充分发挥监督执纪问责作用，推动医院全面从严治党和党风廉政建设取得新进展、新成效。在2022年等级医院评审现场检查中，医院狠抓行风建设管理、强化全面政治监督工作得到省卫生健康委评审专家高度肯定，作为亮点工作现场反馈。

新冠疫情期间，院纪委把纪律挺在疫情防控工作第一线，第一时间印发《关于新型冠状病毒疫情防控期间严禁聚集聚餐聚会的通知》和《疫情防控期间关于加强政治纪律、组织纪律和工作纪律执纪监督的通知》，严明政治纪律、组织纪律、工作纪律。采取“四不两直”方式，深入门诊、病区，对疫情防控工作现场督导。坚持问题导向，及时发现常态化疫情防控工作中存在的问题，对思想不重视、防控措施落实不力的相关责任人严肃问责，制定印发《关于严肃核酸检测“应检尽检”工作纪律的通知》，坚持不懈抓好常态化疫情防控工作的监督检查。在东营本地疫情多点多面发生期间，成立疫情防控督导专班，立足于有，突出对关键环节、重点岗位院感防控各项要求落实情况的监督检查，紧盯防控薄弱的隔离宾馆、第三方外包人员、实习学生（住培学员）、送货车辆以及核酸检测应检尽检、人员流入流出、门禁管理等易发多发问题部位强化一线监督，加强风险点分析研判，排查防控漏洞，发现问题 93 个，提出整改建议 25 个。督促从严从实落实各项防控制度和措施，筑牢疫情防控坚固屏障。面对疫情防控“新十条”出台后随之而来的感染高峰，成立新冠重症救治监督专班，将监督的重点及时调整到新冠重症救治工作上来，每天跟进救治专家组对新冠病人收入院分类分级管理、重症转入转出过程中的堵点问题进行监督疏导，加强对抢救设备院内调配、治疗药物储备、中药配方颗粒和代煎中药供应及中草药使用情况的督导检查，对发现的问题及时协调督促解决，实现医疗资源的优化整合，确保各类患者尤其是危重症患者得到及时救治、规范诊治、科学救治，为实现保健康、防重症、防死亡提供坚强保障。

（1）履行“三责”协同机制。构建党委主体责任、党委书记第一责任、班子成员“一岗双责”的“三责协同”一体履行机制，确保全面从严治党政治责任落地生根。2023 年 8 月，制定《全面从严治党主体责任清单》，分层分级签订党风廉政建设责任书，构建起横向到边、纵向到底的责任体系，明确各自“责任田”。坚持党性党风党纪和行风教育一起抓，将中央省市关于全面从严治党部署要求、医疗卫生行业作风建设部署要求和市纪委《今周纪声》、相关案例通报纳入主题党日活动，进行常态化学习。医院党委坚持每年至少召开 2 次党委会议专题研究全面从严治党和党风廉政建设工作，连续四年坚持开年第一个会就是召开全面从严治党会议，年中召开警示教育大会，年底进行述职评议考核，从顶层设计做好工作部署推进。党委书记认真履行第一责任人责任，做到重要工作亲自部署、重大问题亲自过问、重要环节亲自协调、重要案件亲自督办，针对党风廉政建设有关问题累计提出要求 20 余次，坚持带头深入基层开展调研发现问题、提出整改建议 30 余条。将党员领导干部履行“一岗双责”情况纳入述责述廉、民主生活会，督导网格化管理落实情况，确保责任落实落细。

（2）落实“三同”一体监督责任。始终牢记纪委“监督保障执行、促进完善发展”的职责定位，忠诚履行职责使命。聚焦疫情防控措施落实、“三甲复审”攻坚战、诊疗能力和质量效益等国考省考核心指标提升、安全生产等医院重大决策部署，抓监督、强保障、促落实，推动政治监督融入日常、做在经常。建立政治监督工作台账，将监督事项、监督内容、发现问题、整改落实情况闭环管理，实现政治监督的具体化和常态化。坚持同步联动，党的建设延伸到哪里，纪委协助党委工作就跟进到哪里，全面从严治党就跟进到哪里，建立党委重要事项联动监督机制，聚焦重点工作充分发挥监督执纪问责利剑作用，以铁的纪律确保工作落实到位。坚持同步问责，发现一起问责处理一起，近年来，严肃立案查处“9・14”典型案件。对未据实上报劳务工考核数据，落实院党委安全部署要求不到位，骨科高值耗材使用管理不到位，违规使用高警示药品，疫情期间部分病区住院患者私自外出，泛水、消防安全等方面问题的相关责任人严肃追责问责，累计给予党纪政纪处分 4 人，诫勉 15 人，运用“第一种形态”给予约谈、通报批评、调整岗位等 220 余人次，经济处罚 100 人次、约 150 万元，让红脸出汗、咬耳扯袖成为常态。坚持同步整改，把问责处理作为发现问题、堵塞漏洞的重要途径，做到“查处一个事件、整改一批问题、堵塞一个漏洞、完善一项制度”，累计完善监督类制度流程40余项，进一步扎紧制度的“笼子”。注重发挥社会监督和其他监督作用，聘任62名院外人员为社会监督员，每年召开社会监督员座谈会，开门纳谏征求意见建议，推动纪检监察监督与其他监督贯通协同，形成监督合力。作为主题教育整改整治组，聚焦主题教育整治整改，建立问题清单监督台账，定期调度，累计报送整改进展近20次。对临期问题及时预警，发送联络函、整改提示函2次，现场督导检查20余次，确保问题整改扎实推进，取得显著成效。

（3）健全完善制度机制。2022年4月，制定实施《容错纠错实施办法（试行）》，对新技术新项目实施中出现的差错，坚决予以容错纠错，保护干部职工干事创业的积极性，对被问责、谈话的干部，开展回访和关心关爱，让其重振精神、重鼓干劲投入工作。督导压实相关职能部门管理责任，推动完善《临床合理用药工作方案》《医用耗材管理办法》《胜利油田中心医院采购管理办法》《胜利油田中心医院采购评审专家管理办法》等制度。院纪委于2020年11月印发《院党委运用监督执纪“第一种形态”实施细则（试行）》。2022年4月，印发《容错纠错实施办法（试行）》。2022年10月，印发《推进干部能上能下实施办法（试行）》等制度文件，完善医德医风考核评价等制度8项，先后出台纠正不正之风、廉洁从业专项行动、“进一步改进作风、提升群众满意度”、作风建设提升行动、深化清廉医院建设、加强新时代廉洁文化建设等活动方案9项。始终坚持严管就是厚爱，聚焦关键岗位和关键环节全面加强监督管理。围绕医用耗材试剂的SPD管理、招标采购的全流程、中药颗粒（饮片）的管理使用等工作进行调查研究，发现问题25个，提出整改建议37条，督促责任部门完善招标采购、运营管理等方面制度机制4项。围绕“三重一大”事项全面梳理排查重点部门廉洁风险点24个，制定防范措施60项，建立廉政风险清单，修订完善《廉洁风险防控实施方案》，有效防范和管控内部运营廉洁风险。加强对“关键少数”的监督，将管理人财物集中的9个重点部门负责人，纳入2023年度述责述廉范围，促进其正确履行职责。对干部选拔任用、职称晋升、考核评优等工作的全过程监督2600余人次，认真客观出具廉政建设意见10份，严把人选廉洁关。

（4）加强党风行风医德医风建设。紧盯元旦、春节、中秋、国庆等关键节点，发布廉洁过节通知，重申纪律作风要求，持续深化纠治“四风”问题，以钉钉子精神推动中央八项规定精神常抓常管。深入开展纠正医药购销领域和医疗服务中不正之风行动和医药领域腐败问题集中整治，配合开展医药领域腐败问题集中整治工作，聚焦合理诊疗、药品耗材管理、医保基金使用、红包回扣防范等突出问题进行专项治理，扎实推进“九项准则”宣贯工作，对重点场所和公共区域实现监控全覆盖，设置举报箱、公开监督举报电话和举报邮箱，通过信访举报、民生热线等多渠道收集“红包”、回扣等问题线索。上线防统方监控系统，不断完善监督防控措施。加大对医药代表的监督，2024年1月，研究制定《医药代表院内拜访管理暂行办法》，落实“三定三有”管理制度，对药品、耗材供应商开展廉洁谈话，责成签订廉洁承诺书，规范医药代表从业行为，构建形成亲清医商关系。

（5）廉政警示教育。自2021年，每年均召开从严治党大会和干部警示教育大会，观看市纪委《镜子》《叩问》《警钟在身边敲响警示教育片》，开展典型案例分析研讨，编印《医疗卫生系统违纪违法典型案例》警示教育读本，用“身边事”教育“身边人”，“以案说法”知敬畏。有针对性开展廉洁谈话，每年对新入职员工和新提拔中层干部进行廉政宣讲，引导系好职业生涯“第一粒扣子”，组织全体党员干部签订廉洁承诺书、不收不送“红包”协议书、拒绝酒驾醉驾承诺书，副科级以上干部家属签署亲情助廉承诺书，让党员干部承诺践诺，严守纪法底线。开展“廉政教育主题月”活动，组织全体医务人员签订廉洁从业承诺书，由院领导、党组织书记为党员上廉政党课，组织240余名中层以上干部到市廉政教育中心接受现场教育。

（6）提升群众看病就医满意度。聚焦院内

24 小时服务电话、12345 政务热线对群众诉求从接收、分派到处理、反馈全过程跟踪、全流程问效，解决好群众“心头事”“闹心事”。建立群众反映问题快速反应机制和三级督导机制，监督每件事项快调查、快反馈、快处理，做到事事有回应、件件有着落，先后对存在沟通不到位等问题的 36 名人员进行处理，民生热线案件办理满意率 95.5%、重办率 1%，均高于全市平均水平，群众满意度长期保持在全市三级医院第一，全市提升群众医疗满意度工作两次现场会均在医院召开。

（7）提升优质服务作风形象。坚持从群众满意的地方做起、从群众不满意的地方改起，聚焦群众看病就医不够便利等 5 个方面 45 项问题开展监督，围绕每年确定的十大改革创新项目压实推进，确保一站式服务中心、床旁结算、医保移动支付、预住院等一大批开创性服务举措在东营地区率先实施，努力实现群众看病就医不跑腿或最多跑一次。其中床旁结算案例入选全省卫健系统创新案例，预住院模式成为山东省标准化试点项目，改善老年人就医体验案例获全国医院擂台赛专场金奖第一名。扎实推进医德医风建设，完善考评机制，强化考评结果的运用，建立医德档案，医德医风建设取得良好成效，医务人员巧退红包的典型不断涌现，退红包代缴住院费年均在 100 万元以上。2021 年，市卫健委大型医院巡查专家对医院党风行风、医德医风建设及民生投诉处理等工作给予高度评价。

（二）工作摘要　2006 年，印发《胜利油田中心医院治理商业贿赂专项工作自查自纠阶段工作指导意见》《胜利油田中心医院治理商业贿赂专项工作实施方案》，设立廉洁账户，人人自查自纠。

2010 年 11 月至 2013 年 8 月，配合管理局派驻督察组对 2 号病房楼重大在建工程项目进行效能监察。2015 年 4 月至 2018 年，配合管理局派驻督察组对 3 号病房楼重大在建工程项目进行效能监察。对建设项目招投标、物资采购、施工管理、合同管理、施工安全、施工质量、竣工验收等各个环节实施监督，对项目“投资、合同、安全、质量、进度”五大控制开展效能监察，规范管理行为，提高管理效能。

2011 年起，对退“红包”代交住院费的科室和个人进行表彰奖励。2011 年 1 月配合东营区检察院联合开展胜利油田中心医院综合病房楼工程职务犯罪预防工作。

2012 年，制定《中心医院党支部医德医风（行风建设）学习教育制度》《中心医院党支部廉洁自律自查制度》《中心医院员工廉洁从业工作规范》等工作规定，印制《中心医院医德医风（行风建设）工作记录本》，每季度对各党总支、党支部医德医风工作进行检查督导。2012 年 7 月印发《着力解决发生在医药购销和医疗服务中腐败问题工作方案》。

2013 年 4 月，印发《关于进一步加强医院监管持续开展收受医药回扣专项治理工作的通知》，58 个科室递交抵制医药回扣专项治理工作总结。6 月印发《胜利油田中心医院关于在党员、干部中开展会员卡专项清退活动的通知》，开展自查自纠。8 月中心医院医务人员医德考评工作由党群工作部移交纪监审计部，接收医德档案 1523 份。同年 11 月修订《中心医院医德考评实施办法》，开展医务人员医德考评工作。

2014 年，修订《中心医院医德医风（行风建设）工作记录本》，增加临床科室记录本，将医德医风季度检查延伸至临床医技科室，每季度按照医德医风考核细则对临床、医技科室进行考核，考核成绩与科室绩效奖金挂钩。2014 年印发《胜利油田中心医院关于贯彻落实医疗卫生行风建设“九不准”及开展医药购销和办医行医中不正之风专项整治工作的通知》。各级领导逐层逐级开展廉洁谈话，院领导谈话 139 人次，科室主任谈话 945 人次。81 个科室递交自查自纠报告，1870 名工作人员签订《胜利油田中心医院纠正医药购销和办医行医不正之风专项整治工作自查承诺书》。

2015 年，制定《胜利油田中心医院医务人员医德考评实施细则》，考评结果与医务人员的晋职晋级、岗位聘用、评先评优挂钩。2015 年 3 月印发《医药购销和医疗服务中不正之风专项治理工作实施意见》，明确工作内容和各职能部门职责，强化监督管理。4月开展对外经济往来专项检查工作，通过专项自查自纠，规范对外经济往来业务行为，维护医院整体利益。7月开展“小金库”专项检查工作，对全院各科室是否违反法律法规，应列入而未列入符合规定的医院账簿的各项资金（含有价证券）及其形成的资产进行检查，发现问题4个，提出整改建议4个。12月印发《禁止胜利油田中心医院领导人员亲属经商办企业与胜利油田中心医院发生业务往来的规定》，对在职在岗副科级及以上人员及其亲属明令禁止三种行为、四种情形。

2016年4月，印发《胜利油田中心医院开展“四风”问题整治情况“回头看”工作实施方案》，检查梳理“四风”问题整治情况，全面摸清底数，集中抓好整改，保持高压态势，不断巩固和扩大作风建设成果。5月在全院范围内开展资金风险自查自纠工作，确保整改到位。6月开展领导人员亲属经商办企业与医院发生业务往来的自查自纠工作，对2011年1月1日至2016年6月14日期间与医院存在业务往来的供应商进行全面梳理排查，相关人员经过自查作出个人承诺。8月组织全院干部职工开展党规党纪网上知识竞赛答题活动，获管理局党规党纪网上答题二等奖。首次组队参加管理局政工系统知识竞赛，获管理局党规党纪知识竞赛二等奖。

2017年3月，印发《关于开展“倡清廉、转作风”专项清理活动的通知》，重点查纠部门集体收受情况，22个机关部门进行问题清理，科室负责人代表科室作出承诺。297名干部员工进行自查自纠并作出承诺。6月，在全院干部职工中开展“讲清风故事、做勤廉表率”有奖征文比赛活动，收到作品76件，评选出优秀组织奖8个，个人作品一等奖2名、二等奖3名、三等奖5名、优秀奖若干。9月，印发《胜利油田中心医院廉洁风险防控实施方案》。在全院开展“微腐败”问题专项整治活动。11月，根据东营市卫计委等9部门《关于印发全市纠正医药购销和医疗服务中不正之风专项治理工作重点及医用耗材专项整治方案的通知》《胜利油田中心医院医用耗材专项整治工作实施方案》要求，开展纠正医药购销和医疗服务中不正之风专项治理工作。

2018年，修订《胜利油田中心医院医务人员医德考评实施细则》，对一票否决内容及量化标准进行改进完善。2018年，制定《胜利油田中心医院医德医风先进评选表彰办法》，评选医德医风建设先进单位、医德医风考核优胜单位、十佳医德医风标兵、医德医风先进个人进行表彰奖励，树立医院良好医风。2018年6月，开展廉洁建设示范单位创建活动，评选出6个“廉洁建设先进单位”。2018年11月至2019年1月，按照国家、山东省、东营市卫健委工作安排，医院成立以院长、书记为组长，相关职能部门负责人任成员的行业作风整治工作专项行动领导小组，在全院开展医疗卫生行业作风整治专项活动。

2020年11月，印发《东营市胜利油田中心医院党委运用监督执纪“第一种形态”实施细则（试行）》。

2021年3月，医院召开2021年全面从严治党暨纪检监察工作会议，党委委员、纪委书记代荣玉作全面从严治党工作报告，全面总结2020年工作，分析目前工作存在的不足，重点部署2021年的工作任务。党委书记颜培光对如何做好全面从严治党和纪检监察工作进行强调和要求。本年度重点聚焦“两个维护”，强化政治监督。聚焦新冠疫情防控常态化强化监督检查。结合安全生产月等活动，对安全生产责任落实开展专项监督检查。聚焦医疗质量与安全强化监督检查，保障医院重大决策部署落地落实。3月15日，外派张晓阳到市纪委监委第二监督检查室“以干代训”三个月。4月，印发《东营市胜利油田中心医院党委2021年全面从严治党和党风廉政建设工作要点》。5月，编印《医疗卫生系统违纪违法典型案例选编》。6月，在全院范围内开展党员干部廉政谈话工作，规定“六必谈”原则，明确谈话内容，突出谈话重点，做到对全体党员干部谈话全覆盖。配合市卫健委对医院党委领导班子成员家属开展“全覆盖”廉政谈话，提醒家属当好“廉内助”、家庭

"纪委书记"。召开全院纠风工作会议，印发《胜利油田中心医院2021年纠正医药购销领域和医疗服务中不正之风专项工作方案》，聚焦药品使用、耗材管控、合理诊疗等群众投诉反映集中的六个方面突出问题进行专项治理。7月，修订《中心医院采购评审专家承诺书》《中心医院供应商廉洁购销承诺书》《医患双方不收、不送"红包"协议书》，进一步完善医德医风考核评价等相关制度。9月，迎接市卫健委大型医院巡查，巡查专家对医院党风行风、医德医风建设及民生投诉处理等工作给予高度评价。10月至11月，根据市纪委监委派驻第四纪检监察组有关工作要求，在全院服务窗口单位中开展"窗口腐败"问题专项整治活动。11月，印发《关于组织学习〈医疗机构工作人员廉洁从业九项准则〉的通知》。院纪委对省医保飞行检查违规医师进行批评式约谈。

2022年2月，医院召开全面从严治党工作会议暨"创新实干、事争一流"大讨论动员推进会，会上党委委员、纪委书记代荣玉作全面从严治党工作报告，总结2021年工作，安排部署2022年重点任务，坚定不移纵深推进全面从严治党，并按照市委经济工作会议要求，对医院"创新实干、事争一流"大讨论进行动员部署。进一步强化政治监督，保障医院重大决策部署落实，建立政治监督工作台账，对医院重大决策部署10个方面30项重点工作开展"追踪式""清单式"监督检查，实现政治监督的具体化、精准化、常态化。3月，印发《东营市胜利油田中心医院党委2022年全面从严治党和党风廉政建设工作要点》。开展"双爱月"警示教育专题活动，组织院领导和中层干部共计158人分批次前往东营市廉政教育展厅进行现场教育。4月，印发《胜利油田中心医院容错纠错实施办法（试行）》《关于严肃核酸检测"应检尽检"工作纪律的通知》。5月，印发《胜利油田中心医院贯彻落实〈医疗机构工作人员廉洁从业九项准则〉工作方案》《胜利油田中心医院廉洁从业专项行动（2021—2024年）工作方案》。6月，印发《胜利油田中心医院关于加强新时代廉洁文化建设的实施方案》。6月29日，在医院等级评审现场评价反馈会上，医院狠抓行风建设管理、强化全面政治监督工作得到省卫生健康委评审专家高度肯定，作为亮点工作进行现场反馈。9月，印发《胜利油田中心医院"廉政教育主题月"活动实施方案》，开展为期1个月的廉政教育活动。组织"十院六中心"党总支、直属党支部书记、纪检委员，其他临床、医技、门急诊党支部（含西郊医院）书记、纪检委员参加全市医疗机构工作人员廉洁从业九项准则培训视频会议。10月，市卫健委主办、医院承办2022年市直卫生健康系统社会监督员座谈会，市卫生健康委党组副书记、副主任王延德主持会议并作讲话，医院党委书记颜培光作清廉医院建设经验介绍。2022年10月，外派刘力名参加为期半年的山东省四进工作队，担任纪检副队长，一手抓纪律作风，一手抓疫情防控、项目建设、安全生产督导任务，圆满完成派驻期间各项工作任务。11月，在东营本地疫情多点多面发生期间，成立疫情防控督导专班，立足于有，突出对关键环节、重点岗位院感防控各项要求落实情况的监督检查，督促从严从实落实各项防控制度和措施，筑牢疫情防控坚固屏障。12月，面对疫情防控"新十条"出台后随之而来的感染高峰，成立新冠重症救治监督专班，将监督的重点及时调整到新冠重症救治工作上来，为实现保健康、防重症、防死亡提供坚强保障。制定印发《胜利油田中心医院推进干部能上能下实施办法（试行）》。

2023年2月，医院召开全面从严治党暨纪检监察工作会议，会上，纪委副书记、纪检监察部主任杭鹏通报医药购销领域和医疗服务领域不正之风典型案例。党委委员、纪委书记代荣玉作全面从严治党工作报告，总结2022年工作，安排部署2023年工作任务，动员全院上下担当作为、加压奋进，创新实干、事争一流，奋力开创现代化强院建设新局面。会议对2022年度十佳医德标兵等进行表彰，党委书记颜培光为十佳医德标兵颁奖。2月21日，召开领导干部警示教育大会，观看警示教育片《警钟在身边敲响》，学习全市六起违反中央八项规定精神、破坏营商环境典型问题通报。进行全面从严治党专题培训，邀请市直机关工委与市纪委监委派驻第四纪检监察组进行授课。印发《胜利油田中心医院作风建设提升行动实施方案》，组织开展《干部作风建设提升行动对照自查清单》对照查摆工作。《胜利油田中心医院：认真学习贯彻市纪委七届二次全体会议精神》新闻报道在市纪委网站刊登。3月，在全市卫生健康系统全面从严治党暨清廉医院建设推进会议上，医院医德医风建设先进典型、胃肠外科刘世君主任作为全市唯一医务人员代表发言。4月，印发《胜利油田中心医院深化清廉医院建设实施方案》《东营市胜利油田中心医院党委2023年全面从严治党和党风廉政建设工作要点》。转发东营市卫健委《廉洁行医从我做起》倡议书。5月，迎接七届市委第三轮巡察，撰写纪检监察专题汇报，对巡察组移交的3个问题线索进行调查核实并及时回复。牵头制定组织谈话方案，谈话时间、谈话人员及资料发放等工作。6月，转发国家卫生健康委等十四部委《2023年纠正医药购销领域和医疗服务中不正之风工作要点》。7月，外派副主任刘力名到医联体建设单位挂职，担任东营区中心医院党委委员、副院长。8月，根据市卫健委关于印发《市直卫生健康系统党员干部廉政谈话和廉政承诺工作方案》的通知要求，开展廉政谈话和廉政承诺工作。8月15日，全市医药领域腐败问题集中整治工作会议上，医学装备部夏建主任被市卫健委推荐为全市医务人员代表进行发言。

2023年，聚焦高质量发展首要任务，对外请专家宣传推介、住院总制度落实、新进和返聘人员调配、人文医院打造、中西医结合推进、病案首页培训考核、预住院模式深入开展等10余项重点工作进行追踪督办，形成工作黏性，推动医院绩效考核指标不断优化，第二季度在“省考”排名中跃升至第13名、第三季度跃升至第11名。聚焦改善群众就医体验，加大对群众“急难愁盼”百日攻坚行动与解决群众看病就医不够便利问题专项整治、优化医疗服务增进民生福祉专项行动等的跟进监督，确保各项惠民利民举措落实到位，着力增进民生福祉。聚焦“12345”民生反映，坚持问题导向，快速调查分析，联动贯通解决问题，对85件民生投诉进行调查处理，对相关责任人给予严肃处理，第一时间回应和解决群众诉求。2023年2月至年底，用10个月时间集中开展纪检监察干部教育整顿，制定实施方案，从严从实开展学习教育、检视整治相关工作。

2024年1月，在医院十一届五次职代会上对医德医风先进科室和十佳医德标兵进行通报表彰，纪委书记代荣玉向获医德医风建设先进科室的代表进行颁奖。院纪委组织召开供应商集体廉洁谈话会，公布《胜利油田中心医院医药代表院内拜访管理暂行办法》，与供应商代表签订《胜利油田中心医院供应商廉洁购销承诺书》。联合督查办公室组成督导组，对2023年院党委确定的十大改革创新项目、十大重点工程以及医院年度78项重点工作建立政治监督台账，持续追踪督导。在全院质量管理月度分析会上通报各项重点工作的完成情况。牵头会同相关职能部门，按照岗位及职业发展各阶段要求，分层制定2024年医德医风教育计划。2月，召开2024年重点工作启动会和全面从严治党暨纪检监察工作会议，党委委员、纪委书记代荣玉作从严治党工作报告，总结回顾2023年医院纪检监察工作，对深刻学习领悟习近平总书记关于党的自我革命的重要思想进行要求，安排部署2024年工作任务。制定医院2024年度廉政教育培训实施方案，发布《2024年全面从严治党和党风廉政建设要点》，层层签订《党风廉政建设暨行风建设责任书》签订责任书，压紧压实各层级扛牢全面从严治党主体责任，推动党风廉政建设各项要求落到实处。会同相关部门对全院77个单位和区域的春节前夕安全生产工作进行拉网式安全生产督导督查。3月，纪检监察部全体成员参加市纪委组织举办的纪检监察业务培训班，参与修订《胜利油田中心医院采购管理办法》，集体观看反腐题材电影《铁门关》。完善《关于巡察移交问题线索及信访件办理情况的报告》。组织开展以案为鉴警示教育活动，对近期国家卫健委办公厅通报的8起医药领域腐败典型案件进行通报，组织分层次开展廉政谈话活动。3月22日，市监委委员董伟一行就医院医药领域腐败问题集中整治工作开展情况进行调研，与医院主要领导进行座谈并形成调研报告上报省纪委监委。组织开展学习《中国共产党纪律处分条例》专项活动。4月，对国家电子病历应用五级实用审核迎评工作推进情况进行督导，对于执行缓慢和不重视等现象严肃问责，确保迎评工作有序展开。修订下发《胜利油田中心医院医务人员医德考评方法》《关于工作人员收受（索要）“红包”回扣等行为的处理规定》，组织医院党员干部、重点岗位人员赴市党性教育实践中心开展廉政教育。

荣誉

（一）集体荣誉　1997年起连续6年被评为管理局合同、法律事务先进单位。

1998年　获山东省优秀质量管理小组称号。

2001年　获全省县级以上医院行风民主评议活动先进单位称号。

2002年至2003年　获管理局纠风先进单位称号。

2003年　获胜利石油管理局效能监察评选一等奖。

2003年至2004年　获管理局党风廉洁教育先进单位称号。

2004年　获胜利石油管理局工程结算审计表扬项目称号。

2005年至2006年　获管理局党风廉洁教育先进单位称号。

（二）个人荣誉　1988年 张明云获管理局先进个人称号。

1989年　李灿菊获管理局先进个人称号。

1990年、1991年　孙成瑞获管理局先进个人称号。

1992至1996年　苏坤秀获管理局先进个人称号。

1993年　张强斌获胜利石油管理局投入产出调查工作先进个人。

1993年至2002年　范胜来获管理局先进合同管理工作者称号。

1995年　张强斌获胜利石油管理局新长征突击手荣誉称号。

1997年、1998年　田丽丽获管理局审计工作先进个人称号。

1998年　高成斌获管理局先进个人称号。

1998年、1999年　苏坤秀获省部级先进个人称号。

1999年　苏坤秀获管理局审计工作先进个人称号。

2000年、2001年　田丽丽获管理局审计工作先进个人称号。

2000年至2002年　韩萍获管理局法律事务、合同管理先进工作者称号。

2000年　韩萍获山东省希望工程攻坚奖。

2001年　张强斌获胜利石油管理局财务资产管理先进工作者称号。

2001年　苏坤秀获管理局法律事务、合同管理先进工作者称号。

2002年　陶振岩获胜利石油管理局纪检监察理论研究、课题调研一等奖。

2003年　刘华获胜利石油管理局文明建设先进职工。

2003年　张强斌获胜利石油管理局内部审计优秀论文二等奖。

2003年、2004年　陶振岩获管理局优秀纪检监察干部称号。

2004年　陶振岩获胜利石油管理局文明建设先进职工。

2004年、2007年、2009年　高成斌获管理局优秀纪检监察干部称号。

2006年、2008年、2010年、2013年至2016年　李蓝获管理局优秀纪检监察干部称号。

2008年　高成斌获山东省卫生系统行业作风建设先进工作者称号。

2010年、2011年　李蓝获管理局纪检监察信访案件审理工作先进个人称号。

2011年　田丽丽获管理局优秀纪检监察干部称号。

2012年 林萍获管理局优秀纪检监察干部称号。

2014年 张晓阳获胜利油田优秀共青团员称号。

2019年 杭鹏获胜利石油管理局文明建设先进个人称号。

2023年 杭鹏获市直卫生健康系统优秀党务工作者称号。

2023年 杭鹏当选东营市卫健委机关党委第一届党代会党员代表、机关纪委委员。

2023年 张晓阳获中国医院文化大会优秀论文奖。

（撰稿人：杭 鹏 刘力名 张晓阳）

第三节 宣传文化工作

宣传工作

概况 建院初期，宣传工作由党总支直接抓。1972年，成立政治处，由1名专职宣传干事负责宣传工作。1980年，撤销政治处，成立党委宣传科。1998年，成立有线电视台，加大对外宣传力度。2005年4月，医院改制后，撤销党委宣传科，宣传工作由党群工作部负责。2018年8月，医院将医院办公室、党群工作部进行整合，成立党政办公室，宣传工作由党政办公室负责。2021年2月，撤销党政办公室，成立党委宣传部，负责医院宣传文化等工作。

截至2024年3月，党委宣传部在职3人，其中硕士研究生1人。

历任负责人

姓名	职务	任职时间	离任时间	离任去向
尹燕生	副科长	1984.05	1985.07	工会副主席
冯传家	负责人	1985.07	1990.12	
顾传儒	科长	1990.12	1992.01	组织科科长
尹燕生	科长	1992.08	2003.12	退职
王祥龙	文联副主席	1993.12	1995.02	文联办公室主任
王祥龙	文联办公室主任	1995.02		
石晓东	副科长	1997.11	2003.03	门诊党总支书记
李　蓝	副科长	2002.04	2005.01	纪委副书记兼监察科副科长
巩曰卿	兼科长	2003.12	2005.04	党群工作部主任
巩曰卿	主任	2005.04	2016.01	工会主席
高爱荣	副主任	2005.05	2010.12	退职
黄　琨	副主任	2011.09	2017.07	主任
黄　琨	主任	2016.07	2018.08	党政办公室副主任
袁　帅	副主任	2016.07	2018.08	党政办公室副主任
夏军国	副主任	2016.07	2018.08	党政办公室副主任
黄　琨	主任	2021.02		
赵建勋	副主任	2023.02		

主要职责 1972年，组建院党委和政治处。1980年，撤销政治处，原来的办公室、组织科、宣传科改为党委办公室、党委组织科、党委宣传科。

2005年，医院改制后，撤销党委办公室、党委组织科、党委宣传科、工会、团委、计划生育办公室，整合六个部门成立党群工作部。具有党务管理、宣传管理、文化管理、工会管理、共青团管理、计划生育管理、统战工作管理、信访稳定管理等工作职能。

2018年8月，医院将医院办公室、党群工作部进行整合，成立党政办公室，下设政策研究（咨询）室、行政督导室、综合档案室。主要负责全院党建党务、宣传文化、公文会议、政研督导、工会团委、生育服务及公务接待等工作。

期间，各个不同历史时期的宣传文化工作部门，结合医院实际情况和院党委中心工作，宣传、贯彻党的路线和各项方针政策，宣传报道医疗工作中的好人好事，加强医院文化建设，抓好思想政治教育工作等。

2021年2月，医院撤销党政办公室，成立党委宣传部，定员3人。主要负责医院宣传、文化、意识形态、精神文明建设、统一战线等工作。

工作综述　作为医院宣传和文化工作的责任部门，坚持正确舆论导向，加强宣传报道、文化建设、意识形态、精神文明建设、统一战线等工作。更多媒体、更广范围、更大力度宣传医院学科建设、医疗技术、人才培养、优质服务、创新管理、医德医风、科研成果以及在重大公共卫生事件与医疗救治中的先进典型等，每年有100余篇稿件刊登在《健康报》《大众日报》《齐鲁晚报》《东营日报》《医界》等各类报纸期刊上，在《大众网》《齐鲁壹点》《爱东营》等各类网络媒体刊登新闻200余篇。作为山东省第一家开通官方微博的三甲医院，2011年11月，开通医院官方微博，后陆续开通医院官方微信公众号、微信视频号、抖音号、头条号等自媒体账号，借助新媒体扩大宣传阵营，每年发布新闻资讯400余条。2010年12月，对主办的《医院风采》简报进行升级，自办《胜利油田中心医院报》，每月编辑发布一期，已编发150余期。2009年起，开始编辑出版《医院风范》《专家风采录》《天使之歌》文化建设系列丛书，医院文化建设系列丛书达到15册。2010年以来，拍摄制作《继往开来·铸就辉煌》《黄河三角洲上的璀璨医学明珠》《沙漠骆驼MV》《脑卒中、胸痛公益科普广告》《白衣执甲赴荆楚 春风十里英雄归》等多部宣传视频。2020年以来，逐步规范意识形态工作，印发《意识形态工作责任制实施细则》《意识形态工作网格化管理办法》，层层明确职责，精准分解任务，牢牢掌握意识形态工作主动权。印发《新闻宣传报道制度》《互联网工作群组管理规定》《自媒体管理制度》《舆情监测、研判、会商与处置制度》等，持续规范意识形态阵地管理，严格对外信息发布审核，加强自媒体管理，突出舆情应对处置，凝聚医院高质量发展正能量。全面贯彻落实各级关于统战工作的决策部署，做好统战人员的信息统计和管理，建成启用“统战之家”，为医院和谐稳定发展提供坚强的政治保障。

思想政治教育与精神文明建设　1964年建院初期，正是油田会战时期，工作和生活条件都比较艰苦，党总支组织全院职工学习大庆艰苦创业的革命精神，学习“铁人”王进喜“一不怕苦、二不怕累”的模范事迹，使广大医务人员端正态度，树立为伤病员服务的思想，主动到生产一线“实行三同”，为一线职工防病治病，受到职工们的好评。

1964年，党中央和毛主席发出“向雷锋同志学习”的号召，全院职工在学习大庆的基础上进一步开展学习雷锋的群众活动。

“文革”期间，在极“左”路线的干扰破坏下，搞了一些形式主义的学习活动。

党的十一届三中全会以后，院党委根据《关于建国以来党的若干历史问题的决议》的指示精神，组织全院职工全面、准确、系统学习毛泽东思想，学习《周恩来选集》《刘少奇选集》《邓小平文选》《陈云文选》等著作和实践是检验真理的唯一标准等相关方面内容。

1981—1984年，组织全院职工深入学习党的十二大的有关文件，开展以“讲文明、讲礼貌、讲卫生、讲秩序、讲道德”“心灵美、语言美、行为美、环境美”“热爱祖国、热爱社会主义、热爱中国共产党”为主要内容的“五讲四美三热爱”活动。出现许多扶老爱幼、助人为乐、拾金不昧、待病人如亲人的新人、新事、新风尚，推动全院的精神文明建设，为创建文明医院打下基础。

1985—1986年，在全院开展争创“双文明”医院的活动，围绕这个中心加强宣传教育工作，经全院职工共同努力，于1986年分别被石油部、山东省卫生厅命名为文明医院，并被油田评为“双文明”单位。

1985年在全院职工、家属、学生中广泛开展民主与法治教育。1986年，根据党中央（85）23号文件和油田指示精神，在全院开展普及法律知识教育。

1987年起，院党委多次召开普法工作会议，调整领导小组，增强队伍力量，利用多种形式、多种方法在全院范围内开展普法教育。医院连续12年被评为管理局普法教育先进单位。

2009年，开展深入学习实践科学发展观活动。2012年，开展深入学习宣传贯彻落实党的十八大精神活动。2013年，开展党的群众路线教育实践活动。2015年，开展"三严三实"专题教育。2016年，开展"两学一做"学习教育。2019年，开展"不忘初心、牢记使命"主题教育。2021年，开展党史学习教育。2023年开展学习贯彻习近平新时代中国特色社会主义思想主题教育。

2022年起，连续开展主题为"爱祖国、爱医院、学雷锋、做贡献"的"双爱月"活动，教育引导全院职工牢固树立"爱祖国爱医院"的主人翁意识，传承弘扬雷锋精神，立足岗位创新实干、事争一流多作奉献。

2023年，医院被山东省精神文明建设委员会评为2022年度省级文明单位。

除此之外，医院还开展优质服务创建活动、"三讲两查一防"活动（讲制度、讲责任、讲道德，查缺陷、查隐患，防范医疗纠纷）、整治"低老坏"活动（低标准、老毛病、坏习惯）、"三好一满意"活动（服务好、质量好、医德好，群众满意）、"三争两创"活动（争当精细管理模范、争当岗位技术能手、争当优质服务明星和争创降本挖潜增效示范单位、争创文明服务满意窗口）、"三升三争"活动（提升管理水平争创精细管理团队、提升全员素质争创爱院敬业模范、提升服务能力争创最美白衣天使）、"对标争创"主题宣传活动、职工语言行为规范推广实施活动等，通过自查自纠、自我整改，使党员干部职工思想受教育、工作作风有改进、工作效果有推进，在全院树立一批先进集体和个人，营造"比学赶帮超"的良性工作氛围。

宣传报道　医院党委把宣传报道工作作为一项经常性的工作来抓，宣传科成立后，各基层单位都有一名通讯报道员，对医院在抢救治疗、巡回医疗、引进新设备、开展新项目等方面出现的好人好事及时进行宣传报道，利用报社和电视台、网络信息等新闻媒体宣传医院在两个文明建设中取得的优异成绩。在2003年"抗击非典"以及2019—2022年"抗击新冠疫情"期间，报刊、网络、电视等媒体都大篇幅宣传医院医务人员顽强奋战、无私奉献的精神。

1998年成立有线电视台。2008年创办《医院风采》宣传简报。2010年拍摄制作《继往开来·铸就辉煌》医院宣传片，开始编辑出版《胜利油田中心医院报》。2011年开通新浪官方微博，是山东省第一家开通官方微博的三甲医院。2012年启动"医院是我家，迎审靠大家"主题宣传活动和"我身边的感动"宣传征文活动。2013年举办医院首期网宣员培训。2014年制作医院建院50周年宣传专题片，注册医院微信公众号。2015年与胜利电视台合作开展《胜利健康讲堂》，组织开展网络舆情应对及网宣员培训班。2016年注册医院头条号。2017年组织开展"我为评审立新功"主题宣传活动，编发《评审简报》，开展"道德风尚奖"颁奖仪式和"随手拍——我身边的感动"微作品征集活动。2018年制作《黄河三角洲上的璀璨医学明珠》医院宣传片，拍摄医护版《沙漠骆驼》MV、《脑卒中、胸痛公益科普广告》，注册医院抖音号。2019年围绕建院55周年开展系列宣传，策划《一家医院与一座城市的故事》《以人为本显情怀，优质服务顺民心》等专版宣传。2020年注册医院视频号，策划《思想动能正澎湃 扬帆奋进新征程》专版，对医院解放思想大讨论活动进行宣传。2021年首次与《东营日报》、《黄三角早报》、《鲁中晨报》、《大众网、东营市新媒体联合会等正式建立合作关系，举办两期通讯员培训班。2022年策划《N个一，让惠民答卷更有温度》《打好三张"王牌"让群众更有"医"靠》等专题报道并登上"学习强国"。2023年首次录制《健康脱口秀》节目，引发强烈反响。

宣传工作着力突出自媒体优势，强化内外媒体融合，每年在省市级媒体刊发新闻300余条，自媒体刊发新闻400余条，院内网站刊登新闻1500余篇，拍摄录制活动资料140余次。

2020年以来，逐步规范意识形态工作，印发《意识形态工作责任制实施细则》《意识形态工作网格化管理办法》，层层明确职责，精准分解任务，牢牢掌握意识形态工作主动权。印发《新闻宣传报道制度》《互联网工作群组管理规定》《自媒体管理制度》《舆情监测、研判、会商与处置制度》等，持续规范意识形态阵地管理，严格对外信息发布审核，加强自媒体管理，突出舆情应对处置，凝聚医院高质量发展正能量。

主要荣誉 （1）集体荣誉。1992年至2003年 党委宣传科被评为胜利石油管理局优秀宣传单位。

2010年 新闻作品《从死神手里，他们给孩子抢回了妈妈》《油城喜迎“虎妞”三姐妹》获胜利油田优秀新闻作品奖。

2011年、2014年 党群工作部被评为胜利油田文明建设先进三级单位。

2014年 《胜利油田中心医院报》被评为山东省十佳优秀院报。

2017年 医院被评为东营日报社新闻报道先进集体、胜利油田广电系统先进集体。

2018年 医院在首届山东省卫生健康微电影大赛中，获“最佳科普类影片”“最佳形象宣传片”和一等奖。

2023年 医院被评为省级文明单位。

2023年 医院被评为2022年度东营市卫生健康宣传暨健康教育工作先进单位。

2023年 医院被评为2022年度最佳品牌传播医疗机构优秀公立医院地市级50强。

（2）个人荣誉。2006年、2009年 鲍晓荷被评为胜利油田文明建设先进个人。

2010年 黄琨被评为胜利油田文明建设先进个人。

2011年 巩曰卿被评为胜利油田优秀党务工作者。

2012年 黄琨被评为胜利油田优秀思想政治工作者。

2014年 黄琨被评为胜利油田优秀党务工作者。

2014年 袁帅被评为胜利油田文明建设先进个人。

2016年 夏军国被评为胜利油田广电系统先进个人。

2017年 黄琨被评为全国脑卒中防治宣教先进个人、胜利石油管理局党的十九大安保维稳工作先进个人。

2017年 夏军国被评为胜利油田广电系统先进管理者。

2017年 赵建勋被评为胜利油田广电系统先进个人。

2019年 黄琨、夏军国、赵建勋获山东省卫生健康委庆祝新中国成立70周年健康山东主题摄影作品征集评选历史类作品一等奖。

2023年 赵建勋被评为2022年度东营市卫生健康宣传暨健康教育工作先进个人。

2023年 黄琨、赵建勋、尹英旭获山东省健康科普新媒体短视频作品大赛优秀奖。

2023年 尹英旭被评为《人口健康报》2023年度通讯报道工作先进个人。

2024年 尹英旭被评为2023年全市卫生健康宣传思想文化工作先进个人。

文化建设

医院历来高度重视文化建设，分别于2003年、2010年、2015年、2021年制定《胜利油田中心医院2003—2005医院文化建设规划》《2010—2014年胜利油田中心医院文化建设五年规划》《胜利油田中心医院文化建设五年规划（2015—2020）》《胜利油田中心医院文化建设五年规划（2021—2025）》。大力推进制度文化、行为文化、物质文化及文化理念建设等。

2008年，编印《医院风范》文化丛书。

2009年，编印《专家风采录》《天使之歌》文化丛书。

2010年，编印《胜利油田中心医院风采》《胜利油田中心医院新技术、新设备》画册。

2011年，编印《我的医院我的家》文化丛书。

2012年，结合医院实际逐步提炼形成院训、愿景、服务理念、办院宗旨等完善的文化价值观念。

2013年，编印《感悟》《我身边的感动》文化丛书。

2014年，编印庆祝建院五十周年画册，举办摄影书画展。

2015年，确立《真情大爱》医院院歌。

2016年，编印《媒体看医院》文化丛书。

2018年，编印《见证》文化丛书。

2019年，完成新院徽的征集、启用与更新。编印庆祝建院五十五周年画册，举办摄影书画展。建成医院文化连廊并逐步完善。为国际特需医疗部打造全院首个科室文化区，目前已为30余个科室完成文化区的打造。

2021年，为全院副高级职称以上的专家拍摄写真艺术照。

2022年，编印《医院文化区展示册》《见证·用奉献诠释大爱》《抗"疫"日记·以逆行力量点亮漫天星光》。

除此之外，医院还开展文化品牌评选、新职工入职文化培训以及篮球比赛、乒乓球比赛、羽毛球比赛、新春晚会、职工合唱比赛、广播操比赛等文化活动。2005年，医院被评为全国职工医院文化建设先进单位；2012年，医院被评为胜利油田改制企业文化建设先进单位；2018年，被评为医疗机构最佳雇主奖——医院文化情感十强；2023年，被评为2022年度最佳品牌传播医疗机构优秀公立医院地市级50强。

（撰稿人：黄　琨　赵建勋）

第四节　群众团体

工会

概况　1964年医院成立党总支时，配有1名干事负责工会工作。1985年，工会下设电影队、礼堂。2004年，工会下设文化站。2005年4月，工会办公室与党群工作部合署办公。2010年2月，成立工会办公室。2018年8月，工会工作由党政办公室负责。2021年2月，独立设立工会办公室，与党委办公室合署办公。

组织沿革　1965年，医院有工会委员会，各科室有工会小组。

1966年下半年，"文化大革命"开始，工会工作处于瘫痪状态。

1973年4月，根据省和油田工会指示，对工会组织进行整顿建设，每个会员都要经过工会小组讨论后登记，有727名会员重新登记，重新健全工会组织。

1980年7月，工会进行首届改选，选出15名委员组成职工医院工会委员会，由副院长赵长明兼工会主席，潘军任工会副主席，选举产生10个基层工会委员会。

1985年7月，按照全国和山东省总工会要求，开展整顿基层工会组织和建设"职工之家"活动，涵盖劳动保护、职工福利、劳动竞赛、体育运动、女工工作、经费审查和人民储蓄等方面工作，加强工会组织建设。

1996年8月，院工会第三次代表大会召开，大会选举王胜利任主席。菅增恕任副主席。

2000年8月，高爱荣调任工会副主席。

2001年3月，医院女工委员会换届改选，由高爱荣任女工主任（兼），燕红任女工副主任。

2002年1月，王明泉任工会主席，菅增恕、高爱荣任工会副主席，干事3人。下属四级单位文化站，工作人员9人。为加强工会组织自身建设，基层工会委员会换届，由原来的25个基层工会，改为23个，由于工会工作成绩显著，被评为胜利石油管理局工会工作先进单位。

2005年4月，医院改制，工会办公室与党群工作部合署办公。

2005年8月20日，医院工会第四次代表大会召开，选举出新一届工会领导班子，王明泉任工会主席，巩曰卿、高爱荣任工会副主席，工会办公室干事1人。

2011年10月，袁帅负责工会办公室工作，增设女工干事1人。

2016年1月，根据中心医院工会第四届委员会全委扩大会议和第四届委员会全体委员会会议选举结果，巩曰卿为工会主席，袁帅为工会副主席，工会干事3人。

2021年9月，胜利油田中心医院工会正式成为东营市总工会直属基层工会。

2021年10月，贾璐任工会副主席，工会干事1人。

截至2024年3月，工会在职3人，其中高级政工师1人，副主任护师1人、助理政工师1人。

医院工会历任主席、副主席

姓名	职务	任职时间	离任时间	离任去向
赵长明	工会主席、副院长	1980.7	1985.12	离休
潘　军	负责人	1965	1980.07	工会副主任
潘　军	工会副主任	1980.07	1985.12	退职
尹燕生	工会副主席	1985.07	1992.08	宣传科
王胜利	工会主席	1993.02	2003	退职
菅增昶	工会副主席	1992.08	2004	退职
周淑美	工会女职工委员会主任	1995.06	1999.03	退职
王明泉	工会主席	2005.08	2016.01	退职
巩曰卿	工会副主席	2005.08	2016.01	工会主席
袁　帅	工会副主席	2016.01	2021.10	医院办公室主任
巩曰卿	工会主席	2016.01		
贾　璐	工会副主席	2021.10		

主要职责

（一）*妇女工作*。1985年成立女工委员会，2001年女工委员会换届改选，各基层工会有1名女工委员，负责女职工的妇婴保健、生活福利、巾帼建功、女职工素质达标、“三八”红旗手和“文明”家庭等评选活动。1986年至1990年，女工委员会被评为油田三八红旗集体，1990年至2003年，女工委员会被评为胜利石油管理局女工工作先进单位。

2005年至2018年，女工主任先后由高爱荣、黄琨兼任。组织开展女职工教育，“巾帼建功、女职工素质达标”活动，“三八红旗标兵”和“文明家庭”创建活动，开展“十二五”“十三五”女职工素质提升工程，负责女职工生活福利、计划生育等工作。举行庆祝“三八”妇女节活动，为女职工发放节日纪念品，组织春游、跳绳、踢毽子等文体活动。组织女职工做好健康查体工作。

2019年至2023年，女工管理及计划生育工作由工会负责。负责女职工的管理服务工作，每年组织女职工查体及两癌筛查工作，确保女职工合法权益。加强计划生育基础工作，规范档案管理。办理《生育服务手册》、新生儿登记，发放独生子女费，申领生育保险待遇等相关工作。

（二）*文体活动*。建院初期，为活跃职工文体生活，组织职工业余文艺宣传队。

1969年，孙金鼎执导的大型歌剧《收租院》在油田、惠民地区、辛店石化总厂等单位演出30多场。

1974年，成立电影队，有16mm放映机一部。

1979年6月7日，参加油田职工业余文艺汇演，《新时期总任务照山河》及舞蹈《采药》两个节目获奖。

1984年，尹燕生的摄影作品《泰山小游人》参加省泰山摄影展览。

1985年，举办三期美术、书法、摄影、剪纸、黑板报比赛，展出各类作品216幅，黑板报34块，47人获奖。组织开展篮球、排球、乒乓球、羽毛球、拔河、自行车、游泳、棋类、周末舞会和春节游艺会等10多项深受群众喜爱的文体活动。参加油田各种文体比赛活动24次。同年，礼堂投用，增加35mm放映机一部，充实电影队工作人员，丰富全院职工家属业余文化生活。

1986年，参加油田第二届职工游泳比赛，获女子蛙泳100米第一名、第三名，团体第二名；外科两次被评为油田开展体育工作先进单位；有6人被评为油田先进个人。

1987年，冯传家创作的六场话剧《卖瓜子的中学生》（孙玉思参加创作）获东营市文艺作品优秀奖。同年12月王祥龙创作的《苦涩的爱》出版发行。截至1988年组织多次大型文艺节目汇演，自编自演300多个文艺节目。

1987年、1988年，先后成立女子乐队和男子篮球队，获油田男子篮球赛第十一名和第十三名。

1989年至1992年，举办三届职工健美操比赛，获胜利石油管理局工会组织的健美操比赛二等奖。

1993年至2003年，组织文艺会演30多场次，组织大秧歌比赛4届，举办书法、美术、摄影展览，举办中心医院“双益杯”职工篮球赛11届，参加胜利石油管理局各种文艺演出10场次。

1997年，参加局工会组织的“华宇杯”象棋比赛，获个人第二名，医院被评为精神文明队。

1999年，参加胜利石油管理局护士节礼仪比赛，参赛5个节目分获一、二、三等奖。

2002年，参加胜利石油管理局第四届职工运动会，获优秀组织奖，被授予中石化群众体育工作先进单位。组织参加乒乓球比赛，获体育道德风尚奖，男子单打第七名。获中国象棋比赛团体第四名、个人单项第八名。

2004年，举办建院40周年大型晚会。

2004年至2023年，每年例行举办乒乓球、篮球、羽毛球、趣味运动会、拔河等职工体育活动。

2006年，举办庆祝中华人民共和国成立五十七周年职工大合唱、病员入院接待规范情景剧比赛。

2007年，举办职工健美操比赛。

2009年，举办庆祝建国六十周年职工大合唱比赛，选送节目参加东营市广场文化晚会取得好成绩。

2011年，举办庆祝建党九十周年职工大合唱比赛，组织首届青年职工联欢会。

2011年至2013年，篮球队、乒乓球队、羽毛球队和足球队在东营市卫生局举办的全市卫生系统运动会、油田改制企业比赛和滨州医学院教职工比赛中均取得佳绩。

2012年至2017年，组织参与油田改制企业第五届“森诺杯”乒乓球比赛和“高原杯”职工篮球比赛。

2013年，投入85万元建设2号病房楼地下乒乓球场，篮球场改造铺设塑胶。

2014年，开展50周年院庆系列活动，举办两场建院五十周年庆典文艺汇演，采用多种声光电技术增强演出效果。10月，组织职工广播操比赛。参加全市卫生计生系统职工乒乓球比赛，取得佳绩。

2014年至2017年，组织参加滨州医学院教职工乒乓球、羽毛球比赛，每年元旦前举办职工拔河比赛。

2014年至2018年，组织职工参加黄河口（东营）国际马拉松比赛，连续5年举办职工羽毛球比赛。

2014年至2023年，组织职工篮球比赛。

2015年至2019年，举办中心医院迎新春文艺晚会。

2015年，举办纪念抗战胜利70周年暨唱响院歌合唱、职工健身广场舞比赛。10月，院足球队代表东营市卫计委参加东营市城市运动会。

2016年，举办首届“中心医院好声音”歌手大赛。5月，院足球队征战全市卫生系统运动会并勇夺季军。

2017年5月14日，成立医院杏林之声合唱团，参加胜利油田第七届“胜利杯”职工小合唱比赛，获一等奖，并受邀参加胜利油田2018年新年音乐会，获得好评。举办第二届“互助保障杯”职工广播操比赛。

2018年5月28日，成立医院杏林之声艺术团舞蹈队。6月，成立“杏林之翼”足球队；8月，成立“杏林飞羽”羽毛球队；10月，成立“初心剧社”；11月，成立“杏林之韵”太极队。自此，医院“杏林之声”品牌系列职工群众文化团队初具规模，丰富职工业余文化生活。8月，举办“医院兴天使美”职工摄影比赛。9月，举办第二届“中心医院好声音”暨首届医联体职工歌手大赛，医联体单位选手首次参赛。2018年10月，首次邀请医联体单位参加职工篮球比赛，利津分院男队和药学部女队分获男、女队冠军。获得首届山东省卫生健康微电影一等奖，最佳形象宣传片、最佳科普类影片。

2019年，举办“三八妇女节”系列活动。开展建院55周年学术及文体系列活动。参加全市卫生系统职工运动会，夺得羽毛球男女团体冠军，乒乓球女子团体冠军。王静获乒乓球女子单打冠军，邢丽娟获第四名。翟双获羽毛球男子单打冠军，王一鸣获亚军。陈丹获羽毛球女子单打亚军，常红艳获季军。组织参加胜利油田中心医院医联体首届职工乒乓球比赛。举办“庆祝新中国成立70周年‘我和我的祖国’医联体职工合唱比赛”及“庆祝新中国成立70周年‘我和我的祖国’主题征文活动”。获东营市卫生健康系统职工太极拳比赛第一名。

2019年至2023年，每年举办职工健步走活动。

2020年至2023年，每年举办“新冠疫情援外抗疫人员”系列关爱活动。

2021年，参加东营市建党百年“颂歌献给党”职工合唱比赛获“第一名”。参加庆祝建党百年东营市、市直机关、市卫健委组织的三项党史知识大赛获“三连冠”。参加市委老干部局建党百年退休职工合唱比赛获第二名。参加市卫健委党史知识竞赛获团体第一名。

2023年3月，举办“三八妇女节”系列活动。5月，防疫站篮球场落成，花费约30万元。5月，举办中心医院医联体“改革创新 勇乒高峰”职工乒乓球比赛。6月，参加东营市卫生健康系统第一届职工运动会，获羽毛球男女团体冠军，男子双打冠、亚军，女子双打冠、亚军。获篮球女子冠军与男子季军。获乒乓球女子团体亚军，男子团体第四名。获拔河女子冠军与男子亚军。八段锦和体操分别以总分第一名、第二名的成绩获团体赛双项一等奖。获象棋团体第三名。获男子足球第五名。在田径及其他各项比赛中，单项比赛分别获第一名、第二名、第三名。9月，举办胜利油田中心医院第二十八届职工篮球比赛暨第四届医联体职工篮球比赛。11月，代表东营市参加山东省广播体操大赛获城市组二等奖。

（三）会员福利。制定医院工会会员困难补助、健康疗养、慰问伤病员、营养品发放等具体办法。

1972年至2003年，对家中经济生活困难的3327人次进行补助，补助金额为129960元。慰问伤病员2796人次，慰问品金额为54480元。发放营养品3518人，金额为85140元。1973年至2003年，丧葬补助496人次，补助款为98428元。发放生日蛋糕162份，合计金额为1620元。1998年8月，为抗洪救灾献爱心捐款77005元。健全维护救助体系，深入实施送温暖工程，扎实开展助残活动，易建强被授予胜利石油管理局残疾人自强模范。

2004年至2013年，组织职工参加在职职工大病、意外伤害、女职工特殊病等互助计划，受益人数132人，受益金额39.16万元。派出职工参加学习考察、健康疗养共计948人次。2009年至2013年，开展“成就未来”助学活动，发放助学金及纪念品计22.23万元。2010年至2013年，组织职工查体5740余人次，中秋节、春节走访慰问职工76人次，发放慰问金58695元，“全国助残日”向残疾职工发放补助金38600元。

2014年至2018年，组织职工参加在职职工大病、意外伤害、女职工特殊病等互助计划，受益人数46人，受益金额14.52万元。派出职工参加学习考察、健康疗养共计929人次。开展“成就未来”助学活动，发放助学金及纪念品共计37.7万元。组织职工查体9872人次，中秋节、春节走访慰问职工32人次，发放慰问金73000元，“全国助残日”向残疾职工发放补助金64000元。形成“春送健康、夏送清凉、金秋助学、冬送温暖”的四季服务模式，为工会会员提供全方位的人性化关怀。

2019年至2023年，组织职工参加在职职工大病、意外伤害、女职工特殊病等互助计划，受益人数87人，受益金额98.85万元。根据东营市总工会下发通知组织78名抗疫人员到威海、烟台疗养。2020年至2023年疫情期间，走访慰问一线抗疫及援外职工336人次，开展“成就未来”职工高考子女座谈会、“夏送清凉”“关爱未来”职工子女义诊等关爱职工活动，共发放慰问品约439.38万元。每年组织全院在职及退休职工查体，“全国助残日”向残疾职工发放补助金12.95万元；2022年，向大病职工爱心捐款近29万元；2023年，参与东营市慈善总会“慈心一日捐”活动，全院积极动员，捐款35万余元。

（四）计划生育。建院初期，医院兼管全油田的计划生育工作。为配合石油会战，抽出部分医疗骨干到前线，进行巡回医疗和宣传计划生育工作。

1967年，成立计划生育门诊，固定2名医生负责计划生育工作，开展放环和人工流产等计划生育手术，输卵管结扎手术在病房进行。“文革”期间，计划生育工作受到影响。1972年卫生处成立后，由卫生处负责计划生育工作，医院只负责计划生育业务技术指导。1983年，为配合油田搞好节制生育工作，妇产科抽出3名医生，与各二级单位联系，帮助基层进行各种节育和绝育手术。

党的十一届三中全会以后，加强对计划生育工作的领导，抽调专人负责，在职工家属中进行计划生育宣传，贯彻执行一对夫妇只生一个孩子的规定。制定全院晚婚、晚育、少生、优生和节育措施。各科室女工委员把避孕工具发给育龄夫妇，落实计划生育指标。院里每年进行1—2次讲评，对完成指标好的单位和个人给予物质或荣誉奖励。对违反规定的夫妇分别给予降级、罚款、停发奖金和行政处分。

1978年7月，对第一批申报独生子女的10人进行表彰，独生子女报名率不断提高，多胎生育率下降。1986年底，全院女职工和家属1035人中有380对育龄夫妇领取独生子女证，87人做输卵管结扎绝育手术，416人采取节育措施。

1990年，成立计划生育委员会，1994年成立计划生育协会，1997年设立计划生育办公室，司玉爱任办公室副主任。各支部成立3—5人计划生育领导小组，配备兼职计划生育宣传员，健全管理网络，落实计划生育目标管理责任制，实行“一票否决”。全院晚婚晚育率、计划生育率、独生子女领证率均达到100%。

1995年起，每年为育龄妇女进行健康查体，推行避孕节育措施知情选择，开展计划生育、优生优育、生殖保健宣传教育，多次邀请全国知名专家来院进行婴幼儿早期教育和更年期保健等知识讲座。

1999年，管理局投资建立“胜利石油管理局优生实验中心”，负责全油田的优生检测工作。2002年8月，在医院召开全省优生工作现场会。2003年，管理局投资240余万元，购进彩色多普勒诊断仪和时间分辨免疫荧光仪。每季度到临盘、孤岛、孤东、河口、滨南、纯梁等十多个二级单位进行上门服务。油田新生儿出生缺陷发生率逐年降低。同年9月，省委书记、省人大常委会主任赵志浩到优生中心视察，题词“向优生优育保护神致敬”。

1983年以来，连续13年被评为局计划生育工作先进单位。1996年至1999年，被评为局计划生育工作红旗单位。2000年，被评为局计划生育一等奖单位。2001年和2002年，被评为局计划生育优质服务先进单位。

医院改制后，计划生育办公室工作职能并入党群工作部。2005年至2011年，由高爱荣负责；2011年后，由黄琨负责。为育龄妇女办理《计划生育服务手册》《生育证》《独生子女优待证》《一孩生育登记本》出生子女登记手续、育龄妇女生育保险待遇申领等。

2004年至2015年，被评为管理局计划生育达标单位。2016年至2017年，被评为油田人口和计划生育先进单位。

2021年，计划生育职责列入工会办公室管理，2018年至2021年10月前，由袁帅负责；2021年10月起，由贾璐负责。帮助育龄女职工办理《计划生育服务手册》《医学出生证明》，开具婚育证明，托儿费报销、育龄妇女生育保险待遇申领等。2023年，黄雪莹获胜利油田计划生育先进个人。

工代会　1980年7月，召开第一次工代会。大会选举产生医院工会委员会委员15人。赵长明任主任（兼），潘军（女）任副主任。

1987 年 6 月，召开第二次工代会。大会选举产生中心医院第二届工会委员会。张清林任主席，尹燕生任副主席。

1996 年 8 月，召开第三次工代会。出席会议的正式代表 11 人，列席代表 14 人，特邀代表 1 人。大会选举产生中心医院第三届工会委员会和工会经费审查委员会。工会委员会由 15 人组成，王胜利任主席，訾增恕任副主席。工会经费审查委员会由王长安、王兴凤、孙莉、周景才、郭兰峰等 5 人组成，王长安任主任。

2005 年 8 月 19 日至 20 日，召开第四次工代会。出席会议的正式代表 86 人。王明泉作题为《与时俱进开拓创新团结动员广大职工为实现医院的发展目标努力奋斗》的报告。大会选举产生中心医院工会第四届委员会。工会委员会由 15 人组成，王明泉任主席，巩曰卿、高爱荣任副主席。

2016 年 2 月，召开工会第四届委员会全体会议，选举 15 人为第四届工会委员会委员。会议以无记名投票等额选举的方式，全票通过巩曰卿为工会主席，袁帅为工会副主席。

2021 年 10 月 22 日，胜利油田中心医院工会第四届委员会第十三次全委扩大会议和第四届委员会第十三次全体委员会议选举结果，经东营市总工会审批同意，胜利油田中心医院工会第四届委员会由丁学开、于晖（女）、冯涛、巩曰卿、吕其军、伊心浩、牟东坡、李睿弢、杨淑梅（女）、张永刚、宗强、贾璐（女）、夏建、高长杰、颜敏（女）等 15 人组成。贾璐为工会副主席。

历届工代会任职表

名称	召开时间	工会主席 / 主任	工会副主席 / 副主任	院工会委员会及工会经费审查委员会
第一次工代会	1980.07	赵长明	潘军（女）	15 人
第二次工代会	1987.06	张清林	尹燕生	第二届工会委员会 11 人：张清林、尹燕生、周淑美（女）、王可能、王建平（女）、王亨权、牛海洲、刘宝祥、宋和凤（女）、李新功、张思敬
第三次工代会	1996.08	王胜利	訾增恕	第三届工会委员会：丁学开、王长安、王胜利、王建平（女）、牛海洲、刘曰祥、孙林、李敬敏（女）、宋和凤（女）、陈立磊、赵泽明、周淑美（女）、郭永清、訾增恕、魏秀桂（女） 工会经费审查委员会：王长安（主任）、王兴凤（女）、孙莉（女）、周景才、郭兰峰
第四次工代会	2005.08	王明泉	巩曰卿 高爱荣	王明泉、巩曰卿、连祖民、丁学开、牛彩红（女）、田昭俭、刘建军、伊心浩、姚林果、郭兰峰、陶振岩、彭军（女）、颜廷淦、魏秀桂（女）
第四届委员会全委扩大会议	2016.02	巩曰卿	袁　帅	巩曰卿、袁帅、王玉彬、尤文军、杨新国、姚林果、原显平、陶振岩、丁学开、冯涛、夏建、颜敏、杨淑梅、吕其军、伊心浩
第四届委员会第十三次全委扩大会议	2021.09	巩曰卿	贾　璐	丁学开、于晖、冯涛、巩曰卿、吕其军、伊心浩、牟东坡、李睿弢、杨淑梅、张永刚、宗强、贾璐、夏建、高长杰、颜敏

职代会　1982 年 5 月 28 日至 29 日，召开一届一次职工代表大会，出席会议的正式代表 84 人。会议听取《振作革命精神，努力工作，把医院医护质量提高到一个新水平》工作报告，讨论通过《1982 年科研工作计划》《关于加强治安、安全管理和实行治安、安全管理奖惩暂行办法》《中心医院房产管理暂行办法》《中心医院家属管理站工作条例》《中心医院职工代表大会暂行条例实施细则》。本次职代会共征集提案 178 件，分别送交行政领导和有关部门处理。

1985 年 6 月 29 日，召开二届一次职工代表大会，出席会议的正式代表 62 人，列席代表 17 人，特邀代表 4 人。会议听取《积极进取、锐意改革，全面开创医院各项工作的新局面》工作报告，通过《中心医院职工代表大会暂行条例实施细则》，选举产生 5 个专门工作委员会。

1987 年 6 月 29 日，召开三届一次职工代表大会。出席会议的正式代表 68 人。会议听取《坚持改革、开拓前进，为进一步巩固提高创建文明医院的成果而努力》工作报告，选举产生4个专门工作委员会。

1990年3月30日，召开三届二次职工代表大会。出席会议的正式代表68人。会议听取《团结实干、艰苦奋斗，为进一步巩固提高文明医院成果再做新贡献》工作报告，选举产生6个专门工作委员会，通过《中心医院基层民主管理实施办法》。

1991年5月，召开四届一次职工代表大会。出席会议的正式代表130人，列席代表17人，特邀代表9人。会议听取《坚持两个文明一齐抓，医疗、护理、科研、教学取得显著成绩》工作报告，选举产生8个专门工作委员会，通过《中心医院职工奖励考核办法》《中心医院关于职工调入院内工作的有关规定》《中心医院关于加强劳动纪律的暂行办法》《中心医院职工自行车管理有关规定》。

1992年3月9日，召开四届二次职工代表大会。出席会议的正式代表130人，列席代表17人，特邀代表9人。会议听取《坚持两个文明一齐抓，促进医院上等级》工作报告。

1993年3月29日，召开四届三次职工代表大会。出席会议的正式代表135人，列席代表28人，特邀代表10人。会议听取《解放思想、实事求是、真抓实干，为建成“三甲”医院而奋斗》工作报告。

1994年8月2日，召开五届一次职工代表大会。出席会议的正式代表135人，列席代表14人，特邀代表4人。大会选举产生8个专门工作委员会。

1995年1月18日，召开五届二次职工代表大会。出席会议的正式代表136人，列席代表15人，特邀代表4人。会议听取《总结经验、深化改革、加强管理，争创一流企业医院》工作报告。

1996年1月18日，召开五届三次职工代表大会。出席会议的正式代表137人，列席代表13人，特邀代表5人。会议听取《加强医院管理，巩固“三甲”成果，把医院建设提高到一个新水平》工作报告。

1997年1月17日，召开六届一次职工代表大会。出席会议的正式代表150人，列席代表11人，特邀代表4人。会议听取《以党的十四届六中全会精神为指引，努力把医院双文明建设提高到一个新水平》工作报告，选举产生6个专门工作委员会。

1998年1月15日，召开六届二次职工代表大会。出席会议的正式代表154人，列席代表12人，特邀代表6人。会议听取《以病人为中心，以质量为核心，认真开展“三优双满意”活动，以实际行动迎接三级甲等医院第二周期复审》工作报告，选举产生6个专门工作委员会，会议民主评议10名中心医院领导干部。

1999年1月27日，召开六届三次职工代表大会。出席会议的正式代表146人，列席代表23人，特邀代表8人。会议听取《认清形势、转变观念、加快发展，为把医院建设成为省内企业一流文明医院而奋斗》报告。

2000年1月17日，召开七届一次职工代表大会。出席会议的正式代表152人，列席代表7人，特邀代表7人。会议听取《夯实基础、深化改革、加快发展，把充满生机和活力的中心医院带入二十一世纪》工作报告，选举产生6个专门工作委员会，会议民主评议12名中心医院领导干部。

2001年1月17日，召开七届二次职工代表大会。出席会议的正式代表171人，列席代表8人，特邀代表8人。会议听取《认清形势、明确任务、深化改革，为推动中心医院持续稳定发展而奋斗》工作报告，民主评议14名中心医院领导干部。

2002年3月11日，召开七届三次职工代表大会。出席会议的正式代表151人，列席代表8人，特邀代表9人。会议听取《团结奋斗、与时俱进，大力推进中心医院持续稳定发展》工作报告，会议民主评议14名中心医院领导干部。

2003年3月18日至19日，召开八届一次职代会。会议正式代表144人，列席代表8人，特约代表10人。会议审议通过中心医院工作报告，成立六个专门工作委员会。提案征集并立案12件，送交有关部门落实。

2004年2月26日至27日，召开八届二次职代会。会议正式代表143人，列席代表5人，特约代表10人。会议审议通过中心医院工作报告。提案征集并立案7件，送交有关部门落实。

2009年2月25日至26日，召开九届一次职代会暨出资人代表大会。会议正式代表147人。审议通过《与时俱进、努力进取，依靠自己谋求发展》工作报告。提案征集并立案66件，送交有关部门落实。

2010年3月11日，九届二次职代会暨出资人代表大会审议通过题为《团结奋进、真抓实干，努力实现医院科学发展新跨越》工作报告和《关于中心医院2009年财务决算和2010年财务预算的报告》。表彰2009年度先进集体和个人。征集并立案66件，送交有关部门落实。

2011年3月10日至11日，召开九届三次职代会暨出资人代表大会。出席会议的正式代表147人。审议通过《凝心聚力、强本固基，努力开创医院和谐发展新局面》工作报告和《关于中心医院2009年财务决算和2010年财务预算的报告》。民主测评医院党政领导班子和领导干部。表彰2010年度先进集体和个人。提案征集并立案20件，送交有关部门落实。

2012年2月22日至23日，召开九届四次职代会暨出资人代表大会。出席会议的正式代表145人。审议通过《齐心协力、再创三甲，为谱写医院科学发展新篇章而努力奋斗》工作报告和《关于中心医院2011年财务决算和2012年财务预算的报告》。进行三级综合医院评审工作动员。民主测评医院党政领导班子和领导干部。表彰2011年先进集体和个人。提案征集并立案14件，送交有关部门落实。

2013年3月12日至13日，召开九届五次职代会暨出资人代表大会。出席会议的正式代表145人。审议通过《攻坚破瓶颈、聚力谋发展，为创建省内一流现代化三级甲等医院而奋斗》工作报告和《关于中心医院2012年财务决算和2013年财务预算的报告》。民主测评医院党政领导班子和领导干部。表彰2012年先进集体和个人。提案征集并立案18件，送交有关部门落实。

2014年3月12日至13日，召开九届六次职代会暨出资人代表大会。出席会议的正式代表143名。审议通过《强化内涵、精细管理，全力推动医院整体发展再上新水平》工作报告。民主测评医院党政领导班子和领导干部。表彰2013年度先进集体和个人。提案征集并立案25件，送交有关部门落实。

2015年1月29日至30日，召开十届一次职代会暨出资人代表大会。出席会议的正式代表174人，审议通过《凝心聚力促和谐、创新创效谋发展，为实现医院更好更快发展而努力奋斗》工作报告。民主测评医院党政领导班子和领导干部。表彰2014年度先进集体和先进个人。提案征集并立案44件，送交有关部门落实。

2016年1月29日至30日，召开十届二次职代会暨出资人代表大会。出席会议的正式代表174名，审议通过《迎接新挑战、展现新作为，全力谱写医院持续稳定发展新篇章》工作报告。民主测评医院党政领导班子和领导干部。表彰2015年度先进集体和先进个人。提案征集并立案37件，送交有关部门落实。

2017年1月17日至18日，召开十届三次职代会暨出资人代表大会。出席代表182名，审议通过《稳中求发展、聚力开新篇，为实现医院历史新跨越而努力奋斗》工作报告。民主测评医院党政领导班子和领导干部。表彰2016年度先进集体和个人。提案征集并立案26件，送交有关部门落实。

2018年1月25日至26日，召开十届四次职代会暨出资人代表大会，出席代表216名，审议通过《创新引领、砥砺前行，为建成省内一流现代化三级甲等医院努力奋斗》工作报告。民主测评医院党政领导班子和领导干部。表彰2017年度先进集体和个人。提案征集并立案35件，送交有关部门落实。

2019年1月17日至18日，召开十届五次职代会暨出资人代表大会，出席代表198名，审议通过《同心同德共奋斗、改革创新再出发，努力开创医院高质量高效能发展新局面》工作报告。

民主测评医院党政领导班子和领导干部。表彰2018年度先进集体和个人。提案征集并立案29件，送交有关部门落实。

2020年1月15日至16日，召开十一届一次职代会暨出资人代表大会，出席代表204名，审议通过《文化引领、成就历史新跨越，不忘初心、共铸明天新辉煌》工作报告。民主测评医院党政领导班子和领导干部。表彰2019年度先进集体和个人。提案征集并立案33件，送交有关部门落实。

2021年1月27日至28日，召开十一届二次职代会暨出资人代表大会，出席代表206名，审议通过《守正创新、实干笃行，奋力开启现代化强院建设新征程》工作报告。民主测评医院党政领导班子和领导干部。表彰2020年度先进集体和个人。提案征集并立案33件，送交有关部门落实。

2022年1月17日至18日，召开十一届三次职代会暨出资人代表大会，出席代表206名，审议通过《实干突破强实力、对标竞进攀高峰，在加快高质量发展上走在前作表率》工作报告。通过院务公开民主测评。修订并签订《胜利油田中心医院集体合同》及《女职工权益保护专项集体合同》。表彰2021年度先进集体和个人。提案征集并立案27件，送交有关部门落实。

2023年1月31日，召开十一届四次职代会暨出资人代表大会，出席代表200名，审议通过《改革创新谋发展、奋楫笃行争一流，努力开创高水平现代化强院建设新局面》工作报告。通过院务公开民主测评。表彰2022年度先进集体和个人。提案征集并立案38件，送交有关部门落实。

2024年1月25日至26日，召开胜利油田中心医院十一届五次职工代表大会，出席代表162名，审议通过《踔厉奋发、笃行不怠，在医院高质量发展新征程上行稳致远》工作报告。通过院务公开民主测评。表彰2023年度先进集体和个人。提案征集并立案24件，送交有关部门落实。

工会会员发展和组织建设情况

年度	会员数	三级工会	四级工会	工会小组	工会主席、副主席
1973	727	1	15	47	潘军
1974	746	1	15	47	潘军
1975	729	1	15	47	潘军
1976	731	1	16	51	潘军
1977	678	1	14	51	潘军
1978	799	1	14	51	潘军
1979	902	1	14	51	潘军
1980	992	1	15	56	潘军
1981	1067	16	73		潘军
1982	1002	16	87		潘军
1983	1090	16	87		潘军
1984	1199	17	14	89	潘军
1985	1204	17	14	96	潘军、尹燕生
1986	1267	17	3	108	尹燕生
1987	1343	17	3	108	张清林、尹燕生
1988	1456	17	3	108	张清林、尹燕生
1989	1532	22	3	138	张清林、尹燕生
1990	1587	22	3	138	高跃坤、尹燕生
1991	1611	22	3	138	高跃坤、尹燕生
1992	1607	24	3	138	高跃坤、菅增恕
1993	1596	24	3	138	王胜利、菅增恕
1994	1625	24	3	138	王胜利、菅增恕
1995	1630	24	3	138	王胜利、菅增恕
1996	1666	25	140	140	王胜利、菅增恕
1997	1646	25	140	140	王胜利、菅增恕
1998	1646	28		140	王胜利、菅增恕
1999	1630	28		140	王胜利、菅增恕
2000	1638	25		140	王胜利、菅增恕
2001	1547	26		143	王胜利，菅增恕、高爱荣

年度	会员数	三级工会	四级工会	工会小组	工会主席、副主席
2002	1567	23		143	王胜利，菅增恕、高爱荣
2003	1590	23		143	王胜利，菅增恕、高爱荣
2004	1545	23		143	王明泉，菅增恕、高爱荣
2005	1533	23		143	王明泉，巩曰卿、高爱荣
2006	1523	23		143	王明泉，巩曰卿、高爱荣
2007	1511	23		143	王明泉、巩曰卿、高爱荣
2008	1521	23		143	王明泉，巩曰卿、高爱荣
2009	1544	23		143	王明泉，巩曰卿、高爱荣
2010	1532	23		143	王明泉，巩曰卿、高爱荣
2011	1526	23		143	王明泉，巩曰卿、高爱荣
2012	1520	23		143	王明泉，巩曰卿、高爱荣
2013	1517	23		143	王明泉，巩曰卿、高爱荣
2014	1513	23		143	王明泉、巩曰卿
2015	1629	22		85	王明泉、巩曰卿
2016	1749	22		85	巩曰卿、袁帅
2017	1912	22		85	巩曰卿、袁帅
2018	1976	25		112	巩曰卿、袁帅
2019	2514	28		112	巩曰卿、袁帅
2020	2544	28		112	巩曰卿、袁帅
2021	2683	28		112	巩曰卿、贾璐
2022	2787	27		112	巩曰卿、贾璐
2023	3027	27		104	巩曰卿、贾璐

主要荣誉

（1）集体奖项。1987 年、1988 年中心医院工会被评为油田先进工会。

1987 年、1988 年中心医院女工委员会被油田评为“三八”红旗集体。

1987 年至 2003 年获胜利石油管理局女职工工作先进单位。1993 年获山东省先进女职工委员会、民主管理先进单位工会财务一等奖。

1994 年获胜利石油管理局生活福利保险工作先进单位。

1996 年获工会财务工作先进单位。

1997 年获实施送温暖工程优秀单位。

1998 年获评互助保险工作先进单位、工会财务工作先进单位、劳动争议调解工作先进单位。

1999 年获协调劳动关系先进单位。

2000 年获工会工作先进单位、职工互助合作保险工作先进单位、“群众文化广场活动”先进单位。

2001 年获协调劳动关系先进单位、工会宣教信息工作先进单位、“群众文化广场活动”先进单位。

2002 年获工会工作先进单位、工会协调劳动关系先进单位、厂务公开先进单位、工会保障工作先进单位、职工互助保险十佳单位、胜利石油管理局科技创新示范单位。

2003 年获“群众文化广场活动”先进单位、科技创新银奖单位、工会工作先进单位。

2007 年获胜利石油管理局工会财务会计基础资料展评二等奖、职工互助保障工作先进单位和残疾人工作先进单位。

2007 年、2008 年获胜利石油管理局工会财务工作竞赛特等奖。

2013 年获中国石化先进工会组织奖。

2015 年，山东省“推行协商民主强化社会责任”示范单位，院长刘冠国被评为山东省“推行协商民主强化社会责任”标兵。

2016 年至 2017 年获油田人口和计划生育先进单位。

2017 年获中国石化群众文化体育工作先进单位。

2022 年获东营市“聚合力、促发展”优秀代表提案三等奖。

2023 年 4 月 29 日，胜利油田中心医院获“东营市五一劳动奖状”，刘迎春获“山东省先进工作者”称号；10月获东营市“聚合力、促发展”优秀代表提案二等奖；11月获山东省广播体操大赛城市组二等奖；乔鲁军获山东省第六届“齐鲁工匠”称号；“山东省先进工作者”称号获得者刘迎春、“山东省富民兴鲁劳动奖章”获得者宋和凤、刘冠国、王明泉、李涛、“东营市第十一届劳动模范”获得者王明鑫、“山东省富民兴鲁劳动奖状”获得集体胜利油田中心医院被收录进由东营市总工会主持编纂修订的《东营市劳模志》。胜利油田中心医院工会获评2023年度县级工会财务会计工作竞赛优胜单位。

（2）先进集体。1973年至1979，先进集体：传染科。

1980年先进集体：内科、维修队。

1981年先进集体：检验科。

1982年先进集体：外科。

1983年先进集体：小儿科。

1984年至1985年先进集体：内科

1986年先进集体：外科。

1987年先进集体：内科、检验科。

1988年先进集体：药剂科。

1989年双文明标杆单位：药剂科；双文明模范班组：六病区；双文明科室：医院工会。

1990年先进单位：外科；模范班组：十二病区医生组、五病区护理组。

1991年先进单位：神经肿瘤科；模范班组：五病区护理组。

1992年先进单位：药剂科、病理科、内科、肿瘤科、神经科；先进集体：保卫科、护理部；模范班组：七病区。

1993年（缺）。

1994年先进单位：神经内科、药剂科、儿科；先进集体：保卫科、护理部；模范班组：产科护理组。

1995年先进单位：神经内科、内科、药剂科；先进集体：十二病区、十六病区、医疗器械科、综合管理科；模范班组：七病区护理组。

1996年先进单位：内科、神经内科、药剂科、检验科；先进集体：十二病区、劳资科、组织科；模范班组：神经内科护理组。

1997年先进单位：神经内科、内科、药剂科、妇产科；先进集体：十六病区、组织科、维修队；模范班组：普外医疗组。

1998年先进单位：神经内科、内科；先进集体：B超室、护理部；模范班组：手术室护理组。

1999年先进单位：外科、内科、儿科；先进集体：普外二区、心血管内科病区、医务科；模范班组：产科护理组。

2000年先进单位：外科、生活服务中心；先进集体：心血管内科病区、医务科；模范班组：儿科二区医疗组。

2001年先进单位：神经内科、内科；先进集体：血液消化内科病区、产科病区；模范班组：外科监护室。

2002年先进单位：内科、药剂科；先进集体：神经内科病区、普外二区；模范班组：血液消化内科医疗组。

2003年管理局文明建设先进单位：内科、外科、眼科；管理局文明建设先进科室：党委办公室。

2004年管理局文明建设先进单位：内科、眼科、急救中心；管理局文明建设先进集体：财务资产科、人力资源部。

2005年管理局文明建设先进单位：内科、眼科、神经内科；管理局文明建设先进集体：人力资源部。

2006年管理局文明建设先进单位：心血管内科、眼科、CT室。

2007年管理局文明建设先进集体：眼科、查体中心、医务部。

2008年管理局文明建设先进集体：肝胆外科、眼科、住院部。

2009年管理局文明建设先进单位：眼科、血液内科、护理部。

2010年管理局文明建设先进单位：肝胆外科、预防保健科、人力资源部。

2011年管理局文明建设先进单位：肝胆外科、消化风湿病区、党群工作部。

2012年管理局文明建设先进单位：肝胆外科、神经内科、医务部。

2013 年油田文明建设先进三级单位：肝胆外科、护理部。

2014 年油田文明建设先进三级单位：肝胆外科、党群工作部。

2015 年油田文明建设先进三级单位：肝胆外科、消化内科；“推行协商民主，强化社会责任”示范单位：胜利油田中心医院；富民兴鲁劳动奖状：胜利油田中心医院。

2016 年油田文明建设先进三级单位：产科二区、消化内科；巾帼文明岗：产科一病区、儿科二病区、重症医学科。

2017 年三八红旗集体：心内二区、产科二区；巾帼文明岗：儿科三病区。

2018 年油田文明集体：对外合作交流部、CT 检查科；三八红旗集体：重症监护室、泌尿外科；巾帼文明岗：儿科一病区护理团队。

2019 年（缺）。

2020 年（缺）。

2021 年巾帼文明岗：消毒供应中心。

2022 年东营市“聚合力、促发展”优秀代表提案三等奖：胜利油田中心医院工会。

2023 年全市创新实干先进集体：胜利油田中心医院。

东营市五一劳动奖状：胜利油田中心医院。

东营市“聚合力、促发展”优秀代表提案二等奖：胜利油田中心医院工会。

山东省广播体操大赛城市组二等奖：胜利油田中心医院工会。

山东省总工会“2023 年度县级工会财务会计工作竞赛优胜单位”：胜利油田中心医院工会。

（3）个人荣誉。1973 年先进个人：谭桂明、胡宗华、韩新。

1974 年先进个人：许维楼、刘贵祥、庄世俊、舒桂珍、夏淑敏、胡忠华、张新玲、张爱芹、王巨娥。

1975 年先进个人：许维楼、刘贵祥、庄世俊、朱仲骧、郭万林。

1976 年先进个人：许维楼、李刚绩、朱秀琴、朱仲骧、王淑君、王俊恩、胡忠华、王巨娥、孙国祯、刘玉坤。

1977 年先进个人：王淑君、尹成龙、吴锦章、毕玉成、王言鹏、许维楼、王俊恩、王登奎、张循桂。

1978 年先进个人：田文荣、尹祚昌、燕书能、宋风芹、王俊恩、尹成龙、褚晓莉、杨万晶、孙璋、王国荣、许维楼、刘志强、吴秀英。

1979 年先进个人：田文荣、张之才、朱仲骧、刘艳霞、张玉琢、尹成龙、乔小玲、许维楼、孙璋、王云珠、郑新光、王国荣、吴秀英、赵光友。

1980 年先进个人：王兆玉、刘艳霞、胡守成、乔小玲、刘军、田文荣、黄道恒、孙秀风、张玉琢、尹成龙、胡根全、庄世俊、孙璋、杨树屏、张茂春、王振忠、张松良、赵光友、张世俊、刘来成、杨崇香、陈守业、王云珠、王守政、宋智贤。

1981 年先进个人：李盛敏、王建平、胡守成、张玉琢、何振宇、尹成龙、戴华英、张金英、孙秀风、刘家训、孙璋、赵光友、王振忠、王桂彩、曲申村、吴秀英、崔桂荣；劳动模范：胡根全。

1982 年先进个人：燕书能、王树春、索班西、尹成龙、徐阳林、刘秋静、贺祥祯、曲申村、梁淑芳、郭守惠、黄道恒、高玉清、孙璋、齐桂芳、吴秀香、孙秀风；劳动模范：胡根全。

1983 年先进个人：王兆玉、赵敏英、韩法章、胡守成、许金萍、王洪兰、王吉恒、李西廷、张玉娥、郭守惠、黄道恒、丁洪基、杨万晶、王振忠、王胜仁、韩梅冬、齐桂芳、朱鸿昌、郭永请、吴秀英、曹体成、徐守风、尉素兰、孙素贞；劳动模范：胡根全、孙璋。

1984 年先进个人：刘正华、王述斗、赵敏英、王洪兰、齐桂芳、王登芬、殷景义、孙秀风、刘继美、张玉贤、孙璋、李仁贵、李鸿祥、乔世龙、林桂珍、屈兴华、吕文海、杭庆祥、王颖、冯玉兰、刘秀香。

1985 年先进个人：燕书能、左福全、丁洪基、伍崇浩、许金萍、孙和风、夏伯阳、吕永高、纪红、冷福、贺祥祯、刘秀华、盛士谦、王连英、张安河、刘继美、黄启寿、杨含秀、石仲传、刘家训、董西见、胡根全、胡桂兰、李国臻、李元庆、孙成敏、范梅英、徐守风、江春健；劳动模范：于天池。

1986 年先进个人：张思敬、燕书能、孙永远、刘继美、许金萍、吴廷建、于天池、付旭东、王桂敏、吕永高、原春德、翟瑞灵、郭兰峰、褚思斌、王淑花、孟庆菊、王淑君、何永坤、郭兆亮、宋和凤、刘桂花、冯玉兰、盛士谦、魏述敏、戴华英、李顺香、蒋正怀、周淑美、窦兆荣；劳动模范：于天池。

1987年先进个人：胡守成、张思敬、许金萍、杨含秀、孙秀风、孟庆菊、张莉、李淑云、张玉琢、王洪兰、王兆玉、李盛敏、赵长庚、刘继英、李新功、于永玲、梁民琦、尹燕生、冷福、刘效仁、刘家训、郑维汉、孙桂英、孟庆兰、于德田、黄启寿、曹体成、芦文才、杨美番、衣元兰、谭西英、孙成敏、王雪梅；双文明标兵：于天池。

1988年先进个人：胡守成、吕翠萍、江冠农、张玉琢、张云彩、刘正华、王瑞祥、杨万晶、梁民琦、王淑君、步兆金、张吉田、黄道恒、乔世龙、芦文才、刘秀香、谭西英；双文明标兵：刘传木。

1989年双文明标兵：王宗先；双文明个人：郝久民、胡守成、黄远萍、戴华英、魏兆卿、贺祥祯、索班西、李盛敏、吴崇浩、吕永高、刘效仁、尹燕生、尹逊月、张吉田、赵秀菊、王雪梅。

1990年先进个人：吕翠萍、黄道恒、周明琪、贺祥祯、杨含秀、李盛敏、李振芝、郭庆芳、张松良、张吉田、步兆金、张士俊、舒桂珍、张茂春、索班西、刘秀香、王殿美；双文明标兵：王宗先。

1991年先进个人：牛海洲、刘书润、刘秀华、周明琪、张之才、王洪兰、张芳圆、张玉贤、于永玲、崔鸿宾、步兆金、周淑美、莆俊义、吴金芳、刘学斌、裴进荣、刘秀香；双文明标兵：刘正华。

1992年先进个人：张广祥、于天池、杨树屏、崔淑芳、王景菊、卢文才、王桂英、冯知远、纪家林、韩树奎、刘正华、时学品、王淑君、许金萍、王桂英、刘秀香；双文明标兵：戴华英。

1993年（缺）。

1994年先进个人：宋和凤、种伟智、李启田、司荣杰、徐素萍、周明琪、魏秀桂、何永坤、司玉爱、李新功、吕永高、洪兆平、董英田、栗建华、王淑君、宋彦哲、滕茂先；劳动模范：宋和凤。

1995年先进个人：李启田、张爱民、刘秀华、宋时迎、殷景义、宋和凤、司玉爱、曹静、曲申村、曹介枢、王玉贞、田勇、刘曰祥、步兆金、李秀兰、宋彦哲；劳动模范：宋和凤。

1996年先进个人：宋和凤、李启田、牛海洲、刘斌、刘秀华、高欣义、何永坤、杨梦广、曹静、董文媛、姜法伟、吕永高、顾传儒、张之才、赵庆福、董英杰、宁光春、张成敏；劳动模范：宋和凤。

1997年先进个人：宋和凤、李启田、张承勋、刘美凤、戴华英、周明琪、刘秀华、陈立磊、吕翠萍、梁民琦、菅增恕、王星云、王月芳、尹逊月、张安河、董英杰；劳动模范：宋和凤。

1998年先进个人：宋和凤、赵卫东、于秀英、周凤生、姚林果、周明琪、刘秀华、王俊恩、朱清溪、许志茂、吴建英、栗建华、王公明、朱华、宋彦哲、代永强；劳动模范：宋和凤。

1999年先进个人：宋和凤、鲁子仁、周凤生、张明哲、郭兰峰、郭庆芳、姜法伟、耿丽、冯知远、李玲霞、王光祥、曲申村、裴长运、徐志军、石芳、孔宪萍；劳动模范：宋和凤。

2000年先进个人：耿丽、丁慧芳、赵希学、张爱民、刘秀华、牛彩红、高欣义、宋和凤、单宝昌、丁昌太、冯新、庞闽厦、刘玉兰、宋维香、王秀庭、郑其吉、郭月娥、宋彦哲；劳动模范：宋和凤。

2001年先进个人：宋和凤、赵希学、丁慧芳、张春秀、梁民琦、武升传、彭军、贺勇、袁庆忠、刘秀华、王炳平、刘志强、赵泽明、张明哲、张婷、常峰、栗建华、杨泽云、刘晓芳、高宗恩；劳动模范：宋和凤。

2002年先进个人：李友三、韩文学、孙兆福、裴长运、吕永高、杨新国、石亮、朱新兴、刘秀华、王炳平、孙莉、宋行华、张威庆、陈启才、王谦、吕翠萍、董双青、吴凤婷、彭军、黎少青；劳动模范：宋和凤、赵希学。

2003年管理局文明建设先进职工：崔正礼、郑观荣、单宝昌、贺勇、刘美凤、张威庆、高欣义、梁民琦、于本章、彭军、牛彩红、刘建军、张益波、陶振岩、孙林、巩叶辉、李长龙、延英、王光祥、徐强、周芳；劳动模范：宋和凤、赵希学。

2004年管理局文明建设先进个人：丁洪基、丁慧芳、丁西平、石芳、刘华、何永坤、李君霞、郑长龙、徐华玲、赵卫东、赵希学、唐龙国、屈凤、贾新国、庞闽厦、韩法章、彭军、郭兰峰、葛冬梅、崔正礼、魏秀桂；管理局劳动模范：赵希学。

2005年管理局文明建设先进职工：刘华、刘建军、张卫东、吕翠萍、刘美凤、唐龙国、杨梦广、王公明、周明琪、陈启才、彭军、吴德云、魏秀桂、陶振岩、孙林、刘晓芳、孙鹏；管理局劳动模范：赵希学。

2006年管理局文明建设先进职工：袁庆忠、韩燕燕、牛彩红、王炳平、李明英、丁慧芳、吴德云、高长杰、王玉贞、陶振岩、马新凯、孙林、鲍晓荷、孙旭青、王玉彬、史霞；管理局劳动模范：赵希学。

2007年管理局文明建设先进职工：赵希学、延英、袁庆忠、李秀兰、丁慧芳、张卫东、庞闽厦、冯国平、高欣义、周明琪、吴德云、马晓春、乔鲁军、殷红梅；管理局劳动模范：赵希学。

2008年管理局文明建设先进职工：袁庆忠、王佐荣、强艳丽、王公明、胡晔、吕其军、巩叶辉、丁彩霞、赵卫东、徐倩、路颜增、王敏清、王靖、丁建军、宗静、刘磊、王邹平；管理局劳动模范：赵希学。

2009年管理局文明建设先进职工：郑观荣、孙莉、孙鹏、陈启才、韩光良、周晓明、高秀东、鲍晓荷、张新华、徐兆珍；管理局劳动模范：赵希学。

2010年管理局文明建设先进职工：郑观荣、杨淑梅、王靖、李玉生、冯涛、李友三、李荣鲜、黄琨、孙素贞、孟祥湖；管理局劳动模范：赵希学；山东省“富民兴鲁”劳动奖章：刘冠国。

2011年管理局文明建设先进职工：袁庆忠、余江、王俊恩、赵卫东、杨新国、刘晓芳、王金兰、冯国平、李玫、牛彩红；管理局劳动模范：赵希学，帼建功标兵：姜慧；先进女职工工作者：高爱荣；先进女职工之友：王明泉，文明家庭：赵炳芬（肿瘤科）。

2012年管理局文明建设先进职工：袁庆忠、秦凤金、刘永、许蕾、陈丽、杭鹏、伊心浩、吴德云、赵连礼、李梅君；管理局劳动模范：赵希学；巾帼建功标兵：韩法章；先进女职工工作者：黄琨；先进女职工之友：王明泉；文明家庭：余江（妇产科）。

2013年油田文明建设先进个人：张旗、杨新国、刘焕乐、陈勇、王友川、石玉萍、段颜、王丽萍、盖鑫、高玉玲；油田劳动模范：赵卫东；巾帼建功标兵：殷红梅。

2014年油田文明建设先进个人：成波、殷红梅、刘国强、崔凯、万国华、丁菊英、闫应生、李涛、袁帅、王日香；油田劳动模范：赵卫东；巾帼建功标兵：丁菊英；文明家庭：陈丽青（心内科）。

2015年油田文明建设先进个人：谭波、贾璐、张戈、王彦、葛冬梅、乔鲁军、刘迎春、王琪、白方红、王长泰；油田劳动模范：赵卫东；山东省“富民兴鲁”劳动奖章：王明泉；巾帼建功标兵：吴德云；先进女职工工作者：高爱荣；先进女职工之友：王明泉；文明家庭：于云英（妇产科）。

2016年油田文明建设先进个人：史爱华、段颜、孙莉、周忠向、高长杰、许蕾、张建、张诚、张立功、王君成；油田劳动模范：赵卫东、李涛。

山东省富民兴鲁劳动奖章、新疆维吾尔自治区优秀援疆干部、山东省援疆工作先进个人：李涛；文明家庭：王丽萍（胃肠外科）、刘东；三八红旗手：殷红梅、崔振芹、李冬冬。

2017年油田文明建设先进个人：郑观荣、伊心浩、刘焕乐、周功勋、陈晓辉、薄友玲、刘世雷、杨淑梅、刘华、唐玉荣；油田劳动模范：赵卫东、李涛；文明家庭：徐娟、秦子明，殷红梅、张军；三八红旗手：丁红芳、余江、肖英。

2018年油田文明建设先进个人：韩燕燕、潘国政、王金兰、黄琨、辛志明、刘东、刘世雷、张莉、吴琼、杨西瑞、葛维鹏；油田劳动模范：赵卫东、李涛；胜利油田优秀工会工作者：王彦；胜利油田优秀工会积极分子：曲兰英；文明家庭：肖英、庞闽夏；强艳丽、李汝河；三八红旗手：许蕾、陈春丽、赵峰；优秀工会工作者：王彦（女）、袁帅。

2019年三八红旗手：胡烨、曲兰英、盖鑫、栾红、徐敏；文明家庭：段颜；三八红旗手标兵：王晓琳、姜玫玲。

2020年胜利油田文明家庭名单：殷红梅、张军家庭，李英芝、宋强家庭，崔振芹、牛琛家庭，张囡囡、王君成家庭，白方红、孙以峰家庭。

2021年东营市第十一届劳动模范：王明鑫。

2022年山东省“专心工会、担当奉献”基层工会干部选树：巩曰卿；山东省“齐鲁巾帼科技创新之星”：许蕾；第一届全省医务系统职工职业道德建设先进个人：杨新国；东营市“疫情防控”最美家庭：检验科的唐玉蓉、王际亮家庭，护理部的赵玲、赵林家庭，重症医学科的洪树坤、王红晔家庭，药学部的王莹莹、郝兴亮家庭，口腔科的王晨霞、袁晔家庭，肿瘤科三病区的王传迪、李浩楠家庭，急诊科的燕来奇、陈培培家庭，产科一病区的李钰、张文通家庭，急诊科的吴涛涛、袁芮家庭，中医科的燕欣朋、田元芬家庭；东营市“好媳妇”：黄海清、王希华、王慧（产科二病区）；东营市“聚合力、促发展”优秀职工代表：刘国强；东营市“绿色家庭”模范户：冷双、孟杰、姜玫玲、董小娜、刘娟。

2023年山东省先进工作者：刘迎春；第六届山东省“齐鲁工匠”：乔鲁军；第八届东营市最美职工：司义；东营市妇女第七次代表大会代表：王当莲；东营市“聚合力、促发展”优秀职工代表：王玉强；东营市职工优秀技术创新成果一等奖：磁共振检查科《MRI SPACE与DTI技术对腰神经受压损伤的应用研究》（第一完成人：罗树彬）。东营市职工优秀技术创新成果优秀奖：内分泌科《甲钴胺穴位注射治疗糖尿病周围神经病变（五小）》（第一完成人：张杉杉）、高压氧科《II级转I级舱内直排吸氧+氧气湿化（五小）》（第一完成人：于彩红）；东营金牌工匠：宗强；东营工匠：王明林；山东省新时代岗位建功劳动竞赛标兵：王当莲。

2024年东营市三八红旗手：王日香。

（撰稿人：贾　璐　黄雪莹）

共青团

概况　1973年4月，成立共青团胜利油田职工医院委员会，当时与胜利分院是一个团委。2005年4月医院改制后，撤销团委，职能并入党群工作部。2011年9月重新设立团委，隶属党群工作部。2018年8月党政办公室成立后，医院团委隶属党政办公室。2021年2月党委办公室成立后，医院团委隶属党委办公室。截至2024年4月，医院团委在职人数2人，其中大学学历2人，高级职称1人、中级职称1人。

共青团职责：1. 完成党委和上级团委的工作部署和要求，结合本院实际，制定团的工作计划。定期召开医院团委的各级会议，布置、研讨和检查团的工作。

2. 开展团员青年的思想教育，及时了解团员的思想动态，针对团员青年思想状况，研究教育内容、方法和途径，适时开展多种形式的行之有效的教育活动。

3. 做好团的基础工作和团的组织建设，建立健全团内各项规章制度，负责团费的收缴、管理和使用，积极培育先进典型，推动医院形成创先争优的良好风气。

4. 维护团员青年的正当权益，代表团员青年利益，及时向上级有关部门反映团员青年合理诉求，并协助医院有关部门及时推进。

5. 坚持党建带团建，不断强“三性”去“四化”，当好团员青年与医院之间的桥梁纽带，团结带领团员青年为医院高质量发展贡献青春力量。

历届团代会　1973年4月，召开共青团职工医院第一届团代会，选举魏玉瑞、刘传木为团委副书记，委员为胡宝华、朱秀梅、燕书能、刘新玲、刘庆江。

1977年6月29日，召开共青团职工医院第二届团代会，选举胡顺柏为团委副书记，委员为李瑞锋、王俊恩、李振芝、骆红希、张士明、菅增恕、宋继风、王登奎、田秀玲、段向东。

1980年5月4日，召开共青团职工医院第三届团代会，选举胡顺柏为团委副书记，委员为周淑美、李振芝、乔小玲、王炳玲、吴辉国、郑新光、孟庆宁、王述斗。

1985年10月10日，召开共青团中心医院第四届团代会，选举菅增恕为团委副书记，委员为史爱华、李书明、徐兆珍、郑春玲、田桂芬、陈启才、梁志强、潘胜利。

1995 年 10 月 20 日，召开共青团中心医院第五届团代会，选举巩曰卿为团委副书记，委员为丁彩霞、马富俊、牛俊荣、王晓、李毅、李汝河、刘大海、伊心浩、徐立、徐伟、黄新刚、鲁梅芳。

团委历任负责人

姓名	职务	任职时间	离任时间	离任去向
魏玉瑞	副书记	1973.04	1976	调整
刘传木	副书记	1973.04	1976	调整
李瑞峰	负责人	1976	1977	
胡顺柏	副书记	1977.05	1982	油田组织部
周淑美	负责人	1982	1983	
訾增恕	副书记	1983.03	1992.08	工会副主席
巩曰卿	副书记	1993.05	1997.07	五官科党支部书记
陶振岩	副书记	1997.07	2002.04	纪委副书记
陈爱民	副书记	2002.04	2005.04	医技党总支书记
王　靖	兼团委负责人	2005.04	2009.08	外科党总支书记
黄　琨	兼团委负责人	2009.08	2011.09	党群工作部副主任
袁　帅	团委副书记	2011.09	2016.07	党群工作部副主任
夏军国	团委副书记	2016.07	2023.02	团委书记
夏军国	团委书记	2023.02		
戈建建	团委副书记	2023.02		

基层团组织建设 根据医院实际与团员科室分布，不断优化调整基层团组织设置，确保团组织有利于工作开展、有利于组织管理、有利于作用发挥，做到全覆盖。团支部数量由最初的 9 个增加到 2024 年的 23 个。

2024 年 4 月团支部设置情况表

序号	团支部名称	团支部书记	委员
1	医学整形美容医院团支部	杨　洁	组织委员：孙思泉 宣传委员：王紫葳
2	骨科医院团支部	宋文洁	组织委员：李冰洁 宣传委员：周宸辰 纪检委员：王月新 文体委员：陈啸啸
3	麻醉手术科团支部	张俊龙	组织委员：王耀文 宣传委员：孙佳琪
4	眼科耳鼻喉科团支部	石春雨	组织委员：田文君 宣传委员：张　倩
5	康复医院团支部	杨文强	组织委员：张增瑞 宣传委员：李振栋
6	保健感染团支部	孟越越	组织委员：孙文慧 宣传委员：孙丰琰
7	药学部团支部	王　晗	
8	医学影像会诊中心团支部	邢　峥	组织委员：邢记峰 宣传委员：篮雄滨
9	检验供应团支部	周二璞	组织委员：陆英才 宣传委员：薄静静
10	门急诊团支部	罗晓宇	组织委员：孔庆祖 宣传委员：倪俊杰
11	重症医学科团支部	曲迎雪	组织委员：李林雨 宣传委员：刘翔宇
12	神经外科团支部	崔圣娜	组织委员：张　丽 宣传委员：陈玟妍
13	神经内科团支部	赵萍	组织委员：孙宇鸿 宣传委员：孙淑悦 纪检委员：辛　莉 文体委员：赵汝洁

14	心血管医院团支部	王炳慧	组织委员：郭 放 宣传委员：王馨敏
15	肿瘤医院团支部	李砚辉	组织文员：唐婉娇 宣传委员：刘 晨
16	妇产科团支部	张彦惠	组织委员：刘梦娇 宣传委员：邢佳凝
17	儿科团支部	封海迪	组织委员：李雪薇 宣传委员：丁安琪 纪检委员：宁如霞 文体委员：张梦贞
18	甲状腺乳腺病诊疗中心团支部	团支部负责人：张馨历	
19	消化病医院团支部	巩方丽	组织委员：王君妍 宣传委员：楚瑞莹
20	胸科医院团支部	韩 潇	组织委员：田茹娟 宣传委员：王忠慧
21	泌尿肾病医院团支部	盖新宇	组织委员：谷瑞梦 宣传委员：崔文珠
22	机关团支部	宋 琦	组织委员：毛俊杰 宣传委员：张传宇
23	西郊院区团支部	团支部负责人：王慧敏	

主要工作　医院团委在医院党委和上级团委的正确领导下，始终聚焦引领凝聚青年、联系服务青年、组织动员青年的职责使命，围绕中心、服务大局，着力提升共青团的组织力、引领力、服务力，团结带领广大团员青年在医院发展中贡献青春力量。

（1）组织建设。紧跟医院实际情况对基层团组织进行优化调整，同时选优配强团支部班子，让团员青年中的优秀分子担任团干部一职，定期换届选举，确保团组织健全完善。严肃团内组织生活，扎实落实好“三会两制一课”、主题团日等组织生活制度，用好“智慧团建”系统，落实团员先进性评价激励、团内荣誉激励等机制，加强团员分层分类激励。

（2）思想引领。始终坚持用党的创新理论武装团员青年，坚定广大团员青年听党话、跟党走的理想信念。围绕各个时期医院中心工作，开展团员青年思想政治工作，不断增强广大团员青年对医院的归属感、认同感，教育引领广大团员青年立足岗位为医院发展做贡献。80年代，组织开展“党在我心中、油田在我心中、医院在我心中”教育活动。90年代至2000年左右，紧跟党和国家的大政方针以及医院的工作实际，开展形式多样的团结青年、凝聚青年的工作。进入新时代，先后组织开展“一学一做”主题教育实践活动、“青春悦读，岗位建功”读书学习活动，扎实开展“青年大学习”，组织团员青年赴红色教育基地接受红色教育等，持续加强对团员青年的思想教育。

（3）服务青年成长。加强对青年的素质教育与能力培养，与医务部、护理部、医院感染管理部等相关职能科室举办青年医师技能比赛、青年护士技能竞赛、院感防控知识竞赛等岗位练兵活动，在比学赶超中提升技能水平。坚持典型引路，常态化开展优秀共青团员、“杰出青年”、优秀共青团干部以及先进团支部的评选等。通过“选树青年典型，讲好青春故事”主题宣传活动、“奋斗的青春最美丽”故事分享会等，充分发挥典型的引领示范作用。

（4）助力医院发展。始终坚持围绕中心、服务大局，团结带领广大青年立足岗位争做贡献，充分发挥生力军与突击队作用。组织开展青春岗位建功行动，结合医院重点工作积极开展青年文明号、青年岗位能手等评选，激励广大青年在各项工作中当先锋、作表率。积极推进青年志愿服务，成立“爱翼”青年志愿者服务团队，积极开展学雷锋志愿服务。

（5）丰富青年文化生活。结合团员青年特点，积极开展团员青年喜闻乐见的文体活动，先后组织开展“随手拍——我身边的感动”微作品征集活动、“我的白衣天使梦”演讲比赛、“不忘初心跟党走，优质服务我争先”演讲比赛、“诵读红色经典 传承红色精神”朗读比赛，与油地单位举行单身青年联谊活动、“中心医院好声音”职工歌手大赛、足球比赛、迎新晚会等，不断丰富青年人文化生活。

主要荣誉　（1）集体荣誉。20世纪七八十年代，传染科、神经肿瘤团支部被评为胜利油田先进团支部。医院团委连续5年被评为胜利油田先进团委。90年代至2004年之前，有5个团支部获得胜利油田青年文明号称号，1998年4月，药剂科被评为山东省青年文明号。

2004年至2017年，医院团委被评为胜利油田先进团委。

2012年，血液内科被评为胜利油田青年文明号。

2013年，外科团支部、内科团支部、肿瘤科团支部、神经中医团支部、机关团支部被评为胜利油田四好团支部。

2014年，外科团支部、内科团支部、肿瘤科团支部、神经中医团支部、机关团支部、药学部团支部、门诊团支部、麻醉手术科团支部、儿科团支部被评为胜利油田四好团支部。

2016年，糖友俱乐部志愿服务队被评为胜利油田优秀青年志愿服务集体。

2017年，糖友俱乐部志愿服务队被评为东营市首届志愿服务项目大赛铜奖。外科团支部被评为胜利油田红旗团支部。脑科医院团支部被评为胜利油田活力团支部。

2018年，脑科医院团支部被评为胜利油田红旗团支部。甲状腺乳腺病诊疗中心团支部被评为胜利油田活力团支部。

2022年，医院团委被评为东营市五四红旗团委，糖友俱乐部志愿服务队被评为东营市青年志愿服务先进集体，头颈血管外科被评为东营青年创新突击队。

2023年，门急诊团支部被评为东营市五四红旗团支部，“爱翼”志愿服务队被评为东营市青年志愿服务先进集体。检验科被评为2022—2023年度东营市青年文明号。

（2）个人荣誉。七八十年代，赵炳芬、于淑芹被评为胜利油田优秀团支部书记，张智勇等12名团员被评为胜利油田优秀突击手。90年代至2004年之前，有1人获得山东省优秀青年工作者称号、1人获得山东省青春建功一等奖称号、1人获得山东省青年岗位能手称号、1人获得山东省优秀共青团员称号。

2004年，陈爱民被评为山东省三下乡活动优秀指导者。

2010年，张立功被授予胜利青年五四奖章。

2014年，袁帅被评为胜利油田优秀共青团干部，张晓阳、姚珊珊被评为胜利油田优秀共青团员。

2016年，岳振营被评为胜利油田十大杰出青年；李强、周忠向、周新军、王涛被评为胜利油田青年岗位能手；葛维鹏被评为胜利油田百优青年志愿者。

2017年，王明鑫、赵玲、张静、马明明、刘世雷、陈岩被评为胜利油田青年岗位能手；宋琦被评为胜利油田优秀共青团干部；田建国、商书杰、李雪菲、张俊龙、丁晓田、燕飞、花胜国、张晓晴、胡丹、张冰洁被评为胜利油田优秀共青团员。

2018年，姚珊珊被评为胜利油田优秀共青团干部；王静、张彦惠、邢雨被评为胜利油田优秀共青团员；王椋、刘相飞、陈春丽、高照猛、郭壮、杨晨被评为胜利油田青年岗位能手。

2020年，苟田田、胡国鑫、王海生、赵萍、杨亚东、张冰洁、秦保春、钱均凤、吴涛涛、王建、李文智被评为胜利青年抗疫榜样；李文智、倪周被评为东营市优秀共青团员。

2022年，周二璞被评为东营市优秀共青团员；张俊龙被评为东营市优秀共青团干部；商书杰被评为东营市青年志愿服务先进个人；赵汝栋被评为新时代东营最美青年（勤学上进好青年）；王宁被评为东营青年创新榜样。

2023年，司义被评为新时代东营向上向善好青年（担当奉献好青年）；赵萍被评为东营市优秀共青团干部；姚珊珊、王慧昕被评为东营市青年志愿服务先进个人。

（撰稿人：夏军国　贾　璐　黄雪莹）

第三章　行政管理

第三章　行政管理

第一节　人力资源管理

人力资源部

（1）概况　1971年前，劳资工作由组织科兼管；1972年以后与组织科分开，由1名同志分管劳资工作；1976年，成立人事教育科；1983年，改为劳动工资科。2004年9月，撤销党委组织科、劳动工资科、科教科，合并成立人力资源部，其中原党委组织科党务管理职能划归党委办公室，原科教科科研、教学、图书馆管理职能划归医务科。2016年7月，退休人员日常管理相关职能划归老年工作科。2019年7月，成立临床技能实训中心，直属于人力资源部管理。2021年2月，人力资源部原下设机构住培办公室、直属机构临床技能实训中心及相关业务和继续教育等相关工作划归科教科管理。

截至2024年3月，科室有职工8人，其中硕士研究生2人；正高级职称1人，副高级职称2人，中级职称5人。

历任负责人

姓名	职务	任职时间	离任时间	离任去向
苏钦桂	人事教育科负责人	1976	1984.08	科教科
赵树森	劳动工资科副科长	1984.08	1985.12	
赵树森	劳动工资科科长	1985.12	1990.08	退职
张韶经	劳动工资科副科长	1990.08	1993.02	
张韶经	劳动工资科科长	1993.02	1993.05	副院长
滕茂先	劳动工资科科长	1993.05	1995.02	退职
朱　华	劳动工资科副科长	1995.02	2000.06	
朱　华	劳动工资科科长	2000.06	2004.09	人力资源部部长
周功勋	劳动工资科副科长	2000.08	2004.09	人力资源部副部长
朱　华	院长助理、人力资源部部长	2004.09	2010.05	纪委书记
庹新远	人力资源部副部长	2004.09	2009.04	退职
周功勋	人力资源部副部长	2004.09	2010.07	
周功勋	人力资源部部长	2010.07	2017.12	退职
王佐荣	院长助理、人力资源部部长	2017.12	2020.12	副院长、护理总监
杭　鹏	人力资源部副部长	2011.09	2017.12	
杭　鹏	人力资源部副部长、职改办主任	2017.12	2019.11	
杭　鹏	院长助理、人力资源部副部长、职改办主任	2019.11	2021.02	纪检监察部
王当莲	人力资源部副部长	2013.10	2017.12	
王当莲	人力资源部副部长、住培办主任	2017.12	2019.11	医院感染管理部
赵　峰	人力资源部副部长、住培办副主任	2019.07	2019.11	
赵　峰	人力资源部副部长、住培办主任	2019.11	2021.02	护理部
赵冬梅	临床技能实训中心主任	2019.07	2021.02	科教科
王日香	院长助理、人力资源部主任	2021.02		
陈　勇	人力资源部副主任	2019.02		
齐　昆	人力资源部副主任	2023.02		

（2）科室职责

2004 年，成立人力资源部之前，组织、劳资、教培等工作分别由党委组织科、劳动工资科、科教科负责。

2004 年 9 月，成立人力资源部，其中原党委组织科党务管理职能划归党委办公室，原科教科科研、教学、图书馆管理职能划归医务科。

2016 年 7 月，退休人员日常管理相关职能划归老年工作科。2021 年 2 月，人力资源部原下设机构住培办公室、直属机构临床技能实训中心及相关业务和继续教育等相关工作划归科教科管理。

人力资源部主要承担医院组织人事、薪酬保险和劳动关系等工作，具体包括机构管理、干部管理、人才管理、人事管理、薪酬管理、保险管理、职称管理、档案管理、考核管理等职能。

（3）主要工作

1993 年 10 月 1 日，根据胜油局发〔1993〕275 号文件精神，进行医院工资改革，开始实施岗位技能工资制。

2003 年 11 月 1 日，根据胜油局发〔2003〕173 号文件精神，进行医院工资改革，取消岗位技能工资制、开始实行岗效薪点工资制。

2005 年，医院以改制为契机，实施组织人事制度改革，打破干部、工人的身份界限，建立经营管理、专业技术、技能操作三支队伍体系，开始实行岗位管理；开展定员定编工作，组织机关后勤及临床医技科室中层干部、业务主管竞聘上岗工作，重新聘任中层干部 77 人、业务主管 41 人；根据职工改制分流情况，将分流人员档案分别移交油田相关单位，同时干部、工人档案由分别管理变为统一管理，并对参与改制职工档案进行集中、系统整理。

2006 年，印发《胜利油田中心医院临时护士考核管理暂行办法》，建立劳务工经考核择优转为正式职工的考核管理机制，对激发劳务工积极性起到良好的促进作用。

2006 年，根据省人事厅、省卫生厅《关于实行中初级卫生专业技术资格考试制度的通知》（鲁人发〔2005〕28 号）文件要求，初、中级卫生专业技术资格实行全国统一考试；同年，卫生系列高级职称不再由中石化评审，移交委托山东省评审，并建立完善医院职称评审管理制度。

2008 年，制定《胜利油田中心医院医学专家选拔管理暂行办法》，建立起医学专家选拔管理制度。

2011 年 1 月 1 日，根据《胜利油田中心医院完善薪酬分配制度实施方案》（胜中医发〔2011〕87 号）文件精神，进行医院工资改革，取消岗效薪点工资制、开始实行基本薪酬分配制度。

2011 年 6 月，医院参加胜利油田相关企业企业年金计划，自 2009 年 1 月起为符合条件的正式职工扣缴企业年金。

2012 年 2 月，经东营市事业单位登记管理局核查、批准，医院由民办非企业单位变更为事业单位，并颁发《事业单位法人证书》。

2017 年，建立医院有突出贡献的青年医师选拔机制，拓宽医院人才培养与成长渠道。

2018 年，印发《胜利油田中心医院高层次人才引进管理暂行办法》，逐步强化医院人才引进与管理工作。

2020 年 5 月至 12 月，开展新一轮档案集中整理、装订工作，同时上线数字化干部人事档案系统，将所有人事档案扫描、电子化建档，进一步提高医院人事档案管理质量和水平。

2020 年 12 月，医院成立人事档案专项审查工作组，组织开展人事档案专项审核工作，审核范围主要为医院中层干部、高级职称人员、亚专科带头人等。

2021 年 2 月，组织完成 34 名职能部门负责人轮岗工作。

2021 年 6 月，印发《胜利油田中心医院亚专科带头人选拔培养管理办法（试行）》，建立亚专科带头人职业生涯发展机制，以人才培养促进专科发展。

2022 年 3 月，印发《胜利油田中心医院领导干部联系人才工作制度（试行）》，增强领导干部与人才间的直接沟通与交流，发挥和调动人才的积极性和创造性。

2022年8月，印发《关于加强和改进医院人才工作 推进医院高质量发展的若干措施》，聚焦源头管理、系统培养、平台建设、措施保障四个方面，出台20条具体措施，为进一步加强医院人才队伍和学术梯队建设提供制度保障；同月，印发《关于做好胜利油田中心医院亚专科建设示范点重点培育工作的通知》，实施亚专科重点培育工程，完善机制、配套措施，从人财物等多方面给予倾斜和支持，确保亚专科建设取得实效。

2022年11月，对西郊院区组织架构进行重新梳理、设置，印发《胜利油田中心医院关于加快推进西郊院区一体化高质量发展的实施意见》，明确西郊院区的发展定位和管理模式。

2022年12月，按照一体化管理要求，考察、推荐4人到垦利院区任职，选派常驻专家14人、柔性专家26人到垦利院区从事业务工作，安排垦利院区10人来院进修。

2023年2月，根据医院定岗定编情况，组织开展职能科室工作人员岗位双向选择聘任。

2023年3月，印发《胜利油田中心医院“双百名医进东营 百名医师下基层”活动工作方案》，配套下发《胜利油田中心医院外请专家待遇管理暂行办法》。常态化聘请包括北京、上海、济南、青岛等国内、省内知名专家到医院开展诊疗工作。深入推进名医引进工作落地见效，强化客座教授过程管理，聚焦柔性人才作用发挥，定期督导专业科室外请专家工作开展情况，确保人才使用取得实效。

2024年1月，医院完成事业单位法人证书变更，医院举办单位变更为东营市卫生健康委员会，医院法定代表人变更为医院党委书记颜培光。这标志着医院产权制度改革取得重大实质性进展，医院全面落实党委领导下的院长负责制，成为政府主办的公立医院。

2024年5月，根据市委、市政府关于干部管理相关规定，制定《胜利油田中心医院延长科级干部任职年龄规定（试行）》，符合条件的科级干部，经审批，任职年龄可以延长至退休年龄。

（4）荣誉

1. 集体荣誉：1995年　被授予胜利石油管理局劳资工作先进单位称号。

2004年　获管理局教育培训先进单位、提高薪酬管理水平获管理局年度优秀QC成果一等奖。

2004年　获胜利石油管理局劳动工资工作先进单位称号。

2005年　获胜利石油管理局先进集体称号。

2009年　获山东省劳动合同制度实施示范企业荣誉称号、胜利石油管理局社会保险工作先进单位。

2010年　获胜利石油管理局文明建设先进三级称号。

2010年　获胜利石油管理局组织工作先进部门称号。

2010年　获胜利石油管理局社会保险工作先进单位称号。

2010年　获评东营市劳动和社会保障诚信示范企业。

2011年　获胜利石油管理局组织工作先进部门。

2021年　获山东省卫生人力资源协会卫生人才队伍建设典型案例三等奖。

2023年　获国家卫生健康委能力建设和继续教育中心医院人力资源管理优秀案例、山东卫生人力资源管理协会公立医院高质量发展典型案例二等奖。

2. 个人荣誉：1990年　朱华被胜利石油管理局授予第四次人口普查先进普查指导员称号。

1998年　李玫被胜利石油管理局授予劳动工资工作先进工作者称号。

1999年　朱华被胜利石油管理局授予双文明先进职工称号。

1999年　梁红英被胜利石油管理局授予劳动工资工作先进工作者称号。

2000年　周功勋被胜利石油管理局授予劳动工资工作先进工作者称号。

2000年　朱华被胜利石油管理局授予劳动工资工作先进工作者称号。

2001年　周功勋被胜利石油管理局授予劳动

工资工作先进工作者称号。

2002年 朱华被授予胜利油田优秀青年知识分子称号。

2002年 于廷莲被胜利石油管理局授予劳动工资工作先进工作者称号。

2006年 孙旭青获胜利石油管理局文明先进职工称号。

2011年 李玫获胜利石油管理局文明建设先进个人称号。

2012年 陈勇获胜利石油管理局社会保险工作先进个人称号。

2012年 杭鹏获山东省卫生人员培训先进个人、胜利石油管理局文明先进职工、胜利石油管理局优秀组织工作者称号。

2014年 陈勇获胜利石油管理局文明建设先进个人称号。

2020年 王日香获东营市抗击新冠疫情先进个人称号。

2021年、2022年、2023年 齐昆获山东省人力资源和社会保障厅全省高层次人才服务工作表现突出个人称号。

2023年 王日香获东营市疫情防控巾帼建功标兵称号、市直卫生健康系统优秀共产党员称号。

2023年 王日香获东营市三八红旗手称号。

干部管理

医院改制前，干部管理均按照油田组织部有关规定和程序开展工作。2005年改制后，医院以改制为契机，组织开展机关后勤及临床医技科室中层干部、业务主管竞聘上岗工作，重新聘任中层干部77人、业务主管41人。2020年9月医院移交市管以后，干部选拔任用按照《党政领导干部选拔任用工作条例》《东营市市直机关事业单位科级干部选拔任用工作规程》等文件规定的程序进行，2021年2月进行34名职能部门负责人的定期轮岗。2024年5月，根据市委、市政府关于干部管理相关规定，制定《胜利油田中心医院延长科级干部任职年龄规定（试行）》，符合条件的科级干部，经审批，任职年龄可以延长至退休年龄。

人才管理

（1）建立医院医学专家队伍　2008年底制定《胜利油田中心医院医学专家选拔管理暂行办法》，初步建立起医学专家选拔管理制度，选拔“首席专家”17名、“高级专家”36名。2012年4月，修订《胜利油田中心医院医学专家选拔管理暂行办法》。新办法在原“高级专家”“首席专家”的基础上，增加“高级首席专家”“特级首席专家”“资深专家”“终身专家”。第二期医学专家评选出“高级首席专家”12名、“首席专家”24名、“高级专家”43名、“资深专家”11名、“终身专家”1名。2017年修订《胜利油田中心医院医学专家选拔管理暂行办法》，2018年修订《胜利油田中心医院医学专家选拔管理暂行办法》选拔细则。2023年选拔“终身专家”2名。

（2）建立“导师制”办法　2012年制定《胜利油田中心医院医学专业技术人才培养“导师制”暂行办法（试行）》。确定12名高级首席专家为导师，12名年轻专业技术骨干为培养对象，双方建立“师徒”关系。制定《培养任务书》，签订《培养协议书》。2016年7名培养对象培养期满考核合格，顺利结业。

（3）开展医院有突出贡献青年医师选拔表彰　建立医院有突出贡献的青年医师选拔机制，2017年起连续6年开展有突出贡献的青年医师选拔。2017年选拔有突出贡献青年医师2人，有突出贡献青年医师提名奖3人。2018年选拔有突出贡献的青年医师3人，有突出贡献的青年医师提名奖3人。2019年选拔有突出贡献的青年医师1人，有突出贡献的青年医师提名奖4人，有突出贡献的青年医师鼓励奖5人。2020年选拔有突出贡献的青年医师4人，有突出贡献的青年医师提名奖3人，有突出贡献的青年医师鼓励奖8人。2021年选拔有突出贡献的青年医师4人，有突出贡献的青年医师提名奖5人。2022年选拔有突出贡献的青年医师6人，有突出贡献的青年医师提名奖4人。

（4）出台高层次人才引进管理办法　2018年印发《胜利油田中心医院高层次人才引进管理暂行办法》，2019年引进高层次人才4人。2021年修订《胜利油田中心医院高层次人才引进管理暂行办法》，2021年引进高层次人才1人，2022年引进高层次人才8人，2023年引进高层次人才18人。

（5）市级及以上专家人才　医院共有享受国务院政府特殊津贴专家7人，山东省有突出贡献的中青年专家1人，齐鲁卫生健康杰出青年人才1人，享受省政府特殊津贴人员2人，山东省名中医药专家1人，齐鲁扁仓骨干人才1人，齐鲁扁仓杰出青年人才1人，山东省中青年优秀保健人才1人，黄河三角洲学者3人，东营市有突出贡献的中青年专家10人，东营市卫生健康领军人才11人，东营市优秀青年科技人才1人，黄河口医学领军人才43人，东营市首席医学专家、医学技术专家23人，东营市名中医2人，东营市青年名中医1人。

人事管理

医院改制前，人事管理均按照油田劳动工资处有关规定开展工作，职工均通过油田审批、引进。2005年改制后，印发《胜利油田中心医院员工招聘管理暂行办法》，医院开始自主开展人员招聘等人事管理工作，同时打破干部、工人的身份界限，建立经营管理、专业技术、技能操作三支队伍体系，开始实行岗位管理、进行定岗定编，用工形式包括正式职工、劳务工、返聘人员、临时工等。

2006年印发《胜利油田中心医院临时护士考核管理暂行办法》，根据《胜利油田中心医院员工招聘管理暂行办法》《胜利油田中心医院临时护士考核管理暂行办法》，建立劳务工经考核择优转为正式职工的考核管理机制，对激发劳务工积极性起到良好的促进作用。2013年印发《胜利油田中心医院专业技术（关键）岗位劳务人员年度考核细则》，2015年印发《胜利油田中心医院劳务人员年度考核细则》，2018年、2021年对考核细则进行修订。

2006年印发《离退休专业技术人员聘用管理暂行办法》，对医院退休返聘工作进行制度改革，2012年印发《胜利油田中心医院退休专业技术人员聘用管理暂行办法》，对退休返聘工作进行制度修订，2015年、2018年进一步做制度完善。2008年开始实施劳动合同管理，全员签订书面劳动合同。2021年，医院开始对临时工进行规范管理，清退大龄用工，降低用工风险。

薪酬管理

1977年根据国务院89号文件精神，结合医院具体情况，经群众评议，上级领导批准，318名职工晋升一级工资，53名职工靠级。

1979年根据国务院70号文件精神，经群众评选367名职工晋升一级工资。

1981年根据国务院精神，644名职工升级，其中49人升两级。此外，274名靠级，40名补级差。

1982年根据国发（81）144号文件精神，228名职工晋升一级工资，8名补级差，13名职工靠级。

1983年根据国务院文件精神，359名职工晋升一级工资。

1984年根据国务院关于进一步扩大企业自主权和厂长有权给有特殊贡献的职工晋级，每年晋升面为百分之三的通知精神，34名职工晋升一级工资。根据油田会战指挥部（84）第407号文件“关于大、中专毕业及取得技术员以上职称的科级干部向上浮动一级工资”的通知精神，经考核703名职工向上浮动一级工资。同年，将各类人员工资统一套改为企业工资。根据国发（83）65号文件给部分（25%）职工升级的精神，经考核299名职工晋升一级工资；为鼓励石油企业工人，根据油田（84）576号文件，268名职工晋升一级工资。

1985年根据胜油指发（85）第443号文件精神，经院党委研究决定38名职工晋升一级工资。

1986年根据胜中医发（86）16号文件，将石油企业工资标准套入国有大中型企业工资标准，给套改中增资较少的5%人员晋升半级工资，经考核、领导研究，590名职工每人晋升半级工资。

1987年根据胜油指发（87）第70号文件精神，44人晋升一级工资，6人晋升半级工资。

1988年根据胜油指发（88）第56号文件精神，893人晋升半级工资；36人晋升一级工资。根据胜油指发（88）第279号文件“给部分中年专业技术人员升级”精神，995人浮动一级工资，3人浮动半级工资。

1989年10月1日根据胜油局发〔1989〕276号文件精神，给符合条件的职工进行工资调整。

1990年10月1日根据胜油局发〔1990〕498号文件精神，给符合条件的职工浮动一级工资。

1991年7月1日根据胜油局发〔1991〕437号文件精神，给符合条件的职工浮动半级固定奖金。

1992年10月1日根据胜油局发〔1992〕406号文件精神，给符合条件的职工浮动半级工资。

1993年7月1日根据胜油局发〔1993〕184号文件精神，对全院职工的工资标准进行调整。10月1日，根据胜油局发〔1993〕275号文件精神，实施岗位技能工资制。

1994年7月1日根据胜油局发〔1994〕357号文件精神，对全院职工的岗位工资进行调整和完善。

1995年根据胜油局发〔1995〕290号文件精神，对全院职工的工资进行调整，并给符合条件的职工晋升一级技能工资。

1996年7月1日根据胜油局发〔1996〕262号文件精神，将全院职工的岗位工资提高两个档次。

1997年7月1日根据胜油局发〔1997〕147号和胜油局发〔1997〕263号文件精神，调整技能工资标准，将符合条件的职工的岗位工资晋升一档。

1998年1月1日根据胜油局发〔1998〕62号文件精神，给已定级的职工晋升一级技能工资。

1999年7月1日根据胜油局发〔1999〕348号文件精神，全院职工套改技能工资后，已定级的职工又晋升一级技能工资。

2003年根据胜油局发〔2003〕173号文件精神，11月1日起，实行岗效薪点工资制，取消原来的岗位技能工资制。

2011年根据《胜利油田中心医院完善薪酬分配制度实施方案》（胜中医发〔2011〕87号）文件精神，自2011年1月1日起，实行基本薪酬分配制度，取消原来的岗效薪点工资制。

2015年根据《胜利油田中心医院2015年基本薪酬调整、增设积累贡献奖实施办法》（胜中医发〔2015〕74号）文件精神，自2015年1月1日起提高职工基本薪酬标准，自2016年1月1日起增设积累贡献奖。

2016年根据《关于发放胜利油田中心医院职工采暖费、物业费补贴的通知》（胜中医发〔2016〕49号），开始给予职工发放采暖费及物业费补贴。

2018年根据《胜利油田中心医院增设职称（岗位）补贴实施办法》，自2018年1月1日起，增设职称（岗位）补贴。

2019年根据《胜利油田中心医院职工物业供暖补贴调整办法》（胜中医发〔2019〕26号）文件精神，自2019年1月1日起，执行新的补贴标准。

2019年根据《胜利油田中心医院增设学历补贴实施办法》（胜中医发〔2019〕96号）文件精神，自2019年11月起，增设学历补贴。

2023年根据《胜利油田中心医院规范职工收入项目整改方案》，自2023年10月1日起将一次性奖金固化为基本薪酬，并对专家津贴、助理津贴、学历补贴等职工收入项目进行整合。

保险管理

医院正式职工自1996年1月起随油田开始参加社会保险，各项管理均按油田社保中心要求开展工作。2011年6月，医院参加胜利油田相关企业企业年金计划，自2009年1月起为符合条件的正式职工扣缴企业年金，各项管理均按油田社保中心要求开展工作。医院劳务工社会保险由劳务公司扣缴，执行东营市有关管理规定。

职称管理

2006年，根据省人事厅、省卫生厅《关于实行中初级卫生专业技术资格考试制度的通知》（鲁人发〔2005〕28号）文件要求，初、中级卫生专业技术资格实行全国统一考试。2006年起，卫生系列高级职称不再由中石化评审，移交委托山东省评审，并建立完善医院职称评审管理制度。2007年至2023年，评审通过卫生系列正高级职称222人，高级职称682人。

人事档案管理

医院改制前，组织科负责管理干部档案（其中处级干部档案交由油田组织部统一管理），劳动工资科负责管理工人档案；2005年改制后由人力资源部统一集中管理正式职工人事档案，同时将改制分流人员移交油田相关单位。

2007年，因医院人员变动、档案材料的增加，人力资源部对档案进行集中整理；此次档案集中整理用工4人、持续8个月左右，整理档案1000余卷。

2020年5月至12月，为提高医院人事档案管理质量，更好地与上级部门工作相对接，人力资源部开展新一轮档案集中整理、装订工作，并上线信息系统、建立电子档案；此次用工10人，共完成2000余名正式职工、520余名退休职工的档案整理、装订及扫描、电子化建档工作。

2020年10月起，医院市管干部档案交由市委组织部管理，同时按照市委组织部要求修订、完善医院档案管理规定及工作流程。

2020年12月，医院成立人事档案专项审查工作组。2021年1月至2022年3月，抽调党员骨干4人集中开展人事档案专项审核工作，审核范围主要为医院中层干部、高级职称人员、亚专科带头人等，共完成专审、确认389卷。

2021年起，每年从新入院职工中考察、抽调党员2—3人集中开展新职工档案整理、建档及扫描电子化工作，确保人事档案的规范性、准确性和完整性。

考核管理

（1）*岗位考核*　考核对象为医院正式职工，主要内容包括德、能、勤、绩和履行岗位职责、完成任务情况，以岗位职责为依据，对不同岗位人员的考核各有侧重。

对部门（科室）负责人的考核：重点考核政治素质、工作业绩、学习能力、政策运用能力、决策管理能力、沟通协调能力、业务水平、民主作风、联系群众、廉洁自律和年度责任指标完成等情况。

对一般行政管理人员、专业技术人员、其他人员的考核：重点考核政治素质、工作业绩、技术能力、专业知识等情况。

（2）*试用期满、见习期满、劳动合同期满考核*　考核对象为医院正式职工、劳务工，考核以日常工作表现和科室民主评议为主，根据科室负责人意见、分管院领导审核，上报医院审批。考核结果作为办理转正、定级定职及合同续签等手续的重要依据。

（3）*劳务人员年度考核*　根据《胜利油田中心医院劳务人员年度考核细则》（胜中医发〔2021〕119号）要求，每年组织考核，内容包括：专业知识、操作技能、工作表现、劳动出勤等。根据考核结果及医院用工需求情况，可按一定比例转为医院招聘员工，2008年至2024年共有1138名优秀劳务工转为医院正式职工。

外派援助任务

（1）*援非*　2011年选派杜生富至非洲开展支援工作。

2015年8月选派李强、周忠向至坦桑尼亚开展为期2年的支援工作。

2021年4月选派张玮琨至塞舌尔开展为期2年的支援工作。

2022年1月选派张海龙、王亨至坦桑尼亚开展为期2年的支援工作。

（2）援疆 2012年6月选派刘磊、潘国政开展为期3个月的援疆工作。

2012年9月选派程林开展为期3个月的援疆工作。

2014年2月选派李涛开展为期3年的援疆工作。

2014年6月选派徐伟民、董亮、张建开展为期3个月的援疆工作。

2015年7月选派林泉、谭波、蔡懿开展为期6个月的援疆工作。

2016年5月选派卜庆敖、王涛、周新军、史爱华开展为期6个月的援疆工作。

2017年7月选派马明明、陈岩开展为期6个月的援疆工作。

2018年9月选派刘健开展为期18个月的援疆工作。

2023年2月选派徐永前、温志军、冯佳开展为期12个月的援疆工作。

2023年5月选派牟林开展为期18个月的援疆工作。

2024年3月选派宋小争、张丽、贺红安开展为期18个月的援疆工作。

2024年7月选派杨琦开展为期12个月的对口帮扶工作。

（3）援藏 2019年5月选派花胜国开展为期3个月的援藏工作。

2020年7月选派赵骥开展为期6个月的援藏工作。

（4）鲁渝协作支医 2019年7月选派刘世雷、朱桂萍开展为期6个月的援渝工作。

2019年7月选派曹光哲开展为期12个月的援渝工作。

2020年5月选派肖文丰、田甜、付忠义、张金龙、李明福、邢召举开展为期12个月的援渝工作。

2021年2月选派陈娜开展为期18个月的援渝工作。

2021年7月选派刘克、刘志强、王松龄开展为期12个月的援渝工作。

2022年7月选派胡国鑫开展为期6个月的援渝工作。

2022年7月选派张文苹开展为期12个月的援渝工作。

2023年7月选派简宝山、燕小飞、王艳开展为期12个月的援渝工作。

2024年7月选派路建宽、刘峰、安娜、李宪乔、花晨朝开展为期6个月的鲁渝协作支医工作。

（5）抗击新冠疫情 2020年1月选派胡国鑫、王海生、苟田田、赵萍至湖北武汉开展第一批抗疫工作。

2020年1月选派张冰洁至湖北武汉开展第二批抗疫工作。

2020年2月选派杨亚东至湖北武汉开展第三批抗疫工作。

2020年2月选派秦保春至湖北武汉开展第四批抗疫工作。

2020年2月选派钱均凤、吴涛涛、王建、李文智至湖北武汉开展第五批抗疫工作。

2020年2月选派郝兴亮至滨州开展抗疫工作。

2020年2月选派庞闽厦、王玉强、苏伟、张晓飞、倪周、刘彬至济宁开展第一批抗疫工作。

2020年2月选派缪李信、王希虎、王文奇至济宁开展第二批抗疫工作。

2020年3月选派马健、王乃志、张振华至福建开展抗疫工作。

2020年5月选派刘贻哲、杨倩雯至沙特开展抗疫工作。

2020年6月选派姜明照、郭光青、田建国至济南开展抗疫转运工作。

2020年7月选派刘克、王记硕至科威特开展抗疫工作。

2020年8月选派李超至新疆开展抗疫工作。

2020年8月选派李连涛、王晨、胡明磊至济南开展抗疫转运工作。

2020年10月选派杨启帆、刘伟、张文磊到青岛平度开展抗疫工作。

2020年12月选派韩文学至福建开展抗疫工

作。

2021年1月选派罗树彬、田建国、庞帅至济南开展抗疫转运工作。

2021年1月选派陈慧锦至省疫情防控督导组开展抗疫工作。

2021年1月选派李冬梅、胡国鑫至市疫情防控督导组开展抗疫工作。

2021年4月选派石新华至淄博开展抗疫工作。

2021年5月选派牟佩佩至省疫情防控督导组开展抗疫工作。

2021年6月选派王晓南、张龙龙、郭庆龙至济南开展抗疫转运工作。

2021年6月选派王敏河至省疫情防控督导组开展抗疫工作。

2021年9月选派王耀文至省疫情防控督导组开展抗疫工作。

2021年9月选派丁继江、刘文龙、孙敬晖至青烟威开展抗疫转运工作。

2021年11月选派吴佩佩、芦鑫至青烟威开展抗疫转运工作。

2021年11月选派王玉彬至福建口岸疫情防控专班开展抗疫工作。

2022年1月选派杨长春、周二璞、周嘉伟、史文华、司义、宋少玲、丁娟、曹子一至天津开展抗疫工作。

2022年3月选派满莹、燕来奇、许明非、刘翔宇、马龙、王炳慧、蔡宛容、马瑞芳、张瑞文、李志慧至青岛莱西开展抗疫工作。

2022年3月选派秦振强、李伟瑞、李璟清至济南开展抗疫转运工作。

2022年3月选派牟佩佩、李超、周二璞、杨雪静、司义、曹子一、明佳、周嘉伟至威海开展抗疫工作。

2022年3月选派周龙、张志豪、吴涛涛、张红梅、赵萍、陈金凤、杨凯月、宋文军、张晓晴、杨倩雯、马志鹏、刘欣至青岛莱西开展抗疫工作。

2022年3月选派李文智、王建至滨州开展抗疫工作。

2022年4月选派燕欣朋、汤立建、洪树坤、李国强、吴涛涛、孔庆祖、李钰、赵娜、孙丽芳、赵鑫宇、倪俊杰、周宸辰、徐凤梅、寇昕瑞、丁路遥、丁永波、李连涛、司莹莹、李梦超、于潇玉、高丽娟、庞楠、李东晔、倪世颜、李秋炀、刁文文、于淑华、董真、吕敏至上海开展抗疫工作。

2022年4月选派燕来奇、姜小奇、车佳敏、王梦迪、陈晓莉、高翠、苟树蕾、张永琪、张晓敏、王琳琳、李瑶佳、李绚丽、李梦娟、李晓彤、崔文珠、冯敏、杨玉娜、尹凯慧、李欣萌、张永鑫、王慧昕、秦金浩、董文静、张晓妍、张姗姗、田春霞、李朋伟、解晓语、刘奕孜、尚凡秀、盖凯月、宋嘉佳、王宏、王增娜、王妍慧、王冬雪、王传迪、郭雯冰、麻君君、贾凯璇、张如意、董沙沙、李无迪、李鹏飞、董帅隆、李冰洁、桓磊、封海迪、于倩茹、张爱成、王际亮、郭玉珍、刘思彤、史文华、郝治闻至济南开展抗疫工作。

2022年6月选派谭希、张学宇至青烟威开展抗疫转运工作。

2022年7月选派徐林、刘伟、丁娟、孙晶晶、陈永强至菏泽开展抗疫工作。

2022年8月选派赵玲、燕来奇、李国强、盖凯月、金鑫、杨金辉、王莹莹、赵玉娇、宋嘉佳、李晓琳、董沙沙、王传迪、于倩茹、陈琦、徐媛媛、孟海翠、王宏、郑敏、高娜娜、王美秀、王萌萌、王紫梅、高广瑞、李展帆、王静、秦振强、刘晓杰、任丽娜、王忠慧、李无迪至海南开展抗疫工作。

2022年8月选派盖志辉、成怀福、田建国、杨光虎、张成帅、李鹏飞、张振岩、刘兴涛、姜明照、巴玉坤、李文智至西藏开展抗疫工作。

2022年9月选派王际亮、杨长春、王小珍、史文华、王婷婷、范家伟、司义、郝治闻至四川成都开展抗疫工作。

2022年9月选派王晓辉、罗晓宇、胡若涵至济南开展抗疫转运工作。

2022年10月选派王际亮、张炎芳、谢莲、张源源、潘素飞、王婷婷、司义、刘敬宇、周二璞、范家伟至新疆开展抗疫工作。

2022年11月选派牟林、赵萍、张红梅、李玉聪、武琳、高静、任敬萍、孙丽芳、王炳慧、周宸辰、徐凤梅、寇昕瑞、丁路遥、李秋炀、李东晔、赵玉娇、刁文文、于淑华、宋文军、杨凯月、宋嘉佳、郑敏、田春霞、王佳奇、李志慧、杨倩雯、孙文慧、孟越越、王雪、李连涛至重庆开展抗疫工作。

2022年12月选派房永强、高延智、王向宇至济南开展抗疫转运工作。

2022年12月选派陈谭昇、李霜、黄海燕、宋平、邱世明、房露露、唐娜、扈晓静、郑玉杰、付玲玲、田甜、刘文虎、于黎明、公言伟、丁明升、马文文、纪艳荣、王聪聪、李瑶佳、李甜妹、刘奕孜、王萌萌、李晓琳、崔雨盈、代晓晓到北京开展抗疫工作。

2022年全年，医院派出7人至市疫情防控专班开展抗疫工作；派出20人至市人民医院承担医疗支援工作；派出149人至市新冠定点救治医院开展救护工作；派出46人至园博园方舱医院开展救治工作；全年累计派出5572人次参与支持全市核酸检测相关工作。

（撰稿人：王日香　陈　勇）

第二节　运营管理

运营管理概况

1998年以前医院并没有独立部门和专职人员从事运营管理相关工作。1998年，分级管理办公室与审计科合并组成经营审计科，科室主要工作职能涉及全院的经营管理、奖金考核兑现、计划管理、合同管理、法律事务、工商管理、审计、现代化管理、多种经营管理、医院改革等，自此医院开始开展相对系统的运营管理工作，同时还负责接收管理局上级对口单位的业务指导及管理，定期向有关单位递送报表、总结以及各类分析报告。在医院分级管理工作中，将相关标准逐条分解到各个考核单元，使医院的工作考核有基本的依据和标准，并形成中心医院《分级管理达标实施细则》，随着改革力度的进一步加大，医院在分级管理的基础上全面实施综合目标管理考核，职工、科室的经济效益与科室的工作量、工作质量和服务质量挂钩，综合其他医院的先进管理经验，结合医院自身的实际特点，出台并实施《医院综合目标管理考核细则》，在医院改革过程中发挥巨大的作用，各项工作逐步规范，医院收入逐年提高。为更好地调动职工的积极性，医院在吸收其他医院经营管理经验的基础上，按照临床医技科室的收支结余情况核算绩效奖金，调动医护人员的工作积极性，提高医院经济效益。

2000年加大科室成本考核力度、扩大成本考核范围、细化成本考核项目，由最初的十几项细化到26项，临床医技科室发生直接成本全部核算到科室。

2005年，医院根据中国石化集团公司和胜利油田改制分流的总体部署，参照企业改制方式实施产权制度改革，重点加强财务制度体系建设，制定一系列财务规章制度，各项工作逐步规范。医院全面实施综合目标管理考核，制定《医院综合目标管理考核细则》，科室的经济效益与工作量、工作质量和服务质量挂钩，实施以点值法结合科室结余核算绩效奖金的模式，根据工作量大小及效益情况科室之间形成奖金差别，调动医护人员工作积极性，促进医院的经济效益稳步增长。

2009年8月与台湾保诚公司签订合同，引进绩效考核与成本管控系统，对医院绩效考核方案进行重大调整，依据RBRVS评估体系设立项目绩效费率，实行医师、护理、医技、机关分类考核，建立突出技术、风险、强度等考核要素，结合工作效率和效益、医疗质量、患者满意度等指标的绩效分配机制。

2010年1月1日起全面推行《胜利油田中心医院内部控制管理手册》。3月启用成本核算信息系统，初步实现科室核算和材料成本的追踪控制。建立医院三级资产管理体系，成立医院资产处置小组，设立基层资产管理员，规范开展资产报废、处置工作。3月台湾保诚公司绩效考核与成本控制管理系统正式运行。同年制定《2010年中心医院绩效考核方案（暂行）》《胜利油田中心医院机关绩效考核实施方案》《中心医院后勤服务系统综合目标管理实施方案》《胜利油田中心医院中层管理人员责任目标考核办法》。

2011年制定《胜利油田中心医院科室财务资产工作评价办法(暂行)》,对临床医技科室的核算、预算、资产、物价管理进行综合评价。12月成立医院绩效考核管理小组，对全院经营状况和绩效考核情况进行季度分析，解决绩效考核中的问题，进行绩效考核方案的调整与修订。每月召开一次例会，讨论绩效考核的月度执行情况，审核效益奖的发放，实现医院绩效管理体系持续改进。

2012年建立科室预算，将收入预算目标和管理责任分解细化到全院各临床医技科室，预算控制体系延伸到基层。推行职能科室目标管理考核，运用多种管理工具，多维度、多科室参与考核，运用PDCA循环管理模式，做到闭环管理。引导科室建立以服务质量、工作数量、医德医风、技术能力等为主要考核要素的绩效工资二次分配方案，并进行监督考核。

2013年修订《胜利油田中心医院财务制度汇编》，包括各项制度、流程46项，其中修订、优化制度流程18项，新增制度流程12项。围绕医院战略规划，建立“三位一体”的综合目标管理体系，制定《胜利油田中心医院综合目标管理方案》《胜利油田中心医院中层管理人员责任目标考核方案》《胜利油田中心医院职能科室目标管理考核方案》《胜利油田中心医院临床医技科室绩效考核分配方案》。运用平衡计分卡管理工具，以综合目标管理方案的总体思路为指导，逐层分解对中层管理人员、职能科室、临床医技科室绩效考核，医院综合目标管理进一步完善。12月与北京东软望海科技有限公司签订合同，引进医院运营管理信息系统。定期召开经营分析会，总结分析医院总体经营情况、综合经营指标分析、年度财务预算执行情况分析、各科室经营指标完成情况及业务收入。

2014年医院开展“精细化管理年活动”，制定《胜利油田中心医院精细化管理年活动实施方案》，成立精细化管理年活动领导小组，金同义、王明泉任组长，路希敬、张爱民任副组长，领导小组下设精细化管理活动办公室，路希敬、张爱民任办公室主任，蔡丽芬、牛彩红任办公室副主任，办公室每月将活动推进情况、存在问题、改进措施等向领导小组汇报，通过活动实施与推进不断提升全院管理水平。特邀时任北京大学EMBA特聘教授、华中科技大学吴宏彪博士就如何开展医院精细化管理，对全院中高层管理人员进行专题讲座培训。完善预算管理体系，建立4个成本类型，93个成本中心，多维度预算指标的编制、运行、分析、考核闭环管理。12月应用HRP项目，建立以预算为主线、成本控制为中心、固定资产及物资全过程管理的“物流、资金流、信息流”一体化管理模式。3月21日，由医院承办的2014黄河三角洲海峡两岸医院运营管理论坛在我市举行。会议邀请来自台湾长庚纪念医院林口总院院长翁文能、佛教慈济综合医院教授石明煌、奇美医疗财团法人奇美医院院长邱忠庆三位教授莅临讲座。管理局卫生处处长赵金禄、市卫生局副局长宋勇及来自潍坊、滨州和东营本地的各医疗机构人员共计200余人参加会议。医院领导金同义、王明泉、陈丹、路希敬、庞闽厦、朱华、赵爱华、张爱民、丁慧芳、吴德云及各机关职能科室负责人和部分临床科室主任、护士长参加会议。本次论坛，搭建海峡两岸医院院长间零距离对话、交流、分享的平台，进一步加强海峡两岸医疗卫生界的交流合作，搭建合作平台，探讨双方在医院改革与发展、医院管理及医院建设等方面的成功做法。召开财务工作会议和经营分析会，通报医院总体经营情况，并对下一步工作进行部署。

2016年2月开展科室全成本核算。科学、合理制定成本分摊标准，正确归集科室收入、成本，真实反映科室经营状况和盈利能力。5月修订医院内控制度，完成19项经营业务流程的调研、修订和初审工作。10月实施科主任经营分析系统。提供29项主要经济指标，实现多方位收益分析和预算执行及时反馈，构建院科两级经营分析体系。

在院务会上，对经济活动情况和绩效考核运行情况进行汇报，管理局副总经济师、中心医院院长刘冠国与部分科室负责人签订目标管理责任书。

2017 年到 2021 年期间，每年召开经营管理大会，分析总结上年度医院经济运营情况，安排部署当年医院经营财务工作，对上年度综合目标管理和运营能力优胜的科室进行表彰，院领导与部分科室负责人代表签订年度《综合目标管理责任书》，

2017 年 1 月推行卫生耗材条码管理，10 月 28 日医院全面取消药品加成（中草药除外），调整医疗服务项目价格，完成 2534 个药品、2560 项医疗服务项目、135 项检验类医嘱组合、593 项体检项目新旧价格的平稳过渡。向政府部门争取临床诊疗类项目在基准价格基础上最高上浮 10% 的定价政策，弥补调价损失。多部门联动，推进医院耗材降本增效。12 月成立经营管理和绩效考核领导小组，定期召开小组会议，促进医院经济效益和运营管理能力提升。

2018 年绩效考核方案进一步优化完善，推行手术激励政策，奖励到个人，调动手术科室医师工作积极性。10 月 26 日胜利油田中心医院西郊医院开业，全面负责医院财务经营管理工作。医院荣获“2018 年度管理创新医院”称号，刘冠国荣获“2018 年度管理创新人物”称号。

2019 年 6 月刘冠国应邀在第七期山东医院院长论坛暨医院绩效管理分会成立大会上以《“石油味”的医院绩效文化》为主题进行发言交流。

2020 年 8 月医院组织相关部门负责人及医务管理人员通过远程语音翻译的方式共同参与由美国纽约州医院院长和管理专家就“疫情期间的医院运营和管理”的主题进行线上经验分享，并在会后与专家进行互动和经验交流。

2021 年 2 月召开经济管理年活动启动会，党委书记颜培光对年度经营重点工作进行部署和安排，要统筹好经营管理与疫情防控、经营工作与医疗工作、经济效益与社会效益等，推动医院全面协调可持续发展。召开经济管理年活动工作推进会，经营管理部汇报医院综合目标考核现状，并针对全院 2021 年综合目标及科室绩效考核指标体系的构建工作提出具体要求，考核指标的设置应符合国家政策导向和三甲评审标准、适应医疗改革和医院发展需求，并具有导向性和可操作性。财务资产部围绕医院经济管理年活动开展对具体工作进一步作安排，要求各部门严格按照时间节点完成各项重点工作，包括规范完善财经规章制度、梳理优化工作流程、强化经费支出归口管理、扎实开展医药费用管控、规范医疗收费行为等。

2022 年 2 月制定《胜利油田中心医院科室综合目标考核管理办法》，充分发挥目标管理导向、激励和约束作用，不断提升医院治理能力和管理水平；制定《胜利油田中心医院关于加强医院运营管理的实施意见》推进管理模式和运行方式转变，进一步提高医院运营管理科学化、规范化、精致化、信息化水平。3 月组织科室成立运营管理小组并推选科室运营助理，在医院运营管理委员会办公室的指导下，定期召开运营管理小组会议，分析科室运营情况，查找科室运营管理中存在的问题，针对问题提出有效改进措施，以问题为导向不断提升科室运营管理水平。7 月举办“基于 DRG/DIP 的医院运营管理”线上院级专题培训活动，进一步加强临床医技科室运营管理理念和管理水平。

2023 年 2 月为建立健全绩效管理长效工作机制，充分发挥绩效管理的激励导向作用，有力促进国家三级公立医院绩效考核工作提升，加快推动医院高质量发展，制定《胜利油田中心医院关于深化绩效管理制度改革的意见》。为加快推进国家三级公立医院绩效考核指标和高质量发展评价指标提升工作，新增和优化 13 项关键绩效指标专项奖励。为推动医院医学影像科融合发展，促进各岗位人员综合业务能力全面提升，引导医疗资源合理配置，提升科室运行效率，制定《医学影像科绩效工资考核暨内部分配暂行办法》。为规范新入职人员绩效工资分配，促进新入职人员加快学习和适应工作要求，制定《胜利油田中心医院新入职人员绩效工资分配暂行办法》。

（撰稿人：张　永　史广然）

经营管理部

（1）管理机构　经营管理部的前身是经营审计科。1992 年，为迎接医院等级评审成立分级管理办公室，组织安排评审各项事宜。1994 年，医院评审后，更名为质量管理科，负责综合目标管理和质量管理，其中包括考核和奖金兑现。1999 年，撤销质量管理科，成立经营审计科，原质量管理科部分职能归属经营审计科。包括经营管理、奖金考核兑现、计划管理、合同管理、法律事务、工商管理、审计、现代化管理、多种经营管理、医院改革等。2005 年 3 月，成立经营管理部，原审计职能并入监察审计部，与市场部同一负责人，负责经营管理、市场管理、合同管理、现代化管理、多种经营管理等工作。2008 年 8 月，市场部更名为“医保市场部”，设立负责人，与经营管理部脱离。2021 年 6 月，合同管理职能划归法规部。经营管理部负责医院经营发展规划、综合目标和经营指标的制定；组织制定医院经营管理、绩效考核、内部经营承包等方案并组织实施；对全院经营状况进行综合分析、监控和考核。

截至 2024 年 3 月，经营管理部在职 4 人，其中硕士研究生 2 人；高级经济师 2 人，经济师 1 人。

历任负责人

姓名	职务	任职时间	离任时间	离任去向
高成斌	经营审计科科长	1998.05	2005.01	监察审计部主任
苏坤秀	经营审计科副科长	1999.05	2003.05	退职
张强斌	经营审计科副科长	2003.05	2005.07	采购部副主任
田桂芬	经营管理部主任	2005.01	2011.09	退职
范胜来	副主任	2009.12	2021.11	退职
蔡丽芬	主任	2011.09	2017.12	退职
白方红	副主任	2011.09	2016.07	市场发展部主任
张　永	副主任	2016.07	2022.02	采购部副主任
夏　建	主任	2017.12	2021.02	采购部主任
张益波	主任	2021.02	2023.02	采购部主任
张　永	主任	2023.02		
史广然	副主任	2023.02		

（2）科室职责　1992 年，成立分级管理办公室，主要工作内容是迎接医院等级评审，组织安排评审各项事宜。

1994 年，更名为质量管理科，主要工作内容是综合目标管理考核和奖金兑现。

1999 年，质量管理科与审计科合并组成经营审计科，科室职能涉及绩效考核、经营管理、现代化成果和合理化建议、投资计划、多种经营、合同、法律事务、审计等。

2005 年 3 月，成立经营管理部，负责经营管理、合同管理等工作。

2021 年 11 月，医院修订经营管理部职责：负责制订综合目标管理办法；组织签订科室综合目标管理责任书，并组织考核、奖惩；参与医院经营活动的调研、论证、分析等工作；对临床、医技科室进行经营辅导，指导其做好经营工作；做好医院经营管理相关政策研究，为医院经营决策提供依据；制订绩效考核与绩效工资分配办法；对全院临床科室、医技科室、职能部门进行绩效考核；负责全院绩效工资的发放、个税核对工作；定期对科室绩效分配情况进行督导检查；做好医院绩效工资管理相关政策研究，为医院绩效管理决策提供依据。

（3）主要工作　以公益性为出发点和落脚点，以医疗质量、运行效率、费用控制、合理用药、学科建设、结构内涵、社会满意度等为主要考核指标，构建科学的考核评价体系，稳步增强医院的核心竞争力。同时，坚持以“价值医疗”服务为导向，实行分类考核，体现医、护、技、药、管等岗位差异，体现医务人员价值，体现多劳多得、优绩优酬，合理拉开收入差距。加大高难度手术、病种难度、病例组合指数等绩效考核力度和权重，优化资源配置，充分利用现有资源，促进医院结构调整，完善科室内部绩效分配，发挥激励和奖惩作用，提高医疗质量与工作效率，对临床一线高技术、高难度及紧缺岗位倾斜，对临床新技术与新项目给予大力支持。自2010年以来，医院各项经营指标稳步提升，职工收入不断增长。

1994年，主要工作内容是综合目标管理考核和奖金兑现。按照临床、医技科室的收支结余情况核算绩效奖金，调动医护人员的工作积极性，提高医院经济效益。

1999年，质量管理科与审计科合并组成经营审计科，科室职能涉及绩效考核、经营管理、现代化成果和合理化建议、投资计划、多种经营、合同、法律事务、审计等。

2005年3月，成立经营管理部，负责经营管理、合同管理等工作。实施以点值法结合科室结余核算绩效奖金的模式，根据工作量大小及效益情况在科室之间形成奖金差别，调动医护人员工作积极性，促进医院的经济效益稳步增长。随着改革力度的进一步加大，医院全面实施综合目标管理考核，制定《医院综合目标管理考核细则》，科室的经济效益与工作量、工作质量和服务质量挂钩，各项工作逐步规范，医院收入逐年提高。

2009年8月，与台湾保诚公司签订合同，引进绩效考核与成本控制管理系统，对医院绩效考核方案进行重大调整，依据RBRVS评估体系设立项目绩效费率，实行医师、护理、医技、机关分类考核，建立突出技术、风险、强度等考核要素，结合工作效率和效益、医疗质量、患者满意度等指标的绩效分配机制。强化合同管理，实行《签订合同申请表制度》。

2010年3月，台湾保诚公司绩效考核与成本控制管理系统正式运行。同年制定《2010年中心医院绩效考核方案（暂行）》《胜利油田中心医院机关绩效考核实施方案》《中心医院后勤服务系统综合目标管理实施方案》《胜利油田中心医院中层管理人员责任目标考核办法》。

2011年12月，成立医院绩效考核管理小组，对全院经营状况和绩效考核情况进行季度分析，解决绩效考核中的问题，进行绩效考核方案的调整与修订。每月召开一次例会，讨论绩效考核的月度执行情况，审核效益奖的发放，实现医院绩效管理体系持续改进。

2012年，胜利油田中心医院个人所得税扣税系统投入使用，绩效工资发放通过个人所得税扣税系统直接分配到个人。6月，举办“医院管理现代化创新成果及合理化建议”评审会，评选出一等奖2项、二等奖5项、三等奖10项。8月，推行职能科室目标管理考核，运用多种管理工具，多维度、多科室参与考核，运用PDCA循环管理模式，做到闭环管理。引导科室建立以服务质量、工作数量、医德医风、技术能力等为主要考核要素的绩效工资二次分配方案，并进行监督考核。同年制定《胜利油田中心医院合同管理办法》，对合同管理和流程进行规范，实行动态管理，做到有法可依、有章可循。

2013年，围绕医院战略规划，建立“三位一体”的综合目标管理体系，制定《胜利油田中心医院综合目标管理方案》《胜利油田中心医院中层管理人员责任目标考核方案》《胜利油田中心医院职能科室目标管理考核方案》《胜利油田中心医院临床医技科室绩效考核分配方案》。运用平衡计分卡管理工具，以综合目标管理方案的总体思路为指导，逐层分解对中层管理人员、职能科室、临床、医技科室绩效考核，医院综合目标管理进一步完善。9月，召开年中经营分析大会，对上半年医院经济运营情况进行分析总结，对下半年经营工作进行安排部署。11月，举办“医院管理现代化创新成果”发布会，评选出一等奖1项、二等奖3项、三等奖4项。

2014年，医院开展“精细化管理年活动”，制定《胜利油田中心医院精细化管理年活动实施方案》，成立精细化管理年活动领导小组，金同义、王明泉任组长，路希敬、张爱民任副主任，领导小组下设精细化管理活动办公室，路希敬、张爱民任办公室主任，蔡丽芬、牛彩红任办公室副主任，办公室每月将活动推进情况、存在问题、改进措施等向领导小组汇报，通过活动实施与推进不断提升全院管理水平。特邀时任北京大学EMBA特聘教授、华中科技大学吴宏彪博士就如何开展医院精细化管理，对全院中层、中高层管理人员进行专题讲座培训。加强手术设备管理，将专科手术设备的相关成本在手术科室与麻醉手术科之间按比例进行分摊核扣，强化专科设备分管职责，保障医院设备的使用、保养、维修达到效益最大化。6月，成立胜利油田中心医院政策研究（咨询）小组，刘冠国任组长，路希敬任副组长，办公室设在经营管理部，蔡丽芬任办公室主任，小组为医院相关政策研究和咨询的临时机构。负责搜集整理上级部门及相关行业的政策和法规信息，选取与医院密切相关的重要信息，为领导决策提供参考资料。围绕医院建设发展，对医院运行中出现的新问题、新情况进行调研分析，提出思路和建议，为领导决策提供支持。分析医院内部与外部环境因素，为医院发展规划提供依据。11月，举办“2014年度医院管理现代化创新成果及合理化建议”评审活动，评选出一等奖2项，二等奖3项，三等奖5项。经营管理部的“基于平衡计分卡的绩效考核指标体系的构建”项目获医院管理创新成果二等奖。

2015年11月，举办“2015年度医院管理现代化创新成果”发布会，评选出一等奖2项，二等奖3项，三等奖5项。12月，经营管理部“从绩效考核走向绩效管理”获医院优秀科室文化品牌发布会三等奖。

2016年12月，举办“2016年度医院管理创新成果”发布会，评选出一等奖2项，二等奖3项，三等奖5项。经营管理部的“基于德尔菲法的绩效考核价值评价实践”项目获医院管理创新成果二等奖。

2017年，召开经营管理大会，对在2016年综合目标管理和运营能力优胜的科室进行表彰，经营管理部主任蔡丽芬对2016年医院综合目标管理情况作总结汇报，副院长陈启才对2017年经营管理重点工作进行部署，管理局副总经济师、院长刘冠国与“四院一中心”负责人代表签订《2017年管理目标责任书》。4月，与胜软科技公司合作开发“胜利油田中心医院合同管理信息化系统”上线运行。合同业务的签订申请、合同会审、合同履行结算三大环节全部在线上完成，实现无纸化办公，提高工作效率。11月，举办“2017年度医院管理创新成果”发布会，评选出一等奖2项，二等奖3项，三等奖4项。12月成立经营管理和绩效考核领导小组，定期召开小组会议，对促进医院经济效益和运营管理能力提升。

2018年5月，召开经营管理大会，对在2017年综合目标管理、预算管理和运营能力优胜的科室进行表彰，院长刘冠国分别与心血管医院、消化病医院、妇儿医院、医学影像会诊中心负责人代表签订《2018年管理目标责任书》，对2018年经营管理重点工作进行部署。2018年绩效考核方案进一步优化完善，推行手术激励政策，奖励到个人，调动手术科室医师工作积极性。12月，举办2018年“医院管理现代化创新成果”发布会，评选出一等奖2项，二等奖3项，三等奖5项。

2019年2月，召开“两院三中心”成立大会暨2019年度经营管理大会，副院长陈启才作题为《创新思维引领未来，砥砺前行共创繁荣》经营工作报告，报告全面总结2018年经营财务工作情况，计划详细地安排2019年经营财务工作。对2018年预算管理先进集体、创效能力先进科室、综合目标管理先进科室进行表彰，院长刘冠国分别与东营市心血管医院、东营骨科医院、东营市甲状腺乳腺病诊疗中心、东营市血液净化中心、超声检查科负责人签订《2019年管理目标责任书》。2019年绩效考核方案进一步优化，增加门诊手术奖励。

2020年4月，召开经营管理大会，副院长陈启才作2019年经营工作总结与2020年经营工作计划安排，对2019年降本增效目标先进科室、预算管理先进集体、综合目标管理先进科室、创效能力先进科室、创效明星科室和经营管理突出贡献奖等科室和个人进行隆重表彰，院长刘冠国分别与胸外科、肿瘤科三病区、泌尿外科、消化内科一病区、产科三病区和CT检查科负责人签订《2020年管理目标责任书》。召开专题培训宣讲会，将2020年绩效考核分配方案和科室经营管理重点工作对全院临床医技科室中层管理人员进行培训宣讲，帮助科室树立经营管理理念，促进中层管理人员经营管理水平提升。

2021年1月，为提高绩效工资发放效率，强化绩效反馈机制，充分调动职工工作积极性，绩效工资由原来的隔月发放调整为顺月发放。2月召开2021年经营管理大会暨经济管理年活动启动会，党委委员、总会计师许美村作题为《全面推进精益管理，着力实现提质增效，奋力开创医院经济管理新局面》的经营管理工作报告，报告对医院2020年经营管理情况进行总结，并对2021年经营管理工作提出要求。对2020年度预算管理先进科室、2020年度综合目标管理先进科室进行表彰，党委副书记、院长张爱民与科室代表签订2021年综合目标管理责任书，党委书记颜培光对年度经营重点工作进行部署和安排，要统筹好经营管理与疫情防控、经营工作与医疗工作、经济效益与社会效益等，推动医院全面协调可持续发展。为进一步加强医院合同管理，防范合同风险，维护医院合法权益，3月，印发《胜利油田中心医院合同管理办法》。

2022年2月，制定《胜利油田中心医院科室综合目标考核管理办法》，充分发挥目标管理导向、激励和约束作用，不断提升医院治理能力和管理水平；制定《胜利油田中心医院关于加强医院运营管理的实施意见》推进管理模式和运行方式转变，进一步提高医院运营管理科学化、规范化、精致化、信息化水平。3月，组织科室成立运营管理小组并推选科室运营助理，在医院运营管理委员会办公室的指导下，定期召开运营管理小组会议，分析科室运营情况，查找科室运营管理中存在的问题，针对问题提出有效改进措施，以问题为导向不断提升科室运营管理水平。7月，举办“基于DRG/DIP的医院运营管理”线上院级专题培训活动，进一步加强临床医技科室运营管理理念和管理水平。

2023年2月，为建立健全绩效管理长效工作机制，充分发挥绩效管理的激励导向作用，有力促进国家三级公立医院绩效考核工作提升，加快推动医院高质量发展，制定《胜利油田中心医院关于深化绩效管理制度改革的意见》。7月，为加快推进国家三级公立医院绩效考核指标和高质量发展评价指标提升工作，新增和优化13项关键绩效指标专项奖励。12月，为推动医院医学影像科融合发展，促进各岗位人员综合业务能力全面提升，引导医疗资源合理配置，提升科室运行效率，制定《医学影像科绩效工资考核暨内部分配暂行办法》。为规范新入职人员绩效工资分配，促进新入职人员加快学习和适应工作要求，制定《胜利油田中心医院新入职人员绩效工资分配暂行办法》。

（4）荣誉

（一）集体荣誉：1998年　《现代化医院缩短平均住院日》和《运用QC方法提高医护服务质量》分别获山东省QC成果一等奖，《系统工程促进“三甲”建设不断提高医院管理水平》获山东省现代化成果二等奖。

1999年　开展医院现代化管理和合理化建议工作，先后获得山东省现代化成果二等奖、中国石油天然气总公司二等奖。

2000年　《医疗管理系统制约要素的优化与运作》获中石化年度企业管理现代化创新成果二等奖，《充分利用统计分析加强医保费用控制》获优秀统计分析论文评比三等奖。

（二）个人荣誉：1998年　高成斌获管理局先进个人称号。

1999年至2002年　范胜来被评为管理局合同管理先进工作者。

2004年　高成斌获管理局优秀纪检监察干部称号。

2015年　白方红被评为油田文明建设先进个人。

（撰稿人：张　永　史广然）

第三节　财务、审计与招标采购

财务资产部

（1）概况　1964年建院时，医院财务组归属生活办公室，负责全院财会收费工作。1979年，迁入医院现址，成立财务科。1997年，住院划价、记账、押金业务划归住院部。1999年12月，医院实行减员增效，财务科核定36人，其中办公室10人、核算室8人、门诊收费室18人。2000年7月，原卫校财务科及3名工作人员并入医院财务科，同年更名为财务资产科。2005年3月，更名为财务资产部。2006年，设立成本、会计和资金三个业务组，会计岗位实行分组管理。2010年7月，后勤财务组划归财务资产部；9月，门诊收费室及22名收费人员划归门诊部。2023年3月，财务资产部定员定编定岗13人。

截至2024年3月，科室在职人数12人，其中硕士研究生5人、本科学历7人，高级职称4人、中级职称2人、初级职称6人。

历任负责人

姓名	职务	任职时间	离任时间	离任去向
薛中琪	组长	1964	1971	
张明云	组长	1971	1985.05	
	科长	1987.01	1998.03	退职
慎青健	副科长	1985.05	1987.01	离任
颜廷淦	副主任	1998.01	2001.09	
	主任	2001.09	2008.12	退职
徐华玲	副主任	1998.01	2008.12	
	主任	2008.12	2011.09	
	副总会计师、主任	2011.09	2016.01	财务总监
赵景友	副主任	2000.07	2005.03	胜利油田卫生学校
史　霞	副主任	2009.12	2016.07	
	主任	2016.07	2019.02	
	财务副总监、主任	2019.02	2021.06	
	财务总监、主任	2021.06		
张新华	副主任	2016.07	2024.01	胜利油田泰恒实业总公司
宗　静	副主任	2017.12		

（2）科室职责　财务资产部是负责医院财务管理的部门，主要有医院财务收支、会计核算、财务管理与监督、预算管理、成本管理、物价管理与监督、资产管理与监督、税务管理、会计人员管理等职能。

会计核算：组织实施医院会计核算工作，及时提供真实、准确、完整的会计信息；根据国家有关规定和财经法规要求设置会计科目，建立账簿；采取有效措施组织收入，严格控制成本，合理安排使用资金；建立健全收费管理制度与工作流程，加强对收费结算业务的稽核与监督，及时审核相关报表，负责医院各类票据管理；加强现金安全管理，落实现金盘点制度，防范资金管理风险；负责会计凭证及会计资料的归集、存档与保密工作。

财务管理：贯彻执行财经政策、法律法规，建立健全医院财务管理制度，根据政策法规变动情况及时更新；做好经济活动分析，科学预测经济前景，参与医院经济决策；对医院财务与经济活动进行全面监督管理，接受上级主管部门的监督检查，确保医院经济活动合法合规有序开展；负责全院财会人员队伍建设及业务技术指导、培训和考核，对重要岗位实行轮岗制；负责组织编制月度、季度、年度财务报告，并按规定报送审计；组织实施对重大经济项目的立项论证、跟踪评价和成本效益分析；对医院合同履行进行监管，并对合同副本等资料建档。

预算管理：建立健全医院预算管理制度并贯

彻执行；组织、指导预算归口管理部门和预算科室编制预算，对预算草案进行初步审查、协调和平衡，汇总编制医院全面预算方案；检查预算执行情况，将预算逐级分解，落实到责任科室和责任人，并编制报告，对存在的问题制定改进措施；组织编制医院决算报告；开展预算绩效考核评价及编制报告。

成本管理：建立健全医院成本管理制度并贯彻执行；确定成本核算对象和方法，开展成本核算；按照政府主管部门的规定定期编制、报送成本报表；开展成本分析，提出成本控制建议，为医院运营管理提供支持和参考。

资产管理：建立健全医院资产管理制度并贯彻执行；制定实物资产配置标准和相关的费用标准，组织资产管理工作；按规定权限审批有关资产购置、处置和调剂工作；落实资产盘点制度，保证账账、账卡、账实相符；建立和完善医院资产管理信息系统，对医院资产实行动态管理；对医院资产实行绩效管理，评估医院债务规模风险；监督、指导医院内部单位及资产归口管理部门的资产管理工作。

物价管理：建立健全医院物价管理制度并贯彻执行；负责医院内部价格行为管理，规范医疗服务收费行为；参与药品、医疗设备、医用耗材的准入审核，提出收费建议；负责新增医疗服务价格项目成本测算、提出价格建议，按照规定程序报批；落实价格公示制度，准确维护医药价格数据库信息，依据政府医疗服务价格政策变动及时调整医院价格（含公示价格）标准；负责医药价格政策的指导、培训；组织内部价格检查，配合相关部门开展医疗服务价格检查，并将检查结果反馈科室，及时纠正不规范收费行为；接待医疗服务价格管理方面的咨询，处理医疗服务价格相关投诉，针对有效投诉撰写投诉分析报告并提出整改意见。

税务管理：负责医院税务管理工作；及时完成纳税申报及汇算清缴工作；及时完成委托代扣代缴税费工作。

（3）主要工作　建院初期，油田职工看病免费，油田家属半价收费，地方职工和地方居民看病全额收费。医院药品、医疗器械、医用材料等由油田卫生处统一采购，医护人员的工作服、医疗表格均由卫生处统一加工定制，医院按需要领取，卫生处直接核销。基本建设投资由医院组织施工结算后，到油田后勤财务报销。办公用品到油田供应处领取。医院开支项目主要核算工资、差旅费等。

1977 年，医院物资与油田供应处开始实行转账结算。

1979 年，药品、器械等由医院自行采购，基建材料仍到供应处领取并实行转账结算。

1982 年，油田各二级单位之间的经济往来实行内部结算制度，基本建设投资计划由油田直接下达到二级单位，医院财务科向油田财务处报账。

1983 年，药品、医疗器械、医用材料的采购、消耗等业务列入医院财务核算。药库以出库单为核销依据，药房以处方为核销依据，另列批零差价。

1984 年，通过企业整顿，制定《财务管理制度》《药品管理制度》《业务收入管理制度》《分科核算制度》《现金管理制度》《门诊收费管理制度》《借款报销制度》《住院收费管理制度》《消耗定额管理制度》《会计人员工作规则》《工业企业会计人员岗位责任制（参考方案）》。

1989 年，财务科与计算机室人员联合开发财务信息系统，实现会计凭证填制、试算平衡、会计账簿、财务报表等业务的信息化。

1992 年，将部分科室收入、支出纳入财务核算，细化成本管理。

1993 年，新旧财务制度接轨，将原财务制度的资金占用、资金来源等核算体系转换为与国际接轨的资产、负债及所有者权益。财务核算进入全新阶段。记账方式由原制度的增减记账法改为借贷记账法等。

1996 年，推行门诊收费信息系统、住院收费信息系统，全部使用微机操作进行收费、记账、汇总、报表及账务处理，取代手工工作，成为油田首家实行财务信息化管理的单位。同年管理局财务结算中心成立，医院所有银行结算业务全部通过基东结算站运作。

1997年，中油财务管理信息系统用于科室经济核算，76个核算单位纳入信息系统，实现会计电算化管理。

2000年，加大科室成本考核力度，扩大成本考核范围，成本考核项目由最初的十余项细化到26项，临床医技科室发生直接成本全部核算到科室。《浅谈医院财务人员应具备的素质》获胜利石油管理局改革与发展创新优秀奖。

2001年，中国石化财务管理信息系统替代中油财务管理信息系统，部分核算内容进行调整，小型医疗器械、卫生耗材等按实际成本核算；药品视同库存商品，按零售价核算；其他商品存货的进、销、存均按售价记账。《加强财务收支管理，努力提高经济效益》获管理局改革与发展创新三等奖。

2002年，在胜利石油管理局会计基础资料展评中被评为“企业基础材料先进单位”，《关于企业医院医疗项目成本核算的建议》获管理局企业管理合理化建议优秀成果三等奖，《医院成本管理的运作》获管理局管理创新成果二等奖，《谈医院成本管理观念创新》获管理局管理创新三等奖，《试论医院核算》获管理局管理创新二等奖，《完善住院管理系统中报表设置为质量提供可靠依据》获医院合理化建议成果奖二等奖。

2004年6月，按照中石化和胜利油田改制分流的总体部署，协助会计师事务所完成医院改制资产清查、评估、审计工作。

2005年，加强财务制度体系建设，印发《胜利油田中心医院财务报销审批程序》《胜利油田中心医院资金支付管理办法》《关于规范部分医疗服务项目及一次性材料收费标准的通知》《中心医院规范收费暂行规定》《胜利油田中心医院报销管理暂行规定》《胜利油田中心医院差旅费开支管理暂行规定》《胜利油田中心医院重大经济事项集体决策与责任追究制度》《胜利油田中心医院禁止设立账外账和“小金库”的规定》《胜利油田中心医院内部控制手册》《胜利油田中心医院医疗服务价格管理办法（暂行）》《胜利油田中心医院计算机设备管理规定》等。应用全面预算管理模式，将医院可控成本分为包干费用和专项费用分解下达到职能部门，加强职能部门支出控制；调整临床医技科室收支核算项目和分配比例，规范科室经济效益核算。

2005年3月，按照医院改制分流方案，配合会计事务所完成2004年6月至2005年3月期间的评估基准日后审计工作。按照期后审计报告，调整与管理局业务往来及财务事项，核定改制后医院资产、负债、所有者权益初始额，建立改制后医院财务账套。

2006年，成立预算管理委员会，建立预算管理办法，加强医院预算管理。《关于医院供应室会计核算方法改进与实施的建议》获管理局及分公司局级企业管理合理化成果二等奖；《关于加强内部审计质量控制的合理化建议》获医院企业管理合理化建议三等奖。

2007年，新《企业会计准则》1月1日起正式施行。修订医院内部财务管理制度，形成医院财务管理制度汇编。

2008年，编制科室单项控制预算和部门控制预算，将可控管理费用作为科室单项控制指标，与管理职能相关的费用预算作为部门控制费用下达到职能部门。

2009年，2月成立医院全面预算管理委员会，将经济活动全部纳入预算范围，强化资源合理配置、提高资金使用效率。建立临床医技科室预算考核单元，科室设立兼职核算员，制定岗位职责并组织培训，完善科室核算制度，建立健全三级核算体系。与台湾保诚公司签订合同，引进绩效考核与成本管控系统。《医疗机构内部会计控制制度研究与探讨》获医院科学技术进步二等奖。

2010年1月1日，全面推行《胜利油田中心医院内部控制管理手册》。3月，启用成本核算信息系统，初步实现科室核算和材料成本的追踪控制。同年建立医院三级资产管理体系，成立医院资产处置小组，设立基层资产管理员，规范开展资产报废、处置工作。申请获得企业所得税五年免税资格，免税期从2008年到2012年。

2011 年，制定《胜利油田中心医院科室财务资产工作评价办法（暂行）》，对临床、医技科室的核算、预算、资产、物价管理进行综合评价。《加强医用材料管理，降低医疗服务成本》获医院“现代化管理成果及合理化建议二等奖”。

2012 年，建立科室预算管理体系，将收入预算目标和管理责任分解细化到全院各临床、医技科室，预算管理从职能部门延伸到临床一线。5 月，建立分级物价管理体系，科室设立兼职物价员，协助物价部门做好本科室的医疗收费管理。6 月，完成 5191 项新医疗服务收费项目价格调整，执行《东营市医疗机构医疗服务价格标准》（2012 年新版本）。11 月，《精心筹划，积极运作，提升资金管理效益》获医院现代化管理成果及合理化建议二等奖。

2013 年，修订《胜利油田中心医院财务制度汇编》，包括各项制度、流程 46 项，其中修订、优化制度流程 18 项，新增制度流程 12 项。12 月，与北京东软望海科技有限公司签订合同，引进医院运营管理信息系统。

2014 年 1 月，健全完善预算管理体系，建立 4 个成本类型，93 个成本中心，实施预算指标编制、执行、分析、考核的闭环管理。12 月，应用 HRP 医院综合运营管理系统，建立以预算为主线、成本控制为中心、固定资产及物资全过程管理的“物流、资金流、信息流”一体化管理模式。

2015 年 3 月，制定医院《国家临床重点专科建设项目资金管理（暂行）办法》《安保基金管理（暂行）办法》，明确各职能部门管理职责及资金使用审批流程。9 月，建立预算执行审批制度，强化预算事前控制。积极争取政府支持，获得全科医生培训基地中央预算补助资金 1150 万元；争取内科楼建设政府贴息贷款 6000 万元，贴息补助 255 万元；取得各类专项补助资金 320 万元。

2016 年，按照医院成本管理办法要求，运用“三级四类”分摊方法，制定成本费用分配标准，开展临床科室全成本核算。上线科主任经营分析系统，通过不同维度向院领导、职能部门、临床科室提供 29 项经济指标，实现多方位收益分析和预算执行及时反馈，构建院科两级经营分析体系。《科主任经营分析体系的建设与推广》获医院管理创新成果三等奖。成立价格管理委员会，强化价格监管，日常费用审核与专项价格检查相结合，引导合理、合规收费。完成 9360 项医疗服务项目价格对标工作，为市物价局价格调整提供依据。修订医院内控制度，完成 19 个经营业务流程的调研、修订和初审工作。新增控制要点 78 个，修订、删除不适用控制点 161 个。设立预算管理先进单位奖项，奖励预算管理先进单位，促进医院预算整体管理水平提升。

2017 年，备战等级医院复审，完善财务管理制度体系，根据国家相关制度、规范，修订完善 6 项财务制度，建立 8 项内部管理规定；重新梳理、修订部门及岗位职责；按照 PDCA 管理方法编写完善 35 项作业指导书和流程图。实行大额、重点预算项目集体审核，关键控制指标落实到责任部门，提高预算编制质量。推行卫生耗材条码管理，实现高值耗材全流程追溯管理。120 项医疗服务项目首次实行自主定价。10 月 28 日，医院全面取消药品加成（中草药除外），向政府部门争取临床诊疗类项目在基准价格基础上最高上浮 10% 的定价政策，弥补取消药品加成损失。

2018 年，修订《胜利油田中心医院内部控制管理手册》，增加院级层面控制，更新 18 个业务控制流程，风险防控点增加到 339 个，强化重要节点审批，增强财务与业务的融合和风险防范能力。8 月 8 日，垦利分院挂牌，托管普外科、骨科、妇科、神经外科等科室经营。10 月 26 日，胜利油田中心医院西郊医院开业，全面负责医院财务经营管理工作。申请获得企业所得税五年免税资格，免税期从 2018 年到 2022 年。《医院高值耗材精细化条码管理的实施及效果》获医院管理创新成果一等奖。

2019 年 1 月 1 日，完成政府会计制度转型，实现财务会计与预算会计双轨核算。实施高效运营管理系统（OES）建设，升级全成本核算系统，梳理、整合成本核算项目，细化分摊标准、建立成本分析模型。实施医疗服务项目、病种成本核算，建立2314个院级、6428个科级医疗服务项目作业成本信息库，计算产出全院医疗服务项目、病种成本核算结果。选派有经验的财务人员到“十院六中心”专科医院担任财务助理。4月，首次承办山东省医疗服务价格学术会议，全省53家医疗机构共同探讨新医改背景下的医疗服务价格管理改革思路，分享医院物价管理经验，提升区域影响力。12月，修订《胜利油田中心医院差旅费管理办法》，提高住宿费、伙食补助标准，强调出差审批和预算控制。

2020年，制定修订《重大经济事项集体决策制度》《经费审批管理办法》《财务报销管理办法》《采购管理办法》等财务管理制度，进一步规范经济事项决策机制，明确经费审批权限和责任，规范经费审批程序，促进财务工作更加规范有序。强化预算管理，突出以收定支，增强预算刚性约束，实施项目预算管理，提高预算管理科学性和精准性。1月1日起，全面取消医用耗材加成，调整医疗服务项目价格551项，为医院争取17项特定项目调价政策，弥补医院耗材取消加成损失。7月，首次迎接山东省医保基金飞行检查。10月，成为东营市首家成功实施医疗收费电子票据的三级医院，进一步缩短患者就诊时间。

2021年，开展“经济管理年”活动，通过完善管理制度、再造业务流程、优化资源配置、强化分析评价等手段，补齐内部运营管理短板和弱项。制定完善内控、预算、资产、价格等财务重要制度10项，为促进医院运营管理科学化、规范化、标准化提供制度保障。建立“预算编制有目标、预算执行有监控、预算完成有评价、评价结果有反馈、反馈结果有应用”的全过程预算管理机制。制定项目支出预算管理办法，强化项目预算的事前可行性论证，规范项目决策机制，促进资源合理配置。组织开展“双升、双降、双控、双规范”医疗费用专项控制行动，围绕12项重点监控指标，制定实施一揽子医疗费用控制措施，做到合理检查、合理用药、合理治疗，减轻群众看病就医负担。推进智慧财务系统建设，严格落实决策审批与预算执行程序，准确进行会计核算，精准开展财务分析；实施医用耗材SPD管理系统建设，医用耗材扫码出库，高值耗材扫码计费，彻底解决“以领代耗”问题，实现医用耗材“零库存”管理。

4月29日，总会计师许美村在全市卫生健康规划财务信息化工作会议上作为典型做题目为《强化信息支撑，规范收费管理，扎实推进医院》经验交流。根据国家医保局飞行检查常态化的要求，9月，再次迎来山东省医保基金飞行检查，持续规范定点医疗机构医保管理、医保基金合法合规使用。

2022年，加强经费支出标准体系建设，制定修订培训费、差旅费管理办法，进一步规范经费支出行为。依托智慧财务系统上线，优化报账审批工作流程，实现支出业务在线审批、处理，让职工少跑路。将预算控制前移至业务层面，实现业务处理、预算执行、管理控制同步并行，解决会计核算工作中的难题，提高财务工作效率，使财务工作从记录价值向创造价值转变。实施物价智能监管，将价格政策嵌入系统，设置1896项限制提醒规则，医疗收费事前、事中管控能力有效提升，不规范收费行为得到明显改善。11月16日，西郊院区正式揭牌启用，西郊康复医院并入总院区，财务集中统一核算管理。12月16日，创新推行“全托管＋一体化”合作共建模式，全面托管东营市第五人民医院，建立垦利院区，标志着医院“一体两翼”新发展格局形成，全面落实“一体化运行、同质化管理”要求，选派张新华任总会计师，负责垦利院区财务运营管理工作。

2023年，深化预算管理制度改革，出台《胜利油田中心医院关于深化预算管理制度改革的意见》，制定预算管理制度体系框架，健全预算管理制度，发挥预算在医院治理中的基础和重要支柱作用。增加智慧财务系统报销审核加签功能，强化经济业务审批前的事前预审，提高经济业务核算的规范性。承担党委十大改革创新突破项目，构建以“价值医疗”为导向的质量管理与成本控制体系，建立以患者为中心的病种成本核算模型，从病种数量、次均费用、收入结构、医保结算入手，选择1086个DRG病种、15734份病历开展运营分析，帮助科室顺应 DIP 医保支付方式改革，不断规范医疗行为，降低患者就医费用，管控科室运营成本，实现医疗服务价值增值。

（4）荣誉

（一）集体荣誉

1998 年、1999 年　胜利石油管理局财务资产工作先进单位。

2000 年　胜利石油管理局评为财务资产工作研究创新先进单位。

2001 年　胜利石油管理局财务资产先进单位、清产核资先进单位、财务资产系统主页制作二等奖。

2002 年　胜利石油管理局《企业基础材料》先进单位、财务决算工作先进单位、资产现场管理工作先进单位。

2003 年　胜利石油管理局财务信息工作先进单位、资产经营研讨会三等奖、成本预算管理研讨会一等奖、资金管理研讨会三等奖、财产保险研讨会三等奖、财务资产工作先进单位。

（二）个人荣誉

2004 年　徐华玲被胜利石油管理局评为文明建设先进职工、财务成本管理先进个人。

2004 年　颜廷淦、曹秀霞、郭彩霞被胜利石油管理局评为财务先进工作者。

2004 年　史霞被胜利石油管理局评为固定资产管理先进个人。

2004 年　张新华被胜利石油管理局评为财务先进工作者。

2006 年　史霞被胜利石油管理局评为文明建设先进个人。

2008 年　张新华被胜利石油管理局评为工会财务工作先进个人。

2008 年　宗静被胜利石油管理局评为文明建设先进个人。

2009 年至 2012 年　史霞被胜利石油管理局评为工会财务工作先进个人。

2009 年　张新华被胜利石油管理局评为文明建设先进个人。

2010 年　徐华玲被评为山东省医院财务管理先进工作者。

2010 年、2011 年　张新华被国家统计局山东调查总队评为流通消费价格调查先进个人。

2013 年　王露被东营区评为基层统计工作先进个人。

2018 年　张新华被山东省健康管理协会医院医疗服务价格管理分会评为工作先进个人。

（撰稿人：史　霞　宗　静）

审计部

（1）概况　1986 年 4 月，开始组建；5 月，正式成立审计科。1999 年，与质量管理科合并成立经营审计科。2005 年，纪委、监察和审计合署办公，成立监察审计部。2016 年 7 月 6 日，监察审计部更名为纪监审计部，原职能不变。2021 年 2 月 20 日，成立审计部。

截至 2024 年 3 月，科室在职人数 4 人，其中硕士研究生 1 人，本科 3 人。副高级职称 2 人，中级职称 2 人。

历任负责人

姓名	职务	任职时间	离任时间	离任去向
张明云	审计科负责人	1986.04	1987.10	财务科科长
孙成瑞	审计科副科长	1987.10	1995	多种经营办公室主任
苏坤秀	审计科副科长	1995	1999	经营审计科副科长
高成斌	经营审计科科长	1999	2005.01	监察审计部主任
苏坤秀	经营审计科副科长	1999	2003	退职
张强斌	经营审计科副科长	2003.05	2005.07	采购部副主任
高成斌	监察审计部主任	2005.01	2011.09	退职
李　蓝	监察审计部副主任	2005.01	2011.09	监察审计部主任
李　蓝	监察审计部主任	2011.09	2016.07	纪监审计部主任
李　蓝	纪监审计部主任	2016.07	2021.02	党委办公室主任
王　露	纪监审计部副主任	2016.07	2021.02	审计部副主任

姓名	职务	任职时间	离任时间	离任去向
王 靖	审计部主任	2021.02	2024.05	耗材管理部主任
王 露	审计部副主任	2021.02	2022.02	退职
周 奇	审计部副主任	2023.02		
张益波	审计部主任	2024.05		

（2）科室职责　1986年5月，成立审计科。审计岗位2人，合同管理岗位1人，负责医院审计监督、经济管理、双增双节、合同管理等工作。

1999年，成立经营审计科，原质量管理科部分职能归属经营审计科，包括经营管理、奖金考核兑现、计划、合同管理、法律事务、工商管理、审计、现代化管理、多种经营管理、医院改革等。

2005年，纪委、监察和审计合署办公，成立监察审计部。主要工作职责：履行审计职能，强化审计监督，开展维修工程审计和医院重大经济事项专项审计工作，对医院及所属单位的财务收支、财务预算、财务决算、资产质量、经营业绩以及其他有关的经济活动进行审计监督；对医院主要业务部门负责人和单位负责人进行任期或定期经济责任审计。

2016年7月6日，监察审计部更名为纪监审计部，原职能不变。

2021年2月20日，成立审计部，主要负责拟订医院内部审计规章制度，对医院内部重大经济事项、重大工程、内控制度执行和固定资产、库存物资等进行监督、评价和审计等工作。设置财务审计、工程审计、资产审计和合同审计等岗位。

（3）主要工作　1986年，审计科成立初期，根据上级部门内部审计精神以及医院实际情况，主要开展财务收支审查和经济合同签订等工作，1987年根据国务院精神，在全院开展“双增双节”工作，在医院增收节支方面取得一定成效。逐步开展经济实体财务收支情况以及任务指标完成情况审计项目，对医院内部经济实体财务管理合法性、合规性进行审计。定期开展物资采购、库房管理以及内部控制等项目审计。开展院内零星维修工程项目预（结）算审计。

2000年，制定《中心医院内部审计规定》《中心医院改建、扩建、维修工程审计管理办法》等工作制度，开展领导干部经济责任目标任期审计项目。

2012年，逐步建立对医院“三重一大”事项、物资采购、工程项目招投标等重大活动和工作的监督流程和规范，引进会计师事务所，对医院财务预算编制与执行、大额度资金使用、绩效考核、内部控制、科研经费、物资采购、外包业务等重大经济事项开展内部审计工作。年度《审计工作报告》开始提交中心医院职工代表大会审议。

2016年，制定完善《胜利油田中心医院内科楼、新医技楼及连廊、加速器用房全过程跟踪审计管理规定》《胜利油田中心医院基建工程项目造价变动管理办法》《胜利油田中心医院基建工程材料批价管理办法》。引进工程造价咨询公司，对医院内科楼、新医技楼及连廊等重点建设工程项目进行全过程跟踪审计。

2017年，由纪监审计部、财务资产部和会计师事务所组成内控制度修订工作小组，对《胜利油田中心医院内部控制制度》进行修订。

2018年，修订《内部审计工作规定》《外部审计工作管理办法》《关于加强内部审计整改工作的规定》。制定《胜利油田中心医院跟踪审计管理办法》，加强对外部审计公司管理。

2021年，审计职能独立后制定和修订《胜利油田中心医院内部审计工作规定》《胜利油田中心医院内部审计工作实施细则》《胜利油田中心医院工程审计管理办法》《胜利油田中心医院中层干部经济责任审计实施办法》《胜利油田中心医院内部审计整改管理制度》《胜利油田中心医院内部控制评价制度》《胜利油田中心医院对外委托监督管理办法》《胜利油田中心医院工程结算审计工作流程》等8项审计管理制度和流程；2023年制定《胜利油田中心医院项目验收审计管理规定》。

2023年，医院党委健全完善内部审计工作领导机制，成立审计委员会，作为医院党委对内部审计工作的议事协调机构，主任由党委书记担任，进一步加强医院党委对审计领域重大工作的总体布局、统筹协调、整体推进和督促落实，构建集中统一、全面覆盖、权威高效的内部审计监督体系。

加强财务收支审计，对收入、支出、往来款项和预算管理情况等进行审计，委托第三方审计机构对医院年度财务报表进行审计，引进税务师事务所对医院企业所得税的纳税情况进行指导服务。

为保证医院信息化项目的合理配置和有效运行，创新开展对信息化项目的论证审批、合同签订、履约执行和结算等的全面审计，检测 PACS 系统与医技预约系统、实训中心管理系统、网络安全系统等信息化建设项目，降低产品后期维护成本。

加强医院对外委托服务项目管理审计，防范管理风险，定期对医院对外委托服务项目的经济性、效率性、效益性进行监督评价，对保洁绿化物业管理、PVC 地板打蜡及大理石保养、司梯服务、保安服务、员工公寓物业管理、医用织物洗涤、医疗废物处置等委托项目进行结算前审计，出具对外委托项目审计意见书。

有序开展中层干部经济责任审计，对中层干部任职期间工作履职、医院重大决策部署落实、预算执行、资产管理等情况进行审计。

以内部管理规范性、有效性为重点，扎实推进专项管理审计，相继开展临床营养管理、安全消防器材采购、公务用车租赁、医疗设备全过程管理和信息维保等专项审计，形成专项审计调查报告。

提高医院风险防范能力，开展年度内部控制制度执行情况审计工作，对采购管理制度、资产管理制度、项目管理制度、合同管理制度的执行情况进行审计，对医院内部控制风险开展评估工作。

加大对工程建设招投标项目、重大物资采购活动审计监督力度，开展资产管理监督工作，对固定资产处置、报废、货币资金管理、存货管理等环节进行监督。

从工程招标控制价编制、施工中造价变动审核到竣工验收结算的各环节实施全面审计，编制项目招标控制价，完成 1 号病房楼综合改造、3 号病房楼等工程结算审计，门诊楼改造、查体中心改造等维修项目结算审计。

2021 年至 2024 年 3 月，完成管理审计项目 58 项，提出问题及整改建议 228 条；离任审计 8 人，提出问题 47 条；信息化建设项目审计 34 项，提出问题 154 条；工程项目及维修审计 343 项，涉及金额 34144 万元，节约资金 2383 万元。

（4）荣誉　1988 年　张明云获管理局先进个人称号。

1989 年　李灿菊获管理局先进个人称号。

1990 年、1991 年　孙成瑞获管理局先进个人称号。

1992 至 1996 年　苏坤秀获管理局先进个人称号。

1997 年、1998 年　田丽丽获管理局审计工作先进个人称号。

1998 年、1999 年　苏坤秀获省部级先进个人称号。

1999 年　苏坤秀获管理局审计工作先进个人称号。

2000 年、2001 年　田丽丽获管理局审计工作先进个人称号。

2023 年　王靖获市直卫生健康系统优秀共产党员称号。

（撰稿人：王　靖　王　露）

招标采购

（1）概况　2005 年成立采购部，原器械材料中心、药学部、信息中心、后勤管理服务中心等有关物资招标工作交由采购部统一管理。2020 年医院超过万元的物资采购原则上都交由采购部组织招标。

截至 2024 年 7 月，现有人员 4 人，其中主任 1 人、副主任 1 人、科员 2 人；硕士研究生 1 人，本科 3 人；高级职称 2 人，中级职称 2 人。

历任负责人

姓名	职务	任职时间	离任时间	离任去向
武升传	院长助理、主任	2005.07	2008.12	退职
张强斌	副主任	2005.07	2017.12	医学装备部副主任
张益波	副总经济师、主任	2008.12	2017.12	医学装备部主任
闫应生	主任	2017.12	2021.02	信息中心主任
燕　红	副主任	2017.12	2021.12	退职
夏　建	副总经济师、主任	2021.02	2022.02	医学装备部主任
张　永	副主任	2022.02	2023.02	经营管理部主任
朱冬梅	副主任	2022.11		
张益波	副总经济师、主任	2023.02	2024.06	审计部
袁　帅	主任	2024.06		

（2）科室职责　采购部成立前，医院医疗设备、医用耗材、药品、信息设备和软件、后勤设备物资材料等物资采购由各归口职能科室负责管理，采购部成立后，上述物资采购的招标工作交由采购部负责，各归口职能科室提交物资采购申请，采购部组织招标，招标结束后把中标结果传递给归口职能科室，归口职能科室签订合同。

2005年采购部成立时的主要职责是负责医疗设备、医用耗材、供应物资、药品、信息设备（包括软件、耗材）、后勤设备物资及其他物品的招标工作；包括招标前的调研，组织评标，成交结果确认，中标结果信息传递给归口职能科室，相关资料整理装订成册并保存，每年对供应商进行一次评价。整个招标过程接受监察审计部和全院职工的监督。

2020年医院新修订《胜利油田中心医院物资采购管理办法》对采购部的岗位职责进行适当调整，在原来职责基础上增加拟订医院采购工作有关规章制度实施办法，负责建设、管理、维护评审专家库、供应商库和评审专家的选定工作，会同归口职能科室答复供应商质疑，签发或代发采购中标（成交）通知书，审核归口职能部门起草的采购合同，监督归口部门履行采购合同等工作职责。

（3）主要工作　2005年建科开始，就对招标采购原始档案资料留档保存，装订成册以便查找，一直延续下来。

2008年开始对医用耗材、供应物资材料、信息材料和后勤维修材料定期进行循环采购。

2009年开始每年一次对供应商进行综合评价，对评价不合格的供应商进行淘汰，保证合作供应商的质量。

为提高招标信息的公开透明，使招标更加公正、公平、公开，2010年开始对医疗设备等重要物资招标公告发布到医院官网，2019年开始对所有项目招标文件同时发布到医院官网和山东省采购与招标网。

2011年至2019年对参加50万元以上项目的供应商，到东营区检察院进行行贿记录查询，确保其廉洁和信誉良好。

2012年对医用耗材进行月度监督、检查和指导，规范管理。

2013年在招标文件中明确项目预算价格、付款方式、技术参数和评标办法等要求。

2014年修订《物资采购管理办法》，制定《高值医用耗材采购管理办法》和《网络采购管理办法》，完善医疗设备和医用耗材调研数据库建设。

2015年修订《胜利油田中心医院物资采购管理办法》，增加医院物资采购根据需要可委托第三方代理机构组织招标，并就采购流程进行规范，创新物资招标采购模式。

2016年对1200多个品种的普通医用耗材进行全面招标。高值耗材执行省招标价格；对使用量大、价格较高的检验试剂，重新进行议价。

2017年对使用量大的几十种耗材重新商谈价格；11月对37家检验试剂供应商重新商谈价格。

2018年完善招标流程，规范采购资料的完整性。对病理科、输血科试剂和耗材进行降价谈判，试剂成本进行重新核算。

2019年修订《物资采购管理办法》，颁布《胜利油田中心医院专家管理办法》，进一步规范采购管理流程，明确诸如顺序投标、质疑处理、资质审核等问题。

2020年重新制定《胜利油田中心医院采购管理办法》，废止《胜利油田中心医院采购管理办法》（胜中医〔2019〕53号），使采购流程符合国家和政府的相关规定要求。

2021年全年完成近400项招标采购任务，修订采购公告、成交公告、采购文件、成交确认书等标准模板，新制定采购部工作规范、采购谈判现场流程节点控制程序，完善采购结果信息公开内容。

2022年完成核酸检测储备实验室、东营市方舱医院、东营市移动方舱核酸检测实验室等东营市重点疫情防控项目、提升重症救治能力医疗设备配备采购项目、市级重症专项资金设备采购等重大项目招标任务。

2023年对《医疗设备竞争性磋商文件》《医用耗材竞争性磋商文件》《信息系统（设备）竞争性磋商文件》《基建项目竞争性磋商文件》等多个磋商文件模板内容重新进行修订，对采购流程进行规范和优化，强化原磋商文件中对供应商资质的要求。

2024年，大幅度修订《胜利油田中心医院采购管理办法》，明确单项或批量预算≧200万元的货物和服务采购项目；单项合同估算价≧400万元的建设工程采购项目等原则上采用公开招标采购方式。同期通过招标方式，确定山东龙脉和青岛招标中心为货物和服务类招标代理机构；金正公司和山东海逸为工程类招标代理机构，采购方式得到进一步规范。同期出台《胜利油田中心医院采购评审专家管理办法》，对评审专家的要求、组成、抽取方式和酬金进行约定。为更好地协调处理采购中遇到的重大问题，医院还成立由医院主要的责任人担任组长，分管招标、财务工作的院领导担任副组长，招标、财务、审计、纪检监察等部门任组员的采购工作领导小组。

（4）荣誉　2005年　武升传《提高磁共振血管造影符合率》山东省质量管理协会优秀质量管理小组奖。

（撰稿人：张益波）

第四节　督查工作

督查机构

2023年2月，为推动工作落实、改进工作作风、提高办事效率、实施科学管理、落实决策部署、确保政令畅通，院党委研究决定成立督查办公室。

截至2024年3月，科室在职人数2人，其中硕士研究生1人、本科1人。高级经济师1人，中级经济师1人。

历任负责人

姓名	职务	任职时间	离任时间	离任去向
孙在宝	督查办公室主任	2023.02		

科室职责

（1）督查工作　围绕医院党委重大决策部署、职代会重点工作和领导关注的重点、难点开展督查；负责对党委会、办公会决议的重点工作进行督导。

（2）行政查房工作　负责组织协调院领导行政查房工作。

主要工作

（一）强化学习习惯，提升政治站位，筑牢思想基础。持之以恒加强对习近平新时代中国特色社会主义思想和党史的深入学习，进一步提高自己的政治敏锐性和政治鉴别力，提升自身政治素质、业务能力和道德水平，造就政治过硬、战斗力强、快速领悟贯彻领导意图的本领；结合新形势，加强政治理论学习，坚持用科学理论武装头脑；结合岗位工作实际，加强政策法规和各专业领域知识学习，努力提高办事能力和水平；结合提升综合素质需要，加强领导艺术和工作方法学习，不断查找弥补差距和不足。站在全院发展大局的高度，以高质量发展为目标，落实高标准要求，增强“四个意识”、坚定“四个自信”、做到“两个维护”，精心谋划和组织实施高质量高效率督查工作。

（二）强化管理职责，增强服务意识，助推提质增效。围绕医院整体目标，院党委针对科室工作职责、任务、特点，努力打造医院亮点金牌名片，为力促科室建功立业，推进高质量发展重大项目、专项工作落实落地；强化自身综合能力，深入开展系统性调研，发现问题，查找短板；强化目标落实能力，按照“严真细实精勤紧快”、拒绝“庸懒散浮拖”要求推进工作；强化自身服务能力，把院党委决议意图传达清楚，并给予一定参考指向和指导，发现堵点和指出问题所在，实时提出我部门见解以及对问题解决的办法和参考意见，理顺目标科室对目标任务较为明确的内涵理解、侧重点、质量、未完成项目解决思路，合力推进工作；强化自身协调能力，对停滞、延后的项目及时跟上，对专项调度中需要协调的部门多时，加强调度、协作联动和周密考虑，以医院文化激励鼓舞干劲。

（三）明晰发展内涵，把握工作节奏，突出工作重点。对重大决策部署、重要会议精神的贯彻落实要学习领悟到位。以医院年度工作要点为中心抓好服务大局工作，确保不出偏差；以办公会、党委会决议要求为重点抓好日常管理，确保工作成效；以考核评价为抓手，强化重点工作，确保齐心共建发展格局。制定明确年度督查工作的目标、重点和措施，主动督查督办，按照时间节点加强跟踪督办反馈，对未落实的事项查原因、落实中的事项查进程、已落实的事项查结果，实现全覆盖跟踪督查，争取第一时间掌握决策实施进展情况，及时发现问题、找出症结、总结经验、鞭策后进、提出建议、环环紧扣、步步为营，确保各项工作执行到位、落到实处。按照要求，各部门针对难题进行的院领导划片分组、包责任到人的特定任务列为行政领导查房工作材料进行归集，涉及群众满意度提升项目、质量数据系统推进工作、应急管理体系、安全检查体系建设等。

（四）坚持问题导向，深刻靶向剖析，推动决策落实。发现问题，督查问题，解决问题，并对发现的问题进行归类整理，及时向院主要领导汇报。针对查摆出来的问题，认真研究，提出合理化的意见和建议或通过召开联席会、开展“回头看”工作，敦促相关部门细化整改方案，制定具体措施，明确完成时限，对照清单逐项抓好整改落实，共同推动各项任务得到有效解决。坚持项目化分工、清单化推进、时限化管理、责任化落实，矫正工作行为，规范工作程序，对领导交办的事情主动问询和协调，对一些急事、要事和难事及时调度，把目标任务分解到各科室、落实到个人，明确领导责任、直接责任，各司其职、各负其责，着力发挥好协调的纽带作用。

（五）创新督查方法，提高督查水平，共创特色品牌。常态互联职能部门，密切直联临床医技，建立宽泛的信息收集网络格局，在综合运用联合督查、实地督查、抽样督查、跟踪督查、催报督查等方法的基础上，更多地开展暗访督查、回访督查和督查调研，快捷获取最真实的进度和第一手资料。采纳多种方式，进一步注意督查与调研结合、与综合协调结合、与提质增效结合、与解决问题难题结合，从表象督查到深层次分析，建立问题台账，实行销号管理，按照真改、实改、彻底改的要求，建立整改清单和销号台账，一项一项盯紧，一项一项整改，做到完成一项、销号一项，一鼓作气、持续用力，确保每个问题整改彻底、解决到位，防止出现形式主义和走过场现象，以最大的力度、最快的速度，采取有力措施，有效抓好问题整改。对已整改的问题要开展“回头看”，确保问题不反弹。充分利用OA系统信息化平台，精细化网上全流程督导，抓实落细各项任务和各项反馈的留痕、更新，完成定期督促、动态查询。同时，通过换位式思考、切入式督导，力促职能部门立足岗位建章立制、优化流程、打造精品典范、创建特色品牌、创新管理亮点，积极共同参与PDCA、擂台赛、质量成果的申报，为医院发展争光增彩。

（六）完善问责机制，加强量化考评，压实责任担当。以较真的态度、富有实效的干劲，建立自查、常规查和抽查相验证机制。重视前期准备、中期指导、后期反馈，推行“五问工作法”，做到严明责任，明确任务目标，工作有系统性、针对性，使工作开展更有计划、有秩序；做到严格履责，明确责任科室责任人，将责任压实到科室负责人身上，杜绝消极应付、推诿扯皮等问题；做到严肃问责，对不作为、缓作为、乱作为现象报送纪检监察部进行问责，努力让为官不为者无所遁形、没有市场，真正转变作风促实效。加强量化考评，对督查问题多的科室上报医院高层会议进行审议，并和绩效挂钩。加强结果运用，促进工作作风提升。通过每季度质量和作风考核工作，明确工作中的不足不力的扣分项，加强职能部门服务、指导临床意识，充分调动职能部门积极性、主动性、创造性，激励干部担当作为，有效推进各项工作落实。建立健全责任追究机制，形成同心协力、齐抓共管的工作机制和责任体系，以责任制促落实，以责任制保成效。严格政治纪律，涉及重大问题、重要工作，严格执行请示报告制度，更加务实高效地做好督查工作，为医院高质量发展保驾护航，为领导的正确决策服好务，确保医院各项工作顺畅高效开展。

（撰稿人：孙在宝　姚　凯）

第五节　医患关系管理

法规部

（1）概况　2008年12月1日，为更好处理医疗纠纷，将纠纷投诉的接待处理和法医司法鉴定职能从医务部分离，成立法规部，下辖两个办公室：医患协调办公室和司法鉴定中心；2021年6月，合同管理纳入法规部职能。

截至2024年3月，科室在职9人，其中高级职称3人，中级职称5人。

历任负责人

姓名	职务	任职时间	离任时间	离任去向
王玉彬	院长助理、主任	2008.12	2011.09	质量管理部主任
梁志强	副主任	2009.12	2011.09	法规部
梁志强	主任	2011.09	2021.02	2013.10 任院长助理，安保部
牛俊荣	副主任	2009.12	2021.02	2018—2023 年挂职利津县中心医院 副院长
牛俊荣	主任	2021.02		2019.11 任医院管理副总监
曹银洁	副主任	2011.11	2016.07	老年工作科副主任
张祚海	副主任	2016.07	2024.01	泰恒公司副经理
范胜来	副主任	2021.06	2021.11	2023.9 退休
郭　廓	副主任	2019.02		
王丽萍	副主任	2022.11	2023.10	退职

（2）科室职责　（一）医患协调办公室：投诉接待处理、医疗纠纷的预防与处理、医疗纠纷普法培训、非医疗纠纷涉诉案件的后续处理工作，风险分担工具的管理工作。2021年6月将投诉接待处理职能归入群众满意度评价管理办公室。（二）司法鉴定中心：鉴定咨询及受理，鉴定全过程管理，负责司法鉴定人的培训学习、信息统计、对外宣传等工作；鉴定标准化管理；鉴定设备管理。（三）合同管理：负责全院合同管理，对重大合同、制度进行合法性审查，参与医院组织的招标采购工作，开展合同相关的普法培训，完成领导交办的其他工作。

（3）主要工作　2016年举办胜利油田中心医院首届医患沟通技能大赛；

2020年司法鉴定中心通过山东省司法厅标准化验收；

2022年成为东营市司法鉴定协会会长单位；

2022年山东省医疗机构法治建设评估省级优秀机构；

2023年牵头成立东营市医院协会医疗法制专业委员会；

2023年承办中国医师协会“医疗损害鉴定能力提升和医院法治建设暨医疗纠纷防范处理与医疗安全规范培训班”。

（4）荣誉

（一）集体荣誉

2011年　被评为东营市“优秀司法鉴定机构”荣誉称号。

2012年　被评为东营市“优秀司法鉴定机构”荣誉称号。

2014年　被评为全省十佳司法鉴定机构、全省司法行政系统政风警风行风建设示范窗口、荣立全省司法行政系统集体二等功。

2015年　被山东省老龄工作委员会授予“敬老文明号”荣誉称号。

2022年　被评为“优秀司法鉴定机构”荣誉称号。

2022年　获得东营市“法治医院建设试点优秀单位”荣誉称号。

2023年　获得“全省公益普法联系点”荣誉称号。

2023年　获得“山东省法治文化建设示范基地”荣誉称号。

（二）个人荣誉

2008年　马晓春被评为“山东省优秀司法鉴定人”荣誉称号。

2009年　马晓春被评为“全国司法鉴定先进个人”荣誉称号。

2012年　冯国平被评为“东营市优秀司法鉴定人”荣誉称号。

2013年　冯国平被评为“东营市优秀司法鉴定人”荣誉称号。

2020年　梁志强被评为“全国公共法律服务先进个人”荣誉称号。

2022年　张祚海、米超金、黄利玲、张海磊“东营市优秀司法鉴定人”荣誉称号。

2022年　郭廓、王晓杰、张峰被评为“东营市人民调解委员会优秀调解员”荣誉称号。

（撰稿人：牛俊荣　王晓杰）

群众满意度评价管理办公室

（1）概况　2021年2月20日，成立群众满意度评价管理办公室，列入机关职能科室，对外合作交流部原下设客户服务中心划归群众满意度评价管理办公室管理。主要负责患者满意度调查分析、客户电话咨询服务、随访和相关问题整改督导、医院人性化服务管理及协助医疗纠纷协调等工作。

截至2024年3月，科室共有在职职工6人，副主任护师3人，主管护师2人。

历任负责人

姓名	职务	任职时间	离任时间	离任去向
孙在宝	科室主任	2021.02	2023.02	督查办公室
李冬冬	科室副主任	2021.05	2023.02	群众满意度评价管理办公室
李冬冬	科室主任	2023.02		

（2）科室职责　2021年7月，法规部原服务投诉管理划归群众满意度评价管理办公室管理。负责贯彻落实省、市、院党委安排部署的群众满意度评价重要工作任务；负责建立和完善医院群众满意度评价管理体系、规章制度等；负责开展国家满意度的管理工作；构建全院满意度调查一体化工作模式，逐步建立各职能部门对满意度调查问题整改的监管模式，促进医院服务能力提升，提升患者就医感受。

2022年8月，成立一站式调度服务中心，由群众满意度评价管理办公室管理。明确 8810000 和 8582 分别作为对外群众反映问题和对内员工报修问题的入口，实现调度服务一站式，提供就诊咨询、服务投诉、维修管理等一体化服务；做到快速高效解决群众诉求，实现对每张工单全程追踪完成进度，开展满意度评价管理，提高服务效率和质量。依托一站式报修管理平台，建立信息类、基建类、医疗设备类、消防设施、治安防范弱电管理的日常巡检监管体系，督促相关部门按时开展日常巡检和工作质量检查，确保为医院平稳有序运行提供后勤保障。

（3）主要工作　群众满意度评价管理办公室是全市医疗卫生机构中首家为不断提升人民群众看病就医获得感而成立的专职机构。先后修订印发《服务投诉管理工作考核办法》《服务投诉管理制度》和《胜利油田中心医院满意度评价管理考核标准》。

2021 年 6 月，成立民生热线快速反应处置小组。

2021 年 7 月，医院设立 24 小时服务投诉电话 8810000。

2022 年 3 月，推出提升群众满意度二十项举措。

2022 年 5 月，通过微信小程序开通“满意度评价”功能。

2023 年 2 月，医院将“全生命周期调度平台建设工程”纳入 2023 年十大重点工作之一。

2023 年 6 月，明确开展“群众看病就医不够便利问题专项整治行动”“解决群众急难愁盼问题百日攻坚行动”“优化医疗服务增进民生福祉专项行动”，精心组织，压实责任，全面推进落实。

2024 年 2 月，医院开展“增进民生福祉 提高就医感受”工作。

2024 年 2 月，“全生命周期调度平台管理内涵提升建设”是医院 2024 年度十大改革创新项目之一。

2024 年 2 月，“满意度管理一体化建设提升工程”是医院 2024 年度十大工程之一。

（撰稿人：李冬冬　姜　慧）

第六节　后勤管理

工作机构

后勤管理服务中心是医院后勤职能管理科室，成立于 2008 年，具体负责医院节能、环保、房产、土地、职工福利等职能业务管理；保洁、绿化、电梯伺梯、员工餐厅、公寓、水站、超市等外包业务的监管；水电气（汽）的外部协调以及其他后勤服务保障工作。建院初期，后勤工作由行政组负责管理。1978 年，医院成立后勤处。1984 年，机构变动，后勤处分为综合公司、食堂科、农副业公司三个单位。1993 年，医院成立后勤综合科。1997 年，医院进行改革，汽车队、维修队重新整合组成综合服务大队。2000 年，综合服务大队撤销，后勤综合科名称取消，成立院直属行政管理中心。2005 年，医院成立后勤服务中心和后勤安全保障部。2008 年，医院撤销后勤服务中心和后勤安全保障部，成立后勤管理服务中心。

截至 2024 年 3 月，科室在职人数 13 人，共有副高级职称 9 人、中级职称 2 人。

历任负责人

姓名	职务	任职时间	离任时间	离任去向
李明荣	行政管理处副主任	1965.01	1978.11	后勤处行政副主任
屈兴华	行政管理处副主任	1969.12	1978.04	检验科副教导员
许维楼	行政管理处副主任	1975.12	1978.11	后勤处行政副主任
张思敬	生活办公室副主任	1978.04	1984.08	农副业服务公司副经理
许维楼	生活办公室副主任	1978.04	1983.12	调整

姓名	职务	任职时间	离任时间	离任去向
李明荣	生活办公室副主任	1978.04	1983.12	调整
李曰星	生活办公室副主任	1981.10	1984.08	综合服务公司副经理
李曰星	综合服务公司副经理	1984.08	1987.12	综合服务公司经理
屈兴华	综合服务公司副经理	1984.01	1984.12	退职
蒋正怀	综合服务公司经理	1984.01	1986.12	副院长
孙金鼎	综合服务公司代经理	1987.01	1987.12	调离
刘家训	综合服务公司代经理	1987.01	1987.12	调整
李曰星	综合公司经理	1988.01	1993.10	退职
吴廷建	综合公司副经理	1990.10	1993.10	综合管理科副科长
田　勇	综合公司副经理	1992.12	1993.10	综合管理科副科长
董英田	综合管理科科长	1993.10	1997.09	退职
吴廷建	综合管理科副科长	1993.10	1997.09	调整
田　勇	综合管理科副科长	1993.10	1997.09	行政管理科科长
田　勇	行政管理科科长	1997.09	1999.11	退职
李友三	行政管理科副科长	1997.11	1999.11	纪委副书记
刘志强	行管中心副主任	1999.12	2005.04	退职
王光祥	行管中心副主任	1999.12	2005.04	调整
刘旬斌	后勤服务中心主任	2005.05	2008.10	门诊总支书记
裴长运	后勤服务中心副主任	2005.05	2008.10	后勤管理服务中心副主任
李友三	后勤安全保障部主任	2005.04	2008.10	后勤管理服务中心主任
王光祥	后勤安全保障部副主任	2005.04	2008.10	后勤管理服务中心副主任
李友三	后勤管理服务中心主任	2008.10	2011.09	退职
王光祥	后勤管理服务中心副主任	2008.10	2009.07	基建项目部主任
裴长运	后勤管理服务中心副主任	2008.11	2022.06	退职
尤文军	后勤管理服务中心主任	2011.01	2017.12	泰恒公司书记
郭兰峰	后勤管理服务中心副主任	2009.08	2015.12	退职
韩燕燕	后勤管理服务中心副主任	2011.09	2017.12	主任
张永刚	后勤总支书记兼后勤管理服务中心副主任	2018.01		
韩燕燕	后勤管理服务中心主任	2018.01	2021.02	老年管理中心主任
丁建军	后勤管理服务中心副主任	2020.07	2021.02	调任基建科副主任
王光祥	后勤管理服务中心主任	2021.02		
罗　涛	后勤管理服务中心副主任	2022.02		
高爱民	后勤管理服务中心副主任	2023.12		

科室职责

建院初期，后勤工作由行政组负责管理。行政组下设财务、行政库房、食堂、农副业、锅炉班、小车班、维修队等。

1978年，医院成立后勤处，继续负责后勤业务工作。

1984年，后勤处分为综合公司、食堂科、农副业公司三个单位。综合公司现有职工206人，30多个工种，负责汽车队、维修队、托儿所、供应站、基建组及办公室等业务工作。

1993年，医院成立后勤综合科，负责房产、维修、节能环保、机动安全、基建、统计、预算等业务工作。

1997年，医院进行改革，汽车队、维修队重新整合组成综合服务大队。

1998年，托儿所、锅炉房移交胜中社区管理。

1999年，供应站划归器械材料中心管理。

2000年，综合服务大队撤销，后勤综合科名称取消，成立院直属行政管理中心。后勤工作由行政管理中心负责，下设一个四级单位病房综合服务队，科室有职工43人，担负医院的安全、机动、节能、环保、绿化、保洁、房产、土地、维修管理工作以及水电气暖氧负压运行、电梯、污水处置等服务保障工作。

2005年，医院成立后勤服务中心和后勤安全保障部，后勤业务工作由两个部门分工合作完成。其中后勤服务中心有职工65人，下设综合服务队、职工食堂、营养中心、员工服务部、洗涤服务部、污水处理站、员工公寓等7个队组，担负医院的水电气暖氧负压运行、电梯、污水处置等服务保障工作、内部维修工作以及公寓、超市、水站、食堂、洗衣房等服务保障工作；后勤安全保障部有职工 5 人，负责医院的安全、节能、环保、绿化、保洁、房产、土地、外部维修等管理工作。

2008 年，医院撤销后勤服务中心和后勤安全保障部，成立后勤管理服务中心，负责后勤业务管理工作，有职工 69 人，下设综合服务队、职工食堂、营养中心、员工服务部、洗涤服务部等五个队组，主要担负医院的安全、节能、环保、绿化、保洁、房产、土地、内外维修等管理工作；医院的水电气暖氧负压运行、电梯、污水处置以及公寓、超市、水站、食堂、洗衣房等服务保障工作。

自后勤管理服务中心成立以来，逐渐建立和完善各项后勤服务和保障制度：《中心医院安全生产监督管理制度》《中心医院特种设备安全管理制度》《中心医院危险化学品安全管理制度》《中心医院气瓶安全管理规定》《中心医院水电管理办法》《中心医院维修管理暂行办法》《中心医院职工公寓管理办法》《中心医院食堂管理工作规定》《中心医院后勤维修材料和设备采购流程》《中心医院后勤保障类突发事件应急预案》《后勤值班工作制度》《后勤岗位交接班制度》《后勤工作质量考核管理管理办法》《后勤员工教育培训管理办法》《后勤运行服务巡回检查管理制度》《后勤机电设备管理制度》《后勤文明承诺工作制度》《后勤外包业务工作制度》等。

后勤管理服务中心作为医院后勤职能管理科室，兼有后勤管理和保障服务双重工作职能。长期以来，科室一直坚持以服务临床，保障临床为工作出发点，始终围绕临床诊治工作这条主线，认真履行科室的各项职能管理和服务保障业务工作。在医院的大力支持下，引入社会化外包机制，对员工餐厅、保洁、电梯等业务，实行外包管理，并通过开展对标争创、对标管理活动以及两次助力医院等级医院评审，整体提升科室的业务服务水平，实现对临床工作优质保障服务。

2009 年下半年，洗衣房业务（洗涤服务部）划归消毒供应中心管理，营养中心业务划归营养科管理。

2010 年 7 月，后勤财务划归医院财务资产部管理。

2012 年 10 月，外修工作划归大楼基建项目部管理。

2013 年 6 月，2 号病房楼投产，完成后续配套保障服务。

2013 年 11 月，综合服务队划归基建科，水电气暖氧负压运行、电梯、污水处置及内部维修等业务工作相应划转由基建科管理。

2013 年，引进社会化服务机制，引入专业化管理公司（山东吉优境物业管理有限公司和青岛中快餐饮服务有限公司），对医院的保洁、司梯和员工餐厅经营业务进行外包服务管理。

2016 年 7 月，将后勤管理服务中心原安全生产管理职能划归安全科。

2017 年 12 月，3 号病房楼投产，完成后续配套保障服务。

主要工作

2003 年因行政管理中心负责的环保和节能职能管理工作表现出色，医院获得管理局环保、节能先进单位荣誉称号；

2004 年因行政管理中心负责的环保和节能职能管理工作表现出色，医院获得管理局环保、节能先进单位荣誉称号；

2009 年由后勤管理服务中心牵头组织医院参与的全国职业安全健康知识竞赛，医院获得优秀奖荣誉称号。

2018 年、2019 年受台风影响，连续两年 8 月初出现暴雨，院区最深距地面 60—90cm，后勤职工加班加点，连续作业，确保医院运行的水电和后勤保障，努力减免水灾损失，集体获院抗洪抢险先进科室。

2019 年 7 月，获医院减本增效先进科室。11 月获山东省节水先进单位。

2020—2022 年，餐饮、公寓管理、保洁、爱国卫生等方面经受住疫情防控的要求，防护、消杀、转运、调拨、协管按规运行，圆满完成保障任务。

2023 年，职工餐厅获医院 8S 管理先进科室称号。

荣誉

（一）集体荣誉

2019 年 山东省节水型单位。

（二）个人荣誉

2003 年　李文华被中国石化集团胜利石油管理局评为爱国卫生先进工作者。

2003 年　李文华被中国石化集团胜利石油管理局评为节能先进个人。

2003 年　李璀勇被中国石化集团胜利石油管理局评为防治非典先进个人。

2004 年　李文华被中国石化集团胜利石油管理局评为节能先进个人。

2012 年　韩燕燕被胜利油田公共事业部评为房产先进个人。

2019 年　韩燕燕被授予胜利油田文明建设先进个人荣誉称号。

2020 年　韩燕燕被授予胜利油田文明建设先进个人荣誉称号。

（撰稿人：王光祥　张永刚）

第七节　老年工作

工作机构

机构概况　1984年7月开始离退休管理工作，在组织科代管下成立三人服务小组，由屈兴华具体负责。1989 年 3 月成立老年科，孙建民任科长。1993 年更名为老年工作管理中心。2000 年 9 月成立中心医院老年大学。2001 年 3 月卫校泰星服务中心归老年管理中心管理，更名为泰康综合服务中心。2005 年 3 月医院改制，老年管理中心移交胜利石油管理局。2011 年 4 月人力资源部新增老年管理职能。2016 年 7 月成立老年工作科，属机关职能科室，王靖任主任。2021 年 2 月，王靖调任审计部主任，韩燕燕任主任。截至 2024 年 7 月底，全院有退休人员 733 人，其中党员 250 人，共设 6 个党支部。2024 年 3 月，撤销中共东营市胜利油田中心医院老年工作科总支部委员会，成立中共东营市胜利油田中心医院老年总支委员会。

截至 2024 年 3 月，科室有在职工作人员 4 人，其中高级经济师 1 人、经济师 1 人、主管护师 1 人、助理政工师 1 人。

历任负责人

姓名	职务	任职时间	离任时间	离任去向
屈兴华	负责人	1984.07	1989.03	
孙建民	科长	1989.02	1992.12	退职
董英杰	科长	1992.12	1999.11	退职
李天佑	副科长	1996.06	1999.11	退职
王星云	副主任、主任	1999.11	2004.03	退职
马尚信	副主任	2000.07	2004.12	医疗培训中心
罗延林	主任	2004.03	2004.12	胜中社区
王　靖	主任	2016.07	2021.02	审计部
曹银洁	副主任	2016.07	2019.01	退职
贾　璐	副主任	2019.01	2021.09	院工会
王长泰	副主任	2019.08	2021.02	退职
韩燕燕	主任	2021.02		
李兆宏	副主任	2021.09	2023.03	退职

科室职责　老年工作科是负责医院老年综合管理工作的部门，主要有退休人员党务管理、退休人员综合管理与服务工作、老年文化体育活动管理等职能。

（一）老年党务管理。1. 根据医院党委意见，负责制定医院退休党员学习活动工作计划并组织实施；2. 负责退休党员学习教育、关系接转、信息管理等管理工作；3. 组织开展退休党员创先争优和党员专题教育活动。

（二）老年综合管理与服务。1. 贯彻落实上级有关部门关于退休工作的有关文件精神、政策和规定，结合医院实际情况制定具体实施办法和细则；2. 负责制定和实施医院老年工作年度计划，做好相关工作的总结和信息上报工作；3. 负责退休人员信息数据库管理工作，及时掌握退休人员基本状况；4. 负责编制退休人员经费预算并合理使用；5. 负责退休人员的来信来访工作，及时了解他们的思想状况、具体困难和合理要求，及时答疑解惑、排忧解难，重大问题及时汇报；6. 负责退休人员的节日走访慰问工作；配合有关科室处理退休人员丧葬和善后事宜；7. 负责退休人员日常工作。

（三）老年活动管理。负责组织退休人员开展各种文化、体育活动，不断丰富老年人的精神文化生活。管好、用好退休人员活动经费，及时维护、维修退休人员活动场所，更新、添置必要的设备和活动设施。

主要工作

1989 年科室成立初期，有离退休人员 48 人，16 名党员，一个党支部。随之成立老年工作委员会、老年体育协会、关心下一代委员会、老年党支部、老年党总支等组织机构。

1990 年扩建老年活动楼，面积 200 多平方米，五间活动室，建门球场一个。

1994 年 6 月成立老年党总支，下设离休干部、退休干部、退休工人 3 个党支部。

1996 年增设老年康复病房，提高离退休老同志福利待遇。

2000 年 9 月成立老年大学，开设电脑、书法、拳剑、音乐，英语、证券等 6 个专业 9 个班。同时成立“秋之韵”老年合唱团。

2001 年 3 月成立中心医院老年门诊部，扩大业务范围，增设观察病床 20 张。制定完善《老年管理中心主任岗位职责》《办公室人员岗位职责》《工作人员和活动人员守则》《活动室管理制度》《老年大学教学管理制度》《老年文体活动奖励标准》等。

2003 年 12 月离退休及内退职工总数达 663 人，其中离休干部 39 人、退休干部 310 人、退休工人 137 人、内退干部 105 人、内退工人 72 人；党员总数 322 人，7 个党支部。活动室总面积达 1400 平方米，内有乒乓球室、棋牌室、健身室、台球室、微机室、教室、阅览室、会议室、党员活动室、荣誉室、舞厅、多功能厅。外有门球场、健身广场。

2011 年 4 月人力资源部设专人负责退休证和老年优待证的办理、重阳节等重要节日活动安排、老年查体、退休增资、相关资料的收集保管以及退休人员的日常管理等。

2016 年老年工作科成立之初，到油田各二级单位走访调研，学习经验，制定部门职责及岗位职责，建立相关规章制度。对全院退休职工个人信息调查摸底，编为 16 个小组，形成以老年工作科为主、退休人员自主管理为辅，纵向扩展老年工作主渠道，横向形成优质高效的老年管理服务网络。建立微信沟通平台，通过微信平台了解退休职工动态，关心退休职工生活。2023 年微信群达 9 个，分五个退休俱乐部，一个异地群，一个家属群，一个党总支群，一个预退休群。医院相关信息和文件及时在群里发送。

2016 年 10 月开办声乐班，11 月成立老年工作党总支，将全部党员划分为 4 个支部，同时开办舞蹈走秀班。12 月成立银杏艺术团，参加医院举办的各类比赛、春节晚会演出等，在医院举办的第二届“互助保障杯”职工广播操比赛中获得最佳表演奖。

2017 年 3 月成立老年志愿者协会，为退休人员家庭婚丧嫁娶等事项提供帮助。4 月成立退休俱乐部，定期举办“我健康我快乐”户外活动和室内游艺活动，组织退休人员参加胜利油田第八届运动会够级比赛和乒乓球比赛。

2018 年获管理局科技进步二等奖 1 项。

2018 年 3 月开设素描班和葫芦丝班。定期组织以生活常识、安全教育、养生知识等为主要内容的学习教育。

2019年开始，每年组织元旦游艺活动，有贴鼻子、套圈、扔飞镖等游戏。

2019年3月开始举办防诈骗金融知识讲座，每年举办一次，提高退休职工应对电信诈骗等金融风险的防范意识和能力。

2021年12月开办旗袍走秀班，并在医院春晚表演。

2022年3月老年工作科搬迁至中心医院东院区2号办公楼三楼，设四间办公室，一个党员活动室，占地面积230平方米。内设乒乓球台、棋牌区、阅览区、休闲区等。

2023年3月开办舞韵瑜伽班、太极拳班和合唱班。

老年工作科负责退休人员日常管理、组织老年活动、传达医院相关文件及信息沟通，为退休职工提供高品质服务。建立健全退休人员信息库，及时掌握动态和思想变化；抓好退休人员思想政治建设和党支部建设。开展红色教育活动，打造特色老年党支部，凝聚老年正能量。密切关注不稳定因素，消除思想波动，及时化解矛盾。实施老帮老工程，构建新型团队互助关系，为退休人员发挥作用提供信息。开辟渠道，创造各种有利条件，组织退休专家到东营各地义诊，累计义诊30余场，服务群众达5000人次。与油田老年大学合作，开设网上健康讲堂，线上线下累计为6000名听众讲解健康知识。对退休职工坚持实行“三必访”制度即重大节日必访，有病必访，家中有事必访。关注退休职工的特殊困难，对有特殊困难的退休职工调查摸底，关心生病住院、长期患病和去世人员家属的家庭生活，帮助他们协调解决各方面的问题。及时为退休职工办理退休证和养老金卡；将医院各项福利认真细致发放到退休职工手中；重阳节前夕专门购置并发放纪念品；为70周岁的退休人员赠送生日蛋糕；为50年党龄颁发光荣在党奖章；为退休职工孩子婚礼嫁娶服务；妥善处理去世人员丧葬和善后事宜；加强对异地安置退休职工的关心，帮助退休职工做好门诊大病药费报销，按时组织查体。

荣誉

（一）集体荣誉

1988年至2003年　被评为胜利石油管理局老年工作先进单位。

1989年　获胜利石油管理局导引养生功比赛第二名。

1989年、1991年　连续两年被评为老年人文艺汇演先进集体。

1989年至1992年　分别获胜利石油管理局太极拳（剑）导引养生功和台球三项比赛管理局前三名，为山东省组织参加的全国比赛输送三分之一的队员，培养省级教练2名，局级教练3名。

1995年　获胜利石油管理局第九届“长寿杯”老年人乒乓球比赛团体第六名、第十一届老年台球比赛团体第四名。

1997年至1999年　获胜利石油管理局老年人文艺汇演一等奖。

1998年　被评为胜利石油管理局老年体育先进单位。

1999年至2003年　被评为胜利石油管理局老年活动室先进管理单位。

1999年　获胜利石油管理局第三届老年人“金秋杯”交谊舞比赛第一名、胜利夕阳红老年人文艺汇演三等奖。

2000年　获胜利石油管理局第四届“长寿杯”台球比赛第三名和无极健身球比赛最佳奖、老年人文艺汇演二等奖、“互助保险杯”乒乓球比赛老年团体第五名、四运会门球比赛第三名。

2000年　被评为山东省老年人体育先进活动站点、关心下一代先进集体。

2001年至2003年　被评为胜利石油管理局老年教育先进集体。

2002年　被评为胜利石油管理局老年大学先进集体。

2021年　银杏合唱团在东营市离退休干部庆祝建党100周年合唱比赛活动中获得银奖。

2021 年　在市直卫生健康系统优秀支部党建品牌评选中获得第一名。

2022 年　党建品管圈《党建引领提升退休党员获得感》获卫健委创新项目大赛第一名。

2023 年　参加东营市第四届乒乓球比赛，获得道德风尚奖。

（二）个人荣誉

2021 年　李梅君获得东营市离退休干部演讲比赛一等奖。

2021 年　赵兰玉获得东营市老干部局组织的“我心中的老干部”演讲比赛一等奖。

（撰稿人：韩燕燕　赵兰玉）

第八节　安保工作

安保部

2016 年 7 月 6 日成立安保部，下设保卫科、安全科，属机关职能科室。定员 12 人，其中安保部定员 1 人、保卫科定员 5 人、安全科定员 6 人。将保卫科原消防安全职能划归安全科，其他职能不变；将原后勤管理服务中心安全生产管理职能划归安全科。主要职责：负责医院的治安、消防、安全及保卫工作。贯彻执行国家有关方针政策、法律法规，建立健全各项安全保卫制度及应急预案，督促各项制度的执行。负责对医院防火、防盗、防伤害等安全工作进行检查，利用各种形式对全院职工进行安全教育和法制教育，不断提高员工对安全消防、保卫等工作的认识。负责医院安全生产事故、工伤事故的调查和上报工作。负责确认医院重点和要害部位的安全防范，完成重大安全保卫任务。配合、协助有关部门调查院内发生的治安事件及有关安全方面的投诉，进行妥善处理。维护医院公共秩序，制止、劝阻违章、违规行为。对进出人员、货物、物资、车辆进行管理。

截至 2024 年 3 月，现有人员 4 人，其中副主任护师 1 人、高级工程师 1 人、高级政工师 1 人、政工师 1 人。

历任负责人

姓名	职务	任职时间	离任时间	离任去向
姜明作	安保部部长、安保党支部书记	2017.12	2021.02	调往后勤管理服务中心
马德刚	安保部主任	2021.02	2024.03	安保部副主任
李凤生	安保部副主任	2023.02		
刘　忠	安保部副主任	2023.02		
赵　玲	安保部主任	2024.03		
马德刚	安保部副主任	2024.03		

安全科

（1）概况　安全科成立于 2016 年 7 月，整合后勤管理服务中心安全生产管理与保卫科消防安全管理职能与人员，主要负责医院消防安全管理、特种设备安全管理、危化品管理、工伤管理、安全生产教育与培训、安全应急管理、特种作业人员管理，以及安防消防监控室管理等各项安全生产管理工作。具体负责全院消防设施、器材的日常巡检、维护保养与维修，主要消防设备设施包括消防水泵 3 套，消防稳压泵 3 套，消防主机 5 套，排烟、送风风机 39 台，消火栓约 700 个，以及火灾探测器、手报、各类阀门、防火阀总计万余个点位。医院安全生产委员会办公室设置在安全科，承担医院安全生产委员会办公室职能。

截至 2024 年 3 月，科室在册人数共计 15 人，其中中层管理岗位 3 人，管理岗位 3 人，操作岗位 9 人；拥有高级职称 2 人，中级职称 2 人，初级职称 2 人；持有注册安全工程师执业资格证书 2 人，消防监控岗位 9 人均持有国家所规定的消防行业职业资格证书。

历任负责人

姓名	职务	任职时间	离任时间	离任去向
闫应生	主任	2016.06	2017.12	采购部主任
姜明作	主任	2017.12	2021.02	退职
徐　伟	副主任	2017.12	2019.11	保卫科副主任
刘　忠	副主任	2019.11		
马德刚	主任	2021.02		
巩向宇	副主任	2023.02		

（2）科室职责　安全科是负责医院安全生产综合监管的部门。主要包括贯彻落实国家安全、消防法律法规，建立健全医院安全、消防管理规章制度；组织或参与医院安全生产教育和培训（包括消防、特种设备、危化品等），如实记录安全生产教育和培训情况；督促落实医院重大危险源的安全管理措施；组织或参与医院应急救援演练；检查本单位的安全生产状况，及时排查安全生产隐患，提出改进安全生产管理的建议；制止和纠正违章指挥、强令冒险作业、违反操作规程的行为；督促落实医院安全生产整改措施。

（3）主要工作　自2016年7月科室成立，先后完成《胜利油田中心医院消防安全管理规定》《胜利油田中心医院消防应急预案》《胜利油田中心医院危险化学品安全管理规定》《胜利油田中心医院特种设备安全管理规定》《胜利油田中心医院工伤管理办法》《胜利油田中心医院危险化学品安全事件应急预案》等管理规定、应急预案的修订工作。

2016年11月至12月，组织开展全院第一次消防安全评估与电气火灾检测工作，基本摸清医院消防安全状况，以及建筑电气设备设施、线路存在的安全隐患。

2017年4月，各科室按照要求统一配备兼职安全员，兼职安全员总人数达120人，至此全院安全生产组织体系形成雏形；4月27日，安全科组织召开第一次全院安全员大会及第一期安全员业务培训，安全总监王琪参加大会并做主题发言。

2017年6月，组织开展以“全面落实企业安全生产主体责任”为主题的系列安全活动；8月24日，与医院工会共同组织开展医院第一届消防安全技能比赛，共有20支队伍200多人参加比赛。

2021年1月，召开2021年度安委会第一次会议，会议通过安全生产网格化管理实施方案，院网发布《东营市胜利油田中心医院安全生产网格化管理办法》。安全生产管理工作以行政监督管理为主，党委督导为辅的两条管理线路，压实安全生产主体责任，落实“党政同责，齐抓共管”的原则。

2022年3月，成立胜利油田中心医院安全生产风险分级管控和隐患排查治理双重预防体系建设工作领导小组，不断推进双重预防体系建设工作。

（4）荣誉

1. 集体荣誉

2018年　获得东营市卫计委组织的“安康杯”安全生产知识竞赛集体三等奖。

2019年　获得山东省首届医疗机构消防应急技能大比武团体二等奖。

2023年　获得东营区2022年度消防宣传平台应用先进单位。

2. 个人荣誉

2018年　辛西宏获得东营市卫计委组织的“安康杯”安全生产知识竞赛个人二等奖。

保卫科

（1）概况　1965年有1名专职保卫干部。1971年设武装、保卫干事各1名。1973年成立民兵独立营。1976年成立武装保卫科，职工4人。1981年撤销民兵建制，武装保卫科更名为保卫科。2005年5月医院改制，保卫科整体移交胜中社区管理中心，更名为“胜中社区驻中心医院治安保卫办公室”，实行社区派驻形式行使安全保卫职能。

2008年12月组建胜利油田中心医院保卫科。2013年11月撤销治安巡逻队，委托山东省吉优境物业管理公司负责医院治安巡逻队职能。2015年12月玉苑派出所中心医院警务室在医院挂牌成立，为医院及周边地区的治安稳定起到积极作用。2022年1月解除山东省吉优境物业管理公司保安服务合同，委托山东东鲁保安服务有限公司负责医院治安巡逻工作。2022年通过招标引进东营金昱停车管理有限公司对医院停车场进行管理。2022年8月招标引进东营市阳光电子智能科技有限公司对医院监控设备供货，2023年6月招标引进东营市阳光电子智能科技有限公司对医院监控设备进行维保服务。

截至2024年3月，科室有工作人员4人，其中，中层管理岗位1人、管理岗位3人，高级职称1人，中级职称1人，助理政工师1人。山东东鲁保安服务有限公司驻医院治安项目负责人1人，主管队长2人，分队长5人，文员1人，队员96人。东营金昱停车管理有限公司派驻项目负责人1人，管理人员4人，队员25人。

历任负责人

姓名	职务	任职时间	离任时间	离任去向
白明先	负责人	1976	1981.10	医院办公室副主任
孙建民	科长	1984.05	1989.02	离退休管理科科长
彭传禄	副科长	1985.05	1990.10	五官科党支部书记
滕茂先	副科长	1990.10	1992.08	科长
滕茂先	科长	1992.08	1993.05	劳资科科长
宋彦哲	副科长	1992.08	1993.10	科长
宋彦哲	科长	1993.10	2008.12	退职
杨泽云	综治办主任	1994.03	2002.03	退职
韩炳江	副科长	2000.08	2004.01	油田卫校保卫科长
王法同	副科长	2005.05	2011.03	科长
李友三	科长	2008.12	2011.03	退职
闫应生	副科长	2013.10	2016.07	安全科科长
刘　忠	副科长	2016.07	2019.11	安全科副科长
徐　伟	副科长	2019.12	2023.02	新院区建设管理办公室副主任
王法同	科长	2011.03	2023.02	西郊医院综合管理办公室副主任
李凤生	科长	2023.02		

（2）科室职责　负责医院治安防范、户籍管理、人民防空、车辆管理、信息网络安全、易制毒化学品管理等工作、社会治安综合治理、武装人防，配合公安侦破各类案件，打击各类违法犯罪活动、保卫重点要害部位的安全。

（3）主要工作　（一）规章制度建设。2014年至2023年建立的制度有：胜利油田中心医院平安医院建设方案、保卫科各岗位职责、紧急替代制度；胜利油田中心医院保卫科工作制度；医院内部治安管理制度；中心医院安全保卫工作部署方案；胜利油田中心医院应急预案；胜利油田中心医院治安事件应急预案；保卫科突发事件处理岗位责任分工；保卫科突发事件处理流程、暴力伤医事件应急处理预案、胜利油田中心医院保安队应急事件处置流程等。

（二）治安案件处置。1965年至2013年，全院发生各类治安事件865起，刑事案件89起，其中盗窃75起，强奸1起，贩毒1起，其他案件22起，破案58起，破案率65%。2013年至2023年，处置扰乱医疗秩序事件821起；处置刑事案件60起；处置治安案件452起；清理流浪及社会闲杂人员304人；处理火情及跑水险情330次；进行道路管制242次；处理发放小广告人员54人；组织各类应急演练122次。

（三）物防、技防措施。现有视频监控摄像头监控设备2048台，做到医院重点要害部位全覆盖，西郊院区视频监控摄像头监控设备231台，共计视频监控摄像头监控设备2279台；全院共安装视频门禁设备606套；安装安检门10个，金属探测仪8个；全院主要出入口共安装闸机4处，共14个；对讲机90部；一键报警按钮98个；红外报警系统3套，分别在老器械库2套、麻醉手术室1套。

（四）户籍管理。保卫科负责全院职工家属

的户籍迁入、迁出、新生儿落户、身份证管理等工作。

（五）人防武装。1973 年成立民兵独立营，营长：沈作风，副营长：刘长荣、滕茂先、许继成。政治委员：王皎，副政治委员：赵毅、白明先。下设四个连队，有民兵 288 人（其中基干民兵 120 人）有步枪 30 支，冲锋枪 10 支。1980 年以前主要负责民兵工作的组织、训练和战备教育，维护院内治安，一年一度的征兵，拥军优属和人防工程管理工作。1981 年撤销民兵建制，1983 年武器全部上交。1970 年至 2013 年共征兵 32 人。医院现有人防工程 7567.4 平方米。

（4）荣誉

（一）集体荣誉。1992 年、1993 年　获东营市公安局集体三等功。

1994 年至 1996 年　获胜利油田公安处集体三等功。

1997 年、1998 年　获山东省滨海公安局集体嘉奖。

1999 年至 2002 年　获山东省滨海公安局基地分局先进单位。

1994 年至 1997 年　被评为胜利石油管理局社会治安综合治理先进单位。

2000 年至 2003 年　被评为胜利石油管理局社会治安综合治理模范单位。

2001 年　被评为胜利石油管理局防火先进单位。

2002 至 2013 年　获滨海公安局集体三等功。

2013 年至 2017 年　获滨海公安局颁发的集体三等功 2 次，集体嘉奖 1 次。

2022 年　被评为东营市爱国拥军促进会理事单位。

2022 年　获平安东营建设领导小组市级平安医院荣誉称号。

（二）个人荣誉。2018 年　王法同荣立胜利油田个人三等功。

2020 年　王法同被山东省公安厅授予 2019 年全省单位内部治安保卫工作成绩突出个人。

2023 年　张峰荣东营市党的二十大维稳安保工作“先进个人”。

（撰稿人：赵玲　马德刚　李凤生　孙霞　李伟）

第九节　泰恒实业总公司

一、公司概况

胜利油田泰恒实业总公司（以下称泰恒公司）是在原胜利油田中心医院农副业公司和劳动服务公司基础上发展起来的集体所有制经济实体。2005 年 6 月公司随胜利油田中心医院改制，泰恒公司与胜利油田益康医疗技术开发服务中心（双益公司）合并管理。

1988 年 7 月 2 日，根据胜利油田中心医院院发〔1988〕29 号文件成立中心医院劳动服务公司，主要任务是加强对待业青年的管理。1989 年 6 月 26 日，胜利油田农副业服务公司在工商局进行工商注册。注册性质为集体所有制，法定代表人为尤书楠，注册资金为 60 万，资金为 1979 年成立劳动服务公司至注册时的资金积累。1990 年 12 月根据胜利油田中心医院院发〔1990〕71 号文《关于成立中心医院农工商公司的通知》成立胜利油田中心医院农工商公司，将胜利油田中心医院农副业公司、劳动服务公司进行整合，原胜利油田中心医院农副业公司、劳动服务公司即行撤销。1993 年 8 月根据胜利油田中心医院院发〔1993〕83 号文《关于将中心医院农工商公司改为胜利油田泰恒实业总公司的决定》将原农工商公司更名为胜利油田泰恒实业总公司。

胜利油田益康医疗技术开发服务中心是由胜利油田益康医疗技术开发服务中心和顺益服务部组成。在医院内部机构名称为双益公司。1993 年 12 月，根据胜利油田中心医院院发〔1993〕127 号文成立胜利石油管理局益康商社，根据胜中医发〔1993〕72号文中心医院任命张守成兼任胜利石油管理局益康商社经理，1993年12月20日在工商局注册。经营性质为集体，法定代表人为张守成，注册资金共计25万，其中固定资金15万，流动资金10万元。由医院职工集资成立，集资款已退还职工。1996年9月，胜利石油管理局益康商社变更为胜利油田益康医疗技术开发服务中心，经营性质为集体，法定代表人为张守成，注册资金共计280万，其中固定资金200万，流动资金80万元。2004年3月胜利油田益康医疗技术开发服务中心工商局变更注册法定代表人为孙琳，注册资金变更为注册资金共计230万。2005年6月，泰恒公司和双益公司合并重组，名称沿用胜利油田泰恒实业总公司。2012年12月根据胜利油田中心医院院发〔2012〕122号文《关于将胜利油田泰恒实业总公司与胜利油田益康医疗技术开发服务中心进行整合的通知》决定对现有三产部门全部进行整合，将胜利油田益康医疗技术开发服务中心并入胜利油田泰恒实业总公司，胜利油田益康医疗技术开发服务中心办理注销。

截至2024年3月，公司下设综合管理办公室、财务部、经营管理办公室3个职能部门和顺益服务部、车队、维修中心、东营市泰恒宏诚医疗器械有限公司、东营市泰恒旅行社有限公司、东营市泰恒药业有限公司6个经营厂点。公司现有员工70人，其中包含党员11人、安置残疾人就业5人。

历任负责人

姓名	职务	任职时间	离任时间	离任去向
李明荣	农副业公司副经理	1983.12	1985.12	退休
张思敬	农副业公司副经理	1984.08	1985.05	外科党支部书记
尤书楠	农副业公司经理	1985.05	1990.12	农工商公司经理
尤书楠	法定代表人兼农工商公司经理	1990.12	1997	退休
张韶经	农副业公司副经理	1985.05	1990.08	劳资科副科长
沈玉才	农副业公司副经理	1985.05	1993.11	农工商公司副经理
沈玉才	农工商公司副经理	1993.11	1997	退休
于仁亭	副经理	1990	1997.12	退休
夏成涛	副经理	1990.12	1997.08	经理
张守成	双益公司经理	1993.05	1997.09	
孙成瑞	多种经营办公室主任	1997.06	1999.11	
孙　琳	双益公司经理兼书记	1997.09	2005.06	
夏成涛	法定代表人兼经理	1997.07	2002.04	退休
李文贞	副经理	1997.06	2003.12	家属工作办公室主任
裴长运	副经理	2000.01	2002.03	经理
胡爱荣	家属工作办公室主任	2001.08	2003.01	退休
徐阳林	家属工作办公室主任	2003.01	2003.12	退休
李文贞	家属工作办公室主任	2003.12	2004.05	退休
裴长运	法定代表人兼经理	2002.04	2005.10	后勤管理服务中心副主任
梁志强	副经理	2002.03	2005.05	医务部
石　亮	副经理	2002.03	2005.05	后勤管理服务中心
刘传木	法定代表人兼经理	2005.06	2010.09	退休
孙　琳	经理兼书记	2005.06	2010.12	退休
郭兰峰	副经理	2005.06	2009.08	后勤管理服务中心副主任
王长泰	副经理	2008.12	2012.06	经理
张永刚	副经理	2010.10	2012.06	书记
赵爱华	法定代表人兼总经理	2009.03	2016.01	退休
王长泰	经理兼副书记	2012.06	2019.08	老年工作科副主任
张永刚	书记兼副经理	2012.06	2017.12	后勤党总支书记兼后勤管理服务中心副主任
徐华玲	法定代表人兼总经理	2016.01	2021.02	退休
李兆宏	副书记兼副经理	2019.02	2021.09	老年工作科副主任
李凤生	副经理	2019.02	2020.07	基建科副主任
罗玉梅	副经理	2019.12	2021.03	药学部副主任
朱　华	经理	2019.08	2021.02	联系院领导

姓名	职务	任职时间	离任时间	离任去向
史　霞	法定代表人兼经理	2021.02	2022.02	财务总监兼财务资产部主任
高爱民	副经理兼工会主席	2016.07	2023.12	后勤管理服务中心副主任
尤文军	书记兼副经理	2017.12	2023.12	门诊党支部书记
陶振岩	法定代表人兼经理	2022.02	2023.12	医技党总支书记
黄新刚	院长办公会成员、医院管理总监、泰恒公司党支部书记	2024.01		
张新华	副书记、副经理	2024.01		
张祚海	副经理	2024.01		

二、主要工作

1966年东风农场开荒40余亩，种植水稻，农业生产为人力耕种。

1967年在胜利医院农场种水稻130亩、养猪40头。

1973年在孤岛开荒184亩，种植小麦、土豆、中草药、蔬菜等。

1976年养猪80头。同年冬季建成蓄水量24000立方米水库1座，各种排水渠5500米，灌溉渠7000米，购置提水泵2台，保证农业生产需要。配合临床进行病房被褥、床单、病服等拆洗修补，医院内和走廊卫生清扫等辅助性生产劳动。

1977年农业基地由孤岛迁回医院农业点，开发耕地100亩。养马2匹，养驴1头，用牲畜拉犁耕地。后陆续购进泰山25胶轮拖拉机、泰山50胶轮拖拉机、东方红75履带拖拉机、四铧犁，三铧犁等配套机耕设备，农业生产从繁重人工劳动过渡到半机械化生产。

1980年成立招待所，年收入8万元。畜牧养殖数量保持在100头左右。20余名家属组成专业清洁绿化队，当年植树4000棵。

1981年换土改碱，植树4200棵。

1982年起，经过7年时间建花池35个、凉亭花坛10个、冬青成活2万多棵，树木成活22000多棵，养殖各种花卉4000盆，并建起长廊、假山、亭阁，具备花园式医院雏形。

1984年家属承包水库一座，个人集资投放鱼苗，自行喂养。在农业点开垦菜地三亩。增购上海50胶轮拖拉机、扬场机、脱粒机等设备。同年投资15万元，在医院农业点前征地10亩，成立新胜饭店。

1985年贷款70万元，成立中兴饭店楼，建筑面积2500平方米。同年购置日本插秧机1台，农业生产基本实现机械化。

1986年集体投放草、鲢、鲤鱼苗4万尾，收获1万公斤。在王屋村租赁开荒30亩，建成藕池一座并使用20年。购置国产插秧机2台。

1987年投资11万元，组建中兴饭店会议室和眼镜医疗器械维修店。同年购置天津55铁牛1台，星光130汽车1部。

1988年修建罗非鱼池和小蓄水池。购置天津55铁牛1台，松花江微型车1部。同年筹建汽车库和公司办公室，并筹建综合加工厂。截至1988年底，共有工副业厂点12个，工副业年总产值达到37万余元。

1993年底，筹建综合服务楼，建筑面积3200平方米，建筑总投资240万余元，1994年竣工使用。建成后由公司开展业务，部分对外出租。12月筹建益康商社。主要经营医疗、保健、康复用品，兼营日用百货、副食、烟酒、糖茶、服装等业务。

1994年以来投资新型医疗设备，满足患者需要。同年在胜利宾馆西开设第二门诊，在院内设康复病房，由老专家坐诊，解决疑难杂症，兼营药品、保健品，发挥老专家余热。投资36万元筹建益康饭店。

1995年3月成立益康饮料厂，生产销售纯净水。

1997年双益公司，固定资产350万元。

1997年1月，农场土地规划给油建一公司。原房屋由泰恒公司成立新村管理站负责维护管理。太平间迁至新殡仪馆。

1998年筹集资金盖太平间6间，并购置水晶棺、配花、不锈钢豪华太平柜、电动大门等设施，购置殡仪服务车4台，商务用车2台，保证殡仪服务需要。

1999年投资49万元，装修康桥饭店，同年投入经营。

2005年6月车队划归社区后剩余4辆车及人员划归泰恒公司，在此基础上成立泰恒公司车队。

2006年1月泰恒公司推行全员竞聘上岗，当年公司转亏为盈。同年规范岗位职责，清理坏死账目，理顺对外关系，妥善解决拖欠的原泰恒公司部分遗属和家属伤残补助、生活补助和遗留个别职工经济问题。

2007年至2008年，建章立制，规范生产，编撰《管理制度汇编》83章，对每个岗位和职责进行规范，确保员工队伍稳定，效益稳步增长。

2008年对顺益服务部进行整体改造，扩建400平方米吊唁大厅，与滨海公安局协作组建解剖实验室、扩建场地2000余平方米。

2009年制定《殡葬馆工作管理制度》。同年建安公司划归后勤管理服务中心。

2010年对一次性卫生材料厂多级净化设备更新，厂房改造，达到省级验收标准；印刷厂购置多功能裁纸机和多功能印刷机1台，提高印刷质量。对中兴旅馆进行整体装修，购置床被空调等，达到员工使用标准。同年成立加床服务部，配合住院部做好加床工作。对47间出租房重签或续签合同，按标准补收采暖费、管理押金。

2011年成立殡葬服务部，更新部分不锈钢豪华太平柜等设施，增设电子屏幕系统。公司与东营瑞康房地产开发有限公司合作开发中心医院小高层居民楼。

2012年组建泰恒医疗回收站，安置待业职工4名。对沿街商铺更换暖气管线，按照市场价格租价上调60%。北二路泰恒汽修厂土地办理容积率变更。

2013年成立陪护中心。同年将恒利医疗器械和宏诚医疗器械整合为宏诚医疗器械中心。

2014年撤销中兴旅馆，改为中兴公寓，由后勤管理，为学生住宿提供服务。

2015年车队轿车统一安装ETC。

2016年公司西一路原农业点拆迁，获政府经济补偿1400余万元。

2017年修订《泰恒公司管理制度汇编》，制定《泰恒公司绩效考核方案》。印刷厂、陪护中心对外承包招标。成立泰恒旅行社和泰恒药店，逐步提高公司经营收入。公司原北二路汽修厂拆迁，获政府经济补偿3450余万元，公司对汽修厂经营资质注销。

2018年原车管中心八中队沿街房移交公司管理。对原车队沿街房沿家属院门口房屋拆除重建，对家属院门口东沿街空场新建房屋200平方米。

2019年根据公司经营方向调整，实施新《泰恒公司绩效考核方案》关闭亏损厂点印刷厂、加床室，陪护中心外包，注销印刷厂经营资质。成立安全管理办公室、停车场管理办公室。进一步完善印发《财务管理制度》《公章使用管理规定》《安全管理制度》《合同会签审批》等内控制度。根据公司人员现状及需求，报请医院审批同意后，招聘3名职工。宏诚与营养科开展营养门诊合作、跟服东营市口腔科窝沟封闭项目、与儿科合作成立新生儿转运中心；顺益服务部新增鲜花、棺罩、吊唁厅电子显示屏；车队为西郊医院提供车辆服务；旅行社为医院门诊及住院楼提供自助售货机、开展危废处理项目的合作；公司接收院内停车场并面向社会开展服务。

2020年，暴发新冠疫情，泰恒公司无偿向医院捐赠医用外科口罩、手消毒液等共计25200件医用防疫物资。按照医院统一规划，无偿拆除公司原中兴公寓南北向二层楼。因中兴楼房被鉴定为危楼，关闭中兴公寓，人员全部撤出。一次性捐助东营区文汇街道办事处30万元公益款。公司与厂点签订三年绩效考核目标管理。公司开展定岗定编，清退15名临时用工，节省人工成本。公司与医院开展医疗设备租赁合作3000余万元，按合同约定每年给予租金。索回山东济南四建集团公司拖欠公司多年的2号病房大楼楼梯扶手70余万元改造款。加强信息化建设，公司引进物流监管系统，在药业、顺益服务部先行安装药神系统，物料的进、销、存电子化一目了然。宏诚为检验科引进智能采血系统；在医院第二届微党课比赛中获得个人二等奖。

2021 年，按照医院党委为民办实事的大政方针，配合做好新建院内北侧停车场 396 个新增车位；按照院党委新冠疫情防控部署，在发热门诊和急诊设置 2 台口罩自助售货机；全面解决多年来小高层住户天然气移交历史遗留问题；五四青年节“诵读红色经典、传承红色精神演讲”比赛中获个人二等奖；庆祝建党 100 周年红歌大合唱比赛中，集体获三等奖；在医院查体中心改扩建中，公司主动让出 1993 年出资购买的出让土地 265.4 平方米，仅此处公司每年减少商铺租金 90 余万元；同时尽全力与沿街西侧、南侧共 12 间商户做好拆迁沟通工作，积极帮助解决拆迁中遇到的困难，各商户按时顺利完成搬迁，保障新查体中心的开工建设。公司与医院开展医疗设备合作项目 83 项 132 件共计 2400 余万元。宏诚按照总公司要求引进安装药神系统，物料的进、销、存电子化一目了然。因停车场管理权限被医院收回，公司撤销停车场管理办公室。获得东营区文汇街道办事处纳限奖励 5 万元。

2022 年医院“门急诊综合楼”建设项目中，公司主动为医院做好东院区 18 户沿街商铺拆迁工作，减免 2022 年房屋租赁费用，对商户拆迁进行经济补偿。东营区实施中心医院片区更新改造，公司所在办公楼及沿街商铺 40 余处完成拆迁，经济补偿 2800 余万元，泰恒公司机关办公区搬迁至济南路燕山路路口南 60 米路西院内。车队通过社会化招标承揽医院救护车、负压救护车业务，接受 120 指挥中心指派，执行西城片区患者转运业务。

2023 年公司成立综合管理办公室，原公司办公室、房产管理部、安全管理办公室撤销。公司在往年与医院开展设备租赁合作基础上，继续向医院合作租赁设备 1713 万元。药业积极响应国家“双通道”业务并通过市医保局测试上线运行；便民大药房积极响应医院党委决策，乔迁至医院 2 号楼 1 楼大厅。顺益服务部新增 3 处守灵间，全力满足油城人民对逝者的守灵需求，扩大经营产值。车队承揽西郊院区救护车业务。

2024 年建立健全公司管理制度.77 项，规范岗位职责 68 项。完善薪酬管理体系，调整临时用工人员薪酬待遇。配合医院整体规划，积极推进中兴公寓拆迁工作，推动公司健康有序发展。

三、对外交流

2012 年　张永刚被推荐为中国人民政治协商会议第八届东营区委员会常委。

四、荣誉

（一）集体荣誉

1986 年　被石油部授予环境绿化先进单位和文明卫生单位。

（二）个人荣誉

2007 年　尤文军被评为胜利油田优秀思想政治工作者。

2016 年　王长泰被评为胜利油田文明建设先进个人。

2019 年　李凤生被评为胜利油田文明建设先进个人。

（撰稿人：张新华　孟凡升）

第四章　医务管理

第四章　医务管理

第一节　医务部

一、概况

1964 年建院初期，由医院联合办公室的 1 名干事负责处理医疗方面的日常工作。1972 年，成立医务处，下设医院总值班室、病案室、统计室，赵长明副院长兼任医务处主任。2004 年，更名为医务部。2005 年，病案室隶属于质量管理部管理。2008 年 8 月，成立医患协调办公室和胜利油田中心医院法医司法鉴定中心，隶属医务部，将医疗保险工作划归医保市场部。同年12月，成立法规部，将“医患协调办公室”与“胜利油田中心医院法医司法鉴定中心”划归法规部。2009 年 6 月，将原质量管理部所属病案室划归医务部管理。2010 年 7 月，科研教学工作划归科教科。2013 年 10 月，公共卫生管理工作与医务部分离。2015 年 1 月，成立妇幼健康管理办公室，隶属于医务部管理。2016 年 7 月，成立远程医学中心、医保办公室，隶属医务部管理，负责组织开展远程会诊、远程手术指导、远程教学、疑难病例及多学科讨论等工作。撤销医保市场部，医保管理职能、人员划归医保办公室管理。2018 年 8 月，成立分级诊疗办公室，隶属医务部管理，负责医联体各单位及相关医疗机构双向转诊工作的统筹、协调、考核及管理等工作。2019 年 12 月，成立多学科诊疗及疑难病会诊中心，隶属于医务部管理。主要负责组织建设多学科协作体系，建立规范及高效的多学科协作团队，根据相关诊疗规范与指南，针对疑难杂症、多系统多器官疾病、急危重患者、医疗纠纷或隐患患者及其他有会诊要求的患者进行多学科会诊，制定个体化治疗方案等工作。2022 年 11 月，撤销病案室，成立病案管理科，属机关职能科室，将原病案室相关职能划归病案管理科；撤销医保办公室，成立医保管理办公室，属机关职能科室，将原医保办公室相关职能划归医保管理办公室。医务部下设妇幼健康管理办公室、分级诊疗办公室、远程医学中心、多学科会诊中心，对全院医疗工作和医务行政工作实施组织管理。

截至 2024 年 3 月，科室在职 14 人，兼职 3 人，返聘 1 人，其中硕士研究生 6 人，本科 12 人；正高 5 人，副高 7 人 。现有主任 1 人，副主任 6 人，兼职副主任 3 人，科员 8 人。其中远程医学中心 4 人。

历任负责人

姓名	职务	任职时间	离任时间	离任去向
杨剑英	医务处副主任	1978.04		
刘效仁	医务处副主任	1978.04	1984.08	设备器械科副主任
王振忠	医务处主任	1984.08	1985.04	卫生处处长
冷　福	医务处主任	1985.04	1993.10	质量管理科科长
刘传文	医务处副主任	1985.05	1993.10	预防保健科副主任
李明平	医务科科长	1993.10	1994.03	副院长兼医务科科长
李明平	副院长兼医务科科长	1994.04	1997.04	卫生处处长兼副院长
王长安	医务科副科长	1993.10	1997.11	胜中社区
康蔷华	医务科副科长	1994.01		无锡疗养院

姓名	职务	任职时间	离任时间	离任去向
武升传	医务处副科长	1999.07	2001.08	医务科主任
王公明	医务科副科长	1998.01	2001.12	主任
刘建军	副主任	1999.12	2002.04	质量管理办公室主任
武升传	医务科主任	2001.08	2005.07	采购部主任（2002 年 6 月起任院长助理）
王公明	医务科主任兼外科副主任	2001.12	2003.12	外科党总支书记
王玉彬	主任	2003.12	2008.12	院长助理、法规部主任
韩文学	副主任	2003.12	2008.12	医保市场部副主任
张爱民	院长助理、主任	2008.12	2010.06	副院长
伊心浩	副主任	2008.12	2010.07	科教科主任
王建波	副主任	2008.12	2013.10	公共卫生科主任
王敏河	主任	2010.07	2017.01	市场总监
鲁梅芳	副主任	2011.09	2017.02	医务部主任
林　泉	副主任	2013.10	2021.02	医务部主任
鲁梅芳	主任	2017.02	2021.02	科教科主任兼住培办公室主任
宋　强	副主任	2017.02		人事关系在心外科
李　涛	副主任	2017.02	2022.11	西郊院区党支部书记
韩玉波	副主任	2017.12	2022.11	医务部副主任 广饶县人民医院党委委员、副院长
崔　涛	副主任	2019.11		医务部副主任人事关系在急诊科
林　泉	主任	2021.02	2022.12	垦利区人民医院（胜利油田中心医院〈垦利院区〉）党委委员、副院长
刘国强	主任	2022.12		院长助理、医务部主任、互联网医院院长
叶文学	副主任	2022.11		医务部副主任
秦晓风	副主任	2022.11		人事关系在保健病区
燕欣朋	副主任	2022.12		医务部副主任
王莹莹	副主任	2022.12		医务部副主任
王蓓蓓	副主任	2022.12		医务部副主任
盖志辉	副主任	2023.02		医务部副主任、互联网医院副院长

二、职责演变

1964 年建院初期，医院联合办公室的 1 名干事负责处理医疗方面的日常工作。

1972 年，成立医务处；2005 年，更名为医务部，负责全院的医疗业务工作；拟定有关的业务计划；负责全院医务人员的业务培训和技术考核工作，定期检查各科室对医院规章制度的执行情况；抓好病案管理工作；组织重大手术及危重病人的会诊和抢救；对医患纠纷、重大医疗差错及事故进行调查，组织讨论，必要时提交医疗事故鉴定委员会鉴定，并及时向院领导提出处理意见；负责组织实施临时性院外医疗任务和对基层医院的技术指导；听取、接受科室的业务建设意见，组织科室之间的协作，改进门诊、急诊的工作；处理各临床、医技等科室转院及请院外会诊等各项请示报告；督促检查药品、医疗器械的供应管理工作；接待医疗业务方面的来信、来访和参观访问的事宜；定期组织召开医疗质量管理委员会等专业性会议；负责医保、工伤及伤残鉴定的组织管理工作。先后增设医患协调办公室、胜利油田中心医院法医司法鉴定中心、病案室、远程会诊中心、分级诊疗办公室等下设部门，增设远程会诊、远程手术指导、远程教学、疑难病例及多学科讨论、医联体各单位及相关医疗机构双向转诊工作的统筹、协调、考核及管理等工作。

2008 年以来，根据医院总体部署，先后将部分职能划归法规部、科教科、公共卫生科、医保办公室、病案管理科等相关部门，医务部重点负责医院医疗业务管理工作，保证医疗工作的正常运行，负责医疗行政管理、医师管理、医疗质量与安全管理、医保管理、医疗技术管理、医学伦理管理、药事管理、妇幼健康管理、对口支援与对外合作管理、放射诊疗管理、实验室安全管理、临床用血管理、培训管理、应急与保障管理、中医药管理、远程医学管理、多学科会诊管理、互联网医院管理等职责。

三、主要工作

（一）突发事件管理

1.“非典”救治工作。2003年至2004年“非典”期间，成立专家组、发热门诊和非典病房，安排一、二、三梯队值班，确保救治工作顺利进行。严格执行发热病人报告制度，疑似病例24小时报告制度，做好非典药物储备，圆满完成“非典”救治工作。

2. 抗震救灾工作。2008年5月汶川地震，紧急部署组成卫生救援队，第一时间赶赴灾区前线。丁西平、付鹏、胡明磊获山东省卫生厅授予的“个人三等功”，获东营市市政府授予的“抗震救灾积极分子”称号。史爱华随“12355灾区青少年心理援助专家志愿团”前往灾区开展心理康复援助工作。

3. 三聚氰胺奶粉婴儿筛查救治工作。2008年9月，全国发生婴幼儿食用含三聚氰胺奶粉事件，做好对食用含三聚氰胺奶粉婴幼儿筛查救治工作。成立医疗救治专家组，加强对患儿的救治力量。设立专门门诊，抽调医护人员，调配B超等仪器设备，相关科室病房预留床位。至年底，筛查2983名婴幼儿，其中3例婴幼儿确诊，治愈出院。

4.H1N1流感诊治工作。2009年5月，我国暴发甲型H1N1流感，医院设立流感样病例预检分诊点，进行预检分诊。开展院内感染防控工作，加强医务人员防护知识培训，做好发热门诊、急诊、普通门诊、呼吸科、感染性疾病科等重点部门的消毒，预防医院内感染的发生，避免由于防护不当或管理不善造成病毒传播。组织甲型H1N1流感防控知识全员培训和医疗救治演练，增强全院的应急处置能力。

5. 成批烧伤病人救治工作。2013年7月3日，救治广饶燃气泄漏爆炸事件中18名大面积烧伤患者。2016年5月16日，救治广饶县大批烧伤患者；6月4日，救治利津县脚手架塌方事故患者；6月9日，救治万达广场大批气体中毒患者；8月18日，救治工厂爆炸伤；12月3日，救治垦利油罐车爆炸伤患者的抢救工作。2017年4月19日，救治利津县某化工厂硫化氢泄漏事故中的5名工人。

2020年7月15日，东营港一停车场发生油罐车爆炸事件，造成8名人员重大烧伤，病情危重。同日下午送至医院后立即启动重大公共卫生应急方案，全院动员开展抢救工作，省委、省政府领导高度关注，汲昌斌副省长亲临救治现场，要求不惜代价挽救受伤人员的生命。在各级领导的协调下，同日晚上即邀请全国知名烧伤专家、解放军总医院第四医学中心申传安教授前往东营，经过申传安教授全面评估和综合研商，8名伤员就地展开抢救，其中5名特重度烧伤患者收住重症监护病房，其余3名烧伤患者收住烧伤科病房进行救治，并邀请解放军总医院第四医学中心烧伤科团队、山东省立医院、济南市中心医院、济宁市第一人民医院20人的专家团队星夜驰援东营。迅速成立以申传安教授为组长的医疗救助组和以王淑君总护士长为组长的护理组，医院职能部门、临床医技科室紧密配合全力展开救治，与死神赛跑，创造烧伤面积最大（最重的99.5%）、病情最复杂的救治奇迹。

6. 新冠疫情救治。2020年1月，我国暴发新冠疫情。2020年1月，重症医学科胡国鑫、王海生、神经重症监护病区赵萍、急诊科苟田田、血液净化中心张冰洁临危受命前往武汉抗击新冠疫情。2月，急诊科杨亚东、吴涛涛、神经内科一病区秦保春、内镜中心李文智、心血管内科钱均凤、王建前往武汉抗击新冠疫情。3月，急诊科马健、呼吸与危重症医学科王乃志、急诊科张振华前往福建、广东口岸援助疫情。5月，神经外科刘贻哲、心血管内科杨倩雯前往科威特将我国当地工人接回。6月，急诊科郭光青、消毒供应中心姜明照、放射科田建国前往济南开展入境人员转运工作。7月，麻醉手术科刘克、急诊科王记硕前往科威特将我国当地工人接回。8月，消毒供应中心李连涛、急诊科胡明磊、超声检查科王晨前往济南开展入境人员转运工作。

2021年1月，磁共振检查科罗树彬、放射科田建国、消毒供应中心庞帅前往济南开展入境人员转运工作。6月，放射科郭庆龙前往济南开展入境人员转运工作。9月，泌尿外科刘文龙、皮肤科孙敬晖前往济南开展入境人员转运工作。11月，国际特需医疗部吴佩佩前往济南开展入境人员转运工作。

2022年1月，检验科杨长春、周二璞、周嘉伟、史文华、司义、宋少玲、丁娟、曹子一前往天津援助新冠疫情检测工作。3月，放射科李景清前往济南开展入境人员转运工作。4月，中医科燕欣朋、呼吸与危重症医学科汤立建、重症医学科洪树坤等前往上海援助新冠疫情采样工作。6月，皮肤科谭希前往济南开展入境人员转运工作。8月，泌尿外科杨金辉、药学部王莹莹、创伤骨科金鑫前往海南援助新冠疫情采样工作。医务部盖志辉、结直肠肛肠外科成怀福、放射科田建国、重症医学科杨光虎前往西藏援助新冠疫情采样工作。11月，医务部李玉聪、重症医学科牟林、创伤骨科武琳前往重庆援助新冠疫情救治工作。

2022年3月起，医院定期前往东营市东营区文汇街道为居民提供采样工作医院64次，参与人员到达5000人次。12月，东营全面放开后，又抽调包括成波副院长、王敏河副院长在内的近40名医师支援市方舱医院的新冠疫情救治工作。抽调17名医师前往北京支援新冠疫情救治工作。

2022年12月，新冠疫情由防控转为救治，医务部持续推进重症患者转入转出管理，组建专家组，深入各临床科室进行督导巡查。每日对重点科室入院及阳性患者数、重症三模块工作运行情况进行统计。医务部大力推广中医药使用，并确保小分子抗病毒药物应用尽用。为进一步做好新冠疫情救治工作，做到分类救治及精准分级，其间推进“三色管理工作方案”并组织编纂、印发《儿童新型冠状病毒感染诊疗方案》及《成人新型冠状病毒感染诊疗方案》，确保疫情救治工作顺利完成。

（二）对口支援帮扶工作

2009年7月至2012年12月，开展三县二区5家单位（广饶县人民医院、垦利县人民医院、利津县中心医院、利津县城区卫生服务中心、文汇街道办事处卫生服务中心）以及滨海医院、孤岛医院、仙河镇医院的持续帮扶工作。其间派出医疗专家40余人，讲课100余场，培训医务人员1000余人，接受进修100余人，全科医学技术骨干培训40余人，疑难病例会诊30余次，示范手术20余例，指导手术100余例。

2012年4月，对滨州市沾化县人民医院开展帮扶工作。2012年，东营市二级综合医院评审，医院帮扶的广饶县人民医院、垦利县人民医院、滨海医院等三家医院被评为二级甲等医院。同年6月肝胆外科潘国政、CT检查科刘磊对口支援疏勒县人民医院，9月，心血管内科程林对口支援疏勒县人民医院。

2013年3月，相继启动与垦利县人民医院、广饶县中医院、利津县中心医院、广饶街道社区卫生服务中心、利津县汀罗镇卫生院对口支援工作。

2014年3月，神经外科李涛对口支援疏勒县人民医院。6月，麻醉手术科徐伟民、重症医学科张建、超声检查科董亮对口支援疏勒县人民医院。8月，疏勒县人民医院顺利通过二甲医院评审。同年10月，副院长张爱民代表医院与疏勒县人民医院签订为期三年的交流合作协议。同年胸外科、妇科帮扶滨州市沾化县人民医院两个学科的建设。每周四组织儿科、神经内科、消化内科、妇产科、肾内科、呼吸内科6个科室的专家前去坐诊、查房、讲课、疑难病例会诊等诊疗活动，同时对该院医师实施一对一带教，培训医师300余人次，指导手术20余例，指导开展肠镜检查20余例。先后派出心内、普外、妇科、儿科、中医、口腔科、骨科、内分泌科、神经内科、神经外科等专业共18批72人次，对仙河社区滨海医院开展医疗支援工作，其间共查房40余次、诊治患者267人次，科内讲课15次，院外健康讲座2次，院外义诊3次，门诊接诊病人1700余人次。

2015年7月，医务部林泉、泌尿外科谭波、放射科蔡懿对口支援疏勒县人民医院。同年2名新疆疏勒县人民医院医师来医院进修学习。8月26日，周忠向、李强作为第24批援助坦桑尼亚医疗队队员，前往坦桑尼亚进行为期两年的援坦工作。9月25日，胜东门诊部挂牌。12月，与龙居卫生院签订《胜利油田中心医院与龙居卫生院进行医疗技术合作协议》。

2016年5月，肝胆外科卜庆敖、肛肠外科周新军、口腔科王涛、胃肠外科史爱华对口支援疏勒县人民医院。6月8日，两名新疆疏勒县人民医院医师来医院进修学习。同年印发《胜利油田中心医院对口支援工作的实施方案》。

2017年7月，重症医学科陈岩、信息中心马明明对口支援疏勒县人民医院。

2018年8月29日，重症医学科刘健对口支援疏勒县人民医院。

2019年7月，心血管内科刘世雷对口支援酉阳县人民医院，妇产科朱桂萍、儿科曹光哲对口支援酉阳县妇幼保健院。

2020年5月，全科医学科田甜对口支援酉阳县中医院，PET-CT检查科付忠义、关节外科张金龙、磁共振检查科肖文丰、急诊科李明福、重症医学科邢召举对口支援酉阳县人民医院。

2021年2月，超声检查科陈娜对口支援酉阳县人民医院。2021年4月，针灸推拿科张玮琨作为第17批援塞舌尔医疗队队员，前往塞舌尔进行为期两年的援助工作。2021年7月，麻醉手术科刘克对口支援酉阳县中医院，儿科刘志强对口支援酉阳县妇幼保健院，手足外科王松龄、超声检查科陈娜对口支援酉阳县人民医院。

2022年1月，重症医学科王亨、心血管外科张海龙作为第26批援坦桑尼亚医疗队队员，前往坦桑尼亚开展为期两年的援坦工作。

2022年7月，重症医学科胡国鑫、手足外科张文苹对口支援酉阳县人民医院。

2023年2月，胸外科温志军、妇科徐永前、儿科冯佳对口支援疏勒县人民医院。5月，重症医学科牟林对口支援疏勒县人民医院。

2023年7月，耳鼻喉科简宝山、肿瘤科燕小飞对口支援酉阳县人民医院，超声检查科王艳对口支援酉阳县妇幼保健院。

2024年3月，中医科贺红安对口支援疏勒县塔孜洪乡中心卫生院，烧伤整形科张丽、心血管内科宋小争对口支援疏勒县人民医院。

（三）三级甲等医院复评工作

作为头等攻坚任务之一，三级甲等医院复评工作在集全院之智，举全院之力，以决战之势，树必胜之心的攻坚态势下，历次三级甲等医院复评工作取得圆满成功。医务部按照任务要求不断增强医院等级复审工作的责任感、使命感和紧迫感，就独立负责及协作负责的评审标准内容进行分析解读，认真把握评审条款标准内涵，建立工作体系，列明工作计划，找出问题缺陷，制定具体措施，建立台账、补充流程，狠抓落实与整改，将复审迎评的每一项措施都落地、落细、落实。分管领导亲自带队开展深入调研，制定实施方案，做好任务分解，召开专题会议，完善工作内容，细化实施方案，同时根据评审专家反馈问题，及时制定整改计划并组织落实，致力做到等级复审规范化、制度化、科学化。

四、荣誉

（一）集体荣誉

2010年　被授予山东省医疗保险工作先进单位称号。

2011年　被授予东营市医疗保险定点医疗机构信用等级A级信用单位称号。

2012年　被授予山东省AAA级基本医疗保险定点医疗机构、东营市新农合定点医疗机构诚信等级A类单位、全市新型农村合作医疗工作先进集体称号。

2016年　被授予山东省医保管理先进科室称号。

（二）个人荣誉

2009年　于廷莲被评为山东省十一运医疗卫生保障先进个人。

2011年　徐芳被评为胜利油田卫生工作先进个人。

2012年　徐芳被评为胜利石油管理局职工健康管理工作先进个人。

2013年　林泉被评为中国初级创伤救治培训项目先进个人。

2015年　林泉被评为山东省优秀援疆干部人才、山东省优秀援疆支医工作者。

2017 年　李涛被评为东营市最美医生、胜利油田道德模范、胜利石油管理局劳动模范。

2017 年　林泉被评为全省医保管理先进个人。

2018 年　林泉被评为山东省跨省异地就医直接结算先进个人。

2021 年　林泉、刘国强被评为东营市直卫生健康系统优秀党务工作者。

2022 年　盖志辉被评为日喀则市抗击新冠疫情优秀援助医疗队员。

2022 年　王莹莹被评为 2021 年度优秀医学科技工作者（优秀医生）。

2022 年　刘国强被评为东营市优秀职工代表。

2023 年　王莹莹被评为 2022 年度山东省药品安全监测工作先进个人。

（撰稿人：刘国强　叶文学）

第二节　医保管理办公室

一、概况

2004—2008 年，医保管理职能在医务部。2008 年 8 月，成立医保市场部，将医务部医疗保险管理职能划出，属机关职能科室。2016 年 7 月，撤销医保市场部，成立医保办公室，隶属医务部，医保管理职能、人员划归医保办公室管理。2022 年 11 月，撤销医保办公室，成立医保管理办公室，属机关职能科室，将原医保办公室相关职能划归医保管理办公室。

截至 2024 年 3 月，科室在职人数 9 人，其中硕士研究生 2 人、本科 7 人。副主任护师 2 人，主管护师 2 人，助理会计师 1 人，高级经济师 1 人，研究实习员 1 人。

历任负责人

姓名	职务	任职时间	离任时间	离任去向
韩文学	医保市场部副主任	2008.12	2009.12	医保市场部主任
韩文学	医保市场部主任	2009.12	2016.07	医院办公室主任
林　泉	医务部副主任兼任医保办公室主任	2016.07	2021.02	医务部主任
张　莉	医保办公室副主任	2019.02	2022.12	对外合作交流部主任
侯晓琨	医保办公室副主任	2019.07	2022.12	医保管理办公室主任
宋战松	医保办公室主任（兼）	2021.02	2022.12	东营区中心医院党委委员、副院长
侯晓琨	医保管理办公室主任	2022.12		

二、科室职责

2004—2008 年，医保管理职能在医务部。2008 年 8 月，成立医保市场部，将医务部医疗保险管理职能划出。2016 年 7 月，撤销医保市场部，成立医保办公室，隶属医务部，医保管理职能、人员划归医保办公室管理。医保办公室负责对应油田社保中心和东营市社保中心两个医疗保险管理部门，承担对上级医疗保险管理政策的解读，制定相关医疗保险管理制度、管理办法。相继制定《胜利油田中心医院医疗保险管理暂行办法》《胜利油田中心医院医疗保险审核管理暂行办法》《胜利油田中心医院门诊慢性病管理规定》《胜利油田中心医院油田职工慢性病鉴定流程》《胜利油田中心医院外伤等特殊情况住院审核流程》《胜利油田中心医院生育保险考核办法》。制定《胜利油田中心医院参保人员药费、手材介入费考核办法》，实施医疗保险费用考核管理，控制医疗费用过快增长。推行医疗保险定岗医师制度，规范医师的医保管理行为。加强信息化管理，规范医保医师合理化诊疗。印发《中心医院生育保险费用管理考核办法》，加大考核力度，生育保险平均费用得到有效控制。加强门诊慢性病管理，完善《中心医院油田门诊慢性病管理办法》，明确各部门职责，专人负责，建立门诊慢性病病历档案，更新门诊慢性病人员数据库，杜绝冒名就医。规范门诊慢性病鉴定标准和流程、审核确定鉴定专家和处方权医师、规范门诊慢性病用药范围。优化门诊慢性病就医流程，加强门诊慢性病人就医审核、费用控制，保证慢性病患者门诊就医需求，为医院创造良好的经济和社会效益。2020年起在原鉴定油田职工门诊慢性病的基础上，承接东营市职工居民和油田居民的门诊慢性病鉴定。通过信息化手段，增强慢性病诊断、医师权限、用药范围控制，针对慢性病就医过程中的合理用药、合理检查、有效审核登记等方面进行监管，提高慢性病管理水平。

2015年1月1日起，东营市社保中心开始对城乡居民基本医疗保险住院费用按病种分值结算。2016年1月1日起，东营市基本医疗保险住院费用按病种分值结算，负责按病种分值付费医保结算管理工作。2021年，东营市、油田医保调整为按DIP医保支付，其间推进DIP医保支付方式，开展全院医师DIP支付政策及病案首页规范培训和考核；加快DIP软件对接HIS并启用，提高入组准确率，加强医保控费管理。配合医保检查、医保稽核及违规情况申诉。2017年，东营市医保和油田医保增加中公网智能审核，配合医保进行审核申诉工作；加强信息化管理，升级HIS系统，调整医保限制类药品开具流程；引入第三方监管机制，减少违规行为发生。

2021年，ERAS快速康复开展相关工作。

2021年，日间化疗病房建设及日间手术实施方案、日间手术系统改造工作。其间推动日间化疗、日间手术，降低平均住院费。

2022年11月，撤销医保办公室，成立医保管理办公室，属机关职能科室，将原医保办公室相关职能划归医保管理办公室。医保管理办公室负责全院的医保管理与监督工作。包括油田和东营市相关医疗保险政策的落实；医保目录管理、医保编码对照、上报及维护；医保医师管理；配合医保检查、医保智能审核申诉、医保稽核及违规情况申诉；医保DIP结算工作的管理与医保考核数据分析；负责门诊慢性病鉴定及管理；本地和异地医保结算报表申报；医保特殊管理药品、外伤联网、异地就医等审批；医保信息化管理；医保政策宣传及咨询；对临床科室及相关职能部门医疗保险制度、政策的培训及落实；及时完成上级部门的业务工作。加强医保信息化管理，DIP软件系统增加医保DIP质控功能，对全院科室医师进行系统培训，加强病种控费管理以及减少违规行为发生。为加强使用医疗保障基金的行为管理，2023年3月30日，医保管理办公室制定并印发《胜利油田中心医院医疗保障基金使用监督检查管理办法》。

三、主要工作

2020年9月1日，在原有油田职工门诊慢性病即时鉴定的同时，根据东营市医疗保障事业中心胜利分中心《关于建立胜利油田参保居民门诊慢性病即时鉴定工作机制的通知》，配合承接油田居民门诊慢性病的即时鉴定工作；根据东营市医疗保障局东医保发〔2021〕18号文件，2021年5月1日，配合东营市医疗保障局承接东营市职工和居民门诊慢性病的即时鉴定工作；为贯彻落实东营市医疗保障局、东营市财政局、东营市卫生健康委员会下发的《关于规范统一全省门诊慢特病基本病种提高慢特病医疗保障能力的通知》（东医保发〔2023〕4号），自2023年3月1日起，东营市职工、居民门诊慢特病执行全省统一的《山东省基本医疗保险门诊慢特病基本病种目录及认定标准》。

2021年，“解民忧、惠民生、开启移动支付新体验”，全市首家实现手机微信端医保缴费。

2021年，医保家庭共济个人账户基金项目完成，市医保及油田医保的住院、门诊、慢病患者均可实现。

2021年，整合医务、医保服务窗口至一站式服务中心。

2022年，完成国家医保局“三大目录”编码贯标工作。

2022年，上线医保控费与分析系统，完善DIP、医保违规监管。

2023年5月25日，根据山东省人力资源和社会保障厅《关于印发工伤保险经办规程的通知》

和东营市社会保险事业中心《关于规范工伤保险医疗费联网结算有关问题的通知》要求，完成工伤职工就医联网结算。

2023年6月1日，根据东营市医疗保障局《关于做好新生儿落地参保工作的通知》，新生儿落地参保工作正常开展。

2023年6月20日，根据东营市医疗保险事业中心《关于进一步加强基层医保工作站（点）建设的通知》，完成医院医保工作站全市标准化建设。

2023年10月26日，根据胜利油田医疗保险管理服务中心《胜利油田医保工作站（点）工作规范》，完成胜利油田医保中心工作站建设并挂牌服务。

2023年，国家医保局、国家医保研究院、山东省医疗保障局、福建省莆田市医保局、甘肃省医保局、淄博市医疗保障服务中心、辽源市医疗机构、包头市发展研究中心、东营市医保局及东营市人大常委会调研组等十个国家级及地市级单位先后来院进行DIP工作开展情况观摩调研。

四、荣誉

（一）集体荣誉

2010年　被山东省人力资源和社会保障厅、山东省财政厅授予“全省医疗保险工作先进单位”称号。

2011年　被东营市人力资源和社会保障局、东营市卫生局、东营市物价局、东营市食品药品监督管理局、东营市财政局授予“医疗保险定点医疗机构信用等级A级信用单位”称号。

2012年　被东营市卫生局授予“新农合定点医疗机构诚信等级A类单位”称号。

2012年　被山东省社会保险事业局授予“2011年度AAA级基本医疗保险定点医疗机构”称号。

2012年　被东营市卫生局授予“全市新型农村合作医疗工作先进集体”称号。

2016年　被授予山东省医保管理先进科室称号。胜利油田中心医院ERAS团队获2019年最强纷ERAS团队院际邀请赛—华东区半决赛一等奖。获2019年最强纷ERAS团队院际邀请赛——全国总决赛三等奖。

2019年　被授予“山东省老年创伤骨科ERAS联盟成员单位”。被中华人民共和国卫生部、医药卫生科技发展研究中心授予“舒适化医疗研究基地”。

2019年　被授予华东赛区全国医院擂台赛持续加强麻醉医疗服务最具价值案例。

2019年　被授予全省基本医疗保险协议管理医疗机构先进医保科室。

2020年　被授予东营市协议管理医疗机构先进单位。

2021年　获“2021年公立医院高质量发展医保管理最佳案例”评选第一名。

2020年　被授予全省基本医疗保险协议管理医疗机构先进医保科室。

2021年　被授予全省基本医疗保险协议管理医疗机构先进医保科室。

2021年　被评为全省定点医疗机构基金监管宣传工作先进单位。

2021年　被授予山东省医疗保障局医保管理先进科室。

2021年　医院代表队获东营市医保系统庆祝建党100周年红色朗读比赛一等奖。

2021年选送的《“一站式”医保服务新平台开启就医流程新体验》被评为“2021年公立医院高质量发展医保管理最佳案例”。

2022年　被授予东营市医疗保障事业中心“医保移动应用先进单位”。

2022年　获山东省医疗保障局、山东省卫生健康委员会医疗保险工作表现突出集体的通报表扬。

2023年　医保管理案例《打造医保DIP全流程质控 助力医院高质量协同发展》被评为中国现代医院管理典型案例评选优秀案例。

（二）个人荣誉

2011年　韩文学被评为全省医疗保险定点医疗机构管理先进个人。

2012年　宋战松“降低参保职工住院医疗费用增长速度”获管理局质量小组成果一等奖。

2012 年　张旗被授予“山东省定点医疗机构优秀医保医师”。

2013 年　刘国强获山东省 2012 年度“定点医疗机构优秀医保医师”。

2013 年　宋战松被评为山东省卫生信用建设优秀卫生信用管理员、山东省卫生信用建设先进个人。

2014 年　成波被评为山东省城镇基本医疗保险定点医疗机构优秀医保医师。

2017 年　林泉被评为全省医保管理先进个人。

2018 年　林泉被评为山东省跨省异地就医直接结算先进个人。

2018 年　杨西瑞被评为山东省基本医疗保险协议管理医疗机构优秀医保医师。

2019 年　侯晓琨被评为山东省医疗保险事业中心全省基本医疗保险协议管理医疗机构先进个人。

2019 年　刘克被评为全省优秀医保医师。

2019 年　田向文被评为全省优秀医保医师。

2020 年　张莉被评为全省基本医疗保险协议管理医疗机构先进个人。

2020 年　郭立宏被评为全省优秀医保医师。

2020 年　彭锦被评为全省优秀医保医师。

2020 年　侯晓琨被评为东营市协议管理医疗机构医保工作先进个人。

2020 年　李伟被评为东营市协议管理医疗机构优秀医保医师。

2020 年　王大龙被评为东营市协议管理医疗机构优秀医保医师。

2021 年　宋战松被评为山东省医疗保障局医保管理先进个人。

2022 年　张婷婷在山东省医疗保障局、山东省卫生健康委员会医疗保险工作中被评为表现突出医保医师。

2022 年　胡国鑫、张婷婷在山东省医疗保障局、山东省卫生健康委员会医疗保险工作中被评为表现突出医保医师。

2022 年　侯晓琨在山东省医疗保障局、山东省卫生健康委员会医疗保险工作中被评为表现突出个人。

（撰稿人：侯晓琨　张富英）

第三节　病案管理科

一、概况

1964 年建院初期，医院病案存放于挂号室，1972 年以后存放住院处。1984 年，病案室划归医务处管理；1990 年 3 月，病案室与综合档案室合并成立档案科；1997 年 11 月，病案室与计算机室、统计室合并成立信息科；2005 年，病案室划归质量管理部管理，2009 年 6 月，病案室划归医务部管理。2022 年 11 月，撤销病案室，成立病案管理科，属机关职能科室，与医务部分离，将原病案室职能划归病案管理科，负责全院病案管理工作。

截至 2024 年 3 月，科室人员 15 人，其中主任 1 人，一级科员 14 人；硕士研究生 4 人；高级职称 3 人，中级职称 8 人，初级职称 4 人。

历任负责人

姓名	职务	任职时间	离任时间	离任去向
闵佩芳、崔玉莲	主任	建院	1972	崔玉莲至住院部任护士长
孟兆芬、周慰增	主任	1973	1983	不明
王邹平	主任	1983	1986	不明
张良友	主任	1986	1988	不明
刘秀云	主任	1989	1993	不明
王德华	主任	1994	2005	统计室主任
金艳文	主任	2005.05	2011.04	退休
鲁梅芳	主任	2011.09	2019.04	院长助理、医务部主任
栾　红	主任	2019.04		

二、科室职责及主要工作

（一）病案质量管理。1982年，建立病案检查制度，开始对病案进行计分。1988年开始，病案检查由抽查改为全部检查。1994年，医院等级评审期间，参照北京协和医院管理经验和制度，建立病案管理制度，在医院病案管理委员会办公室及医务科督导下执行，开始对门诊与出院诊断符合率、入院与出院诊断符合率、术前与术后诊断符合率、择期手术平均术前日、临床与病理诊断符合率、疾病三日确诊率六大诊疗信息进行手工统计分析。2012年始，加强病案室二级管理的职能，规范病案质量四级管理监控体系，开始开展临床医师病历书写培训以及肿瘤、死亡病历网络直报与临床反馈、病案首页卫生部日上报等工作，将甲级病案率、病案归档率纳入检查，同年建立符合病历书写规范及等级医院评审标准的质量检查表单20个，病案工作流程15个，开始对病案监管相关数据进行月度统计、分析、公示。2018年，开始开展运行病历检查、终末病历检查、疑难死亡病例检查、优秀病案评选、病案管理综合优秀科室评比等活动，同年开始对临床科室疾病诊断及手术操作编码正确率进行统计及培训，协助医务部增加病案管理系统中多项临床诊疗过程统计指标路径。2019年开始负责国考平台病案首页数据上报。2020年，开展病历内涵质量、病案首页填写质量的专项检查，开展40余次院级、科室培训及考核，负责重点疾病统计、死亡病历讨论、工伤鉴定讨论工作。2021年，建立《胜利油田中心医院“病历质量提升”实施方案》，成立专家组，开始同时对运行病历、终末病历、疑难危重病历、死亡病历进行内涵质量进行检查。制定《病案首页质控制度及质控考核细则》，撰写并发布本院第一本病案首页规范化填报技术指南《胜利油田中心医院住院病案首页填写手册》，同年，“提高主要诊断编码正确率”被国家卫生健康委列为十大安全改进目标，作为东营市病案质控中心挂靠单位在全市范围内开展工作。将主要诊断编码正确率与病案归档率、甲级病案率一同纳入全面质量考核的医疗质量与安全检查部分。2022年，引入病案首页质控系统，开始通过系统完成病案首页质量控制；3月起开始对病案首页填写质量、病案管理质量控制指标进行汇总公示。

（二）病案书写。1980年前，病案书写不符合临床医学要求，1980年以后，各科室学习外地先进医院病历书写经验，制定部分填写表格式病历，1985年，应用统一的病案首页。2009年7月引进嘉和电子病历，2010年初全面上线实施，同年《山东省病历书写基本规范（2010版）》发布，病案格式根据规范要求统一进行系统嵌入，至2020年《山东省病历书写与管理基本规范（2020年版）》发布，医院于2021年初完成全部新版病历书写模板的系统嵌入，该书写规范一直沿用至今。

（三）病案索引。建院初期，病案室主要功能为存放病案，建立汉字四角号码人名索引，1972年、1980年分别新建病名索引及手术索引，1984年改汉字四角号码索引为汉语拼音人名索引，按26个拼音排列病案。1988年开始使用医院病案管理系统进行病案检索，使用疾病编码进行索引。2011年4月，在原疾病编码工作基础上引进北京临床版国际疾病分类（ICD-10）和手术操作分类（ICD-9-CM3）标准数据库，进行出院病案的疾病分类和手术操作分类。2012年，引入上海今创病案管理系统，对接三级甲等医院评审系统，能够通过病案首页相关信息进行病案检索。2013年，引进北京影研病案数字化管理软件，对住院病案进行数字化翻拍，使病案更便于查询。北京临床版国际疾病分类（ICD-10）和手术操作分类（ICD-9-CM3）标准的索引模式作为国际通用索引方式，根据国家要求持续不断进行编码数据更新，一直使用至今。

2022年11月，病案管理科成立，成立时主要负责病案的回收、质控、编码、整理、翻拍、装订、归档、库房管理工作，负责环节、终末病案相关指标的统计汇总及管理，以及运行病历、终末病案、死亡病案的内涵质量、规范性管理；负责国家绩效考核平台月度数据上报、死亡卡、肿瘤卡上报工作；负责电子病历系统中病历模板维护；

负责配合完成特殊病案的封存、解封及保管。科室成立之初，将工作职责进行重新划分，将原属于医务部的环节病历质控、内涵质量管理、死亡病案管理、病历模板维护工作重新移交至医务部；2023 年 3 月，将肿瘤、死亡病历等慢性病信息网络直报、管理工作移交至公共卫生科。

2023 年，病案无纸化工作被列入院党委年度“十大改革创新突破项目”，经过一年多的前期建设准备工作，同年 2 月正式在全院范围内推行病案无纸化归档工作；2023 年 3 月起，建立标准化病案编码指导书，针对临床科室常用疾病与手术操作编码配对等给予统一编码规则，同月，建立《病案点评制度》，开展月度病案点评；2023 年 4 月，发布第一期病案管理相关指标月度简报，并于 6 月将其中的病案首页得分率、病案首页“四个正确率”、病案归档率、病历归档完整率、病历不合理复制率、知情同意书规范签署率、甲级病案率等十项指标纳入全面质量管理系统，对临床科室进行考核。

病案无纸化归档工作作为院党委 2023 年“十大改革创新突破项目”，2023 年 2 月起，在全院铺开实施，2024 年 6 月除个别科室外全部推行完成。

三、荣誉

（一）集体荣誉

1996 年　“现代化医院病案管理与病案信息资源开发利用”管理项目，获胜利石油管理局“企业管理优秀成果奖”二等奖。

1997 年　“现代化医院病案管理与病案信息资源开发利用”管理项目，获山东省档案局“开发利用科技档案信息资源成果奖”二等奖。

1997 年　“关于加强医院病案管理的建议”科研项目成果，获“胜利石油管理局企业建设三等奖”。

2002 年　“现代化医院病案管理与病案信息资源开发利用”管理项目，获中国管理科学研究院“全国人文科学优秀成果”一等奖。

2012 年　“提高医院甲级病案率”获胜利油田优秀质量管理小组成果二等奖。

2023 年　获山东省卫生健康委、山东省总工会“2023 年山东省病案管理技能竞赛” 优秀组织奖。

2024 年　获东营市卫生健康委、东营市总工会“2023 年东营市病案管理技能竞赛”团队一等奖。

（二）个人荣誉

2020 年　栾红获胜利油田管理局“胜利油田三八红旗手”称号。

2020 年　鲁梅芳获东营市“抗击新型冠状病毒疫情先进个人”称号。

2023 年　刘丝雨获山东省病案管理技能竞赛个人优秀奖。

2024 年　刘华获东营市卫生健康委、东营市总工会“2023 年东营市病案管理技能竞赛”个人一等奖。

2024 年　刘丝雨获东营市卫生健康委、东营市总工会“2023 年东营市病案管理技能竞赛”个人二等奖。

（撰稿人：栾　红）

第四节　公共卫生科

一、概况

为全面做好医院公共卫生工作，根据《关于转发关于加强公立医院公共卫生工作的通知的通知》（东卫人字〔2012〕29 号），2012 年 8 月，医院成立公共卫生科，成立后早期主要负责医院疾病预防控制等公共卫生工作的综合管理、组织协调和技术指导等工作，包括传染病管理及监测报告、心脑血管疾病、死因、肿瘤监测报告等。随着公共卫生工作逐步提质扩面和科室发展，公共卫生科职责逐步扩充，包括健康促进医院建设、脑卒中筛查、食源性疾病监测报告、产品伤害监测报告、预防接种管理、医防融合工作等。

截至 2024 年 3 月，科室在职 3 人，主任 1 人、副主任 2 人，其中本科学历 3 人，副主任护师 2 人，助理研究员 1 人。

历任负责人

姓名	职务	任职时间	离任时间	离任去向
王建波	主任	2012.08	2021.02	退职
曲兰英	副主任	2020.07	2021.08	主任
曲兰英	主任	2021.08		
王　静	副主任	2022.11		
孙建超	副主任	2023.02		

二、科室职责

公共卫生科成立以前，传染病、慢性病管理等相关疾病预防控制工作由医务部负责，传染病监测报告工作由预防保健科（健康管理部）负责。

2012 年 8 月公共卫生科成立，主要负责医院疾病预防控制等工作的综合管理、组织协调和技术指导等工作。工作职责如下：负责制定医院公共卫生工作计划及方案，并组织实施；承担医院公共卫生工作的综合、组织、协调和检查职能；负责医院疾病预防控制突发公共卫生事件报告工作；负责医院传染病疫情管理，规范传染病的诊断治疗，落实传染病预检分诊制度，严格执行传染性疾病的防治、报告制度与流程。收集并核对传染病报告卡，发现漏报、错报及时督促医生完成，并根据规定正确及时地完成网络直报；负责结核病与艾滋病等重大传染病专病管理、重点传染病哨点监测、死因报告等工作；加强重点慢性疾病监测，做好慢性非传染性疾病的管理工作；负责组织公共卫生知识宣传、教育和技能培训工作，提高公共卫生服务能力；组织开展健康教育和健康促进工作；定期对临床科室督查、考核公共卫生工作；完成领导及上级交办的其他工作。

公共卫生科成立以来，随着全社会疾病预防控制工作逐步提质扩面，根据上级部门要求及医院安排，公共卫生科工作职责在原有基础上逐步增加，内容如下：2013 年起，根据医院安排，公共卫生科牵头脑卒中筛查工作。2013 年，医院被选定为国家级产品伤害监测报告哨点医院，公共卫生科负责医院产品伤害监测报告工作。2014 年起，公共卫生科牵头创建健康促进医院工作，负责健康促进医院建设工作。2017 年，医院被选定为食源性疾病监测定点医院，公共卫生科负责医院食源性疾病管理及监测报告管理工作。2019 年，医院被选定为市级疟疾定点医院，负责疟疾病例的救治指导、重症病例收治等工作。2019 年底至 2023 年初新冠疫情期间，公共卫生科负责新冠疫情信息报告、组织新冠疫苗接种，核酸检测应检尽检落实督导、疫情发生时流行病学调查上报等工作，参加新冠疫情联防联控工作。2021 年 10 月，公共卫生科根据院党委安排，牵头在急诊科设立狂犬病暴露预防处置门诊，开展狂犬病暴露预估处置、狂犬疫苗接种等工作。2022 年，医院被选定为全市丙肝抗病毒治疗定点医院，开展丙肝检测、治疗、健康宣教等工作。2022 年起，根据《东营市各级疾病预防控制中心与医疗机构医防融合试点工作方案》，公共卫生科根据院党委及上级主管部门要求，牵头医防融合工作，成立“慢性病健康管理中心”，下设医防融合办公室，与东营市疾控中心签订医防融合工作协议，创新开展以慢性病管理为主的医防融合全链条管理工作。

公共卫生科承担医院疾病预防控制工作的综合、组织、协调和检查职能；负责传染病、食源性疾病管理及监测报告工作；负责死因、肿瘤、心脑血管疾病、产品伤害监测报告工作；牵头健康促进医院建设工作；组织慢病管理相关工作；负责预防接种管理工作等。具体如下：

（一）传染病管理：负责制定传染病管理相关工作制度并组织实施；负责医院传染病疫情管理及报告工作，准确、及时完成网络直报，督导检查临床科室防止迟报与漏报；负责结核病、艾滋病等重点传染病专病监测及管理；定期组织传染病相关知识培训，参加重大传染病暴发等突发公共卫生事件的综合演练；负责协助疾控部门对传染性疾病标本采样、送检以及流调等工作。

（二）食源性疾病管理：负责制定医院食源性疾病管理、报告方案并组织实施；负责食源性疾病报告的管理、审核、网络录入等工作；负责协助疾控部门对食源性疾病暴发事件开展流调、采样等工作；定期组织哨点科室对食源性疾病监测上报培训，以及参与开展食源性疾病暴发应急演练。

（三）疾病监测报告：负责死因监测报告的管理、审核、网络录入等工作；负责肿瘤监测报告的管理、审核、网络录入等工作；负责心脑血管疾病监测报告的管理、审核、网络录入等工作；负责产品伤害监测报告的管理、审核、网络录入等工作。

（四）健康促进医院建设工作：负责健康促进医院建设工作方案制定及组织实施；负责牵头组织健康促进相关知识培训，打造各分院（中心）健康促进品牌；负责健康促进医院建设工作检查、评比等相关工作。

（五）慢病管理：根据上级主管部门要求，协同开展“三高共管、六病同防”医防融合慢病链条管理工作；负责上消化道早癌机会性筛查工作的管理；负责脑卒中筛查工作组织管理；负责上级部门安排的其他疾病筛查工作的组织和管理。

（六）预防接种：负责院内狂犬病暴露预防处置门诊、各产科接种室预防接种管理；按照上级部门要求，负责组织重大传染病应急预防接种工作。

三、主要工作

（一）创建省级健康促进医院、首次获评国家级健康促进优秀案例。2014年公共卫生科牵头创建省级健康促进医院工作，全院上下高度重视，共同努力，逐步完善健康促进医院建设组织管理、健康环境、健康服务、健康教育等工作，2014年6月，医院顺利地通过省卫计委、省疾控中心的健康促进医院试点项目工作现场验收，并获得全省第二名的殊荣；并持续美化健康环境、优化健康流程、孵化健康教育亮点、创新医防融合链条管理等工作。2023年，根据国家卫健委《关于征集健康促进医院优秀案例的通知》，公共卫生科提报的案例《医防融合、护佑健康》，被评为山东省优秀案例，并推荐至国家级优秀案例评选中；2023年8月，作为东营市唯一一家医疗机构迎接省级健康促进医院建设交叉互评并获得高度评价，并于同年9月迎接青州市卫生健康局来院参观学习，11月经过国家级专家线上答辩评审，12月，《医防融合、护佑健康》案例被国家卫生健康委办公厅、国家中医药局综合司评为全国健康促进医院优秀案例，为医院乃至东营市首次获得此荣誉。

（二）脑卒中筛查。2012年5月，医院被国家脑防委定为“脑卒中筛查与防治基地医院”，在卫生行政部门及院领导的高度重视下，各相关临床科室通力合作相互配合，截至2024年共完成10万余人筛查干预，5000余人从中受益，顺利完成溶栓、取栓、CEA手术、介入治疗等，切实做到早发现、早诊断、早治疗，多次被国家卫生健康委脑卒中防治工程委员会授予脑卒中高危人群筛查和干预项目先进单位。

（三）“H型高血压”项目。医院2013年2月起开展国家“十二五”重大专项“H型高血压的比较效果研究”科研项目，由公共卫生科负责组织牵头，截至2013年12月19日，医院入组503例患者，并进行定期随访工作。2013年12月在北京举办的阶段性工作总结大会上，医院在全国100余家科研单位中，获得首批“国家‘十二五’重大新药创制专项重大项目合作中心”称号。

（四）新冠疫情防控。2020年新冠疫情发生以来，全院上下多措并举，全面筑牢医院防线，公共卫生科在新冠疫苗接种、新冠核酸检测应检尽检、流行病学调查等关键环节发挥重要作用。

1.组织新冠疫苗接种、筑牢免疫屏障。公共卫生科牵头组织新冠疫苗接种，筹建新冠疫苗临时接种点、组建接种队伍、落实接种点及疫苗管理、不良反应应急处置及监测报告等各项工作。根据科学推进、应接尽接的原则，组织医院工作人员开展四轮新冠疫苗接种，累计接种新冠疫苗14192

剂次，在确保安全的基础上医院工作人员接种率达98%以上，为筑牢免疫屏障起到重要作用。

2. 新冠核酸应检尽检工作。提高政治站位、强化责任意识，负责组织全院职工、外包外联、进修实习等共4500余人严格落实应检尽检严格监管、信息上报等工作，疫情期间，医院录入省信息平台核酸检测信息300余万人次，筑牢安全防线，确保医院各项工作平稳运行，得到各级主管部门的高度评价。

3. 落实“四早”、组织流调。2021年公共卫生科牵头成立院级流调队伍，结合不同岗位特点组织分层培训、演练20余场次。2022年9月起，东营市先后发生三起新冠疫情，流调工作进入实战阶段，公共卫生科在疫情防控指挥部的领导下，带领流调工作组日夜奋战，研究并应用各类信息化工具，通过信息系统查询、调取监控、电话流调等方式，主动排查、科学研判，共计开展摸排80余轮次，工作效率及质量得到上级主管部门高度评价，为医院疫情防控工作的扎实开展及医疗工作的正常运行起到积极作用。

（五）牵头成立狂犬病暴露预防处置门诊。2021年10月，根据院党委“我为群众办实事”工作安排，公共卫生科牵头在急诊科设立狂犬病暴露预防处置门诊，其间与市、区疾控中心沟通协调，组织人员培训并取得工作资质，顺利通过东营区疾病预防控制中心现场验收，并于2022年02月28日正式开诊。

（六）慢性病医防融合工作。2023年，公共卫生科根据院党委工作安排，以人民健康为中心，牵头慢性病医防融合工作，以慢病管理为重点，打破专业壁垒，在各分院（中心）设立链长，明确链长职责，系统开展慢病“防、治、管、康”一体化的链条管理。于2023年6月举办大健康背景下全生命周期医防融合健康促进行动启动仪式暨黄河口慢病管理高峰论坛，同年7月入选“首批全国防控重大慢病创新融合试点项目单位”。

（七）牵头成立慢性病一站式门诊。2023年开展主题教育工作以来，根据院党委工作安排，针对“慢病患者就诊开药多次往返”问题，公共卫生科牵头，协调相关部门于10月牵头成立慢性病一站式门诊，线下设有慢性病医保咨询办理、慢性病门诊、便民门诊、慢性病药房等，线上设有互联网医院慢病门诊、线上慢病医保办理等功能，让慢病患者不再往返奔波、一站式解决慢病患者的相关需求，成为我市主题教育工作优秀案例。

四、荣誉

（一）集体荣誉

公共卫生科牵头医院脑卒中高危人群筛查和干预项目工作，2013年度被国家脑防委评为“脑卒中高危人群筛查和干预项目先进单位”“示范基地医院”，2017年、2018年、2020年、2021年获院外筛查山东省第一名、2021年全国第四名的好成绩，2022年获脑卒中高危人群筛查和干预项目先进单位称号。

2023年公共卫生科组织选送的健康科普作品在东营市卫健委举办东营市首届健康科普视频比赛中获得一等奖一项，二等奖一项，三等奖三项，并获得优秀组织奖。

2023年公共卫生科组织选送的三部健康科普视频在国家卫生健康委办公厅、国家中医药局综合司举办的2023年新时代健康科普作品征集大赛中成功入围大赛优秀微视频类作品。

2023年在东营市卫健委举办的首届医防融合创新竞赛中，公共卫生科获得市级团体一等奖，并入选山东省首届医防融合优秀案例汇编。

2023年选拔组织参赛队伍代表东营市参加山东省第二届健康山东知行大赛，获得团体三等奖。

2023年在2023年全国健康促进医院优秀案例评选中，公共卫生科提报的案例《医防融合、护佑健康》被国家卫生健康委办公厅、国家中医药局综合司评为2023年健康促进医院优秀案例。

2023年选拔并组织培训人员参加东营市卫健委举办的2023年东营市健康教育岗位技能竞赛，获优秀组织奖及个人二等奖两项。

（二）个人荣誉

2021年经过预赛选拔，公共卫生科选派的高压氧科李华在东营市卫健委组织的全市慢性非传染性疾病预防控制技能竞赛中获得个人一等奖，被授予东营市卫生健康系统职工“技术能手”称号，并于2021年12月代表东营市参加省级决赛，获得个人优秀奖，被授予“全省卫生健康系统慢病防控工作岗位技术能手”称号。

2022年孙建超被中国疾病预防控制中心慢性非传染性疾病预防控制中心授予“产品伤害监测工作先进个人”称号。

2022年曲兰英被东营市卫生健康委授予“2022年度东营市健康宣传暨健康教育工作先进个人”。

2022年公共卫生科选派检验科鲁荣在东营市卫健委组织的2022年全市寄生虫病防治工作岗位技能竞赛中获得个人二等奖，并于2023年4月代表东营市参加省级决赛，获得个人一等奖，被授予“全省寄生虫病防治技能模范标兵”称号。

2023年脑科医院丁彩霞被国家脑防委评为2022年度脑卒中高危人群筛查和干预项目先进个人。

2023年公共卫生科曲兰英在东营市卫健委举办首届医防融合创新技能竞赛中获得个人一等奖，王静、孙建超获得个人二等奖。

2023年公共卫生科孙建超被山东省疾病预防控制中心评为全省传染病信息与突发公共卫生事件报告管理工作优秀个人。

2023年在省卫生健康委、省科学技术厅、省科学技术协会共同举办的“2023年山东省新时代健康科普作品征集大赛”中，公共卫生科曲兰英的作品《接纳承诺疗法基础课程》被评为微视频类优秀作品。

2024年在山东省预防医学会组织的全省心理健康和精神卫生防治精品课程征集评选活动中，曲兰英汇报的《认识ACT、一起ACT》获得一等奖。

（撰稿人：曲兰英　孙建超）

第五节　门诊部

一、概况

1963年9月13日在油田第二招待所西北侧（现黄河饭店）开设门诊部。1964年8月门诊暂设在内科病房，开设内科、外科、妇科、儿科门诊。1965年门诊部下设挂号室、注射室、住院处。1979年迁入医院现址，设3个挂号窗口，传染科单独设挂号室。1984年夜间急诊注射治疗移交急诊科。1986年住院处归属医务处。1997年旧门诊楼拆迁，门诊搬入旧病房楼。1999年挂号室迁至门诊楼1楼大厅东侧，设4个挂号窗口，注射室迁至门诊楼3楼。同年增设导医服务。2002年设立简易门诊，负责简易门诊患者处方用药的开具及审核工作。2005年老年门诊归属门诊部管理。2010年成立门诊预约服务处，9月门诊收费室划归门诊部管理。2011年11月老年门诊诊疗和药品分开管理，诊疗、挂号、收费由门诊部管理，药品由药学部管理。2012年4月门诊挂号、收费功能合并，更名为挂收室，10月急诊挂号室、急诊收费室改造合并为急诊挂收室。2013年6月门诊注射室迁至急诊科2楼；预约挂号服务并入门诊挂收室；简易门诊由门诊6楼迁至1楼。同年7月简易门诊更名为便民门诊。2014年3月感染病科挂号收费室移交住院部管理，7月撤销老年门诊，更名为便民（老年病）门诊。2017年8月导医服务工作移交山东省吉优境物业公司管理，门诊部负责监管，10月门诊注射室移交急诊科。2018年5月老年门诊业务并入全科医学门诊，11月成立多学科综合门诊。2021年挂号收费室、慢性病门诊归属一站式服务中心。2019年11月多学科综合门诊归属医务部管理。2024年3月31日门诊部下设门诊办公室、便民门诊、预约服务窗口。

截至2024年3月，科室在职人数5人，其中主任护师1人，副主任护师1人。

历任负责人

姓名	职务	任职时间	离任时间	离任去向
马福胜	门诊部主任	1965	1972	退职
张新志	门诊部副主任	1965	1982	退职
姜延昌	门诊部主任	1972	1977	退职
张兆洪	门诊部主任	1977	1978	退职
丁吉光	门诊部主任	1979.05	1983	退职
刘兴云	门诊部护士长	1982.11	1986.10	注射室护士长
白明先	门诊部副主任	1984.08	1993.03	退职
刘秀云	门诊部挂号室护士长	1984.10	1987.07	营养科护士长
梁秀兰	门诊部注射室护士长	1984.10	1986.10	挂号室护士长
刘兴云	门诊部注射室护士长	1986.10	1989.06	退职
曲爱兰	门诊部挂号室护士长	1987.07	1989.06	注射室护士长
李学锦	门诊部主任	1987.08	1999.06	退职
梁秀兰	门诊部挂号室护士长	1989.06	1998.02	退职
曲爱兰	门诊部注射室护士长	1989.06	1998.02	退职
刘竹清	门诊部副主任	1993.03	2004.11	退职
孙秀凤	门诊部科护士长	1993.11	1998.02	退职
张卫东	门诊部主任	1999.06	2002.04	医院办公室
王培海	门诊部副主任	1999.12	2002.04	内科党总支书记
王　谦	门诊部主任	2003.12	2005.01	退职
王培海	党总支书记兼副主任	2003.12	2005.01	门诊党总支书记
周素贞	门诊部护士长	1998.12	2007.11	科教科
陶振岩	门诊部主任	2005.01	2021.02	医学装备部
王金兰	门诊部护士长	2007.12	2013.11	副主任
王金兰	门诊部副主任	2013.11	2019.01	退职
刘　晖	门诊部副主任	2019.01	2021.10	对外交流合作部
郭晓华	门诊部总护士长	2019.01	2022.12	护理部
于　晖	门诊部副主任	2021.09	2022.12	主任
于　晖	门诊部主任	2022.12		
莫　静	门诊部护士长	2024.03		

二、科室职责

门诊部是门诊服务、行政管理等职能的综合管理部门。具体包括门诊挂号缴费、预约服务管理、门诊服务管理、门诊质量管理、专科、专病门诊审核、专家门诊管理、便民门诊、患者安全、门诊应急管理、门诊诊断印章管理、慢性病门诊管理、多学科门诊管理、门诊预检分诊、导医监管、门诊日常医疗工作秩序，协调安排门诊诊室，每日工作量上报等工作。2019 年底多学科门诊归属医务部管理。2021 年之后门诊挂号缴费归属一站式服务中心，慢性病门诊归属医保部管理。

门诊管理制度的建立：2005 年制定《医德医风奖惩实施细则》，挂号室推行《奖金量化考核分配实施办法》；门诊注射室实行《内部质量控制细则》和《奖金量化考核分配实施办法》，导医咨询台推行《内部考核管理办法》。

2006 年制定《门诊病假条 / 门诊诊断证明书使用管理制度》；建立《专家出诊情况检查登记制度》《门诊管理工作登记本》《门诊投诉处理登记本》《全院医生签字式样登记本》《门诊信息系统故障应急预案》《健康宣教制度》《注射室工作流程》等。

2008 年推行制度化、规范化管理。坚持每周科务例会，建立《门诊管理工作登记本》，严格执行《专家门诊管理办法》，提高门诊工作管理水平。

2010 年制定《门诊病人就诊高峰期应急预案》《门诊预约挂号管理制度》《慢性病门诊管理制度》《门诊预约诊疗服务工作实施方案》。

2011 年修订《门诊部医德医风考评细则》《门诊好人好事与投诉处理制度》《票据管理规定》《门诊退费管理办法》《专家门诊出勤考核办法》《早班管理办法》等一系列内部管理规定。

2012 年依据《三级综合医院评审标准与评审细则》，制定《门诊质量考核办法》《门诊医师出诊临时变更单》和《门诊医师停诊申请单》，规范门诊医师出诊管理。

2016年门诊新HIS预约诊疗系统正式运行，修订《门诊预约管理制度》《门诊医师预约管理制度》和《专家专科门诊工作制度》，保障预约工作正常运行。

2017年制定《门诊质量检查标准》《导医岗位日常服务质量考核细则》。

2022年修订《门诊质量考核细则》《导医岗位日常服务质量考核细则》。

2024年3月修订《门诊预约管理工作制度》《门诊管理工作制度》《专家专科门诊工作制度》。

门诊挂号收费：1964年建院初期，挂号室有工作人员2名，兼管收费。

1965年建立简易自管病历。

1966年实行内、外科自行挂号。“文化大革命”开始后，取消自管门诊简易病历，以卡式看病证代替。

1984年建立门诊大病历。12月挂号室分为挂号和病案两个组，开展门诊大病历和门诊病历收送。

1986年实行初诊分诊制和儿科预诊制。

1989年门诊大病历室设4名工作人员，分管住院病人的病历档案。同年开设专家门诊。1999年撤销门诊病历室。

2003年9月使用计算机信息系统挂号，开设6个窗口。1个急诊挂号窗口，负责中午和夜间值班挂号。

2005年7月专家挂号费由临床科室统计报经营管理部，由经营管理部进行核算并进行发放，在此之前由门诊部统计、核实。

2007年4月门诊挂收室实行专家门诊出诊挂牌，请假翻牌制度。

2009年5月门诊挂收室窗口安装LED显示屏，公示专家门诊出诊信息。

2010年9月启用挂号收费一体化系统。

2012年4月门诊大厅安装LED电子显示屏，及时公布专家出诊等信息。8月安装身份证阅读器，实行实名制挂号。

2013年7月门诊大厅改造完成，为患者提供一站式服务。

2014年5月东华门诊HIS系统上线运行，采用“银医卡、就诊卡”的管理模式，实名制办卡，保障就医安全。同年12月就诊卡启用充值功能，挂收窗口及自助机均可完成现金预存及挂号、收费等业务。

2016年1月启用油田居民慢性病管理程序。6月门诊收费票据实行集中打印，同期移动互联网医院正式运行，患者可通过手机微信完成预约挂号、支付、查询等就医环节。11月启用15台多功能自助一体机，提供挂号、充值、缴费、打印报告、查询费用等“一站式服务”。

2017年2月挂收室更换数字高清监控摄像装备，实现窗口监控全覆盖；油田一卡通上线运行。10月按照东价发〔2017〕75号文件要求，挂号费诊查费分为西医诊查费和中医辨证论治费。11月东营市一卡通上线运行。

2018年1月油田职工门诊大额业务上线运行，5月东营区居民慢性病业务上线运行，8月实现医疗服务门诊收费票据项目明细打印。

2019年5月对挂收室和门诊中药房进行改造，由原来封闭式窗口服务模式，改造成柜台开放式服务模式。2022年3月门诊中药房新增设中医药咨询开放处。

2021年挂号收费室归属一站式服务中心。

门诊注射室：1964年注射室成立与换药室同一单元。

1969年注射室与换药室分离，实行注射卡制度。

1979年开展急诊病人夜间注射治疗。

1999年迁入门诊楼3楼。

2013年6月迁至急诊楼2楼。

2017年10月门诊注射室移交急诊科。

预约诊疗服务：2010年5月实行门诊预约诊疗服务，包括电话、现场、诊间三种预约方式，同年11月启用自助报告（化验单）打印机。

2012年3月增加网络预约方式，同年5月引进自助挂号缴费机4台，供油田医保患者挂普通号使用。8月成立肿瘤多学科综合门诊，门诊部负责通知、联系患者和会诊专家。

2014 年 5 月门诊全新一代 HIS 系统上线。预约方式有五种：电话预约、现场预约、网络预约、诊间预约、自助机预约。

2019 年门诊新 HIS 上线，门诊预约方式增加至七种预约方式：电话预约、现场预约、微信预约、诊间预约、自助机预约、出院复诊预约、手机 APP 预约。

2023 年 7 月份新增“健康东营服务号”微信公众号、“健康山东服务号”微信公众号两种预约方式。门诊自助机增加至 48 台，包含挂号、缴费、查询、报告打印、打印发票等多种自助功能。2022 年 6 月成立影像综合预约窗口，可一站式预约多项影像检查，实现“影像预约一站通，个性需求一窗办”。

门诊导医咨询服务：1999 年开展导医咨询服务，导医人员 8 名。2017 年 8 月门诊导医隶属第三方山东吉优境物业管理公司，门诊部是监管部门，负责对导医的导诊服务质量按月进行考核评价，定时报送人力资源。2019 年 5 月设立雷锋志愿者服务站，完善便民措施，增设共享轮椅、转运车等。2019 年 9 月 5 日增设母婴室。

2021 年初由银行劳务输出导医人员数名。

2022 年开始门诊各楼层均配备一名导医员。

2023 年底导医人员增加到 26 人。

慢性病门诊：2008 年 8 月成立东营市慢性病门诊。

2009 年 6 月胜利油田慢性病归入慢性病门诊管理。

2013 年 1 月东营区、广饶县慢性病归入慢性病门诊管理，9 月东营市离退休人员慢性病归入慢性病门诊管理，10 月胜利油田城镇居民慢性病归入慢性病门诊管理。

2018 年 5 月东营区城镇居民慢性病归入慢性病门诊管理。

2021 年医院成立一站式服务中心部门以后，门诊慢性病归属医保办公室管理。

便民门诊：2002 年设立简易门诊，负责简易门诊患者处方用药的开具及审核工作。实行挂号、接诊、处方、收费、取药一体化服务。

2005 年成立老年门诊，归属门诊部管理。

2011 年 11 月老年门诊诊疗和药物分开管理，诊疗、挂号、收费由门诊部管理，药品由药学部管理。

2013 年 7 月简易门诊更名为便民门诊，位于门诊药房大厅。

2014 年 7 月撤销老年门诊，人员及业务并入便民（老年）门诊。

2017 年 11 月便民门诊迁址到门诊 1 楼大厅。

2018 年 5 月原老年门诊业务并入全科医学科管理。

2023 年 10 月 17 日便民门诊由一站式服务窗口迁至入院服务中心 1 楼。

多学科综合门诊：2018 年 11 月成立多学科综合门诊。

2019 年 12 月多学科综合门诊隶属医务部管理。

门诊楼布局：2019 年 1 月门诊楼改造装修，门诊挂收室、便民门诊、预约服务处、草药房、门诊药房等服务窗口实现开放式服务。医院办公室给予配备共享轮椅和共享充电宝，为患者提供更具人性化的门诊服务。

2022 年 6 月口腔科耳鼻喉科门诊改造，打造一人一诊室。

2022 年 8 月成立“乳腺病诊疗中心”门诊独立诊区。

2022 年 11 月烧伤整形美容科门诊整体由急诊搬迁至门诊楼 8 楼。

2023 年 4 月中医科整体改造装修，并打造张大宁国医大师工作室。

2024 年 2 月打造肿瘤日间诊疗门诊。

2024 年 3 月打造“黄河口名医馆”。

2024 年 3 月骨科康复科门诊整体由门诊 2 楼搬迁至综合康复楼 3 楼。

专病专科、知名专家：2019 年开始医院开始大力发展专病专科，截至 2024 年 3 月，医院开展专病专科的科室已有 31 个，专科专病有 92 个，门诊部负责专病专科审核、排班。

2023 年 5 月，知名专家门诊正式开诊。

2024 年 3 月 1 日，“黄河口名医馆”正式启用，由北京、上海、天津等地三级甲等医院知名专家前来坐诊，满足患者对高水平医疗的需求。

三、主要工作

2002 年设立简易门诊，负责简易门诊患者处方用药的开具及审核工作实行挂号、接诊、处方、收费、取药一体化服务，为老年病患者提供方便。

2010 年制定《门诊病人就诊高峰期应急预案》《门诊预约挂号管理制度》《慢性病门诊管理制度》《门诊预约诊疗服务工作实施方案》。

2011 年医院门诊实行预约诊疗，当时仅有三种预约方式，现场预约、诊间预约、电话预约，同年修订《门诊部医德医风考评细则》《门诊好人好事与投诉处理制度》《票据管理规定》《门诊退费管理办法》《专家门诊出勤考核办法》等一系列内部管理规定。

2012 年依据《三级综合医院评审标准与评审细则》，制定《门诊质量考核办法》《门诊医师出诊临时变更单》和《门诊医师停诊申请单》，规范门诊医师出诊管理。同年首次引进自助挂号缴费机，极大方便患者挂号。

2013 年 7 月简易门诊更名为便民门诊，位于门诊药房大厅。

2014 年 5 月东华门诊 HIS 系统上线运行，采用“银医卡、就诊卡”的管理模式，实名制办卡，保障就医安全。同年 12 月就诊卡启用充值功能，挂收窗口及自助机均可完成现金预存及挂号、收费等业务，极大地方便患者。预约方式增至五种：电话预约、现场预约、网络预约、诊间预约、自助机预约。

2016 年 1 月，启用油田居民慢性病管理程序。6 月门诊收费票据实行集中打印，缩短患者就诊等待时间。同期移动互联网医院正式运行，患者可通过手机微信完成预约挂号、支付、查询等就医环节。11 月启用 15 台多功能自助一体机，提供挂号、充值、缴费、打印报告、查询费用等“一站式服务”。

2017 年制定《门诊质量检查标准》《导医岗位日常服务质量考核细则》。

2019 年门诊新 HIS 上线，门诊预约方式增加至七种预约方式：电话预约、现场预约、微信预约、诊间预约、自助机预约、出院复诊预约、手机 APP。2019 年 5 月，为便于医患沟通，强化门诊人性化服务，对挂收室和门诊中药房进行改造，由原来封闭式窗口服务模式，改造成柜台开放式服务模式。同年医院开始加强专病专科的发展，门诊部负责专病专科审核、排班。

2019 年底至 2022 年底疫情暴发期间，门诊作为疫情防控的第一道关口，预检分诊是门诊的重要工作任务，全院职工自愿参与预检分诊，完成 5858258 人次预检分诊任务，门诊严格执行落实疫情防控措施，动态调整预检分诊流程，最大限度地保障患者安全就医，出色完成疫情防控工作。

2023 年针对一次挂号七天有效、推行“延时门诊”，已开设中医科、中西医结合门诊、儿童康复保健科、药学门诊、针灸推拿科、儿科及多学科门诊 7 个科室的延时门诊。优化导诊服务，为患者就诊提供帮助方面，门诊范围内每日配备 20 名左右导医，针对老年人等有需求的特殊患者，提供全程陪诊服务，全程陪诊是改善患者就医体验而实施的一项重要举措。

2023 年增设知名专家门诊，知名专家门诊为有特殊需求和病情相对复杂的患者提供更多与专家沟通的时间，让就诊患者得到更加高质量诊疗的同时，减少对普通号和普通专家号就诊效率的影响。同年 10 月便民门诊由一站式服务窗口（门诊一楼大厅）迁至入院服务中心一楼。主要功能：慢病续方、自费常用药品开药、部分自费药品开药，为门诊开药患者及老年病患者提供优质、便捷的门诊服务。

持续做好门诊质控工作，与质量管理部共同修订《门诊质控标准》。每季度对门诊质量进行检查，通过全面质量管理系统将检查结果向门诊科室反馈，提出合理化建议，促进门诊质量不断提高。2023 年先后组织泛水应急演练、门诊大厅患者猝死应急演练、门诊防汛应急演练和网络瘫痪应急演练，提升各岗位工作人员应急能力的同时，为患者就医提供保障。同年门诊部持续优化预约信息平台，解决预约号源释放等问题，完善预约须知及温馨提示的弹窗，挂号条中显示患者预计就诊时间段；重新修订并制作预约相关知识宣传手册，培训门诊医护人员预约就诊规则。修订《门诊质量管理办法》，加大科室专家预约率考核力度；及时公示科室、专家预约情况。通过采取以上措施，预约诊疗率达 79%，预约平均等候时间达 18 分钟。2023 年为提高门诊专家出诊率，门诊部采取以下措施：配合医务部重新修订《胜利油田中心医院专家门诊管理办法》，进一步规范门诊医师停、替诊请假制度和流程。对停诊无替诊加大考核力度；按月公示门诊专家出诊率、门诊专家停诊、替诊情况。

2024 年 3 月 1 日，“黄河口名医馆”正式启用，由北京、上海、天津等地三级甲等医院知名专家坐诊，满足患者对高水平医疗的需求。医院开展专病专科的科室有 31 个，开展专科专病有 92 种。同月再次修订《门诊管理制度》《专家专科门诊工作制度》《门诊预约管理制度》《门诊预检分诊工作制度》。

四、荣誉

（一）集体荣誉

2008 年　获石油工业用户满意服务明星班组称号。

2009 年　获先进党支部称号。

2010 年　获山东省优秀质量管理小组称号。

2011年　获东营市两好一满意示范集体称号。

2011 年　获优质服务红旗单位称号。

2011 年　获文明建设先进集体称号。

2013年　获医德医风考核工作先进单位称号。

2013 年　获文明建设先进集体称号。

2013年　获胜利石油管理局先进基层党组织称号。

2014 年　获宣传报道先进单位称号。

2016年　获医德医风考核工作先进单位称号。

2017 年　获工会工作先进集体称号。

2017 年　获宣传工作先进单位称号。

2019 年　获宣传工作先进单位称号。

2019 年　获中国医院协会第 17 次全国门急诊学术年会优秀案例奖称号。

2020 年　获宣传工作先进单位称号。

2020 年　获先进党支部称号。

2021 年　获工会工作先进集体称号。

2022 年　获工会工作先进集体称号。

2022 年　获我为群众办实事实践活动十大特色科室。

（二）个人荣誉

2005 年　陶振岩获胜利石油管理局优秀思想政治工作者称号。

2006 年　陶振岩获胜利石油管理局文明建设先进职工称号。

2007 年　陶振岩获胜利石油管理局文明建设先进职工称号。

2008 年　吕军获东营市优秀护士称号。

2008 年　陶振岩获胜利石油管理局优秀工会积极分子称号。

2009 年　王敏清获胜利石油管理局文明建设先进职工称号。

2009 年　王金兰获东营市优秀护士称号。

2010 年　陈丽、陶振岩、王金兰、王传红获山东省优秀质量管理小组称号。

2011 年　王金兰获胜利石油管理局文明建设先进职工称号。

2012 年　陈丽获胜利石油管理局文明建设先进职工称号。

2015 年　陶振岩获胜利石油管理局优秀工会工作者称号。

2018 年　王金兰获胜利石油管理局文明建设先进职工称号。

2019 年　于晖获胜利油田文明建设先进个人称号。

2021 年　郭晓华获市直卫生健康系统优秀共产党员称号。

2022 年　郭晓华获东营市医院协会十佳护士长称号。

（撰稿人：于　晖　陈　丽）

第六节　一站式服务中心

一、概况

1964年建院初期，住院处有1名工作人员，负责入院病人登记及出院病人病历收集，归属门诊部管理。1979年迁入医院现址，住院处划归财务科管理，包括入院登记、划价、记账、收费、病案等。1980年增加门卫和送诊员，负责探视管理和入院陪送工作。1984年病案、门卫管理分别划归医务处和保卫科。1985年、1986年先后建立探视室和住院病人更衣室。1986年12月住院处归医务部管理，划价、记账及收费工作归财务科，同年设加床室。1992年更衣室、送诊服务撤销。1997年10月医院机构改革，成立住院部属医技科室，田桂芬任副主任，负责入院登记、住院划价、记账、押金、结算、催费、加床等业务，有工作人员22人。2002年7月由1号病房楼1楼迁至门诊楼1楼北侧。2006年随着参保患者现场联网登记和结算报销业务增加，增设医保员岗位。2007年3月迁至门诊楼1楼南侧原门诊药房，4月设置医保病人结算窗口。2011年3月加床室归胜利油田泰恒实业总公司管理。11月入院登记、押金登记合并为一个窗口，解决病人二次排队问题。2012年2月加床室外包给胜利油田泰恒实业总公司，住院部负责考核、监管。6月增设1个新农合报销窗口。2013年5月迁至2号病房楼裙楼1楼，服务窗口由9个增加到13个，结算室实行通柜办公，各窗口均可办理各类参保病人结算报销业务，增设病员服务发放窗口。2014年3月感染病科门诊收费和入出院办理业务由门诊部移交住院部管理。2015年住院HIS系统升级后住院患者特殊费用由病区负责记账，住院部取消记账室，出院患者费用明细不再由病区打印，住院处统一打印办理。2018年11月7日入院办理及出院结算两个窗口功能整合，同一窗口可同时办理入院登记、出院结算等业务，减少排长队。2021年5月撤销住院部，成立一站式服务中心，属医院其他业务科室，原住院部登记室、记账结算室及门诊部挂号收费室人员及业务划归一站式服务中心管理，原住院部探视管理职能划归保卫科。主要负责门急诊（发热门诊、西郊医院、慢性病门诊）挂号收费、出入院办理、预住院办理、床位调配管理、加床管理、病历资料复印、邮寄病历等工作。2022年3月在门诊楼四楼18号诊室成立入院服务中心，归属一站式服务中心管理。主要业务有：预住院患者登记、床位调配、生命体征监测、静脉采血等。2022年6月26日原住院部改造完毕，入院服务中心搬迁至2号楼裙楼1楼，并增设陪检陪护窗口、营养咨询订餐窗口。

截至2024年3月，科室有职工23人，其中管理岗3人、专业技术岗3人、副高级职称3人，中级职称2人，初级职称1人。

历任负责人

姓名	职务	任职时间	离任时间	离任去向
崔玉莲	护士长	1973	1986	退职
周素兰	护士长	1986.10	1997.10	退职
田桂芬	副主任	1997.10	2002	主任
田桂芬	主任	2002	2005.01	经营管理部主任
刘　华	主任	2005.01	2017.12	退职
宋战松	主任	2017.12	2021.09	医保管理办公室主任
邢海燕	副主任	2017.12		
王　彦	副主任	2021.09	2022.12	主任
王　彦	主任	2022.12		
刘　娟	护士长	2024.03		

二、职能演变

（一）住院部

住院部负责住院病人入院登记、结算、收费、医疗保险报销、费用统计、加床和探视监管等工作。随着形势发展，增加惠民医疗、微笑列车、慈善复明、矫形、交通事故救助、东营市“就医直通卡”等各种慈善项目的出入院结算业务。修订完善科室工作制度、住院部职责、各岗位职责、流程及运行作业指导书等。落实各项医保政策，严格参保患者身份核对，严禁冒名住院。加强住院患者欠费管理，按照病种、医保病人和自费病人不同参保身份，设置押金档次，实施押金分档管理，对预交款不足者，实行动态监控、跟进，每月对各病区出院未结算情况进行统计、公示。对因交通事故住院患者，帮助争取交通事故救助基金。整合窗口职能，优化入出院流程，办理出院登记、报销、续缴押金等实现通柜办公和“一站式”服务。采取微信、自助交款机、银联刷卡机等信息化手段，提高工作效率，缩短患者等待时间。编制岗位文明用语和服务忌语，制定住院部窗口优质服务规范等，树立窗口人员良好形象。

1964 年开展入院病人手续办理和出院病历收集工作。

1967 年开展传染病人消毒隔离工作。

1971 年开展收费业务，油田职工出院费用不结算，油田家属半费结算，地方职工和农民全费结算。

1973 年开展病区工作量日报表收集、统计工作。

1976 年建立四角号码索引卡片，开展病历索引。

1978 年开展对病区工作量、床位使用率、床位周转率、病死亡率、治愈率等统计工作。

1980 年油田职工患者实行现金或转账方式进行结算。增加门卫和送诊员，制订探视制度和入院病人陪送制度，开展住院病人送诊服务。

1985 年至 1986 年先后建立探视室、住院病人更衣室，开展探视管理、住院病人入病区前更换病员服、危重病人临时加床服务等。

1998 年 10 月出入院患者手续办理实行微机管理，提高工作效率。

2000 年 2 月开展油田参保职工住院费用统筹部分现场结算报销。

2006 年随着参保患者现场联网登记和结算报销业务的不断增加，增设医保员岗位，负责收费项目医保编码的对应核对，患者报销资料的报送、医院垫付金拨付的核对等工作。

2007 年 1 月开展油田生育职工联网登记结算报销。5 月开展东营市市直参保职工联网登记结算报销工作。

2008 年 6 月开展油田家属联网登记结算报销工作。

2007 至 2008 年开展东营市城乡居民、东营市新农合出院患者病历复印工作，一次完成结算和病历资料复印，为出院病人费用报销提供方便。

2009 年 4 月开展油田待业青年和少年儿童联网登记结算报销工作。6 月押金室安装 2 台银联卡机（农业银行），方便患者刷卡预交押金。

2010 年 1 月油田参保职工实行住院登记表签字、盖章制度。5 月油田参保职工住院时，医疗保险卡留登记室保管，备医疗保险管理部门稽核（2011 年 5 月 1 日改为留取医保卡复印件）。7 月开展东营市城镇居民联网登记结算报销。9 月开展垦利县参保职工、城镇居民联网登记结算报销工作及东营区新农合住院病人结算报销。12 月出院病人治疗费用清单由记账室打印后提供给出院患者，病区不再提供。

2011 年 4 月开展东营区参保职工和城镇居民联网登记结算报销工作。5 月加强退费管理，病区因操作失误造成的退费，需填写退费申请单，由记账室统一管理。开展广饶县职工和城镇居民开始联网登记结算报销工作。8 月开展广饶县新农合病人报销工作。9 月开展垦利县新农合报销工作。实行电子病历，出院病人的病历不再送住院部，直接发到病案室。制定《患者住院押金收据补办制度》《病人信息保护制度》《周转金保管制度》《住院部印章使用制度》《红包转押金工作制度》等。

2012 年 1 月实行押金权限审批制度。6 月开展利津县、河口区新农合病人报销工作。9月开展东营市市直生育职工联网结算报销工作。制定完善《患者出入院流程》《急诊患者入院办理制度》《住院部工作制度》《入院登记工作制度》《结算报销工作制度》《医保工作制度》《记账工作制度》《催款工作制度》《住院病人身份标识制度》《住院部安全工作制度》《科室住院信息系统应急预案》《加床管理规定》《特殊患者入出院便民措施》《住院部信息系统管理制度》等，制定科室奖励基金办法及科室职工带薪休假规定。

2013年1月市直城乡居民在医院联网登记结算报销。2月开展河口区城乡居民、职工联网登记报销。3月开展利津县参保职工和城乡居民联网登记结算报销。5月开展病员服发放工作。6月探视管理外包给山东省吉优境物业管理有限公司，住院部负责监督考核。7月全省参保职工、居民开始联网结算报销。制定《探视管理规定》《门禁卡使用管理规定》《住院部办公环境规范化管理暂行规定》。

2014年1月东营市直职工开始执行社保卡个人账户金用于支付住院费自负部分。11月开展交通事故救助基金现场垫付工作，最高限额10万元。

2015年3月开展东营港开发区职工、居民联网登记结算报销。9月开展东营港参保职工、东营市灵活就业生育人员联网登记结算报销及东营市城镇居民大病救助出院现场垫付救助工作。12月开始脑卒中患者入院手续办理执行绿色通道有关规定。

2016年2月开展东营市直、各县区公务员、灵活再就业、事业编生育人员开始联网登记报销。8月印发《胜利油田中心医院住院欠费管理暂行规定》。11月开展入院患者腕带打印工作。

2017年1月开展省直省内异地联网登记结算业务。2月调整早班上班时间，增加入院患者登记高峰时段在岗人员。4月整合窗口功能，增加一个入院登记窗口，缓解入院患者排长队现象。开展全国异地联网登记报销工作。6月设立泰康人寿健保通理赔服务窗口，参保病人出院可即时进行现场理赔。

2018年3月开展扶贫特惠联网登记结算报销工作。9月开展全院出院病人病历复印及收费工作。10月29日住院病人办理入院手续时不再领取纸质版病历，将《入院须知》相关内容做成桌牌，放置到各病区护士站。11月7日将入院办理及出院结算业务整合通办。

2020年10月份疫情期间，按照东营市卫健委《关于进一步加强医疗机构应对秋冬季新冠疫情防控工作的通知》东卫医函〔2020〕35号文件要求，医疗机构要强化病区24小时门禁管理，取消非必要的现场探视和陪护，确需陪护的可安排1名固定陪护人员，并发放陪护证。10月26日前更换新版陪护证。

2021年5月撤销住院部，成立一站式服务中心，属医院其他业务科室，原住院部登记室、记账结算室及门诊部挂号收费室人员及业务划归一站式服务中心管理。

2021年5月开展床旁结算、床旁入院推进工作，做到医院全覆盖。床旁入院办理率平均98%，床旁结算办理率平均95.5%。

2021年8月6日起在全院全面推行使用《电子陪护证》。

2021年8月26日开展床位调配工作，解决群众住院难，一床难求的问题，做到“全院开展一张床”管理模式。

2021年11月20日同东营邮政联手推出线上病历复印邮寄业务，方便出院患者足不出户办理业务。

2022年5月11日起在全院全面推行患者及陪护人脸识别门禁系统。

2022年6月成立入院服务中心，归属一站式服务中心管理。

2022年6月30日开展预住院工作，使患者就医更便捷，缓解病人住院难问题，提升患者就医体验。

2022年7月18日开展住院患者陪护服务工作，满足患者全方位、多层次的就医需求，提供全面、连续的人性化服务。

2022年8月15日开展住院患者陪检服务工作，

为患者提供全面、规范、专业的陪检服务。

（二）挂号收费室

1964年建院初期，挂号室有工作人员2名，兼管收费。

1965年建立简易自管病历。

1966年实行内、外科自行挂号。“文化大革命”开始后，取消自管门诊简易病历，以卡式看病证代替。

1984年5名工作人员赴山东省立医院学习，筹备建立门诊大病历。12月挂号室分为挂号和病案两个组，开展门诊大病历和门诊病历收送。

1986年实行初诊分诊和儿科预诊制。

1989年门诊大病历室设4名工作人员，分管住院病人的病历档案。同年开设专家门诊。1999年撤销门诊病历室。

2003年9月使用微机挂号，开设6个窗口。1个急诊挂号窗口，负责中午和夜间值班挂号。

2005年7月专家挂号费由临床科室统计报经营管理部，由经营管理部进行核算进行发放，在此之前由门诊部统计、核实。

2007年4月门诊挂收室实行专家门诊出诊挂牌，请假翻牌制度。

2009年5月门诊挂收室窗口安装LED显示屏，公示专家门诊出诊信息。

2010年9月启用挂号收费一体化系统。

2012年4月门诊大厅安装LED电子显示屏，及时公布专家出诊等信息。8月安装身份证阅读器，实行实名制挂号。东营市医保挂号窗口增至4个。

2013年7月门诊大厅改造完成，为患者提供一站式服务。

2014年5月东华门诊HIS系统上线运行，采用“银医卡、就诊卡”的管理模式，实名制办卡，保障就医安全。同年12月就诊卡启用充值功能，挂收窗口及自助机均可完成现金预存及挂号、收费等业务。

2016年1月启用油田居民慢性病管理程序。6月门诊收费票据实行集中打印，缩短患者就诊等待时间。同期移动互联网医院正式运行，患者可通过手机微信完成预约挂号、支付、查询等就医环节。11月启用15台多功能自助一体机，提供挂号、充值、缴费、打印报告、查询费用等“一站式服务”，提高患者就诊效率。

2017年2月挂收室更换数字高清监控摄像装备，实现窗口监控全覆盖；油田一卡通上线运行。10月按照东价发〔2017〕75号文件要求，挂号费诊查费分设西医诊查费和中医辨证论治费。11月东营市一卡通上线运行。

2018年1月油田职工门诊大额业务上线运行，5月东营区居民慢性病上线运行，8月实现医疗服务门诊收费票据项目明细打印。

2019年1月21日至5月6日挂号收费室内部装修及办公室设备换新。

2020年1月25日，因新冠疫情启动发热门诊挂号收费室。9月25日电子发票运行会启动，9月27日安装调试完毕电子发票打印机，10月10日中午11时正式启用电子发票。

2022年2月启动“帮您办”窗口，主要业务：打印电子发票、发票明细、处理挂号、缴费异常等工作。

（三）入院服务中心

为深入贯彻2022年《胜利油田中心医院精致管理年实施方案》要求，同年3月启动预住院服务，针对胜利油田职工患者及自费患者全病种、东营市职工45项病种开展预住院工作，办理预住院产生费用后，患者因特殊情况不能正式办理入院的，所产生费用将转入门诊按门诊报销缴费。截至2024年3月底，为6800余名患者办理预住院服务。

三、制度管理

2021年10月9日，制定《胜利油田中心医院一站式服务中心首问负责制》；12月28日，制定《一站式服务中心人员行为规范》。

2022年1月制定《胜利油田中心医院一站式服务中心管理考核办法（试行）》；3月，制定挂号收费室推行《一站式服务中心挂号收费室绩效考核方案》；同年，为迎接三甲医院复审，修订40余项制度、流程与管理规定，对停电泛水、信息故障、跌倒猝死、就诊高峰、消防安全等突发事件的应急预案进行实战演练，提高门诊突发事件应变能力。

四、社会兼职

王彦任中华护理学会糖尿病专业委员会第一届青年委员、山东省东营市糖尿病护理专业委员会主任委员、山东省医药教育协会糖尿病教育管理专业委员会副主任委员、山东省首届研究型医院协会患者服务管理专业委员会副主任委员、山东省医学会骨科手术加速康复多学科联合委员会第一届委员会委员、山东省护理学会第三届糖尿病护理专业委员会委员。

邢海燕任山东省首届研究型医院协会患者服务管理专业委员会委员。

刘娟任中国抗癌协会第一届血液肿瘤整合护理专业委员会委员、山东省护理学会血液内科护理专业委员会委员、山东省护理学会造血干细胞移植专业委员会委员。

五、荣誉

（一）集体荣誉

2002 年 “关于在出入院管理中应用住院管理系统的建议”“关于企业医院住院管理实施动态考核的建议”分获管理局企业管理合理化建议成果三等奖。

2003 年 “降低住院病人的单病种费用”获石油工业质量科技成果一等奖。

2022 年 获第七季改善医疗服务行动全国医院擂台赛总决赛金奖第一名。

2022 年 “闪电圈”获东营市医院品管圈大赛二等奖。

2023 年 获山东省首届医院患者服务优秀案例擂台赛银奖。

2023 年 获东营市市直卫生健康系统先进基层党组织。

2023 年 胜利油田中心医院优秀党支部党建品牌。

2023 年 获东营市卫生健康系统第一届“党建品管圈”创新项目大赛一等奖。

2023 年 获山东省卫生健康系统第二届“党建品管圈”创新项目大赛一等奖。

2023 年 获胜利油田中心医院五星级党支部。

2023 年 获中国现代医院管理优秀案例。

（二）个人荣誉

2022 年 王彦获东营市卫生健康系统 2022 年度职工专业技能大赛二等奖。

（撰稿人：王 彦 王一博）

第七节 信息中心

一、概况

1987 年 7 月成立电子计算机室，邢佑印负责，隶属医务部管理，简称计算机室。1997 年 11 月成立信息科，包括病案室、计算机室、统计室。1999 年病案室划归医务部。2000 年迁至卫生学校办公楼 4 楼。2005 年 3 月更名为信息中心，包括计算机室、图书馆，统计室划归质量管理部。2009 年 6 月统计室划归信息中心。2018 年 3 月计算机室进行调整，设系统运行室、综合开发室。系统运行室主要负责信息系统运行、信息设备与系统维护、网络安全保障等工作。综合开发室主要负责新建项目引进实施、自主开发和联合开发软件等工作。现信息中心包括系统运行室、综合开发室、统计室、图书馆。2021 年 8 月图书馆划归科技成果转化科管理，人员整体移交。2023 年 6 月统计室划归质量管理部管理，人员整体移交。截至 2024 年 3 月，医院网络以医疗网为主线，多种服务并存的方式，建立两个中心机房，终端计算机 2000 余台，信息运行系统 87 个，负责医院网络安全与信息化建设、决策分析与统计报表采集上报工作。

截至 2024 年 3 月，科室有人员 17 人，其中硕士研究生 3 人，本科生 14 人。

历任负责人

姓名	职务	任职时间	离任时间	离任去向
邢佑印	负责人	1987.07	1993	
孙希敬	负责人	1993	1997.11	
罗延林	副科长	1997.11	1999.11	内科总支书记
姜明作	副主任	1999.10	2003.12	主任
姜明作	主任	2003.12	2017.12	安保部主任
马德刚	副主任	2012.07	2017.12	主任
马德刚	主任	2017.12	2021.02	安保部主任
闫应生	主任	2021.02		
李　斐	副主任	2019.02		
马明明	副主任	2019.02		
杨建志	副主任	2022.02		

二、业务管理

系统运行室与综合开发室是在原计算机室的基础上，于 2018 年 3 月进行拆分重组。按照医院发展规划及信息中心工作需求，逐步建立监督、服务、自查等制度体系。制定《计算机系统使用管理制度信息网管理办法》《信息网管理办法》《计算机网络信息保密管理制度》《信息化建设管理办法》《计算机网络安全管理制度》《信息系统变更及发布管理机制》《医院信息资源共享制度》《信息应用系统操作规范》《计算机及附属低值设备、耗材申请及管理办法》《胜利油田中心医院信息类相关设备维修管理办法》《胜利油田中心医院信息系统及设备管理办法》。

1987 年 3 月胜利油田从地质院调来一台王安 2200MVP 小型计算机系统及一台 IBM PC/XT 个人计算机。

1987 年至 1988 年完成住院处综合管理系统、中草药划价系统、住院收费及医疗费用统计、疾病分类报表打印等十多项系统研发及 PC 版财务管理系统开发工作。

1990 年引进 UNISYS（美国优利系统公司）基于 X386 的小型机系统，开发新一代住院查号、记账、结算系统及药房划价、影像登记等系统。

1994 年至 1995 年开发基于 NOVELL NETWARE 组网与 FOX PRO 数据库住院信息系统，包括住院登记系统、住院记账结算系统、药房划价记账系统等。

1996 年建立 WINDOWS 平台下门诊收费、药库、病区管理网络系统。

1998 年引进全影像系统（PACS），实现国内首家全影像无片化存储。编写妇产科新生儿登记程序、动态心电图登记程序。

1999 年完成日报统计程序编写，建立中心医院网站，以及 WINDOWS 操作系统下的门诊收费、药库、病区管理网络系统。

2000 年引进山东联合兴业软件公司网络化住院 HIS 系统，将住院部、药房、药库、护士站、医生站业务有机整合，是东营市第一套住院 HIS 系统。

2001 年引进医疗物资管理和计划系统，以及医学知识库检索系统。“影像库信息系统推广”获管理局计算机软件评比推广应用三等奖。

2002 年研发单病种质控信息系统，并引进血库信息管理系统、门诊导医系统等。启用物资管理系统和门诊导医系统。

2003 年完成医院网络系统与油田医保系统连接，引进金仕达 HIS 系统、PACS、LIS 等多个系统。建设以网络机房为中心的 8 条光纤主干，网络信息点达到 1200 多个，计算机近 500 台，达到数字化医院基本要求。与上海金世达卫宁网络公司合作开发门诊挂号系统。“中心医院影像信息系统”获信息创新增效三等奖。

2006 年上线金仕达卫宁版住院 HIS 及检验系统。

2007 年实施东营市医保联网结算系统，上线新农合医疗软件，引进物资管理系统、麻醉手术管理系统等。

2009 年实施网络管制和内网隔离、住院电子病历系统、成本核算绩效考核系统等。

2010 年完成东营市医保业务改造、东营区新农合系统对接工作等。研发完中层干部请销假系统、医疗统计分析系统。

2011 年实施 PIVAS 输液中心管理系统、合理用药与临床药学系统、医院感染监控系统等。

2012 年对物资系统进行改造；编制危急值报告系统；对医院 HIS 系统进行完善改造；实施门诊排队叫号系统、体检信息系统、病案统计系统、HQMS 上报系统、三甲指标采集分析系统、医院网站；电子病历系统的完善改造工作；实施自助挂号、检验报告取单系统。

2013 年实施东华版信息系统及一卡通项目，该系统包括 34 个模块；医院 HRP 信息系统调研考察招标工作，确定项目开发商；对药房管理系统进行流程改造与完善。

2014 年上线新型银医合作 HIS 系统、LIS 检验采血管理系统、HERP 系统、管理局视频会议项目、建筑预算系统、无线网络系统建设。完成门诊上线及全院培训。完成新机房的建设、搬迁。

2015 年完成医技科室收费点及住院 HIS 上线。引进手术麻醉管理系统、血库管理系统、人力资源管理系统、手机微信平台系统以及电生理信息系统；建设机房后端保障设施。

2016 年完成移动护理 PDA 上线、门诊自助机改造、医学影像自助打印胶片及超声检查科自助打印系统上线以及营养膳食系统、多媒体医技叫号系统、儿童健康管理系统、医生移动查房系统、重症监护系统上线。全院铺设无线网络，提升移动护理能力。

2017 年完成合同管理系统、重症监护系统、血液透析系统、抗菌药物三级管理系统、手足外科远程会诊系统等多个信息系统的上线，并通过网络安全测评。发布《胜利油田中心医院计算机及附属设备低值设备、耗材申请及管理办法》和《信息安全管理制度》。自主研发的职称评审投票系统的应用，明显缩短时程。

2018 年 OA 系统、患者随访系统上线，移动护理、病案无纸化、胃镜中心等项目的相关工作也陆续开展起来。

2019 年的新版东华 HIS 系统升级，2020 年通过电子病历应用水平测试四级。2020 年 12 月 12 日省卫健委组织专家对医院进行的互联互通测评现场评测。2021 年 5 月医院通过国家医疗健康信息互联互通标准化成熟度“四级甲等”测评。

2021 年信息中心完成为群众办实事十大攻坚工程中信息相关改造，2021 年开始至 2022 年结束的三甲指标提取工作，2023 年完成在 3 号楼 1 楼新机房建设，启动大数据项目建设等。2023 年启动电子病历应用水平测试五级申报工作。

2024 年通过 2023 年度电子病历系统功能应用水平五级评审，成为电子病历分级评价高级别医院。

临床系统列表

序号	系统名称	厂商	启用日期	使用范围
1	医院信息管理系统（HIS）	东华软件	2014.05	全院
2	住院电子病历系统	北京嘉和美康	2009.12	临床科室
3	影像信息系统（PACS）	深圳蓝韵	2010.06	医技科室、临床科室
4	体检信息系统	中科恒业	2012.09	健康管理部
5	检验信息系统（LIS）	东华软件	2014.05	临床科室
6	临床路径系统	北京嘉和美康	2011.08	临床科室
7	静脉用药配置管理系统	成都超然	2011.08	静配中心
8	合理用药及临床药学系统	四川美康	2011.11	临床科室
9	手术麻醉信息管理系统（AIS）	易飞华通	2005.10	麻醉手术科
10	医院信息管理系统（HIS）—上海卫宁	上海卫宁	2006.08	部分科室
11	嘉和心电信息管理系统	北京嘉和美康	2016.10	部分临床科室
12	移动医生工作站系统	北京嘉和美康	2016.08	全院
13	移动护理工作站系统（移动 PDA）	东华软件	2016.11	临床科室
14	数字化手术室系统	麦迪斯顿	2013.06	麻醉手术科

序号	系统名称	厂商	启用日期	使用范围
15	病理信息系统	长沙美泉	2015.12	病理科
16	儿童健康管理系统	零六健康	2016.10	儿科康复
17	血液净化智能系统	上海学透通	2018.01	血液净化中心
18	重症监护系统	麦迪斯顿	2017.08	重症医学科
19	检验智能采血系统	阳普医疗	2015.04	检验科、健康管理部
20	影像自助取片系统	锐科	2015.10	影像中心
21	超声报告自助打印系统	自己开发	2016.12	超声检查科
22	输血管理系统	东华软件	2015.09	输血科
23	血透登记系统	自己开发	2015.10	血液透析室

管理信息系统列表

序号	系统名称	厂商	启用日期	使用范围
1	医院运营管理系统（HERP）	东软望海	2014.10	全院
2	浪潮自助挂号系统	浪潮软件	2014.05	门诊
3	旭辉自助挂号系统	神思旭辉	2016.11	门诊
4	门诊叫号系统	东华软件	2015.08	门诊
5	医技叫号系统	神州视翰	2016.11	医技科室
6	病案数字化系统	北京影研	2012.10	病案室
7	医院全面质量管理系统	众阳	2015.06	全院
8	医院网站及 OA 办公系统	广州红帆	2018.07	全院
9	医院感染实时监控系统	杭州杏林	2011.08	临床科室
10	堡垒机	帕拉迪	2018.01	信息中心
11	汉立医疗安全不良事件管理系统	上海汉立	2015.09	全院
12	今创病案统计＆三甲医院评价指标采集系统	上海今创	2012.10	病案室、临床科室
13	金蝶互联网医院	金蝶医疗	2016.07	全院
14	绩效考核信息系统	北京保成	2009.10	经营管理部
15	医院质量监测系统（HQMS）	上海今创	2013.05	质量管理部
16	消毒供应追溯系统	山东新华	2014.09	消毒供应中心
17	远程会诊系统	山灞	2016.03	远程医学中心
18	疾病预防控制系统	政通	2016.11	公共卫生科、临床科室
19	防统方系统	绿邦	2012.07	全院
20	上网行为管理系统	深信服	2016.11	信息中心
21	综合运营系统	东软望海	2014.08	信息中心
22	营养膳食系统	营康	2016.05	全院
23	数腾容灾备份系统	数腾	2016.06	信息中心
24	个人所得税系统	物探研究院	2011.12	全院
25	云之家	金蝶医疗	2016.06	全院
26	卡巴斯基杀毒软件系统	卡巴斯基实验室	2016.10	全院
27	技术档案系统	中禄	2012.08	全院
28	医院零星维修管理系统	个人开发	2015.08	全院
29	合同管理系统	胜利软件	2017.02	全院
30	人力资源管理系统	北京宏景	2016.06	全院
31	职称评审投票系统	自己研发	2017.03	全院

三、科研论文

截至 2023 年获管理局科技进步二等奖 1 项，三等奖 1 项，发表论文 30 余篇。

四、荣誉

（一）集体荣誉

1995 年　被评为胜利石油管理局卫生统计先进集体。

2000 年　被评为胜利石油管理局信息工作先进单位。

2016 年　被评为山东省数字化医院建设先进集体。

2017 年　被评为山东省医院网络安全建设先进集体。

2022年　被评为山东省信息网络安全协会医疗网络安全建设先进集体。

2023年　被评为2021—2022年度山东省医疗网络安全建设先进集体。

2023年　山东省数字健康变革创新大赛“网络安全技能赛道”暨全省卫生健康系统网络安全技能大赛团队三等奖。2023年“第四届卫生健康行业网络安全技能大赛”优胜奖。

（二）个人荣誉

2016年　姜明作被评为山东省数字化医院建设先进个人。

2017年　马德刚被评为山东省医院网络安全建设先进个人。

2022年　闫应生被评为山东省医院信息化网络安全建设先进个人。

2023年　李阳在山东省卫生健康系统网络安全技能大赛中获个人理论知识优秀奖。

2023年　李阳、闫应生、杨洋、陈宇星获山东省数字健康变革创新大赛二等奖。

2023年　闫应生获2021—2022年度山东省医疗网络安全建设先进个人。

2023年　李倩仪获第六届山东省医院品管圈大赛课题研究型专场一等奖。

2023年　李倩仪获第十一届全国医院品管圈（多维工具）大赛药事药物专场三等奖。

2023年　闫应生、杨洋、李阳、于少冬获“第四届卫生健康行业网络安全技能大赛”优秀个人奖。

（撰稿人：闫应生　李　斐）

第八节　医学装备部

一、概况

1984年7月，医院成立医疗设备管理科，下设医疗器械维修班和器械库，职工16人。任务职能是负责全院医用器械设备、材料的采购、管理、计量检定和维修保养等工作。1986年有工程师2名，主管技师1名，管理干部3名，工人10名；1987年调入采购员1名。1993年11月，更名为医疗器械科，下设器械库和医疗器械维修站，主要负责医院医疗设备及器材的采购供应、日常使用管理、计量检定和维护保养等工作。1998年3月，医疗器械科增设院组织机构代码证的年检和使用管理工作。2005年3月，成立器械材料中心，为机关直属科室，下设仪修调配站、物资配送站、器械库，设有计量管理、设备管理、设备维修等技术员、保管员、配送员等工作岗位。2017年8月，器械材料中心更名为“医学装备部”，原职能不变。医学装备部负责医疗设备、医用材料、办公物资等职能的综合管理部门；主要有医疗设备管理、医疗设备维修管理、设备计量管理、医疗器械不良事件管理、医用材料管理和办公物资管理等职能；下设仪修调配站、器械库和物资配送站三个班组，设有主任、副主任、设备管理、计量管理、耗材管理、物资管理、器械维修、保管员和配送员等9个岗位。

截至2024年3月，科室现有员工22人，硕士研究生5人；其中高级经济师4人，高级工程师1人，副主任护师1人，工程师7人，主管护师2人，助理工程师2人，助理经济师1人，技术员1人。

历任负责人

姓名	职务	任职时间	离任时间	离任去向
刘效仁	副主任	1984.08	1993.05	退职
张之才	副科长	1993.05	1999.11	科长
张之才	科长	1999.11	2002.12	高压氧科
张益波	科长	2003.04	2005.06	主任
张益波	主任	2005.06	2008.12	采购部

姓名	职务	任职时间	离任时间	离任去向
夏　建	主任	2008.12	2017.12	经营管理部
张益波	主任	2017.12	2021.02	经营管理部
陶振岩	主任	2021.02	2022.02	泰恒
夏　建	主任	2022.02		
张益波	副科长	2002.04	2003.04	科长
夏　建	副主任	2005.06	2008.12	主任
李兆宏	副主任	2008.12	2019.02	泰恒
张强斌	副主任	2017.12		
柳芳琴	副主任	2019.02		
张连珍	副主任	2013.01	2022.10	退职
王希虎	副主任	2023.02		

二、科室职责

1984年，科室职能是负责全院医用器械设备、材料的采购、管理、计量检定和维修保养等工作；1993年开始在临床、医技科室设兼职资产、计量管理员，从设备计划提出、咨询、购买、到货验收，到调试使用、保管、计量检定及维修保养和器材发放等，都有一套行之有效的管理制度，1994年以创建“三级甲等医院”为契机，进一步完善《医疗器械科管理制度》《医疗设备管理制度》《计量管理制度》等管理制度，制度涵盖设备计划编制和审批、采购验收、医疗设备技术档案、医疗设备使用和维修保养、大型设备专管共用、设备使用人员考核、设备的报废和赔偿等制度。

1998年开始对引进医疗设备都采用招标的办法；1999年印发《中心医院医用设备管理办法》和《中心医院医用设备管理奖惩办法》。

2005年3月，制定实施急救设备应急处置、应急物资储备管理等管理制度、规定和流程。在做好服务保障的同时，加强制度实施情况的监管，制定医学装备临床使用检查细则，实行月检查、季总结通报反馈的质量检查考核制度并严格执行。

2009年12月，医院被山东省食品药品监督管理局和山东省卫生厅确立为山东省医疗器械不良事件监测工作站，2010年医院成立医疗器械不良事件监测领导小组，2018年医院对医院医疗器械不良事件监测领导小组成员进行调整，领导小组下设办公室，办公室设在医学装备部，设专职医疗器械不良事件监测员，建立医疗器械临床使用安全事件监测与报告制度。

2012年5月，修订《医疗设备管理办法》《医疗设备使用考核标准》《医疗设备使用培训管理办法》《医疗设备维修管理办法》《医疗器械临床使用安全管理规定》《医疗器械临床使用技术支持管理办法》《医疗设备状态标示管理规定》《大型医疗设备效益考核办法》《医用材料管理办法》《医用材料采购目录管理办法》《新增医用材料准入管理办法》《一次性使用无菌医用材料管理办法》《直达医用材料管理办法》《物资材料管理办法》《计量管理制度》《急救与生命支持设备应急预案》《急救设备检测规定》《急救设备应急流程》《医疗设备应急维修制度》《医疗设备停电应急处理》《医疗器械应急保障预案》《应急物资储备管理规定》等22个管理制度。强化急救设备应急处置、应急物资储备管理、急救设备、生命支持设备和应急物资的管理。

2016年1月，为控制风险，提高医疗设备购置运行质量，制定《新购医疗设备售后质量评价制度》。

2017年8月，新制定《医疗设备应急维修与替代制度》，进一步强化对急救设备、生命支持设备的管理。

三、主要工作

2000年至2003年，医院引进1.5T核磁共振，双层螺旋CT，医用直线加速器，平板数字减影系统，ECT等。这些设备的引进极大地推动了医院的发展，提高医院的知名度，有力地配合临床医技科室新技术、新项目的开展，使医院的整体医疗水平有质的突破，获得良好的经济和社会效益。

2013年，完成6万平方米新建2号综合病房楼的配套设备、医疗设施验收、就位、安装、调试，总价值7500万元，还完成1号病房楼的维修改造配套工作，保障1号楼的及时重新投入使用。

2016年，设备投资实际完成286台6144万元，全部安装到位发挥效用，重点引进的新直线加速器、128层CT、1.5T磁共振、口腔CT及眼科高端显微镜等设备。

2017年，完成内科楼建成后的配套设备设施配置工作。

2019年，完成新医技楼的配套设备设施配置工作。

2019—2023年，完成新冠防控工作中配套设施、耗材的紧急评估、引进、运营工作。

（一）设备维修管理

负责全院医学装备引进过程技术咨询、安装验收、质控、维修、维护、使用培训、技术支持、应用分析、报废鉴定、档案管理、急救与生命支持设备的应急调配等相关工作。

医疗设备维修工作始于1965年，起初属于后勤维修队管理，仅有陈桂庸一名医疗器械维修人员；随着医疗设备数量增加，1975年赵泽明、王欣调入，维修人员增至3人，成立仪表维修组，陈桂庸任组长；1978年职能重新划分，将医疗设备维修管理归属药械科管理，并成立医疗器械维修组，吴金章、王洪永、刘甫臣、曲继海调入，维修人员增至7人，吴金章任组长；学科发展需要，1984年成立医疗设备管理科，医疗器械维修组归于其管理，时玉香、郝萌、盛士谦等调入，人员增至10人，吴金章任组长；1992年更名医疗器械科，医疗器械维修组更名为医疗器械维修站，徐嘉丽调入，赵泽明任站长；2005年3月，医院改制，由物资供应站、医疗器械科整合成立器械材料中心，医疗器械维修站更名为仪修调配站，张连珍任站长。

多年来，医疗设备维修一直采用责任工程师负责制，工程师分科室承包责任制；2009年开始，实行责任工程师双岗负责制，有效提高维修效率；2014年，实行分科室与专业相结合的维修方式，开展工程技术人员专业方向的培养。

随着医院引进大量高精尖的医疗设备，维修工作日趋繁重且工作内容发生改变，从起初简单医疗器械的维修，发展到现在医疗设备的全过程运行保障，从单纯的维修向工程与管理转变。1993年，为保证心电设备的质量与安全，经山东省技术监督局授权，工程技术人员承担全院心电设备计量检定任务。2005年始除承担维修、维护外，负责全院医学装备引进过程技术咨询、安装验收、质控、使用培训、技术支持、科研、应用分析、报废鉴定、档案管理、急救与生命支持设备的应急调配等。2016年，为控制风险，提高医疗设备运行质量，开展医疗设备售后质量评价。

医疗设备的维修本着立足自我、先内后外的原则，提高维修效率并节约维修费用，中小型医疗设备自主维修，大型医疗设备综合评价设备利用率、经济效益、社会效益等采用不同的维修模式，最大限度提供保障。

（二）计量管理

1984年，医院成立中心医院计量标准管理领导小组，医院将计量管理办事机构设在设备科计量室，出台九项计量管理制度。

1989年11月，各计量部门指定专人负责本部门计量管理工作；1991年8月，各个病区设兼职计量管理员；1994年7月，医院设专职计量管理员。

1995年7月，医院“心电”计量室的计量检定工作管理纳入正规化，统一下达检定计划，明确责任。

2003年6月，医院设立医疗器械检测维修站，明确检测维修站的工作责任。

2004年以来，我部门严格按照国家有关法律法规要求，对医院的计量器具开展有计划的周期计量检定工作，检定数量逐年增加（例如：2012年1900台，2013年2538台，2016年3540台），医院的计量工作多次受到政府有关计量部门的表彰。

（三）医用材料管理

1984年7月，医疗设备管理科下设器械库，负责医用材料的日常管理。

2000年印发《中心医院一次性医疗用品管理

规定》，强化一次性医疗用品的管理，为进一步预防和控制医院感染提供保障；2011年，加大对医用材料的管理，出台《直达医用材料管理规定》；2012年，医用耗材集中托管。

2016年，着力推进医用高值耗材扫码计费、记账与质量追溯系统建设，在心血管内科导管室进行测试性上线运转。

2017年摸索医用耗材消耗控制办法与措施，有针对性地采取定额消耗、耗材收入比、人均耗材、高值耗材报备等目标管理手段来控制医用耗材消耗，鼓励国产耗材替代进口、加快采用升级集中招标价格等手段降低采购成本，从而降低耗材消耗。保证医院经济效益逐步改善和提高。

2021年1月1日SPD管理项目启动，SPD（Supply-Processing-Distribution）是由医院医疗物资管理部门为主导、以物流信息技术为工具，通过合理使用社会资源，对全院医疗物资（药品、耗材、试剂）在医院内的供应、加工、配送等院内物流的集中管理方法。SPD将耗材管理中的主要工作移至信息系统，并由此实现耗材追溯的能力。项目由颜培光书记牵头，院党委全程督导，2021年6月成立以朱华副院长任组长的专班组，带领工作组建立工作机制，确定工作开展责任人，明确完成时间节点。医学装备部、财务资产部、护理部医保办、采购部、信息科等部门协同部署，对具体业务实施、收费编码核对，价格、运行模式、对SPD项目实施配合。项目于2021年7月1日全部上线。

（四）物资材料管理

1975年，成立新医院筹建组，每年供应物资价值400万元；1978年，新医院建成投产，筹建组和老医院仓库合并成一个单位，即供应站，隶属综合公司管理，负责老医院的维修用料，每年供应物资价值30万元左右。

1986年，为方便临床，供应站开始送货上门，仅1986年送货上门达110人次、48车次。

1988年，建立健全以岗位责任制为中心的各项制度（物资发放制度、仓库管理制度、领新交旧制度、修旧利废制度、计划编制与审批制度、统计上报制度、门卫制度、安全防火制度、巡回检查制度等）。

2005年3月，物资供应站与医疗器械科合并，更名为“物资配送站”。

四、荣誉

（一）集体荣誉

1998年　计量室被胜利石油管理局评为一九九八年度技术检测先进站所。

1999年　医院被山东省计量科学研究所评为一九九八年度计量检定协助先进单位。

2000年　医院被胜利石油管理局评为2000年度技术监督先进单位。

2000年　医院计量室被胜利石油管理局评为2000年度技术检测先进站。

2006年　医院被山东省计量科学研究院评为2005年度医疗卫生计量检定工作先进单位。

2011年　医院被山东计量测试学会评为2010年度计量检定技术工作先进单位。

2013年　医院被山东计量测试学会评为2013年度医学计量技术工作先进单位。

2015年　医院被山东计量测试学会评为2014年度医学计量技术工作先进单位。

2015年　医院被山东省卫生计生委与山东省总工会评为山东省卫生计生系统医学工程技能竞赛团体二等奖。

（二）个人荣誉

1994年　张强斌被共青团胜利石油管理局委员会评为胜利石油管理局新长征突击手。

1995年　李兆宏被胜利石油管理局评为技术监督先进工作者。

1996年　张之才、李兆宏被胜利石油管理局评为技术监督先进工作者。

1997年　张之才被胜利石油管理局评为双文明先进职工，时玉香、张连珍被胜利石油管理局评为技术监督先进工作者。

1999年　时玉香被胜利石油管理局评为技术监督先进工作者。

2000年　张强斌被胜利石油管理局评为财务

资产管理先进工作者。

2004年、2005年、2006年、2008年和2009年 李兆宏被山东省质量技术监督局计量科学研究院评为山东省医疗设备计量检定技术工作先进个人。

2010年 李兆宏被山东计量测试学会评为山东省医疗卫生行业计量检定技术工作先进个人。

2011年 夏建、李兆宏、付园被山东计量测试学会评为山东省医疗卫生行业计量检定技术工作先进个人。

2013年 李兆宏被山东计量测试学会评为学会工作先进个人；李兆宏、付园被山东计量测试学会评为山东省医学计量检定技术工作先进个人；李兆宏被东营市食品药品监督管理局和东营市卫生局评为全市医疗器械不良事件监测工作先进个人。

2014年 李兆宏被山东计量测试学会评为山东省医学计量检定技术工作先进个人。

2015年 尹帆、杨燕被山东省卫生和计划生育委员会、山东省总工会评为全省卫生计生系统医学工程技能竞赛个人二等奖；王希虎被山东省卫生和计划生育委员会、山东省总工会评为全省卫生计生系统医学工程技能竞赛个人三等奖，靳祖光被山东省卫生和计划生育委员会、山东省总工会评为全省卫生计生系统医学工程技能竞赛个人优秀奖。

（撰稿人：夏 建 尹 帆）

第九节 健康管理中心

一、概况

1972年5月在门诊设立保健室，医生、护士各1人。1975年固定医生3人。1979年8月迁入医院门诊楼，设诊断室4间、注射室1间、职工病案室1间，兼管防疫工作，隶属门诊部管理。医院职工看病为全日制，处级以上干部保健每周2天，由内科主治医师值班。1982年成立预防保健科，设有内、外科诊室，注射室，防疫室和专供处级以上干部取药的小药房。在原油田第二招待所（现黄河饭店）和第三招待所分设医疗点，固定医生各1人，负责工人、干部常见病的诊疗。1988年设诊疗、注射、防疫、计划免疫、计划生育和小药房等6个部门。1994年增设心理咨询门诊。1997年感染管理职能划归质量管理科。1985年成立干部病房，设在十九病区、二十病区，分别收治处级以上干部和科级干部及本院职工，隶属内科。1992年更名为干部一病区和干部二病区。2002年3月干部一区更名为保健病区，隶属于预防保健科；干部二区更名为内分泌科，隶属于内科。2003年12月，成立健康查体中心，隶属于预防保健科。2008年设立特需专家门诊。2011年8月健康查体中心更名为健康管理部。2012年预防保健科下设保健科门诊、健康管理部、保健病房，成立戒烟门诊，6月计划免疫工作整体移交给社区卫生服务中心。2013年3月传染病疫情管理工作移交给公共卫生科。2017年2月成立老年病科，开设老年门诊，挂靠保健病区。2018年12月设置全科医学科，开设全科门诊。2021年预防保健科更名为健康管理部，隶属机关职能科室。由干部保健办公室和体检中心组成。保健病区、老年病科、全科医学科划归内科管理，原诊疗范围不变。2024年2月健康管理部更名为健康管理中心，体检中心更名为体检部，原职责不变。

2021年2月成立干部保健办公室，主要负责干部保健工作。体检部于2003年成立，主要进行健康人群健康体检工作。2018年2月被评为东营市五星级健康体检机构。2021年在原体检楼西侧停车场基础上改造完成体检一部大厅建设，11月份投入使用。现有内科、外科、眼科、耳鼻喉科、口腔科、妇科等6个体检专业，聘有40多位专家做顾问，开展健康体检、健康咨询、健康评估、健康宣教和医疗随访、健康干预等健康促进工作，进行健康保健、亚健康调整促进和疾病预防工作。2012年引进北京中科健康体检系统，运用信息管理完成无纸化体检服务。2015年聘请中国科学院北京肿瘤医院超声检查科牛丽娟教授为客座教授，为疑难病例进行会诊。2017年突破50000人次健康体检和保健服务量。2019年开展移动体检工作，配置移动体检车、移动CT车，首次为偏远地区职工群众进行移动体检服务。2020年取得职业病健康体检资质，2021年11月取得职业病诊断资质。2021年扩建体检中心，分体检一部、体检二部两个区域，总面积达到5300平方米。更换北京中科体检信息系统为调鼎体检系统，引进体检预约系统和智能导检系统，实现健康体检从检前网上预约到检中智能导检到检后电子报告查询一体化智能体检服务。设置健康管理区域，由主任医师组成健康管理团队，负责进行健康体检报告解读、健康咨询、健康管理等服务。2022年体检人次突破100000人，引入中医四诊仪进行中医体检服务。成立职业病诊断办公室， 进行职业病诊断工作。成立健康体检知名专家门诊，为有需求的客户进行门诊服务。成为东营市高层次人才和企业家健康保健基地。2023年成为全国重大慢病防控创新融合试点项目单位。充分发挥医院“蓄水池”作用，开展医院慢病链条管理。2024年成功申报为全国健康管理学科共建共创单位，逐步开展体检人群肺结节专项管理，成为中国健康管理协会健康管理建设单位分会理事单位。

健康管理中心是国家级健康管理示范基地、国家级医用红外线研究基地、山东省健康保健工作示范医院、东营市第一批医药卫生重点学科（A级）、东营市健康管理质控中心挂靠单位、体检人群鼻咽癌早期筛查多中心课题项目科研协作单位、全国早期胃癌筛查协作单位、早期肺癌多中心研究筛查协作单位、全国重大慢病防控创新融合试点项目单位、全国健康管理学科共建共创单位、中国健康管理协会理事单位、山东省健康管理协会副监事长单位、山东省医学会健康管理分会副主任委员单位。

截至2024年3月，现有人员56人。在职医师9人、医技1人，返聘医师6人，在职护理人员17人、返聘1人，导医7人，外聘14人。其中主任医师6人、副主任医师7人、副主任技师1人、副主任护师6人，硕士生导师1人，硕士研究生2人，高级经济师1人，山东省中青年优秀保健人才1人，黄河口领军人才1人，黄河口医学人才1人，医院高级医学专家1人。

历任负责人

姓名	职务	任职时间	离职时间	离任去向
洪兆平	副主任	1982.01	1997.08	退职
刘传文	副主任	1993.10	1997.01	退职
王清玉	副主任	1997.03	2000.06	退职
陈启才	副主任	2000.06	2002.03	主任
陈启才	主任	2002.03	2016.01	院长助理
陈启才	院长助理兼主任	2016.01	2017.01	市场总监
赵卫东	副主任	2002.03	2011.09	院长助理
刘焕乐	保健病区副主任	2009.12	2012.12	保健病区主任
刘焕乐	保健病区主任	2012.12	2016.07	预防保健科主任
刘焕乐	医疗副总监兼主任	2016.07	2021.02	退职
白方红	市场副总监、健康管理中心主任	2021.02		
冯　新	副主任	2008.12	2016.07	健康管理部主任
冯　新	健康管理部主任	2016.07	2024.02	健康管理中心副主任、体检部主任
冯　新	健康管理中心副主任、体检部主任	2024.02		
鲍秀艳	健康管理部副主任	2019.02	2022.12	退职
徐付印	健康管理部副主任	2013.10	2019.01	超声检查科副主任
徐付印	超声检查科副主任兼健康管理中心副主任	2019.01		
刘　娟	体检部副主任	2016.07		
张晓飞	健康管理部副主任兼移动体检中心主任	2019.11	2021.09	血管介入科副主任
袁利田	体检部副主任	2022.12		
蔡丽芬	科护士长	2002.03	2008.12	护理部副主任

姓名	职务	任职时间	离职时间	离任去向
袁景云	护士长	2008.10	2012.12	离职
王　宏	护士长	2013.05	2021.11	退职
王晓娜	副护士长	2021.11		
吴涛涛	副护士长	2023.		
于　晖	兼职健康管理部副主任	2019.09	2021.09	门诊部

二、业务管理

1988 年为胜利石油管理局处级以上领导和知识分子查体 400 人次，并建立健康档案。

1998 年“运用 QC 方法，提高医护服务质量”获山东省企业管理现代化优秀成果一等奖。

2000 年“医院管理系统制约要素的优化与运作”获中国石化管理现代化创新成果二等奖。

2003 年“DPC4 基因在胃癌发生发展的作用的临床研究”获胜利石油管理局优秀质量管理成果一等奖。

2004 年体检年增长率 10%—15%。

2005 年 7 月采用上海金仕达卫宁医院体检系统进行体检工作，完成 133 家单位近 10000 人健康体检。

2006 年超声诊断仪由 2 台增加到 3 台，引入电子喉镜一套。

2007 年完成油田和地方 20000 人次健康体检。

2008 年制订《体检中心工作制度》《体检中心工作量化管理办法》《体检中心岗位竞聘办法》《体检中心岗位设置和岗位职责》等科室管理制度。

2009 年从骨科调入骨密度仪，开展骨密度检测。

2010 年开展动脉硬化早期检测、心率变异性分析等项目，全年实现服务 35000 人次。

2011 年引入医用红外线扫描仪、呼吸睡眠监测仪等，超声诊断仪由 3 台增加为 4 台。

2012 年 6 月传染病疫情上报 800 人次，及时上报率 100%。

2013 年 3 月引进彩色超声仪一台。全年完成 40000 人次健康体检和保健服务。

2014 年 7 月，与 51 健康服务平台合作开展健康体检网上报告审核、传输、领取、量表自测、分析、网上健康咨询等工作。10 月举办国家级继续医学教育项目《黄河三角洲健康管理和健康体检论坛》。全年完成 40000 人次健康体检和保健服务。

2015 年聘请中国医学科学院肿瘤医院超声科专家牛丽娟为客座教授，建立疑难病人会诊制度，提高体检质量，半年来会诊疑难病人 210 多人次，诊断疑似恶性肿瘤 25 人。与 CT 检查科合作进行早期肺癌筛查 7000 多例，冠脉 CT（CTA）检查近百例，与胃镜室合作进行无痛胃肠镜检查 500 多例。9 月代表山东省体检和保健系统参加全国第七届健康服务业大会成果展。

2016 年引进新设备糖尿病风险评估系统、人体成分分析仪、肺功能检查仪、经颅多普勒仪等。引进超声诊断仪 1 台，超声诊断仪增至 6 台。在保健楼西侧安装垂直电梯 1 部，方便客户。

2017 年全年实现服务 50000 人次。成为东营市健康管理质控中心挂靠单位，中国健康促进基金会“体检人群鼻咽癌早期筛查多中心课题项目科研协作单位”落户医院。首次与单位签约医疗保健绿色通道服务协议。

2018 年 2 月引入健康管理系统和个体化健康体检系统，首次进行职业健康检查工作。与三家单位签订医疗保健绿色通道服务协议。保健楼设置餐厅，客户可直接在楼内用餐，提高满意度。

2019 年体检人次突破 60000 人，配置移动体检车、移动 CT 车首次为边远地区职工群众进行移动体检服务。与四家单位签订医疗保健绿色通道服务协议。

2020 年体检人次突破 80000 人，引入体检叫号系统，极大提升工作效率，客户满意度明显提高。

2021 年新建体检一部服务大厅，总服务面积达到 5300 平方米。更换北京中科体检信息系统为调鼎体检系统，同时叫号系统也采用调鼎系统进行服务。新引进肝脏瞬时成像系统进行健康体检。

2022 年体检人次突破 100000 人，引入中医四诊仪进行中医体检服务。

2023年体检人次再次突破100000人，申报成为全国重大慢病防控创新融合试点项目单位。

2024年初申报成为全国健康管理学科共建共创单位，中国健康管理协会健康管理建设单位分会理事单位。

三、人员培训

2010年冯新参加全国全科医学专科培训基地师资培训班。

2013年杨霜在北京协和医院进修超声诊断小器官技术半年。

2013年冯新参加全国心理健康管理技能岗位培训班。

2013年王宏参加山东省护理技术培训班。

2014年冯新参加国际骨质疏松症治疗学习班。

2016年王晓娜、高海霞参加山东省经颅多普勒操作培训班。

2016年周杰参加全省保健护理培训班。

2016年陈启才、冯新参加第六届中国长城高血压西部论坛。

2016年王宏参加专业技术人才工程健康管理高级培训班。

2016年冯新参加山东省化学因素职业病诊断医师培训班。

2017年刘娟、冯新参加山东省物理因素职业病诊断医师培训班。

2018年纪红参加全国健康体检适宜技术培训班。

2019年焦莉华参加中国健康管理适宜技术培训班。

2020年刘焕乐参加全国脂肪肝规范诊疗培训班。

2022年高健参加山东省化学因素职业病诊断医师培训班。

2022年高健、于伟参加山东省物理因素职业病诊断医师培训班。

2023年王彬、冯新参加山东省物理因素职业病诊断医师培训班。

2023年冯新参加山东省化学因素职业病诊断医师培训班。

2023年冯新参加山东省职业病诊疗康复人才培训班。

2023年于伟参加山东省尘肺病诊断医师培训班。

2023年于伟、高健、冯新参加胜利油田培训中心职业健康检查工作培训班。

2024年3月高健在山东省职防院进行职业健康监护与职业病诊断技术培训3个月。

四、硬件建设

总建筑面积5300平方米，现有体检一部、体检二部、贵宾体检区、高层次人才保健中心、移动体检服务区、西郊院区体检区，现有超声诊断仪、动脉硬化检测仪、超声波身高体重测量仪、心电图机、动态心电图机、动态血压计、肝脏瞬时弹性成像仪、中医四诊仪、超声骨密度仪、双能X线骨密度仪，经颅多普勒诊断系统、人体成分分析仪、肺功能检测仪、糖尿病风险分析仪、个体化体检系统、健康管理系统、数字X射线光摄拍仪、螺旋CT仪、磁共振仪、移动体检车、移动CT车等。

五、科研论文

获华东地区科学技术推广奖1项、山东省科研情报三等奖1项、东营市科技进步二等奖2项、三等奖4项，发表论文46篇，论著11部。

六、社会兼职

石玉杰任中国中青年心脏电生理学会委员、中国心力衰竭学会委员。

陈启才任中国卒中中心管理指导委员会督查专家、中华医学会健康管理分会防老组委员、中国健康管理协会理事、中国研究型医院医患管理与评价分会常委、山东省卫生保健协会健康管理专家委员会主任委员、山东省医师协会健康管理和医师保险委员会副主任委员、山东省健康管理质控中心副主任委员、山东省医师协会健康体检专业委员会副主任委员、山东省预防医学会健康管理分会副主任委员、山东省医学会临床流行病学分会副主任委员、东营市医学会终身荣誉主任委员、东营市医学会老年分会主任委员、《山东医药》杂志编辑。

刘焕乐任东营市黄河口领军人才、东营市医学会第一届健康管理委员会副主任委员、东营市医学会第一届副主任委员、第二届老年病分会主任委员、东营市老年病协会终身名誉会长。

王佐荣任山东省健康管理协会第二届理事会理事。

白方红任山东省医学会健康管理分会副主任委员。

冯新任中国医师协会整合医学医师分会整合健康学委员会委员、中国健康管理协会健康管理建设分会理事、山东省卫生保健协会健康体检与健康管理分会副主任委员、山东省健康管理协会健康体检与评估专委会常委、山东省医师协会健康管理分会委员、山东省健康管理协会第一届理事会理事、山东省健康科普专家库成员、东营市医学会健康管理分会副主任委员、东营市健康管理质控中心主任。

王宏任山东省护理学会健康管理分会委员。

徐付印任东营市医学会健康管理分会副主任委员。

袁利田任山东省医师协会影像技术分会委员。

于伟任山东省医学会职业病临床分会委员。

于伟任山东省医学会健康管理学分会科普学组委员。

高健任山东省医学会职业健康分会委员。

王晓娜任山东省护理学会健康管理分会委员。

七、荣誉

（一）集体荣誉

2013 年　被评为山东省健康体检先进单位、山东省健康保健工作先进集体。

2014年　获山东省卫生保健协会健康管理奖。

2015 年　被评为山东省卫生保健先进单位，获山东省优质公信力品牌奖、全国早期胃癌筛查项目研究中心称号。

2016年　获山东省卫生保健健康服务创新奖，被评为山东省卫生保健协会诚信单位。

2017 年　被评为山东省健康管理协会先进单位、山东省卫生保健协会先进单位。

2018 年　被评为山东省卫生保健协会先进单位、山东省健康管理专科联盟单位、东营市五星级健康体检单位，获山东省健康管理奖。

2019 年　被评为山东省卫生保健协会先进单位、中国健康促进基金会肺癌防治健联体筛查管理中心。

2020 年　被评为山东省卫生保健协会先进单位、抗疫特别贡献奖、中国健康促进基金会肺癌防治健联体山东管理中心协作单位。

2021 年　被评为山东省卫生保健协会先进单位、健康管理奖。

2022 年　被评为山东省健康管理协会先进集体、山东省卫生保健协会先进单位、健康管理奖、健康服务创新奖、优质公信力品牌奖。

2023 年　被评为山东省卫生保健协会先进单位、健康管理奖、健康服务创新奖、优质公信力品牌奖、山东省医学会健康管理分会第三届健康知识科普作品创作评选活动优秀组织奖。

（二）个人荣誉

2004 年　陈启才获胜利石油管理局优秀卫生工作者称号。

2010 年　陈启才获胜利石油管理局文明建设先进职工称号。

2010 年　刘焕乐获胜利石油管理局卫生工作先进个人称号。

2011 年　陈启才获山东省干部保健工作先进个人、山东省健康保健工作先进个人称号。

2011 年　冯新获山东省卫生保健行业先进个人、胜利石油管理局卫生工作先进个人称号。

2011 年　刘焕乐获山东省卫生保健行业先进个人、健康山东首届健康大使称号。

2012 年　刘焕乐获山东省智慧医疗管理工作先进个人称号。

2016 年　陈启才获世界传统医药大会国际健康医学奖称号。

2017 年　陈启才获山东省十大健康卫士称号。

2020 年　冯新获山东省卫生保健协会先进个人。

2021 年　刘焕乐获山东省卫生保健协会先进个人。

2022 年　王佐获山东省卫生保健协会先进个人。

2022 年　白方红获山东省卫生保健协会先进个人。

2022 年　冯新获山东省卫生保健协会先进个人。

2022 年　于伟获山东省卫生保健协会先进个人。

2022 年　周秀菊获山东省卫生保健协会先进个人。

2023 年　王佐获山东省卫生保健协会先进个人。

2023 年　陈启才获山东省卫生保健协会保健成就奖。

2023 年　白方红获山东省卫生保健协会健康管理奖。

2023 年　冯新获山东省卫生保健协会健康管理奖。

2023 年　王晓娜获山东省卫生保健协会先进个人。

2023 年　高健获山东省卫生保健协会先进个人。

2023 年　刘娟获山东省卫生保健协会健康服务创新奖。

（撰稿人：白方红　冯　新）

第五章　护理管理

第五章　护理管理

第一节　护理行政管理

一、护理部

1964年9月建院初期，未设护理部，护理工作由医院办公室干事张秀花负责管理。设内儿和外妇2个综合科，内、外、妇、儿、手术室5个护理组。1965年成立护理部，闵裴芳任主任，负责全院护理工作。“文化大革命”时期护理部撤销，护理工作由“革命委员会”直接领导。1975年至1978年，由内科护士长舒桂珍在主管院长领导下，负责全院护理工作。1979年恢复护理部，重建二级护理管理组织体系，舒桂珍任护理部副总护士长，1982年，张寿梅、舒桂珍任护理部副主任。1985年至2007年，设护理部主任1人、副主任1人、干事1人。1994年，增设科护士长岗位，实行分管院长领导下的护理部主任—科护士长—护士长三级护理管理组织体系。1997年始科护士长享受副科级待遇。2005年，护理管理体制日臻完善，三级护理管理组织体系进一步健全，并实行科护士长区域管理。2008年至2011年，设护理部主任1人、副主任2人、干事2人。2012年至2017年，设护理部主任1人，副主任1人，干事3人。2013年至2019年，医院陆续成立“十院六中心”，12名科护士长或护士长任总护士长及综合管理办公室副主任。2018年，设护理部主任1人，副主任2人，干事3人。2019年，设护理部主任1人，副主任3人，干事2人，2021年至2023年设护理部主任1人、副主任2人、主任助理1人、干事1人。2022年11月，医院逐步实施护理垂直化管理，9名科护士长由护理部统一管理，施行科护士长“区域+专项”负责制。2022年12月，科护士长9人隶属护理部垂直管理。经过60年的建设发展，逐步建立健全三级护理管理组织体系，实行分管院长领导下的护理部主任—科护士长—护士长三级管理体系，设立护理管理委员会及科研教学、危重症管理等11个专业小组；创建山东省护理专业护士岗位培训临床教学基地12个、东营市临床专科护理培训基地6个。

截至2024年3月，护理部在职人数12人，设护理部主任1人、副主任1人、主任助理1人、科护士长9人，均为本科学历，其中主任护师2人，副主任护师9人，主管护师1人。

历任负责人

姓名	职务	任职时间	离任时间	离任去向
张秀花	干事	1964.09	1965.01	传染科护士长
闵裴芳	主任	1965.02	1967.01	门诊部护士长
杨绍芳	干事	1970.01	1973.01	外科护士长
林国燕	干事	1973.02	1975.12	儿科护士长
李淑月	干事	1976.01	1978.12	手术室护士长
舒桂珍	副总护士长	1979.01	1981.12	调整
舒桂珍	副主任	1982.01	1985.04	科技办公室副主任
张寿梅	副主任	1982.01	1984.12	调整
张寿梅	主任	1985.01	1992.12	退职

王淑君	副主任	1985.05	1992.12	调整
王淑君	主任	1993.01	1997.10	退职
李秀兰	副主任	1993.06	1997.10	调整
李秀兰	主任	1997.11	2002.01	调整
韩法章	副主任	1998.07	2008.12	调整
李秀兰	院长助理、主任	2002.02	2008.12	退职
韩法章	主任	2008.12	2013.10	院长助理
蔡丽芬	副主任	2008.12	2011.09	经营管理部主任
王佐荣	副主任	2008.12	2013.09	调整
王佐荣	主任	2013.10	2017.01	调整
王日香	副主任	2013.10	2017.11	调整
王佐荣	院长助理、主任	2017.02	2017.12	人力资源部部长
王日香	主任	2017.12	2019.12	
孙爱辉	副主任	2017.12		
赵　玲	副主任	2017.12	2024.03	安保部主任
李冬冬	副主任	2019.02	2021.05	群众满意度评价管理办公室副主任
王日香	院长助理、主任	2019.12	2021.02	人力资源部主任
赵　峰	主任	2021.02		

主要职责

全面负责护理行政、临床护理、护理教育和护理科研等工作。根据有关法律法规完善医院护理规章制度、岗位职责、护理常规、技术操作规程等，组织实施并督导落实；研究制定医院护理工作发展规划，落实年度工作计划、质量考核指标和持续改进措施；执行三级护理管理体系，制定、完善护理质量检查标准、质控方法及考评制度，定期组织考评，实现护理质量的持续改进；定期进行护理安全检查，指导护士长进行患者安全管理；开展优质护理服务，落实责任制整体护理；定期对护理人员进行“三基三严”培训考核，定期组织护理业务学习，对护理人员的技能水平作出综合、全面的分析和评价；负责制订医学院校护生的见习、实习教学计划，并组织实施；积极开展护理科研和学术交流，积极进行护理技术改进活动，开展并应用护理新业务、新技术。

主要工作

护士队伍不断壮大，服务能力逐步提高。截至 2024 年 3 月，医院注册护士总数达到 1487 人，全院床护比 1 ∶ 0.66；病区床护比 1 ∶ 0.47；临床一线护士占比 97.51%。护士队伍的学历结构不断改善，大专及以上护士占比提高到 99.55%。开展护士岗位培训和专科护士培养，新护士岗前培训率大于 90%，2019 年启动新护士规范化培训，131 人参加新护士规培。开展护理科研及技术创新，主持及参与完成市局级科研课题 15 项，获齐鲁护理科技奖 2 项，申请国家实用新型专利 15 项，参编护理专著 175 部，发表 SIC 论文 7 篇、省级以上专业杂志刊发论文百余篇 / 年；开展 PICC 腔内心电定位等新技术 20 多项，获山东省护理创新改革项目奖 3 项、医院护理技术创新奖 40 项。现有省、市级专科护士岗位培训临床教学基地 18 个。伤口造口护理治疗室、乳腺炎按摩治疗室、糖尿病健康教育门诊、PICC 护理门诊影响力日渐扩大，年门诊量 9500 余人次。并开设家庭式产房、国际特需医疗部、妊娠期糖尿病一日门诊、母乳喂养咨询门诊、腹膜透析护理门诊。中医科护理学被确定为东营市“十三五”中医药重点专科建设单位。东营市消毒供应质控中心挂靠我院；顺利通过中国心血管健康联盟组织的国家级心血管病护理及技术培训基地认证；消毒供应中心成为首批全国消毒供应质量管理与控制平台哨点医院；肿瘤护理被评为市级精品特色专科，临床护理被评为市级临床重点专科。

护理管理日臻完善，护理质量稳步提高。建院初期制定分级护理制度、交接班制度、消毒隔离制度、三查六对制度、巡视制度、差错事故登记和讨论制度等相关工作制度。“文化大革命”期间，将制度视为“管卡压”被废除。1976 年，“文化大革命”结束后，各项护理制度逐渐恢复和完善。1984 年，企业整顿，建立各种制度 23 项，每个工作岗位均有相应的制度。实行规格化管理，各病区护士站、治疗室、病房，各种器械、物品统一规范放置。

2006—2010年，进一步完善护理管理体制，实行分管院长领导下的护理部主任负责制，采取护理部—科护士长—病区护士长的垂直管理体制和科护士长分片区管理模式，随着医院的发展及临床专业的细化，护理部下设64个护理单元（病区）及门诊部、麻醉手术科、麻醉复苏室、急诊部、血液透析室、产房、消毒供应中心、内镜中心、静脉用药调配中心、健康管理部、高压氧科、医学影像科、介入诊疗中心等。科学培养，大胆使用青年护理骨干，选拔聘用新护士长十余名；严格执行《山东省医院护理质量评价细则（试行）》，修订完善护理质量检查标准、技术规范、护理常规、临床护理实践指南等，出版印刷《临床护理技术操作规范》《疾病护理常规新编》《临床护理实践指南》《护理管理实用手册》《临床护理技术操作标准与常见并发症》等。开展质量与安全评价工作，建立有效的监督约束机制。

建立健全护理质量管理体系，自2023年开始实行分管院长领导下的护理部主任—科护士长—护士长垂直管理，完善护理管理委员会。全面修订完善护理管理制度、岗位职责、质量标准、疾病护理常规、技术操作规程、工作流程、应急程序等，录制了护理技术操作、健康教育、护士礼仪教学等视频。严格执行标准，有效落实核心制度，保证患者安全。实行科护士长区域+专项管理责任制，量化细化护士长绩效考核标准。优化质控指标，改进督查方法，深化管理内涵，形成“检查—反馈—整改—提高”的有效运行模式，实现护理质量持续改进、稳步提高。

优质护理深入开展，病人满意度不断提升。从2010年优质护理服务示范病房试点阶段到专科特色病房创建阶段再到责任制整体护理，始终以病人为中心，以质量为核心，以病人满意为目标，以优质护理，亲情服务为主线，扎实有效地深入推进优质护理服务工作，每年一个方案、一个主题，印发《护理亲情服务手册》，推行“三个五”服务，以规范引导护理服务，全面推行责任制整体护理，切实履行护理职责，为患者提供优质、高效、安全、满意的护理服务，倾力打造胜利油田中心医院“亲情服务，专业护理”的品牌形象。先后开展“专科护理品牌、优质护理服务特色示范病房（窗口）”创建、“亲情服务，我先行”、“亲情服务从我做起”、“护理明星”争创、“践行‘五个多一点’，打造人文护理团队”等活动及优质护理服务相关的技能比赛、演讲比赛、品管圈活动等，定期进行病人、医生、护士对护理工作满意度调查，设立“患者最满意的护士投票箱”等，进行“优质护理服务特色示范病房（窗口）、优秀护士长、护理服务明星、扎根一线奉献奖、快乐准妈妈”等的评选，通过宣传表彰，发挥示范引领作用，不断提高护理质量和服务水平。通过医患联谊会、座谈会、健康讲座、志愿者活动、义诊、居家服务、电话随访、微信平台等，将护理服务向家庭和社区拓展和延伸；开展了老年病护理、出院病人延续性护理；中医护理适宜技术；通过与医联体深度合作，完成护理会诊、技术指导、管理帮扶、进修培训等任务，将优质护理服务下沉。住院及出院患者对护理工作满意度连年达到98%以上。

二、护理人员管理

1964年建院初期护士12人，均为其他油田来胜利油田参加会战的护理人员。同年从天津护士学校分配18名护士，从唐山卫生学校分配5名医士暂安排从事护理工作。年底，全院护理人员总数49人。

1967年从莱阳卫生学校分配毕业生15人，医院工读学校学生转学徒的护理人员30人，护理人员总数达200人，护校毕业生占45%左右。

1972年从油田和山东省招收学徒工中，部分人员经过两年培训或以师带徒从事护理工作，护理人员总数137人（“文革”期间，护理人员转行流失）。其中少数男性护理人员，为来自工读学生、招收学徒工。自1979年开始陆续调离护理岗位，从事医疗、医技或行政、后勤工作。

1980至2002年从各医学院校分配来院的大中

专毕业生共计453人（其中本科毕业生14人，分别来自南京医学院、山东医科大学、华西医科大学），部分由外院调入或招聘。

1993年按医院分级管理要求，护士长由护理部主任聘任，同年11月护理部主任王淑君与35名护士长签订聘书，聘期3年。

1999年护理人员总数554人，大专以上学历233人，占42%（多为自学、函授获取学历）。同年12月首次实行护士长竞争上岗，43名护理人员通过竞职，取得上岗资格证并被聘为科护士长、护士长。

2003年4月为了做好“非典”预防与接诊工作，成立发热门诊及观察病房，感染病科科护士长魏秀桂负责管理。护理部积极参与筹建、培训等工作，在“非典”防治期间，30余名护理人员在此轮转。

2004年3月医院首次向社会公开招聘劳务护士30名。经过考试、面试、岗前培训等，充实到临床一线。至2018年8月招聘劳务护士908人，其中男护士79人。

2006年至2011年，医院进行评聘分开，专业技术人员实行ABCDE岗位管理，实施低职高聘或高职低聘。护理部成员归管理岗，劳务护士未纳入岗位管理。

2008年执行主管护师全国统一晋升考试。同年医院出台劳务人员管理规定，实行优秀劳务人员转正制度，首批10名优秀劳务护士转正。截至2023年，经过考评考核886名优秀劳务护士转为正式员工，其中65人走上护理管理岗位。

2012年根据山东省卫生厅《关于征求〈山东省医院护士岗位管理实施细则（征求意见稿）〉意见的函》（鲁卫医函〔2012〕43号），试行护士分级岗位管理办法。将护理岗位分为N0-N4五个技术级并制订、执行相应的岗位职责说明书，实行护理绩效考核。2015年、2018年、2021年三次修订完善《胜利油田中心医院护士分级岗位管理办法》《胜利油田中心医院护士分级管理岗位晋级实施办法（试行）》，规范护士晋级标准和考核内容、办法等。

2019年根据《山东省三级医院临床护士培训指导意见》制定了《胜利油田中心医院新护士规范化培训实施办法（试行）》并试行。

三、护理制度建设

建院初期制定分级护理制度、交接班制度、消毒隔离制度、三查六对制度、巡视制度、差错事故登记和讨论制度等相关工作制度。

“文化大革命”期间，将制度视为“管卡压”被废除。

1976年“文化大革命”结束后，各项护理制度逐渐恢复和完善。

1984年企业整顿，建立各种制度23项，每个工作岗位均有相应的制度。实行规格化管理，各病区护士站、治疗室、病房，各种器械、物品统一规范放置。

1988年制定实施护士长夜间督导制度，多次修订完善。

1993年创建“三级甲等医院”，进一步健全完善各项护理工作制度和各级护理人员岗位责任制，实施《科室分级管理达标责任制实施细则》。制订“病人对护理工作满意度调查表”每季度发放一次，先后5次修订。2020年改为手机扫“二维码”调查，每月一次。

1994年开始，执行《中华人民共和国护士管理办法》，实行护士执业注册管理，首次参加注册护士551人，以后每2年注册一次。2008年5月施行《护士条例》，护士执业注册有效期为5年，全院护士通过注册。至今护士持证上岗率100%，护士注册有效率100%。2017年实行护士证电子注册管理，2020年实行电子证照管理。

1997年9月在心内科、骨外一区、神经内科试行系统化整体护理模式病房。1998年12月增加产科、普外一区、呼吸内科3个病区系统化整体护理模式病房，制定相应的管理制度和工作质量评价标准。2000年在全院铺开。

2002年9月《医疗事故处理条例》实施后，修订、完善护理工作制度及岗位责任制、护理质量评价标准，补充相关管理制度。

2003年4月SARS疫情肆虐，护理部负责发热门诊及临床隔离观察病房护理人员培训、调配等，制定完善消毒隔离制度及 SARS 病房各种工作流程 15 项。

2008 年编印《护理管理实用手册》，人手一册；修订完善 ISO9001《护理服务程序文件》等。

2011 年实行护理岗位及特殊护理技术资质准入制度。至今，对新护士、特殊岗位护士、院级专科护士、PICC 操作资质等进行准入审批管理。

2015 年开展医院标准化建设，修订护理岗位职责 44 项、护理制度 37 项、工作流程 7 项、标准作业指导书 5 项，录制《护理技术操作》视频 31 项。

2020 年新冠肺炎疫情暴发，护理部参加发热门诊及隔离观察病房组建、负责护理人员培训、调配等，制定完善疫情防治相关护理岗位职责 6 项、工作流程 7 项，梳理完善了重点部门、重点环节的防控工作及新冠肺炎患者护理常规，编写了《胜利油田中心医院新冠肺炎防控工作手册（护理篇）》。

2022 年对照《三级综合医院评审标准与细则》，梳理完善相关护理规章制度和工作职责。修订完善护理核心制度 4 项、护理管理制度 25 项，编入《医院规章制度汇编》（第六版）；修订护理部部门职责编入《医院部门工作职责与岗位职责汇编》（第四版）。

四、护理单元设置

1964 年至 1979 年，护理单元以科室划分，根据科室开放床位数、工作性质和危重病人收住情况等，配备护士人数，组成护理组。每单元由 1–2 名护士长负责工作。1964 年仅设内、外、妇、儿和手术室 5 个单元。1965 年增加传染科和五官科 2 个单元。

1979 年迁入医院现址，改为以病区为单元。个别病区因收治病人性质差异大、专业性强，则设 2 个护理单元，每单元由 1 名护士长负责管理。

1980 年传染科迁入医院现址，全院护理单元共计 17 个。

1983 年成立心脏手术监护室，由三病区护士轮流值班；1985 年，固定护士 6 人，司荣杰任护士长。至 2011 年，护士配置 11 人。负责心血管术后、器官移植术后、关节置换术后等外科大手术及重症患者的监护及全麻术后苏醒期监护。2012 年 9 月更名为麻醉复苏室，隶属麻醉手术科。

1985 年成立干部病区（19 病区、20 病区）和烧伤外科，中医科独立为一个护理单元，分别配置护士 12、12、7、11 人。护理单元增至 20 个。每个单元配备护理人员 10—16 人。

1987 年成立 CCU，归属心内科病房管理。1999 年 1 月 CCU 单独值班，配置护士 5 人；2013 年 CCU 开放床位 30 张，实行无陪护管理模式。

1988 年至 2002 年，相继增设呼吸内科、血液透析室、肾内科、泌尿外科、皮肤科，成立急诊观察病房，建立新生儿 ICU；扩充普外科（分设普外一区、普外二区）、骨外科（分设骨外一区、骨外二区）、肿瘤科（分设放疗病房、化疗病房）。临床护理单元增至 28 个，每个护理单元配置护理人员 6 ~ 19 人。

手术室始建于 1964 年，配置护士 2 名，隶属外科，配合医生开展局麻手术。1984 年成立麻醉手术科，成为独立科室，配置护士 27 人。1979 年、1996 年、2013 年三次搬迁，现配备百级手术间 8 个、千级手术间 7 个、万级手术间 6 个，配置护士 72 人。

消毒供应室为全院无菌物品集中消毒供应部门。组建于 1964 年，历经 60 年，几经搬迁，由一架中型卧式消毒锅，发展为设备先进、区域合理、流程规范、管理完善的现代化消毒供应中心。2005 年建立供应物品的二级库管理，实行下收下送。2010 年 7 月更名为消毒供应中心。2012 年 8 月实现全院所有复用诊疗器械的集中供应。2013 年 8 月随着 2 号综合病房楼地下室投产使用，进一步扩展业务范围，配置护士 19 人。

1995 年 11 月成立中心摆药室，配置护士 4 人，药剂师 3 人，贺祥祯任护士长。1998 年 2 名药剂师退休，相继补充护士至 6 人。2005 年 5 月中心摆药室隶属药学部管理，由药剂师接替工作，护士调配到护理岗位。

2004 年成立综合 ICU，曲希莲任护士长，配置护士12人。2009年更名为重症医学科。2013年5月迁入2号病房楼。目前开放床位27张，配备护士79人。

2007年1月成立外勤服务队，隶属护理部，配置护理人员2名，招聘使用临时用工14人，负责临床相关标本、文书等收送及部分住院病人陪检工作。2017年7月外勤服务实行外包管理。

2011年8月成立静脉用药调配中心，负责全院住院患者静脉用药的配制，王希华任护士长，现配置护士17名。

2004年至2013年，血液内科、消化内科、风湿免疫科分别于2008年、2013年成为单独的护理单元。增设心导管室、血管神经介入科、甲状腺、乳腺外科、肛肠外科、创伤外科、手足外科；心血管内科扩展为2个护理单元；肿瘤科扩展为3个护理单元；保健病房扩展为2个护理单元；儿科扩展为3个护理单元，成立PICU、儿科康复；产科扩展为2个护理单元，并配备LDRP病房4个；急诊部成立EICU。

2013年11月成立东营市脑科医院，包括神经内科（一病区、二病区、神经康复病区）、神经外科（一病区、二病区）、血管神经介入科等，设护理部副主任1人、总护士长1人、护士长5人。2016年2月脑科医院成立神经重症监护病区，开放床位14张，徐娟任护士长，配置护士28人。

2017年2月医院成立东营市心血管医院（包括心血管内科一病区、二病区、监护室、心电图室、心脏导管室、心脏外科、血管外科）；东营市肿瘤医院（包括肿瘤科一病区、二病区、三病区、国际特需医疗病房、放射治疗中心、血液内科一病区、二病区）；东营市妇儿医院（包括妇科一病区、二病区、产科一病区、二病区、三病区、产房、生殖医学科、儿科一病区、二病区、三病区、康复区）；东营市甲状腺乳腺病诊疗中心（甲状腺外科、乳腺外科、内分泌科）；增设血管外科、运动医学科、老年病科、脑血管病科、头颈血管外科；同年12月成立东营市消化病医院（包括消化内科一病区、二病区、胃肠外科、结直肠＆肛肠外科、肝胆外科、胃肠镜室）；东营市胸科医院（包括呼吸内科一病区、二病区、胸外科、变态反应室、肺功能室）；东营市泌尿肾病医院（包括肾内科、泌尿外科＆男科、东营市血液净化中心）；东营市医学影像会诊中心（包括放射科、CT检查科、磁共振检查科、超声检查科、核医学科）；心脑血管病研究所、眼科研究所和口腔研究所。神经内科三病区、消化内科二病区、呼吸内科二病区、妇科二病区2018年1月启用，分别调配护士13、12、15、13人；产科三病区配备LDRP病房14个，2018年9月27日启用。配备护士10人。国际特需医疗部于2019年11月17日正式开业运行，配备护士10名。

2018年12月成立东营康复医院（胜利油田中心医院中西医结合医院），包括神经康复科、骨科康复科、儿童康复保健科、风湿免疫科、中医科、理疗科、高压氧科；东营骨科医院，包括脊柱外科、关节外科＆运动医学科、创伤骨科、手外科＆足踝外科。

2019年3月成立东营市医学整形美容医院（医学整形美容外科、烧伤与创面修复科、皮肤科、口腔科、口腔研究所）。

2019年4月成立内镜中心，利用无痛舒适化诊疗技术集中使用消化内镜、呼吸内镜、泌尿内镜、宫腔镜等技术对患者的消化系统、呼吸系统、泌尿系统、生殖系统等进行多学科检查、诊断、治疗及科研、教学等工作。

2020年6月，成立脑心共治病区，与神经重症监护病区同一病区；成立神经介入病区，与神经内科一病区同一病区；成立适应医疗病区，与神经内科二病区同一病区；成立防卒中复发病区，与神经内科三病区同一病区。

2021年1月，成立心血管内科三病区，隶属于心血管内科管理；成立泌尿外科一病区、泌尿外科二病区，隶属于泌尿外科管理；成立风湿免疫科一病区、风湿免疫科二病区，隶属于风湿免疫科管理；儿童康复保健科划归儿科管理。

2022年11月，成立神经外科三病区（头颈血管外科），隶属于脑科医院管理，成立介入诊疗中心，将血管介入科划归东营市心血管医院管理。

同年11月，为加快推进西郊院区与医院的一体化融合，成立西郊院区，设立神经康复二病区、消化内科三病区、西郊医院麻醉手术室、西郊院区外科病区、西郊院区急诊科。

2024年1月成立神经外科四病区（泛血管病科），隶属于神经外科管理；成立胃肠外科二病区，隶属于胃肠外科管理；成立神经康复科三病区，隶属于神经康复科管理；成立关节外科、运动医学科一病区，关节外科、运动医学科二病区，隶属于关节外科、运动医学科管理；成立创伤中心；成立急诊创伤外科病区，隶属于创伤中心管理；风湿免疫科一病区、风湿免疫科二病区合并为一个病区。

截至2024年3月，全院设置临床护理单元59个，重点科室15个，门诊医技科室28个。配备科护士长11人、护士长64人、副护士长30人。

五、护理排班模式

建院以来执行功能制护理排班模式，1964年至1969年改为三八班制；1970年改为二十四小时制；1980年改为十二小时制；1982年改为三八班制。2010年实行责任制整体护理APN/AN排班模式至今。

第二节　护理技术发展

一、综述

建院初期护理人员严重缺编，多未受过专业训练，文化程度较低。护理工作仅限于注射、发药、铺床、洗头等一般治疗和基础护理。

“文化大革命”期间，各项制度遭破坏，基础护理均被废除，护理技术停滞。

1978年以来，随着医疗技术的发展、护理模式的转变及信息化管理的应用，各项护理技术相继开展。先后开展静脉高营养（1985年）、腹膜透析（1987年）、血液透析（1990年）、静脉留置针技术（1996年），配合开展了断肢再植术（1979年）、低温麻醉复苏（1982年）、关节置换术（1982年）、心脏不停跳下心内直视手术（1999年）、冠状动脉造影（1993年）及支架成形术（1996年）、肾移植术（1994年）、冠状动脉搭桥术（1999年）等监护技术。

2000年以来，先后开展新生儿游泳与抚触、无痛分娩与导乐分娩、外周静脉穿刺中心静脉置管术、持续床边血液滤过技术与血液滤过联合血液灌流技术、鼻肠管技术、睡眠呼吸监测、中心静脉压检测技术及桡动脉测压技术、新生儿脑病早期干预、哺乳期乳腺炎穴位按摩治疗、伤口造口护理、塞丁格技术PICC技术、超声引导下结合塞丁格技术PICC置管术、EKG－超声引导下PICC置管技术、新生儿PICC置管技术、输液港、音乐镇痛分娩等护理技术；配合开展了骨髓和外周血干细胞移植术、冷循环射频治疗肝脏肿瘤、腔镜手术、肝脏移植、主动脉夹层及椎动脉手术、小儿腹腔镜手术等手术配合与术后监护。

2018年—2023年相继开展了空肠置管、吞咽康复、导乐陪伴及音乐镇痛分娩、自动化腹膜透析、早产儿袋鼠式护理、瞬感与动态血糖监测、盆底生物反馈治疗、文丘里氧疗气道湿化技术、俯卧位通气技术、VAC负压引流技术、心电定位辅助新生儿PICC技术、超声引导结合腔内心电定位PICC穿刺置管术、心腔内电图定位技术应用于上臂输液港植入术等，其中五项技术已成为独立开展的特色技术。

湿性愈合技术：东营市特色护理技术及适宜推广技术。伤口造口门诊自开设以来，积极引进了国际先进伤口处理TIME原则、伤口处理的湿性愈合技术，处理了各种疑难压疮、糖尿病足及术后难愈伤口、造口13000余人次。创建了伤口处理联盟，成立伤口皮肤护理网络小组，培养了院内及社区伤口处理专科医护人员45名，通过移动网络实现了远程会诊，医院和社区实行双向转诊模式。2020 年被评为山东省伤口造口专科护士教学基地，多次承办市局级造口伤口学习班并应邀到省级学习班授课。参与并获山东省医学科学技术进步三等奖 1 项。

超声引导结合腔内心电定位 PICC 穿刺置管术：山东省及东营市肿瘤护理（PICC）专业护士教学基地。近年来先后开展了超声引导结合塞丁格技术 PICC 置管术、腔内心电定位结合超声引导 PICC 置管术、隧道式 PICC 置管技术、心电定位辅助新生儿 PICC 技术、经头部静脉置入新生儿 PICC 技术、上臂输液港置入术等新技术。2012 年开设 PICC 门诊，承担出院病人和门诊患者 PICC/CVC/ 输液港等深静脉导管的维护，年门诊导管维护量近 4000 例次；拥有省级 PICC 资质护士 13 名，市级 PICC 资质护士 16 名，院级 PICC 资质认证护士 49 名。举办市级 PICC 培训班 2 期，为全市培养 PICC 专业护士 48 名，与本地市兄弟医院院间会诊 PICC 导管置换百余例。

自动化腹膜透析技术：自 2018 年 9 月开展 APD 技术以来，已实施治疗 600 余例。用于置管手术后需紧急开始腹膜透析的新患者、心衰患者的容量控制治疗、溶质清除治疗、急性肾损伤后肾脏替代治疗、心脏大手术后的肾脏替代过渡治疗；治疗模式不仅有 CCPD，还有 CEPD、TPD，针对患者不同的治疗需求给予个体化方案，取得良好的治疗效果。

乳房按摩治疗哺乳期乳腺炎：东营市首届特色护理技术，2008 年开展乳房按摩治疗哺乳期乳腺炎技术，2009 年开设哺乳期乳腺炎治疗工作室，2020 年开设哺乳期乳腺炎护理门诊，治愈哺乳期乳腺炎 600 余人；2019 年进行技术创新，配合三黄粉外敷，治疗化脓性乳腺炎，治愈 50 余人，培训院级乳房按摩技术资质人员 19 人。先后获得全国高校医学类微课教学比赛三等奖、山东省科普宣讲大赛二等奖。

体外膜肺氧合技术：体外膜肺氧合（ ECMO ）主要用于对重症心肺功能衰竭患者提供持续的体外呼吸与循环，主要包括血管内插管、连接管、动力泵（人工心脏）、氧合器（人工肺）、供氧管、监测系统等部分，被视为 ICU 里的“神器”。2022 年作为东营市首家医院成功开展 ECMO 技术，重症医学科自开展该项技术以来，截至目前已成功完成 36 例重症患者 ECMO 上机。

2010 年至 2012 年，18 项护理技术被评为东营市“特色护理技术”；曲希莲、张婷、刘淑兰、屈凤、巩叶辉、杨淑梅、牛春华、柳芳芹、孙爱辉被授予“东营市护理学会临床型护理专家”称号；屈凤、杨淑梅、孟新、曾小燕、牛春华、刘淑兰、陆成芳荣获“首届东营市特色护理能手”称号。

修订完善护理常规、技术操作规范等，编印成册。1994 年至 2023 年，先后编印《疾病护理常规》（1994 年）、《临床护理技术操作规范 50 项》（2007 年）、《护理管理实用手册》（2008 年）、《疾病护理常规新编》（2010 年）、《临床护理技术操作标准与常见并发症》（2010 年）、《临床护理实践指南》（2011 年）、《静脉治疗护理技术操作规范》（2014 年）、《亲情护理服务手册》（2015 年）、《新编疾病护理常规》（2017 年）、《护理相关应急程序与关键流程》（2018 年）、《常用护理技术操作标准》（2018 年）、《医院内静脉血栓栓塞防治护理指导手册》（2020 年）、《常用临床护理技术操作并发症的预防及处理》（2020 年）、《护理相关应急程序与关键流程》（2022.02）《胜利油田中心医院互联网 + 护理服务工作手册》（2022.03）《胜利油田中心医院常见中医护理技术操作流程及标准》（2022.04）《疾病护理常规》（2023 版）。

加强专业内涵建设，开展专科护士培养。2007 年开始选派护士参加中华护理学会、山东省护理学会等举办的专科护士培训，至 2022 年，共培养省级以上专科护士 97 名。2012 年始，在重症护理、血液透析、急诊护理、手术护理、肿瘤护理、助产、消毒供应、糖尿病护理等进行为期 3 个月的院内专科护士培训，首批 41 人获得院内专科护士岗位培训合格证书。至 2022 年培养院内专科护士 159 人。2018 年实施专科护士评价考核制度。2009 年至 2023 年先后成立护理科研管理小组、危重症管理小组、气道管理小组、静脉输液管理小组、输血管理小组、跌倒管理小组、皮肤伤口管理小组、糖尿病教育管理学组、深静脉血栓护理管理小组、男护士工作组、管路护理管理小组、护理信息小组等专业小组，定期开展护理科研、理论讲座、操作示范、护理会诊、疑难病例讨论、新技术、新业务等工作，指导全院相关性的护理工作。

加强护理学科建设。2013 年 1 月至 2018 年 12 月产科、重症医学科、手术室、肿瘤科、老年病科分别被评为山东省相关护理专业护士岗位培训临床教学基地；2020 年血液净化、伤口造口、神经科、糖尿病、呼吸科、消毒供应、心内科 7 个专业通过评审，获评山东省专科护士临床教学基地，截至 2023 年，我院共有 12 个专业创建为省级专科护士临床教学基地。2014 年 9 月重症护理、急诊护理、肿瘤护理、糖尿病护理、手术室护理、产科护理 6 个专业被评为东营市首批临床专科护理培训基地。2016 年中医科护理学被确定为东营市“十三五”中医药重点专科建设单位。2022 年顺利通过中国心血管健康联盟组织的国家级心血管病护理及技术培训基地认证；消毒供应中心成为首批全国消毒供应质量管理与控制平台哨点医院。2022 年，老年病科隋敬敬、麻醉手术科钟梦霞、重症医学科于艳、急诊科燕来奇、心血管内科闫丽、肿瘤科张丽霞、内分泌科姚珊珊被聘为医院第三批亚专科带头人，2023 年肿瘤护理被评为市级精品特色专科，临床护理被评为市级临床重点专科。

开设护理门诊。1992 年开办了孕妇学校；2009 年开设伤口造口护理治疗室；2010 年开设乳腺炎按摩治疗室；2012 年开设糖尿病教育、腹膜透析门诊；2013 年开设 PICC 护理门诊；2020 年开设哺乳期乳腺炎护理门诊。

2015 年杨淑梅、王彦、赵峰、盖鑫、薄友玲、刘美凤等 6 人被聘为东营市护理学会首届临床专科护士指导老师。

二、护理技能竞赛

1978年在油田卫生处举办的护理技术比赛中，获得总分第 1 名。

1992 年 10 月在胜利油田承办的第一届天然气总公司护理技能大赛中，8 名护士代表胜利油田参赛，获总分第 2 名。孟新、周素贞、王佐荣、牛春华分获全能奖第 1、2、4、7 名；周素贞获静脉输液第 2 名；牛春华获铺备用床第 1 名；丁彩霞获静脉输液第 4 名；李爱英获静脉输液第 5 名；王佐荣获铺备用床第 6 名。

1996 年 5 月举办管理局第一届青年护士护理技能比赛，选派 10 名选手参赛，周素贞、郭臻、纪红、屈凤、黄黎、孟兆翠、乔玉香、刘建民获全能奖。周素贞、孟兆翠、黄黎分获静脉输液第 1、2、4 名；郭臻、于淑芹、周素贞分获铺备用床第 1、2、4 名；孟兆翠、周素贞、纪红、屈凤、乔玉香分获铺无菌盘第 1、2、4、5、6 名。

1998 年选派 11 名选手参加管理局第二届青年护士护理技能比赛，王金兰、荆瑞芹、丁彩霞、刘建民分获全能奖第 1、4、6、10 名；王金兰获理论第 4 名；屈凤、李冬冬分获静脉输液第 2、8 名；姜明霞、耿丽娜、何菊平、丁彩霞、刘建民、荆瑞芹、孟新分获卧有病人更换床单第 4、5、6、7、9、10（并列）名；周杰、姜明霞、王金兰、荆瑞芹、屈凤、李冬冬分获口腔护理第 1、4、5、6、7、8 名。同年，王金兰、屈凤、周杰、姜明霞、耿丽娜、荆瑞芹、李冬冬、何菊平、丁彩霞、刘建民、孟新获管理局护理技术能手称号。

1998 年在大庆油田举办的第二届天然气总公司护理技能大赛中，7 名护士代表胜利油田参赛。屈凤、姜明霞分获口腔护理二、三等奖；刘建民获卧有病人更换床单三等奖；王金兰、丁彩霞、荆瑞芹、耿丽娜获竞赛选手奖。

2003 年在管理局举办的“强生杯”美丽天使婴儿抚触大赛中，郭臻获一等奖；张莉、王美玲获二等奖；任凤姣获三等奖。

2004 年选派 4 名护士参加胜利油田第十三届职业技能大赛，王翠玉、姜慧分获综合成绩第 1、3 名，分别荣立管理局个人二、三等功；并被管理局、局团委分别授予“胜利油田技术能手”“青年岗位能手”称号。

2008 年选派 3 名护士参加山东省卫生系统护

士岗位技能竞赛，荣获团体一等奖。王当莲荣获个人特等奖；姜慧荣获个人一等奖；李冬冬荣获个人三等奖，3人均被授予“全省卫生系统护理岗位标兵”称号。

2009年选派8名护士参加胜利油田第一届护理拉力赛，荣获团体“最佳组织奖”和“最佳专业知识奖”。王翠玉荣获分站赛一等奖2次、二等奖1次及总成绩一等奖；姜慧荣获分站赛一等奖、二等奖、三等奖各1次及总成绩一等奖；石芳荣获分站赛二等奖2次、三等奖1次及总成绩二等奖；王当莲荣获分站赛二等奖1次、三等奖1次及总成绩三等奖；陈燮荣获分站赛三等奖1次；徐珊珊荣获分站赛三等奖1次。

2010年薄友玲、吴蕾蕾代表东营市参加山东省红十字会应急救护技能比赛，荣获总分第5名、团体三等奖。董浩参加山东省医院感染管理技能比赛，荣获个人二等奖，被授予“山东省岗位技术能手”称号。选派6名护士参加胜利油田第二届护理拉力赛，荣获团体一等奖、优秀组织奖。赵玲荣获分站赛一等奖2次、二等奖1次及总成绩一等奖；刘红英荣获分站赛一等奖1次，二等奖2次及总成绩二等奖；孙爱辉荣获分站赛二等奖1次、三等奖1次及总成绩三等奖；关凤华荣获分站赛三等奖3次及总成绩三等奖；李萍荣获分站赛三等奖2次；李霜荣获分站赛三等奖1次。赵玲、刘红英、孙爱辉、关凤华被授予“胜利油田青年岗位能手”称号。选派4名护士参加管理局第十六届职业技能竞赛，李淑媛、赵玲、张囡囡、李月梅分获总分第1、2、3、5名。

2011年选派6名护士参加胜利油田第三届护理拉力赛，荣获团体一等奖、优秀组织奖。李淑媛荣获分站赛一等奖1次、二等奖2次及总成绩一等奖；张囡囡荣获分站赛一等奖、二等奖、三等奖各1次及总成绩二等奖；陈金凤荣获分站赛二等奖2次及总成绩二等奖；闫丽荣获分站赛一等奖2次及总成绩三等奖；丁永波荣获分站赛三等奖2次。李淑媛、张囡囡、陈金凤、闫丽被授予“胜利油田青年岗位能手”称号。选派3名护士参加东营市卫生系统护理技术比赛，李淑媛、张囡囡、闫丽分别荣获“密闭式静脉输液”“鼻饲技术”一等奖、“无菌技术”二等奖及团体一等奖，三人均被授予“东营市卫生系统职工技术能手”称号。

2012年选派3名护士参加东营市卫生系统女职工岗位创新技能大赛，赵玲荣获重症监护护理一等奖、徐华玲荣获儿科护理一等奖、闫丽荣获临床护理二等奖，3人均荣获“东营市卫生系统职工技术能手”称号。赵玲、徐华玲代表东营市参加全国女职工岗位创新技能大赛山东赛区选拔赛，荣获团体三等奖及个人“山东省卫生系统护士岗位创新技能大赛”铜奖。赵玲、徐华玲分获“重症监护护理、儿科护理”项目提名奖。选派5名护士参加胜利油田第十七届职业技能竞赛，孔茜茜、林艳分获总成绩第三名、第七名。在东营市第二届黄河口职业技能竞赛中，孔茜茜、李月梅分获医疗应急技能一等奖、三等奖。二人均被授予“东营市卫生系统职工技术能手”称号，孔茜茜同时被授予“东营市技术能手”称号。在全省卫生应急大比武个人比赛中，孔茜茜荣获优秀奖。

2013年选派6名护士参加胜利油田第四届护理拉力赛，获团体一等奖、优秀组织奖。林艳荣获分站赛一等奖3次及总成绩一等奖；刘玲玲获分站赛一等奖1次、二等奖2次及总成绩二等奖；陶婷获分站赛一等奖1次、二等奖2次及总成绩二等奖；周倩倩获分站赛二等奖1次及总成绩三等奖；孔茜茜获二等奖1次、三等奖1次。林艳、刘玲玲、陶婷、周倩倩被授予“胜利油田青年岗位能手”称号。在东营市新生儿窒息复苏知识与技能竞赛中，李冬梅与医生组队参赛，获团体一等奖，并代表东营市参加山东省该项比赛，获优秀奖。在第二届东营市院前急救技能大赛中，吴蕾蕾、燕来奇与医生组队参赛，获团体三等奖及“多发创伤急救项目”团体第1名。吴蕾蕾获个人总分三等奖，均被授予“多发创伤技术能手”称号。

2014年选派5名护士参加胜利油田第十八届职业技能大赛中，荣获护理团体总成绩第1名。张珊珊、胡田田、周倩倩、陈金凤、丁永波分别荣获总成绩第1、2、4、6、13名。选派3名选手参加东营市医院感染管理技能竞赛，获得团体总分第 1 名。李付德获得护士组个人总分第 1 名，被授予“全市卫生计生系统职工技术能手”称号。选派 3 名选手参加东营市中医护理岗位技能竞赛，荣获团体二等奖。李兴云、王娟娟、曲小燕分别获得个人三等奖。

2014 年至 2018 年，获山东省护理创新改革二等奖 2 项、三等奖 4 项、优秀奖 3 项。

2015 年选派 3 名护士参加东营市卫生计生系统职工专业技能大赛，周倩倩荣获个人二等奖，李淑媛荣获个人三等奖。

2016 年选派 3 名选手参加东营市急危重症孕产妇救治技能竞赛，妇产科刘媛媛、陈金凤、夏婉婉分获医师、助产士、护士三个专业第 1 名并同时获得团体总分第 1 名的好成绩。并代表东营市参加山东省急危重症孕产妇救治技能竞赛，荣获团体二等奖，分获产科和助产专业个人三等奖，被授予山东省急危重症孕产妇救治岗位技术能手。选派 4 名护士参加胜利油田第十九届职业技能竞赛，荣获护理团体总成绩第 1 名。程晓飞、王寿娟、王秋予、李金敏分别荣获总成绩第 1、3、4、6 名。选派 3 名选手参加东营市中医护理岗位技能竞赛，获团体一等奖。李兴云、王娟娟、于思慧分别获得个人三等奖。在第四届东营市急救技能大赛中，燕来奇获个人综合成绩（急救站组）优秀奖，并被授予单项操作技术能手。

2017 年选派 3 名选手参加东营市中医护理岗位技能竞赛，获团体一等奖，李兴云、王娟娟获得个人二等奖、曲小燕获得个人三等奖。急诊科丁继江与医生组队参加东营市院前急救知识竞赛，荣获团体一等奖。妇儿医院韩超、王美玲、王秀云荣获东营市生育全程服务技能竞赛团体一等奖，并在全省决赛中荣获团体三等奖。口腔科护士宋嘉佳、曲裕杉荣获山东省口腔医学会护理分会举办的全省急救技能大赛三等奖。屈凤在全国高校医学类微课教学比赛中获得三等奖。赵玲在东营市卫生系统“5.12”国际护士节演讲比赛中获得第 1 名。

2018 年选派 4 名护士参加胜利油田第二十届职业技能竞赛，获优秀组织单位，王晓琳、姜玫玲获金奖，谢凯悦、王真真获银奖。赵峰参加中华护理学会披“静”斩“疾”病例分析大赛团体一等奖。在东营市庆祝 5.12 国际护士节护士礼仪展示及健康教育科普大赛中，获团体一等奖，姚珊珊获健康教育科普大赛个人一等奖。在东营市中医护理岗位技能竞赛中，获团体一等奖，于思慧、王娟娟获个人二等奖，唐婉娇获个人三等奖。在卫生计生委护理技能竞赛中，邢召举、刘欢分获东营市个人一等奖（及山东省优秀奖）、三等奖。在山东省护理学会急救技能比赛中，获团体优秀奖，燕来奇获个人三等奖。在山东省心肺复苏技能操作大赛中，获团体二等奖。苏暖暖荣获东营市第六届院前急救技能大赛个人三等奖。

2019 年于梦佳获山东省血液透析标准操作技能竞赛滨州赛区第一名。吴蕾蕾、刘玲玲、丁继江获立体心肺复苏全国大赛山东赛区预选赛三等奖。急诊科李明福等获东营市第七届急救技能大赛团体二等奖及全省（院前）急救技能大赛团体优秀奖。刘静静、吕敏分获东营市首届助产士会阴切开缝合及裂伤修复技能比赛个人一等奖、二等奖。李付德等荣获东营市消毒与医院感染控制技能竞赛团体一等奖，个人二等奖。燕来奇、王君妍获山东省护理学会“天使杯青年护士心肺复苏技能竞赛”个人三等奖。

2020 年选派 10 名选手参加胜利油田第二十一届职业技能竞赛，荣获团体总成绩第一名，谷瑞梦荣获金奖，刘欢、丁宋超荣获银奖，孙丽芳、郑鹏飞、李苗苗、王君妍、盖纳纳荣获铜奖，张玉玲、丁峰荣获优秀奖。司莹莹、丁鑫菲参加山东省血液净化知识竞赛并荣获东营赛区团体一等奖。李淑媛、刘杰参加“2020 年山东省重症医学技能大赛”荣获团体三等奖。李冬梅参加东营市危重孕产妇救治技能竞赛荣获个人三等奖。燕来奇荣获东营市第八届急救技能比赛荣获团体一等奖，个人二等奖。

2021 年司莹莹荣获“健帆杯”山东省血液净化护理一战到底知识竞赛团体三等奖。何振叶荣获东营市消毒与医院感染控制技能竞赛个人二等奖，郑鹏飞荣获全省突发事件紧急医学救援技能竞赛个人三等奖；孙瑞佳荣获山东省重症护理气道内吸引团体标准实践竞赛三等奖。

2022年选派4名选手参加东营市卫生健康系统护理职业技能竞赛，荣获团体一等奖。胡丹、岳文通、王晓琳、李金敏分别荣获内科护理、重症护理、外科护理、急诊急救护理四个项目个人第一名。

2023年选派8名选手参加胜利油田第二十二届职业技能竞赛，荣获团体总成绩第一名，吴冬梅荣获金奖，冯敏、朱凤娇荣获银奖，李璇、王凯悦、苏秋云、朱月阳、张文敏荣获铜奖。胡丹、岳文通、李金敏、王晓琳参加山东省“技能兴鲁”职业技能大赛——全省卫生行业护理职业技能竞赛，荣获“团体优秀奖”，胡丹、岳文通、李金敏获得个人赛优秀奖。王利利、崔建霞参加第二届全国影像增强检查静脉输注操作比赛，获得第二名、第三名。选派3名选手参加东营市5.12国际护士节护理技能竞赛，荣获团体一等奖，朱凤娇荣获个人一等奖，冯敏、吴冬梅荣获个人二等奖。选派3名选手参加东营市首届“互联网+护理服务”技能竞赛，荣获团体一等奖，郑鹏飞荣获个人二等奖，蒋文、李红荣获个人三等奖；并代表东营市护理学会参加山东省“互联网+护理服务”技能竞赛，荣获团体二等奖、优秀组织奖，郑鹏飞获个人一等奖，李红、蒋文获个人优秀奖，郭晓华获“优秀指导奖”。选派于艳、刘笑笑参加东营市第三届重症医学职业技能大赛荣获团体一等奖，于艳获个人全能一等奖，刘笑笑获个人全能二等奖；选派倪世颜、李东生参加东营市重点癌症筛查及诊断技能竞赛荣获团体二等奖，个人荣获内镜护理一等奖、三等奖；选派赵玲、陈丽青、张馨历参加第八届改善医疗服务行动全国医院擂台赛，荣获提升患者住院体验总决赛“铜奖”及“最佳表现选手”。

第三节 护理质量与安全管理

建院初期护理人员严重缺编，多未受过专业理论培训，护理工作仅限于打针发药等一般治疗和基础护理。当时领导要求严格，护理人员责任心强，护理质量较好。

“文化大革命”期间，制度遭破坏，医护不分工，工作秩序混乱，护理质量明显下降。

1979年恢复护理部，重建二级护理管理体制，护理质量逐步好转。

1984年企业整顿，建章立制，规格化管理，护理部负责监督，每三个月组织一次全院检查、评分，奖优罚劣。

1984年在心内科、血液消化内科、骨外一区、神经内科、肿瘤科等病区开展责任制护理，制定落实危重病人护理计划，并书写责任制护理病历。

1985年建立护理技术档案，并多次更新、充实、规范档案内容，执行至今。同年开展心理护理工作。

1988年实行夜间护理质量监督，多次修订完善检查内容及标准、改进检查方法，执行至今，每周2次，每次由2名护士长进行检查，护理部不定期抽查。

1991年增加护理月报，护士长对本病区工作量及相关指标以表格形式上报护理部，护理部对上报情况按月汇总分析，对存在问题采取针对性整改措施。2002年12月实现网上月报、工作质量分析。

1993年创建“三级甲等医院”，实施《科室分级管理达标责任制实施细则》，全院各病区统一规范、配置“六大盘”。

1997年建立护理病历，包括病人入院评估表、住院病人评估表、护理诊断／问题单及以PIO形式记录的护理记录单、出院病人指导表。同时各护理单元自行编写“健康教育知识手册”，开展健康教育。

1998年成立护理质量管理委员会，2012年更名为护理质量与安全管理委员会，2022 年更名为护理管理委员会。王兆玉、刘传木、路希敬、陈丹、丁慧芳、王琪、王佐荣、王明鑫相继任主任委员。各级质控组织认真履行职责，根据相关法律法规、规章及技术规范标准，制定医院护理工作发展规划，落实年度工作计划、质量考核指标和持续改进措施，完善护理质量检查标准、质控方法及其考评制度，定期组织考评；进行护理安全检查，指导护士长进行患者安全管理，检查、监督《医疗安全（不良）事件管理制度》的落实情况；定期对护理人员进行“三基三严”培训考核；定期组织开展护理业务学习，对护理人员的技能水平作出综合、全面的分析和评价；负责护理岗位（专项技术操作）资质准入的审批。委员会每季度召开全体委员会会议，研究护理工作发展中的困难问题，并提出解决方案和支持保障措施。

2000 年 1 月全院各病区实行微机录入医嘱，对各种治疗处置单进行同步打印。2002 年 1 月医生直接书写医嘱到病历上，至此，护士转抄医嘱的历史结束。同年实现网上住院病人动态日报、供应室网上按计划领取物品。2008 年医嘱处理全部信息化。2017 年全面使用“PDA”扫码进行治疗查对。

2001 年设计使用《护士长工作手册》，记录护士长主要工作，每月交科护士长、每季度交护理部，审阅签字。并多次修订、调整内容，适合工作需求。2018 年实施电子版《护士长工作手册》，网上传阅审核。

2002 年 9 月《医疗事故处理条例》实施后，修订、完善护理工作制度及岗位责任制、护理质量评价标准，补充相关管理制度，实行《山东省护理文书书写基本要求及格式（试行）》，增加一般患者护理记录、危重患者护理记录、手术护理记录，2003 年 4 月 17 日纳入病案管理。同时制定、实施相应的质量检查评价标准。为加强住院患者安全管理，至 2013 年逐渐完善转科患者交接单、出入量记录单、生命体征记录单、宣教.健康指导表、入院护理评估单、单病种健康教育单等，逐渐纳入病案管理。2020 年护理评估、护理记录实现信息化管理。

2005 年实行科护士长目标管理责任制，分片包干，责任到人。2012 年实行科护士长病危患者周督导，2017 年实行科护士长大手术患者围术期月督导至今，并纳入科护士长绩效考核。

2007 年修订印发《中心医院护理质量检查标准》12 项。对质量检查实施“双向反馈制度”，对检查中存在的问题填写“护理质量督导改进反馈表”，以书面形式反馈各科室，持续跟进，限期考核科室整改落实情况，保证管理时效和质量持续改进。

2008 年统一规范印发《护理质控小组记录本》（2012 年更名为《护理质量与安全持续改进记录本》）《护理人员培训考核记录本》《新护士临床培训手册》，多次完善修订并使用至今。

2009 年实施护理不良事件与压疮上报登记管理。增加节假日护理部主任、科护士长值班督查。同年，执行卫生部《综合医院分级护理指导原则（试行）》，执行新的分级护理标准，2014 年根据 WS/T 431-2013《中华人民共和国卫生行业标准：护理分级》，修订执行至今。

2010 年根据卫生部《综合医院评审细则与标准》及《山东省护理质量控制标准及评价细则》《山东省病历书写基本规范（2010 年版）》要求，完善落实各项护理规章制度和护理质量检查标准。

2012 年修印《中心医院护理质量检查标准》21 项及各类交接、记录表单近 20 种。制定《压疮诊疗和护理规范》（2017 年再次修订）。

2013 年有 27 个护理单元搬迁至 2 号病房楼，2017 年 23 个护理单元搬迁至 3 号病房楼。护理部制定实施“2、3 号病房大楼病房规范化管理规定”，实行护理文件、标识、工作区域、抢救车、床单位、护士站、库房、值班室、办公室等的规范化、标准化管理和 5S 现场管理法。

2022 年建立扁平高效的护理管理体系，实施护理垂直化管理，推行科护士长“区域 + 专项”负责制，强化对护理控制目标的监管，制定落实护理质量与安全“零容忍”项目，全院实行 8S 精益管理。

第四节　优质护理服务

1979年恢复护理部，重建二级护理负责体制，重视护理质量与服务，护理服务逐渐改善。

1984年责任护士对分管病人，做到姓名、年龄、床号、诊断、治疗、饮食等六知道，进一步改善护理服务。

1985年开展心理护理，护士与病人之间加强沟通交流，了解病人的心理活动和困难，帮助解决问题。

1993年创建“三级甲等医院”，落实护理人员岗位责任制，开展住院病人满意度调查，改善服务态度，提升服务水平。

2009年开展“创建专科护理品牌，全面提升护理服务”专项活动，血液内科的“感动与生命同行”、肝胆外科的“呵护乳房，美丽一生”、重症医学科的“真情共建生命驿站”、妇产科的“生命摇篮俱乐部”、儿科的“新生儿成长直通车”、内分泌科的“糖友俱乐部”、消毒供应中心“服务百分百”、手术室的“真诚关爱生命”等护理品牌收到良好效果。

2010年开展以“夯实基础护理，提供满意服务”为主题的“优质护理服务示范工程”活动。在试点的基础上，全面推行责任制整体护理模式，简化护理文书，取消一般患者护理记录单，实行包床到护，责任护士对所负责的患者提供连续、全程的护理服务。2011年11月实现优质护理服务示范病房全覆盖。2012年在门诊医技科室开展“优质护理服务示范窗口”创建活动。至2013年我院血液内科、肝胆外科、重症医学科被评为“山东省护理服务示范病房”，肿瘤科一病区被评为“东营市护理服务示范病房”，胃肠外科、儿科一区、脊柱外科、神经内科被评为“胜利石油管理局优质护理示范病房”。

2014年制定落实“深化推进优质护理服务，打造专科护理特色品牌”活动方案，开展“亲情服务我先行”活动，开办医患联谊会、座谈会、健康讲座、志愿者活动、义诊、居家服务、电话随访、微信平台等，病人满意度达98%以上。

2015年参加医院“三升三争”活动，制定下发《胜利油田中心医院“护理服务明星”争创活动方案》《进一步深化优质护理、改善护理服务实施方案》等，在临床科室开展“护理服务明星”争创活动，全面推行“三个五”服务举措。举办“亲情服务，从我做起”演讲比赛。评选表彰年度金牌护理服务明星4人、银牌护理服务明星7人、铜牌护理服务明星8人、季度护理服务明星27人。

2016年制定落实“三升一增”活动方案，开展“提升护理质量、提升护理能力、提升服务效率，增强患者获得感”活动。在全院护理岗位全面开展“护理服务明星”争创活动。评选表彰年度金牌护理服务明星4人、银牌护理服务明星5人、铜牌护理服务明星13人、季度护理服务明星45人，援疆特别奉献奖1人。

2017年制定《胜利油田中心医院深化推进“护理服务明星”争创活动方案》，全面落实亲情服务，全员争做“护理服务明星”。评选表彰年度金牌护理服务明星1人、银牌护理服务明星7人、铜牌护理服务明星13人、季度护理服务明星50人。录制《健康教育》7项、《护士行为礼仪规范》视频，全院推广学习。

2018年制定“进一步改善医疗服务行动工作计划”，以患者需求与社会需求为导向，提供并延伸优质护理服务。深化开展“护理明星”争创活动，严格标准，优化量化考核指标，形成长效管理考核机制。8月启动“爱护天使行动—临床护理人员心理关怀”项目。落实山东省卫计委《“双命名双提升双满意”三年行动计划实施方案》，学习一流找差距，提高质量创品牌，以人为本实现护患双满意。

2019年推行《职工语言行为规范》，细化量化护理明星评选标准，加强对护理明星的监督考核培养，评选表彰十大杰出青年护士、护理明星、优秀护士长、扎根一线奉献奖、快乐准妈妈、伯乐奖、护理沟通之星及沟通达人等，进行了护理明星“亮身份、树形象、做表率”宣传，建立了护理部微信公众号平台，加强宣传引导。各科室以基础护理及专科护理为立足点，推陈出新，深化内涵，突出特色，做出亮点。开设了家庭式产房、国际特需医疗部、妊娠期糖尿病一日门诊、母乳喂养咨询门诊等，社会效益良好。内分泌科的“关爱糖友重塑健康”获得了山东省特色护理品牌，泌尿外科的快速康复护理多次在全国学术会议上交流展示。

2020年开展人文素养教育，统一购读《道德经》，推行《医院职工语言行为规范》《护患语言沟通模板》，落实人文护理举措，构建“入院—住院—出院”人文护理服务链。疫情期间各科室立足专科，深化内涵，突出特色，纷纷录制科普视频，开展患者线上健康教育。内分泌科“胰岛素注射轮换点图卡”获中华医学会“CDS十大糖尿病教育工具”优秀奖。持续开展“护理明星”争创活动，召开“5·12”护士节表彰大会，评选表彰抗疫先锋队、优质护理服务示范病房、护理明星等，进行了“亮身份、树形象、做表率”宣传。院网、齐鲁晚报等对抗疫英雄、护理明星等事迹报道100余篇。2人荣获山东省最美护士及优秀护士，2人入选省市抗疫事迹巡讲，36人被患者评为最满意护士。住出院患者对护理工作满意度均达99%以上。

2021年扎实开展“我为群众办实事”实践活动，围绕“暖心服务延伸至家，优质护理下沉基层”项目，以人民群众需求为导向，发挥护理技术和人才优势，积极探索“互联网＋护理服务”，为出院患者提供形式多样的延续护理服务，开展及参加健康讲座、义诊，深入基层医院技术指导。制定实施《中医护理适宜技术推广应用实施方案》，以点带面，开展中医护理适宜技术，“西学中”护理培训88人，评选表彰示范病房10个。积极配合医院推进住院患者出入院床旁结算办理，专人跟进，专班落实，全面实行出入院患者床旁结算，非窗口办理率达93%以上。

2022年落实“优化服务改进作风提升群众满意度”二十项举措，深入推进“互联网＋护理服务”，修订《“互联网＋护理服务制度”工作手册》，规范25项服务项目，累计出诊710次。评选5名“互联网＋护理服务能手”，在5·12护士节进行了表彰。积极配合医院推进“全国综合医院中医药工作示范单位”创建工作，落实《中医护理适宜技术推广应用实施方案》，开展中医护理适宜技术88万例次，取得良好的社会效益，评选9个科室为中医护理适宜技术示范科室。配合医院全面实行以护士为主导的住院患者入出院床旁结算办理，优化出院结账服务流程，病房办理入出院平均时间小于3分钟，入出院非窗口办理率达95%以上，此项目获得2022年山东省“三贴近一关爱”优质护理服务优秀案例。

2023年深入推进“互联网＋护理服务”，签约279名网约护士，规范33项服务项目，完成网约服务2404单，实现与省互联网质控平台对接。中医护理适宜技术全面推广，成为山东省中医护理专科联盟副理事长单位，完善技术操作标准29项，358人取得“西学中”专项培训证书，开展中医护理适宜技术184万例次，其中改良四黄粉中药封包预防静脉炎技术在全院推广。《基于四点联动模式构建中医护理特色服务体系》荣获山东省品管圈大赛三等奖及第八届改善医疗服务行动全国医院擂台赛华东赛区优秀案例。落实“解决群众急难愁盼问题百日攻坚行动实施方案”，开展角色转“患”体验活动，优化、改进护理服务流程。《角色转“患”体验推动护理质量全面提升》入选中国现代医院管理优秀案例。制定《胜利油田中心医院进一步改善护理服务行动计划》，将“多做一点、多想一点、多笑一点、多讲一点、多学一点”落实到护理工作中。《服务零距离，出院零等待》床旁结算项目荣获全国医院擂台赛“提升患者住院体验”主题华东赛区第一名、总决赛铜奖及最佳表现选手奖。将8S精益管理的理念与日常工作紧密结合，规范病房就医环境。建立督导、检查、反馈、追踪机制，确保整改落实到位、措施持续有效。《基于 QFD 的 8S 精益管理，构建改善患者就医体验服务体系》成功入选中国现代医院管理典型案例评选。

第五节　护理教育管理

一、在职培训

1965 年开办工读学校，培养一批护理人员。1972 年在省内和油田招收学徒 60 人，开办医训班，学制一年半。其中大部分人员从事护理工作。

1977 年开始，对从事护理工作而无专业学历的人员进行分批分期脱产学习，每期 30—40 人，学期 3—6 个月。同年派出 1 名护士学习高压氧舱操作技术，至 2018 年从事高压氧护士均获高压氧医学专业培训合格证。

1983 年，选派 1 名护士进修心脏监护。1984 年，选派 17 名护士进修手术室护理、心脏术后监护等。1985 年选派 5 名护士进修学习血液透析、心脏监护、心导管检查等护理技术。

1986 年，开始报考在职“高护专科”，脱产学习 3 年，获大专学历。1990 年，首批 5 人毕业于泰山医学院。至 1996 年，有 55 人先后毕业于泰山医学院、天津职工医学院、大庆职工医学院。

1992 年 10 月，开始报考“全国高等护理自学考试”（专科），1996 年 6 月首批毕业 24 人。1992 年至 2000 年期间，12 名护士经过 3—12 个月英语培训，获得相应证书。

1995 年至 2003 年，先后派出 90 多名护士到北京、上海、天津、济南、青岛等地医院进修学习专科护理。

1996 年至 1998 年，中专函授 39 人，学期 2 年，获中专学历。

1997 年公派唐鲁艳、罗青到新加坡进修学习手术室护理，为期 2 年。王淑君、田桂芬赴美参加为期 2 周的护理学术交流。同年开始进行山东省计算机应用能力培训，至 2003 年，500 余名考生通过初级或中级培训考核，获合格证书。

1998 年开始报考护理专业本科自学、函授，2001 年 12 月首批 2 人毕业于山西长治医学院。

2000 年曾小燕考取青岛大学同等学力在职研究生，至 2017 年 4 人在职研究生毕业。同年实行继续医学教育学分管理，每人每年须达 25 学分，并与执业注册、晋升、考核评优挂钩。

2001 年 8 月李秀兰、田桂芬参加山东省公共卫生学院研究生进修班学习，学制 2 年。同年，李秀兰应香港护士培训及教育基金会邀请赴港参观学习护理管理 20 天。

2002 年首次选派护士长进修，孟新、王佐荣于上海中山医院学习护理管理及专科护理 3 个月。

1984 年至 2003 年参加短训班、学术交流及参观学习 350 多人次，承办护理专业培训班 10 余次。

2004 年选派护士长牛彩红、李冬梅到浙江邵逸夫医院，曲希莲到青岛大学附属医院进修护理管理。

2006 年、2007 年，护理部主任、科护士长等 9 人分两批参加由西安交大管理学院、陕西省管理科学研究会与胜利油田中心医院联合举办的医院中层管理干部培训班（为期一年）学习，取得培训证书。

2007 年开始选派护士参加山东省及国家专科护士培训，截至 2023 年，共培养专科护士 116 人。

2010 年至 2018 年，先后选派护理部主任、科护士长及护士长 5 批共计 27 人到台湾振兴医院、佛教慈济综合医院、荣民总医院、台湾童综医院等参访学习。

2019 年，选派王佐荣、王日香、赵峰、杨淑梅、李冬冬等到美国梅奥诊所、新加坡参观学习。李冬冬、赵冬梅、高海萍、闫丽、丁卫娜、王彦、董梅 7 人到上海第一人民医院进修学习护理管理。

2004 至 2013 年，选派护士 75 人到北京、上海、南京、天津、青岛、济南等地的医院专业进修，为期 3 至 12 个月。同期参加短期培训班、学术交流等 800 多人次。

2014 年至 2018 年选派护士 74 人外出进修、省级以上专科护士培训，7 名护士参加 PICC 资质（高级）培训，参加学术交流、短训班等 750 多人次。

2019 年至今，每年选派护士 40 人左右外出进修、专科护士培训。

2019 年启动新提拔基层干部挂职锻炼计划，每人 3 个月。

加强院内培训场所、设施设备建设。1993 年 7 月启用急诊 5 楼护理示教室，配置较完善的设备，能进行多项护理技术培训与考核。2003 年示教室迁入食堂楼 3 楼至今。陆续配置计算机、投影仪、电视机、录放机、全功能模拟护理教学人、心肺复苏模拟人、模拟穿刺手臂及常用急救技术、操作技术用物等教学设备，满足全院护理人员及护理实习生的培训教学需求。2020 年实训中心正式投产使用。

加强三基三严培训。1992 年开始，各护理单元每月进行业务学习、护理查房、理论考试、技术考核，护理部每年分期分批对护士进行"三基"理论考试及技术规范化培训考核，每年组织技术比赛、知识竞赛等。2019 年实行上机考核。

1993 年创建"三甲医院"期间，护理部负责对全院 500 余名护士进行 19 项常用护理操作技术及相关理论培训、考核，人人过关达标。

在妇产科、传染科、急诊科护士科内轮训的基础上，内科、外科分别于 2000 年、2002 年，实行青年护士跨专业科内轮训，每个专业 3—12 个月。

2005 年实行新护士岗前培训及试用期考核。至 2018 年，进一步规范新护士岗前培训、试用轮转及阶段考核内容，严格落实培训计划。

2007 年实行护理骨干院内轮训计划，22 名护理骨干在内科、外科、急诊科、ICU 轮训。

2009 年实行青年护士长重症医学科培训计划，对 31 名护士长进行轮训。

2011 年建立护理培训团队，实行护士分层次培训考核。护理部每季度组织全院护理教学查房、会诊、疑难病例讨论，定期进行全院理论及制度讲座、操作示教、理论技术考核、应急演练等。

2015 年开展"人形图"教学查房，关注"疾病—心理—社会"的整体护理，体现"以人为本"的理念，培养青年护士临床思维能力与人文关怀精神。

2018 年举办医联体"强质量·重内涵—护理急救技能竞赛"。承办省市（局）学术会议，各专业委员会自 2006 年以来，每年承办市（局）级继续教育项目学习班及护理学会学术会议 6–12 场次。2011 年举办省级继续教育项目《山东省慢性伤口处理新理论新疗法学习班》。2019 年承办省级继续教育项目《消毒供应中心品质管理培训班》。

2019 年实行新护士规范化培训。首批 40 名 2018 年入职护士进行全院重点专业轮训，为期 2 年。举办医联体青年护士技能竞赛、优质护理服务典型案例分享展示大赛等。

2020 年承办省级继续教育项目《消毒供应中心品质管理培训班》。

2021 年至今每年承办市级继续教育项目 2–3 项。

2023 年实行新入职护士相关科室轮转培训 1 年，涉及内、外、妇、儿、急诊、重症、手术室等科室。

二、临床教学

1980 年开始，接收胜利油田卫生学校护理见习与实习生，及少量省内外其他卫生学校实习生，50—60 人 / 年。

1990 年开始接收高护专科实习生。

2001 年开始承担护理专业自学、函授本科生实习带教任务。

2003 年开始接收省内外医学院校护理专业大中专实习生，带教实习生约 80—180 人 / 年。承担油田及东营地区部分医院护理人员进修培训任务。

2004 年至 2018 年，接收省内外医学院校护理专业大中专及本科实习生 150—180 人 / 年，胜利油田及东营地区下级医院护理人员培训进修、帮扶人员 20—30 人 / 年。

2008 年至 2011 年，为油田社区医院培养伤口造口医护人员 22 人。

2009 年成立科研教学管理小组，选拔组建临床带教老师队伍。50 人被聘为胜利职业学院护理兼职讲师或副教授。

2010 年 20 人被聘为滨州医学院护理学院兼职讲师、副教授、教授。

2014 年 21 人被聘为滨州医学院护理学院兼职讲师、副教授、教授。

2017 年开始接收医联体单位护理人员进修培训，40—50 人 / 年。

2018 年 86 人被聘为滨州医学院护理学院兼职讲师、副教授、教授。举办护理临床带教老师教学技能竞赛，评选出一等奖 1 名、二等奖 3 名、三等奖 5 名、优秀奖 11 名。

2019年举办护理临床带教老师教学技能竞赛，评选出一等奖 1 名、二等奖 3 名、三等奖 6 名、优秀奖 12 名。评选医院优秀护理带教老师 23 名。

2020 年组建了护理教研室，承接滨州医学院护理专业大三学生临床课程教学任务。

2022 年承接山东石油化工学院护理专业部分临床课程教学任务。

2023 年承接滨州医学院临床专业桥梁课——《护理学概论》。

三、护理工作成绩及荣誉

（一）省部级荣誉

1983 年王淑君、郭守惠、卞传兰获山东省优秀护士称号。

1986 年许金萍获山东省卫生系统先进工作者称号。

1992年孟新获山东省总工会先进女职工称号。

1993 年周素贞在共青团山东省青春建功活动中荣立三等功。

1997 年李绪娟、郭臻获石油天然气总公司优秀护士称号。

2006年李秀兰获山东省优秀护理管理者称号。

2007 年牛彩红、王当莲获山东省青年岗位能手称号。

2008 年在支援四川抗震救灾工作中，胡明磊荣立山东省卫生厅授予的三等功，史爱华获山东省抗震救灾优秀志愿者称号。韩燕燕荣获山东省优秀质量管理工作者。

2009 年李秀兰获山东省卫生系统三八红旗手称号。血液内科获山东省优质护理服务示范病房称号。

2011 年肝胆外科获山东省优质护理服务示范病房称号。

2012 年曲希莲、张婷获山东省护理学会百佳护士称号，李梅君获山东省智慧医疗管理工作先进个人称号。重症医学科获山东省优质护理服务示范病房称号。

2013 年王佐荣获全省优质护理服务示范标兵称号。

2016 年王日香获山东省护理学会优秀护士，丛玉玲获健康守护天使称号。

2017 年王日香获山东省优质护理服务表现突出个人称号。

2018 年杨淑梅获山东省护理学会优秀护士，曲希莲、赵有环、赵俊荣、何菊平、宋爱民获健康守护天使称号。

2019 年盖鑫获山东省百佳护士长。

2020 年赵萍荣获山东省最美护士，薄友玲荣获山东省优秀护士。

2021 年王日香、杨淑梅、刘汉勤获山东省护理学会“山东优秀护士”。

2022年赵峰获山东省护理学会山东优秀护士，薄友玲荣获山东好护士。

2023 年赵玲获山东省优秀护士，陈丽青获山东省百佳护士长。

（二）市局级荣誉称号

优秀（模范）护士：1987 年李顺香、贺祥祯、许金萍、王炳玲；

1988 年李爱英、李秀敏、许金萍、黄远萍、孙永远；

1989 年王兰芬、李秀兰、曹庆英、唐玉芳、肖正娥；

1990 年李秀兰、李敬敏、李永红、李绪娟、丛兰日；

1991 年赵俊荣、肖正娥、韩法章、孙秀凤、王洪兰；

1992 年王炳玲、曲希莲、张萍、马倩、徐普梅、郑新光、孙秀凤、魏秀桂、张婷、李绪娟、贾爱云；

1993年丛兰日、李顺香、吕翠萍、孟兆翠、魏淑萍、赵俊荣、王花景、唐玉芳、乔玉香、李绪娟、司玉爱；

1994年巩叶辉、魏培莲、何菊平、张婷、丛兰日、司玉爱、李绪娟、宋时迎；

1995年李绪娟、魏秀桂、孙玉梅、万国华、罗春英；

1996年李绪娟、王秀华、刘美凤、任亚杰、蔡丽芬；

1997年吕翠萍、荆瑞芹、贾爱梅；

1998年蔡丽芬、李晓红、罗春英、李绪娟、禹兰；

1999年牛彩红、王传红、刘湘文、李萍萍、张慕华、董克玲；

2000年孙莉、王佐荣、韩华英、孙兆双、李延云、彭志红；

2001年陈红波、郑威波、丁雪涛、贺晓莉、高玉玲；

2002年李绪娟、牛彩红、李冬梅、于秀英、贺晓莉；

2003年高霞、禹兰、常红艳、关凤华、于淑芹；

2004年巩叶辉、丁彩霞、姜慧、杨淑梅、张婷、王日香；

2005年王静、常红艳、郭芳、吴慧灵、王雷红；

2007年高霞、吕翠萍；

2008年刘淑兰、于春兰、王艳；

2008年东营市优秀护士长：万国华；

2008年东营市优秀护士：王希华、史爱华、王翠玉；

2009年王翠玉、王当莲；

2010年曲希莲、孙爱辉；

2011年陈燮、姜慧、高玉玲、张慕华；

2012年刘美凤、杨淑梅、王丽丽、李冬冬；

2015年东营市医学会最美护士：李淑媛；

2017年东营市最美护士：李冬冬；

2018年优秀护理工作者：屈凤、李冬冬、葛冬梅、高玉玲；优秀护士：徐华、李海蓉、赵冬梅、曹韶艳、韩红军、王丽丽、王秀云、陈丹；

2019年东营市先进护士：赵峰、李萍、邢召举、姜玫玲；

2020年全市抗击新冠肺炎疫情先进个人：王日香；

2022年东营好护士：薄友玲、燕来奇；

2022年东营市优质护理服务先进之星：周亚飞；

2023年：东营好护士：赵玲、张丽霞。

模范护理班组：2000年普外二区、产房；

2001年产科、神经内科、儿科二区；

2002年骨外一区、神经内科、急诊门诊；

2003年神经内科、急诊门诊、骨外一区；

2004年胸心外科、传染二病区、妇科、普外二区；

2005年胸心外科、综合ICU、呼吸内科；

2006年肝胆外科、血液内科、神经内科；

2007年手术室、肿瘤放疗科、内分泌科；

2008年血液内科、肝胆外科、重症医学科；

2009年肝胆外科、血液内科、手术室；

2010年血液内科、肝胆外科、重症医学科；

2011年血液内科、肝胆外科、重症医学科；

2011年胃肠外科、儿科一区（胜利石油管理局优质护理服务示范病房）、肿瘤科一病区（东营市优质护理服务示范病房）；

2012年脊柱外科、神经内科（胜利石油管理局优质护理服务示范病房）；

2018年心血管内科一病区护理组、急诊科一楼护理组、胃肠外科护理组、产科二病区护理组（优质护理服务单元）；

2019年护理部（胜利油田文明集体）；

2022年胃肠外科（东营市优质护理服务先进集体）。

（三）其他荣誉　1994年12月在克拉玛依“12·8”特大火灾救治中，护士王金兰、马连君、陈丽、李娅、穆红梅荣立胜利石油管理局个人二等功。

1999年在管理局“5·12”文艺汇演中，获优秀节目组织奖，参赛的5个节目分获创作一等奖1项，演出一等奖2项、二等奖2项、三等奖1项。

2001年在管理局护士礼仪竞赛中获第一名，

王彦获最佳礼仪护士。

2002年在管理局“我为天使自豪”演讲比赛中，赵兰玉、李霜、关凤华、兰俊英、陈燮、李栩分获一、二、三等奖6个奖项。

2002年李秀兰被评为胜利石油管理局“拔尖人才”。曲希莲、田桂芬被评为胜利石油管理局“优秀青年知识分子”。

2003年在“非典”防治工作中，李秀兰荣立东营市个人三等功。魏秀桂、盖鑫荣立管理局个人三等功。

2005年李秀兰被评为胜利石油管理局“十佳女职工”及“三八红旗手标兵”。

2005年至2015年每年有15—20名护士被评为东营市医学会优秀护士。

2008年万国华被评为东营市优秀护士长，王希华、史爱华、王翠玉被评为东营市优秀护士，胡明磊、史爱华被评为东营市支援四川抗震救灾先进个人。

2010年韩法章被评为胜利石油管理局三八红旗手标兵。姜慧被评为胜利石油管理局优秀青年知识分子。

2011年王佐荣被评为东营市护理管理示范标兵，屈凤被评为东营市临床护理服务示范标兵。在东营市“5·12”国际护士节演讲比赛中，赵兰玉、张慕华分获一等奖、三等奖。李淑媛荣立管理局个人二等功，张囡囡、陈金凤荣立管理局个人三等功。

2012年韩法章被评为胜利石油管理局三八红旗手标兵，薄友玲被评为胜利石油管理局青年岗位能手称号。在东营市“创文明城市，做文明使者”演讲比赛中，赵兰玉荣获一等奖。

2013年林艳荣立管理局个人二等功，刘玲玲、陶婷荣立管理局个人三等功。

2018年王晓琳、姜玫玲、邢召举荣立管理局个人二等功，谢凯悦、王真真荣立管理局个人三等功。王晓琳、姜玫玲被授予“胜利油田三八红旗手标兵”。

2020年谷瑞梦荣立管理局个人二等功，刘欢、丁宋超荣立管理局个人三等功。

2006年至2023年每年有15—20名护士被评为东营市医学会优秀护士。

第六节 社会兼职

山东省护理学会专业委员会任职情况（2013—2024年）

专业委员会名称	届次	成立时间	委员	青年委员
护理人力资源管理专业委员会	首届	2013年	韩法章	
	第二届	2020年	王佐荣（副主委）	赵 玲
护理教育专业委员会	第六届	2013年	王佐荣	
	第七届	2018年	赵冬梅	
糖尿病护理专业委员会	第二届	2013年	孙素贞	
	第三届	2023年	王 彦	姚珊珊
内科护理专业委员会	第六届	2015年	巩叶辉	
普外科护理专业委员会	首届	2013年	屈 凤	
	第二届	2023年	闫中梅	朱小明
科普委员会委员	第六届	2013年	屈 凤	
	第七届	2019年	李 萍	马 艳
妇产科护理专业委员会	第六届	2013年	杨淑梅	
	第七届	2016年	杨淑梅	
伤口造口护理专业委员会	第二届	2013年	刘淑兰（副主委）	
	第二届	2013年	柳芳芹	
	第三届	2019年	刘淑兰（副主委）	
	首届	2019年		朱小会
心血管内科专业委员会	首届	2013年	孟 新	
	第二届	2018年	孟 新	
	第三届	2024年	陈丽青（副主委）	吕 静

专业委员会名称	届次	成立时间	委员	青年委员
护理技能专业委员会	第一届	2013 年	姜　慧	
	第二届	2021 年	王翠玉	李淑媛
重症护理专业委员会	第二届	2013 年	曲希莲	
	第三届	2018 年	盖　鑫	
	第四届	2023 年	盖　鑫	刘　慧
康复护理专业委员会	首届	2013 年	高玉玲	
	第二届	2018 年	高玉玲	
心血管外科护理专业委员会	首届	2013 年	王当莲	
	第二届	2019 年	常红艳	
五官科护理专业委员会	第五届	2013 年	宋桂珍	
	第六届	2020 年	宋桂珍	赵　敏
消毒供应专业委员会	第二届	2013 年	葛冬梅	
健康管理专业委员会	首届	2014 年	王　宏	
	第二届	2018 年	王　宏	
消化内镜专业委员会	首届	2014 年	许　萍	
	第二届	2018 年	陶　莉	
护理信息专业委员会	首届	2014 年	王佐荣	
	第二届	2018 年	王日香	
男护士专业委员会	首届	2014 年	胡明磊	
	第二届	2023 年	张成帅	邢召举
烧伤整形护理专业委员会	首届	2015 年	王　静	
	第二届	2022 年	王　静	李志业
泌尿外科护理专业委员会	首届	2014 年	曲兰英	
	第二届	2021 年	曲兰英	李婷婷
肾脏病护理专业委员会	首届	2014 年	刘红英	
	第二届	2021 年	刘红英	黄媛媛
结核病护理专业委员会	首届	2015 年	王　超	
	第二届	2019 年	王　超	
消化内科护理专业委员会	首届	2015 年	李冬冬	
	第二届	2018 年	李冬冬	
感染性疾病护理专业委员会	首届	2017 年	刘汉勤	
	首届	2020 年		宗玉霞
麻醉护理专业委员会	首届	2017 年	徐冬云	
营养支持护理专业委员会	首届	2017 年	王丽萍	
	第二届	2023 年	刘　杰	王海芸
肿瘤护理专业委员会	第四届	2017 年	赵　峰	
	首届	2018 年		张丽霞
个案管理专业委员会	首届	2017 年	陈　燮	
	第二届	2023 年	陈　燮	
风湿免疫疾病护理专业委员会	首届	2017 年	钟　锋	
	首届	2019 年		孔茜茜
循证护理专业委员会	第二届	2018 年	孙爱辉	
	首届	2019 年		张成帅
手术室护理专业委员会	第六届	2018 年	曹韶艳	左振芳
脐带血采集应用专业委员会	首届	2018 年	高　霞	
	第二届	2023 年	李冬梅	梁亚菲
静脉治疗护理专业委员会	第二届	2018 年	赵　峰	
	首届	2019 年		刘娟（副主委）
	第三届	2023 年	赵峰（副主委）	张丽霞
院前急救护理专业委员会	首届	2018 年	禹　兰	
	首届	2019 年		张振华
	第二届	2023 年	燕来奇	张振华
眼科护理专业委员会	首届	2018 年	贾　璐	
	第二届	2023 年	郑　敏	苟兴娜
口腔护理专业委员会	第二届	2018 年	崔立云	
	第三届	2023 年	崔立云	丁晓楠

专业委员会名称	届次	成立时间	委员	青年委员
呼吸护理专业委员会	第二届	2018 年	王 超	
	首届	2019 年		王瑞卿
骨科护理专业委员会	首届	2018 年		高海萍
	第二届	2019 年	刘 锋	
外科护理专业委员会	第七届	2019 年	孙爱辉	
	首届	2018 年		王 哲
器官移植护理专业委员会	首届	2018 年	曲兰英	
护理管理专业委员会	第四届	2019 年	王日香	赵 玲
血液净化护理专业委员会	第三届	2018 年	郭华丽	
医学影像学专业委员会	首届	2019 年	耿丽娜	
生殖护理专业委员会	第二届	2019 年	任风姣	
安宁疗护专业委员会	首届	2019 年	李娟娟	
助产专业委员会委员	首届	2019 年	高霞（副主委）	韩 超
新生儿护理专业委员会	首届	2019 年	莫 静	
	第二届	2024 年	莫 静	单桂莲
胸痛护理专业委员会	首届	2019 年		闫 丽
	第二届	2023 年	闫 丽	刘福珍
神经内科护理专业委员会	首届	2019 年		姜妍妍
	第二届	2023 年	赵素伟	王娟娟
神经外科护理专业委员会	首届	2019 年	董 梅	
	第二届	2024 年	董 梅	张 倩
灾害护理专业委员会	第二届	2020 年	薄友玲、关凤华	
社区护理专业委员会	首届	2019 年		郭晓华
医院感染管理专业委员会	第二届	2019 年	盖 鑫	
老年病护理专业委员会	首届	2019 年		隋敬敬
	第四届	2023 年	刘 会	隋敬敬
儿科护理专业委员会	第九届	2019 年	莫 静	
健康教育专业委员会	首届	2019 年		单桂莲
	第二届	2023 年	单桂莲	王娟娟
疼痛护理专业委员会	第二届	2019 年	陈 燮	
护理教学与实践专业委员会	第二届	2019 年	陈丽青	
医养健康专业委员会委员	首届	2020 年	张 靖	王 萍
运动医学护理专业委员会	首届	2019 年		张囡囡
耳鼻喉护理专业委员会	首届	2020 年	宋桂珍	贾 娇
护理产业专业委员会	首届	2020 年	李文涛	陶 婷
互联网 + 护理专业委员会	首届	2020 年	闫中梅	方佳琪
门诊护理专业委员会	首届	2020 年	郭晓华	郑莹莹
呼吸内镜护理专业委员会	首届	2020 年	许 萍	李文智
居家养老护理专业委员会	首届	2020 年	燕 芳	柴雯雯
眩晕护理专业委员会	首届	2020 年	李海蓉	姜妍妍
慢病管理护理专业委员会	首届	2020 年	王娟娟	吕 静
介入护理专业委员会	首届	2020 年	崔陵红	赵素伟
血栓栓塞防护专业委员会	首届	2020 年	高海萍	孙艳芳
造血干细胞移植护理专业委员会	首届	2020 年	刘 娟	马英捷
手足外科护理专业委员会	首届	2020 年	刘 锋	狄媛媛
小儿外科护理专业委员会	首届	2020 年	韩帅帅	李 红
远程护理专业委员会	首届	2020 年	王 艳	姜玫玲
精神科专业委员会	第五届	2023 年	苟田田	
核医学护理专业委员会	首届	2021 年	刘 军	赵宇晨
护理装备专业委员会	首届	2021 年		李付德
变态反应护理专业委员会	首届	2021 年	朱冬梅	徐华玲
护理心电心律失常监护学专业委员会	首届	2021 年	徐 娟	吴蕾蕾
职业健康护理专业委员会	首届	2021 年	张盼盼	王聪聪
保健护理专业委员会	首届	2021 年	王晓娜	胡田田
护理品质管理专业委员会	首届	2021 年	王希华	王秀云
护理心理专业委员会	第二届	2021 年	薄友玲	赵丹凤
血液内科护理专业委员会	第二届	2021 年	刘 娟	林阳阳

专业委员会名称	届次	成立时间	委员	青年委员
创伤骨科护理专业委员会	第二届	2021 年	高海萍	姜盈盈
山东省护理学会第七届理事会理事	七届	2021 年	王佐荣	
山东省护理学会第七届理事会理事	七届	2021 年	赵　峰	
山东省护理学会第七次会员代表大会代表	第七届	2021 年	杨淑梅	
山东省护理学会第七次会员代表大会代表	第七届	2021 年	常红艳	
山东省护理学会第七次会员代表大会代表	第七届	2021 年	王丽萍	
护患安全管理委员会	第二届	2021 年	赵　静	郑绍杰（副主委）
血管通路 MDT 专业委员会	首届	2022 年	韩红军	张　杰
智慧护理委员会委员	首届	2023 年	高娜娜	陈　丹
护理伦理专业委员会	第二届	2023 年	曹景玲	刘福珍
护士继续教育委员会	第二届	2023 年	王兰华	张珊珊
内分泌护理专业委员会	首届	2023 年	高娜娜	刘晓静
急诊护理专业委员会	第二届	2023 年	刘玲玲	孟　杰

东营市护理学会专业委员会任职情况（2006—2024 年）

委员会名称	届次	时间	主任委员	副主任委员
东营市护理学会护理管理与护理文化专业委员会	第一届	2006 年	李秀兰	韩法章
	第二届	2009 年	韩法章	蔡丽芬
	第三届	2012 年	韩法章	王佐荣
	第四届	2015 年	王佐荣	王日香
东营市护理学会妇产科护理专业委员会	第一届	2006 年	牛彩红	杨淑梅、高霞、张莉
	第二届	2009 年	牛彩红	杨淑梅、高霞、张莉
	第三届	2012 年	杨淑梅	张莉、任风姣
	第四届	2015 年	杨淑梅	张莉、任风姣
东营市护理学会普外科护理专业委员会	第一届	2007 年	吕翠萍	屈凤、王丽萍
	第二届	2010 年	屈　凤	王丽萍
	第三届	2013 年	屈　凤	王丽萍
东营市护理学会骨科护理专业委员会	第一届	2007 年		姜慧、白方红
	第二届	2010 年		姜慧、白方红
	第三届	2014 年	姜　慧	高海萍
东营市护理学会手术室护理专业委员会	第一届	2007 年	刘美凤	李永红
	第二届	2010 年	刘美凤	李永红
	第三届	2013 年		曹韶艳、徐冬云
	第四届	2016 年	曹韶艳	徐冬云
东营市护理学会心血管病护理专业委员会	第一届	2007 年	巩叶辉	孟兆翠
	第二届	2010 年	巩叶辉	孟新、孟兆翠
	第三届	2013 年	孟　新	常红艳
	第四届	2016 年	孟　新	常红艳
东营市护理学会肿瘤血液护理专业委员会	第一届	2007 年	王佐荣	石芳
	第二届	2010 年	石　芳	张慕华
	第三届	2013 年	赵　峰	张慕华
	第四届	2016 年	赵　峰	张慕华、刘娟
东营市护理学会神经科护理专业委员会	第一届	2007 年		李冬梅、丁彩霞
东营市护理学会神经外科护理专业委员会	第二届	2010 年		李冬梅
	第三届	2013 年		李冬梅
	第四届	2016 年		李冬梅、董梅
东营市护理学会神经内科护理专业委员会	第一届	2010 年		高玉玲、丁彩霞
	第二届	2013 年		高玉玲、丁彩霞
	第三届	2016 年	丁彩霞	高玉玲
东营市护理学会呼吸、结核护理专业委员会	第一届	2008 年		曾小燕
	第二届	2011 年	曾小燕	
	第三届	2014 年	曾小燕	
东营市护理学会泌尿外、肾病学专业委员会	第一届	2008 年	韩燕燕	陈永先
	第二届	2011 年	韩燕燕	刘红英
东营市护理学会消化、传染病护理专业委员会	第一届	2008 年	魏秀桂	万国华、孙花仙
	第二届	2011 年	刘汉勤	李冬冬

委员会名称	届次	时间	主任委员	副主任委员
东营市护理学会消化内科护理专业委员会	第三届	2015 年		许　萍
东营市护理学会 ICU 护理专业委员会	第一届	2009 年	曲希莲	
	第二届	2012 年	曲希莲	陈　燮
	第三届	2015 年	盖　鑫	陈　燮
	第四届	2019 年	盖　鑫	李淑媛
东营市护理学会门诊、急诊护理专业委员会	第一届	2009 年	王日香	王金兰
	第二届	2012 年	王日香	王金兰
	第三届	2015 年	薄友玲	王金兰、郭晓华
东营市护理学会儿科护理专业委员会	第一届	2010 年	张　婷	屈　霞
	第二届	2013 年		屈霞、杨剑
东营市护理学会静脉输液专业委员会	第一届	2010 年	王佐荣	王当莲
	第二届	2013 年	王佐荣	孙素贞
	第三届	2016 年	王日香	孙素贞
东营市护理学会糖尿病护理专业委员会	第一届	2010 年	赵俊荣	
	第二届	2013 年	王　彦	
	第三届	2016 年	王　彦	牛春华
东营市护理学会消毒供应专业委员会	第一届	2010 年		张　莉
	第二届	2013 年	葛冬梅	张　莉
	第三届	2016 年	葛冬梅	张　莉
胜利油田护理学会消毒供应专业委员会	第一届	2010 年	刘晓芳	张桂华
	第二届	2014 年	张　莉	葛秋菊、徐建
胜利油田护理学会伤口造口护理专业委员会	第一届	2010 年	刘淑兰	吕翠萍、屈凤、赵俊荣
	第二届	2014 年	刘淑兰	屈凤、柳芳芹
东营市护理学会新生儿护理专业委员会	第一届	2011 年	张　婷	
	第二届	2014 年	张　婷	莫　静
东营市护理学会助产专业委员会	第一届	2011 年	高　霞	
	第二届	2014 年	高　霞	周　岚
东营市护理学会护理特色技术专业委员会	第一届	2011 年	蔡丽芬	刘淑兰
东营市医学会临床营养专业委员会	第一届	2012 年	万国华	石　芳
	第二届	2015 年	万国华	石　芳
东营市护理学会中医护理专业委员会	第一届	2013 年		闫红卫
	第二届	2016 年		闫红卫
	第三届	2021 年		王娟娟
东营市护理学会五官科护理专业委员会	第一届	2013 年	赵有环	乔玉香
	第二届	2016 年	乔玉香	宋桂珍
东营市护理学会胸心外科护理专业委员会	第一届	2014 年	陈　燮	朱冬梅
东营市护理学会泌尿外科护理专业委员会	第一届	2014 年		曲兰英
东营市护理学会血液透析护理专业委员会	第一届	2014 年	王玉香	
	第二届	2017 年		郭华丽
东营市护理学会肾病内科护理专业委员会	第一届	2014 年	刘红英	
东营市护理学会 PICC 专业委员会	第一届	2016 年	韩红军	李娟娟
东营市护理学会伤口造口护理专业委员会	第一届	2016 年	柳芳芹	
东营市护理学会感染性疾病护理专业委员会	第一届	2016 年		刘汉勤、李萍萍
东营市护理学会围产医学护理专业委员会	第一届	2016 年		王艳、莫静
肛肠病护理专业委员会	第一届	2016 年		闫中梅
东营市护理学会介入护理专业委员会	第一届	2017 年	于　晖	李海蓉、赵素伟
东营市医院品质管理联盟护理专业委员会	第一届	2017 年	王日香	
东营市护理学会男护士护理专业委员会	第一届	2017 年	胡明磊	尹国挺、刘杰
	第二届	2021 年	张成帅	王耀文、邢召举、燕来奇
东营市护理学会消化 内镜护理专业委员会	第一届	2018 年		许　萍
运动医学护理 专业委员会	第一届	2018 年		张囡囡
血管外科护理 专业委员会	第一届	2018 年		孙艳芳
疼痛护理专业委员会	首届	2021 年		陈静、林艳

（撰稿人：赵　峰　李　萍）

第六章　医疗工作

第六章 医疗工作

第一节 重点专科

一、国家级重点专科

医学影像科　国家临床重点专科，成立于1964年，于2003年为硕士学位授权学科，2004年为山东省住院医师规范化培训基地，2013年被评为“国家临床重点专科建设项目单位”，2015年被评为国家核素治疗工作推进示范基地，2017年被评为国家住院医师规范化培训基地，2017年被评为东营市医学影像会诊中心，2018年被评为“十二五国家临床重点专科”。医学影像科是集常规X线、CT、MRI、ECT、PET-CT、超声诊断及介入诊疗为一体的医疗、教学、科研、急救、预防保健、法医司法鉴定综合学科。科室在编医疗、技术和护理人员161人，其中主任医师13人，副主任医师24人，副主任技师5人，副主任护师5人，硕士研究生导师8人。科室享有国务院政府特殊津贴1人、省放射卫生技术评审专家1人、东营市医学会首席医学专家3人、影像技术专家1人、胜利油田拔尖人才2人、东营市有突出贡献的青年专家3人、东营市领军人才6人。牵头成立东营市医学影像专科联盟，东营、滨州、淄博和重庆市酉阳土家族苗族自治县人民医院等42家医院参加。

诊疗特色优势：以胸部、腹部、神经、肌骨肿瘤为重点的肿瘤及肿瘤样病变的综合影像诊断；以头颈、心脑血管病为重点的血管性疾病的综合影像诊断；以脊柱和四肢骨关节为重点的骨关节疾病综合影像诊断；以经皮穿刺活检和胸腹部介入诊疗为重点的血管及肿瘤介入诊疗、以心、脑、脊髓和神经病变影像诊断为特色的形态和功能影像诊断；以碘-131治疗、锶90敷贴治疗、骨转移性肿瘤核素治疗、云克治疗为特色的放射性核素治疗。

二、省级重点专科

（一）风湿免疫科　山东省临床重点专科。2000年成立风湿免疫专业，2003年成立风湿免疫科，是东营市风湿免疫专业相关学会的组织和发起单位。目前开放床位42张，医师12人，护士13人，年门诊量30000人次以上，出院病人1800人次。科室拥有针刀镜、半导体激光治疗仪、威发光治疗仪、偏光显微镜、骨质疏松治疗仪、骨密度检查仪、甲襞微循环检查仪、超声、无影灯、手术床等设备20余台。2008年入选中国医师协会风湿病学分会基石发展计划“种子医院”。2015年被评为东营市市级医药卫生特色学科。2020年被遴选为山东省省级临床重点专科。是“中国风湿免疫病医联体联盟”成员单位、“山东省风湿免疫专科联盟” 副理事长单位、东营市风湿免疫质控中心主委单位、东营市风湿免疫专科联盟理事长单位。科室始终坚持“救死扶伤、防病治病、为人民健康服务”的宗旨，秉承“追真、人文、规范、协作”理念，形成一整套标准化、规范化诊治流程，达到国内先进水平。成立了“关节炎”“免疫不良妊娠”“血管炎”三个亚专科。承担市局级及省级科研项目10余项，发表论文40余篇，著作5部。

诊治范围：各种以骨骼、肌肉为主的非外伤性疾病；各种非感染性发热；各种免疫因素导致的妊娠异常，包括不孕不育、反复胎停、流产等；免疫因素导致的中枢及周围血管闭塞/栓塞性疾病；部分免疫因素所致的皮肤黏膜及感觉器官（如眼、耳、鼻）病变。

诊治病种：类风湿关节炎、骨关节炎、骨质疏松、痛风、强直性脊柱炎、风湿性多肌痛、缺血性股骨头坏死、银屑病性关节炎、肠病性关节炎、Sapho综合征、未分化关节炎等肌骨疾病；系统性红斑狼疮、干燥综合征、多肌炎/皮肌炎、血管炎、白塞病、系统性硬化症、自身免疫性肝病、抗磷脂综合征、成人斯蒂尔病、免疫性胎停、免疫相关肺间质疾病、免疫性血小板减少、纤维肌痛综合征及不明原因发热等免疫系统疾病。

诊疗技术：开展了类风湿关节炎综合诊治、免疫相关不良妊娠规范化诊疗、自体富血小板血浆治疗膝骨关节炎、微创针刀镜治疗、唇腺活检、甲襞微循环检测、痛风规范化诊疗、骨质疏松序贯治疗、骨关节病分级治疗、高频超声引导下关节诊治技术、中医适宜技术治疗雷诺综合征等10余项技术。

（二）呼吸内科　山东省临床重点专科。呼吸内科成立于1985年，设置床位30张。2006年独立建科，设置床位42张。2018年分为两个病区，设置床位100张。2019年通过国家级PCCM规范化建设评审并更名为呼吸与危重症医学科。2020年被评为山东省临床重点专科。呼吸内科现有医护人员共67人，其中医生24人、护理人员45人，其中主任医师5人，副主任医师5人，副主任护师3人，主管护师16人。年出院患者3500余人次，年门诊量5.6万人次。诊治病种慢性阻塞性肺疾病、支气管哮喘、胸腔积液、支气管肺癌、社区获得性肺炎、间质性肺疾病、特发性肺含铁血黄素沉积症、诺卡菌肺炎、坏死性肉芽肿性多血管炎、变应性支气管肺曲菌病、嗜酸性肉芽肿性多血管炎、弥漫性泛细支气管炎。呼吸内科现为东营市医学会呼吸病学专业委员会主任委员单位、东营市呼吸专科联盟理事长单位、东营市呼吸内科质控中心主任委员单位、山东省戒烟联盟副理事长单位。胜利油田中心医院呼吸内科成立三个亚专科，分别为呼吸危重症亚专科、呼吸内镜亚专科、间质性肺疾病亚专科。

呼吸内科有一整套规范的呼吸危重症抢救流程，各级医生熟练掌握气管插管、机械通气、镇静止痛肌松、肠内肠外营养、撤机拔管、经皮微创气管切开技术，能够为呼吸衰竭的患者提供一整套从插管上机到撤机拔管科学化、规范化的医疗技术服务。呼吸内科拥有一支技术过硬的呼吸内镜介入诊疗技术队伍，能够完成可弯曲电子支气管镜的检查、支气管黏膜活检、支气管黏膜刷检、经支气管镜肺活检、冷冻治疗、氩气刀治疗、支气管支架植入治疗等，也能够完成硬质支气管镜操作。在东营地区率先开展全麻支气管镜检查治疗技术，患者在支气管镜检查治疗过程中的不适感大大减少。呼吸内科开展规范化间质性肺疾病的诊断治疗，针对间质性肺疾病诊断治疗的复杂性，科室建立一整套间质性肺疾病诊疗流程，针对每一位间质性肺疾病患者进行科室病例讨论，明确病因，制订科学、规范、合理的治疗方案。

（三）泌尿外科　山东省临床重点专科。2001年独立建立泌尿外科临床诊疗科室，从事东营地区泌尿外科疾病诊疗工作，2020年被评为山东省临床重点专科。目前，胜利油田中心医院泌尿外科共有床位40张，年出院患者3500余人次，手术患者近3000人次，门诊患者6万人次。科室专家队伍规模庞大、资源雄厚，科室共有医护人员36人，其中医师20人，包括主任医师4人（含返聘），副主任医师9人，主治医师5人，住院医师2人。胜利油田中心医院泌尿外科积极承担地区学科带头建设工作，并担任东营市泌尿外科专科联盟主办单位、东营市医学会男科学分会主委单位等。

诊疗特色优势：胜利油田中心医院泌尿外科目前开展了以泌尿系统肿瘤腔镜治疗、泌尿系统结石内镜治疗、前列腺增生内镜治疗及男科为代表的四大类诊疗亚专业分组，诊疗病种涵盖四大类数十种疾病，基本囊括所有泌尿外科专业领域常见病、多发病的治疗，在地区内形成了一定技术优势。科室开展了许多地区内领先的特色技术，其中包括腹腔镜下前列腺癌根治术、经尿道输尿管软镜钬激光碎石术、经尿道前列腺绿激光汽化术、经尿道前列腺钬激光剜除术、男性 Lips 治疗与辅助生殖技术等，均在省内位居先进水平。

（四）普外科　山东省临床重点专科。医院普外科始建于 1964 年 8 月，经过几代人的努力，科室在医疗和科研教学方面有了长足的发展，队伍建设合理，技术实力雄厚，专家人才辈出。目前细分为 5 个亚专业临床科室：肝胆外科、甲状腺外科、乳腺外科、胃肠外科、结直肠肛肠外科，2020 年被评为山东省临床重点专科，在医院大力支持下，医教研方面全面发展，走在山东省前列。

临床工作方面：紧跟医学前沿，多项技术填补东营市及黄河三角洲地区的空白。科室早期在瞿鸿德院长带领下，积极开展各项普通外科大手术，包括肝癌、胃肠道肿瘤、甲状腺及乳腺肿瘤的治疗。2004 年，科室由赵希学主任、袁庆忠主任带队，到北京大学人民医院进修学习肝移植，2005 年 4 月 28 日开展医院第一例肝移植手术，至今病人术后 19 年，仍无病生存。随着技术实力的储备，科室开始细化专业，分为多个科室，每个科室都在相关领域快速发展，在东营市占据龙头地位。进入 2000 年后，科室开始大力发展腔镜微创专业，打造腔镜微创技术品牌。作为目前外科发展的方向，各个专业一直在努力发展腔镜手术，许多技术填补了东营市腔镜微创领域的空白。例如：肝胆外科的荧光腹腔镜联合腔镜超声腹腔镜下精准肝切除术、腹腔镜下胰十二指肠切除术，手术难度及手术质量达到国内领先水平。乳腺外科的腔镜乳腺手术、甲状腺外科的腔镜下甲状腺癌根治术，在治疗疾病的同时，达到切口无痕化，满足了病人对美观的要求。胃肠外科的腔镜胃癌根治术、腔镜疝修补术、减重手术，结直肠外科的腔镜结肠癌根治术在治疗疾病的同时，创伤达到了最小；腔镜手术的“质”和“量”均得到了飞速发展，在省内得到同行的高度认可和赞誉。同时多次进行线上全国手术直播，手术质量得到国内同道、专家的认可和赞扬。

在原有技术的基础上，不断开展新技术、新项目，推动学科的发展，如肝胆外科的荧光腹腔镜联合腔镜超声肝癌射频治疗术、腹腔镜下顺行模块化胰腺体尾部切除术；乳腺外科的小切口手术冲洗引流联合中药外敷治疗非哺乳期乳腺炎，胃肠外科的腹腔镜下直肠癌根治术中盆底植物神经的解剖及保护技术、皮下曲张静脉透光旋切术（Trivex 术）联合硬化剂注射治疗下肢静脉曲张、结直肠外科的经肛门微创手术（TAMIS）等。近 3 年，开展各项新技术 19 项，各项技术的开展，填补了东营市外科手术的空白，同时为东营市广大人民群众提供了更好的医疗技术和保障。

科研方面，近年来，在袁庆忠院长的带领下，各个科室不断储备科研人才，加大科研投入，科研产出效果明显，多次获得东营市及胜利石油管理局科技进步奖，2020 年至 2023 年，发表论文 34 篇，著作 13 部，科研立项 5 项。

（五）神经内科　山东省临床重点专科。神经内科成立于 1985 年。目前是国家脑卒中筛查与防治基地，国家五星高级卒中中心，国家住院医师规范化培训基地专业单位、国家临床药物试验机构专业单位，国家卫生健康委能力建设和继续教育中心高级认知中心建设单位，中国抗癫痫协会二级癫痫中心，中国头痛防控基地及体系建设项目头痛中心，国家远程卒中中心东营分中心，山东省临床重点专科，山东省认知障碍临床诊疗研究中心，山东省卒中学会脑血流与代谢分会主委单位，山东省脑血管病防治协会预防专业委员会主委单位，东营市首批医药卫生重点学科，东营首批临床重点专科，东营市医学会脑血管病专业，脑卒中专业委员会主委单位，东营市医师协会神经内科医师分会主委单位、东营市脑卒中质控中心主任单位，滨州医学院、潍坊医学院硕士培养点。已成立脑血管病、神经介入、神经变性病、癫痫与睡眠、神经免疫、神经心理、神经重症、神经康复等亚专业。在国家脑防委高级卒中中心排名中动脉取栓曾获全国第一，静脉溶栓曾获全国第六，院内外脑卒中筛查工作 2021 年、2022 年连续两年荣获山东省第一名。牵头成立了东营市脑卒中联盟，作为地图管理单位在省内较早发布了东营市脑卒中急救地图。科室技术力量雄厚，包括东营市医学会首席专家1人，黄河口医学领军人才医学专家2人，黄河口医学领军人才优秀学科带头人1人，东营市卫生健康杰出青年1人。目前年住院病人8000余人次，门急诊近10万人次，介入手术1300余台次。

诊疗病种：包括短暂性脑缺血发作、脑梗死、脑出血、蛛网膜下腔出血、颅内静脉窦血栓形成、颈脑血管狭窄、锁骨下动脉狭窄、颈脑血管闭塞、多发性硬化、视神经脊髓炎谱系疾病、重症肌无力、格林－巴利综合征、自身免疫性脑炎、帕金森病、帕金森综合征、肌张力障碍、共济失调、遗传性帕金森病、额颞叶痴呆、阿尔茨海默病、路易体痴呆、焦虑抑郁状态、睡眠障碍、青少年学习压力等。

特色技术：包括急性大血管闭塞脑梗死机械取栓术、急性脑梗死静脉溶栓术、颅内动脉瘤栓塞术、黑质超声对帕金森病诊断、铁沉积检测在磁敏感加权成像评估帕金森病中的应用、肛周肌电图在多系统萎缩诊断中应用、血清阿尔茨海默病血清相关蛋白、尿液阿尔茨海默相关神经丝蛋白在阿尔茨海默病诊断中应用、运用精神分析疗法、认知行为疗法、心理剧等。

优势技术：包括急性脑梗死静脉溶栓技术、急性大血管闭塞脑梗死机械取栓术、颈内动脉支架植入术、椎基底动脉支架植入术、大脑中动脉支架植入术、锁骨下动脉支架植入术、慢性脑动脉闭塞开通术、帕金森病、特发性震颤、肌张力障碍DBS程控、脑功能多模态监测、癫痫脑电监测、睡眠监测等。

（六）神经外科　山东省临床重点专科。神经外科是东营地区成立最早的神经外科专业，创建于1976年，开放床位112张，目前是国家高级卒中中心、山东省省级临床重点专科。颈动脉狭窄（CEA）诊疗专科和帕金森病微创诊疗是山东省特色精品专科、功能神经外科是东营市特色精品专科。目前科室下设神经外科一、二、三、四病区。神经外科一病区重点为颅内椎管内肿瘤、创伤、颈动脉狭窄、周围神经疾病；神经外科二病区重点为脑血管病、功能、介入神经外科；神经外科三、四病区以缺血性脑血管病、颈动脉、椎动脉、锁骨下动脉疾病，痉挛性斜颈、先天性斜颈等疾病的外科治疗；头颈部血管、神经损伤的显微重建；头颈、颈胸部肿瘤外科、周围血管、淋巴疾病、周围神经疾病的外科及介入治疗等工作为主。国家级副主任委员单位1个、省级主任委员单位1个、副主任委员单位3个、常务委员单位8个。现有医务人员75人，其中医师23人，包括主任医师3人，副主任医师5人，主治医师13人，住院医师2人；护理人员52人，其中副主任护师5人。有东营市医学会首席医学专家1人，医院首席医学专家1人，高级医学专家2人，黄河三角洲学者1人，东营金牌工匠1人。

科室可独立开展的手术涵盖各种颅内肿瘤、脑血管病、颅脑损伤、椎管内肿瘤、功能性神经外科疾病及脊椎退行性变等，其中包括跨矢状窦旁脑膜瘤、蝶骨嵴内侧脑膜瘤、岩斜区脑膜瘤、鞍结节脑膜瘤、垂体瘤、颅咽管瘤、脊索瘤、听神经鞘瘤、三叉神经鞘瘤、丘脑胶质瘤、颅内淋巴瘤、生殖细胞瘤、脑室内肿瘤、脑巨大动静脉畸形、复杂脑动脉瘤、颈动脉内膜切除、颅内外血管搭桥、椎管内肿瘤、面肌痉挛、三叉神经痛、舌咽神经痛、顽固性癫痫、顽固性偏头痛、帕金森病、特发性震颤的神经调控术、椎动脉内膜切除术、颈动脉—锁骨下动脉搭桥术、锁骨下动脉—锁骨下动脉搭桥术等难度较高的三、四级显微神经外科手术。目前每年收治各类病人4300余人，每年完成各种三、四级手术1500余台次。

近年来，科室顺利完成东营市科技进步奖多项，胜利油田局级科研奖多项，发表科研论文30余篇，其中近20篇被SCI收录，参编著作5部。科室主任宗强作为中国显微血管减压术治疗颅神经疾病专家组专家，参与编写了包括《中国显微血管减压术治疗脑神经疾患围手术期风险专家共识（2015）》《中国显微血管减压术治疗面肌痉挛专家共识（2016）》《中国显微血管减压术治疗脑神经疾患术中减压植入物专家共识2016》《中国显微血管减压术治疗三叉神经痛和舌咽神经痛专家共识（2015）》等多种疾病的专家共识。

（七）重症医学科　山东省临床重点专科。重症医学科成立于2004年7月，为山东省临床重点专科、山东省优质护理服务示范病房、山东省重症护理专业护理岗位培训临床教学基地，齐鲁重症联盟成员单位。科室亚专科建设完善，目前具有6个亚专业：重症感染、重症呼吸、体外生命支持、急诊ICU、神经重症、重症康复。是东营市规模最大、技术水平领先、设备齐全、集医疗、科研、教学为一体的综合性重症医学中心、东营市危重症临床医学研究中心、东营市医学会重症医学委员会主委单位、东营市重症医学质控中心主委单位、东营市重症医学专科联盟主委单位。目前，科室拥有床位数51张，医护人员98人，齐鲁工匠1人、黄河三角洲学者1人，黄河口医学领军人才1人，其中副高及以上职称占比40%，博士、硕士研究生及以上学历占比80%以上。科室目前可以开展重症所有诊疗项目，具备常见、复杂和疑难重症的综合诊疗能力，重症救治流程科学完善，构建起统一的重症患者临床救治体系。

科室的诊疗特色主要包括危重症患者的系统化、个体化、及时化抢救、治疗和康复护理，如危重肺炎、严重感染、严重创伤、中毒及多器官功能障碍综合征等疾病的处理。在东营地区首先开展了体外膜肺氧合技术（ECMO）、脉波指示剂连续心排血量监测（PICCO）、床旁血液净化技术、人工肝技术（包括胆红素吸附、DPMAS等）、重症床旁超声、经皮气管切开术、经纤维支气管镜支气管肺泡灌注（FBL）等技术，已达到国内先进水平。科室配备先进的有创和无创呼吸机、体外生命支持系统、主动脉球囊反搏泵、多功能监护仪、床旁超声、PICCO、血液净化设备、麻醉深度检测仪、可视便携式电子插管喉镜、纤维支气管镜、经鼻高流量湿化氧疗仪、除颤仪、自动心肺按压机、床旁心电图机、血液升温仪等各类先进的仪器设备，能够为患者提供全面、个体化的抢救与治疗。

科室高度重视临床科学研究和技术创新，不断推进学科建设和人才培养，并深入开展重症医学临床、基础和应用研究，2019年以来，承担省部级科研项目7项，市级科研项目3项，获得市科技奖二等奖3项，三等奖2项；发表SCI论文20余篇，核心期刊论文15篇，出版专著3部。24人在省级医学会担任副主任委员、常委和委员。学科在黄河三角洲地区具有极高的学术影响力，定期召开省市级学术会议、省市级继续教育培训班、市级质控培训班，积极推进区域优质医疗资源共享和医疗服务同质化，创建重症医学专科联盟、重症医学研究中心等平台，加快提升区域急危重症救治水平。科室始终坚持以患者为中心，注重医疗质量和安全，致力于提供优质、安全和舒适的医疗服务，注重医患沟通和人性化关怀，为患者提供贴心、专业的医疗服务。

（八）烧伤科（山东省临床重点专科）；烧伤整形外科学（山东省医药卫生重点学科）。烧伤科始建于1966年，是山东省内最早成立的烧伤专科之一。2015年被评为山东省临床重点专科建设单位、东营市医药卫生特色专科。2020年被评为山东省临床重点专科。2022年烧伤整形外科学被评为山东省医药卫生重点学科。目前是东营市医学会烧伤整形与医学美容专业委员会主委单位、中国医师协会烧伤科医师分会委员单位、山东省医师协会烧伤科医师分会副主委单位、东营市烧伤整形美容质控中心、东营市烧伤整形临床研究中心和东营市创面修复专科联盟挂靠单位。现有医护人员40名，其中正高级职称5人、副高级职称2人、中级职称16人。开放住院床位42张，设有烧伤与创面修复科、整形美容外科两个病区、烧伤整形美容门诊和伤口造口护理门诊。拥有包括悬浮床、翻身床、水刀、电动取皮机、MEEK制皮机、多功能轧皮机、烧伤浸浴治疗仪、红蓝光治疗仪、高能红外治疗仪、JAS瘢痕治疗系统、点阵铒激光、激光脉冲光工作站等先进专科设备50余台。

科室在各种烧伤、烫伤、化学烧伤、电击伤、冻伤、毁损伤的修复、瘢痕的综合治疗、糖尿病足和压疮等慢性创面的修复、皮肤软组织扩张、腋臭根治、皮瓣移植、同种异体皮肤移植等方面达到了国内和国际先进水平。成批及大面积烧伤救治能力居于省内前列。成功治愈大面积烧伤危重病人及重度吸入性损伤病人 2000 余例，包括治愈烧伤总面积 100% 及Ⅲ°烧伤面积达 99.5% 的病例。1995 年参加克拉玛依市大批烧伤抢救，荣立石油部集体二等功。2020 年成功抢救东营港 8 例大面积成批烧伤，2023 年获得山东省医学会急危重病例诊治奖一等奖。

同时科室也是东营地区最早开展整形美容诊疗项目的医疗机构，开展了面部、乳房、会阴部整形美容及注射美容、激光美容、急诊创伤美容、毛发移植、脂肪移植、软骨移植、体表肿物美容切除、各种先天性、后天性畸形矫正等先进的整形美容诊疗项目。

（九）中医科　山东省中医药临床重点专科。中医科是山东省中医药临床重点专科，山东省中医药预防保健服务中心，设有中医肾病亚专科。现有医护人员共 27 人，其中医师 14 人（包括山东省名中医 1 人，东营市名中医 2 人，东营市卫生健康杰出青年人才 1 人，医院首席医学专家 1 人，高级医学专家 1 人），护理人员 11 人。学科带头人尹晓华主任医师是山东省名中医药专家、东营市卫生健康杰出青年人才、东营市优秀中青年中医人才；李明英、郑宏冰主任医师为山东省五级师承指导老师、东营市名中医。科室除开设普通门诊以外，设有国医大师张大宁传承工作室、名中医（尹晓华、郑宏冰）传承工作室、李明英知名专家门诊、治未病门诊、中医肾病门诊、浮针门诊、正骨门诊、中医综合治疗室、中医肿瘤专科门诊等。中医科设有住院床位 15 张，配套设施完善，环境优良。

科室突出中医特色，坚持中西结合，对于肺病、心病、脑病、肾病、脾胃病、肝病、妇科病以及皮肤病等多种类中医优势病种有较好的治疗效果。科室建立了与其他临床科室的协作机制，以多学科会诊、远程会诊、中西医联合门诊、中西医联合查房、中西医联合病例讨论、科研合作等形式建立紧密协作模式。科室开展多种中医适宜技术和疗法，如浮针、电针、温针、乔氏正骨、针刺运动、手指点穴、火罐、闪罐、药物罐、隔物灸、脐灸、督灸、穴位贴敷、中药塌渍、中药热封包、中药涂擦、刮痧疗法、放血疗法、耳穴压豆、穴位注射、皮内针、中药熏蒸、中药足疗、中药灌肠、蜡疗、微波治疗、电脑中频理疗、红外线治疗等，临床效果显著。

（十）颈动脉狭窄诊疗专科　山东省临床精品特色专科。头颈血管外科成立于 2016 年，是胜利油田中心医院率先在国内整合神经外科、普外科、介入科等强强联合成立的重点针对头部、颈部血管各类疾病诊疗的优势特色专科。科室是国际血管联盟委员单位、国家卫健委脑卒中专家委员会委员单位、中国中西医结合学会血管疾病委员单位、中国微循环协会颈动脉学组常委单位、中国老年医学学会委员单位、山东省医学会和山东省医师协会神经外科和血管外科常委单位。科室开放床位 40 张，人才梯队完备，具有黄河三角洲学者 1 人、东营市卫生健康领军人才 1 人、研究生导师 2 人、主任医师 2 人、副主任医师 1 人、主治医师 2 人、住院医师 3 人。是全国十佳脑卒中防治示范基地和国家卫健委五星级高级卒中中心、山东省临床重点专科和山东省颈动脉狭窄诊疗领域唯一一家省级临床精品特色专科、山东省 5 万颈动脉内膜斑块医疗大数据科技创新联盟牵头单位。

头颈血管外科每年外科开刀手术、血管介入手术 600 余台，其中颈动脉、锁骨下动脉、椎动脉、颅内动脉血管搭桥手术年手术量 300 余台，常年位居全国前 3—5 强，一直位居山东省第 1 名。腔镜、建腔器、神经内镜辅助下小切口颈动脉交感神经网切除术联合周围神经显微缩小术治疗脑卒中后遗症年手术量 100 余台，均位居全国前列。多项手术技术填补了国内和省级技术空白。

（十一）帕金森病微创诊疗专科　山东省临床精品特色专科。帕金森病微创诊疗专科成立于 2019 年，目前隶属于神经外科，2023 年被山东省卫健委评为山东省临床精品特色专科，是山东省内唯一专注治疗帕金森病、特发性震颤、肌张力障碍等运动障碍型疾病的专科。科室目前是国家级高级卒中中心，国家卫健委脑卒中筛查及防治基地，全国脑出血微创诊疗临床指导中心，中国颅神经疾患诊疗协助单位，山东省省级临床重点专科，功能神经外科为东营市临床精品特色专科。目前科室开放床位20张，人才梯队完备，目前有主任医师1名，副主任医师1名，主治医师3名，住院医师1名。

帕金森病微创诊疗专科团队医疗技术过硬，医疗设备国内一流，于2019年率先在黄河三角洲地区开展微创脑深部电刺激术（DBS）治疗帕金森病等运动障碍性疾病，开展的多项新技术填补了黄河三角洲地区及省内技术空白，取得良好的成效。尤其是特色技术——丘脑底核（STN）脑深部电刺激术可以明显改善帕金森患者的生活质量，减少药物副作用，极大降低帕金森病患者的致残率及致死率，得到广大患者及家属的认可。近年来，开展了众多新技术新项目，部分技术已达到国内领先水平，其中DBS治疗帕金森病已累计完成400余例，目前年手术量超过300例（其中80%的患者来自黑龙江、辽宁、沈阳、新疆等省外地区），位居全省第二，其手术疗效已达到省内领先，国内先进水平。近年来，科室完成市级及局级科研项目3项，发表科研论文10余篇，其中8篇被SCI收录。

科室主要的诊疗业务包括脑深部电刺激术(DBS)治疗帕金森病，特发性震颤，肌张力障碍，脑卒中后上肢功能障碍，顽固性癫痫的规范系统治疗，腰大池分流术治疗常压性脑积水，迷走神经电刺激术治疗顽固性癫痫，机器人辅助下的癫痫SEEG手术，显微血管减压术（MVD）治疗颅神经疾患（面肌痉挛、三叉神经痛），脊髓电刺激术（SCS）治疗慢性意识障碍，糖尿病足，顽固性疼痛，骶神经电刺激术治疗神经源性膀胱，间质性膀胱，糖尿病和透析后周围神经病变等顽固性疾病的系统规范治疗。

三、市级重点专科

（一）肿瘤科　东营市临床重点专科。肿瘤科成立于1984年，是东营地区最早的肿瘤治疗专科病房。目前已逐步发展为集肿瘤内科、介入、微创、放疗等一体化的综合科室，在东营市具有规模大、技术手段全、学术综合影响力高的优势。现有三个独立病区（肿瘤科一、二、三病区），五个专业门诊（肿瘤门诊、肿瘤放疗门诊、肿瘤日间诊疗门诊、肿瘤微创门诊、PICC门诊）及一个放射治疗中心，编制床位124张，年出院患者7000余人次，年门诊量6万余人次。全科现有职工87人，其中东营市首席医学专家2人，副高级以上职称26人，担任省级专业委员会副主任委员及以上职务4人。目前，肿瘤科为于金明院士团队工作站、山东省肿瘤医院癌症规范化诊疗基地、山东省癌症规范化诊疗病房、山东省癌症规范化治疗示范病房、山东省肿瘤专科护士临床培训教学基地、东营市临床重点专科、东营市癌症诊疗中心、东营市优质护理示范病房、东营市肿瘤专科护士培训基地、山东省肿瘤支持与康复治疗专科联盟副主任委员单位、山东省头颈部肿瘤联盟副主席单位、山东省“双精准”规范化治疗协作中心、肿瘤微创治疗技术联盟成员单位。

（二）眼科　东营市临床重点专科。眼科成立于1964年，经过60多年的发展，现已成为东营地区技术先进、设备领先、规模最大、专业最全，集医疗、教学、科研于一体的特色专业医疗机构。2011年眼科被评为中心医院医学重点学科；2013年被评为东营市市级医药卫生重点学科；2017年胜利油田中心医院眼科研究所成立；2022年成立东营市青少年低视力防治中心；2022年被国家眼部疾病临床医学研究中心批准为眼底病规范化诊疗国家级光明中心；2023年被中国初级卫生保健基金会批准为眼底病治疗一站式玻璃体腔内药物注射中心；2023年被批准为中国眼底病治疗教育学院地市级协作教育中心；2023年加入环渤海眼科联盟。科室现有医护人员36人，其中正高级职称4人，副高级职称6人，中级职称13人，具有硕士学位11人。拥有从美国、英国、德国、日本等发达国家购进的，具有世界先进水平眼科专用检查与治疗仪器，总价值近2000万元。眼科专业整体技术水平处于东营地区领先、部分技术达到国内和省内先进水平。先后多次荣获院级和局级“双文明先进集体”“医德医风建设先进单位”“先进科技单位”“医院名牌科室”等荣誉称号。中心医院眼科是东营市医学会眼科专业委员会主任委员单位。先后聘请解放军总医院张卯年教授、北京同仁医院姜利斌教授、天津医科大学眼科医院李筱荣教授为眼科客座教授，不定期来院会诊手术。

（三）血液内科　东营市临床重点专科。血液病专业开始于1979年，是东营市临床重点专科和山东省护理服务示范病房；2017年成为“中国血液病联盟”首批成员单位；2020年11月挂牌“山东省抗癌协会淋巴瘤分会—淋巴瘤诊疗规范化培训基地”，设立了“淋巴瘤&骨髓瘤”“造血干细胞移植”亚专科。2021年9月18日牵头成立“东营市淋巴瘤专科联盟”，任理事长单位，负责联盟日常工作。科室开设2个病区、床位86张，其中百级层流洁净病房5间，百级层流床17张。科室年门诊量约1.7万人次，出院近3000人次。学科总人数52人，其中主任医师4人，副主任医师4人，副主任护师1人。有享受国务院特殊津贴专家1人，齐鲁卫生与健康杰出青年人才1人，黄河口医学领军人才3人，硕士研究生导师3人。山东省医学会专业委员会副主任委员1人，委员4人，其他省级学术团体副主任委员3人，常委3人。科室先后选派多名医师在北京大学人民医院、天津血液病研究所、301医院、307医院、上海瑞金医院进修学习，与多名国内著名血液学专家建立了密切的业务联系，与国内血液学先进技术始终保持同步。

（四）胸外科　东营市临床重点专科。胜利油田中心医院胸外科成立于20世纪60年代中期；1982年成为外科独立科室，开展空肠代食管主动脉弓下吻合术；2000年首次开展胸腔镜辅助小切口行纵隔肿瘤切除、肺叶切除等手术；2014年胸外科全面进入微创胸腔镜时代。经过多年发展，科室构建了一支技术力量雄厚、学术氛围浓厚、人员梯队合理的医护团队。专业化从事胸部疾病——肺癌、食管癌、贲门癌、纵隔肿瘤、胸部外伤、胸壁疾病的诊治工作。多年来，既承担了东营市及周边地区病人的诊治工作和急危重症患者的抢救工作，又承担着全市基层医务人员的进修培训及滨州医学院、潍坊医学院的临床教学工作。科室发挥专业优势，围绕“高、精、新、专”的目标提高治疗效果。先后选派多名医生前往天津医科大学肿瘤医院、同济大学附属上海市肺科医院、上海交通大学附属胸科医院、山东大学齐鲁医院、美国哈佛大学医学院进修学习，与国际及国内知名胸外科专家建立了密切联系，通过远程会诊、专家会诊、手术演示等方式方便患者就医，享受更高质量的医疗服务。聘请上海市肺科医院朱余明教授为客座教授，定期来我院会诊手术。

胸外科为山东省加速康复外科示范病房及培训中心，目前开放床位46张，年收治病人1800余人次，年手术量1200余台次，对于肺癌、食管癌、贲门癌、纵隔肿瘤及胸部疑难疾病诊疗积累了丰富的经验。常规开展胸外科各种手术，微创胸腔镜技术娴熟，其中以单孔胸腔镜技术、非气管插管胸腔镜技术、剑突下微创技术、全胸腹腔镜联合食管癌根治术为特色，非气管插管单孔胸腔镜技术及剑突下微创技术于2019年开创山东省首例。

现有医务人员29名，其中医师14名，护理人员15名，包括主任医师4名，副主任医师5名，主治医师2名，住院医师3名；副主任护师1名，主管护师8名，护师5名，护士1名。是一支专业技术过硬、团结奋进、实力雄厚的医护团队。拥有现代化高、精、尖医疗设备，技术能力达国际及国内先进，省内一流水平。

（五）心脏大血管外科　东营市临床重点专科。胜利油田中心医院心脏外科&血管外科始建于20世纪60年代中期，1975年开始筹备组建心血管外科小组，1981年开始进行动物实验，1982年12月27日成功开展了我院第一例体外循环心脏手术，此后相继开展东营市多种心脏、血管疾病首例手术治疗，是东营市设立的最早专科。经过40余年几代人的共同努力和不懈奋斗，不断发展壮大，已成为黄河三角洲地区心外科临床、教学、科研中心。科室技术力量雄厚，人员结构合理，学术氛围浓厚，年门急诊量、住院病人数、危重病抢救人数在全市领先。已与国内多家著名医院的科室和专家建立了长期稳定的合作关系，定期来院指导工作，技术水平不断提高。心脏外科＆血管外科现有主任医师2人，副主任医师2人，主治医师5人，医师2人。科室设有心脏外科、血管外科、体外循环生命支持及重症监护科等亚专科，定期外派人员到国内外著名医院进修学习。各级医师分别掌握了冠脉旁路移植术、瓣膜置换术、先天性心脏病矫治术、结构性心脏病微创治疗、腔镜心脏手术、大血管手术及腔内隔绝术、外周动静脉手术等各种医疗技术。

（六）心血管内科　东营市临床重点专科。胜利油田中心医院心血管内科始建于1964年，在全体医护人员努力拼搏下，专业技术水平及人员队伍不断壮大。目前心血管内科共有158张床位，分为三个病区和心血管内科监护室，其中心血管内科监护室开放床位30张。目前主任医师7人，副主任医师12人，医师29人。设立心律失常、冠心病、高血压、心力衰竭、心脏康复等5个亚专科。年门诊量达89100余人次，年收治病人8000余人次。目前配备有GE及PHLIPHS两台数字平板心血管造影机、GE血管内超声机、GE64导电生理记录仪、冠脉内旋磨仪、Carto三维电解剖标测系统及监护仪、除颤仪等大型设备30余台。2006年被山东省卫生厅评为山东省重点学科；2014年11月，被东营市评为首批临床重点专科；2022年12月再次被评为东营市临床重点专科；2017年成立东营市心血管医院；2018年8月成为国家级胸痛中心；2019年成为东营市心血管内科联盟牵头单位。与北京、上海、济南等地上级医院深度合作，成立了东营房颤治疗中心、心力衰竭诊治中心、国家标准化高血压治疗中心。能独立开展复杂冠状动脉介入治疗、冠脉内超声检查、快速心律失常的射频消融术（如房颤、房扑、室早、室上速等）、心脏再同步化治疗、心脏自动转复除颤器置入术、心肌收缩力调节器置入术、经皮左心耳封堵术等。

（七）小儿内科　东营市临床重点专科。小儿内科经过近60年的发展，现已成为集医疗、教学、科研为一体的东营市临床重点专科，现有医护人员184人，其中高级职称人员35人，博士、硕士学位33人，国家级、省级专业委员会委员10余人。设有设备齐全的NICU和PICU，是东营市危重新生儿急救转运中心、新生儿科为市级临床精品特色专科，新生儿科常规开展新生儿复苏、气管插管、机械通气、PS使用、脐动静脉置管术、动静脉换血术、No治疗PPHN、围手术期危重新生儿管理、超早产儿综合管理等诊疗技术。PICU救治脓毒症、中枢神经系统疾病、出凝血功能障碍、心力衰竭、呼吸衰竭、酮症酸中毒、哮喘持续状态、癫痫持续状态、休克、水电解质平衡紊乱等危重症。开展了小儿神经、肾脏、血液、内分泌等慢病的规范诊疗。开展儿童呼吸、消化、心血管介入诊疗技术，常规开展电子支气管镜的检查及肺泡灌洗术、刷检术、活检术，异物取出术等三四级呼吸介入诊疗技术；胃肠镜检查及异物取出、活检、息肉切除术等消化道介入诊疗技术；开展儿童先天性心脏病的介入技术。儿童呼吸、消化、心血管系统疑难杂症及喘息性疾病的规范化诊治水平居全市领先水平。儿童康复保健科被创建为首批山东省儿童早期发展示范基地、首批全国婴幼儿养育照护指导中心规范化建设单位，诊治各种原因导致的肢体、智力、语言功能障碍性疾病，以及神经电生理、运动、语言、教育等各类功能评估，开展集小儿神经、发育和康复于一体的综合康复、中医儿童保健康复。儿科门诊设有知名专家门诊，外聘国内心血管、血液、过敏、儿童康复等知名专家坐诊，设置儿童咳喘门诊、小儿神经门诊、小儿内分泌门诊、儿童过敏门诊。儿科门诊具备肺功能检测和NO检测、人体成分分析、骨密度检测等多种特色检查。与复旦大学附属儿科医院为协作医院，开设神经、内分泌远程门诊，并与国内知名专家通过远程会诊可提供个体化、细致化高端医疗服务。

（八）消化内科　东营市临床重点专科。消化内科组建于1979年，是东营地区消化医疗卫生事业的领头羊。20世纪90年代便在东营地区开展胃肠镜工作，率先开展东营地区消化道早癌筛查及治疗工作。2016年加入国家消化病临床研究中心。2019年4月与李兆申院士团队建立合作关系，成为“国家消化病临床医学研究中心东营分中心、国家消化道早癌防治中心联盟”。2019年7月我院被批准为“中国医师协会高级消化内镜医师培训基地”。2021年11月我科牵头成立东营市消化及消化内镜诊疗专科联盟，进一步推动东营地区消化及消化内镜事业整体发展。消化内科固定床位120张，年门诊量8万余人，年住院人数6600余人。胃肠镜诊疗数量5万余人次。现有主任医师5人，副主任医师4人，其中拥有硕士学位人员29人。此外还聘请了北京301医院李闻教授、日本傅光义教授为客座教授。科室注重学科建设，不仅临床急危重症疾病的救治水平已达到省内先进，而且大力开展内镜治疗技术，努力打造品牌效应，致力以微创技术解除患者病痛。目前科室已形成内镜微创诊疗、功能性胃肠病、炎症性肠病、胆胰疾病等多个亚专科。目前已开展的胃肠镜检查及治疗项目包括无痛胃肠镜检查、消化道肿瘤内镜诊治、内镜下异物取出术、消化道狭窄扩张及支架治疗、肝硬化食管胃底静脉内镜下治疗、胆胰疾病微创治疗等内镜技术。近年来率先在东营地区开展小肠镜检查、超声内镜引导下胆管引流术（EUS-BD）、内镜下阑尾炎治疗术、内镜下阑尾切除术等，填补东营地区技术空白，实现了胆胰疾病、阑尾疾病治疗的微创化、无创化。

（九）肾内科　东营市临床重点专科。肾内科始建于1979年，是东营地区集医疗、科研、教学于一体的规模最大的肾病诊疗中心，是东营市临床重点专科、医药卫生重点学科。肾内科包括肾内科门诊、慢性肾脏病门诊、腹膜透析门诊、血液透析门诊、肾内科病房和血液净化中心。病房开放床位40张，1990年成立血液透析室，2018年成立东营市血液净化中心，是东营地区规模最大、技术最先进的血液透析机构，是东营市血液净化质控中心。拥有血液净化设备89台，其中血液透析滤过机24台，CRRT机2台，自动化腹膜透析机2台。目前维持性血液透析患者350余人，维持性腹膜透析患者100余人。现有医务人员61人，其中医师16人，包括主任医师3人，副主任医师4人，主治医师6人，住院医师3人；护理人员45人。多名医师赴北大医院、南京军区总医院、上海仁济医院等进修学习，现已形成一支以中青年学术骨干为主力，梯队结构合理、医德高尚、技术精良的学术队伍。是省内首批国家慢性肾脏病全程管理中心单位（CKD-MC）、东营市血液净化主委单位和质控中心和东营市血液透析血管通路联盟。肾内科年门诊量3.5万人次，住院病人量1800人次，血管通路年手术量400余台，血液透析3.2万人次，肾穿刺活检100余人次。能够开展半永久性中心静脉置管、动静脉内瘘、人工血管内瘘、动静脉内瘘PTA、中心静脉PTA、腹膜透析置管术、腹腔镜下腹膜透析置管等手术操作。收治的主要病种有各种原发性肾小球疾病、继发性肾小球疾病、肾小管疾病、急慢性肾衰竭，以及狼疮性肾炎、血管炎等免疫性肾病和高血压肾病、糖尿病肾病、痛风性肾病等代谢性肾病，在新型免疫抑制剂、生物制剂治疗难治性膜性肾病、IgA肾病、狼疮肾炎、血管炎损害等方面积累了丰富的经验。

（十）皮肤科　东营市临床重点专科。皮肤科成立于1965年，是国家级药物临床试验中心、国家级住院医师规范化培训基地、山东省皮肤病与性病临床医学研究分中心、山东省化妆品不良反应监测哨点单位、东营市首届A级特色专科及东营市首批临床重点学科，是东营市医学会皮肤性病学分会主任委员单位。皮肤科开放床位20张，年门诊量达10万余人次，年住院患者达1000余人次。现有医务人员34人，其中医师14人，包括主任医师3人、副主任医师5人、主治医师3人、住院医师3人。护理人员18人，其中主任护师1人，副主任护师3人，医技人员2人。

皮肤科成立初期，陆续开展了多项诊疗技术，包括局部封闭治疗、液氮冷冻、电离子技术、真菌检测、光疗、皮肤病理活检技术、白癜风自体表皮细胞移植术等，填补了东营市皮肤病相关技术的空白。随着科室的发展，皮肤科引进多种大型仪器设备，包括光子嫩肤治疗仪、调Q激光治疗仪、电子注射器、舒敏治疗仪、射频提拉治疗仪、臭氧水疗仪、CO2点阵激光治疗仪、云镜检测仪等，每年开展皮肤医学美容例数达数千例，稳居东营市首位。近年来，皮肤科大力发展亚专科建设，目前包含皮肤外科、皮肤影像、皮肤病理、皮肤美容等亚专科，相应开设了脱发门诊、甲病门诊、白癜风门诊、中西医结合专科门诊。开展的皮肤肿物切除精细缝合及皮瓣修复重建技术完成人次达每年3000余例，皮肤镜、WOOD镜皮肤诊断技术年完成人次达7000余人次，同时开展了头部微针及富血小板血浆治疗脱发、皮肤U型切除治疗甲沟炎技术、皮肤磨削术、真皮皮瓣填充治疗嵌甲、点阵激光治疗疤痕等新技术新项目。随着中医技术的引进，大力发展中西医结合、中医护理适宜推广技术，开展了火针、穴位贴敷、耳针、艾灸、中药封包、中药涂搽、中药塌渍、中药蒸气浴、针灸、埋针、灸法、穴位贴敷等多项技术，年完成人次达上万例。是东营地区技术力量最强，设备最先进的皮肤性病诊疗专科。

作为国家级药物临床试验基地，配有独立的受试者接待室、资料室、药品储藏室，配有研究医师12人，研究护士10人。已完成和正在进行的研究项目10余项，包含了II期、III期及IV期临床试验，在省内处于领先水平。

（十一）麻醉科　东营市临床重点专科。麻醉科是东营市重点学科、中国初级创伤救治东营地区培训基地、卫生部舒适化医疗研究基地、国家级住院医师规范化培训专科基地、国家药物临床试验麻醉专业基地、山东省麻醉超声可视化培训基地、山东省舒适化医疗基地、滨州医学院、潍坊医学院研究生联合培养基地。山东大学齐鲁医院委省共建国家区域医疗中心麻醉治疗专科联盟合作单位、鲁中麻醉专科联盟成员单位。手术量和无痛舒适化诊疗量逐年攀升，每年为3万余名患者的各种手术和有创检查保驾护航，在本地区占据主导地位，具备较高知名度和影响力。麻醉科已成为我院危重病救治的支撑学科、临床科室工作效率提升的平台学科、舒适化医疗的主导学科、加速外科康复的枢纽学科；是东营地区最大的集临床麻醉、围术期管理、快速康复、舒适化诊疗、紧急气道管理和初级创伤救治等医、教、研为一体的专业学科，包括麻醉科、手术室、麻醉科门诊、麻醉复苏室等四个单元，设立拥有心胸血管麻醉、无痛诊疗、小儿麻醉，手术室护理等四个亚专科。学科现有医护人员130名。其中麻醉医师44名（主任医师6名，副主任医师10名）、手术护士67名、麻醉复苏室护士19名；拥有国际标准的现代化麻醉设备和先进麻醉技术，包括进口全能麻醉机24台、多功能生命参数监测仪33台，呼吸机9台、电除颤仪4台、血液回输机2台、体外循环机2台、血气分析仪2台、血糖监测仪2台、温毯机15台、加压输液系统1台、纤维支气管镜3台、麻醉深度检测仪3台、微量注射泵14台、靶控注射泵17台等各种特殊监测与治疗设备，为各种急危重病人的手术麻醉提供了有效的安全保障。

（十二）检验科　东营市临床重点专科。胜利油田中心医院检验科自1964年建立，60年来，医院高度重视检验科工作，随着医院的不断发展壮大和几代检验人员的不懈努力，科室已发展成为专业齐全、设备先进、人才集聚，集医疗、教学、科研、保健为一体的综合性学科，2023年被评为东营市临床重点专科。为国家检验医师规范化培训基地、东营市临床重点专科、东营市血液病诊疗重点实验室、东营市医学会检验医学分会主任委员单位，东营市临床检验质控中心、东营市细菌真菌耐药检测质控中心挂靠单位，东营市检验专科联盟牵头单位、山东大学齐鲁医院急诊检验医联体理事单位、黄河三角洲检验医学专科联盟成员单位、济宁医学院附属医院医学检验专科联盟成员单位。2018年起加入国家、山东省细菌及真菌耐药监测网，连续五年获得数据报送优秀实验室。2019年被东营市指定为东营市国家致病菌识别网检测工作哨点医院，2020年加入全国血流感染细菌耐药监测联盟。

目前科室工作人员69人，主任技师3人，研究生导师1人，副主任技师14名，硕士研究生资质13人，医师4人。工作人员素质高、职称和学历层次高，结构合理。目前检验科分为总院区和西郊院区两个院区，整体面积3000多平方米，设有七个专业性实验室：临床检验室、生物化学检验室、免疫学检验室、微生物学检验室、门诊检验室、急诊检验室、临床基因扩增实验室。科室拥有国际一流水平的、现代化医学检测设备300余台，价值超过5000万元，重要的设备均双机备份，现开展项目500余项，每年检测工作量150余万人次，自90年代初开始，科室各专业组始终如一地参加国家临床检验中心和山东省检验中心的室间质量评价活动，2023年参加率已达到100%，2019年首批通过了"京津冀鲁"检验结果互认工作考核。

检验科重视科研教学与人才培养工作，不断推进科室由临床型科室向研究型和学习型科室的转化。先后派遣多名业务骨干赴北京、天津、济南等一线城市著名医院进修学习，坚持以科研教学带动学科发展的原则，近3年，完成市局级科研项目5项，发表论文20余篇，其中SCI收录论文15篇，出版专著5部，发明专利4项，兼任国内学术团体职务20余项。

科室近年来荣获山东省健康工作先进集体、山东省耐药检测数据上报先进单位、山东省临床实验室质量管理工作先进集体、东营市青年文明号、东营市临床检验技能大赛一等奖。省临床检验质量管理工作先进个人、省耐药检测数据上报先进个人、省寄生虫防治工作岗位技能一等奖、东营市临床检验技能大赛一、二等奖、中国共产党成立100周年党史知识竞赛十佳选手、东营市"疫情防控最美家庭"、优秀医学科技工作者、东营市第五届医学检验学病例分享评选一、二等奖、第八届东营最美职工等多项省、市级奖项。

（十三）临床护理　东营市临床重点专科。临床护理作为东营市临床重点专科，现有护理人员1493人，其中正高级职称7人、副高级职称119人，设64个临床病区，26个门诊单元及10个特殊单元。拥有血液净化、伤口造口、老年、神经科、糖尿病、呼吸、消毒供应、心内科、手术室、肿瘤、产科、重症等12个山东省专科护士临床教学基地。肿瘤护理获批东营市精品特色专科；老年病科、麻醉手术科、急诊科、重症医学科、心血管内科、肿瘤科、内分泌科等7个护理亚专科获批医院第3批亚专科；成立VTE管理、输血管理、跌倒管理、急危重症护理、皮肤伤口护理等12个专业小组；通过中国心血管健康联盟组织的国家级心血管病护理及技术培训基地认证，获批全国首批"消毒供应质量管理与控制平台哨点医院"。

（十四）老年医学科　东营市临床重点专科。老年病科是一个集老年病医疗、教学、科研为一体的综合性业务科室。2022年被评为东营市临床重点科室。年出院量约450人次，门诊量约3700人次，病种数190余种。科室现位于2号综合病房楼23楼，现开放床位12张。设施设备配置先进，诊疗环境温馨舒适。拥有多功能监护仪、除颤仪、输液泵、血糖仪、静脉血栓防治仪、海特光治疗仪等设备10余台。目前有医师10名，其中主任医师2人，副主任医师4人，主治医师4人，护理人员9人，其中副主任护师1名。获得国家级老年医学医师证书2人，省级老年医学专业技术能力医师1人，省级老年养老服务与管理人才1人。胜利油田中心医院老年病科是国家老年疾病临床医学研究中心协同网络核心单位和中国老年心脏危重症联盟成员单位，积极参与老年疾病临床医学研究中心的国家研究课题，提升科室医疗能力。2018年顺利通过山东省老年专科护士临床教学基地现场评估，省级老年专科护士结业3人。科室按照《老年医学科建设与管理指南》不断建设科室，科室医疗服务管理逐渐规范化、制度化，目前已建立系统诊疗常规及专科护理常规，同时积极开展老年医学核心技术——老年综合评估技术，对老年患者多种疑难重症均可做出系统的诊疗。

（十五）口腔科　东营市临床重点专科。口腔科成立于1964年，为本市最早成立的口腔科，始终处于本地区龙头地位。开放诊室25间单独诊室（全省医院中唯一达到此设置的），牙椅25台，年门诊量65000余人次；病房床位20张，年出院人数1100余人，手术900余台次（三四级手术占比大于30%）；上述指标均为本市最多。现有医护人员51人，其中主任医师8人、副主任医师12人；博士2人，硕士19人。胜利油田中心医院口腔科是中华口腔医学会美学科普基地、国家GCP药物材料临床试验基地、山东省口腔住院医师规培基地、山东省牙防示范基地、东营市医药卫生重点学科、上海九院牙颌面畸形联盟会员单位、齐鲁医院颌面外科联盟会员单位、“微笑列车唇腭裂项目”东营市唯一定点医院、滨州医学院研究生培养单位。科室定期向利津县中心医院、垦利区人民医院、河口第二人民医院、利津街道卫生院、胜利口腔医院等外派专家或业务主任。口腔科开设口腔内科、口腔颌面外科、口腔修复科、口腔正畸科、口腔洁治科等五个亚科室，同时成立儿童牙病科、精细种植科、数字化口腔诊疗科等亚专科。显微根管治疗、铒激光治疗、无痛全麻儿牙技术、面部骨折矫正术、唾液腺肿瘤切除术、口腔癌根治术、复杂牙种植、隐形矫正、上颌骨骨性扩弓、正畸—正颌联合治疗技术等均处于本地区领先地位。数字化口腔精准医疗为本科室特色技术，可快速实现牙体预备、口腔数字模型和口腔修复体制作，还可进行精准牙种植、精准正畸设计与治疗、三D打印辅助面部手术等。

（十六）康复医学科　东营市临床重点专科。康复医学科是山东省中医药临床重点专科、山东省康复医师转岗培训基地、全国孤独症自律自强达标机构、山东省首批儿童早期发展示范基地、山东省康复治疗技术定点培训医院（物理治疗）、东营市成人残疾人定点康复机构、东营市工伤定点康复机构、东营市康复医学专科联盟理事长单位、黄河三角洲康复医学专科联盟副理事长单位、山东大学齐鲁医院康复医学专科联盟单位、青岛大学附属医院肌骨康复联盟副理事长单位。现设神经康复、重症康复、骨科康复、儿童康复、疼痛康复、吞咽言语康复、中医康复、康复工程、高压氧等9个亚专科。总院区与西郊院区共设床位108张（其中神经康复科下设三个病区，一病区于总院区，二、三病区于西郊院区）。康复医师53人，康复治疗师58人，其中博士2人，硕士20人，滨州医学院康复医学与理疗学硕士研究生导师2名，黄河口医学领军人才1名，东营市卫生健康杰出青年人才3人。科室开展脑卒中、脑外伤、脊髓损伤、脑瘫、周围神经损伤、帕金森病、颈椎病、腰椎间盘突出症、骨关节疾病、骨折、截肢、关节置换术后、手外伤、运动创伤、慢性疼痛、压疮、生长发育迟缓、脑瘫、孤独症等疾病的康复。设有康复评定室、运动疗法室、作业疗法室、物理因子治疗室、脑瘫治疗室、言语治疗室、吞咽功能训练室、日常生活活动能力训练室、针灸室、康复工程室、高压氧治疗室等康复训练室，总训练场地面积达2000余平方米。科室配备先进的康复治疗设备，包括减重步态训练仪、智能下肢机器人、心肺运动试验仪、肌骨超声、多点多轴悬吊训练系统、振动康复训练系统、经颅直流电刺激仪、情景模拟训练仪、平衡评估训练仪、虚拟现实康复训练系统、双重心重合式脊柱治疗机、主被动训练系统、MOTOmed康复治疗设备、语言评估训练仪、膀胱功能测定训练仪、电动直立床、Bobath电动升降治疗台、快速牵引床、颈椎牵引装置、体外冲击波治疗系统、系列作业疗法设备、尿代动力学设备等先进的康复诊疗设备100余件。科室采用国际先进的康复管理模式，由康复医师、治疗师、康复护士、中医师等工作人员共同组成康复治疗团队，对每位病人施行全面系统的康复评定与治疗，在为临床各科室患者提供早期康复介入的同时，着重开展危重症康复全病程管理，医疗工作涵盖了危重症、急性期、恢复期以及残存功能障碍社区康复的全疾病周期康复医疗服务，形成从重症诊疗到急性期、亚急性期、恢复期的治疗闭环。

学科集医疗、教学和科研于一体，技术先进，设备齐全，治疗规范，是一所现代化的康复中心。积极配合省、市卫健委开展康复专业人员培训、康复医学管理培训等工作，有效提高了我市康复治疗技术水平，提升康复医疗服务能力，推动了全市康复医学的发展。

（十七）骨科　东营市临床重点专科。骨外科是东营市重点学科，1976年骨科独立成科，已经47年历史，是东营地区各大医院中最早的骨外科专业科室，2005年5月分为关节骨病创伤骨科一区和脊柱外科创伤骨科二区，2013年9月，为适应我院骨科发展需要，成立关节外科（下设骨科康复组）和创伤骨科、脊柱外科、手足外科4个独立专业。2019年医院成立东营骨科医院，并在临床上分为7个亚专业（关节、运动医学、脊柱、创伤、手外科，足踝外科、骨科康复）。现定编床位180张，年手术量5500台次。科室现有医生43人，其中主任医师10人，副主任医师12人，主治医师15人，住院医师6人；护士56人，副主任护师3人，主管护师29人，护师24人。80%的医疗组人员具有硕士以上学位。我院骨科医院为中国医药教育协会肩肘运动医学规范化培训基地、山东大学齐鲁医学骨科学科发展联盟、戴尅戎院士工作室、山东省骨质疏松诊疗教学示范医院、山东省专科专病联盟髋关节微创诊疗与保髋联盟、黄河三角洲关节培训基地、黄河三角洲运动医学教育培训基地，东营市创伤中心。

（十八）妇科　东营市临床重点专科。妇科目前开放床位80张，划分为6个亚专科，涵盖了妇科肿瘤、妇科内分泌与更年期诊疗、不孕不育诊疗、宫颈疾病诊疗、妇科宫腔镜诊疗、妇科泌尿与盆底等。妇科有强大的人才梯队，有主任医师8名，副主任医师8名，整体实力强，患者辐射地域广，能独立开展本专业诊疗技术，包括腹腔镜、单孔腹腔镜、宫腔镜等各类微创手术、女性泌尿盆底手术、妇科恶性肿瘤治疗等。有专业细化的妇科门诊及实力强大的门诊手术室。目前，科室手术范围可做到广泛全子宫切除术及腹主动脉旁淋巴结切除术、盆腔淋巴结清扫术、卵巢癌根治术、外阴广泛切除术等。腹腔镜下盆底修复手术各种手术方案均可实施，经阴手术实力雄厚。开展的新技术为我们带来了新的活力，如单孔腹腔镜、腹腔镜高位骶韧带悬吊术、腹腔镜骶骨固定术、腹腔镜子宫颈峡部环扎术、尿道中段悬吊术治疗尿失禁。为了降低腹腔镜下子宫肌瘤挖除术的残留，科室开展了腹腔镜下超声引导子宫肌瘤挖除术。能对卵巢癌展开手术、化疗、免疫治疗三位一体化治疗。积极响应国家政策，配合宫颈癌筛查工作，打造了东营地区一流的妇科门诊手术室，位于内镜诊疗中心，可行无痛手术，目前开展的宫腔镜检查及手术治疗范围覆盖所有宫腔子宫内膜息肉、黏膜下子宫肌瘤、流产后胚物残留，子宫纵隔、宫腔粘连、异常子宫出血、宫腔内异物（IUD）、宫颈管病变等宫腔疾病，可选择电切术或冷刀刨削术。方便快捷，患者得益。病房积极开展ERAS，使患者住院期间无痛化、舒适化、快速康复。

（十九）产科　东营市临床重点专科。产科为东营市重点专科，国家级母婴安全优质服务单位，爱婴医院，东营市唯一一家产前诊断中心，东营市危重孕产妇救治中心，打造了孕前优生咨询、妊娠风险评估、规范孕期管理、温馨舒适分娩、产后避孕、盆底康复无缝连接“一条龙”服务链。产科包含7个单元：产科门诊、生理产科、急危重症病房、LDRP病房、产房、盆底康复保健、产科超声。其中产科门诊开展了高危门诊、疤痕子宫门诊、早产门诊、助产门诊、糖尿病一日门诊特色门诊；设有优生咨询门诊、早孕门诊、复发流产门诊、生殖医学科，重视优生优育，旨在提高出生人口素质。产科病区目前床位62张，配备十万级层流净化产房、负压隔离产房、产房手术室、14张LDRP产房。现有医护人员106人，其中医师30人，包括主任医师7人，副主任医师6人，主治医师11人，住院医师6人；护士71人，包括主任护师1人，副主任护师8人，主管护师35人，护师27人。技术人员5人。医院现为东营市危重孕产妇救治中心，设立了产科疑难危重孕产妇救治工作小组，具有完善的高危孕产妇救治和产儿协调机制，先后与我市14家医疗机构签署危重症孕产妇会诊转诊协议，开通了急救绿色通道，有效衔接抢救工作。2019年11月23日正式成立产科急危重症病房，配备无创呼吸机，承担下级医院及医联体医院危重孕产妇的救治、会诊和接诊任务。

（二十）耳鼻咽喉科　东营市临床重点专科。耳鼻喉科是东营地区集医疗、教学、科研为一体的耳鼻喉科疾病诊疗中心，专业技术水平在本地区居于领先地位，是国家住院医师规范化培训基地、四级鼻内镜及咽喉内镜单位、东营市医药卫生重点学科。1965年开始开展本科业务，病房设在外科，占用床位5张；1966年3月建立五官科综合病房，占用床位15张；1976年科室独立；1979年8月迁入新医院，占用床位35张。目前开放床位44张，年门诊8万人次、年出院3000余人次、年手术1800台次。目前科室拥有主任医师4名，副主任医师6名，主治医师4名，其中医学硕士9名，博士1名。2023年分别聘请首都医科大学附属北京友谊医院耳鼻咽喉头颈外科龚树生教授、山东大学齐鲁医院耳鼻咽喉头颈外科潘新良教授为我院客座教授，指导耳鼻喉科开展工作。

（二十一）针灸科　东营市中医药临床重点专科。针灸科是东营市中医药临床重点专科、国家中医针灸临床医学研究中心网络协作单位、山东省中医药预防保健服务中心、山东省儿童青少年近视小儿推拿防控基地、中日友好医院超声可视化针刀专科医联体成员单位，2013年牵头成立东营市中医学会针灸专业委员会，是东营市针灸学会主委单位、东营市针灸和推拿质控中心挂靠单位。现有专业技术人员18人，其中主任医师1人，副主任医师3人，主治医师7人，医师3人，康复技师4人。科室现位于门诊七楼，占地面积约400平方米，设有综合治疗室、推拿治疗室、中药熏蒸室、针灸治疗室、磁疗治疗室、超短波治疗室、艾灸治疗室及VIP治疗室，共设置床位36张，年门诊量5万余人次，院内会诊3000余人次。

科室设施齐全，拥有先进的诊疗设备，如舌面脉四诊仪、艾灸机器人、盆底刺激仪、温热牵引系统、中药熏蒸床、中药熏蒸仪、磁振热治疗仪、超短波治疗仪、五官超短波、电脑中频、电针仪、神灯TDP等。针灸科开展多种中医特色治疗方法：普通针刺、火针、温针、浮针、耳针、埋针、埋线、督灸、脐灸、温针灸、刺血疗法、耳综疗法、耳穴压豆、穴位注射、刺络拔罐、熏蒸、牵引、推拿、穴位贴敷等。

科室在保留传统中医精髓的基础上不断创新，形成了系统的特色中西医结合治疗方法，根据疾病发展的不同阶段及患者需求，制定个性化的治疗方案，采用不同的方法进行科学、系统、全面的康复治疗，帮助患者减轻痛苦，恢复机体功能、心理功能、社会功能，使患者早日回归家庭和社会。

（二十二）肿瘤护理　东营市精品特色专科。肿瘤护理是省、市级肿瘤专科护士临床教学培训基地，东营市PICC专业技术培训基地。现有护理人员46人，包括副主任护师1人、主管护师29人、护师10人、护士6人。承接医联体医院和兄弟医院的进修带教任务及市级PICC资质考核工作。作为山东省PICC维护网东营地区的负责单位，成功组建东营市PICC维护网络，覆盖东营市两县三区11家医院，共同为本地区患者提供全程、优质的导管延伸服务。拥有东营地区首家静疗专科门诊——PICC门诊，配备有省级资质专职护士，负责各类输液导管维护及并发症处理、门诊预约PICC置管等工作，也是我市第一家可进行输液港维护的门诊。科室自2002年开展东营市首例PICC置管以来，先后经历了传统穿刺鞘法、塞丁格技术、超声引导＋塞丁格技术、超声引导结合心腔内电图定位技术、长隧道式PICC置管技术每一次技术革新均是东营市首例。作为山东省“癌痛规范化治疗示范病房（GPM）”和“癌症规范化诊疗病房”科室注重癌痛患者规范化管理，制定了癌痛评估流程、癌痛治疗（滴定）流程、阿片类药物过量及中毒急救流程、癌痛患者护理流程、癌痛患者宣教手册、癌痛患者出院流程等操作规范，实现了癌痛评估的动态性、连续性、全面性，提高了癌痛的规范化治疗和护理水平，改善了癌痛患者的生活质量。同时肿瘤护理团队紧跟医疗亚专科发展步伐，积极配合医疗团队开展新业务新技术，如放射性粒子植入技术、肿瘤立体定向放疗、四维CBCT图像引导放疗、乳腺一体定位放疗、内镜下食管钛夹定位放疗、肿瘤氩氦刀冷冻治疗、光动力治疗、体腔热灌注治疗、靶向治疗、肿瘤免疫治疗等，使广大肿瘤患者得以受益。

（二十三）心内冠心病科 东营市精品特色专科。胜利油田中心医院心内科建于1964年，是国家级胸痛中心，山东省医药卫生重点专业。包括心内科三个病区、心脏导管室、CCU监护病房等，共开设床位158张，现有医护技120余人。医师29人，主任医师7人，副主任医师12人。冠心病的治疗是东营市特色精品专科，覆盖冠心病的预防、药物治疗、介入治疗及院外随访指导的全过程，其中ECMO辅助下高危冠心病患者的介入治疗和ADR技术开通CTO病变为我院特色技术，优势技术包括：急性心肌梗死的急诊介入治疗、冠状动脉旋磨术、CTO病变正逆向开通技术、IVUS指导下介入治疗、药物球囊扩张术等。现我院每年急诊PCI300余台，冠脉介入治疗1400余台，冠脉造影3000余台。

（二十四）新生儿科 东营市精品特色专科。儿科一病区是新生儿专科，东营市危重新生儿急救转运中心，东营市危重新生儿救治中心。成立于1992年，经过30余年的发展，已成为东营地区技术领先、设备先进、规模最大的新生儿救治单元。

科室包含4个部分：母婴同室，新生儿重症监护室（NICU），重症隔离病房、新生儿保健专科门诊。核定床位34张，其中重症监护床位23张，NICU内实现层流净化，配备了EPS应急电源。拥有万元以上设备200余台次，其中危重新生儿急救转运组合设备1台、有创呼吸机7台（其中高频振荡呼吸机4台）、无创呼吸机11台、婴儿培养箱16台，婴儿辐射式保暖台21台、单面蓝光治疗仪8台、新生儿黄疸治疗床2台、婴儿专用高压氧舱2个、医用控温仪系统1台、超声彩色多普勒诊断仪1台、一氧化氮治疗仪1台、振幅整合脑电图1台、经皮二氧化碳监测仪1台、全自动血气电解质和生化分析仪1台、有创血压监护仪1台。所有监护单元均配备吊塔、监护仪、辐射式抢救台、输液泵等急救监护设备。

科室现有医护人员55人，其中主任医师2人，副主任医师5人，主治医师4人，副主任护师4人。80%的医疗组人员具有硕士以上学位。东营市医学会新生儿专业主任委员所在单位，为中国北方新生儿协作网核心成员单位，山东省新生儿专科联盟单位。

经过不断发展，多项技术已达到国内先进水平，超早产儿综合救治与管理、围手术期新生儿管理为特色技术品牌，目前能够成功救治体重500g，胎龄23+3周的超未成熟儿，且随访未发现任何后遗症。科室常规开展常高频有创机械通气、无创通气、危重新生儿急救转运、危重新生儿救治、新生儿复苏、超低极低出生体重儿的全方位管理、微创肺表面活性物质注入技术、手术新生儿全程高级生命支持、新生儿纤支镜检查及治疗、iNO治疗新生儿持续性肺动脉高压、脑功能监护、脐动静脉置管、深静脉置管、全自动同步换血疗法、早产儿眼底疾病检查及治疗、腹膜透析、亚低温治疗新生儿缺氧缺血性脑病、早产儿ommaya囊置入技术、围手术期新生儿综合护理、暖箱旁袋鼠式护理、暖箱旁口腔及肢体干预、脑病患儿早期干预等诊疗技术。

（二十五）功能神经外科 东营市精品特色专科。胜利油田中心医院功能神经外科是东营地区成立最早的功能神经外科专业，是东营市特色精品专科，是胜利油田中心医院首批亚专科建设示范点，隶属于神经外科。神经外科目前开放床位112张，是国家级高级卒中中心、山东省省级临床重点专科，颈动脉狭窄诊疗专科、帕金森病微创诊疗专科是山东省特色精品专科。

功能神经外科现有主任医师1人，副主任医师1人，主治医师2人，住院医师2人，其中博士学位1人，硕士学位5人。功能神经外科是省内较早（1986年）开展脑瘫SPR及糖尿病周围神经病神经卡压手术的医院，于2006年在全省范围内率先开展了三叉神经痛、面肌痉挛、舌咽神经痛等颅神经疾患的显微血管减压术（MVD），目前年手术量200余台，达到了省内领先，国内知名水平。功能神经外科于2019年率先在黄河三角洲地区开展脑深部电刺激术（DBS）治疗帕金森病、特发性震颤、肌张力障碍等运动障碍性疾病，该技术连续多年获精品特色技术一等奖，现年手术量300余例次，病人遍布全国各地，目前DBS数量及疗效，均位居全省第二，已达到了省内领先，国内知名水平。功能神经外科于2019年在省内率先开展了脊髓电刺激（SCS）治疗慢性意识障碍（植物人）、顽固性疼痛、糖尿病周围神经病以及糖尿病足，2023年开始功能神经外科的SCS适应征也逐步扩展到多系统萎缩、小脑萎缩、共济失调等顽固性疾病，手术均取得良好的成效，达到省内领先水平。功能神经外科开展的机器人辅助下的立体定向深部组织活检术，立体定向脑干出血穿刺抽吸术，机器人辅助下顽固性癫痫的SEEG手术，腰大池分流术治疗常压性脑积水，顽固性癫痫的迷走神经电刺激术，顽固性偏头痛的微创手术等均取得良好的疗效，解除了众多患者的病痛。

（撰稿人：刘国强　盖志辉）

第二节　医疗管理

一、突发事件管理

2003年至2004年“非典”期间，医院成立专家组、发热门诊和非典病房，安排一、二、三梯队值班，执行发热病人报告制度和疑似病例24小时报告制度，做好非典药物储备，圆满完成“非典”救治工作。

2008年5月汶川地震发生后，紧急部署组成卫生救援队，第一时间赶赴灾区前线。同年9月全国发生婴幼儿食用含三聚氰胺奶粉事件，医院成立医疗救治专家组，设立专门门诊，截至年底，筛查2983名婴幼儿，其中3例确诊治愈出院。

2009年5月国内暴发甲型H1N1流感，医院开展院内感染防控工作，组织甲型H1N1流感防控知识全员培训和医疗救治演练，增强全院的应急处置能力。

2013年7月3日，救治广饶燃气泄漏爆炸事件中18名大面积烧伤患者；2016年5月16日广饶县大批烧伤患者，6月4日利津县脚手架塌方事故患者，6月9日万达广场大批气体中毒患者，8月18日工厂爆炸伤，12月3日垦利油罐车爆炸伤等抢救工作。

2017年4月19日，救治利津县某化工厂硫化氢泄漏事故中的5名工人。

2020年7月15日，东营港一停车场发生油罐车爆炸事件，造成8名人员重大烧伤，病情危重。医院立即启动重大公共卫生应急方案，邀请全国知名烧伤专家进行全面评估和综合研商抢救，创造了烧伤面积最大（最重的99.5%）、病情最复杂的救治奇迹。

2020年新冠肺炎疫情暴发。医院立即选派医护人员前往重灾区支援抗击新冠疫情，至2022年初，全年分派医护专业人员到湖北武汉，福建、广东、海南、重庆、西藏、北京和山东济南开展救治和入境人员转运工作。

2022年12月，新冠疫情由防控转为救治，医务部持续推进重症患者转入转出管理，组建专家组，深入各临床科室进行督导巡查，通过推广中医药使用，推进“三色管理工作方案”编纂、印发《儿童新型冠状病毒感染诊疗方案》及《成人新型冠状病毒感染诊疗方案》，确保疫情救治工作顺利完成。

二、妇幼健康管理

1995年9月被中华人民共和国卫生部、联合国儿童基金会、世界卫生组织联合授予“爱婴医院”称号。2015年、2021年通过爱婴医院复核评审。

2007年经过山东省卫生厅的评审获产前筛查和产前诊断资质，成为全省首批22家产前诊断技术服务机构之一。分别于2012年和2016年、2019年、2023年通过山东省复核评审。

2013年1月被评为山东省省级产科专科护士培训基地。

2016年4月医院成为山东省儿童早期发展示范基地。10月被东营市卫生与计划生育委员会确定为急危重症孕产妇救治中心和危重新生儿救治中心。

2018 年 3 月经过东营市卫生与计划生育委员会评审确定为“东营市危重新生儿急救转运中心”。

2019 年 12 月通过山东省的评审，被确定为山东省母婴安全优质服务单位。

2021 年 7 月通过山东省的评审，被确定为省级“示范孕妇学校”。

2023 年 1 月，经过东营市卫计委评审并确定为“东营市产前诊断中心”。

三、制度建设

建院初期各种规章制度比较健全，1966 年“文化大革命”开始，“破四旧，立四新”许多规章制度被看成是“管卡压”全部被废除。1970 年 3 月院革委会制定 13 项规章制度，共 63 条。1984 年以后医院进行全面整顿，健全各种规章制度。

1994 年创建“三级甲等医院”，建立完善各种医疗管理制度。截至 2004 年建立医疗管理规定 32 项。

2012 年修订核心制度 11 项，配套制度 24 项，新增 43 项。2013 年修订医疗核心制度 9 项，新增《“危急值”报告制度》《抗菌药物分级管理制度》2 项核心制度，新增 7 项管理制度，分别涉及临床营养、输血、手术管理等方面。截至 2023 年修订核心制度、医疗管理、医技管理、门、急诊管理、病历管理、药事管理制度等共计 260 余项，其中核心制度 16 项、新增医疗制度 21 项，废止制度 16 项。

四、医疗技术管理工作

医院鼓励新技术、新项目的开展，不断完善新技术、新项目审批、评估流程及常规工作，通过医疗技术临床应用管理委员会和医学伦理委员会，确保新技术新项目应用的合理性，规范性。

2013 年 9 月 5 日，审核通过人工髋关节置换技术、人工膝关节置换技术；2013 年 9 月 27 日，审核通过神经血管介入诊疗技术；2013 年 12 月 13 日，审核通过综合介入诊疗技术（三级以上）、外周血管介入诊疗技术（三级以上）；2014 年 4 月 17 日，审核通过肿瘤消融治疗技术；2014 年 11 月 13 日，审核通过四级妇科内镜诊疗技术、四级普通外科内镜诊疗技术、四级泌尿外科内镜诊疗技术、四级消化内镜诊疗技术、四级鼻科内镜诊疗技术、四级咽喉科内镜诊疗技术、四级胸外科内镜诊疗技术。2015 年 2 月 4 日，根据《山东省医疗技术临床应用能力审核结果通知书》(编号: 2014-27-027)，登记四级关节镜诊疗技术。

限制类技术作为医疗技术管理的重中之重，按照相关制度进行监管，健全医院管理制度、强化医务人员意识、严格技术审核准入、实行医疗技术临床应用全过程管理，保障医疗质量和医疗安全。2020 年 1 月 16 日同意备案限制类医疗技术 4 项：1. 肿瘤消融治疗技术；2. 放射性粒子植入技术；3. 造血干细胞移植技术；4. 同种异体皮肤移植技术。2022 年 6 月 24 日，同意备案限制类医疗技术：体外膜肺氧合（ECMO）技术。

2012 年医院审核通过 42 项新技术、新项目；2013 年审核通过 22 项新技术、新项目；2014 年审核通过 62 项新技术、新项目；2016 年审核通过 26 项新技术、新项目；2017 年审核通过 64 项新技术、新项目；2018 年审核通过 70 项新技术、新项目；2019 年审核通过 121 项新技术、新项目；2020 年审核通过 58 项新技术、新项目；2021 年审核通过 79 项新技术、新项目；2022 年审核通过 56 项新技术、新项目；2023 年审核通过 114 项新技术、新项目。

五、互联网医院建设管理

国内互联网医院的发展经历了 2014—2018 年的探索期、2018—2019 年的起步期到现在的全面落地期，从最初的由互联网公司主导逐渐发展到目前的由医院 + 互联网的严肃医疗模式，诊疗内容也从最初的以互联网问诊为主，发展到现在的以患者为中心，覆盖诊前、诊中、诊后的全流程闭环服务模式。2018 年 12 月，经山东省及东营市卫健委审核合格，我院作为全市首家互联网医院单位，加挂了“胜利油田中心医院互联网医院”

牌照，正式开启“互联网+”医疗健康服务模式。逐步开展了在线找医生、在线图文问诊、视频问诊、健康宣教等业务。

按照全市互联网医院建设管理要求，在做好市级互联网医院平台管理基础上，积极引进全生命周期信息系统，搭建医院内部大数据平台，将互联网医院系统嵌入医院微信公众号系统内，实现网络门诊挂号、视频问诊、医嘱开具、医保支付、检查预约、结果查看等功能，同时完善组织架构，简化就医流程，从管理机制、激励机制方面做出改革和创新，提升了患者社会临场感和就医满意度。

医院通过加强临床科室排班，全力满足患者线上检验检查结果查询、医学咨询、线上问诊、预约检查等多个业务需求，有效分解线下诊疗压力，帮助患者，尤其是慢性患者及时复诊购药。截至目前医院公众号互联网信息平台累计视频接诊患者8000余人次，开具检查、药品等电子处方1000余份，送药到家700余次，充分体现了互联网+医疗健康的便利和价值，有效改善患者就医体验，提升人民群众的就医获得感。

六、多学科诊疗

多学科门诊开设于2023年5月，对涉及多学科、多系统、多器官和疑难复杂疾病的门诊患者提供“一站式”服务，切实让门诊患者“少跑腿”。与影像会诊中心和病理科紧密对接，开展新发肿瘤患者管理工作，门诊医生首诊“一管到底”，成为患者入院前的主管医生，全程管理患者，全面评估病情，组织多学科联合门诊会诊，为患者制定院前全面精准的诊疗计划。

多学科会诊中心成立于2020年，针对肿瘤、发热、帕金森、糖尿病足、甲状腺疾病、减重等多发、复杂、疑难病种，组建15个多学科诊疗专家团队，每年线上、线下，门诊、住院病例数为2000例左右。2022年6月为方便临床多学科诊疗中心成立了以单病种为单位的携专家团队下临床会诊活动，最先开始的是胸外科肺结节，后来陆续开展了结直肠、肛肠、胃、胰、肝、胆，以及胆石症等病种的下科室活动并受到临床科室主任、医师以及患者的认可及好评。2023年由于病例数量的迅猛增长，多学科诊疗中心建立线上微信MDT讨论群，开始以肺结节为试点慢慢在其他病种推开，大大提高了会诊效率，既节约专家资源又节省临床医师的时间。

远程医学中心成立于2016年，目前与北京、上海各大三甲医院权威专家建立远程会诊联系，拥有庞大的优质专家资源，常态化开展远程门诊、远程疑难病会诊、远程多学科会诊、远程病例教学查房、远程培训等工作，为疑难危重症患者搭建就诊权威专家的绿色通道，为临床医生提供学习的平台。每年远程会诊500多例，远程教学查房10余期。与复旦大学附属儿科医院签订远程培训及会诊合作项目，每年培训30余期。

七、门诊、病案管理

（一）门诊管理　2022年1月，对门诊医师质量考核细则进行修订，对按时开诊，中途停诊离诊，专家出勤率，弹性排班等做出考核要求。保证患者正常就诊，维护良好就诊秩序。2023年5月8日，知名专家门诊正式开诊。设置19个科室。2023年6月6日，下发按时开诊要求，对门诊医师开诊时间进行规定，对不按时开诊情况进行相应处罚及停诊处理。2023年6月12日，下发门诊医师单个病人诊疗时间规范，要求门诊医师规范诊疗，除特殊情况外，在规定时间内完成诊疗，尽可能不影响下一位患者的诊疗时间，推进精准预约，保证诊间良好秩序。

（二）病案管理　1994年在医院等级评审期间建立病案管理制度，开始对终末病案进行规范化管理，至2023年，已建立完善的终末病案管理制度，形成病案编号、病案回收、病案整理装订、病案归档、病案保管、病案借阅、病案编码、病案库房管理、病案封存、启封等规范化工作，逐步规范病案管理考核模式，将病案管理十项终末质量指标纳入质量考核；建立《胜利油田中心医院“病历质量提升”实施方案》《病案点评制度》等，成立专家组，对终末病案质量进行全面管理。

八、公共卫生管理

（一）创建健康促进医院　2014年公共卫生科牵头创建健康促进医院工作，全院上下高度重视，共同努力，逐步完善我院健康促进医院建设组织管理、健康环境、健康服务、健康教育等工作。2014年6月，我院顺利地通过了省卫计委、省疾控中心的健康促进医院试点项目工作现场验收，并获得了全省第二名的殊荣。

（二）脑卒中筛查　2012年5月，我院被评为“卫生部脑卒中筛查与防治基地医院”，在卫生行政部门及院领导的高度重视下，各相关临床科室通力合作相互配合，12年完成10万余人筛查干预，5000余人从中受益，顺利完成了溶栓、取栓、CEA手术、介入治疗等，提高了患者的生存质量和满意度。2013年度被国家脑防委评为“脑卒中高危人群筛查和干预项目先进单位”“示范基地医院”，2017年、2018年、2020年、2021年荣获院外筛查山东省第1名，2021年荣获全国第4名，2022年荣获脑卒中高危人群筛查和干预项目先进单位荣誉称号。

（三）“H型高血压”项目　2013年2月起开展了国家十二五重大专项“H型高血压的比较效果研究”科研项目，由公共卫生科负责组织牵头，截至2013年12月19日，共计入组503例患者，并进行定期随访工作。2013年12月在北京举办的阶段性工作总结大会上，我院在全国100余家科研单位中，获得了首批“国家十二五重大新药创制专项重大项目合作中心”称号。

（四）新冠疫情防控　2020年新冠疫情发生以来，全院上下多措并举，全面筑牢医院防线，公共卫生科在新冠核酸应检尽检、新冠疫苗接种、流行病学调查等关键环节重点发力，确保医院平稳运行。

新冠核酸应检尽检方面，按照频次要求组织全体职工4500余人落实应检尽检，并严格落实监管及信息上报等工作，每轮监测逐一核对，发现未检情况立即电话提醒，确保不漏一人，2020年以来，共计录入省信息平台核酸检测信息300余万人次，每轮应检尽检落实率均为100%。

新冠疫苗接种方面，为筑牢疫情防控屏障，公共卫生科牵头建立新冠疫苗临时接种点，组织接种队伍，做好接种点管理、疫苗管理、冷链管理、清洁消毒等各项工作。根据应接尽接、科学推进的原则，逐步推进我院工作人员新冠疫苗接种工作。截至目前，我院临时接种点累计接种新冠疫苗14192剂次，职工接种率达98%以上。

流行病学调查方面，为系统提高流调能力，公共卫生科组织成立院内流调队伍，并组织院级培训、演练10余场次，2022年底，国家疫情防控政策逐步调整，疫情防控逐步由管控向救治过渡，流调工作进入实战，公共卫生科带领医院流调组日夜奋战，使用信息系统查询、调取监控、电话流调等方式，认真排查、科学研判，共计开展摸排80余轮次，流调管控1500余人次，使医院疫情防控保卫战占得先机，保证了医院医疗工作的正常运行及疫情防控工作的平稳过渡。

（撰稿人：刘国强　叶文学）

第三节　医院感染管理

医院感染管理是各级卫生行政部门、医疗机构及医务人员针对诊疗活动中存在的医院感染、医源性感染及相关的危险因素进行的预防、诊断和控制活动。加强医院感染管理，可以有效预防和控制医院感染，提高医疗质量，保证医疗安全。

一、医院感染管理部

1991年12月在预防保健科设立医院感染办公室，对全院医院感染情况进行监测控制。1993年在预防保健科内设立医院感染管理科，保健科副主任刘传文兼任主任。1997年医院感染管理职能从预防保健科划出，刘建钧任主任，属医技科室，与门诊同一支部。2005年医院改制后，对机构进行调整，医院感染管理科职能并入质量管理部。2007年10月成立医院感染管理办公室，隶属于质量管理部，行使院内感染管理职能。2008年8月成立医院感染管理部，质量管理部主任兼医院感染管理部主任。2013年12月与质量管理部分离。

截至2024年3月，现有工作人员9人，主任1人，副主任2人（兼职副主任1人），科员7人。其中硕士研究生2人，正高级职称2人，副高级职称3人，中级职称5人。

历任负责人

姓名	职务	任职时间	离任时间	离任去向
洪兆平	保健科主任	1991.12	1993.01	机构调整不再兼任
刘传文	医院感染管理科副主任	1993.01	1995.01	退职
刘建钧	医院感染管理科主任	1995.01	2005.04	调往肿瘤科
刘建军	医院感染管理科主任	2005.05	2011.09	院长助理
鲍秀艳	医院感染管理部副主任	2009.12	2013.10	主任
王玉彬	医院感染管理部主任	2011.09	2013.10	调往脑科医院任副院长
鲍秀艳	医院感染管理部主任	2013.10	2019.02	调往健康管理部任副主任
董　浩	医院感染管理部副主任	2019.02	2021.09	主任
王当莲	医院感染管理部主任	2019.07	2021.02	调往质量管理部
杨亚东	医院感染管理部兼职副主任	2020.03		
董　浩	医院感染管理部主任	2021.09		
杨淑梅	医院感染管理部副主任	2022.10	2023.10	退职
张红梅	医院感染管理部副主任	2023.02		

主要职责

负责制订全院医院感染控制规划、工作计划和各项医院感染管理规章制度，并具体组织实施、监督评价。进行医院感染发病情况的监测，避免发生医院感染暴发流行。对全院抗生素应用情况进行监测反馈，指导抗生素的合理使用。负责全院各级医护人员预防、控制医院感染知识与技能的培训、考核。定期对医院环境卫生学、消毒、灭菌效果进行监督、监测，指导消毒、隔离、防护等工作。对全院使用的消毒灭菌药械的购入贮存和使用进行监督指导，对一次性医疗用品实行全程管理。对医疗废物处理程序进行全面监督检查。负责油田医院技术咨询和指导，医院感染专题研究等。

主要工作

2006年8月依据《医院感染管理办法》，进一步明确医院感染管理部、医院感染管理专（兼）职人员职责。

2007年1月根据卫生部《医院感染管理办法》等法律法规，制定完善相关制度及预案。加强医院感染各项监测工作，以综合性监测和回顾性监测为主。3月调整医院环境卫生学监测项目和监测频次，重点对手术室、重症监护室、产房、新生儿病房等20多个重点部门进行监测，掌握医院环境消毒情况。同年4月开展医院感染目标性监测。对ICU病人开展呼吸机相关性肺炎、泌尿道插管相关性感染、动静脉插管相关性血流感染以及神经外科住院病人手术切口感染和神经系统感染目标性监测。

2008年12月开展医院感染现患率调查。采用横断面调查方法对住院患者进行医院感染现患率及抗菌药物使用情况的调查。

2009年5月制定“医疗废物转运工作流程”，配置标准锐器盒，规范“医疗废物封口标签”“医疗废物转移联单”。

2010年5月修订《手卫生管理制度》《外科手消毒流程》，对重点科室洗手设施进行改造，更换非手触式水龙头。同年6月对所有重复使用的诊疗器械、器具和物品由消毒供应中心回收，集中进行清洗、消毒、灭菌和供应，实现全院消毒灭菌物品集中管理。11月参加全省卫生系统医院感染管理岗位技能竞赛，获团体二等奖，2人获个人二等奖，1人获个人三等奖。

2011年9月举办首届“医院感染防控技能竞赛”。12月开展多重耐药菌医院感染目标性监测工作，床旁督导临床科室多重耐药菌感染/定植病例的医院感染防控。

2012年1月启用“医院感染实时监控系统”，对住院患者医院感染病例进行实时监测并进行预警。同年3月全院洗手设施配置干手纸巾、标准医疗废物桶、生活垃圾桶。4月出版《医院感染监测信息》，每季度出版一期。5月出版《医院感染管理指南》。修订医院感染管理制度40项、措施16项、流程7项及预案4项。

2013年5月修订《胜利油田中心医院医院感染管理质量检查标准》。

2013年11月举办首届医院感染管理宣传周活动。

2014年8月举办第二届医院感染防控技能竞赛。

2015年1月加入山东省细菌耐药监测网，连续三年以全省第一名成绩荣获“山东省细菌耐药监测数据报送先进单位”。同年3月组建感控圈，完成《提高痰培养送检标本的合格率》获医院首届品管圈大赛二等奖。

2016年3月入选首批全省医院感染信息化监测试点医院，建立全省监测规则统一、监测数据共享、分级分类管理的医院感染监测体系。5月入选医院消毒与感染控制国家级监测点，连续5年每季度接受省疾控中心的现场监测。

2017年1月选定“提高全院抗菌药物治疗前病原学送检率”作为本年度部门对标管理的工作重点，通过规范抗菌药物治疗前病原学送检医嘱、调整抓取微生物标本送检的时间点、严格监管3项监测指标等管理举措。2018年上半年抗菌药物治疗前病原学送检率65.69%。10月修订制度22项、作业指导书3项、工作流程2项、应急预案2项，配合医院办公室完成《应急手册》制定工作。

2018年3月加入中国医院协会医院感染管理专业委员会“医院感染预防与控制能力建设项目”，参与CLABSI、VAP、CAUTI、多重耐药菌感染监测与防控4个项目的实施。修订《胜利油田中心医院医院感染管理质量检查标准》，纳入第四版《医院质量考核手册》。

2019年4月参加山东预防医学会医院感染控制分会举办的第一届医院感染控制青年演讲比赛，获一等奖。6月参加全国感控与耐药感染大会，获“2019年度感控实践优秀基层医院”。10月参加东营市卫生健康委员会、东营市总工会、东营市人力资源和社会保障局、共青团东营市委联合举办的东营市消毒与医院感染控制技能竞赛，获团体一等奖。

2020年1月，新冠疫情暴发，医院高度重视疫情防控工作，组织成立新冠肺炎救治领导小组，严密部署各项工作。医院感染管理部全力参与防控工作，通过院务会、疫情协调运行会、院网通知等形式，及时传达并落实国家、省、市下发的新冠肺炎防控相关文件，组织开展全院各级各类医务人员新型冠状病毒感染防控专题培训。根据国家、省市相关要求，结合医院实际，制定并印发《胜利油田中心医院新型冠状病毒肺炎医院感染预防与控制技术指南》《胜利油田中心医院新冠肺炎疫情期间医务人员防护指南》《胜利油田中心医院新型冠状病毒肺炎防控工作流程》《胜利油田中心医院新冠肺炎疫情防控工作手册》《胜利油田中心医院新型冠状病毒肺炎防控知识手册》。指导发热门诊、发热病房完善布局、划分区域，规划就诊流程、就诊路线。指导全院医护人员加强职业防护，正确穿戴防护用品、严格执行手卫生、规范处置医疗废物。针对发热门诊、发热病房、预检分诊等重点岗位，制定岗位防控措施并加强培训督导，确保工作人员防护到位。强化政治担当，坚持底线思维，层层压实责任，签署疫情期间落实医院感染防控工作责任书，齐抓共管狠抓落实，从严从紧筑牢疫情防线。为确保医院感染防控责任落实常态化，在《胜利油田中心医院2020年度综合目标管理责任书》中明确了中层干部感染防控具体责任。每天安排医院感染管理专职人员在发热门诊、隔离病房进行跟岗值班，对重点部门加强督导。牢固树立“院内零感染”的目标导向，借鉴东营市网格化管理经验，11月成立了院党委委员任组长的院感防控专班。每周开展督导检查，每月确保院内各部门全覆盖。

2021年1月成立由党委书记为组长的疫情防

控领导小组，负责统一领导和指挥防控工作。2月成立联防联控办公室，在领导小组组长的直接领导下，负责防控工作的日常运行。组织贯彻落实上级卫生行政部门及医院工作要求，了解最新疫情防控策略，正确认识疫情发展形势。采取科室自查、科室间互查、医院感染管理部抽查、医院感染防控专班督查、院长日巡查五级督查形式，全面加强医院感染防控日常管理及督导，及时发现存在的院感管理漏洞，常态化落实院感防控措施。在做好疫情防控工作的同时深入开展医院感染防控工作，落实医院领导班子成员防控督导责任制度，由党委委员担任督导组组长，全面加强医院感染防控日常管理及督导。层层传导压力，压紧压实责任，强化监督执纪问责，确保人员全到位、管控全覆盖、排查无死角。4月获全国第二届“爱院感·致青春”青年演讲比赛三等奖，7月获国家医疗相关标准执行竞技赛山东赛区决赛三等奖，9月获山东省院感管理优秀案例比赛一等奖。按照东营市卫生健康委员会安排，完成多次市级培训、督导任务，现场指导全市基层医疗机构完善发热门诊、发热哨点诊室建筑改扩建布局、流程。选派院感专职人员代表医院完成山东省新冠疫情防控工作专班驻淄博督导组、驻济南督导组督导工作任务。

2022年4月开展“手卫生周”主题活动，7月举办新冠感染控制技能竞赛。新冠肺炎疫情常态化防控期间，联防联控办公室统筹疫情防控与医疗救治工作，协调有关部门分工负责、加强配合。医院感染管理部实行专职人员发热门诊跟岗值班制，每日分组分区对全院疫情防控措施落实情况进行督导检查，及时反馈存在问题，指导整改措施并追踪验证整改情况，落实闭环管理。每周组织召开疫情防控专题会议，传达上级卫生行政部门最新政策、文件要求，研究部署医院疫情防控工作，通报医院感染防控专班督导情况及重点任务推进情况。本土聚集性疫情期间，完善领导班子成员疫情防控网格化督导、医院感染防控专班指导督导、科室医院感染防控自查质控三级监管体系，多措并举，切实守牢医院感染防控底线。按照东营市卫生健康委员会安排，院感专职人员参与援沪、援琼、援藏、援渝等任务共12人次。

2023年1月按照国务院联防联控机制要求，坚决落实党中央、国务院决策部署，坚持人民至上、生命至上，锚定“保健康、防重症、降死亡”目标不动摇，优化调整工作组职责，统筹全院医疗救治资源，健全完善医疗救治体系，积极稳妥推进新型冠状病毒感染“乙类乙管”、因时因势动态优化调整防控措施，创新实施“1533”工作机制，确保医疗救治精准高效。4月举办“爱院感·致青春”青年演讲比赛、手卫生技能竞赛、微视频竞赛。7月参加全省医院感染控制“爱院感·致青春”青年演讲比赛获一等奖。8月参加中华预防医学会第32次全国医院感染学术年会感染防控微视频大赛、“爱院感·致青春”演讲比赛，分别获得比赛一等奖、二等奖、三等奖。

荣誉

（一）集体荣誉

2007年　提高外科系统围术期抗菌药物合理使用率获中国质量协会石油分会QC成果一等奖。

2014年、2016年　被评为全国医院感染横断面调查先进单位。

2016年　被评为山东省细菌耐药监测数据报送先进单位、感染管理部QC小组被评为山东省优秀质量管理小组、提高痰培养标本送检的合格率获管理局QC成果三等奖。

2017年　被评为山东省医院感染管理信息化建设先进单位、山东省细菌耐药监测数据报送先进单位。

2018年　被评为山东省消毒与感染控制工作先进集体、山东省细菌耐药监测数据报送先进单位。

2019年　被评为全国2019年度感控实践优秀基层医院、山东省细菌耐药监测数据报送先进单位，获东营市消毒与医院感染控制技能竞赛团体一等奖。

2021年　获全市第二届消毒与医院感染控制技能竞赛团体一等奖、东营市医院感染管理技能竞赛团体二等奖。

2022年 被评为东营市疫情防控创新实干先进集体，获全市新冠肺炎感染控制技能竞赛团体二等奖、全市重大传染病应急消毒技能竞赛二等奖。

（二）个人荣誉

2010年 石新华、高燕、董浩获省卫生系统医院感染管理岗位技术能手，高燕、董浩获省卫生系统医院感染管理岗位技能竞赛个人二等奖，石新华获省卫生系统医院感染管理岗位技能竞赛个人三等奖。

2010年 石新华被胜利油田评为技术监督先进个人。

2012年 鲍秀艳被胜利油田评为技术监督先进个人。

2014年 董浩被评为山东省医疗机构医院感染技术能手。

2015年 董浩获第四届黄河口职业技能竞赛个人三等奖。

2016年 董浩被评为全国百佳青年感控之星。

2017年 鲍秀艳被评为山东省医院感染管理信息化先进个人。

2018年 石新华被评为全省消毒与感染控制工作先进个人。

2019年 董浩获民建山东省委会优秀会员。

2020年 王当莲获东营市抗击新冠肺炎疫情先进个人、东营市优秀共产党员，董浩获民建东营市委会优秀会员。

2021年 董浩获山东省细菌真菌耐药监测数据报送突出个人，张红梅获全市卫生健康系统职工专业技能大赛二等奖，李增朝获全市第二届消毒与医院感染控制技能竞赛一等奖。

2022年 董浩获全省新冠疫情信息报告工作表现突出个人、民建东营市委会优秀会员、全市卫生健康系统职工专业技能大赛三等奖，张红梅获重庆市新冠肺炎疫情防控突出贡献奖，刘晓康获全市新冠肺炎感染控制技能竞赛二等奖。

2023年 董浩获东营市疫情防控巾帼建功标兵、民建东营市委会参政议政工作先进个人、东营区政协履职优秀政协委员、东营区政协反映社情民意信息工作先进个人。

二、组织体系

2005年成立医院感染管理委员会。2006年8月依据《医院感染管理办法》，建立医院、医院感染管理部和临床科室的医院感染防控三级管理组织体系，强化医院感染管理主体责任，制定并落实医院感染管理的规章制度和工作规范，严格执行有关技术操作规范和工作标准，有效预防和控制医院感染，防止传染病病原体、耐药菌、条件致病菌及其他病原微生物的传播。

三、规章制度建设

2007年1月根据卫生部《医院感染管理办法》等法律法规，制定完善相关制度及预案。

2009年5月制定“医疗废物转运工作流程”。

2010年5月修订《手卫生管理制度》《外科手消毒流程》。

2012年4月出版《医院感染监测信息》，每季度出版一期。5月出版《医院感染管理指南》。修订医院感染管理制度40项、措施16项、流程7项及预案4项。

2013年5月修订《胜利油田中心医院医院感染管理质量检查标准》。

2017年10月修订制度22项、作业指导书3项、工作流程2项、应急预案2项，配合医院办公室完成《应急手册》制定工作。

2018年修订《胜利油田中心医院医院感染管理质量检查标准》，纳入第四版《医院质量考核手册》。

2020年1月新冠肺炎疫情暴发以来，根据国家、省市相关要求，结合医院实际，制定并印发《胜利油田中心医院新型冠状病毒医院感染预防与控制技术指南》《胜利油田中心医院新冠肺炎疫情期间医务人员防护指南》《胜利油田中心医院新型冠状病毒肺炎防控工作流程》《胜利油田中心医院新冠肺炎疫情防控工作手册》《胜利油田中心医院新型冠状病毒肺炎防控知识手册》等。

四、防控工作

2007年医院以综合性监测和回顾性监测为主。同年4月开展ICU病人开展呼吸机相关性肺炎、泌尿道插管相关性感染、动静脉插管相关性血流感染以及神经外科住院病人手术切口感染和神经系统感染目标性监测。

2008年至今，在全院综合性监测的基础上，持续开展了多重耐药菌监测、呼吸机相关性肺炎监测、导尿管相关尿路感染监测、导管相关血流感染监测、手术部位感染监测、抗菌药物使用监测、环境卫生学监测等工作。对神经外科、重症医学科、新生儿重症监护室、神经重症监护室、急诊重症监护室、血液透析中心开展了目标性监测。

2008年12月开展医院感染现患率监测。作为等级医院评审必查内容，目前每年开展一次，为后期医院感染管控提供科学依据，控制感染聚集事件的发生。

2012年1月启用“医院感染实时监控系统”，对住院患者医院感染病例进行实时监测并预警。

2015年1月加入山东省细菌耐药监测网，开展细菌耐药监测。

2016年3月入选首批全省医院感染信息化监测试点医院，建立全省监测规则统一、监测数据共享、分级分类管理的医院感染监测体系。5月入选医院消毒与感染控制国家级监测点，连续5年每季度接受省疾控中心的现场监测。

2021年—2022年按照《国家卫生健康委办公厅关于印发2021年国家医疗质量安全改进目标的通知》，持续开展“提高住院患者抗菌药物治疗前病原学送检率”。

按照年度院级医院感染管理培训计划，通过理论培训、实操演练等多种方式完成全院全员医院感染相关法律法规、工作规范标准、专业技术知识的培训。

严格按照医院统一部署扎实做好日常监管与督导工作，每月开展全覆盖医院感染防控质量检查并录入全面质量管理系统，不定期开展手卫生专项检查、侵入性器械操作感染防控专项检查、消毒药械专项检查等。

每年开展“医院感染暴发报告处置”“医务人员职业暴露处置”等应急演练，提出改进措施，优化应急预案，提升科室应急处置管理水平。新冠疫情期间，开展“新冠肺炎疫情防控”应急演练。

2020年新冠肺炎疫情暴发后，医院高度重视疫情防控工作，组织成立新冠肺炎救治领导小组，严密部署各项工作。强化政治担当，坚持底线思维，层层压实责任，签署疫情期间落实医院感染防控工作责任书，齐抓共管狠抓落实，从严从紧筑牢疫情防线。为确保医院感染防控责任落实常态化，在《胜利油田中心医院2020年度综合目标管理责任书》中明确了中层干部感染防控具体责任。牢固树立“院内零感染”的目标导向，借鉴东营市网格化管理经验，11月成立了院党委委员任组长的院感防控专班。

2021年1月由党委书记为组长的疫情防控领导小组，负责统一领导和指挥防控工作。2月成立联防联控办公室，在领导小组组长的直接领导下，负责防控工作的日常运行。组织贯彻落实上级卫生行政部门及医院工作要求，了解最新疫情防控策略，正确认识疫情发展形势。采取科室自查、科室间互查、医院感染管理部抽查、医院感染防控专班督查、院长日巡查五级督查形式，全面加强医院感染防控日常管理及督导，及时发现存在的院感管理漏洞，常态化落实院感防控措施。在做好疫情防控工作的同时深入开展医院感染防控工作，落实医院领导班子成员防控督导责任制度，由党委委员担任督导组组长，全面加强医院感染防控日常管理及督导。层层传导压力，压紧压实责任，强化监督执纪问责，确保人员全到位、管控全覆盖、排查无死角。按照东营市卫生健康委员会安排，完成多次市级培训、督导任务，现场指导全市基层医疗机构完善发热门诊、发热哨点诊室建筑改扩建布局、流程。选派院感专职人员代表医院完成山东省新冠肺炎疫情防控工作专班驻淄博督导组、驻济南督导组督导工作任务。

2022年新冠肺炎疫情常态化防控期间，联防联控办公室统筹疫情防控与医疗救治工作，协调有关部门分工负责、加强配合。每周组织召开疫情防控专题会议，传达上级卫生行政部门最新政策、文件要求，研究部署医院疫情防控工作，通报医院感染防控专班督导情况及重点任务推进情况。本土聚集性疫情期间，完善领导班子成员疫情防控网格化督导、医院感染防控专班指导督导、科室医院感染防控自查质控三级监管体系，多措并举，切实守牢医院感染防控底线。按照东营市卫生健康委员会安排，院感专职人员参与援沪、援琼、援藏、援渝等任务共12人次。

2023年1月按照国务院联防联控机制要求，坚决落实党中央、国务院决策部署，坚持人民至上、生命至上，锚定“保健康、防重症、降死亡”目标不动摇，优化调整工作组职责，统筹全院医疗救治资源，健全完善医疗救治体系，积极稳妥推进新型冠状病毒感染“乙类乙管”、因时因势动态优化调整防控措施，创新实施“1533”工作机制，确保医疗救治精准高效。

五、医院感染竞赛活动

2010年11月参加全省卫生系统医院感染管理岗位技能竞赛。

2011年9月举办首届“医院感染防控技能竞赛”。

2013年11月举办首届医院感染管理宣传周活动。

2014年8月举办第二届医院感染防控技能竞赛，11月参加山东省医疗机构医院感染管理技能竞赛。

2019年4月参加山东预防医学会医院感染控制分会举办的第一届医院感染控制青年演讲比赛。10月参加东营市消毒与医院感染控制技能竞赛。

2021年4月参加山东预防医学会医院感染控制分会举办的全省“爱院感·致青春”青年演讲比赛获得第一名，代表山东省参加中华预防医学会举办的全国第二届“爱院感·致青春”青年演讲比赛。5月组织开展国家医疗相关标准执行竞技赛活动，7月参加国家医疗相关标准执行竞技赛山东赛区决赛，9月参加山东省院感管理优秀案例比赛。

2022年4月开展“手卫生周”主题活动，评选优秀手卫生宣传作品、举办手卫生技能竞赛。7月举办新冠肺炎感染控制技能竞赛。

2023年4月举办“爱院感·致青春”青年演讲比赛、手卫生技能竞赛、微视频竞赛。7月参加全省医院感染控制“爱院感·致青春”青年演讲比赛，8月代表山东省参加中华预防医学会第32次全国医院感染学术年会感染防控微视频大赛、“爱院感·致青春”演讲比赛。

（撰稿人：董　浩　张红梅）

第七章　院前急救与帮扶救援

第七章 院前急救与帮扶救援

第一节 急诊

一、急诊科

1965年成立门诊部时设急诊室，在门诊部的入口东侧，仅一间平房，固定两名卫生员。1984年6月，急诊科成立，张玉贤任副主任，并成立急诊护理小组。同年8月，李学锦任副主任。1988年，购进电除颤器、呼吸机，备有气管切开包、各种穿刺包、气管插管等抢救器材，配备急诊专用救护车两辆。1993年，急诊新楼投入使用，设有内外科抢救室、处置室、手术室、24小时值班病房，观察床增至16张。1998年8月，成立管理局急救中心，挂靠在中心医院。设急诊病房，开放床位25张，监护室一间，内设监护床两张。并设化验、放射、B超、挂号、收费等室。1995年，救护车转急诊科管理，制定了救护车使用管理制度，车上配置了心电图机、除颤仪、简易呼吸机、气管插管等设备，保障了急危重病人的抢救，救护车增至5辆，司机增至5名，24小时有一线、二线两辆救护车值班。2012年医院的急诊扩建，2013年6月完工并启用，急诊有了符合三甲医院所规定的抢救室，面积70平方米，有6张抢救床，可以同时抢救6名危重患者。建成后急诊科建筑结构有了一个较大的改观。2013年9月筹建并启用急诊重症病房，配备完善2张床，以中毒和复苏后的危重病人作为基本专业，开始收住病人。2011年11月医院以急诊外科3名医师为基础，成立了手足外科，2013年8月正式在急诊楼3楼开诊收治手足外伤患者。至2023年，急诊科发展成为集院前急救、急诊医疗、危重症救治、临床教学和科研于一体的现代化急救诊疗中心，承担着东营城区及周边县区的院前急救、院内救治、危重症患者抢救等工作。其医疗区由预检分诊、急诊内科、急诊卒中诊区、急诊外科、清创室、急诊抢救室、观察区、120接警室、东营市创伤质控中心、急诊输液观察室、狂犬病门诊处置室、急诊综合病区、急诊手术室、急诊ICU构成。设有急诊耳鼻喉科、急诊口腔科、急诊眼科、急诊皮肤科、急诊妇产科、急诊输血科等专业科室的独立诊室。同时，设有挂号室、收费室、急诊药房、急诊化验、急诊放射科、急诊CT、急诊超声、急诊输血科等医技辅助科室。设有独立的预检分诊，有明确的分诊分级标准和预检分诊流程。院前急救保证2辆抢救设备人员齐全的常备救护车辆，常态化白天3分钟、晚上5分钟出诊速度。肩负着市区及其周边地区的急危重症病人的急救任务，承担着东营市的各类保健任务、公益性健康普及工作，是应对突发公共卫生事件的急救保障单位。

截至2024年3月，科室有医护人员79人，其中硕士研究生13人。医疗人员28人，其中主任医师1人、副主任医师10人。护理人员51人，其中副主任护师1人。

历任负责人

姓名	职务	任职时间	离任时间	离任去向
张玉贤	副主任（负责人）	1984.08	1992	退职
李学锦	副主任	1986.11	1987.08	门诊部主任
王　谦	副主任（负责人）	1993.03	1999	急诊科主任

姓名	职务	任职时间	离任时间	离任去向
王 谦	主任	1999	2003.12	退职
冯国平	副主任	1993.12	2003.11	急诊科主任
冯国平	主任	2003.11	2015.01	退职
秦晓风	副主任	2008.12	2015.01	急诊科主任
秦晓风	主任	2015.01	2022.11	保健病区老年病科
崔 涛	主任	2022.11		
高延智	副主任	2016.07		
王丽明	副主任	2016.07	2019.12	离职
杨亚东	副主任	2020.03		
胡国鑫	副主任	2020.03		

历任护士长

姓名	职务	任职时间	离任时间	离任去向
李焕玲	护士长	1984.10	1986.10	传染科护士长
吴小芳	护士长	1986.10	1991	影像中心护士长
刘爱华	副护士长	1991.03	1993.11	离任
曲希莲	护士长	1993.06	2003.12	重症医学科护士长
曹 静	急诊科护士长	1993.11	2009.02	离任
王日香	急诊科护士长	2003.10	2011.09	科护士长
薄友玲	急诊科护士长	2009.02	2013.11	科护士长
郭晓华	急诊科护士长	2011.09	2019.01	门诊部总护士长
王日香	科护士长	2011.09	2013.11	护理部副主任
禹 兰	急诊科护士长	2013.11	2022.11	高压氧科护士长
薄友玲	科护士长	2013.11	2022.11	护理部
吴蕾蕾	急诊科副护士长	2016.03	2019.07	急诊科护士长
吴蕾蕾	急诊科护士长	2019.07	2022.11	西郊院区急诊科护士长
刘玲玲	急诊科副护士长	2019.01	2022.11	急诊科护士长
卞海霞	急诊科副护士长	2019.01	2022.11	西郊院区外科综合病区副护士长
吴涛涛	急诊科副护士长	2020.03	2022.12	健康管理中心体检部副护士长
荀田田	急诊科副护士长	2020.03		
刘玲玲	急诊科护士长	2022.11		
孟 杰	急诊科副护士长	2022.11	2024.03	西郊院区急诊科副护士长
燕来奇	急诊科副护士长	2022.11		

二、业务发展

急诊科是以先进的现代急诊医学技术和设备为基础，以抢救各种急危重症为优势，具有诊断及救治各类疑难杂症的综合性现代化急救医疗服务体系。

2012 年医院的急诊扩建，2013 年 6 月完工并启用急诊东部区域，设有急诊抢救室、观察区可以同时容纳 10 名患者同时抢救，配备有除颤监护仪 6 台，呼吸机 1 台，转运呼吸机 3 台，心肺复苏机 2 台，心电监护仪 11 台，心电图机 6 台，电生理系统 1 台、装备有中心供氧及中心吸引装置。制订有一系列规章制度、质量控制标准和急诊手册等，包括急诊科组织管理制度及各级人员岗位职责，急诊工作制度及规范，急诊安全管理制度，急诊科应对重大、紧急、意外事件处理预案、急诊工作程序及工作流程，急诊护理工作规范及流程，从而确保有制度管理，工作规范及流程的落实到位。制定了急诊诊疗常规、急诊危重症抢救流程、急诊技术操作规范、急诊抢救护理常规、急诊各种仪器操作程序等。规范了急性创伤、急性心肌梗死、急性心力衰竭、急性脑卒中、急性颅脑损伤、急性呼吸衰竭、高危孕产妇等重点病种和急性上消化道出血的急诊诊疗流程。

2013 年成立急诊 EICU，不断完善和规范治医疗制度，改进救治流程，加强关于各种致死性急危重症早期诊断及预后检测的研究，提高了对高危病人的识别和管理；提高对危重患者并发症的预防。进一步加强心肺脑复苏基础和临床研究；脓毒症和

MODS 急诊早期识别及目标治疗；急性中毒的快速诊断与救治；多发伤、创伤的急诊救治，提高了对突发灾难和公共卫生事件的应急反应能力。

2018 年成立胸痛中心，细化了胸痛中心、卒中中心和创伤中心的急诊救治流程，是东营市和“胸痛中心”“卒中中心”和“创伤中心”的前沿阵地，是生命的绿色通道，在胸痛，如：主动脉夹层、急性心肌梗死的快速鉴别诊断及早期 PCI 或溶栓，急性脑卒中的急诊快速诊断、急诊溶栓、取栓，急性创伤快速、规范救治等方面取得较大突破和显著成效。

2022 年 2 月成立急诊输液室及狂犬病疫苗处置室，设有输液座位 56 个，输液观察室 3 个，观察床位 6 张，承担着急诊输液、门诊肿瘤化疗药物注射及破伤风、狂犬疫苗注射等任务。急诊 ICU 设有重症监护病床 6 张，承担着心肺复苏术后、急性药物中毒、急诊危重患者及各类疑难杂症的收治工作。急诊综合病区，设有病床 38 张，承担着内科病种及部分外科病种等各类患者的收治，主要有新型冠状病毒感染、肺炎、高血压、急性创伤及部分危重患者等。

2024 年 1 月成立急诊创伤外科病区，主要负责急诊创伤患者救治工作，负责建立创伤患者早期快速救治机制，提升创伤患者规范诊断和高效救治能力，重点提升严重多发伤、复合伤救治能力。

三、社会兼职

王日香任东营市护理学会第二届门急诊专业委员会主任委员。

薄友玲任东营市护理学会第三届门急诊专业委员会主任委员。

郭晓华任东营市护理学会第三届门急诊专业委员会副主任委员。

秦晓风任东营市医学会第二届急诊医学专业委员会副主任委员。

胡明磊任东营市男护士专业委员会主任委员。

崔涛任山东省医学会急诊医学分会第七届委员会委员、山东省医师协会急救医学医师分会第四届委员会常务委员、山东省医师协会病案管理专业第二届委员会委员、山东省医学会肿瘤微创治疗分会第一届委员会肿瘤治疗学组委员、山东省医院协会卫生应急分会第一届委员会常务委员、山东省医院协会标准化管理专业委员会第二届委员、山东省研究型医院协会 ERAS 专业委员会委员、中国医药教育协会头颈肿瘤专业委员会第二届委员、东营市医师协会急救医学专业委员会副主任委员。

高延智任东营市医师协会第一届灾难医学与应用副主任委员、东营市医师协会第二届急救医学专业委员会副主任委员、山东省医师协会急诊第二届创伤医师委员。

杨亚东任山东省医学会急诊医学分会第六届委员会委员、山东预防医学会呼吸病防治分会第二届委员会委员。

胡国鑫任山东省医师协会体外生命支持专业委员会委员、山东省医学会糖尿病足与慢性创面多学科联合委员会委员、山东省康复医学会重症医学青年专业委员会委员、山东省中西医结合学会重症医学专业委员会委员、山东省中医药学会急诊专业委员会委员、山东省医学会中毒急危重症多学科联合委员会委员。

刘玲玲任东营市护理学会首届精神科护理专业委员会副主任委员、山东省医学会科学普及分会第二届委员会护理学组委员、山东省护理学会第二届急诊护理专业委员会委员。

孟杰任山东省护理学会第二届急诊护理专业青年委员会委员、中国康复医学会高压氧康复专业委员会第一届青年委员会委员。

燕来奇任东营市护理学会第二届男护士专业委员会副主任委员、山东省护理学会第二届院前急救护理专业委员会委员。

苟田田任山东省护理学会第五届精神科护理专业委员会委员。

丁继江任山东省预防医学会中毒与临床急病防治分会第五届委员会委员。

李明福任山东省医师协会灾难医学与应急救援医师分会空中救援协作组成员、山东省预防医学会中毒与临床急病防治分会第五届委员会委员。

四、荣誉

（一）集体荣誉

1998年 “内外科副主任医师轮值急诊的建议与实施”获得胜利石油管理局合理化建议二等奖。

2003年 “关于建立动态管理机制提高合理化建议人力资源管理效益的建议”获得胜利石油管理局合理化建议三等奖。

2010年 《降低急诊科医疗纠纷的发生率》获得胜利石油管理局优秀质量管理小组成果一等奖。

2011年 获得中国质量协会石油化工分会质量信得过班组称号。

2012年 获得东营市“树立行业形象，展示急救风采”主题演讲比赛优秀组织奖。

2013年 获得东营市院前急救技能比赛（急救站组）团体三等奖及“多发创伤急救项目”第一名。

2016年 获得胜利石油管理局工会优秀志愿服务集体称号、第四届东营市急救技能大赛团体综合成绩（急救站组）二等奖。

2017年 获得第五届东营市急救技能大赛团体三等奖、东营市院前急救知识竞赛团体一等奖、山东省首届院前急救知识竞赛“团体优胜奖”、微视频《爱在路上》获北京协和急诊医学国际高峰论坛优胜奖。

2018年 被评为胜利石油管理局优质护理服务单位。

2018年 获得山东省护理学会急救技能比赛综合比赛优秀奖。

2018年 被评为第二届山东省医院品管圈大赛暨第六届全国医院品管圈大赛山东省预选赛优秀奖。

2023年 被评为东营市三八红旗集体。

2022年 被评为东营市抗击新冠肺炎疫情先进集体。

2020年 急诊科党支部被评为东营市先进基层党组织。

2023年 急诊科党支部“三色工作法”获得东营市卫生健康系统党建工作法一等奖。

2023年 急诊科党支部“党建引领，提升急诊急救品质”获得东营市卫生健康系统党建品管圈创新项目大赛一等奖。

（二）个人荣誉

2002年 薄友玲被评为胜利油田青年岗位能手。

2004年 薄友玲被评为胜利油田优秀青年工作者。

2004年 禹兰被评为胜利石油管理局模范护士。

2007年 禹兰被评为东营市优秀护士。

2010年 薄友玲、吴蕾蕾获山东省红十字应急救护技能比赛第五名、被评为胜利石油管理局三八红旗手标兵。

2012年 郭晓华被评为东营市优秀护士。

2012年 贺晓莉被评为胜利油田心理学应用典型案例先进个人、胜利油田先进心理学咨询师。

2013年 吴蕾蕾获得东营市院前急救技能比赛个人三等奖。

2013年 燕来奇获得东营市院前急救技能比赛个人优秀奖。

2013年 刘玲玲获得胜利油田第四届护理拉力赛第一站比赛二等奖、第三站比赛二等奖、年度总成绩比赛二等奖，被评为胜利油田青年岗位能手。

2014年 薄友玲获得东营市急救知识“四进”宣讲比赛一等奖。

2015年 秦晓风被授予第四届黄河口职业技能竞赛优秀组织者称号。

2016年 刘玲玲被评为东营市优秀护士。

2016年 薄友玲获得山东省护理学会第四届护理产品创新改革活动优秀奖。

2016年 秦晓风获得胜利油田工会优秀志愿者称号。

2016年 燕来奇获得东营市第四届全市急救技能大赛单项操作技术能手、个人综合成绩（急救站组）优秀奖。

2016年 马健获得东营市第四届全市急救技

能大赛单项操作技术能手、个人综合成绩（急救站组）三等奖。

2016 年　李金敏获得胜利油田第十九届技能大赛第六名。

2017 年　商书杰被评为胜利油田优秀共青团员。

2017 年　薄友玲《正确急救，守护健康》被评为东营市优秀保健知识宣讲题材。

2017 年　王亚获得山东省首届医保胜任力大赛优秀奖。

2017 年　燕来奇获得第五届东营市急救技能大赛个人三等奖。

2017 年　丁继江、李玉聪获得东营市院前急救知识竞赛团体一等奖。

2017 年　丁继江获得山东省首届院前急救知识竞赛团体优胜奖。

2018 年　崔涛被评为滨州医学院实践教学优秀带教教师。

2018 年　薄友玲被评为胜利油田文明建设先进个人。

2018 年　燕来奇、苟田田、李增朝、韩霜获东营市急救技能比赛综合比赛优秀奖、燕来奇获单项比赛三等奖、苟田田获单项比赛优秀奖。

2019 年　丁继江获得人民健康“心”行动－立体心肺复苏全国大赛山东赛区预选赛团体三等奖。

2019 年　李明福获得东营市院前急救大赛个人三等奖。

2019 年　李明福获得东营市院前急救大赛团体二等奖。

2019 年　李明福获得全省院前急救大赛个人优秀奖。

2019 年　燕来奇获得山东省“天使杯”青年护士心肺复苏技能竞赛三等奖。

2020 年　孟杰获得山东省临床护理优秀带教教师比赛优秀奖。

2020 年　胡国鑫获得黄冈市荣誉市民称号。

2020 年　胡国鑫获得最美逆行者称号。

2020年　胡国鑫获得胜利青年抗疫榜样称号。

2020 年　胡国鑫获得东营市抗击新冠肺炎疫情先进个人称号。

2020 年　苟田田获得黄冈市荣誉市民。

2020 年　苟田田获得胜利青年抗疫榜样。

2020 年　苟田田获得青年抗疫之星。

2020 年　苟田田获得东营市巾帼建功标兵。

2020 年　苟田田获得最美逆行者称号。

2020年　苟田田获得胜利油田优秀共产党员。

2020 年　苟田田获得东营市抗击新冠肺炎疫情先进个人。

2020 年　苟田田获得东营市优秀共产党员。

2020 年　李明福被评为鲁渝健康扶贫协作“支医工作先进个人”。

2021 年　胡国鑫获得抗击新冠肺炎疫情先进个人称号。

2021 年　燕来奇被评为“优秀医学科技工作者（优秀护士）”荣誉称号。

2021 年　燕来奇获得职工专业技能大赛二等奖。

2022 年　胡国鑫获得杰出医师奖“最美逆行者”称号。

2022 年　胡国鑫被评为鲁渝卫生协作“支医工作先进个人”。

2022 年　胡国鑫被评为山东省“抗疫榜样”党员。

2022 年　燕来奇被评为“东营好护士”。

2022 年　李明福获得鲁渝健康扶贫协作“支医工作先进个人”。

2023 年　刘玲玲被评为市直卫生健康系统优秀共产党员。

2023 年　刘玲玲被评为东营市疫情防控巾帼建功标兵。

2023 年　罗晓宇获得中华预防医学会第 32 次全国医院感染学术年会暨第四届“爱院感·致青春”青年演讲比赛二等奖。

2023 年　罗晓宇获得山东省医院感染控制“爱院感·致青春”青年演讲比赛一等奖。

2023 年　丁继江获得东营市卫生健康系统 2023 年度职工专业技能大赛三等奖。

（撰稿人：崔　涛　孟　杰）

第二节　重症医学

一、重症医学科

2003年12月筹建综合ICU，位于急诊楼3楼，设置床位8张，开放床位5张，吴德云任主任，曲希莲任护士长。2004年7月14日正式开业，是东营地区最早成立的综合性ICU，主要业务范围为急危重症患者的抢救和延续性生命支持；发生多器官功能障碍患者的治疗和器官功能支持；防治多脏器功能障碍综合征。之后床位扩增至15张。2006年11月乔鲁军任主任。2009年2月增为“一级诊疗科目”，更名为重症医学科。2013年6月迁入2号病房楼裙楼2楼，建筑面积1400平方米，10万级层流病房，床位增至27张，年收治病人408人次，抢救病人291例次。2018年12月成立东营市急危重症患者救治中心，乔鲁军兼任副主任。是全省护理服务示范病房、山东省重症护理专业护理岗位培训临床教学基地。东营市医学会重症医学分会主委单位，东营市重症医学质控中心单位。2018年收治病人813人次，抢救病人1489人次，抢救成功率67.84%。

2020年被评为“山东省临床重点专科”，同年入选“山东省重症医学临床重点专科联盟”。2022年被确立为“东营市重症医学专科联盟”理事长单位。2023年3月加入委省共建国家区域医疗中心重症医学专科联盟。4月，按照医院安排，正式接管急诊重症监护病房，床位10张。12月牵头成立东营市危重症临床医学研究中心。经过20年的发展，重症医学科成为东营市规模最大、技术水平领先、设备齐全的综合性重症医学中心。

截至2024年3月，科室有医护人员98名。其中博士研究生1人，硕士研究生22人，本科73人。医疗人员22人，其中主任医师4人、副主任医师11人、主治医师1人、住院医师6人。护士76人，其中副主任护师2人、主管护师30人、护师24人、护士20人。

历任负责人

姓名	职务	任职时间	离任时间	离任去向
吴德云	主任	2003.12	2006.10	任神经内科主任
乔鲁军	主任	2006.11		
张　建	副主任	2012.08	2017.12	呼吸与危重症一病区主任
张　莉	副主任	2013.03		
田勇刚	副主任	2017.12		
刘　健	副主任	2021.07		

历任护士长

姓名	职务	任职时间	离任时间	离任去向
曲希莲	护士长	2003.12	2014.03	调往质量管理部
盖　鑫	护士长	2013.05	2019.11	总护士长
盖　鑫	总护士长	2019.11	2022.11	调往护理部
于　艳	副护士长	2016.04	2019.12	护士长
于　艳	护士长	2019.12		
李淑媛	副护士长	2019.12	2022.12	肝胆外科病区护士长
郑绍杰	副护士长	2019.12	2022.11	调往护理部

二、业务发展

2004年7月开始收治病人，开展呼吸机治疗技术、纤支镜治疗技术，在AECOPD病人应用无创通气、ARDS病人肺保护性通气治疗、肺复张、呼吸机撤离等方面积累了经验；进行纤支镜吸痰、肺泡灌洗、经纤支镜气管插管等治疗；开展颈内静脉、股静脉穿刺技术及肠内肠外营养技术。9月开展床旁持续血液滤过及血液灌流技术，救治一位有机磷中毒病人。同年开展 CVVH、CVVHD、PE、CVVHDF 等血液净化技术，有机磷中毒抢救成功率达到 94.5%。11 月开展第一例经皮微创气管切开术。

2005 年，科室收治患者 109 人，抢救患者 104 例次，抢救成功率 60.6%。

2007 年引进全自动控温仪，进行规范的亚低温治疗，配合镇静药物使病人保持亚低温状态，用于治疗心肺复苏后脑缺血、脑缺氧病人。

2009 年对血流动力学不稳定病人进行有创动脉血压连续监测。

2010 年开展 APACHE II 评分，对危重病人疾病危重程度进行量化评估，对危重患者病情及预后进行有效预判。开展 PICCO 血流动力学监测，提高血流动力学监测水平，明确诊断，指导抗休克治疗及容量管理。同年推进锁骨下静脉穿刺，股静脉穿刺比例减少到 50% 以下，降低导管相关性血流感染的发生。

2012 年引进 BIS 脑电双频指数监测，用于判断重症脑血管病和颅脑外伤患者预后以及镇静深度监测，指导个体化镇静药用量的调节。开展胆红素吸附、双重血液滤过、免疫吸附等血液净化技术。开展危重病人心房内心电导引定位 PICC 置管技术。科室收治患者 408 人，抢救患者 291 例次，抢救成功率 72.1%。

2013 年开展枸橼酸抗凝血液净化治疗。2016 年 12 月枸橼酸抗凝的 CRRT 技术被评为医院急救技术品牌。

2017 年 6 月开展经鼻高流量氧气湿化治疗技术，气流冲击法清除气囊上滞留物技术。

2018 年开展 BioZ 数字化无创血流动力学监测技术，双重血浆置换技术，重症超声流程化检查应用技术，重症超声在 ARDS 中应用技术，超声引导下鼻肠管置入技术，超声监测胃残余量技术。同年被中华医学会肠外肠内营养学分会护理学组授予“肠内营养护理小组”项目合格证书。

2019 年开展了超声引导下外周神经阻滞术在 ICU 镇痛的应用、床旁重症超声心肺联合（CCUE）评估技术、床旁超声引导下血管穿刺技术——4P 法、重症超声对患者容量状态和容量反应性的评估、俯卧位通气技术。

2020 年开展了基于 LVOT-VTI 的床旁快速心功能监测及治疗反应评估技术。

2021 年开展了食管测压法测定跨肺压在 ARDS/ALI 中的应用、呼气末二氧化碳分压监测在呼吸机治疗 II 型呼吸衰竭中的应用、CRRT 超滤模式治疗急性心力衰竭、PK/PD 指导下多重耐药菌的精准抗感染治疗、气道廓清技术。

2022 年开展了膀胱内压力监测法在腹腔高压患者中的应用、体位管理治疗重症肺炎、配对血浆滤过吸附技术在脓毒症的应用、VA-ECMO 联合 IABP 在难治性休克中的应用技术。

2023 年开展了体外二氧化碳清除（ECCO2R）在 ICU 中的应用、导管补偿模式行 SBT 在呼吸衰竭患者成功撤机拔管中的应用技术。按照医院安排接管急诊重症监护病房，科室也迎来了高速发展期。科室医护人员增加至 90 人，重症医学科年收治患者 842 人，抢救患者 5343 例次，抢救成功率 96.9%。不断引进新技术、新设备，形成了自己的技术特色。

截至 2024 年，科室收治了院内外的内科、外科、妇科、儿科、感染病科、神经科、急诊科等各学科的心跳呼吸骤停、MODS（多器官功能障碍综合征）、各种严重休克（创伤、失血、感染、中毒、过敏、心源性）、急性心力衰竭、心律失常、急性心肌梗死、重症肺炎、呼吸衰竭、ALI（急性肺损伤）、ARDS（急性呼吸窘迫综合征）、昏迷、脑功能障碍、脑炎、重症肌无力、肝功能障碍、肾功能障碍、消化道大出血、水电解质酸碱平衡失调、DIC（弥散性血管内凝血）、SIRS（全身炎症反应综合征）、脓毒症、严重复合伤、多发伤、中毒等各种危重症，成功抢救了无数疑难、危重的患者，使无数个家庭受益，使医院危重病人抢救成功率明显地提高，取得良好的社会效益。先进事迹多次在媒体上报道，被誉为危重患者生命的最后一道防线。

三、设备配置

重症医学科建立之初设置病床 8 张，由急诊楼三楼病房改建而成，拥有 5 台 Dreager 床旁监护仪，汉密尔顿金伽利略呼吸机 1 台、银伽利略呼吸机 1 台、拉斐尔呼吸机 2 台，百特 CRRT 机 1 台。经过不断发展，现有开放病床 27 张，病房完全按照国家卫计委颁布的《重症医学科建设与管理指南》要求建设而成，建筑面积 1400 平方米，为 10 万级层流病房，并建有单间病房 1 间、负压病房 1 间，病房 24 小时恒温恒湿。

科室现拥有先进的飞利浦模块式多功能床旁监护仪 27 台，除了可以床旁持续监护心电图、无创血压、脉搏指氧饱和度、动脉压、中心静脉压、呼吸频率等常用指标，更可以进行 PICCO 血流动力学监测、呼气末二氧化碳、腹腔压力、镇静深度、中心静脉氧饱和度监测等高级监测，无创血液动力学检测仪，自动凝血计时器，通过这些动态、定量的监测，可及时发现患者病情瞬间的变化，根据变化采取针对性治疗措施，对危重患者进行有效地治疗。

现有德国 Maquet-Servo-i 呼吸机 9 台，PB-840 呼吸机 6 台，高频振荡呼吸机 1 台，PB-980D 呼吸机 8 台，RAGGER-EvitaXL 呼吸机 1 台，飞利浦 V60 无创呼吸机 2 台 ,Flight 60 转运呼吸机 1 台，2017 年又引进了最先进的哈美顿 HAMILTON-MRI 核磁环境呼吸机 1 台，既可以进行有效的无创及有创呼吸机治疗，又可保证呼吸衰竭患者外出检查及转运的需求。

科室先后引进了 Aquarius、旭化成 ACH-10、IQ-21、费森尤斯、Fressenious、PlasautoΣ 等品牌床旁血滤机共 10 台，先后开展了床旁持续血液滤过、血液灌流、床旁持续血液透析、血浆置换、免疫吸附、体外二氧化碳清除等治疗，2012 年 10 月开展了胆红素吸附技术和双重滤过血浆置换治疗技术，2014 年 11 月开展了局部枸橼酸抗凝持续血液净化技术。目前科室可以进行所有类型的床旁血液净化治疗，保持着东营地区血液净化技术行业领先地位。

科室最初配备一台亚培 i-STAT 血气分析仪，可检测 9 项血气指标。2009 年引进沃芬 GEM3000 床旁血气分析仪，可检测血气项目升至 12 项。2011 年引进香港威士达医疗有限公司的 Hemochon Jr.Signature 血凝分析仪，2021 年引进美国 MedtronicACT200 自动凝血计时器，开展了床旁 APTT、ACT 检测。2014 年引进了德国罗氏公司 COBAS b221 动脉血气分析仪，检测的血气项目达到 20 项；2017 年又引进了意大利梅里埃诊断产品有限公司 VIDAS 全自动免疫分析仪，可在床旁检测肌钙三联、PCT、NTpro-BNP、D- 二聚体等项目。床旁 POCT 项目的开展可在 20 分钟内完成危重患者最重要的血气、生化、凝血等监测项目，有助于快速判断病情、明确诊断，大大提高了诊疗速度和效果。

科室自 2021 年先后引进迈克唯 Rotaflow ECMO2 台，费森尤斯 ECMO1 台，体外膜肺氧合技术（ECMO），2022 年 1 月 24 日成功完成全东营地区首例 ECOM 上机并正常运行治疗，攻坚克难，创新突破，深耕 ECMO 技术，陆续实现了 ECMO 技术突破：进行清醒 ECMO、ECMO 联合 IABP、实现 ECMO 多模式转换、ECMO 联合 CRRT、重症难治性呼吸衰竭、重度心源性休克、恶性心律失常、心脏骤停（ECPR）及大手术给予有力保障，提高了危重症患者的存活率。

此外科室还拥有 PICCO 血流动力学监测仪 2 台及 PICCO 血流动力学监测模块 4 块，科室先后引进 ARROW 主动脉内球囊反博泵 2 台，BIS 脑电监测仪 1 台及 BIS 脑电监测模块 5 块，2017 年引进了 BioZ 数字化无创血流动力学检测仪 1 台；拥有可视便携式电子插管喉镜、电子支气管镜、纤维支气管镜、呼吸湿化治疗仪、除颤仪、自动心肺按压机、床旁心电图机、血液升温仪、微量泵、输液泵、肠内营养泵、水毯式控温仪、振动叩击机、呼吸振荡排痰系统、间歇式气动压力系统、全自动软式内镜清洗消毒机、呼吸机同步咳痰机、多参数引流监护系统等各类先进的仪器设备，彩色多普勒超声诊断仪等仪器设备能充分满足各种危重症患者的抢救和治疗需求。

四、社会兼职

乔鲁军任东营市医学会第一届重症医学专业委员会主任委员、东营市医学会第二届重症医学专业委员会名誉主任委员、东营市医学会第三届重症医学专业委员会主任委员、山东省医师协会重症医学医师分会常委、重症医学科研分会第一届委员会副主任委员、山东省老年医学研究会第一届重症医学专业委员会副主任委员、山东省病理生理学会危重病医学专业委员会第五届委员会常委、山东省医师协会中毒与职业病学医师分会第一届委员会常务委员、山东省毒理学会中毒救治专业委员会常委、山东省重症监护质量控制中心委员、山东省医学会重症医学分会第四届委员会委员、山东省康复医学会第一届重症医学分会副主任委员、山东省研究型医院协会重症医学分会首届委员会副主任委员、山东省医师协会重症医学医师分会常务委员、山东省医师协会重症感染病医师分会第一届委员会常务委员、山东省研究型医院协会重症创伤医学专业委员会副主任委员、山东省公共卫生与消毒感控学会重症医学分会副主任委员。

曲希莲任东营市护理学会第一、二届重症护理专业委员会主任委员、山东省护理学会第二届重症护理专业委员会委员。

盖鑫任东营市护理学会第三届重症护理专业委员会主任委员，东营市护理学会第四届重症护理专业委员会主任委员，山东省护理学会第三、四届重症护理专业委员会委员，山东省护理学会第二届医院感染管理委员会委员，山东病理生理学会危重病护理专业委员会副主任委员，山东省医师协会临床营养护理分会第一届委员会委员。

张建任东营市医学会第二届重症医学专业委员会副主任委员、山东卫生人力资源管理协会医院感染管理专业委员会常务委员、山东省老年医学研究会第一届重症医学专业委员会委员、山东中西医结合学会第三届急救医学专业委员会委员、山东省健康管理协会医院感染管理分会委员。

田勇刚任山东省病理生理学会危重病医学专业委员会第五届委员会委员、山东省医师协会体外生命支持专业委员会委员。

刘健任山东省医师协会重症医学医师分会第二届青年委员会委员、山东省疼痛医学会第一届体外生命支持专业委员会委员、山东省康复学会第一届重症医学青年委员会委员、山东省中西医结合学会第一届重症医学科分会委员、山东省研究型医院协会重症医学医师分会常务委员、山东省患者安全管理协会重症医学分会副主任委员、山东省青年医务工作者协会重症医学分会副主任委员。

五、荣誉

（一）集体荣誉

2008 年　被中石化胜利石油管理局评为模范护理班组。

2011 年　被胜利石油管理局卫生处评为模范护理班组。

2012 年　被山东省卫生厅评为全省护理服务示范病房。

2012 年　被山东省科学技术协会等七部委评为山东省优秀质量管理小组。

2013 年　被山东省护理学会评为“山东省重症护理专业护理岗位培训临床教学基地”。

2017 年　被市卫计委授予“东营市医药卫生重点学科”称号。

2018 年　被中华医学会肠外肠内营养学分会护理学组授予“肠内营养护理小组”项目合格证书。

2020 年　被山东省卫健委授予“山东省临床重点专科”称号，入选“山东省重症医学科临床重点专科联盟”。

2021 年　被评为山东省东营市重症护理专科护士培训基地。

（二）个人荣誉

2003 年　盖鑫获得胜利石油管理局个人三等功。

2006 年　曲希莲被胜利石油管理局评为优秀青年知识分子。

2008 年　乔鲁军被胜利石油管理局评为文明建设先进职工。

2009 年　乔鲁军被胜利石油管理局评为胜利

油田卫生工作先进个人。

2010 年　乔鲁军被胜利石油管理局评为卫生工作先进个人。

2010 年　曲希莲被胜利石油管理局评为模范护士。

2010 年　李淑媛获得胜利石油管理局第十六届技能大赛第一名。

2011 年　李淑媛被东营市评为全市卫生系统职工技术能手。

2011 年　李淑媛被胜利石油管理局评为胜利油田“岗位技术能手”。

2011 年　李淑媛被胜利石油管理局评为个人二等功。

2011 年　王新娟被东营市医学会评为优秀护士。

2012 年　曲希莲被山东省卫生厅评为山东省百佳护士。

2012 年　乔鲁军被东营市医学会评为优秀医生。

2012年　盖鑫被东营市医学会评为优秀护士。

2013年　贾敏被东营市医学会评为优秀护士。

2014 年　盖鑫被胜利石油管理局评为文明建设先进个人。

2014 年　李淑媛被东营市医学会评为优秀护士。

2014 年　乔鲁军被东营市医学会评为优秀医生。

2016 年　乔鲁军被胜利石油管理局评为文明建设先进个人。

2016 年　李淑媛被东营市护理学会评为东营市最美护士。

2016 年　彭锦获得中国医院品管圈联盟第四届全国医院品管圈大赛二等奖。

2018 年　王亨获得中国医师协会急诊医师分会、中国医院品质管理联盟首届中国医院急诊品管圈大赛三等奖。

2018 年　胡国鑫被山东省医院品质管理联盟评为第二届山东省医院品管圈大赛三等奖。

2018 年　王亨、巴艳婷获得中国医师协会重症医学医师分会中国危重病医学大会“最佳拍档”医护联合精准镇痛镇静病例 PK 大赛全国总决赛三等奖。

2018 年　邢召举被东营市卫生和计划生育委员会评为职工技术能手。

2018 年　邢召举被东营市人力资源和社会保障局评为东营市技术能手。

2018 年　邢召举获得东营市职工专业技能大赛一等奖。

2018年　邢召举获得胜利石油管理局二等功。

2019 年　盖鑫被评为山东省护理学会百佳护士长。

2019 年　于艳、刘慧获得山东省院感管理优秀案例比赛一等奖。

2019 年　于艳、郭禛禛被山东省医院品质管理联盟评为第三届山东省医院品管圈大赛一等奖等奖。

2019 年　于艳、郭禛禛获得中国医院品管圈联盟第七届全国医院品管圈大赛二等奖。

2019 年　刘健被山东省对口支援援疆工作指挥部授予山东援疆工作先进个人。

2020 年　乔鲁军被中共中国石化集团胜利油田管理局有限公司委员会授予双文明先进个人。

2020 年　杨光虎被东营市卫生健康委员会授予东营市卫生健康系统职工“技术能手”、荣获全市卫生健康系统 2020 年度职工专业技能大赛一等奖。

2020 年　洪树坤被东营市卫生健康委员会授予东营市卫生健康系统职工“技术能手”、荣获全市卫生健康系统 2020 年度职工专业技能大赛一等奖。

2020 年　刘健、彭锦荣获得全市卫生健康系统 2020 年度职工专业技能大赛二等奖。

2020 年　杨光虎荣获全省重症医学技能大赛个人二等奖。

2020 年　盖鑫被胜利石油管理局评为三八红旗手。

2020 年　邢召举被山东省扶贫协作重庆干部管理组评为支医工作先进个人。

2021年　乔鲁军被中共东营市委办公室、东营市人民政府办公室授予黄河三角洲学者。

2021年　乔鲁军被中共东营市卫生健康委员会授予优秀党员。

2021年　乔鲁军被东营市医师协会授予东营市优秀科主任。

2021年　盖鑫获得年度东营市优秀护士长。

2021年　彭锦被山东省卫生健康委授予2020年度优秀医保医师。

2021年　刘健被东营市医学会授予东营市优秀医学科技工作者（优秀医生）。

2021年　郑绍杰、孙瑞佳获得第15届山东省护士长大会-临床护理典型案例分享三等奖。

2021年　陈美、盖鑫、张士恒获得山东省院感管理优秀案例比赛一等奖。

2021年　孙瑞佳获得山东省重症护理团体标准实践竞赛—成人有创机械通气气道内吸引技术操作三等奖。

2021年　邢召举被重庆市卫生健康委员会评为支医工作先进个人。

2022年　被东营市卫生健康委员会授予东营市第二届重症医学职业技能大赛医疗团体二等奖，张兆龙、韩艺获得个人全能二等奖，崔文娟、张志坤获得个人全能三等奖。

2022年　被东营市卫生健康委员会授予东营市第二届重症医学职业技能大赛护理团体一等奖，李淑媛获得个人全能一等奖，刘杰、孙瑞佳、王新瑾获得个人全能二等奖，郭双双、刘学芬获得个人全能三等奖。

2022年　王亨被东营市卫生健康委员会、中共东营市委宣传部、中共东营市委网络安全和信息化委员会办公室授予东营好医生。

2022年　刘杰被东营市医学会授予2021年度优秀医学科技工作者（优秀护士）。

2022年　邢召举被东营市医协会授予十佳护士荣誉称号。

2023年　被东营市卫生健康委员会授予东营市第三届重症医学职业技能大赛团体一等奖，彭锦、于艳获得个人全能一等奖，樊晓光、韩艺、刘笑笑获得个人全能二等奖。

2023年　乔鲁军被山东省总工会授予“齐鲁工匠”称号。

第三节　危急重症救治

2018年12月，成立东营市危急重症患者救治中心。2019年2月袁庆忠任主任，乔鲁军、秦晓风任副主任。

（撰稿人：乔鲁军　刘　健）

第四节　突发事件管理

一、“非典”救治工作

2003年至2004年“非典”期间，成立专家组、发热门诊和非典病房，安排一、二、三梯队值班，确保救治工作顺利进行。严格执行发热病人报告制度，疑似病例24小时报告制度，做好非典药物储备，圆满完成“非典”救治工作。

二、抗震救灾工作

2008年5月汶川地震，紧急部署组成卫生救援队，第一时间赶赴灾区前线。丁西平、付鹏、胡明磊荣获山东省卫生厅授予的“个人三等功”，获东营市市政府授予的“抗震救灾积极分子”称号。史爱华随“12355灾区青少年心理援助专家志愿团”前往灾区开展心理康复援助工作。

三、三聚氰胺奶粉婴儿筛查救治工作

2008 年 9 月全国发生婴幼儿食用含三聚氰胺奶粉事件，做好对食用含三聚氰胺奶粉婴幼儿筛查救治工作。成立医疗救治专家组，加强对患儿的救治力量。设立专门门诊，抽调医护人员，调配 B 超等仪器设备，相关科室病房预留床位。截至年底，筛查 2983 名婴幼儿，其中 3 例确诊治愈出院。

四、H1N1 流感诊治工作

2009 年 5 月我国暴发甲型 H1N1 流感，医院设立流感样病例预检分诊点，进行预检分诊。开展院内感染防控工作，加强医务人员防护知识培训，做好发热门诊、急诊、普通门诊、呼吸科、感染性疾病科等重点部门的消毒，预防医院内感染的发生，避免由于防护不够或管理不善造成病毒传播。组织甲型 H1N1 流感防控知识全员培训和医疗救治演练，增强全院的应急处置能力。

五、成批烧伤病人救治工作

2013 年 7 月 3 日救治广饶燃气泄漏爆炸事件中 18 名大面积烧伤患者。2016 年 5 月 16 日广饶县大批烧伤患者，6 月 4 日利津县脚手架塌方事故患者，6 月 9 日万达广场大批气体中毒患者，8 月 18 日工厂爆炸伤，12 月 3 日垦利油罐车爆炸伤等抢救工作。2017 年 4 月 19 日，救治利津县某化工厂硫化氢泄漏事故中的 5 名工人。

2020 年 7 月 15 日东营港一停车场发生油罐车爆炸事件，造成 8 名人员重大烧伤，病情危重。当天下午送至我院后立即启动重大公共卫生应急方案，全院动员开展抢救工作，省委省政府领导高度关注，汲昌斌副省长亲临救治现场，要求不惜代价挽救受伤人员的生命。在各级领导的协调下，当天晚上即邀请全国知名烧伤专家、解放军总医院第四医学中心申传安教授前往东营，经过申传安教授全面评估和综合研商，8 名伤员就地展开抢救，其中 5 名特重度烧伤患者收住重症监护病房，其余 3 名烧伤患者收住烧伤科病房进行救治，并邀请解放军总医院第四医学中心烧伤科团队、山东省立医院、济南市中心医院、济宁市第一人民医院共计 20 人的专家团队星夜驰援东营。迅速成立以申传安教授为组长的医疗救助组和以王淑君总护士长为组长的护理组，医院职能部门、临床医技科室紧密配合全力展开救治，与死神赛跑，创造了烧伤面积最大（最重的 99.5%）、病情最复杂的救治奇迹。

六、新冠疫情救治

2020 年 1 月我国暴发新冠肺炎疫情。2020 年 1 月重症医学科胡国鑫、王海生、神经重症监护病区赵萍、急诊科荀田田、血液净化中心张冰洁临危受命前往武汉抗击新冠疫情。2 月急诊科杨亚东、秦保春、吴涛涛、内镜中心李文智、心血管内科钱均凤、王建前往武汉抗击新冠疫情。3 月急诊科马健、呼吸与危重症医学科王乃志、急诊科张振华前往福建、广东口岸援助疫情。5 月神经外科刘贻哲、心血管内科杨倩雯前往科威特将我国当地工人接回。6 月急诊科姜明照、郭光青、放射科田建国前往济南开展入境人员转运工作。7 月麻醉手术科刘克、急诊科王记硕前往科威特将我国当地工人接回。8 月消毒供应中心李连涛、急诊科胡明磊、超声检查科王晨前往济南开展入境人员转运工作。

2021 年 1 月磁共振检查科罗树彬、放射科田建国、消毒供应中心庞帅前往济南开展入境人员转运工作。6 月放射科郭庆龙前往济南开展入境人员转运工作。9 月泌尿外科刘文龙、皮肤科孙敬晖前往济南开展入境人员转运工作。11 月国际特需医疗部吴佩佩前往济南开展入境人员转运工作。

2022 年 1 月检验科杨长春、周二璞、周嘉伟、史文华、司义、宋少玲、丁娟、曹子一前往天津援助新冠疫情检测工作。3 月放射科李景清前往济南开展入境人员转运工作。4 月中医科燕欣朋、呼吸与危重症医学科汤立建、重症医学科洪树坤等前往上海援助新冠疫情采样工作。6 月皮肤科谭希前往济南开展入境人员转运工作。8 月泌尿外科杨金辉、药学部王莹莹、创伤骨科金鑫前往海南援助新冠疫情采样工作。医务部盖志辉、结直肠肛肠外科成怀福、放射科田建国、重症医学科杨光虎前往西藏援助新冠疫情采样工作。11月医务部李玉聪、重症医学科牟林、创伤骨科武琳前往重庆援助新冠疫情救治工作。

自2022年3月起，我院定期前往东营市东营区文汇街道为居民提供采样工作共计64次，参与人员到达5000人次。12月我市全面放开后，又抽调包括成波副院长、王敏河副院长在内的近40名医师支援市方舱医院的新冠疫情救治工作。抽调17名医师前往北京支援新冠疫情救治工作。

自2022年12月，新冠疫情由防控转为救治，医务部持续推进重症患者转入转出管理，组建专家组，深入各临床科室进行督导巡查。每日对重点科室入院及阳性患者数、重症三模块工作运行情况进行统计。医务部大力推广中医药使用，并确保小分子抗病毒药物应用尽用。为进一步做好新冠肺炎疫情救治工作，做到分类救治及精准分级，积极推进“三色管理工作方案”并组织编纂、印发《儿童新型冠状病毒感染诊疗方案》及《成人新型冠状病毒感染诊疗方案》，确保疫情救治工作顺利完成。

第五节　对口支援帮扶

2009年7月至2012年12月，开展三县二区5家单位（广饶县人民医院、垦利县人民医院、利津县中心医院、利津县城区卫生服务中心、文汇街道办事处卫生服务中心）以及滨海医院、孤岛医院、仙河镇医院的持续帮扶工作。期间派出医疗专家40余人，讲课100余场，培训医务人员1000余人，接受进修100余人，全科医学技术骨干培训40余人，疑难病例会诊30余次，示范手术20余例，指导手术100余例。

2012年4月对滨州市沾化县人民医院帮扶工作。2012年东营市二级综合医院评审，医院帮扶的广饶县人民医院、垦利县人民医院、滨海医院等三家医院被评为二级甲等医院。同年6月肝胆外科潘国政、CT检查科刘磊对口支援疏勒县人民医院，9月心血管内科程林对口支援疏勒县人民医院。

2013年3月相继启动与垦利县人民医院、广饶县中医院、利津县中心医院、广饶街道社区卫生服务中心、利津县汀罗镇卫生院对口支援工作。

2014年3月神经外科李涛对口支援疏勒县人民医院。6月麻醉手术科徐伟民、重症医学科张建、超声检查科董亮对口支援疏勒县人民医院。8月疏勒县人民医院顺利通过二甲医院评审。同年10月副院长张爱民代表医院与疏勒县人民医院签订了为期三年的交流合作协议。同年胸外科、妇科帮扶滨州市沾化县人民医院两个学科的建设。每周四儿科、神经内科、消化内科、妇产科、肾内科、呼吸内科6个专业的专家前去坐诊、查房、讲课、疑难病例会诊等诊疗活动，同时对该院医师实施一对一带教，培训医师300余人次，指导手术20余例，指导开展肠镜检查20余例。先后派出心内、普外、妇科、儿科、中医、口腔科、骨科、内分泌科、神经内科、神经外科等专业的18批72人次，对仙河社区滨海医院开展医疗支援工作，期间共查房40余次、诊治患者267人次、科内讲课15次、院外健康讲座2次、院外义诊3次，门诊接诊病人1700余人次。

2015年7月医务部林泉、泌尿外科谭波、放射科蔡懿对口支援疏勒县人民医院。同年2名新疆疏勒县人民医院医师来医院进修学习。8月26日周忠向、李强作为第24批援助坦桑尼亚医疗队队员，前往坦桑尼亚进行为期两年的援坦工作。9月25日胜东门诊部挂牌。12月与龙居卫生院签订《胜利油田中心医院与龙居卫生院进行医疗技术合作协议》。

2016年5月肝胆外科卜庆敖、肛肠外科周新军、口腔科王涛、胃肠外科史爱华对口支援疏勒县人民医院。6月8日两名新疆疏勒县人民医院医师来医院进修学习。同年印发《胜利油田中心医院对口支援工作的实施方案》。

2017 年 7 月重症医学科陈岩、信息中心马明明对口支援疏勒县人民医院。

2018 年 8 月 29 日重症医学科刘健对口支援疏勒县人民医院。

2019 年 7 月心血管内科刘世雷对口支援酉阳县人民医院，妇产科朱桂萍、儿科曹光哲对口支援酉阳县妇幼保健院。

2020 年 5 月全科医学科田甜对口支援酉阳县中医院，PETCT 检查科付忠义、关节外科张金龙、磁共振检查科肖文丰、急诊科李明福、重症医学科邢召举对口支援酉阳县人民医院。

2021 年 2 月超声检查科陈娜对口支援酉阳县人民医院。2021 年 4 月针灸推拿科张玮琨作为第 17 批援塞舌尔医疗队队员，前往塞舌尔进行为期两年的援助工作。2021 年 7 月麻醉手术科刘克对口支援酉阳县中医院，儿科刘志强对口支援酉阳县妇幼保健院，手足外科王松龄、超声检查科陈娜对口支援酉阳县人民医院。

2022 年 1 月重症医学科王亨、心血管外科张海龙作为第 26 批援坦桑尼亚医疗队队员，前往坦桑尼亚开展为期两年的援坦工作。

2022 年 7 月重症医学科胡国鑫、手足外科张文苹对口支援酉阳县人民医院。

2023 年 2 月胸外科温志军、妇科徐永前、儿科冯佳对口支援疏勒县人民医院。5 月重症医学科牟林对口支援疏勒县人民医院。

2023 年 7 月耳鼻喉科简宝山、肿瘤科燕小飞对口支援酉阳县人民医院，超声检查科王艳对口支援酉阳县妇幼保健院。

2024 年 3 月中医科贺红安对口支援疏勒县塔孜洪乡中心卫生院，烧伤整形科张丽、心血管内科宋小争对口支援疏勒县人民医院。

第八章　临床医技科室

第八章 临床医技科室

第一节 东营市脑科医院

2013年11月成立东营市脑科医院，包括神经内科一病区、神经内科二病区、神经外科一病区、神经外科二病区、血管介入科病区、神经康复病区。2017年11月增设神经内科三病区。2016年1月增设神经重症监护病区。2017年3月成立头颈血管外科。2018年12月神经康复病区划归东营康复医院。2019年成立神经外科三病区（头颈血管外科），原头颈血管外科病区撤销。2020年6月成立神经功能检查室。2022年11月心脏导管室、血管介入科手术室由介入诊疗中心统一管理，血管介入科划归东营市心血管医院。2024年1月增设神经外科四病区（泛血管病科）。

2013年11月吴德云任院长、党总支书记，王玉彬任副院长、党总支副书记，韩光良任副院长；王明鑫任东营市脑科医院医务部副主任，丁彩霞任脑科医院护理部副主任；高玉玲任总护士长。2015年1月刘迎春、高宗恩任副院长。2016年12月韩光良任脑科医院院长、党总支书记。2017年2月，李涛任副院长。2017年12月，丁彩霞任综合管理办公室主任。2019年1月王明鑫任党总支书记、副院长，张立功、宗强任副院长。2020年7月赵素伟任总护士长。2022年9月王明鑫任中心医院党委委员、中心医院副院长。2024年3月宗强任脑科医院党总支书记、神经外科主任。张立功2021年11月任神经内科主任，2024年3月任脑科医院党总支副书记。

神经内科

（一）概况

1964年神经系统疾病由内科和外科收治。1972年王兆玉到青岛医学院进修神经内科，1973年回院后在内科开展工作。1979年10月在内科成立神经内科组，病房设在十病区，由内科副主任王兆玉负责。1985年7月神经内科组与神经外科组合并，脱离与内外科的隶属关系，成为独立的临床科室，病房设在十病区，开放床位38张，神经内科占用床位25张，医师8人，同时设立神经内科门诊。1986年6月改为全日制门诊。1992年脑电图室、肌电图室由特检科划归神经内科。1997年病区迁入1号病房楼6楼，开放床位38张。2008年3月神经内科与血管介入科合并，成立神经血管介入中心，神经内科床位增至51张。至2010年12月血管介入科迁出，2013年9月调整，设神经内科一病区、神经内科二病区、神经康复病区，分别位于1号病房楼8楼、9楼和7楼，设重症监护病房，与神经内科一病区同一病区，占用床位6张。2016年1月成立神经重症监护病区，迁入1号病房楼15楼，隶属脑科医院管理。2017年2月成立脑血管病科，与神经内科同一病区，主要负责各类脑血管疾病，包括脑缺血性疾病及脑出血性疾病的预防、救治、介入治疗、康复等工作。2017年11月增设神经内科三病区与神经康复同一病区，并同时增设急诊神经内科门诊。2017年12月神经内科一病区、神经内科二病区、

神经内科三病区 / 神经康复病区，分别迁入 3 号病房楼 12 楼、13 楼和 14 楼，开放床位 136 张。2018 年 12 月神经康复病区划归东营康复医院。2020 年 6 月成立神经功能检查室，主要开展头颈血管一体多普勒超声、肌电图、肌电诱发电位、动态脑电图、视频脑电图检查及经颅磁刺激治疗项目，为全院临床提供颈脑血管信息、神经肌肉功能状态、颅内异常电信号活动等相关诊疗依据。2021 年 2 月神经康复病区迁出。门诊包括脑卒中筛查与防治、头痛、神经心理、记忆、眩晕、帕金森病、睡眠与癫痫等门诊，脑电图室、肌电图室、经颅多普勒室、生物反馈治疗室、心理智力测验室等。神经内科是国家脑卒中筛查与防治基地，国家五星高级卒中中心，国家住院医师规范化培训基地专业单位、国家级临床药物试验机构专业单位、国家卫生健康委能力建设和继续教育中心高级认知中心建设单位、中国抗癫痫协会二级癫痫中心、中国头痛防控基地及体系建设项目头痛中心、国家远程卒中中心东营分中心、山东省临床重点专科，山东省认知障碍临床诊疗研究中心，山东省住院医师规范化培训基地专业单位，山东省卒中学会脑血流与代谢分会主委单位，山东省脑血管病防治协会预防专业委员会主委单位，东营市第一批医药卫生重点学科，东营首批临床重点专科，东营市医学会脑血管病专业，脑卒中专业委员会主委单位，东营市医师协会神经内科医师分会主委单位、东营市脑卒中质控中心主任单位，滨州医学院、潍坊医学院硕士培养点，张立功为学科带头人。目前年住院病人 8000 余人次、门急诊近 10 万人次、介入手术 1300 余台次。

截至 2024 年 3 月，科室床位 144 张。现有医务人员 95 人，包括主任医师 3 人、副主任医师 13 人、主治医师 11 人、住院医师 10 人、副主任护师 2 人、主管护师 19 人、护师 30 人、护士 7 人，其中医学博士 1 人，硕士 26 人。享受国务院政府特殊津贴 1 人，山东省有突出贡献的中青年专家 1 人，东营市医学会首席专家 1 人，黄河口医学领军人才优秀学科带头人 1 人，黄河口领军人才医学专家 2 人，山东省优秀医师 1 人。

历任负责人

姓 名	职务	任职时间	离任时间	离任去向
王兆玉	神经科副主任	1984.08	1985.12	神经科主任
王兆玉	神经科主任	1985.12	1990	副院长
王兆玉	副院长	1990	1993.05	院长
王兆玉	院长	1993.05	1997.03	退休
宋和凤	副主任、主任	1992	1997.09	退职
王云生	主 任	1997	1999.12	退职
彭　军	主 任	1999.09	2006.10	东营市人民医院
吴德云	主 任	2006.10	2017.11	副院长
高宗恩	副主任	2011.09	2017.12	主任
刘迎春	副主任	2011.09	2022.02	退职
刘迎春	神经康复科主任	2013.11	2022.02	退职
张立功	副主任	2013.11	2021.11	主任
陈晓辉	副主任	2013.11		2019.02 正科
徐　敏	副主任	2013.11		2019.02 正科
高宗恩	主 任	2017.12	2021.11	退职
张立功	脑血管病科主任	2017.12		
钟孟飞	副主任	2019.01		
曹鹏雷	神经功能检查室副主任	2020.07		
张立功	主 任	2021.11		
孟媛媛	副主任	2022.12		
吕在刚	副主任	2022.12		

历任护士长

姓 名	职务	任职时间	离任时间	离任去向
刘秋静	护士长	1972	1993.11	退职

姓 名	职务	任职时间	离任时间	离任去向
李绪娟	神经科十区副护士长	1991.01	1993.10	神经内科护士长
李绪娟	神经内科护士长	1993.10	2003	退职
丁彩霞	护士长	2003.01	2008.03	血管介入科
高玉玲	护士长	2008.03	2019.01	解聘
徐 娟	护士长	2013.09	2016.01	神经重症病区
李海蓉	护士长	2013.09		
姜妍妍	护士长	2016.03		
赵素伟	护士长	2021.02	2022.11	2020.07 任脑科医院总护士长
王娟娟	副护士长	2022.10		

（二）业务发展

神经内科是以脑血管病为主的各类神经疾病的临床诊疗专业。完善的卒中单元，形成集脑卒中的预防筛查、急诊绿色通道、早期动静脉溶栓、介入病因治疗、重症救治、心理治疗、早期康复干预、健康宣教为一体的规范化脑卒中防治体系。重点病种脑梗死年死亡率小于 1.0%，低于山东省同病种平均死亡率。多次主办山东省卫计委颈动脉支架植入技术培训班以及脑卒中知识巡讲，脑卒中防治惠及全东营。2011 年起连续 13 年承担着国家卫生健康委脑卒中防治工程委员会“脑卒中高危人群筛查及干预试点”项目工作。截至 2018 年，脑卒中筛查初筛人群 15 万人，复筛高危人群 24585 人，开展药物干预和健康生活指导 10 万余人，开展义诊咨询活动 50 余场，实施脑卒中贫困患者救助 20 余人。截至 2022 年，脑卒中筛查人群 18.7 万人，复筛高危人群 3.6 万人，开展药物干预和健康生活指导 10 万余人，开展义诊咨询活动 60 余场，实施脑卒中贫困患者救助 20 余人。

1979 年之前，神经系统疾病的诊断，依靠传统的物理检查、眼底镜、X 光和脑脊液常规检查。开展脑电图检查，提高脑肿瘤、脑炎、癫痫的诊断水平。

1986 年开展脑脊液细胞学、脑血管造影、脑室造影的放射检查技术。

1994 年运用动态脑电图检测，诊断各种原因所致癫痫病，提高检出率。

1995 年在脑血管病中开展 TCD、MRI、BAEP 无创检测技术。

1998 年开展 P300 技术对缺血性脑血管病智能障碍的研究。

2000 年开展床边 TCD 对超早急性脑血管病监测。

2002 年应用 TCD、BAEP、AEEG 三项技术，对昏迷、脑死亡患者进行检测。同年应用床边 TCD 技术筛选脑内、颈部动脉血管狭窄患者。

2011 年独立开展全脑血管造影术、急性缺血性脑血管病的动脉溶栓及取栓术、颈内动脉支架成形术、椎动脉支架成形术、锁骨下动脉支架成形术、大脑中动脉支架成形术、椎基底动脉支架成形术等。同年开展脐带血间充质干细胞治疗脑梗死、运动神经元病、帕金森病及综合征，治疗多系统萎缩、脑血管病后遗症等神经系统疾病，完成病例 110 人次。

2012 年建立急性缺血性卒中急救绿色通道，开展急性脑梗死静脉溶栓治疗。同年 6 月与首都医科大学宣武医院脑血管介入中心合作，开展高难度介入治疗。

2013 年 10 月实施东营市首例脑动脉取栓术。同年开展肉毒毒素治疗面肌痉挛、不自主运动、神经痛等疾病，年治疗 300 余例患者。同年成立神经康复病区，康复区域面积达到 200 平方米，拥有多种大型设备，物理治疗及作业治疗日均 40 人次，器械治疗日均 80 人次。个体化的康复计划，降低脑卒中患者的致残率，成为东营地区首家专业的神经康复中心。

2015 年 12 月实施东营市首例静脉窦支架植入术。

2016年开展急性脑梗死多模式血流再通技术，被评为医院急救技术品牌。

2017 年完成东营市首例非急性期大脑中动脉闭塞开通术、经桡动脉穿刺脑动脉介入诊疗技术、脑动脉慢性闭塞择期开通技术。

2018年开设帕金森病门诊，对病人进行系统注册登记和科学数据化管理，开展睡眠监测、脑电图、卧立位血压监测等多种辅助检查协助诊断，开展帕金森病的药物治疗、运动治疗、作业治疗、语言治疗、吞咽训练等专业的康复指导和定期随访。DBS（脑起搏器）手术患者的筛选及术前评估，术后程控及药物调整等。为广大帕金森病患者提供专业的诊治和咨询场所，方便患者科学、有效诊治、遏制帕金森症状进展，实现对帕金森病患者疾病的全程管理。同年12月完成国家远程卒中中心东营分中心的建设。

2019年1月作为牵头单位成功发布东营市卒中急救地图暨成立卒中联盟。急救地图形成覆盖全市210万人口的脑卒中“黄金一小时”快速救治网络，为东营地区卒中救治提供便捷平台。

2020年6月完成东营市首例经桡动脉入路椎动脉支架成形术。

2021年8月神经内科变性病亚专科、睡眠医学亚专科成立，主要针对失眠、失眠伴焦虑抑郁障碍、快速眼动期睡眠行为障碍、不宁腿综合征、周期性腿动等疾病进行诊治。对睡眠障碍患者给予规范的药物治疗和物理治疗（经颅磁刺激治疗、认知行为疗法）。2021年10月开设了睡眠与癫痫专病门诊，诊治范围包括失眠，尤其是失眠伴焦虑或抑郁状态，另外有癫痫患者，异态睡眠患者，睡眠相关运动障碍患者及昼夜节律紊乱性睡眠障碍患者，目前神经内科睡眠障碍疾病的年门诊量在7000余人次，癫痫患者的年门诊量3000余人，其中视频脑电监测和经颅磁刺激治疗是神经内科的特色技术手段，另外还可以进行神经心理评估和心理咨询治疗。

2022年8月神经免疫亚专科成立。2023年10月开设神经免疫病专病门诊。专门从事神经免疫性疾病的临床、科研、教学工作的专业组，为神经系统免疫性疾病提供全面个体化的治疗方案，包括急性期激素冲击、血浆置换、丙种球蛋白治疗和缓解期的免疫抑制治疗等。

2022年4月由神经内科牵头的胜利油田中心医院癫痫中心正式成立，由神经内科、儿科、神经外科、神经功能检查室、医学影像中心、检验科、药学部、神经心理科等多学科组成，为患者整合优质医疗资源。除了拥有先进的视频脑电图仪、3.0T核磁仪、256排螺旋CT、双源CT、经颅磁刺激仪等癫痫诊疗设备，同时配备齐全的抗癫痫发作药物，可进行多种抗癫痫药物血药浓度监测。癫痫诊疗中心设有癫痫门诊及癫痫病房，系统地开展癫痫的规范化诊治，更好地为癫痫患者服务。

2022年8月被中国卒中学会评为全国百家“取栓工作优秀科室”。

2022年12月完成东营市首例经桡动脉入路颈动脉支架植入术。

2023年5月神经内科完成东营市首例椎动脉支架成形术+脑动脉瘤栓塞术，该项技术的开展填补了东营地区在该类疾病治疗领域的空白，开启了脑血管疾病治疗的新篇章。

2023年7月脑卒中质控中心获东营市卫健委十佳优秀质控中心称号。

2023年10月获批国家卫生健康委能力建设和继续教育中心高级认知中心建设单位称号。

2023年11月获得中国头痛防控基地及体系建设项目头痛中心称号。

2023年12月获批中国抗癫痫协会二级癫痫中心称号。

（三）社会兼职

高宗恩任国际血管联盟（IUA）中国分部专家委员会委员、国际老年与疾病学会（ISOAD）委员、卫生部脑卒中筛查与防治工程全国中青年专家委员会委员、中华预防医学会脑卒中防治专业委员会神经介入学组专家、中国中西医结合学会第一届介入医学专业委员会委员、中国卒中学会脑静脉疾病专业委员会副主任委员、国际脑血管病杂志编委、中国脑血管病杂志编委、中华神经科杂志审稿专家、国家互联网+移动卒中救治联盟委员、山东省卒中学会脑血流与代谢分会主任委员、山东省医师协会神经内科介入医师分会副主任委员、山东省脑血管病防治协会脑血管病介入专业委员会副主任委员、山东省脑血管病防治协会神经急救专业委员会副主任委员、山东省脑血管病防治协会急性脑血管病专业委员会副主任委员、山东省脑血管病防治协会脑血管病规范化诊疗与质量控制专业委员会副主任委员、山东省卒中专科联盟常务委员、山东省卒中学会神经介入分会常务委员、山东省研究型医院协会神经内科分会副主任委员、东营市脑卒中专业委员会主任委员、东营市医学会神经内科专业委员会副主任委员。

刘迎春任山东省老年学学会神经科专业委员会副主任委员、山东省老年学学会第一届神经科学专业委员会副主任委员、东营市预防医学会第一届慢性非传染性疾病专业委员会副主任委员、东营市医学会第四届神经内科专业委员会副主任委员、东营区第十四届人民代表大会代表。

张立功任中国老年保健协会全病程管理专业委员会常委、中国卒中专科联盟卒中急救地图专家委员会委员、中国微循环学会神经变性病专业委员会脑积水学组委员会委员、山东省康复医学会头痛防治分会副主任委员、山东中西医结合学会睡眠医学专业委员会副主任委员、山东省老年医学学会神经感染及脑脊液细胞学专业委员会副主任委员、山东省老年学与老年医学学会神经内科专业委员会副主任委员、山东省抗癫痫协会第四届理事会常务理事、山东省医师协会脑功能与数据科学专业委员会常务委员、山东省医药教育协会神经退行性疾病专业委员会常务委员、山东省老年医学会头痛与头晕专业委员会常务委员、山东省疼痛医学会神经内科专业委员会常务委员、山东省疼痛医学会癫痫专业委员会常务委员、山东省患者安全管理协会脑血管病专业委员会常务委员、山东省卒中学会急救分会常务委员、山东省医学会神经内科分会委员、山东省医学会心身医学分会委员、东营市医师协会神经内科医师分会主任委员、东营市医学会脑血管病专业委员会副主任委员、山东省医学会神经内科学分会痴呆与认知障碍学组委员、山东省医学会神经内科学分会头面痛学组副组长、山东省医学会疼痛学分会头面痛学组成员、山东中西医结合学会头痛专业委员会委员、山东省神经科学学会神经感染分会委员。

陈晓辉任山东省医学会脑血管病专业委员会委员、山东省脑血管病防治协会急性脑血管病专业委员会常委、山东省脑血管病防治协会脑血管病规范化诊疗与质量控制专业委员会常委、山东省医师协会神经内科介入医师分会委员、东营市医学会脑血管病专业委员会副主任委员、东营市医学会脑卒中专业委员会秘书长。

钟孟飞任中国卒中学会静脉分会委员、中国研究型医院学会介入神经病学专委会经桡动脉介入协作组委员、山东省医学会神经内科分会眩晕学组委员、山东省医学会神经内科分会学术发展组委员、山东省医师协会神经介入专委会委员、东营市医学会眩晕分会副主委。

孟媛媛任中国老年保健协会全病程管理专业委员会委员、山东省医学会神经病学分会青年学组委员、山东省老年学会神经病学专业委员会委员、山东省老年医学学会第二届帕金森病及运动障碍疾病专业委员会委员、山东省卒中学会脑血流与代谢分会委员、山东省老年医学学会神经调控与神经电生理专业委员会委员、山东中西医结合学会临床心理学专业委员会委员、山东省脑血管病防治协会头颈血管外科暨卒中后脑瘫外科专业委员会委员、东营市医师协会神经内科医师分会副主任委员。

吕在刚任山东省医学会全科医学分会脑卒中学组委员、山东省医学会抑郁症分会委员、山东省中西医结合学会神经内科专业委员会委员、山东省卒中学会脑血流与代谢分会委员、东营市医师协会神经内科医师分会副主任委员。

李海停任山东省医师协会脑血管病超声与血运重建专业委员会委员、山东省抗癫痫协会青年委员会委员、山东省老年医学学会癫痫专业委员会委员。

刘文虎任山东省老年医学会第一届头痛与头晕委员会委员、山东省卒中学会脑血流与代谢分会委员、山东省健康管理协会认知与行为健康管理专业委员会委员、山东省公卫学会脑血管病防治分会委员。

唐天萍任山东省医学会神经内科学分会神经肌肉病学组委员、山东省中西医结合学会睡眠医学专业委员会委员、山东免疫学会第一届神经免疫专业委员会委员、东营市第二届眩晕医学专业委员会委员、山东省老年医学学会神经感染与脑脊液细胞学专业委员会委员，山东省疼痛医学会癫痫专业委员会委员。

李楠任山东省抗癫痫协会第二届青年委员会委员、山东省疼痛医学会癫痫专业委员会委员、山东省医学会神经内科学分会第十届委员会睡眠障碍学组委员、山东中西医结合学会睡眠医学专业委员会委员。

于玲任山东省医学会神经病学分会脑电图与癫痫学组委员、山东省抗癫痫学会青年委员会委员、山东省疼痛医学会神经免疫分会委员。

胡耀芝任山东省医学会神经病学分会头面痛学组委员、山东省中西医结合学会睡眠医学专业委员会委员。

张毓琦任山东省康复医学会头痛防治青年委员会委员。

梁俐玲任山东省中西医结合学会睡眠医学专业委员会委员，山东省疼痛医学会癫痫专业委员会委员。

（四）荣誉

（1）集体荣誉

2023 年　获得市直卫生系统优秀党建品牌。

（2）个人荣誉

1992 年　丁彩霞获得中国石油天然气总公司组织的技术比赛获单项奖静脉输液第三名。

1993 年　丁彩霞获得胜利石油管理局三八红旗手称号。

1995 年　宋和凤获得胜利石油管理局巾帼十杰称号。

1996 年　宋和凤获得山东省富民兴鲁奖章称号。

1996 年　宋和凤获得山东省职业道德标兵称号。

1997 年　宋和凤获得山东省优秀共产党员称号。

1997 年　宋和凤获得东营市有突出贡献的卫生工作者。

1998 年　宋和凤获得中石油优秀女职工称号。

1998 年　宋和凤获得胜利石油管理局科技拔尖人才称号。

1998 年　丁彩霞获得胜利石油管理局新长征突击手称号。

1999 年　宋和凤获得胜利石油管理局劳动模范称号。

1999 年　宋和凤获得胜利石油管理局巾帼建功标兵称号。

1999 年　宋和凤获得国务院特殊津贴证书。

1999 年　丁彩霞获得胜利石油管理局青年岗位能手称号。

2000 年　宋和凤获得中石化劳动模范称号。

2003 年　宋和凤获得胜利石油管理局劳动模范称号。

2003 年　宋和凤获得胜利油田杰出专业技术人才奖。

2003 年　高宗恩获得胜利油田优秀青年知识分子称号。

2004 年　丁彩霞获得胜利石油管理局模范护士称号。

2004 年　宋和凤获得东营市医学资深专家称号。

2005 年　吴德云获得胜利石油管理局优秀共产党员称号。

2006 年　吴德云获得胜利石油管理局双文明先进职工称号。

2006 年　丁彩霞获得东营市优秀护士称号。

2007 年　吴德云获得胜利石油管理局双文明先进职工称号。

2007 年　王云生获得胜利石油管理局优秀医务工作者称号。

2007 年　丁彩霞获得东营市优秀护士称号。

2008 年　吴德云获得胜利石油管理局双文明先进职工称号。

2009 年　吴德云获得山东省首批百名优秀定岗医师称号。

2009 年　吴德云获得胜利石油管理局三八红旗手标兵称号。

2010 年　张立功获得胜利油田青年五四奖章。

2011 年　高宗恩获得胜利石油管理局双文明先进职工称号。

2011 年　刘迎春获得山东省健康大使称号。

2012 年　吴德云获得东营市有突出贡献的中青年专家称号。

2012 年　吴德云获得黄河口领军人才称号。

2012 年　高玉玲获得胜利石油管理局模范护士称号。

2013 年　刘迎春在滨州医学院第三届技能大赛教学查房中获得一等奖、在第三届临床教师教学技能竞赛教学查房中获得一等奖。

2013 年　吴德云获得胜利石油管理局双文明先进职工称号。

2015 年　吴德云获得山东省有突出贡献的中青年专家称号。

2015 年　刘迎春获得胜利石油管理局文明建设先进职工称号。

2015 年　高宗恩获得黄河口医学领军人才医学专家、东营市首席医学专家称号。

2016 年　刘迎春获得胜利石油管理局巾帼英雄。

2016 年　高宗恩获得东营市知名专家。

2017 年　吴德云获得“国家卫生计生委脑卒中防治工程模范院长”称号。

2017 年　陈晓辉在滨州医学院临床教师教学技能竞赛中获得三等奖。

2016 年　张立功获得胜利石油管理局文明建设先进职工称号。

2019 年　张立功获得黄河口医学领军人才优秀学科带头人称号。

2019 年　高宗恩获得山东省卒中中心建设先进工作者称号。

2020 年　高宗恩获得山东省卒中中心建设先进个人称号。

2020 年　张立功获得胜利油田文明建设先进个人称号。

2021 年　张立功获得东营市脑卒中防治建设突出贡献奖。

2021 年　高宗恩获得东营市脑卒中防治建设杰出贡献奖。

2021 年　陈晓辉获得东营市脑卒中防治建设突出贡献奖。

2021 年　钟孟飞获得东营市脑卒中防治建设突出贡献奖。

2021 年　赵素伟获得东营市脑卒中防治建设突出贡献奖。

2021 年　钟孟飞在山东省医师协会神经介入专业委员会缺血性脑血管病介入治疗病例大赛中获得三等奖。

2021 年　孟媛媛获得优秀医学科技工作者（优秀医生）称号。

2021 年　唐天萍获得优秀医学科技工作者（优秀医生）称号。

2022 年　钟孟飞获得神经介入学术全能挑战赛新声机变奖。

2022 年　唐天萍在滨州医学院实践教学阶段课程思政教学比赛中获得一等奖。

2023 年　高宗恩获得山东省卒中中心建设先进工作者称号。

2023 年　张立功获得市直卫生健康系统优秀党务工作者称号。

2023 年　刘文虎在滨州医学院第八届临床教师教学比赛中获得高级组二等奖。

（撰稿人：张立功）

神经外科

（一）概况

建院初期神经外科疾病由外科治疗，1973 年索班西到华西医科大学附属医院进修颅脑外科，回院后在外科开展工作。1979 年 10 月医院迁入现址后，颅脑外伤病房设在外科三病区，由索班西副主任负责。1982 年 7 月成立神经外科组设在十三病区，占用床位 9 张，门诊病人由外科兼治。1985 年 7 月神经外科组和神经内科组合并成立神经科，病房设在十病区，占用床位13张，医生5人。在外科门诊设门诊，采用每周一天会诊制，会诊医生由病房派。除急性外伤外，多数病人由神经内科接诊。1991年1月门诊改为全日制，诊室1间，固定1名专业医师。1993年10月神经外科独立，病房设在急诊楼3楼为二十二病区，开放床位22张。1997年3月搬迁至原干部病房楼1楼，床位增至30张。2000年11月病房改造后再次搬回干部病房楼1楼，开放床位36张。

2008年10月迁至1号病房楼3楼，开放床位39张，其中重症病房1间，床位4张。门诊迁至门诊楼3楼，有普通门诊和专家门诊各1间。2013年5月神经外科迁至2号病房楼16楼，开放床位49张，其中监护病房1间，床位5张。同年9月神经外科分为神经外科一病区、神经外科二病区，并搬回1号病房楼5楼和6楼，各开放床位38张。2013年11月神经外科归属东营市脑科医院，床位增至80张。同年12月神经外科设神经创伤、神经肿瘤、脑血管病、功能神经外科、脊髓脊柱、神经介入6个亚专业组，每个组有专人负责。2017年12月神经外科一病区、神经外科二病区迁至3号病房楼10楼和11楼，开放床位92张。

2017年9月成立头颈血管外科病区，是胜利油田中心医院率先在国内整合神经外科、普外科、介入科等强强联合成立的重点针对头部、颈部血管各类疾病诊疗的优势特色专科。病区设在神经外科二病区，开放床位12张，2021年头颈血管外科独立，搬至1号病房楼6楼，开放床位26张，2022年更名为神经外科三病区（头颈血管外科），2023年因业务不断发展，搬至2号病房楼18楼，开放床位40张。2024年1月神经外科三病区分神经外科三病区（头颈血管外科）、神经外科四病区（泛血管病科），分别位于1号病房楼9楼和10楼，各开放床位26张。主要负责脑动静脉畸形、颅内动脉瘤、颅内外血管搭桥疾病，脑梗死、脑出血后遗症，癫痫，小儿脑瘫、痉挛性截瘫，颈动脉、椎动脉、锁骨下动脉疾病，痉挛性斜颈、先天性斜颈等疾病的外科治疗；头颈部血管、神经损伤的显微重建；头颈、颈胸部肿瘤外科、周围血管、淋巴疾病、周围神经疾病的外科及介入治疗等工作。

2022年神经外科3个病区出院病人3000余人次，住院手术2000余台次，其中颈动脉、锁骨下动脉、椎动脉外科、颅内外血管搭桥手术年手术量300余台，CEA手术超过200台次，根据国家卫健委统计数据，CEA手术总量位居全国前3名，山东省第1名。颅内肿瘤手术超过300台次，颅内动脉瘤栓塞超过100台，功能神经外科手术400余台次，腔镜、建腔器、神经内镜辅助下小切口颈动脉交感神经网切除术联合周围神经显微缩小术治疗脑卒中后遗症手术量100余台，均位居全省前列。

神经外科是山东省临床重点专科、东营市第三批医药卫生重点学科（A级）、功能神经外科是东营市特色精品专科、全国颅内血肿微创清除技术临床指导中心、中国显微血管减压术治疗颅神经疾病协作组成员单位、中国非公立医疗机构协会神经外科分会副主任委员单位、国际血管联盟委员单位、国家卫健委脑卒中专家委员会委员单位、中国中西医结合学会血管疾病委员单位、中国微循环协会颈动脉学组常委单位、中国老年医学学会委员单位、山东省医学会和山东省医师协会神经外科和血管外科常委单位、全国十佳脑卒中防治示范基地和国家卫健委五星级高级卒中中心、山东省颈动脉内膜斑块5万人医疗大数据科技创新联盟牵头单位、山东省临床特色精品专科（2个）：颈动脉狭窄诊疗、帕金森病微创诊疗。

现有高精尖设备有：华科无框架手术导航定位系统（机器人）、荷兰飞利浦公司的FD20大平板数字血管造影机、飞利浦血管机Azurion 7B20、神经外科电磁刀、莱卡手术显微镜（M525 F50）1台、目乐手术显微镜1台、蔡司手术显微镜（VARIO 700）1台、Endeavor电生理监测系统1台、日本NSK手术动力系统1台、西山手术动力系统2台、超声经颅多普勒分析仪1台、STORZ神经内镜系统1台等。

截至2024年3月，科室共开放床位144张。现有医务人员75人。医生23人，其中主任医师3人、副主任医师 5 人、主治医师 13 人、住院医师 2 人，硕士研究生以上学历 18 人；护理人员 52 人，其中副主任护师 5 人。有东营市医学会首席医学专家 1 人、医院首席医学专家 1 人、高级医学专家 2 人、黄河三角洲学者 1 人。

历任负责人

姓名	职务	任职时间	离任时间	离任去向
索班西	外科副主任	1979.08	1984.08	神经科副主任
索班西	神经科副主任、主任	1984.08		神经外科主任
索班西	神经外科主任		1997.07	退职
单宝昌	副主任、主任	1997.08	2004.06	东营市人民医院
陈　丹	副院长兼主任	2004.06	2005.06	中心医院副院长
宗　强	副主任	2004.07	2006.06	主任
宗　强	主任	2005.06	2007.07	离任
韩光良	代理主任	2007.07	2008.01	副主任
韩光良	副主任	2008.01	2009.12	主任
韩光良	主任（兼）	2009.12		2013.11 担任中心医院院长助理兼东营市脑科医院副院长
韩光良	主任（兼）	2018.01		2018.01 担任院长助理兼东营市脑科医院院长
韩光良	主任（兼）	2020.08		2020.08 月担任中心医院管理总监兼东营市脑科医院院长
韩光良	主任（兼）	2021.06	2022.12	2020.08 担任中心医院管理总监、东营市脑科医院院长兼河口区第二人民医院院长
韩光良	主任（兼）	2022.12	2024.03	2020.08 担任中心医院管理总监、东营市脑科医院总支书记、院长兼胜利油田中心医院垦利院区（东营市第五人民医院）院长
宗　强	副主任（2 区）	2013.04		2019.02 脑科医院副院长（正科）
成立峰	副主任（1 区）	2013.04		2019.02 正科
王明鑫	副主任、神经外科三病区（头颈血管外科）、神经外科四病区（2024.03 泛血管病科）主任	2017.12		2019.02 院长助理兼脑科医院副院长，2022 年任中心医院党组成员、副院长
李红星	副主任	2021.08		
张　凯	副主任	2022.12		
刘　炜	副主任	2022.11		
宗　强	神经外科主任	2024.03		脑科党总支书记

历任护士长

姓名	职务	任职时间	离任时间	离任去向
刘秋静	十病区护士长	1982.11	1993.11	退职
李绪娟	神经科十区副护士长	1991.01	1993.10	神经内科护士长
李红梅	神经外科护士长	1993.10	1999.12	高压氧科
李冬梅	神经外科护士长	1999.12	2019.01	退职
董　梅	神经外科护士长	2013.09		护士长
崔淑霞	神经外科副护士长	2019.01	2020.01	离任
赵素伟	神经外科护士长	2020.01	2020.12	脑科医院总护士长
叶　菁	神经外科一病区副护士长	2020.07		
刘晶晶	头颈血管外科副护士长	2021.02		
李　丽	神经外科四病区	2024.03		

（二）业务发展

1988 年之前以收治颅脑外伤病人为主，之后颅内占位性病变和出血性脑血管病的比例逐年增加。2007 年神经外科亚专业开始形成，逐步向颅内肿瘤、功能神经外科、脑血管病神经外科、脊髓脊柱神经外科亚专业扩展。学科影响力逐年增大，2017 年外地来院手术病人数占 5.5%。2018 年《短暂性脑缺血发作合并颈动脉狭窄外科诊疗技术推广》为山东省第十批适宜卫生技术推广项目，2020 年《显微血管减压术治疗颅神经疾患》作为省级继续医学教育项目推广。

1974 年施行大脑半球胶质瘤摘除术，术后病人生存 11 年。

1975 年施行小脑脓肿切除术和脊髓肿瘤摘除术、正中神经纤维瘤切除并神经移植术。

80年代初，开展小脑肿瘤摘除、室管膜瘤摘除、脑室和脑干肿瘤摘除、交感神经节切除、垂体瘤摘除等难度较大手术。

1984 年开展首例脑血管搭桥手术。

1987 年施行左侧大脑半球中央区大型动静脉畸形切除术、脑动脉瘤孤立术、颞浅动脉颞肌脑膜中动脉贴敷术和颞浅动脉—大脑中动脉吻合术等，开展高血压脑出血手术治疗，提高抢救成功率。

1991 年开展脊髓空洞症手术治疗，有效率 100%。

1993 年开展 CT 辅助立体定向手术治疗脑深部肿瘤，有效率 100%。

1997 年开展颞叶切除治疗顽固性癫痫、胼胝体切开治疗透明隔囊肿合并顽固性癫痫。

1998 年开展颅内动脉瘤开颅夹闭术及颈髓髓内肿瘤切除术。

2002 年开展三叉神经后根微血管减压及切断术治疗三叉神经痛。

2003 年底微创穿刺治疗颅内血肿总数超过 200 例。

2007 年 9 月购置第二代手术显微镜，显微手术逐年增加。神经外科的发展，随着显微镜的应用和显微技术的开展，从此步入了新的天地。神经外科的崛起，始于显微技术的广泛开展，兴于亚专科的齐头并进。

2008 年，韩光良带领科室独立开展经蝶垂体瘤切除术、翼点入路鞍区肿瘤切除术，乙状窦后入路桥小脑角肿瘤切除术，成为山东省内较早开展显微手术神经肿瘤切除的医院之一，形成了神经肿瘤亚专业的雏形。并开始在山东省率先开展颈动脉内膜切除手术治疗颈动脉狭窄，之后成立峰主导这项工作并逐渐开展起来。同年，宗强进修学习回来开展显微血管减压术治疗面肌痉挛、三叉神经痛、舌咽神经痛，继而不断扩展治疗范围，开展显微血管减压术治疗神经源性高血压、顽固性耳鸣及眩晕，在山东省乃至全国形成了一定的影响。使医院后来成为全国显微血管减压术治疗颅神经疾患协作组医院，宗强成为全国显微血管减压术治疗颅神经疾患专家组成员，并参与编写系列《中国显微血管减压术治疗颅神经疾患指南》，为功能神经外科亚专业奠定了基础。

2009 年王立江作为神经介入专业毕业的研究生，开始了神经外科的脑血管病介入工作，从单纯的脑血管造影开始，并逐渐邀请教授来院会诊开展动脉瘤的栓塞工作。但当年，对介入工作认识存在一些陈旧观念，颅内动脉瘤的治疗仍然以开颅手术夹闭为主，神经介入工作发展缓慢。同年，开展了东营地区首例内镜辅助下经蝶切除垂体瘤，同年微创穿刺针导向自体骨髓干细胞移植治疗脑出血后遗症、颈动脉内膜切除术（CEA）。

2010 年开展颞动脉—大脑中动脉多支颅内外搭桥术及颞浅动脉颅内移植术治疗烟雾病，开展脊神经后根选择性切断术治疗下肢痉挛性瘫痪。

2011 年购买神经内镜后，腔镜手术治疗范围扩大到脑积水、颅内肿瘤、脑室内占位病变、颅神经疾病等。同年 3 月开展神经内镜辅助下视神经减压术，视神经损伤后视神经减压手术。4 月开展远外侧入路显微镜下切除岩斜区巨大脑膜瘤。

2012 年张凯自山东医科大学硕士毕业来科，跟随宗强开始开展脑干海绵状血管瘤切除手术，手术切除桥脑臂 2cm × 2cm 海绵状血管瘤。开展脑室镜下终板造瘘术治疗导水管梗阻。精细化开展枕肌下减压术，手术切口缩短至 5cm 内，开展小骨窗开颅枕肌下减压，降低术后发热、皮下积液等并发症，将术后住院时间缩短至 5 日，随着疾病理念及新指南专家共识的发布，于 2018 年优化手术方案为小骨窗开颅，小脑扁桃体切除、蛛网膜缝合枕大池重建并宽筋膜扩大缝合术，在降低并发症的前提下提高了该组疾病的治愈率。开展枕下开颅术中的颅骨成形回置，降低小脑脱垂、局部脑膨出、皮下积液等并发症的发生。同年，成立峰自上海进修回来，进一步开展颈动脉内膜切除术，手术数量逐年递增。

2013年2号综合病房大楼投入使用，新手术室建立，并购置第三代神经外科显微镜LEICA F50，同年独立开展一次开颅颅内多发动脉瘤夹闭术；2013年4月开展脑干出血显微手术治疗，手术清除脑干血肿10ml，在脑干禁区实施手术为高风险手术操作。

2014年完成东营地区首例脊髓海绵状血管瘤切除手术、脊髓动静脉瘘切除术、颈后入路环枕融合术；进一步优化枕肌下减压术。8月首次独立开展额眶颧开颅，并借此开颅方式施行后循环基底动脉瘤夹闭术；熟练掌握无损伤下侧裂分离技术，借此技术开展脑组织无创伤下动脉瘤夹闭、脑内血肿清除、蝶骨脊脑膜瘤切除术；12月开展大脑深部肿瘤立体定向活检术。

2015年6月东营市首例颈胸椎管内巨大动静脉畸形切除，术后患者脊髓压迫症状缓解，截瘫得以治愈，并于同年10月再次完成一例该疾病的手术治疗，并取得圆满成功。12月完成东营地区首例立体定向核团毁损术治疗帕金森病。东营地区首例显微周围神经缩小术治疗脑性痉挛性瘫痪，截至2018年8月完成40余例，在山东省神经外科处于领先地位。2015年10月开展乙状窦前入路，并开展了岩斜区病变等颅底肿瘤的手术切除；首次独立开展额底纵裂入路颅咽管瘤切除术。2015年11月开始将额外侧入路应用到颅内动脉瘤夹闭、鞍结节脑膜瘤切除、垂体腺瘤开颅切除工作中，并获得成功。

2016年王明鑫开展颈动脉内膜切除术，目前已主刀完成该类手术2000余例，位居全国前3—5强，最好成绩3次位居全国第1名，一直位居山东省第1名。患者来自全国各地，为政府和家庭节省投入3000余万元，手术并发症发生率远低于世界平均值。有效降低了脑血管病发生率、复发率、致残率及死亡率，大大减轻了患者家庭和政府投入，降低了因病致残和因病返贫风险。同年王明鑫在颈动脉内膜切除术基础上在省内率先开展椎动脉—颈总动脉搭桥术，8月完成山东省首例椎动脉及锁骨下动脉内膜切除术，手术历时3.5小时，恢复起始部狭窄90%椎动脉血流，改善脑后循环供血。12月显微镜下颈动脉内膜切除术被评为医院微创技术品牌。此后逐步开展椎动脉–甲状颈干、椎动脉＝锁骨下动脉转位术等手术方式治疗椎动脉狭窄，连续多年受邀参加国际颈动脉外科峰会和国家卫健委主办的“中国脑卒中大会”，进行全国手术现场直播演示、发言和主持。2022年椎动脉内膜切除术被评为精品特色技术一等奖。

2017年王明鑫完成显微镜下颞浅动脉—大脑中动脉M2段搭桥手术治疗烟雾病，术后患者脑缺血症状缓解。2018年王明鑫开展显微镜下脊神经后根切断术（SPR术）、健侧颈7神经转位术和显微镜下周围神经显微缩小术治疗上肢0级肌力伴脑外伤脑出血脑梗死后遗症引发的肢体痉挛性瘫痪，采用显微外科锁孔技术实施颈动脉、椎动脉交感神经网切除＋迷走神经、交感神经链孤立术治疗脑瘫肌痉挛、口角流涎和难治性眩晕，周围神经松解术治疗糖尿病周围神经病变和透析后周围神经病变，患者来自全国各地，明显改善患者生活质量，取得了良好社会效益。同年神经外科、头颈血管外科显微镜和神经内镜下周围神经显微缩小术被评为内镜诊疗技术品牌。2022年设立脑瘫外科亚专科，刘炜作为专科带头人开展脑瘫外科工作，设立周围神经病变、脑瘫外科专科门诊，减少了普通门诊及专科门诊之间的往返，提升了患者诊疗效率及准确率。

2016年2月采用显微血管减压术（MVD）治疗顽固性高血压，该病例为山东省首例。在全国手术录像评比展示中获优秀手术病例奖。开展枕下肌肉瓣转移缝合治疗乙状窦后开颅常见的皮下积液，并取得圆满成功，同年开展后颅窝开颅术后硬脑膜水密缝合，皮下积液发生率显著降低，显微血管减压术后皮下积液发生率降为零；同年开展椎动脉—颈总动脉搭桥术，8月完成山东省首例椎动脉及锁骨下动脉内膜切除术，手术历时3.5小时，恢复起始部狭窄90%椎动脉血流，改善脑后循环供血。12月显微镜下颈动脉内膜切除术被评为医院微创技术品牌。

2017年5月开展东营市首例颈胸交界区神经鞘瘤切除术。同年于齐鲁医院参观学习三叉神经半月结球囊压迫术及三叉神经射频热凝术，该年申报经卵圆孔穿刺三叉神经半月结球囊压迫术院级新技术，年完成例数10例，自此三叉神经痛治疗的三驾马车已成型。同年开展神经内镜下脑内血肿清除术，将脑出血微创治疗带入一个新的阶段；开展小脑出血硬通道穿刺碎吸引流，改变既往后颅窝出血单一开颅手术治疗方案。2017年10月独立完成幕下小脑上入路四叠体区脑膜瘤切除。11月完成首例经翼点入路双侧大脑中镜像动脉瘤夹闭，并在后期工作中陆续完成一次开颅同侧后交通，对侧脉络膜前动脉瘤的夹闭治疗。

2018年3月宗强完成山东省首例顽固性眩晕位听神经显微血管减压术（MVD），术后眩晕缓解。9月韩光良、成立峰完成东营地区首例中颅底内外沟通脑膜瘤，切除肿瘤体积约8cm×6cm×5cm，肿瘤上至颅内4cm，下达颞下窝4cm，完全侵蚀沟通中颅底。手术历时6小时，术后患者生活恢复正常。2015年刘贻哲自山东大学七年制硕士毕业入院，规培结束后2018年以脑积水亚专科形式开展普通脑积水及老年人常压脑积水所致老年痴呆的诊疗工作，同年开展腹腔镜下腰大池腹腔分流术；一并开展了难治性颅内感染的研究工作，开展外引流结合药物鞘内注射的形式，为颅内感染的治疗提升至新的层次。2018年开展颞下岩前入路，同年开始应用该入路切除三叉神经鞘瘤、小脑幕脑膜瘤及上斜坡肿瘤。2018年10月引进神经电生理监测设备，开展神经电生理监测工作，为听神经瘤、颅神经疾患保驾护航。

2017年李红星于滨州医学院附属医院规培结束，于2018年在台湾儿童综合医院进行学习，学习归来后逐步开展功能神经外科工作。2019年1月为61岁，患病13年，生活不能自理的帕金森病患者实施脑深部电刺激术（DBS手术），手术历时4小时，术后患者恢复正常生活。这一技术填补黄河三角洲地区空白，成为山东省少数开展此项技术的地市之一，至2021年已形成省内外的病源网络，截至2023年，已完成DBS手术300余例，帕金森DBS手术量100—150台/年，外地病源占85%以上，手术量位居全省第二。同年完成3例高颈段颈髓电刺激术治疗慢性意识障碍植物人促醒，效果良好。2020年完成脊髓神经刺激器植入治疗糖尿病足，为山东省首例；2022年完成脑深部电刺激植物人促醒手术，为山东省首例，2023年开展脊髓电刺激治疗帕金森病冻结步态，为山东省首例。2023年完成黄河三角洲地区首例骶神经调控术治疗神经源性膀胱。

2018年12月牵头成立山东省颈动脉内膜斑块医疗大数据科技创新联盟，联盟单位来自山东省内外20余家三级以上医院。同年显微血管减压术被评为医院微创腔镜技术品牌，神经外科、头颈血管外科显微镜和神经内镜下周围神经显微缩小术被评为内镜诊疗技术品牌。

2019年将神经内镜常规应用于经鼻手术，开展颅底肿瘤，开展突入三脑室内垂体腺瘤的经鼻入路术式获得成功，改变既往巨大垂体腺瘤的开颅术式，使其治疗更微创。2019年3月开展耳后C字切口极远外侧入路颈静脉孔区颈静脉球瘤切除术获得成功。

2020年5月开展神经内镜下经鼻蝶窦入路颅咽管瘤切除及颅底重建获得成功；同年将经鼻入路垂体腺瘤切除范围扩大至侵袭海绵窦、包绕颈内动脉的范围。

2021年3月开展视神经管骨折患者的经额硬膜外入路视神经管减压术获得成功，同年8月开展神经内镜下经鼻筛窦蝶窦入路视神经管减压术获得成功；并开展经鼻蝶窦入路自发脑脊液鼻漏修补术，获得成功，改变既往开颅脑脊液鼻漏修补的方式，获得更加微创化的治疗方式。2021年9月开展首例PEEK材料颅骨修补术。同年，褚光旭去北京中日友好医院进修周围神经外科，并开始开展周围神经亚专科。

2019年王瀚于山东大学硕士毕业，2020年巩固并进一步开展神经介入亚专科，2021年独立开展支架辅助后交通动脉瘤栓塞术，2022年独立开展支架辅助前交通、大脑中动脉及后循环动脉瘤栓塞术；2022年底开展密网支架血流导向装置治疗颅内未破裂动脉瘤并获得成功。2023年开展院级新技术新项目：WEB扰流装置治疗颅内动脉瘤，目前已成功开展一例。手术数量逐年快速增长，目前能完成100例左右颅内动脉瘤栓塞，神经介入亚专科走向成熟。

2022年华科精准神经外科机器人引入，以此为基础，成功开展机器人援助操作下的颅内血肿穿刺、脑室穿刺、颅内病变穿刺活检、卵圆孔穿刺。2022年11月省内首次开展机器人导航下I125粒子植入治疗颅内胶质瘤。2022年10月完成一例恶性蝶骨脊脑膜瘤血管内介入栓塞后复合开颅肿瘤切除术，获得成功，减少术中出血，并全切病变；2022年11月行小脑后下动脉瘤夹闭＋枕动脉－小脑后下动脉搭桥术，获得成功。2022年12月，开展首例深低温冷冻自体骨颅骨修补术获得成功。

2023年4月开展神经内镜下显微血管减压术获得成功；6月血管介入科引进飞利浦双C臂血管造影系统，以此为基础，成功完成复杂动脉瘤介入治疗，并开展双C臂血管造影系统下的卵圆孔穿刺三叉神经半月结球囊压迫术，提高了手术治愈率；2023年5月与麻醉科协同在东营市内首次开展术中唤醒多模态下功能区胶质瘤切除术。6月独立完成一例微通道下L3–4椎间盘切除减压，并以微通道为契机，完成微通道下胸椎管内外沟通性神经鞘瘤1例，以极微创的手术方式获得成功；7月完成经眶外侧入路纯眶内海绵状血管瘤切除术1例。9月完成1例经口入路巨大颈静脉球瘤切除术。2023年5月杜祎祎结束神经电生理进修，目前作为科内专职神经电生理医师。2023年8月刘贻哲完成癫痫神经外科进修工作，9月7日完成继发性癫痫手术一例，获得成功，拟开展癫痫亚专科工作。2023年7月王金龙进修脊髓脊柱神经外科，拟开展脊髓脊柱亚专科工作。2023年头颈血管外科郭嘉、吴淦春开展颈动脉、椎动脉、锁骨下动脉及颅内动脉球囊扩张、支架辅助等神经介入手术治疗缺血性脑血管病，同年开展下肢动脉硬化闭塞介入开通等治疗。

（三）社会兼职

韩光良任中国非公立医疗机构协会神经外科分会副主任委员、中国研究性医院学会神经外科分会常务委员、卫生部脑卒中筛查基地专家委员会委员、中青年专家委员会委员、山东省脑血管病防治协会颈动脉与脑卒中后脑瘫专业委员会主任委员、山东省卒中学会理事、山东省卒中学会介入及手术分会副主任委员、山东省医师协会神经脊柱分会副主任委员、山东省医学会神经外科分会委员、山东省医师协会神经外科分会委员、山东省疼痛研究会常务委员、山东省东营市医学会神经外科分会主任委员、山东省东营市医学会脑血管病分会副主任委员。

王明鑫任滨州医学院统招硕士研究生导师、中华医学会《中华脑科疾病与康复》杂志编委、国际血管联盟弓上血管疾病委员会委员、 国家卫健委中国卒中中心管理指导委员会委员兼督查专家、 国家卫健委脑卒中防治中青年专家委员会委员、中国微循环协会周围血管疾病专委会颈动脉学组常委、中国老年医学学会脑血管病分会委员、中国老年保健医学研究会脑卒中防治分会委员、山东省医学会血管外科学分会委员、山东省医学会再生医学分会委员、 山东省医学会神经外科学分会青年委员、山东省医学会显微外科学分会青年委员、 山东省医师协会脑血管病分会常委、 山东省医师协会血管外科医师分会常委、山东省脑血管病防治协会头颈血管外科暨卒中后脑瘫外科专业委员会候任主委、山东省脑血管病防治协会基层医院院长分会常委、山东省抗癌协会神经肿瘤分会青年委员、山东省健康管理协会脑健康管理分会委员。

宗强任东营市神经外科学会副主任委员、世界华人功能神经外科专业委员会委员、中国显微血管减压术治疗颅神经疾病专家组专家、《中国显微血管减压术治疗颅神经疾病指南》编委会委员、中国研究型医院学会神经外科专业委员会委员、中国医师协会神经修复专业委员会委员、中国卫计委脑卒中防治专家委员会委员、山东省颅神经显微血管减压术学组组长、山东省颅神经专业委员会副主任委员、山东省神经调控与神经电生理专业委员会委员、山东省东营市医学会脑血管病分会副主任委员。

成立峰任山东省抗癌协会神经肿瘤分会常务

委员、山东省医师协会肿瘤多学科综合诊疗专业委员会胶质瘤学组成员、山东省疼痛医学会第一届小儿神经外科专业委员会常务委员、山东省脑血管病防治协会头颈血管外科及卒中后脑瘫外科专业委员会常务委员、山东省疼痛医学会第一届放射神经外科专业委员会常务委员、中国老年学和老年医学会转化医学分会委员。

李红星任山东省医师协会神经调控专业委员会委员、山东省医学会神经外科分会青年委员、山东省医学会数字医学分会头颈学组委员、山东省转化医学会微血管减压分会副主任委员、山东省老年医学会帕金森病及运动障碍专业委员会委员、山东省健康管理协会神经调控专业委员会委员、山东省疼痛医学会神经调控专业委员会委员、山东省疼痛医学会颅神经外科专业委员会委员、山东省老年医学学会神经调控委员会委员。

张凯任山东省医师协会神经脊柱脊髓外科医师分会第二届委员会委员、山东省疼痛医学会神经脊柱脊髓专委会委员、山东省疼痛学会颅神经青年专业委员会委员、山东省脑血管病防治协会头颈血管外科暨卒中后脑源性瘫痪外科专业委员会委员、山东省医学会神外脊柱脊髓学组委员、山东省医学会神经内镜学组委员、山东省医学会神经外科分会学术发展学组委员。

刘贻哲任山东省医学会神经外科分会急救学组委员、山东省疼痛医学会颅神经外科青年专业委员会委员、山东省老年医学会第二届帕金森病及运动障碍疾病专业委员会委员、山东省脑血管病防治协会头颈血管外科及卒中后脑瘫外科专业委员会委员。

刘炜任中国老年医学会脑血管病分会委员、山东省医师协会脑血管病分会委员、山东省脑血管病防治协会卒中后脑瘫专业委员会委员。

王瀚任山东省卒中学会脑血管介入与手术治疗分会委员、山东省疼痛医学会脑血管病专业委员会常务委员、山东省脑血管病防治协会委员、山东省医学会神经外科分会急救学组委员。

王金龙任山东省医学会神经外科学分会脊柱脊髓专业委员会委员、山东疼痛医学会神经脊柱脊髓专业委员会委员。

（四）荣誉

（1）集体荣誉

2018 年　被国家卫健委脑卒中防治工程委员会授予脑卒中高危人群筛查和干预项目先进单位。

2019 年　获得山东省临床特色精品专科（颈动脉内膜剥脱术）。

2021 年　获得山东省临床重点专科。

2022 年　获得东营市精品特色专科（功能神经外科）。

2022 年　获得全国颅内血肿微创清除技术临床指导中心。

2022 年　获得国家脑卒中筛查与防治基地。

2022 年　获得国家五星高级卒中中心。

2022 年　获得中国显微血管减压术治疗颅神经疾病协作组成员单位。

2022 年　获得中国非公立医疗机构协会神经外科分会副主任委员单位。

2022 年　获得山东省颈动脉内膜斑块医疗大数据科技创新联盟牵头单位。

2022 年　获得东营市第三批医药卫生重点学科（A 级）。

2022 年　被国家卫健委脑卒中防治工程委员会授予脑卒中高危人群筛查和干预项目先进单位。

2023 年　获得山东省临床特色精品专科（帕金森病微创诊疗）。

（2）个人荣誉

2009 年　韩光良获得东营市医学会优秀医务工作者称号。

2012 年　陆成芳获得东营市首届特色护理能手荣誉。

2013 年　韩光良获得东营市优秀医务工作者称号。

2013 年　宗强获得胜利油田优秀科技工作者称号。

2016 年　韩光良获得胜利石油管理局优秀共产党员称号。

2017 年　王明鑫获得国家卫生计生委授予全国脑卒中高危人群筛查和干预项目先进个人称号。

2018年　王明鑫获得中国微循环协会授予中国微循环协会2018年度先进个人称号。

2018年　王明鑫获得国家卫生计生委授予全国脑卒中防治优秀中青年专家奖。

2018年　王明鑫获得中国微循环协会授予中国微循环协会2018年度先进个人称号。

2019年　王明鑫获得胜利石油管理局党委授予的胜利油田优秀共产党员称号。

2019年　王明鑫获得山东省医师协会授予的山东省十佳青年医师奖。

2020年　王明鑫获得东营市委、东营市人民政府授予的黄河三角洲学者称号。

2020年　王明鑫获得山东省卫生健康委、山东省卒中学会授予的山东省卫生健康委卒中中心建设先进个人称号。

2020年　王明鑫获得东营市卫生健康委授予东营市卫生健康领军人才称号。

2021年　王明鑫获得国家卫生健康委授予全国脑卒中防治10周年菁英先锋奖。

2021年　王明鑫获得东营市委、东营市人民政府授予的东营市先进工作者称号。

2021年　韩光良获得东营市脑卒中联盟优秀院长称号。

2021年　李红星获得胜利油田中心医院有突出贡献的青年医师领军人才称号。

2022年　李红星获得胜利油田中心医院有突出贡献的青年医师领军人才提名奖。

2023年　宗强获得东营金牌工匠称号。

2023年　宗强被评为东营市卫生健康系统十大典型人物。

2023年　韩光良被评为东营市卫生健康系统十大典型人物。

2023年　韩光良获得山东省卫生保健协会健康管理奖。

2021年　丁彩霞获得东营市首届脑卒中防治建设突出贡献奖。

2022年　丁彩霞获得全国脑卒中高危人群筛查与随访先进个人奖。

2023年　丁彩霞被国家卫健委脑卒中防治工程委员会授予脑心健康管理师优秀学员。

（撰稿人：宗　强）

神经重症监护病区

（一）概况

2008年神经内科设监护病床6张集中管理神经内科重症患者。2013年按照高级卒中中心建设要求，在神经内科一病区设立神经内科监护病房集中管理卒中重症患者。2016年2月为降低神经重症患者的死亡率、改善生存质量，脑科医院成立神经重症监护病区，负责脑科医院重症患者的集中救治工作，开放床位14张。2020年6月，成立神经重症和脑心共治病区，以满足脑心共病危重症患者的需求。病区目前年收治神经、脑心共病危重患者400余人，收治范围包括中、重型急性脑血管病、重型急性颅脑损伤和脊髓损伤，中枢神经系统细菌性感染，癫痫持续状态，需要生命支持的围手术期神经外科患者、其他进展性神经系统重症患者、脑心共病重症患者等。

截至2024年3月，科室开放床位14张。有医务人员45人。其中博士在读1人，硕士7人。医师7人，其中主任医师1人、副主任医师2人、主治医师3人、住院医师1人。护理人员38人，其中副主任护师1人、主管护师23人、护师10人、护士4人。8人获PICC技术操作资质证，5人获肠内营养置管护士证，4人参加山东省重症护理专业护师培训，1人参加重症支气管镜技术培训班，1人获吞咽专科护士证。

历任负责人

姓名	职务	任职时间	离任时间	离任去向
徐　敏	主任	2016.02		
施洪峰	副主任	2019.02		

历任护士长

姓名	职务	任职时间	离任时间	离任去向
徐　娟	护士长	2016.02		
巴莎莎	副护士长	2019.09	2023.05	介入诊疗中心任副护士长
赵　萍	副护士长	2020.03		

（二）业务发展

神经重症监护病区是东营市首家神经专科ICU。成立初期，以重症常规监测、抢救技术为基础，提高神经系统缺损后合并脏器功能衰竭的危重症患者的存活率。随着专科发展，神经重症逐步率先在我市开展神经重症专科技术，专业的重点逐渐前移至神经功能缺损早期、神经功能的挽救与保护上，进一步改善神经损伤患者的生存质量。将静脉溶栓起点前移，缩短DNT时间；对颅压升高患者进行亚低温管理治疗。并联合康复科，在我市率先进行重症患者早期康复治疗。

2013年11月对神经内科监护医师进行气管插管、呼吸机辅助通气技术培训，规范脑电监测技术下的镇静镇痛药物使用。护理开展PICC技术。

2014年开展微创气管切开技术、纤支镜检查吸痰术、桡动脉穿刺血流动力学监测技术、深静脉置管技术。合理规范血流动力学药物配置输入管理。

2015年随着床旁重症超声技术普及，逐步开展B超引导下深静脉置管术、微创气管切开术、PICC置入技术，降低了穿刺风险。

2016年2月神经重症收治患者扩至神经外科、血管介入科，开展床旁脑室穿刺引流术，监控颅压；联合输血科开展床旁血浆置换术；联合神经康复科开展重症患者早期康复术。同年，推进急性脑梗死静脉溶栓时间窗管理，缩短从影像检查到给予溶栓治疗的时间。脑卒中病人DNT时间缩短。11月“静脉溶栓中的时间窗管理”获医院管理创新成果一等奖。

2018年获国家高级卒中中心单元，开展亚低温治疗、颅内压监测技术、床旁经颅脑血流监测技术，高流量湿化氧疗技术。护理逐步推进鼻空肠管盲插植入技术。

2019年获山东大学齐鲁医院神经创伤重症专科医联体单位，开展超声引导下动脉置管技术，超声引导下鼻肠管置入技术。

2021年开展重症颅脑损伤患者亚低温治疗技术、ICM+多模态监测技术、神经内科介入围手术期TCD监测技术、吞咽筛查评估、训练技术。

2023年获黄河流域神经创伤重伤联盟成员单位，开展重症颅脑损伤患者无创脑氧监测技术、量化脑电技术、超声下胃肠功能评估技术。

（三）社会兼职

徐敏任中国医促会重症医学分会委员、山东省病理生理学会神经重症医学专业委员会副主任委员、山东省健康管理协会神经创伤与重症专业委员会副主任委员、山东省疼痛医学会神经重症专业委员会副主任委员、山东省康复医学会重症医学分会青年委员会副主任委员、山东省现代医院管理研究院神经创伤重症研究所副所长

施洪峰任山东省病理生理学会神经重症医学专业委员会委员、山东省康复医学会重症医学分会委员、山东省脑血管病防治协会头颈外科暨卒中后脑瘫外科专业委员会委员

徐娟任山东省护理学会心电心律失常监护学专业委员会委员、山东省脑血管病防治协会头颈外科暨卒中后脑瘫外科专业委员会委员、山东省健康管理协会神经创伤与重症专业委员会护理学会组组员

李妍任山东省卒中学会重症脑血管病分会委员会常委、山东省卒中学会脑血流与代谢分会委员会委员

（四）荣誉

（1）集体荣誉

2019年　岳文通、庄英乐在“第十三届山东省护士长大会暨临床护理典型案例分享展示”大赛中获得借鉴性典型案例三等奖。

2020年　品管圈项目“缩短亚低温辅助治疗

急危重症颅脑损伤患者平均住院日”获得“第四届山东省医院品管圈大赛”二等奖。

2023 年　品管圈项目“降低神经重症患者喂养不耐受发生率”获得“东营市第七届医院品管圈竞赛”优秀奖。

（2）个人荣誉

2020 年　徐敏获得中国石化集团胜利石油管理局胜利油田三八红旗手称号。

2020 年　赵萍被黄冈市人民政府授予黄冈市荣誉市民。

2020 年　赵萍被湖北省人民政府授予湖北省最美逆行者。

2020 年　赵萍被山东省护理学会授予山东最美护士。

2020 年　赵萍被东营市妇女联合会授予东营市巾帼建功标兵。

2021 年　赵萍被山东省妇女联合会、山东省卫生健康委员会授予抗击新冠肺炎疫情山东省三八红旗手。

2022 年　赵萍被东营市医院协会授予抗疫先锋个人。

2022 年　兰朋朋在第一届中青年 ICP/ICT 临床应用演讲比赛中获得鲁皖赛区优秀奖。

2022 年　岳文通在东营市卫生健康系统护理职业技能竞赛中获得竞赛一等奖。

2023 年　岳文通在东营市突发事件应急救护技能竞赛中获得一等奖。

2023 年　岳文通在山东省突发事件应急救护技能竞赛中获得个人优秀奖。

（撰稿人：徐　敏　徐　娟）

第二节　东营市心血管医院

2017 年 2 月成立东营市心血管医院，包括心血管内科一病区、心血管内科二病区、心血管内科监护室、心脏外科、血管外科；心电图室、心脏导管室隶属心血管内科管理。2021 年 1 月心血管内科三病区成立，隶属于心血管医院。2022 年将血管介入科划入心血管医院管理。心脏导管室划归于介入诊疗中心。

2017 年 2 月陈玉东任院长、党支部书记，宋强任副院长，李庆辉任副院长、党支部副书记，田明坤任综合管理办公室主任，常红艳任综合管理办公室副主任、总护士长。2019 年 7 月李庆辉任党支部书记。2022 年 1 月胡烨任副院长。2022 年 1 月陈丽青任总护士长。2022 年 2 月宋强任心血管医院院长。2022 年 12 月马宁任党支部书记。

心血管内科

（一）概况

建院初期为综合内科，心血管病主要由内科二组收治，医生和床位不固定。1979 年 8 月迁入医院现址，心血管专业与肾病专业同在六病区，开放床位 42 张。朱仲骧任副主任。1987 年建立中心监护室（CCU），占用床位 6 张。1995 年迁入 1 号病房楼 7 楼，开放床位 40 张，其中 CCU 床位 12 张。1998 年 9 月肾内科病房迁出，心内科专业病房独立。2004 年迁至门诊楼北侧病房楼 2 楼，开放床位 72 张，其中 CCU 床位 18 张，同年心导管室划归心内科。2013 年 6 月心血管内科病房迁至 2 号病房楼 3 楼，开放床位 82 张，其中 CCU 病房床位 30 张，为十万级层流病房。心导管室迁至 2 号病房楼裙楼 3 楼，增加西门子心血管造影机 1 台。同年 9 月增设心血管内科二病区，位于 1 号病房楼 4 楼，开放床位 36 张。10 月原 Phillip 大型血管造影机迁入导管室后，有 2 个手术操作间，可同时进行介入手术。2018 年 1 月心血管内科二病区迁入 3 号病房楼 3 楼，开放床位 47 张。同年 6 月通过国家级胸痛中心认证，2021 年 1 月 13 日心血管内科三病区成立。2021 年 2 月 7 日搬迁至 1 号楼 4 楼，床位 29 张。心血管内科是国家级住院医师规范化培训基地、中国基层医师心血管疾病培训示范中心、国家级药物临床试验基地、山东省医药卫生重点专业、东营市首批临床重点专科（B级）、青岛大学医学院及潍坊医学院硕士研究生培养基地、东营地区首家房颤治疗中心，与上海市胸科医院协作成立“房颤联合诊疗中心”。改制前心内科开放床位40张，年收治病人1400余人次、介入手术600余台次。改制后各项业务指标有较大提高，2018年住院病人5861人次、介入手术3010台次，其中急诊PCI手术170余人次。通过胸痛中心建设，优化急性胸痛病人诊治流程，导管室激活时间由20分钟降至10分钟以内，平均门球时间由109分钟降至75分钟左右，2023年住院人数8000余人次，介入手术4000余台次。2021年8月心血管内科设立心律失常科、高血压病科两个亚专科。2022年增设冠心病科、心力衰竭科、心脏康复科等亚专科。

截至2024年3月，心血管内科开放床位158张。现有医务人员96人。医师27人，其中主任医师6人、副主任医师10人、主治医师7人，博士2人、硕士22人；护理人员69人，其中副主任护师5人、主管护师40人，硕士1人；有医院资深医学专家1人，首席医学专家1人，高级医学专家1人。

历任负责人

姓名	职务	任职时间	离任时间	离任去向
朱仲骧	内科副主任	1979.07	1984.08	退职
王宗先	内科副主任	1984.08	1994	退职
李启田	内科副主任	1993	1994	内科主任
李启田	内科主任	1994	1998	肾内科主任兼
石玉杰	内科副主任	1997	1998	干部一区副主任
苏　晞	内科副主任	1997	2000.01	离职
张明哲	心内科副主任、主任	1999	2013.04	离职
陈玉东	副主任	2009.12	2013.10	心血管内科主任
陈玉东	心血管内科主任	2013.10	2016.07	内科副主任、心血管内科主任
陈玉东	内科副主任、心血管内科主任	2016.07	2017.02	院长助理、心血管医院院长、内科副主任、心血管内科主任
陈玉东	院长助理、心血管医院院长、内科副主任、心血管内科主任	2017.02	2018.08	副院长、心血管医院院长、内科副主任、心血管内科主任
陈玉东	副院长、心血管医院院长、内科副主任、心血管内科主任	2018.08	2020.12	副院长
李庆辉	心血管内科副主任	2013.04	2017.02	心血管医院副院长、心血管内科副主任
李庆辉	心血管医院副院长、心血管内科副主任	2017.02	2022.01	退职
田明坤	心血管内科副主任	2013.04	2017.02	综合管理办公室主任、心血管内科副主任
田明坤	综合管理办公室主任、心血管内科副主任	2017.02	2020.12	退职
胡　烨	副主任	2013.04	2017.02	副主任（正科）
胡　烨	副主任（正科）	2017.02	2019.11	副主任（正科）、心血管医院副院长
胡　烨	副主任（正科）、心血管医院副院长	2019.11	2022.01	主任、心血管医院副院长
胡　烨	主任、心血管医院副院长	2022.01		
刘世雷	副主任	2020.01		
钱均凤	副主任	2021.01		
王晨雁	心脑血管病研究所副所长	2017.12		
王晨雁	副主任	2022.03		
刘相飞	心脑血管病研究所副所长	2019.02		
刘相飞	副主任	2022.03		

历任护士长

姓名	职务	任职时间	离任时间	离任去向
曲本姣	护士长			退职
赵敏英	护士长	1982.11	1986.03	退职
黄远萍	护士长	1986.03	1992.10	退职

姓名	职务	任职时间	离任时间	离任去向
巩叶辉	内科六区副护士长	1991.01	1998.12	轮转
蔡丽芬	护士长	1998.12	2000.02	轮转
孟　新	护士长	2000.02	2001.02	轮转
于秀英	护士长	2001.02	2002.03	轮转
孟　新	护士长	2002.03	2019.01	退职
常红艳	护士长	2009.05	2022.01	综合管理办公室副主任
常红艳	综合管理办公室副主任、总护士长	2017.02	2022.01	综合管理办公室副主任
常红艳	综合管理办公室副主任	2022.01		
陈丽青	护士长	2013.09	2022.11	科护士长（护理部）
陈丽青	科护士长	2022.01	2022.11	科护士长（护理部）
于　晖	心脏导管室护士长	2013.09	2017.12	对外合作交流部副主任
崔陵红	心脏导管室副护士长	2018.01	2022.12	介入诊疗中心护士长
闫　丽	心血管内科一病区副护士长	2019.01	2022.12	心血管内科监护室
闫　丽	心血管内科监护室护士长	2022.12		
吕　静	心血管内科二病区副护士长	2019.12	2022.12	心血管内科一病区
吕　静	心血管内科一病区护士长	2022.12		
刘福珍	心血管内科三病区副护士长	2021.09		
刘　欢	心血管内科二病区副护士长	2022.12		

（二）业务发展

建院初期，收治风湿性心脏病、冠心病、高血压、心肌炎和心包炎等。检查方法较为简单，依靠望、触、叩、听和X射线、心电图检查。

1977年开展踏板运动试验、心脏功能检测。

1979年刘传木到山东省人民医院进修M型超声和心内临床，开展心向量检查和M型超声，对100例正常人进行M型超声测定，确定了正常值。同年心电监护应用于临床，开展多导标测心电图检查。12月尹祚昌、吴金章与华东石油学院协作，研制成功X2-A型心功能综合检查仪，获山东省重大科研成果一等奖，同年开展综合心功能检查。

1981年开展电复律技术，纠正室上速、室速、房颤、室颤等快速性心律失常，应用体外反搏治疗冠心病、心绞痛等。

1982年王宗先等与医院药剂科、油田卫校药理教研组协作，开展对中药细辛的药理作用研究，获胜利石油管理局科技进步二等奖。

1984年配备心电监护仪、体外起搏器、心电图机、除颤器等设备，抢救心肌梗死，严重心律失常等病人，病死率由11.33%降至8.2%。

1986年开展漂浮导管、希氏束电图等心导管检查和食道调搏。

1987年首例埋藏式永久型起搏器植入术，获东营市科技进步一等奖。同年开展经静脉溶栓治疗急性心肌梗死，病死率降至5%左右。

1990年刘传木、王谦等人用狗进行冠脉造影实验，为临床开展冠脉造影积累经验。

1991年王宗先、蔡丽芬等开展“24小时动态心电图检测装置与临床应用研究”，获管理局科技进步二等奖。

1993年在北京阜外医院朱杰敏教授帮助下，刘传木、苏晞、张明哲、田明坤等人完成6例冠状动脉造影，开展经皮冠状动脉内溶栓治疗急性心肌梗死。同年李明平、尹祚昌开展心室晚电位的临床应用研究，获管理局科技进步三等奖。

1994年独立完成冠状动脉造影技术，获东营市科技进步二等奖。

1995年刘传木、苏晞、张明哲、田明坤、顾春英等开展心内电生理术、射频消融术，用于心律失常的诊断、快速性心律失常的根治。

1996年开展经皮冠脉内球囊成形术（PTCA）及冠脉内支架植入术治疗冠心病、心绞痛、心肌梗死等，获胜利石油管理局科技进步二等奖。同年安装植入式心律转复除颤器（ICD），治疗恶性心律失常。安装国内第一台经静脉右心室双极心内膜螺旋电极ICD。

1997年心内科护理组率先在全院开展系统化整体护理试点。

1998年购入主动脉内气囊反搏泵，用于心源性休克、顽固性心衰、大面积急性心肌梗死等危重病人的急救。

1999年刘传木、张明哲、田明坤、董希昌等开展经皮二尖瓣球囊扩张术，用于风湿性心脏病、二尖瓣狭窄等瓣膜病的介入治疗，取得与外科开胸手术相似的效果。1月CCU护理组单独值班，增加护士5人，设组长1人。

2000年开展先天性心脏病的介入封堵治疗。

2001年开展肺动脉造影、肺动脉内溶栓、下腔静脉滤器置入、颈动脉支架置入术、肾动脉支架置入术。

2002年张明哲等开展急诊PTCA及冠脉内支架置入术，使急性心肌梗死病死率降至2%左右。开展血管内超声对冠脉介入治疗的指导，累计诊治病人2800余例。

2003年开展主动脉带膜支架治疗主动脉瘤，是治疗猝死的可靠手段。

2004年陈宝霞、胡烨赴北京大学第一医院进修电生理。同年在北京大学第一医院丁燕生教授指导下，开展房颤的射频消融术。

2005年完成东营市首例双腔ICD植入术，治疗快速室性心律失常。

2006年6月首次为1名扩张型心肌病患者植入三腔起搏器。

2007年为4例扩张型心肌病患者植入三腔起搏器，其中包括1例患者由VVI起搏器升级为三腔起搏器。同期开展在三维标测引导下的房颤射频消融术，由节段性肺静脉电隔离术演变为肺静脉前庭的环形消融术。心电图室引进起搏动态心电记录仪，为记录分析起搏器植入术后病人的动态心电图提供帮助。

2008年开展无保护左主干病变介入治疗。

2009年在东营市首次为1例冠脉搭桥术后、缺血性心肌病合并室速的患者进行CRT-D植入术。

2010年心电图室引进美国GE MAC5500、MAC800心电记录仪和英国牛津动态血压分析记录系统。

2013年10月开展经桡动脉途径行选择性冠脉造影检查。同年CCU开展床旁血气分析加离子分析检查、无创及有创呼吸机的使用。

2013年12月陈玉东等完成山东省首例DF-4接口单腔ICD植入术，是ICD技术的一次创新，除颤电极尾端的改进缩小起搏器囊袋的体积，降低远期囊袋破损的概率，标志着山东地区DF-4系统替换DF-1系统开始，医院ICD植入技术始终保持领先学术地位。

2014年开展急性心肌梗死患者血栓抽吸技术，开展黄河三角洲地区首例冠状动脉腔内斑块旋磨术。

2016年12月经桡动脉行急诊PCI术被评为医院急救技术品牌。

2018年7月在北京安贞医院桑才华教授指导下利用Carto-sound系统开展心腔内三维超声导管术（东营市首例，山东省第二例），成功治疗1例复杂室性心律失常患者。12月心房颤动导管消融技术被评为医院血管介入技术品牌。

2019年开展Marshall静脉无水酒精消融技术，有效提高持续性房颤射频消融成功率，并能缩短手术时间。

2020年开展冠状动脉药物球囊扩张术，体现了“介入无植入”的先进理念。

2021年开展左心耳封堵术，具有降低卒中风险、减少药物依赖、恢复心脏功能和快速恢复等多种优势。同年开展东营市首例无导线起搏器Micra植入手术，为无法完成传统起搏器植入术的患者提供了新选择。

2021年4月为了更好地服务患者，提升就医体验，根据医院发展，科室开展床旁结算工作，简化了患者的出院流程，节省了患者的时间。

2022年刘世雷等开展冠脉旋磨术，成功治疗多例复杂冠脉钙化病变患者。同年10月远程心电网络全院上线，为心脏病患者的远程诊断和治疗提供了便利。

2023年完成东营市首例双腔感知无导线起搏器Micra AV植入手术，为三度房室传导阻滞患者带来新的治疗方案选择。同年3月完成鲁北地区首例心脏收缩力调节器植入术。这些不仅展示了我们在心脏疾病治疗领域的领先地位，也为更多位顽固性慢性心力衰竭患者带来了更好的治疗效果和生活质量。

（三）社会兼职

陈玉东任东营市医学会心血管介入分会主任委员。

李庆辉任东营市医学会心律学委员会副主任委员。

田明坤任东营市医学会心律专业委员会主任委员。

江守洪任东营市医学会心血管介入分会副主任委员。

翟继民任东营市医学会高血压专业委员会副主任委员。

胡烨任东营市医学会心电生理与起搏专业委员会副主任委员。

刘世雷任东营市医学会心血管介入分会副主任委员、山东省中西医结合学会胸痛分会常务委员、东营市医学会心血管专业委员会副主任委员。

高静任东营市医学会胸痛专业委员会副主任委员。

刘爱芬任东营市医学会心力衰竭专业委员会副主任委员。

巩叶辉任东营市护理学会第一届、第二届心血管病护理专业委员会主任委员。

孟新任东营市护理学会第三届、第四届心血管病护理专业委员会主任委员。

常红艳任东营市护理学会心血管病护理专业委员会副主任委员。

于晖任东营市护理学会首届介入护理学组专业委员会主任委员。

刘相飞任东营市心律学专业委员会主任委员。

宋小争任东营市心律学专业委员会副主任委员兼秘书长。

焦凯任东营市医学会第四届心血管病介入专业委员会副主任委员。

（四）荣誉

（1）集体荣誉

2007年　被评为山东省医药卫生重点专业。

2014年　被评为房颤联合诊疗中心。

2015年　被评为山东省胸痛中心联盟单位。

2016年　被评为中国基层医师心血管疾病培训示范中心。

2017年　被评为国家级药物临床试验基地。

2017年　被评为国家级住院医师规范化培训基地。

2018年　被评为国家级胸痛中心。

2019年　被评为国家心衰医联体 。

2019年　获得全国2019年度感控实践优秀基层医院称号。

2019年　被评为市级临床重点专科。

2019年　被评为全国2019年度感控实践优秀基层医院称号。

2020年　被评为山东省心内科护理专科护士临床教学基地 。

2020年　被评为心源性卒中防治基地 。

2020年　获得高危人群筛查工作山东省排名第一。

2021年　被评为国家标准化心脏康复中心。

2021年　被评为国家标准化高血压中心。

2023年　被评为国家级心血管病护理及技术培训基地。

（2）个人荣誉

1992年　孟新获得中国石油天然气总公司护理知识、技术竞赛全能奖第一名。

1996年　蔡丽芬被评为胜利石油管理局模范护士。

1998年　蔡丽芬被评为胜利石油管理局模范护士。

1998年　孟新获得胜利石油管理局护理技术能手。

2000年　孟新获得胜利石油管理局优秀卫生工作者。

2003年　巩叶辉获得胜利石油管理局先进个人。

2005年　巩叶辉获得胜利石油管理局模范护士。

2005年　常红艳获得油田三八红旗手标兵。

2007年　常红艳获得东营市卫生系统先进个

人。

2008 年 胡烨获得胜利石油管理局优秀卫生工作者。

2009 年 张明哲获得山东省介入心脏病学专业奖—杰出介入专家。

2009 年 江守洪获得东营市优秀医生。

2009 年 胡烨获得胜利石油管理局文明建设先进职工。

2009 年 巩叶辉获得胜利石油管理局文明建设先进职工。

2010年 胡烨获得东营市卫生系统先进个人。

2011 年 闫丽在胜利石油管理局第三届护理拉力赛中获得三等奖；获东营市女工技能大赛二等奖，被评为青年技术能手。

2011 年 闫丽在东营市女工技能大赛中获得二等奖，被授予青年技术能手。

2012 年 巩叶辉获得胜利石油管理局卫生工作先进个人。

2012年 孟新获得首届东营市特色护理能手。

2012 年 闫丽获得东营市青年技术岗位能手大赛二等奖。

2014 年 胡烨获得东营市医学会评为优秀医生。

2015 年 刘传木被聘为中国医师协会冠脉介入工作专业委员会资深介入专家。

2016 年 胡烨获得山东省优秀电生理和起搏专家。

2016 年 刘传木被授予山东省心脏起搏杰出贡献奖。

2016 年 孟新获得东营市健康守护天使。

2018 年 刘相飞在第五届中国好术者华东区比赛中获得第三名、山东省第一名。

2018年 刘相飞在全国总决赛中获得第五名、三等奖。

2018年 刘世雷获得胜利油田青年岗位能手。

2019 年 刘世雷获得胜利油田文明建设先进个人。

2019 年 刘欢在东营市急诊急救、新生儿、重症护理竞赛中获得三等奖。

2019 年 朱香玲、韩雨晴在山东省护理学会第一届心电图大赛中获得优秀奖。

2019 年 刘相飞在中华医学会心电生理和起搏分会青年委员会举办的第五届青年心电生理医生手术病例大赛中获得三等奖（全国第 5 位）。

2019 年 刘相飞获得中国石化集团胜利石油管理局青年岗位能手。

2020 年 胡烨获得胜利油田三八红旗手。

2020 年 王建被东营市妇女联合会授予东营市巾帼建功标兵。

2020 年 王建被胜利石油管理局有限公司委员会授予胜利青年抗疫榜样。

2020 年 王建被湖北省人民政府授予最美逆行者。

2020 年 王建被中共武汉市金银潭医院委员会授予荣誉职工称号。

2020 年 韩雨晴在第四届东营市医院品管圈大赛中获得二等奖。

2020 年 韩雨晴在第四届山东省医院品管圈大赛中获得二等奖。

2020 年 韩雨晴在第八届全国医院品管圈大赛中获得二等奖。

2020 年 刘欢在胜利油田第二十一届职工护理技能大赛中获得个人银奖、授予油田三等功。

2020 年 刘欢在健康中国——癌症防治行动健康科普大赛中获得二等奖。

2021 年 闫丽获得东营市市直卫生健康系统优秀共产党员。

2021 年 刘福珍、李红在第九届全国医院品管圈大赛中获得二等奖。

2022 年 刘福珍获得东营市医学会 2021 年度优秀护士。

2022 年 刘福珍、王静、王慧昕、衣明菁、张晓彤、刘慧敏、张永鑫在东营市卫健委品管圈大赛中获得优秀奖。

2022 年 王慧昕在首届健康山东行动知行大赛医疗机构专场省级竞赛中获得三等奖。

2022 年 王静被中共儋州市和庆镇授予抗疫最美志愿者。

2022 年　王静被海南省人民政府授予抗疫荣誉证书。

2022 年　胡烨获得山东省优秀医保医师。

2022 年　胡丹在全市卫生健康系统护理职业技能竞赛中获得内科护理项目一等奖。

2022 年　胡丹在山东省技能兴鲁技能竞赛中获得优秀奖。

2022 年　韩雨晴获得 2021 年度东营市医学会优秀护士。

2023 年　闫丽获得东营市护理学会优秀护士长。

2023 年　刘福珍、张永鑫、衣明菁、王静、王慧昕、张英翠、张晓彤、刘慧敏在第十届全国医院品管圈大赛中获得三等奖。

2023 年　王慧昕在东营市卫生健康系统第一届职工运动会乒乓球竞赛中获得团体亚军、单打冠军。

2023 年　刘福珍、王慧昕、王静、张晓彤、刘慧敏、刘梦瑶、刘静在东营市卫健委品管圈大赛获得三等奖。

2023 年　刘福珍、王慧昕、王静、张晓彤、刘慧敏、刘静、刘梦瑶在第六届山东省医院品管圈大赛中获得三等奖。

2023 年　王慧昕获得东营市青年志愿服务先进个人。

2023 年　刘福珍在东营市“党建品管圈”创新项目大赛中获得二等奖。

2023 年　刘福珍在山东省卫生健康系统第二届“党建品管圈”创新项目大赛中获得一等奖。

2023 年　刘福珍在东营市卫健委“党建品管圈”创新项目大赛中获得二等奖。

2023 年　王慧昕在第八季改善医疗服务行动全国医院擂台赛华东赛区比赛中获得优秀案例奖。

2023 年　王慧昕在第十一届全国医院品管圈大赛中获得一等奖。

2023 年　王静、张晓彤在东营市卫健委健康科普短视频大赛中获得三等奖。

2023 年　刘福珍、王静、张晓彤、刘梦瑶在山东省医学会首届科普大赛中获得优秀奖。

（撰稿人：胡　烨　刘　欢）

心脏外科、血管外科

（一）概况

1973 年心外科病人由外科二组收治，无固定床位。1979 年迁入医院现址，胸心外科和泌尿外科为一组，开放床位 18 张，外科副主任燕书能负责。1982 年胸心外科成为独立专业组，医生 4 人。1983 年成立苏醒护理组，李敬敏任组长。之后成立心脏外科监护室。1996 年迁至 1 号病房楼 14 楼，胸心外科与泌尿外科同一病区，占用床位 24 张。2000 年 6 月胸心外科 2 个专业分开，心血管外科占用床位 6 张，盖东和任主任。2001 年 3 月泌尿外科迁出，床位增至 14 张。2005 年底胸外科和心血管外科合并成胸心外科。2006 年心脏外科监护室更名为外科监护室，隶属麻醉科。2013 年 5 月胸心外科迁至 2 号病房楼 17 楼，开放床位 38 张。2014 年 1 月撤销胸心外科，成立心血管外科，与胸外科同在一个病区，占用床位 12 张。2015 年 11 月心血管外科更名为心脏外科 & 血管外科。2018 年 4 月迁至 2 号病房楼 2 楼，开放床位 24 张。2018 年 3 月被中华医学会评为中国心血管外科 500 强。2022 年 8 月 3 日成立心血管外科监护室，属心血管外科下设机构。开放床位 30 张，其中包含重症床位 6 张。2022 年 12 月 31 日经东营市卫生健康委员会评选为市级临床重点专科。

截至 2024 年 3 月，科室开放床位 30 张。在职医务人员 37 人。医师 11 人，其中主任医师 2 人、副主任医师 2 人、主治医师 5 人、住院医师 2 人，硕士研究生学历 8 人；护理人员 25 人，其中主管护师 8 人、护师 9 人、护士 8 人，有专职体外循环师 2 人。

历任负责人

姓名	职务	任职时间	离任时间	离任去向
燕书能	胸心外科主任	1979.01	1984.03	外科主任
徐元平	胸心外科副主任、主任	1984.03	1993.11	退职

姓名	职务	任职时间	离任时间	离任去向
鲁子仁	胸心外科副主任	1993.11	1997	主任
盖东和	胸心外科副主任	1993.11	2000.06	心血管外科主任
鲁子仁	胸心外科主任	1997	2000.06	退职
盖东和	心血管外科主任	2000.06	2005.10	离职
王庆安	胸心外科副主任	2005.12	2009.12	主任
王庆安	胸心外科主任	2009.12	2013.04	胸外科主任
宋　强	胸心外科副主任	2013.04	2014.05	心血管外科副主任
宋　强	心血管外科副主任	2014.05	2017.02	心血管医院副院长、心脏外科 & 血管外科主任、医务部副主任
宋　强	心血管医院副院长、心脏外科 & 血管外科主任、医务部副主任	2017.02	2022.01	心血管医院院长、心脏外科 & 血管外科主任、医务部副主任
宋　强	心血管医院院长、心脏外科 & 血管外科主任、医务部副主任	2022.01		
褚耀南	心血管外科副主任	2019.02		

历任护士长

姓名	职务	任职时间	离任时间	离任去向
李敬敏	胸心外科护士长	1973.06	1993.11	外科护士长
许金萍	外科三区副护士长	1991.01	1994	护士长
许金萍	胸心外科护士长	1994	1993.11	皮肤科
孟兆翠	胸心外科护士长	1995.06	2010.07	退职
王当莲	胸心外科护士长	2010.07	2013.11	人力资源部副部长
朱冬梅	胸心外科护士长	2013.11	2017.12	胸科医院总护士长、胸外科护士长
孙艳芳	副护士长	2018.01	2022.08	护士长
孙艳芳	护士长	2022.08		

心脏外科监护室历任护士长

姓名	职务	任职时间	离任时间	离任去向
司荣杰	副护士长	1985.06	1996.09	退职
孟兆翠	副护士长	1991.01	1995.06	胸心外科护士长
殷云霞	护士长	1996.06	2005.12	退职

（二）业务发展

1981 年 4 月燕书能带领麻醉马万清、体外循环盖东和、器械护士周桂芳等人赴山东医学院附属医院学习心脏外科技术。10 月 9 日在山东医科大学附院帮助下开展第 1 例动物实验，10 月 13 日独立开展第一例动物实验。1981 年后从美国引进成套心脏外科设备。

1982 年初医院成立心脏手术攻关领导小组，院长岳养信任组长，赵长明副院长和燕书能主任任副组长。7 月 19 日医院下达“关于开展心血管手术动物实验的有关规定”的文件，由岳养信院长负责，成立由院长、主任组成的 7 人领导小组，保证心脏外科手术的开展。

1982 年 12 月 17 日，开展第一例体外循环心内直视手术房间隔缺损修补术。

1983 年 5 月 20 日开展法鲁氏三联征根治术。7 月 20 日医院印发“关于开展心血管手术有关具体补充规定”，成立 12 个分组。

心血管门诊组：组长朱松岭

心血管检查组：组长王宗先

心血管手术组：组长燕书能

麻醉组：组长马万清

手术护士组：组长宋筱华

体外循环组：组长刘斌

心脏监护组：组长王宗先

苏醒护理组：组长李敬敏

仪器维修组：组长吴金章

药械、检查、血库组：郭永清、吴崇浩、方振华

后勤保障组：组长李曰星

摄影组：薛志澄

1983 年 10 月 26 日开展二尖瓣置换术。同年

瞿鸿德带领麻醉刘书润、心脏内科石玉杰、体外灌注刘斌、手术监护及术后护理孟兆翠、许金萍、周素贞、心导管张玉琢、检验吴崇浩等心血管外科专业小组人员，赴北京中国医学科学院阜外医院深入学习。8月至12月盖东和、杨国忠、田素珍、司荣杰参加由滨州医学院附属医院举办的山东省首届体外心脏手术学习班。

1985年盖东和、鲁子仁、郭银堂、袁振涛、王谦、邱凤英、田素珍等先后赴北京心肺中心学习，培养整支心脏外科骨干队伍。进行动物实验36次。

1985年7月12日完成第一例室间隔缺损修补术。11月19日开展法鲁氏四联症根治术。

1986年7月11日开展主动脉瓣、二尖瓣联合瓣膜置换术。

1988年4月8日开展完全性心上型肺静脉移位引流纠治术。

1989年5月26日开展左房黏液瘤摘除术。

1990年5月23日开展部分型心内膜垫缺损修补术。

1992年12月18日开展冠状动脉右室瘘纠治术。

1993年4月30日开展三房心纠治术。

1998年12月27日开展升主动脉带瓣置换术。

1999年3月5日开展非体外循环下冠脉搭桥术（静脉桥）。与美国心连心手术队进行长期合作交流。非体外循环下冠脉搭桥术主要应用于高龄、合并脑血管、肾血管等疾病，术后效果良好。4月3日开展腹主动脉瘤切除伴人工血管置换术，5月14日左室流出道梗阻疏通术，5月26日锁骨下动脉—锁骨下动脉人工血管转流术，6月26日大隐静脉转流治疗对侧髂股静脉回流梗阻术，7月5日腹主动脉闭塞人工血管下肢血流重建术，7月26日二次冠脉搭桥术，9月20日隐股静脉瓣直视成形术。

2000年5月25日独立完成第一例非体外循环冠脉搭桥术，8月11日完成室壁瘤切除、左室几何成形冠脉搭桥术，10月21日完成二尖瓣置换加冠脉搭桥术，11月25日完成股动脉切口拉栓术。

2001年12月11日开展爱博斯坦畸形纠治术。

2002年1月26日开展颈动脉内膜剥脱术，6月6日完成股腘动脉人工血管转流术，11月11日完成主动脉夹层动脉瘤腔内隔绝术、主动脉覆膜支架置入术。

2003年10月21日独立完成双瓣置换加搭桥术，12月31日完成环加宽换瓣术。

2004年5月11日开展颈动脉内膜剥脱加冠状动脉搭桥术，7月24日完成主动脉阻断人工血管升主动脉腹主动脉转流术。

2015年1月9日开展全腔镜二尖瓣置换术，12月19日开展微创冠脉搭桥术。

2016年1月30日开展David+全弓置换加象鼻术。12月不停跳冠脉搭桥术被评为医院微创技术品牌。

2017年9月17日开展冠脉搭桥术+颈动脉内膜剥脱+二尖瓣成型+房间隔缺损修补术，实现多种疾病联合诊疗。同年大隐静脉高位结扎剥脱术进入ERAS术后快速康复，患者术后第二天即可出院。12月抢救1例保卫油田资产颈部血管断裂患者，获感动胜利特别贡献奖。

2018年12月9日开展BENTALL+孙氏手术+二尖瓣成型+三尖瓣成型+肺大疱结扎术。

2019年1月开展深低温停循环双侧脑保护技术，同年独立开展一氧化氮联合呼吸机技术及开展在食道超声引导下经胸室间隔缺损封堵术，11月26日开展经主动脉瓣置换术（TAVI）。

2021年开展无造影剂下卵圆孔未闭及房间隔缺损封堵术，10月独立开展床旁CRRT技术。

2022年9月29日开展Castor分支型主动脉覆膜支架腔内隔绝术。

2023年6月引进体外膜肺氧合设备，7月27日开展经心尖主动脉瓣置换术（TAVI）。

（三）社会兼职

盖东和任中国医疗保健国际交流促进会血管外科分会颈动脉学组常务委员、东营市第一，二届血管外科主任委员。

宋强任山东省医学会心外科委员会委员、山东省医学会心血管外科学分会第九届委员会委员、山东省医师学协会结构性心脏病专业委员会常务委员、山东省研究型医院协会心脏及大血管外科学分会副主任委员、山东省心脏大血管外科治疗控制中心第一届委员会委员、东营市血管外科副主任委员。

褚耀南任山东省医学会出生缺陷防控多学科联合委员会第一届委员会委员、山东省医师协会结构性心脏病专业委员会首届委员会委员、山东省医学会心脏瓣膜病多学科联合委员会第一届委员会委员、山东省中西医结合协会第一届胸痛专业委员会委员、山东省研究型医院协会心脏外科学分会委员。

孙艳芳任山东省护理学会血栓栓塞防护专业委员会委员、山东省护理学会心血管外科专业委员会委员、山东省老年医学会心血管病专业委员会委员、东营市护理学会血管外科护理专业委员会副主任委员。

（四）荣誉

2009年　宋强获得东营市科学技术奖。

2009年　褚耀南获得东营市科学技术奖。

2010年　宋强获得东营市科学技术奖 。

2022年　刘奕孜被济南市人民政府授予新冠肺炎疫情突出贡献。

2022年　高玉洁被广饶县人民政府授予新冠肺炎疫情突出贡献。

2022年　王炳慧被重庆市人民政府授予新冠肺炎疫情突出贡献。

2022年　张国恒获得2021年度优秀医学科技工作者称号。

2023年　张文敏在胜利油田管理局第二十二届职业技能竞赛中获得团体第一名及个人铜奖。

2024年　心血管外科案例《医护技一体共助心外科专业发展》获得2023年度中国现代医院管理典型优秀案例。

（撰稿人：宋　强　张文敏）

血管介入科

（一）概况

1999年7月成立介入科，是东营市最早成立具有微创特色的专业科室，最初由3人组成，隶属影像中心。2008年2月与神经内科合并成立神经血管病诊疗中心，在神经内科占用床位7张。2010年12月迁至医技楼2楼，更名为血管介入科，开放床位17张。2013年11月隶属脑科医院。2017年12月东营市首个静脉血栓防治门诊开诊。是东营市第二批医药卫生重点学科（B级）、东营市静脉血栓防治基地。2021年由老医技楼（医技楼北区）搬迁至1号病房楼3楼，病区床位扩展至30张。2022年11月，划归东营市心血管医院管理，主要开展主动脉病变腔内治疗、内脏动脉介入治疗、下肢动静脉疾病介入治疗、门静脉系统病变介入治疗、中心静脉病变介入治疗、肿瘤介入治疗、下肢静脉曲张外科手术等。

截至2024年3月，科室开放床位30张。在职医疗9人，其中硕士6人，本科2人，副主任医师4人，主治医师1人，住院医师4人，护理团队12人，均是本科，副主任护师1人，主管护师5人，护师4人，护士2人。

历任负责人

姓名	职务	任职时间	离任时间	离任去向
孙　鹏	主任	1999	2013.01	海南
吴德云	主任	2013.01	2013.11	院领导
高宗恩	主任	2013.11	2020.12	
韩光良	主任	2020.12	2021.09	
王明鑫	主任	2021.09	2022.12	院领导
宋　强	主任	2022.12	2023.04	
黄乐刚	主任	2023.04		
张晓飞	副主任	2021.09		
隋守光	副主任	2013.01	2023.02	神经外科
杜　鑫	副主任	2022.11		

历任护士长

姓名	职务	任职时间	离任时间	离任去向
丁彩霞	护士长	2008.03	2016.03	综合管理办公室
赵素伟	护士长	2016.03	2020.01	护理部
朱薇莹	护士长	2020.01		

（二）业务发展

1985年介入诊疗业务隶属放射科，开展心室造影、主动脉造影、经皮穿刺肝内胆管造影术、肝动脉血管造影、肾动脉血管造影等多项介入性诊疗新技术。

1999年至2002年开展肝癌等实体肿瘤的化疗栓塞术、全脑血管造影术、颈动脉支架成形术、颅内动脉瘤栓塞术。

2003年开展消化道支架植入术等。

2004年开展大血管腔内修复术、内脏动脉狭窄的血管内治疗、下肢动脉硬化闭塞症和糖尿病足的血管内治疗以及布-加氏综合征血管成形术等；经皮穿刺胆汁引流术、胆道支架植入术；经导管外周血管溶栓术、下腔静脉滤器置入术、周围血管成形术及支架植入术。

2007年开展球囊、支架辅助弹簧圈治疗颅内宽颈动脉瘤栓塞术。

2010年开展腹主动脉瘤腔内修复术、胸主动脉夹层腔内修复术。

2013年开展TIPS手术、腔静脉滤器回收术。

2014年11月开展对腹主动脉瘤破裂患者急诊腔内修复术。

2015年开展粒子支架植入术治疗食管癌患者、对肝恶性肿瘤腹膜后淋巴结实施经皮粒子植入术、应用loop技术回收倾斜滤器等。

2016年对肝癌实施载药微球TACE术、开展胆管粒子支架植入术。同年12月覆膜大支架血管腔内修复术治疗主动脉病变被评为医院介入技术品牌。

2017年开展下腔静脉滤器置入加Angioje吸栓装置治疗下肢深静脉血栓形成。12月举办黄河三角洲静脉血栓防治论坛暨中国微循环学会东营市静脉血栓防治基地授牌仪式。

2018年3月首次实施肝肿瘤微波消融术。11月首次实施胸主动脉夹层腔内修复术+左侧锁骨下动脉原位开窗术。11月30日举办黄河三角洲肿瘤介入论坛暨胜利油田中心医院加入中国生物医学工程学会肿瘤微创创新转化联合体授牌仪式。12月首次实施胸主动脉夹层腔内修复术+左颈总、左侧锁骨下动脉原位双开窗术。急性下肢深静脉血栓一站式治疗技术被评为医院血管介入技术品牌。

2019年率先在东营地区开展胸主动脉夹层覆膜支架植入+弓上分支原位重建。

2019年率先在东营地区开展血透通路再狭窄或闭塞介入治疗。

2022年率先在东营地区开展微创治疗下肢静脉曲张。

2023年率先在东营地区开展局麻下主动脉夹层、腹主动脉瘤腔内修复术。

2023年率先在东营地区利用逆穿技术开通下肢动脉长段闭塞病变。

2023年率先在东营地区独立开展经颈静脉门-体静脉分流术（TIPS）。

（三）社会兼职

隋守光任东营市医学会介入医学专业委员会副主任委员、东营市医师协会外周血管委员会副主任委员。

黄乐刚任《中国普通外科学杂志》中青年编委。

张晓飞任山东省卫生健康管理协会健康体检专家委员会秘书长、东营市老年医学会常务理事、东营市老年医学会血管神经介入专业委员会副主任委员。

肖颖任中国妇儿介入学会常务理事、东营市医学会介入医学专业委员会副主任委员、东营市医师协会外周血管委员会副主委。

路建宽任东营市医师协会血栓防治委员会副主委、东营市医师协会综合介入治疗委员会副主委、东营市医师协会外周血管委员会副主委、东营市医学会介入医学专业委员会副主任委员。

（四）荣誉

（1）集体荣誉

2013 年　获得东营市医药卫生特色专科。

2013 年　获得高级卒中中心。

2018 年　获得东营市静脉血栓防治联盟主任委员单位。

2018 年　获得中国微循环学会中周围血管疾病专业委员会东营市静脉血栓防治基地。

2019 年　获得东营市医师协会外周血管介入医师分会主任委员单位。

2020 年　获得中国妇儿介入联盟理事单位。

2020 年　获得山东省无痛肿瘤介入病房联盟常务理事长单位。

2023 年　获得上海第九人民医院集团血管外科医疗联盟体单位。

（2）个人荣誉

2011 年　高宗恩获得胜利石油管理局双文明个人。

2012 年　路建宽获得胜利石油管理局卫生工作先进个人。

2014 年　高宗恩获得东营市第二届首席医学专家称号。

2016 年　高宗恩获得东营市第五批黄河口领军人才医学专家称号。

2016 年　路建宽获得东营市第五批黄河口领军人才优秀青年人才称号。

2021 年　张晓飞被共青团胜利石油管理局有限公司委员会授予胜利青年抗疫榜样。

（撰稿人：黄乐刚　杨光超）

心电图室

（一）概况

1964 年 10 月—1965 年 5 月，医院派霍艳珍医师赴上海胸科和同济医院进修学习心电图技术，回院后由霍艳珍医师负责组建心电图室，并开展了心电图检查项目，后由刘明才医师负责。2017 年 2 月划归心血管医院管理。2019 年由门诊四楼迁至新医技楼南区三楼，是目前东营市规模最大、检查人数最多、设备最先进的心电检查中心。年均进行常规心电图检查 10 万余人次，动态心电图检查 1.5 万余人次。经过多年发展已成为包括常规心电图、动态心电图、动态血压监测、运动负荷试验、药物负荷试验、睡眠呼吸监测检查等多种检查项目的综合性科室，并在帮助临床医师明确患者诊断方面发挥着日益重要的作用。

截至 2024 年 3 月，科室有医务人员 10 人，其中硕士研究生 1 人。医师 8 人，其中副主任医师 2 人，主治医师 5 人，住院医师 1 人，技师 2 人。

历任负责人

姓名	职务	任职时间	离任时间	离任去向
霍艳珍	负责人			退休
刘明才	负责人			退休
姚亚岚	负责人			退休
田明坤	副主任	2017.02	2019.11	综合管理办公室主任
马　宁	副主任	2019.11	2022.12	主任
马　宁	主任	2022.12		

（二）业务发展

科室现有迪姆动态心电分析系统，对各种心律失常及心肌缺血检出率、分辨率极高，并兼有 HRV、Q－T 离散度、心率减速力等项目，准确性高，对于临床诊断具有极高的参考价值；记录盒体积小，分量轻，便于携带。动态血压检查设备采用迪姆记录仪，分析系统准确全面，该仪器能自动实时测量血压，结果报告精确，分析系统以图表、曲线等多种形式展示病人 24 小时血压高低变化的趋势，峰值及多发期，有利于医生诊断和合理用药。2022 年 1 月，开展睡眠呼吸 HOLTRY 检测，10 月远程心电网络全院上线，优化了检查流程，极大限度地缩短了诊断的时间，进一步提高全院信息化程度，提高网络会诊能力，建立信息化资料库。

（三）社会兼职

马宁任东营市预防医学会心电学与疾病筛查委员会主任委员、山东省医学会心电学分会委员、山东省中西医结合学会心电专业委员会委员

陈荔荔任山东中医药学会健康体检与评估工作委员会委员、山东中医药学会中医药科研产业化分会委员、山东省医学会心电学分会委员

（四）荣誉

2022 年　心电图室心动圈在第六届东营市品管圈大赛中获得优秀奖。

2023 年　心电图室心动圈在第六届山东省医院品管圈大赛中获得一等奖。

2023 年　心电图室心动圈在第十一届全国医院品管圈大会中获得课题研究型专场一等奖。

（撰稿人：马　宁　陈荔荔）

第三节　东营市肿瘤医院

东营市肿瘤医院于 2017 年 2 月成立，为加强学科专业化协作，整合了血液内科两个病区、肿瘤科三个病区、国际特需及中西医结合病区、放射治疗中心共七个医疗单元。现开放床位 199 张，医护人员 149 人。第一届领导班子：刘国强任党支部书记、副院长，王炳平任院长、党支部副书记，吴学辉任副院长，刘大海任综合管理办公室主任，赵峰任综合管理办公室副主任、总护士长。第二届领导班子：刘国强任党支部书记副院长，吴学辉任院长，张婷婷任党支部副书记，周忠向任副院长，尹晓华任副院长，刘大海任综合管理办公室主任，崔永胜任综合管理办公室副主任，李娟娟任总护士长。

肿瘤科

（一）概况

建院初期，肿瘤病人由内外科收治。1985 年 6 月 5 日肿瘤科成立，分为肿瘤外科和肿瘤内科 2 个专业组，病房与呼吸内科同在五病区，占用床位 23 张，刘正华主任负责。其中内科组床位 13 张，吴小园主任负责，主要收治术后化疗及姑息治疗病人；外科组床位 10 张，主要对乳腺癌、胃肠道肿瘤等行手术治疗。在外科门诊设立肿瘤科门诊。1988 年肿瘤外科并入普外科。肿瘤内科病房迁至放射治疗中心东侧病房楼，病房分放疗和化疗两个专业组，开放床位 28 张。门诊设在 1 楼，包括化疗门诊、放疗门诊、中医门诊，设化疗门诊治疗室，简易病床数张。同年 11 月 28 日引进美国 Varian 公司 Clinac1800 高能医用电子直线加速器（山东省的第二台），日本东芝公司模拟定位机 LX—30A 投入使用。1993 年与泰恒公司合作，建立肿瘤康复病房，设病床 37 张。1997 年 11 月肿瘤科病房迁至放射治疗中心南侧病房，床位增至 38 张。1999 年底门诊迁至门诊楼 6 楼。2001 年 2 月扩展为放疗、化疗两个病区，每个病区设病床 42 张。同年康复病房及化疗门诊治疗室撤销。2008 年根据肿瘤治疗模式的变化，实施化疗和放疗综合治疗，肿瘤化疗病区和放疗病区更名为肿瘤一病区和肿瘤二病区。2013 年 3 月开设 PICC 护理门诊。同年 9 月增设肿瘤科三病区，位于 1 号病房楼 10 楼，开放床位 40 张。肿瘤科一病区主要治疗头颈部及其他肿瘤，肿瘤科二病区主要治疗胸部肿瘤，肿瘤科三病区主要治疗腹部肿瘤。2016 年成立放射治疗中心。新投产的放射治疗中心为二层楼结构，建筑面积 1149 平方米。一层有 2 个直线加速器机房，1 个 CT 模拟机机房和 1 个普通模拟机机房；二层是物理室和维修室、办公室等。10 月引进美国 Varian 公司生产 Trilogy 直线加速器及辅助设备投入运行。2021 年 4 月引进的瑞典医科达公司生产的 Infinity 直线加速器及辅助设备投入运行。2017 年 2 月 27 日成立东营市肿瘤医院，肿瘤科隶属东营市肿瘤医院。2018 年 1 月肿瘤科三病区迁入 3 号病房楼 21 楼，开放床位 48

张。2021年3月肿瘤一病区、二病区迁入3号楼18楼、20楼，开放床位48张。2022年10月专业细化：肿瘤科一病区专业范围头颈部，乳腺癌，泌尿生殖，肝胆胰腺其他杂类肿瘤；肿瘤科二病区专业范围食管贲门消化道肿瘤，肿瘤科三病区专业范围食管癌，肺癌，纵隔肿瘤。目前肿瘤科3个病区共开放床位120张。是省级癌痛规范化治疗示范病房，山东省肿瘤护理临床专科教学培训基地，省级癌痛规范化治疗示范病房，东营市首批临床重点专科（B级），东营市护理服务示范病房，于金明院士工作站，山东省肿瘤规范化诊疗基地，东营市癌症诊疗中心，山东省头颈颅脑肿瘤诊疗联盟副主委单位，山东省肺癌放疗“双精准”规范化诊疗协作中心，全国光动力介入治疗培训基地，肿瘤微创治疗示范基地，东营市医学会肺癌多学科联合委员会主委单位。2022年疫情期间出院病人近7000人次，门诊量5.55万人次。2023年肿瘤科全面推进学科分组并响应国家分级诊疗的指导意见，以CMI值为主要考核目标，开始推动日间化疗门诊的运营，同年配合全院学科调整，肿瘤科一病区由3号楼18楼搬迁至3号楼20楼，保持床位不变，肿瘤科二病区由3号楼20楼搬迁至3号楼23楼，床位更改为24张床，肿瘤科三病区仍在3号楼21楼，床位数不变；2023年出院病人约7590人次，门诊量约61891人次。

截至2024年3月，科室开放床位120张。有医疗、护理及工程技术人员83人。医师25人，其中主任医师5人，副主任医师7人，主治医师10人，住院医师3人；护理人员49人，其中副主任护师2人，护师19人，护士28人；放疗技术人员9人，其中物理师3人，摆位技术员4人，维修师1人，模拟技师1人。博士1人，硕士16人。有医院首席医学专家1人，高级医学专家1人。

历任负责人

姓名	职务	任职时间	离任时间	离任去向
刘正华	副主任	1984.08	1987.08	主任
刘正华	主任	1987.08	1994.05	副院长
刘正华	副院长	1994.05	1998.09	退职
吴小园	副主任	1984.08	1993.10	退职
李鸿祥	副主任	1987.09	1997.07	退职
蒋正怀	副主任	1987.09	2000.08	副院长
王兴国	副主任	1993.10	2005.12	离任
陆秉勋	副主任	1994.05	1999.12	退职
杨梦广	副主任	1997.07	2012.07	退休
王炳平	副主任	1999.11	2003.02	主任
王炳平	主任	2003.02	2017.02	院长助理
王炳平	主任	2017.02	2022.08	肿瘤医院院长
吴学辉	副主任	2006.01	2022.08	肿瘤医院副院长
吴学辉	副主任	2022.08	2024.02	肿瘤医院院长
刘大海	副主任	2012.07	2020.10	放射治疗中心主任
张庆民	副主任	2013.10	2022.12	退职
张婷婷	副主任	2020.10	2022.08	兼任放射治疗中心主任
张婷婷	主任	2022.08	2022.12	肿瘤科副主任兼任放射治疗中心主任
张婷婷	主任	2022.12	2024.03	肿瘤科主任兼任放射治疗中心主任
张婷婷	主任	2024.03		肿瘤医院院长，肿瘤科主任兼任放射治疗中心主任
赵飞飞	肿瘤三病区副主任	2022.07		
王树凯	肿瘤一病区副主任	2022.07		
朱忠鹏	肿瘤二病区副主任	2022.07		
崔永胜	肿瘤医院办公室副主任	2022.07		

历任护士长

姓名	职务	任职时间	离任时间	离任去向
曲爱兰	护士长	1984.10	1987.07	挂号室
司玉爱	肿瘤科五病区副护士长	1987.07	1996.03	计生办
周素贞	副护士长	1990.10	1998.12	门诊部

石　芳	护士长	1998.12	2010.08	营养科
贾爱云	护士长	2001.02	2006.01	皮肤科
王佐荣	护士长	2006.01	2008.12	护理部
赵　峰	护士长	2008.12	2013.09	肿瘤一病区护士长
赵　峰	肿瘤一病区护士长	2013.09	2017.03	肿瘤三病区及国际特需医疗部护士长、肿瘤医院总护士长、综合办公室副主任
赵　峰	肿瘤三病区及国际特需医疗部护士长、肿瘤医院总护士长、综合办公室副主任	2017.03	2019.07	人力资源部
韩红军	护士长	2011.01	2021.12	黄岛区人民医院
李娟娟	护士长	2013.09	2019.09	总护士长
李娟娟	总护士长	2019.09	2022.11	护理部
张丽霞	肿瘤三病区副护士长	2018.01	2022.11	肿瘤三病区护士长
张丽霞	肿瘤三病区护士长	2022.11		
程晓飞	代肿瘤二病区护士长	2022.10	2024.02	皮肤科
赵丹凤	肿瘤一病区副护士长	2022.12		
王娟娟	肿瘤二病区副护士长	2022.12		

（二）业务发展

（1）肿瘤外科专业

肿瘤外科专业并入普外科之前，手术治疗甲状腺癌、乳腺癌、胃肠道肿瘤病人236例。在山东省较早开展乳腺癌扩大根治术和改良根治术，并对Ⅲ期乳腺癌给予新辅助化疗，效果明显优于单纯手术。对直肠癌术前术后均开展放化疗。

1988年5月刘正华主任牵头开展东营市西城区乳腺癌普查1万余人，对2例早期乳腺癌和40余例良性病变进行手术治疗。该项目获1995年东营市科技进步二等奖、1997年胜利石油管理局科技推广一等奖。

（2）肿瘤内科专业

1985年化疗药物有环磷酰胺、长春新碱、氨甲喋呤、5-氟尿嘧啶、顺铂、足叶乙甙等几种，针对小细胞肺癌、恶性淋巴瘤、晚期乳腺癌、睾丸癌等大量晚期病人进行姑息治疗。

1990年应用IFO+DDP+VP16二线方案治疗小细胞肺癌；应用紫杉醇及长春瑞宾，提高乳腺癌和晚期肺癌化疗疗效。

1994年开展大剂量大容积腹腔灌注治疗晚期腹腔内肿瘤技术，有效率近70%，延长病人生存时间。

1995年应用高效止吐药—5羟色胺受体拮抗剂（恩丹西酮等），减轻化疗呕吐反应；基因重组人造血干细胞集落刺激因子的应用及成分输血等，辅助支持治疗。

1997年开展锁骨下静脉穿刺置管，持续泵入5-FU 100小时联合其他化疗药物治疗晚期消化道癌疗效达68%，病人中位无进展时间（TTP）10个月，无病生存期时间长达36个月，此项技术经鉴定达到国内领先水平。

1999年开展恶性肿瘤多药耐药及临床逆转研究，获胜利石油管理局科技情报三等奖。

2000年使用奥沙利铂、羟基喜树碱、卡培他滨等药物，提高晚期胃肠道癌化疗疗效；使用健择、多烯紫杉醇、培美曲塞等药物对耐药的非小细胞肺癌及乳腺癌进行治疗，有效率从20%提高到60%左右。

2004年在东营地区开展首例曲妥珠单抗治疗Her-2高表达的晚期乳腺癌病人，取得良好疗效。

2005年开展恶性肿瘤化疗及外周静脉置管（PICC）技术。

2007年在山东省内率先应用CD20单抗治疗弥漫性大B细胞淋巴瘤。

2011年应用TKI抑制剂治疗EGFR突变的晚期非小细胞肺癌，患者PFS明显延长。

2012年开展DC-CIK免疫细胞联合放、化疗治疗多种实体瘤和胸腹腔积液，提高患者生存质量。

2014年开展肿瘤多学科（MDT）诊治工作，设有食管癌、肺癌、胃癌、结直肠癌、头颈肿瘤、妇科肿瘤协作组，截至2018年已完成300余例患者诊治。

2015 年开展基因检测，对晚期肺癌进行全程管理。广泛应用多靶点药物阿帕替尼治疗晚期胃癌，肿瘤靶向治疗进入新时代。

2016 年 12 月引进体腔热灌注治疗设备，治疗腹腔转移癌和恶性胸水，截至 2019 年 1 月治疗 40 余例，疗效明显。

2017 年应用化疗加靶向药物治疗转移性结直肠癌，延长病人生存期。

2018 年应用氟维司群治疗晚期乳腺癌，开始应用 K 药进行肺癌免疫治疗。12 月超声引导结合赛丁格技术 PICC 置管术被评为医院血管介入技术品牌。

2019 年 3 月在肿瘤三病区抢救室设置避光病房并顺利开展肿瘤光动力治疗，为黄河三角洲地区首家开展此类治疗手段。

2022 年 4 月来，开展经皮肺、肝、骨、脑等多部位穿刺活检，同期开展胸腔积液、腹腔积液、心包积液穿刺置管引流。

2023 年 4 月顺利通过山东省药品监督管理局专家的现场检查，并于 2023 年 5 月参与全国多中心的《评价 TQB 联合内分泌治疗对比安慰剂联合内分泌治疗在 HR 阳性、HER2 阴性乳腺癌辅助治疗中有效性和安全性的随机、双盲、平行对照的 III 期临床试验》。

（三）社会兼职

刘正华任山东省抗癌协会委员，山东省抗癌协会首届放射肿瘤学分会副主任委员，东营市首届血液肿瘤专业名誉主任委员。

王炳平任山东省抗癌协会第二届、第四届放射肿瘤学分会副主任委员、山东省医师协会肿瘤放疗分会腹盆部肿瘤亚专业委员会副主任委员、东营市会首届、第二届血液肿瘤专业委员会副主任委员、东营市首届肿瘤放疗专业委员会主任委员、东营市首届肿瘤学委员会副主任委员。

王兴国任东营市首届、第二届血液肿瘤专业委员会副主任委员、山东省抗癌协会化疗分会委员。

吴学辉任山东省抗癌协会第二届生物治疗分会副主任委员、东营市首届肿瘤放疗专业委员会副主任委员。

刘大海任山东省抗癌协会首届放疗物理技术分会副主任委员、东营市首届肿瘤放疗专业委员会副主任委员。

张庆民任东营市第四届血液肿瘤专业委员会副主任委员。

赵峰任山东省老年学会静脉输液委员会副主任委员、东营市肿瘤血液专业委员会主任委员。

韩红军任东营市首届 PICC 专业委员会主任委员。

李娟娟任东营市首届 PICC 专业委员会副主任委员。

张婷婷任山东省医师协会肿瘤放疗医师分会青年学组副组长、山东省临床肿瘤学会非小细胞肺癌专家委员会常委、青委会副主任委员、东营市医学会肺癌多学科联合委员会主任委员、东营市医学会肿瘤学分会副主任委员。

崔永胜任山东省抗癌协会肿瘤微创治疗委员会副主任委员、山东省医学会肿瘤微创治疗委员会光动力学组副组长。

（四）荣誉

（1）集体荣誉

2007 年　被评为山东省优秀质量管理小组。

（2）个人荣誉

1984 年　刘正华荣立油田三等功。

1986 年　刘正华被评为胜利石油管理局优秀共产党员。

1990 年　连续四年刘正华被评为胜利石油管理局双文明先进个人。

1991 年　刘正华被评为油田劳动模范。

1993 年　刘正华被评为胜利石油管理局模范共产党员。

1994 年　刘正华被评为胜利石油管理局首批拔尖人才。

2000 年　王炳平被评为胜利石油管理局优秀卫生工作者。

2002 年　王炳平被评为胜利石油管理局文明建设先进职工。

2003 年　王炳平被评为胜利石油管理局文明

建设先进职工。

2004 年　王兴国被评为胜利石油管理局优秀卫生工作者。

2006 年　熊飞被评为胜利石油管理局优秀共青团干部。

2007 年　王炳平被评为东营市优秀医生。

2009 年　赵炳芬被评为东营市优秀医生。

2010 年　刘大海被评为东营市优秀医生。

2011 年　刘大海被评为东营市优秀医生。

2012 年　韩红军被评为东营市优秀护士。

2014 年　吴学辉被评为东营市优秀医生。

2014 年　王炳平被评为胜利石油管理局优秀共产党员、东营市肿瘤科首席医学专家。

2015 年　程晓飞获得胜利石油管理局第十九届青年护士技能大赛一等奖。

2016 年　赵峰被评为东营市优秀护士。

2016 年　张丽霞被评为东营市优秀护士。

2018 年　韩红军被评为胜利石油管理局优秀护士。

2020 年　崔永胜获中华放射学杂志双源 CT 技术临床图像大赛优秀奖。

2022 年　王长宾获山东省放疗医师靶区勾画技能竞赛个人二等奖。

2022 年　张丽霞获得东营市优秀护士。

2022 年　王传迪获得东营市疫情防控最美家庭。

2022 年　王传迪获得海南疫情防控阻击战荣誉证书、济南抗疫荣誉证书。

2022 年　高丽娟获得上海疫情防控阻击战荣誉证书。

2022 年　李志慧获得青岛疫情防控阻击战荣誉证书。

2023 年　张丽霞获得东营好护士。

（撰稿人：张婷婷　崔永胜）

血液内科

（一）概况

建院初期为综合内科。1974 年江忠亚赴上海新华医院进修血液病。1979 年迁入医院现址与神经内科组同在十病区，医生 2 人。1984 年与消化内科同在十一病区，内科主任于天池负责。1991 年成立血液病实验室。1995 年迁入 1 号病房楼 8 楼，与消化专业同在一个病区。1996 年建立空气层流洁净病房，对白血病化疗患者实施全环境保护。2008 年 10 月 4 日血液专业与消化专业分开，成立独立的血液内科病区，位于 2 号病房楼北侧老病房楼 3 楼，开放床位 30 张，有血液病实验室，百级层流病房 2 间、千级层流病房 3 间、层流洁净床 4 张。2013 年被评为山东省医药卫生重点专业，山东省临床重点专科建设单位，丁慧芳为学科带头人。2014 年 6 月成立生物细胞实验室，负责为医院临床科室制备自体免疫细胞，并提供细胞生物学、细胞免疫学等方面的研究平台。隶属于血液内科管理。2017 年 9 月获“山东省自然科学基金”青年基金立项 1 项，于 2020 年结题。2018 年 1 月迁至 3 号病房楼 24 楼，2021 年学科开设两个病区，分别在 3 号楼 24 楼、3 号楼 23 楼，开放床位 80 余张，拥有 5 间百级空气层流洁净病房，16 张百级层流床。设有造血干细胞移植、淋巴瘤和骨髓瘤、白血病、出凝血等亚专科。连续 6 年成功举办国家级及省级继续医学教育项目。目前是东营市最大的集医疗、科研、教学于一体的血液病诊疗专科。血液内科是中国血液病专科联盟首批成员单位，“一带一路”生物医学国际联盟成员单位，山东省血液病专科联盟成员单位，山东省护理服务示范病房，中国医科院血液病医院协作单位，东营市护理服务示范病房，东营市医疗质量示范科室。常规开展自体造血干细胞移植、大剂量化疗、放疗、微移植、血液肿瘤精准诊断等先进技术。造血干细胞移植、自体冻存血小板回输、脂肪间充质干细胞基础研究、血液肿瘤的免疫治疗、微移植等先进技术均在本地区率先开展。科室是目前东营市唯一能开展造血干细胞移植的单位，已成功完成造血干细胞移植 100 余例，脐带血输注治疗 6 例，CAR–T 细胞治疗 3 例。2018 年至今共完成 PICC 置管 250 余例；2023 年门诊近 2 万人次、出院 3341 人次。

截至2024年3月，科室开放床位68张。总人数33人，其中主任医师3人、副主任医师4人、主治医师3人、住院医师3人；副主任护师1人，主管护师15人。医师13人中有硕士12人、博士1人，滨州医学院或潍坊医学院硕士生导师3人。

历任负责人

姓名	职务	任职时间	离任时间	离任去向
于天池	内科主任	1984.08	1994.04	
路希敬	内科副主任	1994.09	1999.03	内科主任
张威庆	内科副主任	1996	1997.12	干部病房
路希敬	内科主任	1999.03	1999.08	副院长
丁慧芳	消化血液科副主任	1999.08	2008.12	内科主任兼血液内科主任
丁慧芳	内科主任兼血液科主任	2008.12	2010.05	副院长
刘国强	副主任	2010.07	2013.10	主任
刘国强	主任	2013.10		
邢　健	副主任	2017.02		
王　椋	副主任	2019.02		
韩　芳	主任助理	2020.08		

历任护士长

姓名	职务	任职时间	离任时间	离任去向
李淑月	护士长	1982.11	1985.05	中医科护士长
王桂英	护士长	1985.05	1993.11	退职
王花景	十一病区副护士长	1991.01	1997.09	院计生办
蔡丽芬	护士长	1998.03	1998.12	轮转
于秀英	护士长	1998.12	2000.02	轮转
赵俊荣	护士长	2000.02	2001.02	轮转
孙　莉	护士长	2001.02	2002.03	轮转
万国华	护士长	2002.03	2009.12	营养科主任
张慕华	护士长	2009.12	2013.11	科教科副主任
刘　娟	血液内科一病区护士长	2013.11	2024.03	一站式服务中心护士长
赵海珍	血液内科二病区副护士长	2021.09		

（二）业务发展

1979年主要收治白血病、再生障碍性贫血、粒细胞减少、血小板减少性紫癜和凝血机制障碍等疾病以及红斑狼疮等。

1984年应用周围血象检查辅助诊断，骨髓涂片细胞形态学检查。依托化验室，开展碱性磷酸酶染色、过氧化物酶染色、血酶原纠正试验凝血酶原活动度、纤维蛋白原、鱼精蛋白副凝试验、凝血活酶生成、细胞组织化学染色、铁染色等，提高对白血病类型的鉴别和各类凝血障碍性疾病的诊断水平。应用铁剂、叶酸、维生素B_{12}治疗贫血。应用小剂量阿糖胞苷治疗急性非淋巴细胞白血病取得良好效果。

1985年应用FAB分型诊断白血病，提高诊断治疗水平和病人预后。应用胎肝细胞悬液治疗再生障碍性贫血。中西医结合治疗血液病得到广泛应用。

1989年开展血液病相关的实验室检查，引进新技术新方法，对急性白血病、多发性骨髓瘤、恶性淋巴瘤等恶性血液病患者在支持治疗的基础上，应用规范的标准方案联合化疗，延长患者生存期。

1991年成立血液病实验室，进行骨髓细胞形态学、细胞组织化学染色等检查，同年9月为1例外周血三系血细胞减少，骨髓反复干抽的患者进行骨髓活检，确诊为骨髓纤维化。

1992年开展溶血性疾病相关的实验室检查，如抗人球蛋白试验、酸溶血试验、糖水试验、红细胞脆性试验等，对血友病患者可以进行初步分型，对再生障碍性贫血患者在应用雄性激素、左旋咪唑和中医药治疗的基础上加用环孢霉素A、糖皮质激素治疗。应用全反式维甲酸、砷剂等治疗急性早幼粒细胞白血病，提高治疗安全性和有效率。

1994年应用长春新碱、糖皮质激素、免疫球蛋白治疗免疫性血小板减少性紫癜（ITP），提高难治性ITP治愈率。

1995年开展急性白血病形态学、免疫学及细胞遗传学分型诊断血液病的染色体检查，提高白血病诊治水平，将造血生长因子应用于血液病治疗。

1996年建立空气层流洁净病房，救治21例粒细胞缺乏和8例重症再障患者，对白血病化疗患者实施全环境保护，降低感染率和感染程度，缩短住院天数。

1997年开展血小板相关抗体、凝血因子检测。应用小剂量阿糖胞苷联合维甲酸、维生素E、D治疗低增生性恶性血液病。对难治性白血病采用环孢菌素A逆转耐药且换用二线药物治疗，积极筹备造血干细胞移植工作。

1999年应用CS — 300plus血细胞分离机进行白细胞、血小板、单个核细胞等分离及血浆置换；开展环孢菌素A血浓度检测，对再生障碍性贫血治疗、移植物抗宿主病防治起到重要作用；应用CD20单克隆抗体治疗B细胞淋巴瘤，提高治疗的安全性和有效率；在输注红细胞、血小板过程中应用白细胞滤器，降低输血反应及输注无效发生率。

2000年4月路希敬、丁慧芳等完成东营地区首例自体外周血造血干细胞移植。同年8月完成东营地区首例异基因外周血造血干细胞移植。

2001年5月完成首例自体骨髓移植。造血干细胞移植广泛应用于多发性骨髓瘤、淋巴瘤、急慢性白血病、高危乳腺癌及系统性红斑狼疮等治疗。同年7月成功为1例慢性粒细胞白血病供受者血型不相合患者进行骨髓及外周血造血干细胞混合移植，术后26天患者血型由B型转为供受者血型AB型，此项技术填补东营地区和山东省空白，经专家鉴定达到国际先进水平。9月为1例急性白血病合并骨髓纤维化患者进行自体外周血干细胞移植。此类病例干细胞移植国内罕见。

2002年应用反应停治疗难治性多发性骨髓瘤，至此完成移植病例50余例，均成功造血重建。

2003年率先在东营市开展白血病MIC分型技术，逐步完善MICM分型诊断。

2004年应用血浆置换术治疗血栓性血小板减少性紫癜，提高治愈率；应用酪氨酸激酶抑制剂（伊马替尼、尼洛替尼等）治疗慢性粒细胞白血病，逐渐取代异基因造血干细胞移植成为该病的一线治疗方案；购置流式细胞仪，提高白血病免疫表型诊断水平；检测CD55、CD59、T淋巴细胞亚群等；系统研究急性移植物抗宿主病、免疫性血小板减少症、再生障碍性贫血等疾病的免疫调节机制。

2006年开展白血病分子生物学检测，从APL的PML/RARα、CML的BCR/ABL开始，白血病MICM分型检测趋于完善。开展其他髓系、淋系分子生物学检查。同年完成山东省首例硼替佐米治疗复发难治性多发性骨髓瘤。开展经外周静脉的中心静脉置管术（PICC）。

2007年应用重组人血小板生成素（TPO）治疗难治性ITP。

2008年应用含硼替佐米方案治疗多发性骨髓瘤。将双磷酸盐、来那度胺引入多发性骨髓瘤治疗。开展骨髓、脐血间充质干细胞治疗术、骨髓单个核细胞治疗术、脐血单个核细胞治疗术。开展血清铁、铁蛋白、叶酸、维生素B_{12}等贫血检测，指导缺铁性贫血、营养性巨幼细胞性贫血等疾病诊治。

2009年开展FLT3、C-kit、NPM1、JAK2V617F、MLL、WT1等基因突变及IgH重排、FISH等检测，精确诊断白血病、指导治疗、预后判断、微小残留病监测。应用利妥昔单抗治疗难治性ITP。

2010年开展自体冻存血小板回输治疗化疗后血小板减少症。利用免疫固定电泳、ECT骨扫描对多发性骨髓瘤进行精确诊断及预后评估；进行淋巴瘤的免疫组化检查，指导临床按危度分层治疗。

2011年使用便携式微量泵持续皮下注射去铁胺治疗输血相关性铁过载；应用地西他滨治疗中高危MDS、老年急性髓系白血病。

2012 年开展 ATG/ALG 联合环孢素治疗重型再障，治愈 2 名重型再障患者。

2013 年 4 月完成山东省首例“皮下注射硼替佐米”治疗多发性骨髓瘤。开展细胞免疫治疗技术治疗恶性血液病。DC/CIK 细胞治疗多发性骨髓瘤、白血病、B 细胞淋巴瘤、卵巢癌 20 例次。

2016 年 6 月应用“微移植”技术完成 1 例老年白血病治疗。

2018 年 2 月应用伊布替尼治疗淋巴瘤、芦可替尼治疗骨髓纤维化、西达本胺治疗淋巴瘤。6 月完成国内首例“自体造血干细胞移植联合自体冷冻血小板回输”治疗淋巴瘤。8 月应用艾曲泊帕治疗难治性 ITP 和再障。12 月“淋巴瘤的精准诊治”被评为医院精准诊疗技术品牌。

2020 年 4 月完成“化疗联合非血缘脐血输注治疗老年白血病”。6 月完成“含苯达莫司汀的预处理方案进行自体造血干细胞移植治疗淋巴瘤”。

2021 年 9 月完成“CAR-T 治疗急性淋巴细胞白血病”、10 月完成“贝林妥欧单抗治疗老年初诊急性淋巴细胞白血病”、11 月完成“ROM 方案治疗中枢神经系统弥漫大 B 细胞淋巴瘤”等，均获得成功，均为省内或市内首例。2021 年，科室应用“达雷妥尤单抗”为一位 91 岁高龄的多发性骨髓瘤患者持续治疗 2 年，创造了该治疗技术的患者全国年龄纪录。

2022 年 2 月完成“含噻替哌的预处理方案进行自体造血干细胞移植”。

2023 年 5 月完成山东省首例自体造血干细胞移植联合 CAR-T 细胞治疗恶性淋巴瘤。

（三）社会兼职

路希敬任山东省医师协会血液医师分会副主任委员、东营市医学会首届血液肿瘤专业委员会主任委员、东营市医学会首届血液病专业委员会主任委员、东营市医学会第二届血液肿瘤专业委员会主任委员。

丁慧芳任山东省医学会第三届临床分析细胞学会副主任委员、山东省抗癌协会血液肿瘤学分会第二届委员会副主任委员、山东省免疫学会血液免疫分会副主任委员、东营市医学会第二届、第三届、第四届血液肿瘤专业委员会副主任委员、东营市医学会首届医学科技与教育专业委员会主任委员、东营市医学会首届血液病专业委员会副主任委员、东营市第三届护理学会副会长。

刘国强任山东省医师协会血液医师分会基层委员会副主任委员、山东省临床肿瘤学会抗白血病专家委员会副主任委员、山东省中医药学会肿瘤精准医学专委会副主任委员、山东省抗癌协会淋巴瘤分会副主任委员、山东省医学会血液病分会委员、山东省医学会临床分析细胞学会委员、山东省中西医结合学会血液病分会委员、东营市医学会第二届、第三届血液病学专业委员会主任委员、东营市医学会第三届、第四届血液肿瘤专业委员会副主任委员。

王椋任山东省青年医务工作者协会血液学分会副主任委员，东营市中医协会中西医结合专业委员会副主任委员。

刘娟任山东省护理学会静脉输液委员会青年委员会副主任委员。

（四）称号

（1）集体荣誉

2006 年　获得胜利石油管理局巾帼建功示范岗称号。

2008 年　获得山东省优秀质量管理小组。

2009 年　获得山东省护理服务示范病房。

2009 年　获得东营市医疗质量示范科室。

2012 年　获得胜利油田青年文明号。

（2）个人荣誉

2003 年　张慕华获得胜利石油管理局模范护士称号。

2004 年　张慕华获得胜利石油管理局模范护士称号。

2004 年　徐珊珊在胜利石油管理局技能比赛中获得全能三等奖。

2004 年　徐珊珊在胜利石油管理局技能比赛中获得单人徒手心肺复苏二等奖。

2004 年　徐珊珊在胜利石油管理局技能比赛中获卧有病人更换床单三等奖。

2004 年　张慕华获得胜利石油管理局五星级

护士。

2006年　万国华获得胜利石油管理局用户满意服务明星。

2006年　张慕华获得胜利石油管理局护理岗位明星。

2007年　丁慧芳获得胜利油田文明建设先进职工称号。

2007年　丁慧芳获得胜利油田优秀卫生工作者。

2007年　丁慧芳等连续11年获得滨州医学院优秀教师。

2008年　丁慧芳获得山东医师奖。

2008年　丁慧芳获得胜利油田优秀卫生工作者。

2009年　丁慧芳获得胜利油田优秀卫生工作者。

2009年　丁慧芳获得东营市有突出贡献中青年专家称号。

2009年　徐珊珊在胜利石油管理局护理拉力赛中获得第一站三等奖。

2009年　万国华获得东营市优秀护士长。

2010年　刘国强获得胜利石油管理局青年岗位能手。

2012年　丁慧芳获得首批东营市黄河口医学领军人才优秀学科带头人。

2013年　刘国强获得山东省定点医疗机构优秀医保医师。

2013年　王椋获得胜利油田胜利希望奖。

2015年　刘国强获得胜利石油管理局文明建设先进个人。

2016年　丁慧芳获得国务院政府特殊津贴。

2016年　刘国强获得东营市第五批黄河口医学领军人才优秀学科带头人。

2016年　王椋获得第八届东营市青年科技奖。

2017年　王椋获得东营市黄河口医学领军人才优秀青年人才。

2019年　王椋获得胜利石油管理局青年岗位能手。

2019年　刘娟获得胜利石油管理局先进工作者。

2020年　刘娟在山东省第二届外周静脉输液治疗护理演讲比赛中获得优秀奖 。

2021年　王椋获得齐鲁卫生与健康杰出青年人才。

2021年　刘国强获得东营市直卫生健康系统优秀党务工作者。

2021年　王椋获得东营市直卫生健康系统优秀共产党员。

2021年　王椋获得山东省惠才卡。

2022年　王椋获得东营市有突出贡献的中青年专家。

2022年　王椋获得东营市优秀医学科技工作者。

2022年　刘国强获得东营市优秀职工代表。

2022年　田春霞获得重庆市、济南市抗疫表彰。

2022年　张珊珊获得济南市抗疫表彰。

（撰稿人：刘国强　赵海珍）

放射治疗中心

（一）科室概况

放射治疗中心隶属胜利油田中心医院东营市肿瘤医院，前身为直线加速器机房，1985年6月5日肿瘤科成立，分为肿瘤外科和肿瘤内科2个专业组。1988年肿瘤外科并入普外科。肿瘤内科病房迁至现儿科保健病房楼，病房分放疗和化疗两个专业组，开放床位28张。门诊设在1楼，包括化疗门诊、放疗门诊、中医门诊，设化疗门诊治疗室，简易病床数张。同年11月28日引进美国Varian公司Clinac1800高能医用电子直线加速器。（山东省的第二台），日本东芝公司模拟定位机LX—30A投入使用，提高了肿瘤科在全省乃至全国地位。滨州、淄博，潍坊、青岛、烟台等周边地区患者前来治疗，奠定肿瘤科在鲁北地区龙头地位。

2003年12月，引进美国Varian公司生产的新一代高能医用电子直线加速器Clinac23EX及辅助设备40对多叶光栅，数字模拟定位机，三维治疗计划系统及网络系统，治疗肿瘤病人。2008年根据肿瘤治疗模式的变化，实施化疗和放疗综合治疗，肿瘤化疗病区和放疗病区更名为肿瘤一病区和肿瘤二病区，直线加速器机房为单独核算单元归肿瘤二病区管理。

2016年直线加速器机房更名为放射治疗中心，隶属肿瘤科。新投产的放射治疗中心为二层楼结构，建筑面积1149平方米。一层有2个直线加速器机房，1个CT模拟机机房和1个普通模拟机机房；二层是物理室和维修室、办公室等。10月引进美国Varian公司生产Trilogy直线加速器及辅助设备投入运行。

2017年2月成立东营市肿瘤医院。包括血液内科一病区、血液内科二病区、肿瘤科一病区、肿瘤科二病区、肿瘤科三病区、放射治疗中心等，开放床位188张，医护人员122人。

2021年4月，引进瑞典Elekta公司生产的新一代高能医用电子直线加速器Elekta Infinity及辅助设备，Monaco计划系统及网络系统投入使用。

放射治疗中心现有医疗、工程技术人员10人。医师1人，其中主任医师1人，放疗技术人员9人，其中物理师3人、摆位技术员5人、维修师1人。博士1人，硕士4人。

历任负责人

姓名	职务	任职时间	离任时间	离任去向
刘正华	副主任	1984.08	1987.08	主任
李鸿祥	副主任	1987.09	1997.07	退职
杨梦广	副主任	1997.07	2012.07	退休
刘大海	副主任	2012.07	2017.02	主任
刘大海	主任	2017.02	2021.09	肿瘤一病区主任
张婷婷	主任	2021.10	至今	

（二）业务发展

1985年5月与美国Varian公司签订引进Clinac1800高能医用电子直线加速器协议；与日本东芝公司签订引进模拟定位机LX—30A协议。1986年到1987年，先后派医疗、维修、摆位技术人员到Varian公司总部和中国医学科学院肿瘤医院进修培训。

1988年11月28日加速器和模拟定位机及TPS计划系统正式投入使用，提高肿瘤科在全省乃至全国地位。滨州、淄博，潍坊、青岛、烟台等周边地区患者前来治疗，奠定肿瘤科在鲁北地区龙头地位。

1989年开展夹心疗法（化疗—放疗—化疗），治疗小细胞肺癌及局部晚期直肠癌。同年4月引进治疗计划系统Mevaplan。

1990年开展全脑全脊髓照射治疗技术。

1992年中国医科院肿瘤医院余子豪、张红志教授指导开展省内第一例皮肤淋巴瘤全身电子束照射。

1994年开展何杰金氏淋巴瘤斗篷野照射技术及全淋巴结照射技术。

1995年开展后装近距离治疗宫颈癌。

1996年开展超分割技术治疗原发性肝癌，移动条技术治疗晚期卵巢癌。

1997年应用泰素放射增敏。

1999年开展后程加速超分割放射治疗。

2003年12月引进美国Varian公司生产的新一代高能医用电子直线加速器Clinac23EX及辅助设备40对多叶光栅，数字模拟定位机，三维治疗计划系统及网络系统，治疗肿瘤病人。

2004年开展肺癌、脑瘤、胰腺癌、喉癌、食管癌等多种恶性肿瘤的三维适形放疗，早期乳腺癌保乳术后放射治疗。

2005年开展鼻咽癌、宫颈癌、肺癌等恶性肿瘤调强放疗，提高疗效，降低不良反应。

2007年开展三维适形放疗剂量递增后程加速同步化疗治疗局部晚期非小细胞肺癌研究，获东营市科技进步三等奖。

2008年采用30GY/10次剂量模式治疗骨髓转移瘤。

2010年开展Ⅲ期胃癌术后同步放化疗。

2011年引进德国IBA公司Matrixx二维探测器矩阵，实现调强放射治疗的精确剂量验证。

2012年开展CT引导下I125放射粒子治疗恶性肿瘤。

2014年对3例不能耐受手术的直肠癌病人行同步放化疗，疗效显著，治疗后病理活检达PCR，随访患者仍存活。同年开展同步加量调强放疗，缩短治疗时间。

2016年开展图像引导放射治疗（IGRT），它在三维放疗技术基础上加入时间因数的概念，充分考虑解剖组织在治疗过程中的运动和分次治疗间的位移误差，如呼吸和蠕动运动、日常摆位误差、靶区收缩等引起放疗剂量分布的变化和对治疗计划的影响等方面的情况，在患者进行治疗前、治疗中利用各种先进的影像设备对肿瘤及正常器官进行实时的监控，并能根据器官位置的变化调整治疗条件使照射野紧紧“追随”靶区，使之能做到真正意义上的精确治疗。2018年12月该项技术被评为医院精准诊疗技术品牌，目前已开展1000余例。

2017年开展容积调强放射治疗（VMAT），它是通过加速器内置的标准MLC完成，是将动态MLC与弧形治疗相结合，用旋转射束来实现优化的剂量分布。用这种技术同样要先制定调强治疗计划，人为地选择弧形射野数目及入射角度，再由计划系统对射束的权重进行优化，优化计算出临床要求的强度分布，再转换为MLC的驱动文件。在治疗过程中，机架围绕患者旋转，MLC叶片位置每隔10°变化一次以便跟随靶区形状，并与楔形板结合使用多共面或非共面弧形照射野。最终的计划结果被输入叶片序列发生器，这个发生器直接复制每个射束的MU数并通过MLC形成射束。这样的MLC处方被传送到MLC控制器用于驱动叶片。在出束期间有程序控制加速器实施弧形治疗，同时控制MLC动态地逐步完成一系列射野形状。所有弧形射野的累计剂量分布与计划期望的分布一致从而达到调强的目的。用于一些特殊部位精确放疗。调强放疗技术被评为医院诊疗技术品牌，目前已开展50余例病人诊断。

2018年1月开展立体定向放射技术（SBRT），治疗早期肺癌。2月开展VMAT术前精确放射治疗晚期胸腺瘤，术前治疗局部晚期食管癌。8月精确放射治疗同步靶向治疗EGFR突变的非小细胞肺癌脑转移。

2021年8月开展放射外科治疗脑部肿瘤技术（X-刀），最早从头部开始治疗，被称为立体定向放射外科，即为SRS。X刀不是一项简单的放疗技术，它是一门系统性的，技术性要求非常强的放射治疗技术，X刀技术通过三维成像精准定位病灶，再进行大剂量的放疗，取得良好效果的同时还减少了周围组织的损伤，因此已经广泛用于颅脑肿瘤、肺癌、肝癌等多种癌症的治疗。

2022年1月开展呼吸时相融合控制（4D-CT）定位技术，4D-CT技术使患者在定位扫描和治疗时可以自由呼吸，通过监测病人的呼吸幅度，把病人不同的呼吸时相融合到定位的CT图像中，不用像其他呼吸控制技术需要患者屏住呼吸。4D-CT呼吸时相融合控制技术是一种用来减轻呼吸运动影响的技术，在CT扫描同时监测患者呼吸周期，在后期的定位图像中便可以追踪到肺内肿瘤的运动，在内靶区ITV的勾画时准确地补偿呼吸运动的影响，从而减少了治疗范围。通过呼吸时相融合控制技术控制放射线的发射，可以进一步缩小治疗范围，减少对肺组织的照射。反过来也可以这样理解，如果照射范围能够减少，那就可以在提高肿瘤治疗剂量的同时减少正常肺组织的受照量，有利于更好地保护正常肺组织。

（三）人员培训

1987年陆秉勋在中国医学科学院肿瘤医院进修肿瘤放疗1年。

1987年于桦在中国医学科学院肿瘤医院进修肿瘤放疗技术半年。

1993年夏建在中国医学科学院肿瘤医院进修放疗物理技术1年。

2009年熊飞在中国医学科学院肿瘤医院进修放疗物理技术1年。

2018年张婷婷在中国医学科学院肿瘤医院进

修肿瘤放疗 1 年。

2020 年华龙在中国医学科学院肿瘤医院进修放疗物理技术 1 年。

2022 年 12 月张婷婷上海复旦大学附属肿瘤医院 I 期临床研究中心进修 2 个月。

（四）硬件建设

美国 Varian 公司 Clinac1800 高能医用电子直线加速器与日本东芝公司模拟定位机 LX—30A。

放疗计划系统 Mevaplan。

新一代高能医用电子直线加速器 Clinac23EX S/N 378、多叶光栅 Millennium MLC—80 S/N 2201、数字模拟定位机 Acuity S/N 38、三维治疗计划系统 Eclipse S/N 480937、激光控制 CT 模拟定位系统 SomaVision S/N 480938 以及网络系统 VARiS。

德国 IBA 公司 Matrixx 二维探测器矩阵。

北京天航科霖公司 KL-SIRPS-3D 放射性粒子源植入系统。

美国 GE 大孔径 16 排螺旋 CT。

美国 Varian 公司医用直线加速器 Varian Trilogy。

放射治疗计划系统 Eclipse13.0。

美国 GE 大孔径 64 排螺旋 CT。

德国 IBA 公司 IBA MatriX-evolution 二维探测器矩阵。

德国 IBA 公司 Blue-water-phantom2 三维水箱;

德国 IBA 公司 IBA Dose 1 剂量仪。

德国 IBA 公司 IBA StarTrack 晨检仪。

BR-TRG- Ⅱ型体腔热灌注治疗设备等。

瑞典 Elekta 公司医用电子直线加速器 Elekta Infinity 及辅助设备，Monaco 计划系统及网络系统。

北京启麟科技有限公司 Prowess Panther v4.72 放射性粒子源植入系统。

（五）科研论文

华龙发表乳腺癌保乳术后容积旋转调强与其他外照射技术皮肤受照副反应的临床 120 例观察比较研究，《湖南中医药大学学报》3 CN 43-1472/R。

华龙发表分析 MRI 在宫颈癌放疗后放射性直肠损伤中的诊断价值，《影像研究与医学应用》1 CN 13-1424/R。

（六）称号

2006 年　熊飞被评为胜利石油管理局优秀共青团干部。

2017 年 07 月　华龙被评为胜利油田中心医院优秀学员奖 。

2018 年 12 月　华龙获得胜利油田中心医院年度“医院管理现代化创新成果”三等奖。

2020 年 06 月　华龙获得胜利油田中心医院“我身边的党员榜样”微党课比赛三等奖。

2020 年 10 月　华龙获得国家癌症中心癌症防治行动健康科普大赛讲解类入围作品奖。

2020 年 10 月　夏凡、张婷婷、王树凯获得第三届华夏肿瘤高峰论坛科普大赛全国二等奖。

2021 年　张婷婷获胜利油田中心医院有突出贡献青年医师领军人才。

2022 年　夏凡获得东营市卫生健康系统优秀微党课第三名。

2023 年　夏凡、张婷婷获得东营市健康科普短视频大赛一等奖。

2023 年 9 月　夏凡、张婷婷获得山东省健康科普新媒体短视频作品大赛优秀奖。

（七）社会兼职

刘正华任山东省抗癌协会首届放射肿瘤学分会副主任委员。

刘大海任山东省抗癌协会首届放疗物理技术分会副主任委员、东营市首届肿瘤放疗专业委员会副主任委员。

张婷婷任山东省医师协会肿瘤放疗医师分会青年学组副组长、山东省临床肿瘤学会非小细胞肺癌专家委员会常委 青委会副主任委员、东营市医学会肺癌多学科联合委员会主任委员、东营市医学会肿瘤学分会副主任委员。

夏凡任东营市医学会肿瘤放疗专业委员会委员。

夏凡任东营市医学会第二届姑息医学专业委员会委员。

华龙任山东省临床肿瘤学会放疗专委会委员。

华龙东营市医学会肿瘤放疗专业委员会委员。

国际特需医疗部

（一）概况

2019年11月正式成立国际特需医疗部，位于3号病房楼22楼，隶属于东营市肿瘤医院，下设国际特需医疗部病区及中西医结合病区，2019—2022年王炳平任主任（兼）、周忠向任副主任、2019年赵峰任护士长（兼）、2019年陶婷任副护士长、2020年陈岩任副主任、2022年周忠向任主任。国际特需医疗部目前设有国际特需医疗部病房和中西医结合病区及国际特需门诊和中西医结合门诊。

国际特需医疗部（中西医结合病区）共开放床位17张，其中1张属于家庭化病房，属于全科病区，可以接受内外妇儿各个病种的患者，内科病种由本科室医生为主管医生，为患者提供全程、优质、便捷的医疗服务，外科病种可以由相关专业科室医生直接作为主管医生，本科室医生为协管医生，病房全部为温馨套间，无线网络全覆盖，配备冰箱、微波炉、网络电视、电动监护床等，提供24小时热水及全套洗漱用品，可以实现拎包入住。每个房间都有自己专属的房间名字，均是取自一些寓意美好的山和海，如东海、南海、南山等。护士站、病房内屋顶均采用了蓝天白云的彩绘装饰，温馨的住院环境，让患者拥有缓解紧张情绪的空间。本科室配备了专业的陪检人员，医生下医嘱后，患者的检查项目通过预约系统自动进行排序预约，约检员按照预约时间陪同患者前往相关检查科室进行检查。国际特需医疗部与中医科、理疗科、高压氧科深度合作，每周至少一次中西医联合查房，在必要的治疗以外，可以提供养生与保健方案，做到查房后有治疗，治疗后有随访，随访后有改进，为患者提供多角度、全方位深度诊疗服务。

截至2024年3月，科室开放床位17张。现有医务人员24人。其中博士学位1人，硕士学位6人。医疗人员9人，其中主任医师1人，副主任医师4人。护理人员15人。

历任负责人

姓名	职务	任职时间	离任时间	离任去向
王炳平	主任（兼）	2019.01	2022.02	肿瘤科三病区
周忠向	副主任	2019.01	2022.01	国际特需医疗部
周忠向	主任	2022.01		
陈　岩	副主任	2020.07		

历任护士长

姓名	职务	任职时间	离任时间	离任去向
赵　峰	护士长（兼）	2019.03	2019.07	人力资源部
陶　婷	副护士长	2019.07	2022.11	国际特需医疗部
陶　婷	护士长	2022.12		

（二）业务发展

2022年7月16日由国际特需医疗部牵头成立东营市老年医学学会。

2023年8月25日由胜利油田中心医院授牌成立中西医结合病区、并建立了毋中明泰山学者工作站、张宪广名医工作站，均坐落于国际特需医疗部病区。

毋中明教授为山东省泰山学者特聘专家，并聘为我科长期客座教授，将充分发挥中西医结合优势，开展以中西医结合治疗各种老年疾病。重点攻克以下疾病：中西医结合治疗糖尿病中西医结合治疗心血管疾病、中西医结合治疗肾脏病。（重点专长：中西医结合治疗糖尿病）

除此之外，中西医结合病区诊疗范围则运用中西医结合方法积极诊疗高血压、心血管疾病、妇科等内科常见多发病及多种疑难病，并调理各种亚健康体质，在西医诊疗服务的基础上给予中医辨证论治。

（三）社会兼职

周忠向任东营市老年医学学会会长、中国未来研究会中医药一体化分会副会长、山东省老年医学学会常务理事、山东省医学会医养健康分会委员、山东省医师协会全科医师分会委员 .

陈岩任山东省预防医学会呼吸病防治分会委员、山东省医药教育协会重症循环委员会委员。

陶婷任东营市老年医学学会老年护理专业委员会副主任委员、山东省护理学会护理专业委员会青年委员、山东省公共卫生学会针灸分会委员。

李亚红任东营市老年医学学会康复分会副主任委员、山东省医学会肠内肠外营养协会委员。

吴佩佩任山东省老年医学学会理事、中国未来研究会中医药一体化分会委员、山东省老年医学会内分泌专业委员会委员、山东中医药学会代谢病与骨质疏松专业委员会委员、东营市老年医学会秘书长。

张宪广任中国未来研究会中医药一体化分会常务委员。

郭彬彬任中国未来研究会中医药一体化分会委员、山东省公共卫生学会针灸分会委员。

（四）称号

2013 年　陶婷获得胜利石油管理局油田三等功。

2013 年　陶婷获得胜利石油管理局青年岗位能手。

2017 年　周忠向获得胜利油田二等功。

2017 年　陈岩获得山东省援疆先进个人。

2017 年　陈岩获得东营市援疆先进个人。

2017 年　陈岩获得胜利石油管理局杰出青年称号。

2018 年　郭彬彬获得中石化管理局青年岗位能手称号。

（撰稿人：陶　婷　董婷婷）

第四节　东营市妇儿医院

2017 年 2 月成立东营市妇儿医院，包括妇科一病区、妇科二病区、产科一病区、产科二病区、产科三病区、产房、生殖医学科、儿科一病区、儿科二病区、儿科三病区、儿科康复区。2018 年 12 月儿童康复保健科划归东营康复医院。2017 年 10 月增设妇产超声科。2021 年 1 月儿童康复保健科划归儿科管理。

2017 年 2 月张建海任院长、党总支副书记、院长助理，高欣义任副院长、党总支书记，殷红梅任副院长，张志明任副院长，余江任综合管理办公室主任，杨淑梅任综合管理办公室副主任、总护士长。2019 年 1 月张志明任党总支书记。2019 年 11 月杨淑梅任综合管理办公室主任、总护士长。2019 年 2 月丁红芳任副院长。2020 年 7 月段颜任院长。2020 年 7 月赵静任综合管理办公室副主任。2022 年 12 月丁红芳任党总支书记。

妇科

（一）概况

妇产科成立于 1964 年，是东营市重点学科和重点专科。学术地位区域领先，整体打造了孕前、孕中、孕后及健康指导、康复保健和疾病诊治等无缝连接的全生命周期服务链。秉承科教兴院、人才立院的方针，聘请客座教授，培养了一批知名专家和学科骨干，引进了 3D 及高清腹腔镜等高端仪器和设备，打造了一系列的特色门诊和品牌技术，获得良好的社会口碑，服务范围包括东营、滨州、潍坊、淄博等地。2017 年 3 月，成立了东营市妇儿医院，整合优势医疗资源，极大提高了妇产科疾病诊疗和救治能力。2018 年 1 月成立妇科一病区、妇科二病区。获国家母婴安全优质服务单位、2021—2022 年度妇幼健康高质量发展优秀实践案例机构等称号。担任东营市危重孕产妇救治中心，东营市产前诊断中心，2023 年 11 月作为理事长单位牵头成立东营市妇产科专科联盟，与 26 家机构签署合作协议，双向转诊，利国利民。

医院高度重视妇产科的学科发展，在人、财、物等各方面给予大力的支持，持续推进亚专科建设，2022年8月成立宫颈病科和宫腔镜科亚专科，形成了科室有品牌、人人有方向的良好局面。2023年聘请上海复旦大学附属妇产科医院张旭垠、山东齐鲁医院杨兴升等知名教授为客座教授，通过师带徒等形式，培养中青年骨干陈学娟、牛菲菲两名优秀医师，极大提高了科室临床诊疗能力和科研水平。

截至2024年3月，科室床位数80张，其中单人间床位2张，双人间床位4张。科室在职职工50人，其中博士研究生2人、硕士研究生14人。医疗人员19人，其中主任医师人数5人、副主任医师人数6人。护理人员31人。

历任负责人

姓名	职务	任职时间	离任时间	离任去向
王化秀	负责人	1964.09	1966.10	
冯素云	负责人	1966.10	1967.08	调离
邹吉才	负责人	1967.10	1973	
黄道恒	负责人	1967.08	1973	主任
黄道恒	副主任、主任	1973	1999.06	退职
戴华英	副主任	1985.12	1993.02	主任
李淑云	副主任	1987.08		
戴华英	主任	1993.05	1997.07	退职
刘秀华	副主任	1993.02	1998.09	主任
徐素萍	副主任	1994.10	1995	调离
刘秀华	主任	1998.09	2002.03	退职
张建海	副主任	1998.09	2002.04	主任
张建海	主任	2002.04	2020.07	退职
唐龙国	副主任	2002.08	2005.05	东营市人民医院
殷红梅	副主任	2005.12		2013.10 正科
秦风金	妇产科副主任兼优生科主任	2012.07	2017.02	调整
余　江	副主任	2011.03		2017.02 正科
于云英	副主任	2013.04		2019.02 正科
盛　梅	副主任	2013.04	2019.02	
段　颜	副主任	2013.04		2019.02 正科
张建海	妇儿医院院长、党总支副书记、院长助理	2017.02	2020.07	退职
殷红梅	产科主任、妇儿医院副院长	2017.02	2020.12	退职
余　江	副主任、妇儿医院综合管理办公室主任	2017.02	2019.11	退职
秦风金	妇产科副主任、生殖医学科副主任	2017.02		2019.02 正科
李　强	副主任	2017.12	2022.01	主任
盛　梅	主任	2019.02	2020.12	退职
于云英	主任	2019.02	2021.11	退职
刘　峰	西郊医院副院长	2020.01	2022.02	副科
张建海	名誉院长	2020.07		
段　颜	妇儿医院院长	2020.07		
李　强	主任	2022.01		
刘　峰	副主任	2022.02		
徐永前	副主任	2022.12		

历任护士长

姓名	职务	任职时间	离任时间	离任去向
刘丽云	妇产科护士长	1965.07	1970.03	退职
岳　禧	妇产科护士长	1965.07	1980.06	退职
孙玉英	妇产科副护士长	1980.06	1981.07	退职
孙秀云	妇产科副护士长	1980.06	1993.11	退职
林桂美	妇产科副护士长	1981.07	1982.11	十三病区护士长
周素兰	一病区副护士长	1984.04	1987.11	住院处护士长
陈光兰	妇产科副护士长	1985.06	1998.02	1993.11 妇产科门诊护士长
丛兰日	妇产科副护士长	1987.10	1994.05	科护士长
郑新光	妇产科副护士长	1990.10	1993.11	离任

姓名	职务	任职时间	离任时间	离任去向
丛兰日	妇产科护士长	1994.05	2002.03	退职
孙玉梅	产科副护士长	1993.03	2005.12	退职
朱其华	妇产科副护士长	1993.11	1999.01	退职
张　莉	妇科护士长	2005.12	2019.02	医保办公室副主任
任风姣	妇产科护士长	2011.10		
马宝丽	妇科二病区副护士长	2018.01	2024.03	产科二病区护士长
吴青青	妇科一病区副护士长	2019.02	2024.03	产科一病区护士长
王　艳	妇科一病区护士长	2024.03		
王美玲	妇科二病区护士长	2024.03		

（二）业务发展

1964 年建院初期，开展胎头吸引助产、人工流产和一般妇科手术。

1965 年从山东省立医院调入黄道恒医师后，妇产科的业务技术有了较大提高，开展了子宫全切、子宫肌瘤摘除等妇科手术。

1968 年实施子宫颈癌根治术，同期开展外阴癌的根治手术和尿道修补术，手术明显增多。

1973 年开展羊膜代阴道成型术。1974 年开展乙状结肠代阴道成形术。

1978 年以来开展油田基地妇女病普查工作，检查 3068 人，对查出的患者给予积极治疗。

1980 年应用免疫治疗晚期黑色素瘤，延长病人生命。

1982 年开展腹膜外子宫切除，减少腹腔感染和对肠道的刺激，同年完成 32 例。

1986 年建立 B 型超声室，开展 B 超诊断技术，对输卵管囊肿、宫外孕、子宫癌和子宫肌瘤等妇科疾病有较好的诊断价值。

1994 年开展非脱垂子宫经阴切除。

1998 年独立开展宫颈癌根治和卵巢癌肿瘤细胞减灭术。

1999 年开展宫腔镜下黏膜下肌瘤切除术和子宫内膜电切术。

2001 年开展经腹小切口袋取附件囊肿。

2002 年开展筋膜内子宫切除术。

2004 年开展腹腔镜Ⅰ、Ⅱ级手术，当年完成 118 例。紫素加卡铂应用于卵巢癌术后化疗，降低胃肠道反应。

2005 年开展经阴子宫肌瘤挖除术。

2006 年门诊开展宫颈癌及癌前病变的规范化筛查，结合宫颈液基细胞检查、人乳头瘤病毒分型检查、电子阴道镜检查，提高筛查的阳性率。

2007 年门诊引进 Elman 高频电切刀，开展宫颈环形电切手术。

2008 年开展宫颈病变的 Leep 手术，每年完成约 80 例，规范了宫颈上皮内瘤变Ⅱ级患者的治疗。同年开展腹部小切口子宫切除，小切口袋取卵巢肿瘤手术。

2009 年引进子宫射频治疗仪，进行功血和子宫肌瘤保守治疗，填补东营地区保留子宫手术空白。同年开始开展无痛人流术，年手术量由原来的 260 台增加至 400 台。

2010 年开展腹腔镜全子宫切除术。

2012 年开展腹腔镜下广泛子宫切除术、腹腔镜下盆腔淋巴清扫术。同年引进可视超声仪器，开展可视无痛人工流产术，年手术量增至 500 台。年底引进宫腔镜技术，在直视下取材或定位刮宫。

2013 年开展宫腔镜下子宫内膜息肉切除术、黏膜下子宫肌瘤切除术、宫腔粘连分离术、疤痕憩室切除术、植入性胎盘切除术等。

2015 年开展腹腔镜下骶韧带缩短术，有效解决经阴手术复发问题。

2016 年开展腹腔镜下骶骨固定术，为病人保留子宫或宫颈。

2018 年开展腹腔镜下宫颈环扎术及单孔腹腔镜，预防宫颈机能不全。单孔腹腔镜的开展填补东营地区空白，完成单孔输卵管切除术、卵巢囊肿剥除术、子宫肌瘤挖除术、全子宫切除术。12 月单孔腹腔镜技术、腹腔镜下阴道前壁修补 + 骶韧带高位悬吊术获医院微创腔镜技术品牌。

2019 年开展腹腔镜下宫颈峡部环扎术。

2020 年开展腹腔镜腹壁子宫悬吊 + 阴道前壁修补术、腹腔镜超声引导下子宫肌瘤挖除术、荧光腹腔镜下早期子宫内膜癌前哨淋巴结切除术。

2021 年开展腹腔镜下输卵管吻合复通术、腹腔镜下腹壁横向悬吊术（Dubussion）、宫内刨削系统在妇科宫腔内疾病的应用、腹腔镜下膀胱颈髂耻韧带悬吊术（Burch 手术）治疗压力性尿失禁、TVT-O 手术治疗压力性尿失禁、经阴骶棘韧带固定术。

2023 年开展宫腔镜冷刀技术、利用阴道自身黏膜的阴道前壁修补术、宫颈冷冻治疗、经阴髂骨肌筋膜固定术、腹腔镜下腹股沟淋巴结清扫术、腹腔镜下肾血管水平腹主动脉旁淋巴结清扫术、TVT-E 手术治疗压力性尿失禁、后盆腔廓清术。

2024 年开展妇科前盆腔廓清术。

（三）社会兼职

段颜任山东省产前诊断评审专家、东营市危重孕产妇救治专家组组长，担任国家住院医师规范化培训妇产科基地负责人、担任滨州医学院和潍坊医学院学位硕士研究生导师、东营市第一届女性盆底专业委员会主任委员、东营市第三届围产医学专业委员会副主任委员、山东省妇幼保健协会促进自然分娩专业委员会第二届委员会副主任委员、山东省微量元素科学研究会第三届妇产科专业委员会副主任委员、山东省医师协会妇科微创医师分会第二届委员会常务委员、山东省抗癌协会妇科肿瘤分会第六届委员会常务委员、山东省医师协会干细胞与细胞应用转化医学专业委员会第一届第一次全体委员会常务委员、中国老年学和老年医学会第二届妇科分会盆底组成员、山东省医学会计划生育分会第五届委员会委员、山东省医师协会妇产科分会第九届委员会子宫内膜异位症学组委员、山东省医师协会妇产科医师分会第三届委员会委员、山东省康复医学会第一届产后康复分会委员、山东省疼痛研究会第二届妇产科专业委员会委员、山东省医学会妇产科学分会第九届委员会脐带血采集与临床应用学组委员。

李强任山东省抗癌协会卵巢癌分会委员、山东省卫生保健协会子宫内膜异位症和子宫疾病委员会常务委员、东营市医师协会妇科专业委员会副主任委员、疼痛医学会卵巢癌多学科诊疗委员会委员、疼痛医学会卵巢癌多学科诊疗青年委员会副主任委员、山东省住院医师规范化培训基地妇科专业秘书。

刘峰任滨州医学院硕士研究生导师、山东省健康管理协会宫颈疾病防治专业委员会常务委员、山东省研究型医院协会妇科肿瘤专业委员会常务委员、山东省老年医学学会妇科专业委员会常务委员、山东省康复学会妇科肿瘤分会委员、山东省中西医结合学会妇科肿瘤分会委员、山东省疼痛医学会妇科肿瘤分会委员、中国妇幼保健学会妇幼微创专委会委员、山东省疼痛研究会肿瘤化疗专委会委员。

徐永前任山东省研究型医院协会妇科肿瘤分会常务委员、山东省医师协会宫腔镜医师分会委员、山东省抗癌协会妇科肿瘤分会委员、山东省医学会计划生育分会委员、山东省康复医学会妇科肿瘤分会委员、山东省中西医结合学会妇科微创分会委员、东营市医师协会妇产科分会副主任委员。

陈学娟任山东省医学会计划生育分会第五届委员会基层学组委员。

吴青青任山东省护理学会第二届妇科护理专业委员会青年委员、山东省医学会中西医协同发展委员会委员。

（四）荣誉

（1）集体荣誉

2017 年　获得“红卡”Ⅳ期临床山东省立医院中心协作点。

2023 年　获得黄河流域生育调控与生育力保护专科联盟成员单位。

2024 年　获得妇产科山东省 PAC 项目省级推进工作组副主任委员单位。

（2）个人荣誉

2014 年　段颜获得中共中国石化集团胜利石油管理局文明建设先进个人。

2017 年　李强获得东营市有突出贡献的中青年专家称号。

2017 年　李强获得胜利石油管理局二等功。

2017 年　李雪菲获得胜利石油管理局优秀团员 。

2018 年　李强获国家卫生健康委员会颁发援坦桑尼亚医疗队荣誉证书。

2019 年　段颜获黄河口医学领军人才优秀学科带头人。

2019 年　牛菲菲在第七届全国医院品管圈大赛中获得一等奖。

2020 年　李强在山东省第二届研究型医院协会妇科微创技术研究分会年会手术视频大赛中获得三等奖。

2020 年　李强在山东省腔镜技术比赛中获得三等奖。

2020 年　牛菲菲在山东省研究型协会妇科微创技术研究分会手术视频大赛中获得优秀奖。

2021 年　段颜获东营市市直卫生健康系统优秀共产党员称号。

2021 年　牛菲菲获得滨州医学院第二届 PBL 教案三等奖。

2021 年　牛菲菲获得东营市医学会优秀医学科技工作者暨优秀医生。

2022 年　牛菲菲获得山东省立医院优秀进修医师称号。

2023 年　徐永前获得东营援疆工作先进个人称号。

2023 年　牛菲菲获东营市临床外科（妇科）腔镜手术视频大赛一等奖。

2023 年　王金磊获东营市临床外科（妇科）腔镜手术视频大赛二等奖。

2023 年　陈虎获东营市临床外科（妇科）腔镜手术视频大赛二等奖 2023 年　陈学娟获东营市临床外科（妇科）腔镜手术视频大赛二等奖。

2023 年　张文通获东营市临床外科（妇科）腔镜手术视频大赛三等奖。

2023 年　高倩倩获东营市临床外科（妇科）腔镜手术视频大赛三等奖。

（撰稿人：段　颜　王美玲　吴青青）

产科

（一）概况

妇产科始建于 1964 年。1995 年评审为“爱婴医院”，2015 年通过复审。2007 年为东营市产前诊断机构，2023 年为东营市产前诊断中心。2013 年 8 月成立产科一病区、产科二病区，2018 年 9 月成立产科三病区（家庭化产房）。2017 年，为东营市危重孕产妇救治中心、国家住院医师规范化培训妇产科基地。2019 年 11 月，成立产科急危重症病房，与 14 家医疗机构签署危重症孕产妇会诊转诊协议。2021 年 8 月成立盆底康复保健科亚专科。2023 年 11 月牵头联合东营市 26 家医院成立东营市妇产科专科联盟。

截至 2024 年 3 月，产科共开放床位 62 张。产房配备十万级层流净化产房、负压隔离产房、产房手术室、14 张 LDRP 产房、16 张温馨病房，1 台无创呼吸机。年门诊量 6.5 万人次，出院 5300 人次，年分娩量 4000 人次左右。科室在职 59 人，硕士研究生 27 人；医疗人员 26 人，其中主任医师 5 人，副主任医师 5 人。护理人员 33 人，其中主任护师 2 人，副主任护师 2 人。

历史责任人

姓名	职务	任职时间	离任时间	离任去向
王化秀	负责人	1964.09	1966.10	
冯素云	负责人	1966.10	1967.08	调离
邹吉才	负责人	1967.10	1973	
黄道恒	负责人	1967.08	1973	主任
黄道恒	副主任、主任	1973	1999.06	退职
戴华英	副主任	1985.12	1993.02	主任
李淑云	副主任	1987.08		
戴华英	主任	1993.05	1997.07	退职
刘秀华	副主任	1993.02	1998.09	主任

姓名	职务	任职时间	离任时间	离任去向
徐素萍	副主任	1994.10	1995	调离
刘秀华	主任	1998.09	2002.03	退职
张建海	副主任	1998.09	2002.04	主任
张建海	主任	2002.04	2020.07	退职
唐龙国	副主任	2002.08	2005.05	东营市人民医院
殷红梅	副主任	2005.12		2013.10 正科
秦凤金	妇产科副主任兼优生科主任	2012.07	2017.02	调整
余　江	副主任	2011.03		2017.02 正科
于云英	副主任	2013.04		2019.02 正科
盛　梅	副主任	2013.04	2019.02	
段　颜	副主任	2013.04		2019.02 正科
秦凤金	妇产科副主任、生殖医学科副主任	2017.02		2019.02 正科
张建海	妇儿医院院长、党总支副书记、院长助理	2017.02	2020.07	退职
殷红梅	产科主任、妇儿医院副院长	2017.02	2020.12	退职
余　江	副主任、妇儿医院综合管理办公室主任	2017.02	2019.11	退职
田向文	副主任	2019.02		
田红革	副主任	2019.02	2023.06	退职
李　英	副主任	2019.02		
刘媛媛	副主任	2020.01		
段　颜	妇儿医院院长	2020.07		
张春霞	副主任	2022.12		

历任护士长

姓名	职务	任职时间	离任时间	离任去向
刘丽云	妇产科护士长	1965.07	1970.03	退职
岳　禧	妇产科护士长	1965.07	1980.06	退职
孙玉英	妇产科副护士长	1980.06	1981.07	退职
孙秀云	妇产科副护士长	1980.06	1993.11	退职
林桂美	妇产科副护士长	1981.07	1982.11	十三病区护士长
周素兰	一病区副护士长	1984.04	1987.11	住院处护士长
陈光兰	妇产科副护士长	1985.06	1998.02	1993.11 妇产科门诊护士长
丛兰日	妇产科副护士长	1987.10	1994.05	科护士长
郑新光	妇产科副护士长	1990.10	1993.11	离任
丛兰日	妇产科护士长	1994.05	2002.03	退职
肖正娥	产房副护士长	1993.12	1999.01	
孙玉梅	产科副护士长	1993.03	2005.12	退职
朱其华	妇产科副护士长	1993.11	1999.01	退职
高　霞	产房护士长	1999.01	2021.11	退职
牛彩红	产科护士长	1999.12	2002.04	科护士长
牛彩红	科护士长	2002.04	2009.12	质量管理部副主任
杨淑梅	产科护士长	2002.10	2010.03	科护士长
杨淑梅	科护士长	2010.03	2017.02	综合管理办公室副主任、总护士长
赵　静	产科护士长	2010.03	2020.07	产科护士长
任风姣	妇产科护士长	2011.10		
王　艳	产科护士长	2013.05	2024.03	妇科一病区护士长
杨淑梅	综合管理办公室副主任、总护士长	2017.02	2019.11	综合管理办公室主任、总护士长
王美玲	产科三病区副护士长	2018.01	2024.03	妇科二病区护士长
王秀云	产科一病区副护士长	2019.02		
杨淑梅	综合管理办公室主任、总护士长	2019.11	2022.11	医院感染管理部副主任（正科）
赵　静	产科二病区护士长	2020.07	2024.03	综合管理办公室副主任、产科三病区护士长
李冬梅	产房副护士长	2020.07		
韩　超	产房副护士长	2020.07		
吴青青	产科一病区护士长	2024.03		
马宝丽	产科二病区护士长	2024.03		
赵　静	综合管理办公室副主任、产科三病区护士长	2024.03		

（二）业务发展

1964 年建院初期主要开展产前检查和助产。

1965年应用负压吸引器替代刮匙做人工流产。开展各种难产手术和剖宫产术。

1970 年初应用中期妊娠水囊引产和高渗性盐水羊膜腔注射引产。

1975年应用利凡诺羊膜腔内和腔外注射引产。

1977 年开展晚期妊娠低位水囊引产；大剂量维生素 B_6 回乳和胃复安催乳；应用硫酸镁保胎和舒喘灵治疗胎儿宫内生长迟缓等。

1978 年开展腹膜外剖宫产术。

1981 年应用复方苯酚行输卵管粘堵绝育术。

1982 年开展围产期保健。

1983 年应用中药蜕膜丸配合引产，减少产后流血和感染，降低流产后刮宫率。

1984 年应用胎儿监护技术，尤其对高危妊娠妇女的胎儿监护提供了良好的监测手段，使围产儿死亡率有所下降。

1986 年 10 月参加全国出生缺陷监测，至 1988 年底共监测 4446 例，其中有缺陷者 48 例，占 1.08%，被纳入山东省五年动态观察点。

1995 年创建爱婴医院。

1997 年开展新式剖宫产，成为常规手术。

2000 年开展新生儿抚触，2002 年被中华护理学会、中华儿科学会、中华围产学会共同评为全国最佳抚触室之一。

2001 年引进中央监护系统，对临产产妇实行全程监护。

2003 年开展非药物无痛分娩、导乐分娩。

2003 年 12 月开展新生儿泳疗。

2006 年购进第一台四维彩超美国 GE730，开展妊娠期糖尿病的筛查及治疗。

2008 年开展椎管内阻滞镇痛、笑气吸入镇痛等药物无痛分娩。

2009 年成立生命摇篮俱乐部，实现产前、产时、产后全程护理模式。

2011 年开展早发性子痫前期、产后出血的综合治疗。

2012 年提倡自由体位待产，开展无创接生、限制性侧切技术。

2014 年与输血科联合实施 RH 阴性血孕妇自体备血。

2015 年通过国家卫计委爱婴医院复核。

2016 年开展盆底康复治疗，包括生物反馈、电刺激、磁刺激、盆底肌筋膜手法、浮针、运动康复、盆底射频等多种治疗手段。

2018 年联合内分泌科、营养科，成立糖尿病一日门诊；同年开展音乐镇痛分娩，并开展早产防治与宫颈环扎术；7 月与眼科、新生儿科联合开展新生儿眼底筛查工作；8 月与输血科联合，开展回收式自体输血。

2019 年成立产科危急重症病房。

2020 年开展凶险性前胎盘宫颈提拉缝合术、双胎妊娠经阴分娩、臀位外道转术，产科联合儿科共同实施新生儿心脏筛查。

2021 年通过国家卫健委爱婴医院复核；同年开展神经肌肉刺激治疗产后尿潴留，慢性盆腔痛的手法治疗、射频技术治疗压力性尿失禁。

2022 年　加入上海市东方早产救治联盟。

2023 年产房开展经阴顺产分娩训练营，引进产时超声；盆底康复治疗融合中医特色技术，大大提高了治疗效果。

2024 年开展米索前列醇口服液促宫颈成熟。

（三）社会兼职

刘媛媛任山东省医师协会妇产科医师分会第四届委员会委员、山东省医师协会围产医学大数据专业委员会第一届委员会常务委员、东营市医师协会第二届女性盆底专业委员会副主任委员、山东省妇幼保健协会促进自然分娩专业委员会第二届委员会常务委员、山东省妇幼保健协会产科安全与快速反应专业委员会常务委员、中国生物多样性保护与绿色发展基金会专业委员会委员、国家孕婴网专家委员会委员。

田向文任山东中西医结合学会第一届围产医学与妇幼保健专业委员会委员、山东省医学会妇产科学分会第九届委员会委员、中国医学会模拟教学联盟山东省分会常务理事、山东省妇幼保健协会流早产防治专业委员会第一届委员会常务委员、山东省妇幼保健协会出生缺陷防治分会第一届委员会常务委员。

张春霞任山东省中西医结合妇产科专业委员。

李英任山东省医师协会妇产科医师分会第三届委员会委员、东营市第三届围产医学专业委员会副主任委员。

殷红梅任山东省产科质控专家组成员、山东省医师协会围产医学医师分会第一届委员会委员、山东省妇幼保健协会促进自然分娩专业委员会委员、山东省医学会第三届生殖医学分会委员、东营市医学会妇产科专业委员会第四届及第五届主任委员、黄河口领军人才优秀学科带头人、东营市首席医学专家。

余江任山东省疼痛研究会妇产科专业委员会常务委员、东营区听证调解员、山东省医学会第四届计划生育分会委员、山东省妇幼保健协会促进自然分娩专业委员会第一届委员会常务委员、滨州医学院妇产科学教授、东营市医学会第一届、第二届围产医学专业委员会副主任委员、东营市医学会第三届围产医学专业委员会主任委员、东营市医学会围产医学专业委员会主任委员。

田红革任山东省疼痛医学会第一届母胎医学专业委员会常务委员、山东中西医结合学会第一届围产医学与妇幼保健专业委员会委员、滨州医学院兼职副教授。

牛彩红任东营市护理学会妇产科专业委员会第一届、第二届主任委员。

高霞任东营市护理学会助产专业委员会第一届、第二届主任委员。

杨淑梅任东营市护理学会妇产科专业委员会第三届、第四届主任委员。

李冬梅任山东省第二届脐带血采集应用专业委员会委员、山东省干细胞学会第一届妊娠疾病专业委员会委员、东营市第二届助产委员会委员。

王艳任东营市护理学会首届围产医学专业委员会副主任委员、山东省护理学会首届远程护理专业委员会委员。

赵静任山东省妇幼保健协会护理分会第一届委员会委员。

王秀云任山东省首届护理品质管理委员会青年委员。

（四）荣誉

（1）集体荣誉

1995 年　被评为爱婴医院。

2016 年　在东营市急危重症孕产妇技能竞赛中获得一等奖。

2016 年　在山东省危重症孕产妇技能竞赛中获得二等奖。

2017 年　在东营市生育全程服务技能竞赛中获得一等奖。

2017 年　在山东省生育全程服务技能竞赛中获得三等奖。

2017 年　获得东营市孕产妇救治中心。

2018 年　获得 2017 年度局级优秀护理示范病房。

2020 年　在东营市危重症孕产妇技能竞赛中获得一等奖。

2021 年　获得山东省脐带血造血干细胞库红十字公共库采集定点医院。

2023 年　获得东营市妇产科专科联盟理事长单位。

2015 年　通过爱婴医院复审。

2020年　获得国家级母婴安全优质服务单位。

（2）个人荣誉

1999 年　牛彩红获得胜利石油管理局优秀护士称号。

2000 年　牛彩红获得胜利石油管理局青年岗位能手称号。

2002 年　牛彩红获得胜利石油管理局优秀护士称号。

2003 年　牛彩红获得胜利石油管理局优秀卫生工作者称号。

2005 年　杨淑梅获得胜利石油管理局模范护士。

2007 年　牛彩红获得山东省青年岗位能手称号。

2007 年　殷红梅获得胜利石油管理局文明职工的称号。

2008 年 牛彩红获得胜利石油管理局优秀卫生工作者。

2008 年 牛彩红获得东营市医学会优秀护士称号。

2009 年 殷红梅获得胜利石油管理局先进卫生工作者的称号。

2011 年 余江获得胜利石油管理局双文明职工的称号。

2011 年 杨淑梅获得胜利石油管理局技术监督先进个人。

2013 年 杨淑梅获得胜利石油管理局模范护士。

2013 年 余江获得胜利油田文明家庭称号。

2013 年 李冬梅、陈雪娟在东营市新生儿窒息复苏知识与技能比赛中获得团体第一名。

2014 年 余江获得东营市优秀医生。

2014 年 殷红梅获得东营市黄河口领军人才优秀学科带头人。

2015 年 余江获得山东省妇幼健康服务工作先进个人。

2015 年 余江获得东营市医学会优秀医生称号。

2015 年 李冬梅、王红晔在东营市新生儿复苏竞赛中获团体二等奖。

2016 年 余江获得中石化集团三等奖。

2016 年 刘媛媛在东营市急危重症孕产妇救治技能竞赛中获医师组一等奖。

2016 年 刘媛媛在山东省急危重症孕产妇救治比赛中获得个人三等奖 。

2017 年 郑玉杰在东营市生育全程服务技能竞赛中获得个人一等奖。

2017 年 韩超在东营市生育全程服务技能竞赛中获得个人二等奖。

2017 年 王秀云在东营市生育全程服务技能竞赛中获得个人三等奖。

2018 年 杨淑梅获得山东优秀护士称号。

2018 年 杨淑梅获得胜利石油管理局文明建设先进个人。

2018 年 余江获得山东省优秀医师、胜利油田三八红旗手。

2018 年 余江获得胜利油田三八红旗手。

2018 年 王秀云获得胜利石油管理局优秀护士。

2018 年 姜玫玲在胜利石油管理局 20 届技能竞赛中获得团体一等奖、个人金奖。

2018年 姜玫玲获得胜利油田管理局二等功。

2019年 余江获得东营市科技进步奖三等奖。

2019 年 王艳获得东营市卫生健康系统职工技术能手。

2019 年 王艳在东营市卫生健康系统职工专业技能大赛中获得一等奖。

2019 年 姜玫玲获得胜利油田三八红旗手标兵。

2019 年 付晓敏获得东营市消毒与医院感染控制技能竞赛一等奖 。

2020 年 付晓敏获得东营市卫生健康系统职工技术能手。

2020 年 刘媛媛在东营市急危重症孕产妇救治技能竞赛中获得一等奖。

2020 年 刘媛媛获得东营市五一劳动奖章。

2021 年 刘媛媛获得优秀医学科技工作者称号。

2022 年 张春霞、李冬梅在东营市职工技能竞赛中获得团体二等奖。

2022 年 牛菲菲获得山东省立医院优秀进修医师称号。

2023 年 刘媛媛获得东营市疫情防控巾帼建功标兵称号。

2023 年 姜玫玲获得东营市医院协会杰出护士。

2024 年 王红晔在东营市卫生健康系统 2023 年度职工专业技能大赛中获得一等奖。

（撰稿人：段 颜 刘媛媛）

生殖医学科

（一）概况

1990年与化验室协作开展外周血染色体检查，

为创建优生科实验室奠定基础。1998 年妇产科优生优育实验室建成并投入使用。2007 年通过山东省卫生厅验收，获得遗传咨询、医学影像、细胞遗传学、生化免疫 4 项技术服务执业许可，2020 年取得分子遗传资质。并分别于 2012 年、2016 年、2019 年和 2023 年通过复审验收。2012 年 7 月成立优生科，撤销优生优育实验室，原功能划归优生科，隶属妇产科。2017 年更名为生殖医学科，建立优生不孕门诊，开展子宫输卵管造影、卵泡监测、复发性流产诊治等业务。

截至 2024 年 3 月，科室在职人数 11 人，其中硕士研究生 5 人。医疗人员 5 人，其中主任医师 2 人；技师 5 人，其中副主任技师 1 人；护理人员 1 人。

历任负责人

姓名	职务	任职时间	离任时间	离任去向
秦凤金	主任	2012 年		

（二）业务发展

1990年与化验室协作开展外周血染色体检查，为创建优生科实验室奠定基础。1998 年妇产科优生优育实验室建成并投入使用。2003 年 4 月购置高分辨彩色多普勒超声诊断仪和时间分辨免疫荧光仪，筛查胎儿结构畸形及唐氏综合征。同期开展胎儿羊水细胞染色体检查。2007 年通过山东省卫生厅验收，获得遗传咨询、医学影像、细胞遗传学、生化免疫 4 项技术服务执业许可，2020 年取得分子遗传资质。并分别于 2012 年、2016 年、2019 年和 2023 年通过复审验收。

2012 年 7 月成立优生科，撤销优生优育实验室，原功能划归优生科，隶属妇产科。2013 年 4 月开始与东营区妇幼保健计划生育服务中心合作，承担东营区妇女中孕期产前筛查工作，目前每年完成产前筛查 5000 余例，外周血淋巴细胞染色体检查 400 余例，羊膜腔穿刺胎儿染色体核型检查 500 余例。

2015 年优生科成为国家卫计委发布的第一批高通量基因测序产前筛查与诊断临床应用试点单位。

2016 年 12 月胎儿染色体的细胞遗传学产前诊断被评为医院诊疗技术品牌。

2017 年更名为生殖医学科，建立优生不孕门诊，开展子宫输卵管造影、卵泡监测、复发性流产诊治等业务。

2018 年 1 月建立高通量测序平台，开展无创 DNA 产前检测，形成以咨询、筛查、诊断、治疗、随访为一体的优生服务体系。

2023 年 1 月通过东营市产前诊断中心现场评价。

（三）社会兼职

秦凤金任东营市医学会首届生殖医学专业委员会副主任委员、山东省妇幼保健协会出生缺陷防治分会第二届委员会常务委员、山东省研究型医院协会生殖医学分会常务委员、东营市医师协会首届医学遗传与优生专业委员会名誉主任委员。

胡健任东营市医师协会首届医学遗传与优生专业委员会副主任委员、山东省研究型医院协会生殖医学分会常务委员。

杨鑫鑫任山东省研究型医院协会生殖医学分会委员。

冯亚佩任山东省研究型医院协会生殖医学分会委员。

（四）荣誉

2013 年　秦凤金获得胜利石油管理局文明建设先进个人。

2014 年　秦凤金在山东省妇幼健康技能竞赛中获得计划生育技术服务专业组个人二等奖。

2019 年　崔萍在 2019 年度全市出生缺陷防治技能竞赛中获得个人一等奖。

2019 年　崔萍获得东营市卫生健康系统技术能手。

（撰稿人：秦凤金　杨鑫鑫）

妇产超声科

（一）概况

1986年建立妇科B超室，开展B超诊断技术。20世纪90年代，使用美国GE公司生产的GE-a 200黑白超声检查仪，进行妇科疾病检查和一般的产前检查。2002年引进美国ATI公司生产的HDI-SonoCT5000，具有三维成像功能的彩色B超机进行产前胎儿的筛查。随着临床科室专业分科，妇产超声设备和人员随之分为妇科B超组和产科B超组，分别服务于妇科临床和产科临床。2006年购进第一台美国产GE730四维彩超。2017年12月妇科B超组和产科B超组合并，成立妇产超声科，当时有医师9人，隶属于妇产科。目前有GE公司生产的高端四维超声检查诊断设备6台，年门诊量7万余人。

截至2024年3月，科室有医师13人，其中主任医师1人，副主任医师5人，主治医师5人，住院医师2人，隶属于东营市妇儿医院。

历任负责人

姓名	职务	任职时间	离任时间	离任去向
谢元东	主任	2017.12	2022.01	退职
李　萍	主任	2022.01		

（二）业务发展

建科初期主要负责妇科盆腔经腹部超声检查、经阴道超声检查、实时三维输卵管超声造影、早孕期胎儿NT检查、协助人工流产术、孕期普通超声检查、胎儿系统超声筛查等工作。经过5年的发展，在原有超声检查项目的基础上又陆续开展了胎儿心脏超声检查、盆底超声、经直肠超声、产后腹直肌超声检查、复发性流产相关超声诊断、儿童性早熟超声诊断等新技术、新项目填补了黄河三角洲地区的多项空白。妇产超声科目前为东营市产前诊断（医学影像）中心，担负东营市胎儿出生缺陷的干预工作，为当地广大妇女的妇科疾病及产前超声检查做出重大贡献。为医院妇产科临床提供了必要的保障。

（三）社会兼职

李萍任山东省医学会超声医学分会第八届委员会委员、东营市医学会超声医学分会第五届委员会副主任委员。

谢元东任东营市医学会超声医学分会第五届委员会副主任委员。

（撰稿人：李　萍）

儿科

（一）概况

建院初期为内儿科，无固定床位，朱松岭任主任。儿科门诊设在内科病房东侧，由病房医生坐诊。1965年儿科病房从综合内科分离，设床位25张。同年儿科扩建，床位增至75张。1979年迁入医院现址，儿科门诊诊室4间，预诊室1间。病房设二病区、四病区2个病区。二病区主要收治呼吸系统、心血管疾病患儿及新生儿；四病区主要收治消化、泌尿、神经和血液病患儿，开放床位75张。1986年二病区设立新生儿隔离病房，成立新生儿治疗及护理小组，同年成为全国新生儿抢救协作网成员。1992年对新生儿病房进行改造，新生儿ICU初具规模。1993年设有小儿呼吸、心血管、血液、神经、泌尿、消化、新生儿、儿童保健等8个专业组。1995年创建爱婴医院，新生儿专业增设母婴病房、奶库等。1996年病区更名为儿科一区、儿科二区，迁至1号病房楼4楼和5楼，开放床位81张。儿科一区建立新生儿ICU病房，监护床位8张，设3间母婴同室病房；儿科二区建立层流血液病病房，设床位2张。1997年儿科门诊迁入现门诊楼1楼东侧，设诊室4间、隔离诊室1间、儿保室2间、治疗观察室4间。2011年儿科门诊进行扩建改造，扩大儿童输液室，增加抢救室、雾化室，护士24小时值班。2013年9月儿科病区分为儿科一病区、儿科二病区、儿科三病区、儿科康复区。儿科一病区为新生儿专业，位于2号病房楼9楼，开放床位35张，其中包括NICU和母婴病房；儿科二病区为儿科综合病房，位于2号病房楼10楼，开放床位38张，其中PICU病位10张，收治神经、肾脏、风湿免疫、内分泌、血液等各系统疾病及脏器功能衰竭等危重病儿；儿科三病区位于2号病房楼11楼，设有小儿电子支气管镜检查室及儿童心脏介入诊疗病房，且开展小儿消化道内镜检查及治疗，开放床位40张，收治呼吸、消化、心血管系统疾病；儿科康复区位于1号病房楼1楼，水疗室位于门诊楼1楼。2017年2月27日东营市妇儿医院成立，同年设立哮喘门诊。10月儿科康复区更名为儿童康复保健科，迁至综合康复楼1、2楼，门诊位于门诊楼2楼。是东营市首批临床重点专科（A级），东营市危重新生儿救治中心，东营市危重新生儿转运中心，东营市儿科专科联盟理事长单位，山东省肢体残疾和智力残疾定点康复机构，山东省智障儿童、脑瘫儿童康复基地，山东省儿童早期发展示范基地，东营市脑瘫、智障儿童康复中心。2018年12月儿童康复保健科划归东营康复医院。2021年1月儿童康复保健科划归儿科管理。2020年儿科非发热门诊搬迁至1号病房楼1楼，增扩儿童输液室、诊疗室，大大改善儿童就医体验，增加抢救室、雾化室，护士24小时值班。2021年11月原儿科门诊改建为儿科发热门诊。2023年7月，儿科急诊迁入原儿科发热门诊。

截至2024年3月，科室床位112张。有医务人员188人。医师55人，其中主任医师11人、副主任医师18人、主治医师13人、住院医师13人；护理人员113人，其中副主任护师8人、主管护师67人、护师29人，护士9人。康复技师20人，其中主管技师7人，初级技师13人。有医院资深医学专家1人，高级首席医学专家1人，首席医学专家1人，高级医学专家1人。

历任负责人

姓名	职务	任职时间	离任时间	离任去向
朱松岭	主任	1964	1985.12	退职
张玉琢	副主任	1984.08	1992	退职
张玉琢	主任	1992	1997.08	退职
王登芬	副主任	1984.08	1992	退职
高纪明	副主任	1987.08	1997.08	退职
张玉琢	主任	1992	1995	退职
周明琪	儿科副主任	1995	1999	主任
高欣义	儿科副主任	1995	2011.09	主任
周明琪	儿科主任	1999	2010.12	退职
张志明	儿科副主任	2008.12	2019.01	2013.09 正科
高欣义	儿科主任	2011.09	2019.01	退职
马小旭	儿科副主任兼儿童康复保健科副主任	2012.08	2017.12	2017.11 转正科
张晓华	儿科副主任兼儿童康复保健科副主任	2017.12	2022.01	儿科副主任
刘　兰	儿科三区副主任	2013.04		儿科三区 2019.2 正科
刘　娟	儿科二区副主任	2013.04	2016．07	健康管理部副主任
丁红芳	儿科二区副主任	2016.07	2022.01	2019.2 正科兼
陈海燕	儿科门诊副主任	2017.02	2019.09	离世
马小旭	儿科副主任兼儿童康复保健科主任	2017.12	2020.12	退职
张晓华	儿童康复保健科主任	2022.01		
张丙金	儿科一区副主任	2017.12	2024.01	离职
张志明	儿科主任	2019.01	2022.01	退职
丁红芳	儿科主任	2022.01		
刘志强	儿科一区副主任	2022.12		

历任护士长

姓名	职务	任职时间	离任时间	离任去向
王国荣	儿科护士长	1964	1975	退职
张敏贤	儿科护士长	1965	1967	调离
林国燕	儿科护士长	1975	1977	调离
赵敏英	儿科护士长	1977	1979	外科护士长
郭守惠	儿科护士长	1978	1985	干部病房
王兰芬	儿科副护士长	1978	1993.11	退职
李焕玲	儿科护士长	1981	1984.10	急诊科护士长

李顺香	儿科二区副护士长	1985.06	1993.11	退职
王连英	小儿科四病区副护士长	1990.10	2005.12	退职
张 婷	小儿科二病区副护士长	1990.10	2012.04	退职
屈 霞	儿科三区护士长	2005.12	2020.08	退职
莫 静	儿科一区护士长	2011.03	2024.03	转职至门诊部护士长
杨 剑	儿科二区护士长	2011.10	2019.01	儿科二区护士长
左小军	儿童康复保健科副护士长	2019.02	2022.12	儿童康复保健科副护士长
杨 剑	儿科二区护士长	2013.05	2019.01	离职
田京梅	儿科门诊护士长	2013.05		
左小军	儿童康复保健科护士长	2022.12		
单桂莲	儿科一区副护士长	2018.01		
徐华玲	儿科二区副护士长	2019.01	2022.12	护士长
左小军	儿童康复保健科副护士长	2019.02		
徐华玲	儿科二区护士长	2022.12		
陈宝芝	儿科三区副护士长	2020.07		
焦芹芹	儿科门诊副护士长	2022.12		

（二）业务发展

（1）发展历程

目前 NICU、PICU、血液病房均为层流病房。设有小儿电子支气管镜检查室及儿童心脏介入诊疗病房。呼吸内镜检查及治疗年 200 余例，消化内镜检查及治疗年 30 余例，年门急诊 16.9 万人次，输液 3.7 万人次，儿童康复保健科年门诊量 3 万余人次，康复治疗量 5 万余人次。

建院初期小儿腹泻多应用补液、抗菌、收敛等治疗。小儿肾炎给予卧床休息、高糖高维生素，低蛋白饮食，辅以抗菌等传统治疗。

60 年代白血病患儿有严重贫血伴血小板减少或明显出血倾向者，大多转外地治疗。病情稍轻患者给予输血和激素治疗。血小板减少性紫癜主要应用激素和输血疗法。

70 年代开展骨髓检查和白血病的分型诊断，对不同类型的白血病分别应用激素和化疗提高缓解率。应用 654-2 治疗小儿肾炎，对降压利尿具有较好作用。

80年代开展腹膜透析治疗肾功能衰竭尿毒症，挽救一批重危病儿。应用鲁米那或激素治疗新生儿肝炎综合征；口服补液、理疗、推拿等综合治疗小儿腹泻，效果明显。

1983 年开展单纯血小板输入，治疗血小板减少性紫癜。

1985 年张玉琢等开展小儿心导管检查技术提高先天性心脏病的诊断水平，与手术对照准确率达 95%。应用小剂量长春新碱治疗血小板减少性紫癜，多数病儿的血小板稳定上升。同年在血气监测下开展呼吸机治疗呼吸衰竭，提高患儿抢救成功率。

1986 年应用胎肝单细胞悬液治疗高危白血病，应用肝素替代激素治疗新生儿硬肿症，应用鲁米那、甘露醇、呋塞米、激素和酚妥拉明五联疗法，治疗新生儿颅内出血。

1987 年应用氧湿化器配合抢救 15 例严重呼吸衰竭新生儿获成功，开展氨茶碱治疗新生儿呼吸暂停中的血药浓度监测。

1988 年应用换血疗法抢救 2 例重症败血症合并高胆红素血症患儿。开展小儿心腔内希氏束电图参数测定和心内膜心肌活检小儿心血管介入术。

1989 年应用 CPAP 治疗新生儿呼吸衰竭。年初鼠伤寒沙门氏菌肠炎在病区内暴发流行，疫情被及时控制。同年儿保专业开展发锌测定。

1990 年确诊东营地区首例皮肤黏膜淋巴结综合征患儿。开展地高辛血药浓度测定，确保用药安全。应用 ATP 治疗 PSVT 取得良好疗效。

1991 年应用负荷量氨茶碱治疗哮喘严重发作和持续状态取得较好疗效。开展经皮球囊扩张术治疗小儿肺动脉狭窄 3 例。

1993 年机械通气治疗新生儿呼吸衰竭。应用高压氧治疗新生儿缺氧缺血性脑病，应用进口微量输液泵进行新生儿全静脉营养技术，呼吸道病原学监测技术应用于临床。

1995年完成30例先心病患儿窦房结功能测定。新生儿病房引进首台婴儿氧舱，治疗缺氧缺血性脑病患儿。大剂量高频度密集强化治疗小儿急性白血病，降低复发率，提高无病生存率。

1996年完成东营地区万名小儿心律失常普查。开展首例肾穿刺活检术。

1997年进行病窦综合征患儿心腔内电生理检查。

1998年开展腹膜透析疗法，救治急进性肾炎并急性肾功能衰竭病儿。

1999年应用大剂量免疫球蛋白治疗新生儿溶血病。在新生儿疾病中开展TORCH病毒检测。新生儿病房引进美国进口辐射式抢救台和多功能监护仪，提高新生儿救治水平。独立开展小儿肾脏穿刺活检术，提高疑难肾脏病的诊断准确率。

2000年引进一台双人婴儿氧舱。应用经皮测胆仪和微量血胆红素测定仪，监测新生儿黄疸。应用小儿头皮针进行骨髓穿刺，创伤小、取材质量提高。

2001年开展分阶段序贯疗法和早期干预治疗新生儿缺氧缺血性脑病。开展HIE患儿血浆内皮素和一氧化氮水平的测定。应用冷光源兰光毯治疗新生儿黄疸。反复呼吸道感染患儿分泌型IgA测定和参芪煎剂的应用取得较好疗效。应用儿童全合一肠外静脉营养疗法，治疗儿童坏死性肠炎、消化道出血等疾病。

2002年应用氨茶碱联合纳洛酮治疗新生儿呼吸暂停。应用NCPAP治疗重症胎粪吸入综合征。层流净化病房改造，使白血病患儿在大剂量化疗期间顺利渡过重度骨髓抑制期，避免院内感染，提高无病生存率。

2003年新生儿NICU救治1例出生体重仅750g的早产儿。应用定量超声骨密度仪为小儿佝偻病、骨质疏松等疾病的诊断提供依据。开展小儿脑电视频监测，用于小儿痫性发作与非癫痫性发作的诊断及鉴别。

2004年引进无创经鼻CPAP，提高新生儿呼吸衰竭救治水平。

2005年开展经皮导管介入封堵术治疗儿童先心病12例，填补东营地区空白。

2007年开展大剂量免疫球蛋白及甲基强的松龙冲击治疗小儿免疫相关性疑难重症。

2008年开展经气管注入肺表面活性物质治疗新生儿呼吸窘迫综合征20余例。

2010年改造一次性头皮针在儿童多个部位采集动、静脉血，解决儿童采血难的问题，获得国家实用型专利。

2011年开展儿童难治性癫痫与P-糖蛋白、主要穹隆蛋白的相关性研究，为临床病情判断、预后估计制定合理的治疗方案提供依据。开展间充质干细胞移植治疗小儿脑性瘫痪4例。

2012年开展胎盘间充质干细胞移植在缺氧缺血性脑病中的作用机制研究。

2013年PICU病房开始收治脏器功能衰竭等危重病儿。

2014年4月开展呼出气一氧化氮检测。引入东营市首台新生儿专用高频振荡呼吸机，用于常频呼吸机治疗失败的危重新生儿。

2015年成功救治胎龄为26周超早产儿，使早产儿救治水平达到国内领先水平。张志明等进行小剂量红霉素对极低出生体重儿胃肠外营养相关性胆汁淤积症的预防作用研究，获得东营市科技进步三等奖。采用静脉、脑脊液循环途径为脑缺血缺氧性脑损伤患儿输注间充质干细胞治疗，经专家鉴定达到同类研究的国际先进水平。开展东营地区首例小儿电子纤维支气管镜治疗技术，采用小儿电子纤维支气管镜诊断加灌洗成功治愈一例极为少见的儿科急危症塑形性支气管炎患儿。实施经气管镜异物取出术，截至2018年取异物年平均30余例。门诊率先开展无痛皮试技术，减轻患儿痛苦。

2016年开展经外周动静脉全自动换血术，救治新生儿溶血病保守治疗失败患儿。与肛肠外科合作，为肛门闭锁患儿进行手术后监护及护理；开展新生儿振幅整合脑电图监测脑功能，早产儿经皮中心静脉置管术（PICC）。开展儿童肺功能检查，为不明原因慢性咳嗽、支气管哮喘、过敏性鼻炎、非特异性气道炎症的诊断和疗效评估提供监测手段。12 月儿童呼吸介入诊疗技术被评为医院内镜技术品牌。

2017 年开展脐动静脉穿刺置管术，为危重新生儿抢救提供保障。开展一氧化氮吸入治疗新生儿胎粪吸入综合征合并新生儿持续性肺动脉高压。开展内镜下治疗小婴儿会厌成形术。探索小婴儿经气管镜气道合并胃食道探查。开展小儿病毒性脑炎患者脑脊液中 S-100B 蛋白和 MMP-9 检测，作为病毒性脑炎辅助诊断指标。门诊开展儿童期哮喘基因检测，对高危患儿采取全面防控干预措施。

2018 年市卫健委批准儿科一病区为东营市危重新生儿急救转运中心和东营市急危重症新生儿救治中心，配备危重新生儿转运组合设备，全面负责辖区内危重新生儿的转运和救治工作。配备进口新生儿专用眼底检查设备，与眼科协助开展床边早产儿眼底筛查。开展儿童白血病的 MICM 分型和个性化治疗以及微小残留病监测。开展经气管镜置入鼻咽通气道、经气管镜气管插管，对危重症患者进行床旁内镜下治疗。应用咪达唑仑联合丙泊酚静脉推注，提高内镜操作舒适化诊疗程度。与影像科合作开展小儿 CTA 检查，提高少见心肺血管发育异常的诊断水平。12 月超早产儿的全方位支持治疗被评为医院康复医学技术品牌，新生儿高频机械通气技术被评为医院精准诊疗技术品牌。

2019 年开展新生儿口腔干预，通过刺激锻炼口腔内外肌，影响口腔生理学机制，从而尽快实现完全经口喂养，能够帮助早产儿尽早实现吸吮、吞咽、呼吸相互协调，减轻或避免神经行为发育落后或偏离，降低脑瘫发生率。开展新生儿肢体干预，通过早产儿肢体的被动运动，逆向刺激大脑神经，改善预后，通过儿童康复保健科会诊，进行新生儿神经行为测定评分、全身运动质量评估，然后根据胎龄、体重、耐受程度，制定个体化方案，减轻或避免神经行为发育落后或偏离。

2021 年市卫健委批准医院牵头成立东营市儿科专科联盟，旨在建立统一的技术标准、临床路径、诊疗规范、服务管理，实现医疗联盟内同质化服务和标准化诊疗程序，提升区域儿科诊治水平，减少儿科患者的疾病负担。同时成立小儿内分泌、小儿重症、小儿神经亚专科，同年开设小儿内分泌、小儿神经特色门诊。小儿内分泌积极开展新技术胰岛素泵在儿童糖尿病中应用填补了东营市空白，小儿重症开展儿童无创心功能监测技术在重症监护室病房常规开展，小儿神经每年完成 500 余例长程视频脑电图的监测，对于癫痫患儿根据脑电图的改变给临床提供可靠的诊断依据，通过发作期脑电图的变化鉴别是痫性事件还是非痫性事件，明确了诊治，提高了诊断的准确率，减少了患儿的痛苦。

2022 年成立儿童内镜、早产儿亚专科，推动东营地区儿童呼吸、消化内镜技术发展，同年支气管异物取出术获评医院精品特色技术。2022 年 3 月儿科一病区正式成为中国北方协作网核心单位，2022 年 8 月份科室成立早产儿亚专科，11 月成为山东省新生儿专科联盟成员单位，山东省新生儿护理专科联盟成员单位。12 月被东营市卫健委评为市级精品特色专科。

2023 年儿科三病区开展儿童过敏疾病脱敏治疗、先心病介入诊疗，并顺利通过褚福堂儿科呼吸学科规范化建设评审。同时小儿神经与医院神经内外科联合通过国家癫痫中心建设评审。成立变态儿科变态反应门诊。

（2）儿童康复保健科

1993 年儿科设有小儿呼吸、心血管、血液、神经、泌尿、消化、新生儿、儿童保健等 8 个专业组。

2005 年在健康管理部 3 楼设立儿童康复室 2 间，对脑瘫儿童运动疗法、作业疗法及语言功能训练，2008 年同年设立儿童康复专业。

2009 年 6 月成立康复保健区，迁至老病房楼 2 楼，面积约 300 平方米，隶属儿科二病区管理，医护人员 10 人。设运动疗法室、作业疗法室、语言训练室、水疗室、理学治疗室、统合感觉训练室、康复评价室、听觉统合训练室等。是山东省肢体残疾和智力残疾定点康复机构，东营市脑瘫、智障康复中心。

2010 年设立儿童保健专业，与儿科康复专业合并，共有21人。儿童保健门诊迁至老病房楼1楼，儿童康复区面积达到650平方米，设立儿童保健诊室、骨密度测定室、营养及生长发育评价室、生物反馈治疗室、智商测定室、母乳成分及人体成分测定室、小儿早期干预室、儿童早教室、中医疗法室。开展新生儿行为能力测定及建档、儿童生长发育及营养评价指导，儿童健康查体，小儿早期干预、小儿早期教育、引导式教育、小儿中医疗法、母乳成分分析、人体成分分析、骨密度测定、小儿抽动症、多动症、抑郁症、孤独症、学习困难综合征、小儿矮小症等疾病的防治及规范化治疗等，填补医院在儿童保健方面的空白，实现儿童保健专业与儿童康复专业的优势互补，促进儿童康复专业的发展及儿童保健专业的自身发展。脑瘫综合康复治疗被评为山东省适宜卫生技术推广项目。

2013年儿科康复区位于1号病房楼1楼，儿科康复区水疗室迁至门诊大楼1楼。2017年10月更名为儿童康复保健科，位于放射治疗中心东侧病房楼1楼，面积1200平方米，设有康复评价、物理治疗、作业疗法、语言疗法、中医治疗、感觉统合训练、婴幼儿早期干预、特殊教育、水疗、肌电脑电生物反馈治疗、听觉统合治疗、理学治疗等诊疗项目。儿童保健门诊迁至门诊楼3楼，设有生长发育门诊、高危儿门诊、注意力缺陷多动障碍门诊、身高促进门诊、青春期门诊、康复门诊6项专科门诊。同年加入齐鲁儿童医疗集团儿童康复联盟、中原地区小儿内分泌遗传代谢协作组。承担省市残联康复救助项目，免费救助残疾儿童800余人。2018年12月ICF-CY下脑性瘫痪的综合康复治疗获医院康复医学技术品牌。

2019年积极开展新技术新项目，包括欧洲GM Trust全身运动质量评估技术，用于脑性瘫痪的超早期诊断，开展0—2岁运动发育迟缓儿童水中运动疗法项目、肢体运动障碍儿童表面肌电评估技术，开展了构建东营地区信息化多学科协作诊疗模式，开展DDH早期诊断技术，开展了东营地区儿童骨龄与生长发育评价工作、开展PEP-3评估项目等。

2021年儿童康复保健科成为复旦大学附属儿科医院黄河口康复基地。成立儿童生长发育门诊，逐步开展身材矮小、性发育提前、肥胖等疾病的中西医结合治疗，建立婴幼儿—学龄前儿童—学龄期儿童—青少年链条式身高管理模式。与产科、眼科协作开展新生儿保健查体及眼底筛查。与新生儿重症监护室协作，开展新生儿早期康复介入工作。与儿科病区合作，开展床旁小儿推拿工作。优化残障儿童特殊教育，开展集训课程。开展孤独症儿童家长课堂。开展中药贴敷、点刺放血、耳穴压豆。开展中医点穴疗法结合推拿治疗小儿吞咽障碍、言语障碍。通过市残联肢体、智力障碍定点机构准入评审，是全市唯一二级机构。开展五行音乐疗法在孤独症儿童中的应用技术。开展振动训练在脑瘫儿童中的应用技术。成立了多动抽动症专病门诊。2022年成立了儿童生长发育亚专科。

2022年持续发展新技术新项目，开展三伏贴在预防儿童疾病中的应用、开展经颅磁在孤独症谱系障碍（ASD）中的应用技术、开展悬吊技术（SET）在痉挛型脑瘫儿童中的应用技术、开展了儿童保健门诊早期发展促进课程。

2023年成立了青春期专病门诊、儿童肥胖专病门诊、小儿推拿专病门诊，开展电子脊柱测量仪在4—10岁儿童中脊柱弯曲的早期筛查技术、开展虚拟情景互动结合任务导向在儿童作业治疗中的应用技术、开展融合教育疗法在孤独症儿童中的应用技术、开展中医“三位一体”特色技术在小儿遗尿中的应用技术。

（三）社会兼职

周明琪任东营市医学会儿科专业委员会副主任委员、东营市医学会围产医学专业委员会主任委员。

高欣义任山东省妇幼保健协会儿科分会副主任委员、山东省康复医学会小儿康复分会副主任委员、东营市医学会儿科专业委员会主任委员。

张志明任东营市医学会围产专业委员会副主任委员、东营市医学会儿科专业委员会副主任委员、东营市医学会新生儿专业委员会主任委员。

马小旭任山东省医院协会儿童保健管理分会第一届委员会副主任委员、东营市医学会首届儿童早期发展专业委员会主任委员、东营市医学会儿童保健专业委员会副主任委员。

丁红芳任山东省医学会儿科分会血液学组委员、山东省医师协会小儿血液医师分会常务委员、山东省医师协会干细胞与细胞应用转化医学专业委员会委员、山东省医师协会儿童重症医师分会委员、山东省医师协会青春期健康与医学专业委员会委员、山东省医师协会儿童重症医师分会青年委员会委员、山东省研究型医院协会儿科癫痫专业委员会常务理事、山东省研究型医院协会儿童神经内科学分会副主任委员、山东省研究型医院协会儿童血液肿瘤分会副主任委员、山东省抗癌协会小儿肿瘤分会常务委员、山东省抗癫痫协会共患病委员会委员、山东省罕见疾病防治协会血友病分会委员、山东省妇幼保健协会儿科分会副主任委员、噬血细胞综合征中国专家联盟山东省儿童分中心委员。

刘兰任中国医师协会内镜分会儿科呼吸内镜专业委员会委员、中国妇幼保健协会微创分会儿童呼吸介入学组委员、山东省儿童细菌耐药检测研究协作网委员会副主任委员、山东省研究型医院协会儿科消化专业委员会副主任委员、山东省研究型医院协会儿童呼吸内镜分会副主任委员、山东省医学会儿科分会呼吸学组委员、山东省医师协会诊断学分会委员、山东省儿童呼吸内镜质量控制中心委员、山东省医学会哮喘多学科联合委员会委员、东营市医师协会儿科分会副主任委员。

张丙金任中国医师协会新生儿专业委员会出生缺陷干预专业委员、山东省医师协会新生儿专业委员会委员、山东省研究性医院协会儿科中西结合专业委员会常务委员、山东省妇幼保健协会新生儿科分会委员、东营市医学会新生儿专业委员会委员、东营市医师协会儿科医师分会副主任委员。

张晓华任东营市儿童早期发展专业委员会主任委员、东营市医师协会儿保分会副主任委员、山东省残疾儿童康复学会孤独症残疾儿童康复专业委员会副主任委员、山东省医师协会儿童保健医师分会第一届委员会常务委员、山东省妇幼保健协会儿童保健分会常务委员、山东省残疾人康复学会第一届儿童康复专业委员会常务委员、山东省康复医学会小儿神经康复分会委员、山东省医师协会儿科医师分会康复委员会委员、山东省医学会干细胞临床研究与应用分会第二届委员会委员、山东省中西医结合学会第四届康复医学专业委员会委员，山东中医药学会第六届儿科专业委员会委员、山东省预防医学会儿童保健分会委员、山东省预防医学会孤独症防治委员会委员、山东省健康管理协会儿童保健及行为健康专业委员会委员。

孙旭辉任山东省医学会儿科分会内分泌学组委员、山东省医院协会儿童保健管理分会常务委员、东营市医学会少儿专业委员会副主任委员、东营市医学会早期发展委员会副主任委员。

王雷生任山东省医学会儿科学分会第九届青年学组委员、山东省医师协会儿科医师分会神经委员会委员、山东省医学会儿科学分会第九届神经学组委员、山东省医师协会小儿神经电生理专业委员会委员、山东省医师协会儿科医师分会儿科委员会委员、山东省研究型医院协会儿科癫痫专业委员会常务委员、山东省医学会罕见疾病分会第二届专委会委员、山东省抗癫痫协会青年委员会委员、山东省抗癫痫协会第一届病友委员会委员、山东省医院协会癫痫病管理专业委员会常务委员、山东省疼痛医学会神经免疫专业委员会委员。

魏朝霞任山东省研究性医院协会新生儿学分会常委、山东省妇幼保健协会儿童危重症专业委员会委员。

李君霞任东营市医学会新生儿专业委员会副主任委员。

曹光哲任山东省医学会儿科学分会心血管组委员。

陈兰娇任山东省研究性医院协会新生儿分会委员。

刘志强任山东省研究性医院协会儿科中西结合专业委员会委员、山东省妇幼保健协会新生儿科分会复苏学组委员。

刘慧任山东省医师协会儿科医师分会内分泌学组委员、山东省中西医结合学会儿科专业委员会委员、山东省医学伦理学学会小儿内科分会第一届理事、山东省医学会儿科学肾脏风湿免疫学会委员、山东省医院协会儿科学肾脏风湿免疫学会委员、山东省医院协会儿科学神经学会委员。

魏杰男任山东省健康管理协会儿童消化分会副主任委员、山东省研究型医院协会儿童呼吸内镜分会常务委员。

于朋任东营市医学会儿童早期发展专业委员会副主任委员、山东省康复医学会小儿神经康复分会青年委员会委员、山东省医学伦理学学会儿童生长发育青春期分会理事、山东省妇幼保健协会儿科分会委员、山东省妇幼保健协会儿童早期发展专业委员会委员、山东省健康管理协会儿童保健及行为健康委员会委员、山东省妇幼保健协会婴幼儿养育照护专业委员会委员。

王惠任中国医师协会儿童重症医师分会委员、山东省医学会急救学组委员、山东省医师协会青年协作组委员、山东省保健协会儿童重症学组委员。

牟伟伟任山东省医师协会儿科血液组委员、山东省医学会儿科血液组委员、山东省抗癌协会委员、山东省罕见疾病防治协会委员。

张静任中国妇幼保健协会妇幼微创专业委员会儿科呼吸介入学组青年委员。

莫静任东营市护理学会第二届新生儿专业委员会副主任委员、东营市护理学会首届围产医学专委会副主任委员、山东省医师协会首届新生儿学医师分会护理委员会委员、山东省第一届新生儿护理专业委员会青年委员会委员、山东省护理学会第九届儿科护理专业委员会委员。

左小军任第一届小儿神经康复治疗师专业学组成员、山东省妇幼保健协会第二届儿童保健分会委员、山东省医院协会第二届医疗康复分会委员、山东省残疾儿童康复学会孤独症儿童康复专业委员会第一届委员会委员、中华治疗师协会儿童康复治疗第一届专业委员会委员。

田京梅任山东省护理学会社区护理专业委员会青年委员。

徐华玲任山东省护理学会首届变态反应护理专业委员会委员、山东省医师协会儿童重症专业委员会第二届护理协作组成员。

杨勇任山东省伦理医学会秦春期分会委员。

张影影任山东省医学会儿科分会发育行为组委员、山东省妇幼保健协会变态反应委员会委员。

刘志华任山东省医师协会新生儿分会青年学组委员。

单桂莲任山东省医师协会儿童重症医师分会第二届护理协作组成员、山东省护理学会第二届健康教育专业委员会委员。

张杨任山东省医师协会新生儿学医师分会第二届护理协作组委员。

刘建任山东省小儿神经康复分会治疗师学组委员、中华治疗师协会儿童康复治疗专委会第一届委员。

王芳芳任山东预防医学会委员。

（四）荣誉

（1）集体荣誉

2018 年　被胜利石油管理局工会评为巾帼文明岗。

2019 年　在半岛儿童康复联盟首届康复技术大赛中获得二等奖。

2023 年　在第四届“昭鸣杯”全国儿童康复治疗技能大赛团体赛中获得优胜奖。

2023 年　在东营市残疾儿童康复专业技能比赛中获得二等奖。

（2）个人荣誉

1996 年　高欣义获得胜利石油管理局首届优秀青年知识分子。

1999 年　高欣义获得胜利石油管理局第二届优秀青年知识分子。

1997 年　高欣义获得胜利石油管理局双文明先进职工。

1998 年　高欣义获得胜利石油管理局医疗卫

生工作先进个人。

2000 年　高欣义获得胜利石油管理局双文明先进职工。

2001 年　高欣义获得胜利石油管理局双文明先进职工。

2004 年　高欣义获得胜利石油管理局双文明先进职工。

2005 年　周明琪获得胜利石油管理局优秀卫生工作者。

2005 年　张婷获得胜利石油管理局模范护士。

2006 年　周明琪获得东营市优秀卫生工作者。

2006 年　周明琪获得胜利石油管理局文明建设先进职工。

2008 年　高欣义获得胜利石油管理局双文明先进职工。

2008 年　高欣义获得胜利石油管理局疾病防控工作先进个人。

2008 年　高欣义获得东营市优秀卫生工作者。

2010 年　周明琪获得胜利石油管理局卫生工作先进个人。

2011 年　周明琪获得胜利石油管理局优秀共产党员。

2011 年　张志明在滨州医学院附属教学医院技能竞赛中获得理论授课个人二等奖。

2011 年　王雷生获得胜利石油管理局优秀青年工作者。

2012 年　高欣义获得东营市首席医学专家。

2012 年　张婷获得山东省百佳护士、胜利石油管理局医疗卫生工作先进个人。

2012 年　张婷获得胜利石油管理局医疗卫生工作先进个人。

2012 年　徐华玲获得卫生部全国卫生系统职工技术能手奖。

2012 年　徐华玲在山东省卫生系统护理创新技能大赛中获得铜奖。

2012 年　徐华玲在东营市卫生系统职工护理技能比赛中获得一等奖。

2012 年　张晓华获得山东省十一五残疾人康复工作先进个人。

2013 年　高欣义获得东营市黄河口医学领军人才称号。

2014 年　张志明获得东营市黄河口医学领军人才称号。

2015 年　刘兰获得胜利石油管理局青年岗位能手称号。

2015 年　武希青在东营市妇幼健康技能竞赛中获得个人三等奖。

2016 年　张丙金在全市改善医疗服务暨医师岗位技能比赛中获得二等奖。

2016 年　王秋予在胜利油田第 19 届职业技能竞赛中获得团体一等奖、个人二等奖。

2016 年　徐华玲获得东营市优秀护士。

2017 年　卢燕在山东省医学会儿科分会青年医师论坛中获得病例分享二等奖。

2017 年　刘志强在东营市卫生技术技能竞赛中获得个人二等奖 。

2017 年　刘志强在山东省生育全程服务技能竞赛中获得团体三等奖。

2017 年　刘志强在山东省生育全程服务技能竞赛中获得个人优胜奖。

2018 年　莫静获得山东省护理学会护理创新优秀奖。

2019 年　张杨获得山东省护理学会儿童安全输液护理技能大赛优秀奖。

2019 年　曹光哲获得东营市支医工作先进个人。

2019 年　董雯雯、刘建、巩玉冰在半岛康复联盟第一届康复技能大赛中获得二等奖。

2021 年　魏杰男获得东营市卫生健康杰出青年人才。

2021 年　魏杰男获得东营市医学会优秀医学科技工作者。

2021 年　孙丽芳获得胜利油田石油管理局三八红旗手 。

2021 年　徐华玲获得东营市医学会优秀医学科技工作者。

2021 年　莫静获得胜利石油管理局胜利油田三八红旗手。

2021 年　莫静获得中共东营市卫生健康委员会机关委员会市直卫生健康系统优秀共产党员。

2021 年　于朋在 2021 年度区域 ADHD 病例比赛（济南站）中获得优秀病例奖。

2021 年　王俊博在东营市医疗保障局朗诵比赛中获得第一名。

2021 年　李园园获得东营市优秀护士。

2021 年　刘慧在山东省医学会儿科学分会病例挑战赛济南赛区中获得最佳人气奖。

2022 年　刘建在山东省残联第一届全省儿童康复治疗师技能比赛中获得三等奖。

2022 年　孙丽芳获得山东省援沪医疗队方舱之星。

2022 年　孙丽芳获得抗疫先锋个人。

2022 年　刘慧在中华医学会举办的全国生长发育专业医师科普大赛中获得科普之星奖。

2022 年　莫静获得东营市医学会优秀科技工作者。

2022 年　刘志强获得重庆市先进支医个人。

2022 年　刘志强获得山东省先进支医个人。

2022 年　单桂莲获得东营市医学会优秀医学科技工作者。

2022 年　单桂莲获得广饶新冠疫情防控突出贡献奖。

2022 年　张杨在山东省医师协会科普助力守护新生科普大赛中获得三等奖。

2023 年　刘慧在山东省医学会健康科普大赛中获得第二名。

2023 年　刘志强获得东营市优秀共产党员。

2023 年　张杨在东营市卫生健康委员会职工专业技能大赛中获得三等奖。

2023 年　单桂莲、莫静、张杨获得山东省医师协会新生儿学医师分会护理创新三等奖。

2023 年　刘志强、莫静、单桂莲、张津津、刘聪在山东省医师协会新生儿学医师分会科普大赛中获得三等奖。

2023 年　张晓华、刘建、董雯雯、王俊博在第四届“昭鸣杯”全国儿童康复治疗师技能大赛中获得团体赛优胜奖。

2023 年　刘建在第四届“昭鸣杯”全国儿童康复治疗师技能大赛中获得个人三等奖。

东营市危重新生儿急救转运中心

2018 年 12 月，成立东营市危重新生儿急救转运中心。2019 年 2 月张志明任主任。

（撰稿人：丁红芳　刘　慧）

第五节　东营市甲状腺乳腺病诊疗中心

2017 年 2 月成立东营市甲状腺乳腺病诊疗中心，包括内分泌科、甲状腺外科、乳腺外科。

孙迪文任甲状腺乳腺病诊疗中心主任，赵连礼任副主任、党支部书记，卜庆敖任副主任、党支部副书记，王彦任总护士长。2020 年 1 月卜庆敖任党支部书记。

乳腺外科、甲状腺外科

（一）概况

2005 年 3 月普外二病区更名为肝胆外科，专业定向为肝胆两腺疾病。2013 年 6 月迁至 2 号病房楼 14 楼，开放床位 40 张。同年 9 月增设乳腺甲状腺外科病区，迁入 2 号病房楼 16 楼，开放床位 41 张。2017 年 10 月迁至 3 号病房楼 9 楼，开放床位 46 张。乳腺甲状腺外科积极开展业务工作，发展迅速，2023 年全年出院病人 4257 人次，门诊 51018 人次，手术 3028 台次，总手术占比 71.1%，其中三、四级手术 1367 台，占比 45.2%。因业务发展需要，2017 年 2 月乳腺甲状腺外科分为乳腺外科、甲状腺外科，同在一个病区。2024 年 2 月乳腺外科和甲状腺外科单独成科，乳腺外科病房延续了原 3 号楼 9 楼病房，开放病位 46 张，甲状腺外科迁至 1 号楼 11 楼，开放床位 26 张。

科室内多名医疗及护理人员先后赴中国医学科学院肿瘤医院、天津市肿瘤医院、北京大学肿瘤医院、齐鲁医院、上海复旦肿瘤医院、上海瑞金医院、中南大学湘雅医学院附属肿瘤医院等进修学习，医护团队人员梯队建设合理，是一支能征善战、勇于创新的综合性团队。

截至 2024 年 3 月，乳腺外科开放床位 46 张，孙迪文担任科主任，薛庆泽为副主任，乳腺外科医疗人员 10 人，其中主任医师 2 人、副主任医师 3 人、主治医师 1 人、住院医师 4 人，均为硕士研究生学历；护理人员 14 人。

甲状腺外科开放床位 26 张，卜庆敖担任科主任，有医疗人员 7 人，其中主任医师 2 人，副主任医师 3 人，主治医师 2 人，其中硕士研究生学历 6 人；护理人员 11 人。

历任负责人

姓名	职务	任职时间	离任时间	离任去向
袁庆忠	乳腺甲状腺外科主任	2011.11	2017.02	副院长
孙迪文	肝胆外科副主任	2013.10	2017.02	甲状腺乳腺病诊疗中心主任
孙迪文	甲状腺乳腺病诊疗中心主任兼任乳腺外科主任	2017.02		2019 年 2 月医疗副总监
卜庆敖	肝胆外科副主任	2011.11	2017.02	甲状腺乳腺病诊疗中心副主任
卜庆敖	甲状腺乳腺病诊疗中心副主任兼任甲状腺外科主任	2017.02		
薛庆泽	乳腺外科副主任	2022.12		

历任护士长

姓名	职务	任职时间	离任时间	离任去向
孙爱辉	乳腺甲状腺外科护士长	2013.09	2016.04	肝胆外科护士长
王丽丽	乳腺甲状腺外科护士长	2016.04	2024.02	甲状腺外科护士长
王丽丽	甲状腺外科护士长	2024.02		
张　杰	乳腺外科代护士长	2024.02		

（二）业务发展

（1）乳腺外科

主要治疗各种乳腺良恶性疾病，包括乳腺恶性肿瘤的综合治疗、乳腺良性肿瘤外科治疗、非哺乳期乳腺炎综合治疗、急性哺乳期乳腺炎绿色治疗等。

1966 年开展乳腺癌根治和扩大根治术。

2000 年开展乳腺癌改良根治术。

2001 年开展第一例早期乳腺癌保乳的乳腺癌根治术。

2007 年开展乳腺良性肿瘤麦默通旋切术，切口约 3 毫米，减轻患者痛苦，切口美观。

2008 年广泛开展乳腺癌保乳根治术。

2010 年开展保留乳头乳晕的改良根治术；成立乳腺炎催乳工作室。

2013 年开展保留乳头乳晕区段切除加皮瓣转移改良根治术。

2015 年开展乳腺癌保乳前哨淋巴结切除术，乳腺癌切除联合一期假体再造术。

2016 年开展乳腺癌切除联合一期背阔肌肌皮瓣再造术。

2017 年开展新辅助化疗乳腺癌改良根治术。

2018 年开展保留乳头乳晕的乳腺癌切除联合一期背阔肌肌皮瓣再造术。

2018 年乳腺癌一期整形修复术被评为医院矫形整形技术品牌。

2019 年开展腔镜下乳房皮下腺体切除术。

2019 年开展乳腺癌术后二期腹直肌皮瓣转移乳房再造术（TRAM）。

2019 年开展乳房区段切除联合冲洗引流、中药外敷治疗非哺乳期乳腺炎。

2020 年开展腔镜下乳腺癌改良根治术。

2020 年开展腔镜下乳腺癌保乳及前哨淋巴结活检术。

2021 年开展保留乳头乳晕的乳腺癌切除联合一期带蒂腹直肌横行皮瓣再造术。

2021年开展乳腺癌保乳前哨淋巴结切除术，乳腺癌切除联合一期侧胸筋膜瓣再造术。

2022年开展假体术后外露使用邻近皮瓣修复术。

（2）甲状腺外科

主要治疗各种甲状腺良恶性疾病，包括甲状腺良恶性肿瘤的手术治疗、甲状旁腺肿瘤及继发性甲状旁腺功能亢进的手术治疗等。

1965年瞿鸿德调入，开展甲状腺切除及次全切除术等手术。

1974年开展甲状腺癌根治术。

2000年开展甲状腺瘤切除术。

2010年开展单侧甲状腺叶切除术，同年开展内镜辅助下甲状腺切除术。

2011年卜庆敖在浙江省邵逸夫医院学习，回院开展改良Miccoli术式腔镜辅助甲状腺部分切除术。

2013年开展针对CNO甲状腺微小乳头状癌的改良Miccoli术式腔镜辅助甲状腺癌根治术。

2015年开展经乳晕或腋窝入路全腔镜下甲状腺部分切除的美容手术。

2016年开展彩超引导甲状腺小结节细针穿刺活检技术、甲状腺旁腺腺瘤切除术及继发性甲状旁腺功能亢进症甲状旁腺全切及自体种植术。12月小切口腔镜辅助甲状腺手术被评为医院腔镜技术品牌。

2017年开展腔镜辅助侧颈部淋巴结清扫术。

2019年开展经腋窝入路腔镜下甲状腺癌根治术。

2021年开展经乳房入路腔镜下甲状腺癌根治术。

2021年开展经口入路腔镜下甲状腺癌根治术。

2022年开展经锁骨下腔镜下甲状腺癌根治术、腔镜下侧颈部淋巴结清扫术。

（三）社会兼职

孙迪文主任医师任中国抗癌协会肿瘤整形修复专业委员会委员、中国医药协会乳腺病专业委员会委员、山东临床肿瘤学会乳腺专家委员会副主任委员、山东省医药教育协会甲状腺专业委员会副主任委员、山东省医药教育协会乳腺专业委员会副主任委员、山东省医师协会甲状腺乳腺专业委员会常委、山东省抗癌协会乳腺专业委员会常委、山东省健康委员会常委、山东省研究型医院协会乳腺专委会常委、山东省医学会乳腺多学科诊疗专家委员会委员、山东省医学会普外分会甲状腺学组委员、东营市乳腺甲状腺委员会副主任委员。

卜庆敖主任医师任中国医药教育协会头颈肿瘤专委会委员、山东省健康促进与教育学会乳腺疾病防治专委会副主任委员、山东省临床肿瘤学会乳腺专家委员会青委会副主任委员、东营市中西医结合学会甲状腺专业委员会主任委员、东营市医学会普外科专业委员会副主任委员、东营市医师协会乳腺甲状腺委员会副主任委员、东营市医师协会乳腺甲状腺MDT委员会副主任委员。

薛庆泽副主任医师任山东省临床肿瘤学会乳腺专委会青委会常务委员、山东省研究型医院协会乳腺专委会委员、山东省医药教育协会乳腺专委会委员、山东省妇幼保健协会乳腺保健协会委员、山东省医学会精准医学分会药物试验学组委员、山东省研究型医院协会甲状腺病理与精准诊疗委员会委员。

（4）荣誉

2015年　孙迪文获得东营市黄河口领军人才称号。

2016年　卜庆敖获得山东省优秀援疆干部。

2016年　卜庆敖等获得胜利石油管理局科技进步一等奖。

2017年　卜庆敖获得东营市黄河口领军人才称号。

2019年　孙迪文等获得胜利石油管理局科技进步三等奖。

2021年　薛庆泽获得东营市医学会优秀科技工作者称号。

2021年　张杰等获得山东省国家医疗相关标准执行竞技赛三等奖。

2023年　张杰获得东营市特色护理能手。

2023年　张杰获得东营市护理学会优秀护理

工作者。

2023 年　张馨历获得第 8 季改善医疗服务行动全国医院擂台赛华东赛区一等奖。

2023 年　张馨历获得第 8 季改善医疗服务行动全国医院擂台总决赛铜奖。

（撰稿人：孙迪文　薛庆泽）

内分泌科

（一）概况

建院初期为综合内科。1984 年成立内分泌专业，与呼吸专业同在五病区。1995 年迁入 1 号病房楼 9 楼。2002 年内分泌专业与呼吸内科分开，成为独立专业科室，迁入原干部二区病房，同时将干部二区更名为内分泌病区，开放床位 32 张，王敏河任主任。2008 年原病房拆迁，暂与神经内科及血管介入同在一个病区，占用床位 15 张。2010 年血管介入迁出，床位增至 22 张。2013 年 9 月迁至 1 号病房楼 13 楼，开放床位 38 张。2018 年 1 月迁至 3 号病房楼 19 楼，现开放床位 45 张。2021 年出院病人 1428 人次，门诊量 73680 人次，较上年分别增长 4.6%、17.2%。

截至 2024 年 3 月，科室开放床位 45 张。有医务人员 27 人。医师 11 人，其中主任医师 2 人、副主任医师 3 人、主治医师 3 人，硕士研究生 10 人；护理人员 16 人，其中副主任护师 2 人、主管护师 6 人、护师 4 人，护士 4 人。科室现有黄河口医学领军人才 1 人，东营市卫生健康杰出青年 1 人，EWMA 国际伤口治疗师 1 名，糖尿病创面治疗师 1 名，山东省级糖尿病专科护士 3 名，东营市糖尿病专科护士 10 名。

历任负责人

姓名	职务	任职时间	离任时间	离任去向
朱　秦	副主任	1997	1999.03	退职
王敏河	主任	1998.08	2010.07	医务部主任
赵连礼	副主任	2011.09	2013.04	主任
赵连礼	主任	2013.04	2022.12	退职
刘国庆	副主任	2017.12	2022.12	主任
刘国庆	主任	2022.12		
王炳玲	副护士长	1986.03	1993.11	内科科护士长
赵俊荣	护士长	1993.11	1998.12	轮转
孙素贞	护士长	1998.12	2000.02	轮转
孙　莉	护士长	2000.02	2001.02	轮转
孟　新	护士长	2001.02	2002.03	轮转
赵俊荣	护士长	2002.03	2011.01	消毒供应中心护士长
王　彦	护士长	2011.01	2021.09	一站式服务中心主任
姚姗姗	副护士长	2019.02	2024.03	整形美容外科
吴蕾蕾	护士长	2024.03		

（二）业务发展

建科初期为综合内科，内分泌疾病由综合内科收治。1979 年迁入医院现址，由相关专业收治内分泌疾病。

1987 年开展胰岛细胞移植治疗糖尿病，获胜利油田科技进步三等奖。

1997 年开展胰岛素强化治疗糖尿病，提高糖尿病治疗水平。同年开展病人血清胰岛素及 C– 肽的检测以及醛固酮、尿 17– 羟类固醇、17– 酮类固醇的化验检测。

1998 年开展胰岛素抵抗与糖尿病及并发症的研究，《胰岛素抵抗与高血压病的调查研究》获山东省科技情报三等奖。

1999 年开展糖尿病健康教育。开展糖尿病肾病 ACE 基因表型的研究、爱维治治疗糖尿病周围神经病变的研究工作。同年引进人胰岛素并引用于临床。

2000 年开展巯甲丙脯酸、牛磺酸对糖尿病肾病及神经病变的预防作用研究、β2– 微球蛋白与糖尿病肾病的关系研究、微量白蛋白尿诊断早期糖尿病肾病等。

2001 年开展垂体激素及性腺激素 7 项、F-T3、F-T4 的检测，提高对上述腺体疾病的诊断治疗水平。

2002 年 开 展 TG-Ab、TPO-Ab、Tg、ICA、IAA、GAD+ 等项目的检查，提高对自身免疫性甲状腺疾病、1 型糖尿病的诊断水平。

2003 年开展糖尿病病人瘦素基因表达、绝经后妇女腹部脂肪组织芳香化酶 mRNA 的表达等研究工作。开展血、尿肾上腺皮质激素及儿茶酚胺的检测，配合先进的 B 超、CT、MR 等影像手段的使用，为肾上腺疾病的诊断提供可靠保障。

2005 年开展胰岛素泵治疗，同年开展垂体、肾上腺、胰岛素释放、C 肽释放试验等。

2007 年开展皮质醇节律等功能检测。

2008 年开展糖尿病血管及神经并发症诊断箱早期筛查。联合伤口造口室开展糖尿病足治疗。

2009 年开展糖尿病足 VSD 治疗，开展甲状旁腺激素、降钙素等检测。

2010 年成立糖友俱乐部，开展糖尿病周周讲课堂。

2011 年开展 GSM 动态血糖监测，联合核医学科开展 131I 治疗甲亢。

2012 年应用华益血糖监测系统，使住院患者血糖监测信息化，便于诊疗活动的开展。

2013 年开展胰岛素泵输注与实时动态血糖监测。开展糖尿病并发症治疗仪治疗神经病变技术。开展糖尿病免散瞳眼底镜检查。

2015 年开展妊娠期糖尿病诊疗。

2016 年应用胰岛素泵对外科手术病人进行术前、术后血糖管理。

2017 年开展糖尿病相关并发症及降糖药敏感性基因检测。开展 SIADH、甲旁亢等少见疾病治疗。开展共享血糖仪业务。

2018 年开展瞬感扫描式血糖检测系统动态检测血糖，开展全院血糖管理。国家标准化代谢性疾病一站式标准化管理。

2019 年开展糖尿病相关并发症的筛查，动脉硬化测量装置、内脏脂肪测量装置。

2021 年开展眼底照相机技术。

2022 年成立糖尿病足亚专科，开展糖尿病创面治疗技术。

2023 年开展全院血糖虚拟病房，规范化全院血糖管理。开展糖尿病足一、二类手术及多项新技术。

（三）社会兼职

王敏河任中国医学救援协会水系灾害分会第一届理事会理事、山东省糖尿病医师分会第一届委员会副主任委员、山东预防医学会内分泌及代谢疾病防治分会第二届委员会副主任委员、东营市医学会第三届内分泌委员会主任委员。

赵连礼任山东省老年医学会骨质疏松与矿盐委员会副主任委员、东营市第三届内分泌专业委员会副主任委员、东营市第二届糖尿病与健康教育专业委员会副主任委员。

刘国庆任山东省老年医学会骨质疏松与骨矿盐疾病专业委员会常务委员、山东省老年医学会内分泌专业委员会委员、山东省科学养生协会糖尿病专业委员会常务委员、山东省中医药学会糖尿病专业委员会委员、东营市医师协会内分泌及代谢病专业委员会副主任委员、东营市中西医结合学会内分泌委员会主任委员。

（四）荣誉

（1）集体荣誉

2014 年　QC 小组获得全国优秀质量管理小组称号。

2015 年　QC 小组获得山东省 QC 一等奖。

2016 年　获得胜利油田优秀志愿者服务队称号。

2017 年　获得东营市首届志愿服务项目大赛铜奖。

2017 年　甜蜜圈获得山东省首届医院品管圈三等奖。

2017 年　甜蜜圈获得东营市首届品管圈第一名。

2018 年　甜蜜圈获得第六届全国医院品管圈大赛一等奖。

2018 年　甜蜜圈获得山东 QCC 一等奖。

2019 年　甜蜜圈获得东营市首届品管圈一等奖。

2022 年　在中华医学会内分泌学分会协和甲状腺病历评优赛中获得山东站二等奖。

2022 年　在诺合佳病历大赛山东 01 赛区比赛中获得二等奖。

2023 年　在山东省首届医患沟通案例比赛中获得银奖 1 项、铜奖 1 项。

（2）个人荣誉

1992 年　牛春华获得中国石油天然气总公司护理知识、技术竞赛全能奖第三名 。

1992 年　牛春华获得中国石油天然气总公司铺床技术操作第一名。

1992 年　牛春华获得石油天然气总公司“三八”红旗手称号。

2007 年　王敏河获得胜利石油管理局双文明先进个人称号。

2008 年　陈新焰获得东营市优秀医学科技工作者称号。

2012 年　赵连礼获得胜利石油管理局双文明先进个人称号。

2012 年　刘国庆获得东营市医学会优秀医生称号。

2012 年　牛春华获得东营市首届护理能手称号。

2014 年　王彦获得山东省优秀质量管理工作者称号。

2015 年　刘国庆获得东营市黄河口医学领军人才优秀青年人才称号。

2016 年　王彦获得胜利石油管理局文明建设先进个人称号。

2017 年　姚姗姗获得东营市卫生计生系统职工技术能手称号。

2018 年　姚姗姗获得东营市首届健康教育科普大赛第一名。

2018 年　姚姗姗获得山东省首届医师节健康科普大赛一等奖。

2011 年　刘国庆在滨州医学院第二届临床教师教学技能竞赛中获得理论授课三等奖。

2021 年　张杉杉获得东营市卫生健康杰出青年人才称号。

2022 年　张杉杉获得东营市医学会优秀医生称号。

2023 年　张杉杉获得东营市优才卡。

（撰稿人：刘国庆　张杉杉）

第六节　东营市消化病医院

2017 年 11 月成立东营市消化病医院，包括消化内科一病区、消化内科二病区、肝胆外科、胃肠外科、直肠肛肠外科；胃肠镜室隶属消化内科管理。2018 年 5 月增设儿外科。2019 年 4 月消化内镜业务划归内镜中心。2022 年 11 月增设消化内科三病区。2024 年 1 月增设胃肠外科二病区。

2017 年 11 月姚林果任院长、党支部书记，崔振芹任副院长，潘国政任副院长、党支部副书记，王丽萍任综合管理办公室副主任、总护士长。2020 年 1 月潘国政任党支部书记。2022 年 1 月崔振芹任院长。

消化内科

（一）概况

消化内科隶属东营市消化病医院，包括消化内科一病区、消化内科二病区、消化内科三病区、消化内科门诊，开放床位数 124 张。

1964 年建院初期，为综合内科。1974 年王树春到上海新华医院学习消化内科。1979 年 8 月迁入医院现址，消化、呼吸组同在十一病区，开放床位 38 张，王树春任副主任。1981 年呼吸专业迁出。1983 年成立纤维内窥镜室，后更名为胃肠镜室。1984 年王树春调出，消化专业与血液专业同在十一病区，于天池任内科主任，负责消化和血液专业。1993年张威庆任内科副主任，负责消化专业。1995年迁入1号病房楼8楼，与血液专业仍在同一个病区。2008年10月血液内科迁出后，风湿免疫专业并入。2011年7月赵卫东由保健病区调整到消化内科任主任。2013年9月消化内科迁入2号病房楼2楼，成为独立病区，开放床位40张。2014年胃肠镜室由门诊楼迁至医技楼4楼。2017年12月消化内科迁入3号病房楼4楼，为消化内科一病区，增设消化内科二病区，位于3号病房楼5楼，每个病区固定床位48张。2019年成立幽门螺旋杆菌及早癌专病门诊。2019年内镜室搬迁至新医技楼4楼，目前医院定位为医技科室。2022年11月消化内科增设消化内科三病区，位于西郊院区病房楼11楼，病区固定床位28张，目前调整为12张。

2016年加入国家消化病临床研究中心，成为早期胃癌筛查研究系统网络协作成员。2017年加入山东省食管疾病规范诊治联盟、山东省幽门螺旋杆菌规范诊治联盟。2018年加入中华消化心身联盟山东省委员会。2019年4月加入国家消化系统疾病临床医学研究中心东营分中心。2021年11月牵头成立东营市消化及消化内镜诊疗专科联盟理事长单位。目前是消化专业药物临床试验基地、东营市第四批医药卫生重点学科（B级）、东营市首批临床重点专科（B级）。2023年出院病人6208人次，门诊量7.5万人次，内镜检查4.6万人次，其中内镜下治疗4700余例次。

截至2024年3月，开放床位108张。现有医务人员74人。医师33人，硕士研究生29人。其中主任医师6人、副主任医师4人、主治医师17人、住院医师6人；护理人员41人，其中主管护师14人，护师17人，护士2人。赵卫东为医院高级首席医学专家1人。崔振芹为黄河口医学领军人才。

历年负责人

姓名	职务	任职时间	离任时间	离任去向
王树春	内科副主任	1978.04	1984	退职
于天池	内科主任	1984.08	1994.04	离世
路希敬	内科副主任	1994.09	1999.03	内科主任
张威庆	内科主任	1996	1997.12	干部病房
路希敬	内科主任	1999.03	1999.08	副院长
丁慧芳	消化血液科副主任	1999.08	2008.12	血液内科主任
张威庆	内科主任（兼）	2002.03	2008.12	院长助理兼消化内科主任
张威庆	院长助理兼消化内科主任	2008.12	2011.09	退职
赵卫东	消化内科副主任（兼）	2009.12	2011.09	院长助理兼消化内科主任
赵卫东	主任	2010.07	2016.07	退职
崔振芹	消化内科主任、消化病医院副院长	2016.07	2022.12	
崔振芹	消化病医院院长	2022.12		
李　伟	消化内科副主任	2017.12	2022.12	
李　伟	消化内科一病区副主任	2022.12		
郭立宏	消化内科副主任	2017.12		
郭立宏	西郊康复医院院长	2021.11	2022.12	
郭立宏	消化内科二病区主任	2022.12	2024.01	
郭立宏	消化内科三病区主任	2024.01		兼消化病研究所所长
卢朝辉	消化内科副主任	2020.12	2022.11	
卢朝辉	消化内科三病区副主任	2022.11		
郭　壮	消化内科副主任	2020.01	2024.01	
郭　壮	消化内科二病区副主任	2024.01		

历年护士长

姓名	职务	任职时间	离任时间	离任去向
李淑月	护士长	1974.08	1985.05	退职
王桂英	护士长	1985.05	1991.01	退职
王花景	十一区副护士长	1991.01	1997.09	轮转
蔡丽芬	护士长	1998.03	1998.12	轮转
于秀英	护士长	1998.12	2000.02	轮转

姓名	职务	任职时间	离任时间	离任去向
赵俊荣	护士长	2000.02	2001.02	轮转
孙　莉	护士长	2001.02	2002.03	轮转
孙素贞	护士长	2002.03	2002.03	轮转
万国华	护士长	2002.03	2008.10	轮转
李冬冬	护士长	2009.02	2016.08	内科科护士长
马雪梅	消化内科一病区副护士长	2018.01	2019.01	质量管理部
刘新月	消化内科二病区副护士长	2018.01	2022.12	护士长
刘新月	消化内科二病区护士长	2022.12		
丁卫娜	消化内科一病区副护士长	2019.01	2022.12	护士长
丁卫娜	消化内科一病区护士长	2022.12		
赵娜娜	消化内科三病区副护士长	2022.11	2024.02	神经康复科三病区

（二）业务发展

建院初期，消化道疾病检查仅限于X线钡餐照影、胃液分析等。

1975年购进第一台国产WX型纤维胃镜，开展上消化道内镜检查。

1977年开展上消化道黏膜活组织检查和局部病变照相技术。

1979年成立消化专业，收治溃疡病、胃炎、肠炎、胰腺炎、胆囊炎、肝硬化腹水、上消化道出血、原发性腹膜炎和消化道肿瘤等。

1983年开展结肠镜检查技术，使内窥镜检查部位扩展到除小肠以外的所有消化道。开展内镜下喷洒孟氏液和正肾盐水治疗消化道出血。

1985年购置国产DGG-Ⅰ A型胃电图仪，开展胃电图检查。

1987年联合应用补充血容量、三腔二囊管压迫止血、持续静脉点滴垂体后叶素降低门脉高压治疗食管胃底静脉曲张破裂大出血患者。

1988年在上级医院指导下，开展逆行胰胆管造影技术（ERCP)，后暂停。

1991年张威庆开展内镜下微波治疗消化道息肉。

1993年开展食管静脉曲张硬化术。与B超室联合开展超声引导下肝细胞穿刺诊断技术。同年赵卫东在北京解放军总医院进修消化内科后，1994年ERCP成为消化内科常规检查诊疗项目。

1996年赵卫东开展ERCP治疗胆总管结石。

1998年在食管扩张术的基础上，开展食管支架置入术。同年，开展食管静脉曲张套扎疗法和高频电治疗消化道息肉技术。

1999年开展急诊内镜诊治急性上消化道出血技术。

2000年张威庆等开展C13—尿素呼气试验诊断幽门螺杆菌感染的临床应用研究。

2001年开展色素内镜技术，使病变黏膜显示更清楚利于活组织检查。同年在ERCP基础上，开展内镜下十二指肠乳头括约肌切开术（EST），用于胆总管结石的治疗。

2004年开展胆总管支架置入术、胰管取石术、胰管支架置入术。

2005年开展食管曲张静脉套扎术及硬化术，治疗门脉高压食管静脉曲张。

2009年开展胃底静脉曲张组织胶注射术。开展胶囊内镜检查小肠疾病技术。同年与麻醉科合作率先在东营市开展无痛胃肠镜诊疗技术。

2010年将色素内镜作为消化道早癌的常规诊疗项目，在此基础上开展EMR技术，对消化道早癌实行内镜下微创治疗。同年开展小探头超声内镜技术，对消化道黏膜下病变的性质及消化道肿瘤的浸润深度进行判断。开展干细胞移植治疗肝硬化失代偿期患者。

2011年开展内镜下胃造瘘术，治疗经口进食困难而引起营养不良的患者。引进幽门螺杆菌检测仪（C14-呼气试验）开展幽门螺杆菌检测。

2012年开展ESD技术，可对消化道早癌或黏膜下病变进行完整切除。同年开展肠梗阻导管技术，迅速解除患者的梗阻症状，通过造影技术明确肠梗阻的部位和原因。

2013年开展内镜下缓释化疗粒子注射治疗消化道肿瘤技术，局部减小肿瘤体积。

2015 年开展放大内镜筛查上消化道早期肿瘤工作。

2016 年开展食管测压、24 小时 pH 监测，直接反映食管动力，在胃食管反流病的诊治和鉴别诊断中有一定的价值。12 月内镜下黏膜剥离术（ESD）及相关技术被评为医院内镜技术品牌。

2017 年开展环扫超声内镜技术，对消化道肿瘤及胆总管、胰腺肿瘤进行 TN 分期，对手术方案的选择及预后提供参考意见。12 月环扫超声内镜检查术被评为医院内镜诊疗技术品牌。

2017 年开展消化道黏膜下肿瘤挖出术（ESE、EFR、STER）。

2018年加入中华消化心身联盟山东省委员会。

2018 年开展经口内镜食管下括约肌切开术（POEM）。

2019 年 4 月加入国家消化系统疾病临床医学研究中心东营分中心。

2019 年设立幽门螺杆菌专病门诊、消化道早癌专病门诊、炎症性肠病专病门诊。

2019 年开展内镜下痔疮微创治疗术。

2020 年开展小肠镜检查及治疗、超声内镜引导下细针穿刺活检术（EUS-FNA）。

2021 年 11 月成为东营市消化及消化内镜诊疗专科联盟理事长单位，并与李兆申院士团队合作。

2021 年开展内镜下抗反流黏膜切除术（ARMS），内镜下逆行性阑尾治疗术（ERAT）。

2023年开展肠道微生态诊疗-肠菌移植技术，超声内镜引导下胆管引流术（EUS-BD），内镜下经盲肠阑尾切除术（ETA），经口 Spyglass 胆道镜检查。

2023 年 8 月、2023 年 12 月分别聘请日本营间纪念病院傅光义教授、上海东方医院徐美东教授为消化内科客座教授。

2024 年开展超声内镜引导下胰腺假性囊肿引流术，并开展腹腔肿物内镜下切除术。

每项新技术的开展均填补了当时东营地区的空白。

（三）社会兼职

张威庆任东营市消化内科专业委员会主任委员。

赵卫东任东营市消化内镜专业委员会主任委员、东营市肝病专业委员会副主任委员、第五届消化内科专业委员会主任委员。

崔振芹任山东省医学会消化内镜专业委员会委员，山东省医学科消化介入专业委员会委员，山东省医学科消化道早癌多学科诊疗委员会常务委员，山东省医师协会消化专业委员会常务委员，山东省医师协会炎症性肠病多学科诊疗委员会副主任委员，山东省预防医学消化专业委员会常务委员，山东省妇幼保健协会小儿消化内镜专业委员会委员，山东省医师协会消化病介入专业委员会常务委员，山东省抗癌协会肿瘤内镜学分会第二届常务委员，东营市第二届消化内镜专业委员会副主任委员。

李伟任东营市医学会消化委员会副主任委员、山东省医学会消化委员会青年学组委员、山东省研究型医院消化病介入诊疗分会委员、西部精神医学协会消化心身专委会山东协作组委员。

郭立宏任中国抗癌协会第一届肿瘤光动力治疗专业委员会委员、山东省医学会介入诊疗分会基层学组副组长、中国非公立医疗机构协会消化病专业委员会委员、东营市消化内镜专业副主任委员。

郭壮任山东省医学会消化专业委员会委员，山东省抗癌协会肿瘤内镜分会青年委员，山东预防医学会消化道疾病筛查与防治分会委员，山东省妇幼保健协会小儿消化内镜专业委员会委员，东营市内镜专业委员会委员，东营市消化专业委员会秘书。

卢朝辉任东营市医学会第五届消化内科专业委员会副主任委员。

张迎超任山东省医学会消化早癌多学科联合委员会委员、四川省西部精神医学协会消化心身专委会委员。

李敏任山东省医学会消化早癌多学科联合委员会委员。

（四）荣誉

（1）集体荣誉

2011 年　获得胜利石油管理局文明建设先进单位。

2015 年　连续 3 年获得胜利石油管理局文明建设先进单位。

（2）个人荣誉

2003 年　张威庆获得胜利石油管理局文明建设先进职工。

2004 年　张威庆获得胜利石油管理局文明建设先进职工。

2005 年　赵卫东获得胜利石油管理局用户满意服务明星。

2008 年　李冬冬获得山东省卫生系统护理岗位标兵。

2009 年　赵卫东获得胜利石油管理局双文明建设先进个人。

2009 年　李冬冬获得胜利石油管理局卫生工作先进个人。

2010 年　赵卫东获得胜利石油管理局优秀共产党员。

2013 年　赵卫东被评为胜利石油管理局优秀共产党员。

2011 年　李伟获得东营市卫生系统职工技术能手。

2011 年　李伟获得东营市卫生系统职工临床技能比赛二等奖。

2013 年　赵卫东连续 5 年获得胜利石油管理局劳动模范。

2013 年　李冬冬获得胜利石油管理局模范护士。

2013 年　郭壮获得东营市卫生系统职工技术能手 。

2013 年　郭壮获得第三届黄河口职业技能竞赛个人二等奖。

2015 年　赵卫东连续 3 年被国家卫生计生委农村早诊早治项目委员会授予上消化道癌早诊早治项目先进工作者。

2016 年　崔振芹获得黄河口医学领军人才优秀青年人才。

2019 年　刘新月获全市卫生健康系统职工专业技能大赛三等奖。

2021 年　郭壮在东营市上消化道癌机会性筛查技术比武竞赛中获得内镜专业二等奖。

2021 年　张迎超、李敏在第三届泰山杯青年医师消化道早癌病例讲解大赛中获得三等奖及优秀奖。

2022 年　卢忠冉、李敏获得东营市全市卫生健康系统职工专业技能大赛二等奖。

2023 年　李敏获得全市卫生健康系统职工专业技能大赛二等奖。

2023 年　刘春燕获得中国医学会主办肠道微生态临床病例比赛济南站一等奖。

2023 年　刘新月在东营市第二届杰出护理工作者评比中获杰出护士长称号。

2024 年　刘新月获东营市优质护理服务优秀案例竞赛个人一等奖。

2024 年　丁卫娜获东营市优质护理服务优秀案例竞赛团体一等奖。

（撰稿人：崔振芹　郭　壮）

肝胆外科

（一）概况

1976 年综合外科分一组和二组，二组主要收治普外和其他病人。1979 年迁入医院现址，普外科设在三病区，床位 34 张，后调整迁至十二病区，床位 40 张。1991 年 2 月普外科增设十八病区，2 个病区开放床位 70 张，张广祥任外科副主任，负责 2 个病区的管理工作。1996 年迁至 1 号病房楼，普外科仍分为普外一病区和普外二病区，分别位于 12 楼和 13 楼。2005 年 3 月普外亚专业细分为肝胆外科及胃肠外科，普外二病区更名为肝胆外科病区，专业定向为肝胆两腺疾病。2013 年 6 月迁至 2 号病房楼 14 楼，开放床位 40 张。2013 年 9 月肝胆乳腺外科专业细分，乳腺甲状腺外科迁出。2017 年 12 月迁至 3 号病房楼 8 楼，开放床位 42 张。是胜利石油管理局优质护理示范病房。2020 年普外科被评为山东省临床重点专科。应医院发展要求，积极成立亚专科，于 2021 年成立胰腺外科、肝胆结石亚专科。目前肝胆外科已成为以腹腔镜微创外科为品牌的肝胆胰疾病诊疗中心。

截至 2024 年 3 月，科室开放床位 46 张。有医务人员 32 人。医师 12 人，其中主任医师 2 人、副主任医师 2 人、主治医师 4 人、住院医师 2 人，超声技师 2 人，硕士生导师 2 人，硕士研究生学历 9 人；护理人员 20 人，其中副主任护师 1 人，主管护师 11 人、护师 7 人、护士 1 人。有医院高级首席医学专家 1 人、首席医学专家 1 人、高级医学专家 1 人。

历任负责人

姓名	职务	任职时间	离任时间	离任去向
瞿鸿德	外科主任	1976.06	1985.07	副院长
张广祥	外科副主任	1986.07	1997.05	退职
赵希学	普外科副主任	1997.05	2000.06	外科副主任、普外科主任
赵希学	外科副主任、普外科主任	2000.06	2008.12	院长助理、外科主任、肝胆外科主任
赵希学	院长助理、外科主任、肝胆外科主任	2008.12	2011.09	院长助理、外科主任
赵希学	院长助理、外科主任	2011.09	2015.01	退职
袁庆忠	肝胆外科副主任	2008.12	2011.09	肝胆外科主任
袁庆忠	肝胆外科主任	2011.09	2012.07	外科副主任、肝胆外科主任
袁庆忠	外科副主任、肝胆外科主任	2012.07	2015.01	院长助理、外科主任、肝胆外科主任
袁庆忠	院长助理、外科主任、肝胆外科主任	2015.01	2017.01	副院长、外科主任、肝胆外科主任
袁庆忠	副院长、外科主任、肝胆外科主任	2017.01	2017.02	副院长
卜庆敖	肝胆外科副主任	2011.11	2017.02	甲状腺科主任
潘国政	肝胆外科副主任	2013.10	2017.02	肝胆外科主任
孙迪文	肝胆外科副主任	2013.10	2017.02	乳腺外科主任
牟东坡	肝胆外科副主任	2013.10	2022.08	退职
潘国政	肝胆外科主任	2017.02		
崔　涛	肝胆外科副主任	2019.11	2022.11	急诊科主任、医务部副主任
张　建	肝胆外科副主任	2022.08		

历任护士长

姓名	职务	任职时间	离任时间	离任去向
韩法章	十八病区护士长	1991.02	1998.06	护理部副主任
屈　风	护士长	1998.06	2009.12	外科科护士长
王丽丽	肝胆外科护士长	2010.01	2016.04	乳腺甲状腺科护士长
孙爱辉	肝胆外科护士长	2016.04	2017.12	护理部副主任
王　哲	肝胆外科副护士长	2018.01	2022.11	疼痛科护士长
李淑媛	肝胆外科护士长	2022.11		

（二）业务发展

1965 年瞿鸿德调入医院，开展首例胃大部切除术，随后开展胆囊切除术等。

1966 年先后开展胆总管十二指肠吻合、脾切除、脾肾静脉吻合等手术。

1976 年初，普外科成立，在瞿鸿德主任带领下成功施行了首例左半肝切除术，敲开了肝脏手术的大门，此后，右半肝切除术相继成功，使肝脏外科技术水平有了较快发展。

1980 年成功实施首例左半肝切除术。

1984 年开展经皮经肝肝内胆管穿刺插管（PTC）技术。

1985 年开展外伤性脾破裂修补术和脾种植术。

1988 年开展胰体和胰尾切除手术和外伤性脾破裂部分脾切除及自体脾移植手术。

1989 年开展治疗门静脉高压症脾大部切除肺包脾大网膜包肺术。

1991 年应用微波针型电极治疗肝癌。

1993 年开展肠腔静脉吻合术治疗门静脉高压症。

1994 年 12 月引进电视腹腔镜，成立电视腹腔镜手术小组，1995 年开始正式开展电视腹腔镜胆囊切除术，肝囊肿、脾囊肿的开窗引流术等微创手术，为腔镜下肝切除等微创手术的开展奠定基础。

1996年开展先天性胆总管囊肿切除Roux-Y型吻合术，肝母细胞瘤切除术等。

1997年开展高位胆管癌根治术、肝门部胆管癌切除胆管成形吻合术等。

1998年开展纤维胆道镜术中二三级胆管取石和术后经腹壁窦道残余结石取出术。

1999年开展高位胆管癌切除、肝门部胆管成形、空肠Roux-Y型吻合术。

2000年开展保留脾脏的胰体尾切除术。

2002年率先在山东省引进冷循环射频治疗仪，用于实体肿瘤的治疗，同时成立射频治疗肝癌的科研攻关小组，对于病灶直径小于5.0cm、转移性病灶小于3个、手术不能切除或者不能耐受手术、患者拒绝手术等，为射频治疗适应症。该技术获医院新技术新项目一等奖。

2004年开展腹腔镜下胆总管切开胆道镜取石T管引流术。同年，赵希学、袁庆忠带队分两批到北京大学人民医院学习肝移植。

2005年4月为一例肝癌术后复发患者实施东营地区首例肝脏移植手术，随访至今已生存近20年。

2006年1月实施第2例肝脏移植手术，术后生存8年11个月。同年开展腹腔镜肝癌切除术。

2010年开展干细胞治疗技术。

2012年开展腹腔镜胰体尾切除，脾切除术。

2013年开展腹腔镜下胆囊保胆取石术。

2015年10月开展腹腔镜下脾切除+贲门周围血管离断术。

2016年11月开展腹腔镜下左半肝切除术，敲开了腹腔镜下半肝切除的大门。12月腹腔镜联合胆道镜胆囊切除术、胆总管切开取石术被评为医院腔镜技术品牌。

2017年聘请山东省齐鲁医院胡三元教授为客座教授，腔镜技术得到进一步提升和发展。

2017年6月开展腹腔镜下右半肝切除术，腔镜技术日臻完善。7月开展腹腔镜下胰十二指肠切除术，该手术解剖关系复杂、手术难度大、并发症多，高难度手术的开展，标志着医院肝胆外科腔镜技术水平处于国内领先水平。

2018年，开始参加省内、国内手术视频比赛，获得多个奖项。

2018年9月开展粒子植入术，提供胰腺癌治疗新方法。12月腹腔镜下肝切除术被评为医院微创腹腔镜技术品牌。

2019年，开展腹腔镜下顺行模块化胰腺体尾部切除+脾切除术，开展荧光腹腔镜联合腔镜超声精准肝切除术，填补东营市腹腔镜技术的空白，荧光腹腔镜联合腔镜超声精准肝切除术获得院新技术新项目一等奖。

2020年，开展荧光腹腔镜联合腔镜超声肝癌射频治疗术，并将荧光导航技术及超声技术应用于胆道保护中，极大地降低了手术中胆道的损伤。

2021年，成立胰腺外科、肝胆结石亚专科，专科技术水平得到提升。

2022年8月，胰腺外科被评为优秀示范亚专科建设点。

2023年，聘请中国医学科学院肿瘤医院王宏光、徐州医学院副院长吕凌为客座教授，学科发展得到助力。

2024年3月，开展腹腔镜下保留十二指肠的胰头切除术。

2024年，成立肝癌综合治疗中心，综合肝癌的手术、介入、免疫、靶向等手段，打造肝癌一体化诊治中心，将东营市肝癌诊治水平提到新的台阶。

（三）社会兼职

赵希学任东营市医学会普外专业委员会主任委员。

袁庆忠任东营市医学会腔镜专业委员会主任委员、东营市医学会普外专业委员会主任委员、山东省医师协会第四届理事会常务理事、山东省医师协会肝胆外科医师分会常务委员、山东省医师协会腔镜外科医师分会普外科腔镜亚专业委员会副主任委员、山东省医学会临床流行病学与循证医学分会副主任委员、山东省医学会微创外科分会微创设备与器械学组副组长、山东医师协会腔镜外科医师分会常务委员、山东省研究型医院协会胆道外科学分会常务委员、山东省腔镜外科质量控制中心普外科专家组委员、山东省研究型医院协会腹腔镜肝脏技术推广与发展分会副主任委员、山东省研究型医院协会精准肿瘤学分会副主任委员、山东省医学会第7届普外科学分会副主任委员、山东省研究型医院协会分子诊断医学专业委员会委员、山东省普外科学会腹腔镜内镜专业学组委员、山东省医师协会腔镜外科分会委员、山东省中医药学会外科专业委员会委员、中国抗癌协会康复学会学术指导委员会委员、腹腔镜外科杂志编委、东营市医学会普通外科专业委员会主任委员、东营市普外科专业质控中心主任、东营市创伤质控中心主任。

牟东坡任东营市医学会普外科专业委员会副主任委员、东营市医学会创伤专业委员会副主任委员、山东省抗癌协会普瘤委员会常务委员、山东省医学会普外科学分会胰腺外科学组委员。

潘国政任东营市医学会肝胆外科专业委员会主任委员、滨州医学院硕士研究生导师、山东省医师协会外科青年医师分会第一届委员会委员、山东省医学会第七届普外科学分会青年委员会委员、山东省医学会第七届普外科学分会胆道外科专业学组委员、滨州医学院外科学副教授、山东省研究型医院协会肝癌综合治疗分会常务委员、山东省研究型医院协会胆道微创外科学分会常务委员、山东省抗癌协会肝胆肿瘤分会第二届青年委员会副主任委员、山东省抗癌协会肝胆肿瘤分会第二届委员会常务委员、中国研究型医院学会腹膜后与盆底疾病专业委员会委员、中国医师协会微创医学专业委员会第二届委员会外科单孔学组委员、中国医师协会介入医师分会超声介入专业委员会肝胆胰介入学组委员、山东省医师协会肝胆胰腔镜微创医师分会常务委员、山东省研究型医院协会肝脏介入治疗分会常务委员、山东省医学会肝脏肿瘤多学科联合委员会委员、中华预防医学会肝胆胰疾病预防与控制专业委员会第二届委员会委员、山东省医师协会肝胆外科医师分会第三届委员会常委。

张建任东营市医学会肝胆外科分会副主任委员、山东省医学会机器人专业委员会委员、山东省医师协会肝胆胰腔镜微创医师分会委员、山东省医师协会肝癌多学科综合治疗专业委员会委员、山东省医学会临床营养学分会委员、山东省抗癌协会肝胆肿瘤分会青委会委员、山东省研究型医院协会肝脏外科分会委员、山东省研究型医院协会肝癌综合治疗分会委员、山东省研究型医院协会腹腔镜肝脏技术推广与发展分会委员、山东省研究型医院协会精准肿瘤学分会委员、山东省研究型医院协会胆道微创外科分会委员、山东省老年医学学会腹腔镜肝胆胰微创专委会委员、山东中西医结合学会肝胆外科专委会委员。

由法平任中国老年保健协会乳腺专业委员会委员、山东省医学会类器官分会委员、山东省医学会科研管理分会第四届委员会委员、山东省老年医学会肝胆胰微创专业委员会委员、山东省研究型医院协会胆道外科分会委员、山东省研究型医院协会乳腺外科分会委员。

王鹏任山东省抗癌协会肝胆肿瘤分会青年委员、山东省中西医协会第一届围手术期委员会委员、山东省转化医学学会肝癌分会第一届委员会委员。

徐教邦任山东省老年医学学会肝胆胰外科专业委员会。

李石磊任山东省老年医学会腹腔镜肝胆胰微创专业委员会委员、山东省抗癌协会胰腺肿瘤分会委员、山东省医学会精准医学分会委员、山东省研究性医院协会肝脏外科分会委员。

吕重庆任山东省医师协会诊断分会委员、老年医学会腹腔镜肝胆胰微创委员会委员。

（四）荣誉

（1）集体荣誉

2005年　获得胜利石油石油管理局科技进步一等奖。

2006年　获得胜利石油石油管理局科技进步二等奖。

2010年　获得胜利石油管理局文明建设先进

三级单位。

2011 年　获得东营市科技进步二等奖。

2011 年　获得山东省护理服务示范病房。

2012 年　获得东营市科技进步一等奖。

2014 年　获得胜利石油管理局文明建设先进三级单位。

2016 年　获得东营市科技进步一等奖。

2016 年　获得胜利石油管理局科技进步一等奖。

2019 年　获得东营市科技进步一等奖。

2020 年　获得山东省临床重点专科（普外科）。

2023 年　获得东营市科技进步一等奖。

2023 年　获得胜利石油管理局科技进步二等奖。

2023 年　获东营市卫生健康系统优秀党建品牌。

（2）个人荣誉

2002 年　赵希学连续 9 年获得胜利石油管理局劳动模范。

2009 年　袁庆忠获得胜利石油管理局文明建设先进职工。

2010 年　袁庆忠获得东营市卫生系统先进个人。

2011 年　袁庆忠获得山东省城镇基本医疗保险优秀定岗医师。

2011 年　袁庆忠获得东营市两好一满意明星。

2012 年　潘国政获优秀援疆人才（东营市对口支援新疆疏勒县工作指挥部）。

2014 年　袁庆忠获得东营市黄河口医学领军人才优秀学科带头人。

2014 年　袁庆忠获得东营市有突出贡献中青年专家称号。

2018 年　潘国政获中国石化优秀共产党员（中国共产党中国石油化工集团公司党组）。

2019 年　潘国政获得东营市黄河口医学领军人才。

2019 年　潘国政获得山东省优秀医师。

2019 年　张建获得东营市优秀医师。

2021 年　张建获得第二届亚太肝胆外科腹腔镜肝切除术手术视频比赛三等奖。

2021 年　张建获得中国科技大学举办“镜野达人”腹腔镜肝切除术视频比赛优胜奖。

2021 年　王鹏获得山东省抗癌协会肝胆肿瘤分会第七届学术年会手术视频比赛二等奖。

2021 年　王鹏获得第一届肝胆外科中青年腹腔镜解剖性肝切除手术视频大赛华东一赛区第一名，晋级全国总决赛；总决赛获得达人奖。

2022 年　张建获得东营市十佳优秀医师称号（东营市医院协会）。

2022 年　王鹏获得第三届 APHAB 腹腔镜肝切除手术菁英赛北部赛区决赛右半肝组一等奖。

2023 年　王鹏获得第三届 APHAB 腹腔镜肝切除手术菁英赛全国总决赛右半肝组全国三等奖。

2023 年　徐教邦获得东营市临床外科腔镜手术视频大赛一等奖。

2023 年　王鹏获得东营市临床外科腔镜手术视频大赛二等奖。

2023 年　王鹏获得山东省抗癌协会肝胆肿瘤分会第九届学术年会手术视频比赛二等奖。

2023 年　王鹏获得第四届 APHAB 腹腔镜肝切除手术菁英赛北部赛区决赛右半肝组二等奖。

（撰稿人：潘国政　张　建）

胃肠外科

（一）概况

1976 年综合外科分一组和二组，二组收治普外和其他病人。1979 年迁入医院现址，普外科设在三病区，床位 34 张，后调整迁至十二病区，床位 40 张。1991 年 2 月普外科增设十八病区，2 个病区开放床位 70 张，张广祥任外科副主任，负责 2 个病区的工作。1996 年搬入 1 号病房楼，普外科仍分为普外一病区和普外二病区，分别位于 12 楼和 13 楼。2005 年 3 月普外一病区更名胃肠外科病区，胃肠外科成立，专业定向为胃肠及腹壁疝、周围血管疾病，位于 1 号综合病房楼的 12 楼，开放床位 44 张。2011 年 10 月由胃肠外科分出成立肛肠外科，并于 2013 年 9 月搬迁至 1 号综合病房楼2楼，设置床位36张。2011年成为胜利油田中心医院重点学科，2013年成为东营市重点学科。2013年6月，2号综合病房楼投产，胃肠外科搬迁至2号综合病房楼15楼，开放床位40张。2017年11月被大华北减重和代谢外科联盟认证为会员单位。2017年12月，3号综合病房楼投产，胃肠外科搬迁至3号病房楼7楼，开放床位46张。胃肠外科经过数十年的发展在临床医疗、教学、科研中取得了丰硕的成果，成为胜利油田和黄河三角洲地区胃肠肿瘤方面专业技术力量雄厚，规模最大的学科之一，随着社会需要和专业技术的成熟及人才队伍的壮大，2024年1月分出成立胃肠外科二病区，搬迁至1号综合病房楼6楼，设置床位13张。

截至2024年3月，胃肠外科共开放床位59张，硕士研究生12人。其中一病区46张，二病区13张。一病区医师10人，其中主任医师2人，副主任医师3人。护士19人。胃肠外科二病区医师4人，其中副主任医师2人，主治医师2人。护士6人。有医院首席医学专家1人，高级医学专家1人。

历任负责人

姓名	职务	任职时间	离任时间	离任去向
张广祥	副主任	1986.07	1997.05	退职
周长海	负责人	1991.02	1992.02	
张承勋	副主任	1992.02	1998.09	主任
张承勋	主任	1998.09	1999.08	副院长
姚林果	副主任	1999.11	2004.03	主任
姚林果	主任	2004.03	2017.12	消化病医院院长
刘世君	副主任	2013.01	2017.12	主任
刘世君	主任	2017.12		
丁西平	副主任	2011.11	2013.12	肛肠外科
孙勇军	副主任	2017.12		
周新军	副主任	2024.02		胃肠外科二病区副主任

历任护士长

姓名	职务	任职时间	离任时间	离任去向
李敬敏	十二病区护士长	1982.11	1993.11	外科科护士长
李秀敏	十二病区副护士长	1985.06	1988	外科门诊护士长
吕翠萍	十二病区副护士长	1987.07	1997.03	科护士长
韩法章	十二病区副护士长	1990.10	1991.02	十八病区护士长
徐普梅	护士长	1997.03	2005.12	退休
王丽萍	护士长	2005.12	2022.11	法规部
王丽萍	综合管理部办公室 副主任、总护士长	2017.11	2022.11	法规部
李　红	副护士长	2019.02	2022.12	护士长
李　红	护士长	2022.12		

（二）业务发展

1964年9月廖国光主治医师实施第一例胃溃疡穿孔修补术。随后开展如阑尾切除、腹股沟疝修补、脓肿切开引流、创伤的清创缝合等手术。

1965年瞿鸿德主治医师调入，开展首例胃大部切除术。随后开展胆囊切除等手术。相继开展甲状腺切除及次全切除、肠梗阻复位、肠切除肠吻合、脾肾静脉吻合术等。

1966年先后开展胆总管十二指肠吻合、脾切除等手术。

1974年开展直肠癌根治、贲门癌根治手术。

1984年开展胃癌根治术，使胃癌病人五年生存率明显提高。

1985年施行保留肛门的直肠癌根治手术，免除病人乙状结肠造瘘痛苦。同期开展外伤性脾破裂修补和脾种植术。

1988年开展胰体和胰尾切除手术和外伤性脾破裂的部分脾切除及自体脾移植手术。

1989年开展治疗门静脉高压症脾大部切除肺包脾大网膜包肺术。

1989年开展阑尾手术的“三不”（不备皮、不缝腹膜、不做阑尾残端荷包包埋）阑尾切除术，缩短手术时间，降低手术切口感染率，缩短病人住院时间。

1991年瞿鸿德开展人工吻合直肠癌切除保肛手术。

1993年开展肠腔静脉吻合术治疗门静脉高压症。

1994年引进乙状结肠镜及肛门直肠手术器械，用于乙状结肠、直肠病变的诊断、治疗。

1996年开展小儿外科先天性巨结肠Soave手术，先天性肛门闭锁窦道后切开肛门成形术，先天性肠道闭锁纵切横缝术，先天性胆总管囊肿切除Roux-Y型吻合术、肝母细胞瘤切除术等。

1998年开展股浅静脉瓣膜成形术、股浅静脉戴戒术。开展全胃切除治疗进展期胃癌。

1999年应用双吻合器进行低位直肠癌前切除保肛手术。开展空肠Roux-Y型吻合术。

2000年先后开展全胃切除加经腹会阴联合直肠癌根治术、经胸经腹全胃切除和残胃切除、胃癌根治加结肠癌根治术等联合脏器切除以及保留脾脏胰体尾切除术。

2003年在平片无张力疝修补术基础上，采用填充补片进行充填式无张力疝修补术。

2005年4月，由姚林果开展第一例腔内激光治疗下肢静脉曲张，形成了自己的专业特色，该项技术填补了黄河三角洲地区的空白。

2005年12月，刘世君参加佛山医院腔镜培训班后，于2006年5月开展腔镜结直肠癌根治术，使胃肠道疾病的微创治疗成为现实，该项技术的开展，使病人的住院时间更短，恢复更快。

2006年9月姚林果主任开展了我市第一例PPH痔上黏膜环切术治疗重度痔病；2011年10月，姚林果、刘世君、周新军参加了青岛肛周疾病会议的培训，于同年11月开展我市第一例TST选择性痔上黏膜切除术治疗痔病，秉承不断学习、进步的精神使我科在痔病的治疗上始终处于全市领先地位。

2007年8月，开展了腔镜治疗下肢静脉曲张，下肢静脉曲张治疗走在全市前列。

2008年9月姚林果、刘世君参加了山东省立医院举办的手辅助腔镜结直肠切除手术，于11月开展东营地区第一例HALS手术（手辅助腔镜结直肠切除手术），由此拉开了我科腔镜技术的大门，并逐步开展了腔镜下阑尾切除术、腔镜下胃肠道间质瘤切除术、腔镜下全结肠切除术、腔镜下腹股沟疝无张力修补术、腔镜下胃癌根治术、腔镜下脐疝修补术、腔镜下腹壁切口疝修补术等一系列普外科腔镜手术。

2010年，开展干细胞治疗技术，全年完成4例干细胞治疗，并取得良好效果。

2010年3月，开展腔镜下阑尾切除术。

2010年7月，开展腹部巨大切口疝修补术。

2010年7月，开展腔镜下胃肠道间质瘤切除术。

2010年9月，开展腔镜全结肠切除术。

2011年3月，开展东营地区第一例腔镜下胃癌根治术。

2011年6月，开展腹腔镜下腹股沟疝无张力修补术。

2013年9月，开展腔镜下脐疝修补术。

2013年10月，开展腔镜下腹壁切口疝修补术。

2017年7月，开展小儿腔镜下腹股沟疝疝囊高位结扎术，该手术创伤小，恢复快，并可发现患儿对侧的隐匿疝，有效地提高了胃肠外科的社会知名度。

2017年11月17日，“大华北减重和代谢外科联盟”在北京成立。联盟成立的目的是适应减重和外科发展的需要。袁庆忠副院长及刘世君主任受邀参加了此次盛会。自2017年7月份以来，胃肠外科已成功开展了10余例减重手术，填补了东营地区在手术治疗肥胖症方面的空白，取得了较大的影响力，正是鉴于胃肠外科在减重及代谢手术方面的成绩，被联盟认证为会员单位。

2017年申报腹腔镜小儿疝高位结扎术、腹腔镜胃癌根治术。由刘世君主任牵头，开展腹腔镜小儿疝，1年来共进行了33例该手术，儿外科成立后此项技术由儿外科继续进行。由刘世君主任牵头，开展腹腔镜胃癌根治术1年来进行了25例该手术。

2018年申报腹腔镜下胃底折叠术、大隐静脉硬化剂治疗术。该项目主要由刘世君主任负责，此2项新技术自开展以来分别完成15例及100例该手术。

2019年6月，开展腔镜下食管裂孔疝修补术。

2020年5月，开展腔镜下复杂腹壁疝无张力修补术、腔镜下造口旁疝修补术。

2021年8月，开展腔镜下贲门失弛缓症手术。

2022年申报膜解剖技术在腹腔镜胃肠道肿瘤手术中的应用。由刘世君主任牵头，开展腹腔镜胃癌根治术。1年来进行了50例该手术。

2023年申报新技术：小隐静脉腔内激光治疗术、腹腔镜腹股沟巨大疝无张力修补术，胃袖状切除肥胖症的手术治疗。该项目主要由刘世君主任负责，正积极有序开展此新技术。

2020—2023年，先后派出孙大伟、师鲁静、李洪涛、宋平等医师，外出上级医院进修胃肠镜诊疗技术，陆续开展胃肠道疾病双镜联合治疗技术。

胃肠外科成立初即拥有雄厚的技术力量，成立初得益于瞿鸿德等老一辈专家指导，后期在姚林果主任、刘世君主任带领下，陆续开展并完成胃癌联合脏器切除术、胃癌扩大根治术、全胃切除术、全结肠切除、低位直肠癌保肛根治术等重大手术，并完成东营地区首例无张力疝修补术，经过十余年的发展逐步开展10余种腔镜手术，并使腔镜手术占比逐渐增加。自成立初（以2006年为例）年出院病人1255人，手术779例，其中共收治胃结直肠肿瘤病人共162人次、手术133例，占手术比17%。到2022年底，年住院量为2450人，手术量为1258例，其中三四级手术为1006例，占比为80%；其中腔镜手术在消化道肿瘤及疝修补中占比越来越重，目前已完成腔镜胃、结直肠癌根治3000余例。同时紧跟国内形势、按照自身条件，有计划地开展新技术、新项目。

（三）社会兼职

姚林果任山东省医学会小儿外科分会委员、东营市医学会普外专业委员会副主任委员、山东省医学会普外科分会委员胃肠外科学组委员、山东省医学会普外科分会委员胃肠外科学组委员。

刘世君任山东省医学会普外科分会委员营养学组委员、东营市医学会腔镜医学会副主任委员、中国医师协会结直肠腹膜肿瘤专业委员会委员、山东省医学会第三届肛肠病分会微侵袭外科学组委员、山东省研究型医院协会减重与代谢外科分会副主任委员、中国性学会结直肠肛门功能外科分会第一届委员会委员、山东省医学会普外科医师分会第三届委员会委员。

孙勇军任山东省医师协会胃肠外科医师分会青年委员会委员、东营市医学会首届胃肠外科专业委员会副主任委员、东营市医学会第二届胃肠外科专业委员会副主任委员。

王丽萍任东营市护理学会普通外科专业委员会副主任委员、山东省护理学会营养专业委员会委员、山东省心理卫生协会心身医学专委会委员。

马杰任山东省老年学会遗传与衰老预防保健专业委员会委员、全国卫生产业企业管理协会疝和腹壁外科委员会常务委员、山东省研究型医院协会疝与腹壁外科学分会委员、山东省医师协会疝与腹壁外科医师分会第二届委员会委员。

张灿来任山东省医学会普外科分会委员疝与腹壁外科学组委员。

孙大伟任山东省医学会第三届肛肠病分会微侵袭外科学组委员。

师鲁静任山东省医师协会普外科多学科综合治疗专业委员会委员、山东省医学会第二次微创医学疝与腹壁外科学组委员、山东省健康管理协会肛肠疾病预防与康复分会常务委员。

李红任山东省护理学会首届小儿外科专业委员会青年委员。

（四）荣誉

（1）集体荣誉

2010年　获得东营市科学技术进步二等奖。

2010年　获得胜利石油管理局优质护理示范病房。

2010年　获得山东省优秀质量管理小组称号。

2012年　获得胜利石油管理局优质护理服务示范病房称号。

2012 年　获得胜利石油管理局优秀质量管理小组三等奖。

2016 年　获得胜利石油管理局品管圈大赛二等奖。

2021 年　获得山东省心理卫生协会首届心理护理优质案例比赛二等奖。

2022 年　获得东营市优质护理服务示范病房

（2）个人荣誉

2007 年　王丽萍获得东营市医学会优秀科技工作者称号。

2008 年　丁西平获得山东省三等功。

2008 年　丁西平获得东营市支援四川抗震救灾先进个人奖。

2009 年　姚林果获得东营市医学会优秀科技工作者称号。

2009 年　姚林果获得油田优秀工会积极分子称号。

2011 年　王丽萍获得胜利油田技术监督先进个人称号。

2012 年　丁西平获得东营市医学会优秀医生称号。

2014 年　王丽萍获得胜利石油管理局文明建设先进个人称号。

2016 年　王丽萍被评为全市优秀护士。

2016 年　史爱华获得山东省优秀援疆支医工作者称号。

2019 年　王丽萍获得山东省护理学会临床护理启示性典型案例分享三等奖。

2019 年　王海芸获得山东省护理学会首届营养知识竞赛三等奖。

2020 年　王丽萍被评为胜利油田文明建设个人。

2021 年　师鲁静被评为利津县卫健委疫情防控先进个人。

2023 年　刘世君获得市直卫生健康系统优秀共产党员称号。

（撰稿人：刘世君　师鲁静）

结直肠肛肠外科

（一）概况

普外科始建于 1964 年 8 月，于 2005 年 3 月分为肝胆外科和胃肠外科两个病区。2011 年 10 月设立肛肠外科，自胃肠外科中独立。2013 年 9 月搬迁至 1 号楼 2 楼，设置床位 36 张。2017 年 12 月更名为结直肠肛肠外科。2018 年搬迁至 3 号楼 6 楼，床位扩至 42 张。2020 年成为山东省省级临床重点专科，2021 年 4 月成立直肠外科亚专科。

截至 2024 年 3 月，科室床位数 42 张。科室在职人数 27 人，硕士研究生 6 人。医疗人员 11 人，其中主任医师 2 人，副主任医师 4 人。护理人员 16 人，其中副主任护师 1 名。

历任负责人

姓名	职务	任职时间	离任时间	离任去向
姚林果	主任	2011.10	2017.12	消化病医院院长
丁西平	副主任	2011.11–2013.12	2017.12	主任
丁西平	主任	2017.12		
周新军	副主任	2019.11	2024.02	胃肠外科二病区副主任

历任护士长

姓名	职务	任职时间	离任时间	离任去向
侯晓琨	护士长	2013.09	2016.03	医保管理办公室
闫中梅	副护士长	2016.03	2019.07	护士长
闫中梅	护士长	2019.07		

（二）业务发展

2011 年 9 月开展藏毛窦菱形皮瓣转移术。

2011 年 11 月开展 TST 选择性痔上黏膜切除术治疗痔病。

2013 年 9 月开展腔镜下脐疝修补术。

2013 年 10 月开展腔镜腹壁切口疝修补术。

2013年11月肛肠外科开展藏毛窦Z形皮瓣转移术。

2013年12月肛肠外科开展内痔铜离子电化学治疗。

2015年4月结直肠肛肠外科开展腹腔镜下小儿疝疝囊高位结扎术。

2018年5月结直肠肛肠外科开展腹腔镜下直肠癌经自然腔道标本取出术（NOSE手术）。

2018年9月结直肠肛肠外科开展腹腔镜下低位直肠癌适形切除术。

2018年9月开展腹腔镜下完全腹膜外无张力疝修补术（TEP）。

2020年10月开展便秘生物反馈治疗及肛门测压。

2021年9月开展经肛门腹腔镜下直肠肿瘤切除术。

2023年7月成立结直肠肿瘤微创治疗门诊，为结直肠肿瘤患者提供专业、微创、综合治疗。

（三）社会兼职

姚林果任山东省医学会小儿外科分会委员、东营市医学会普外专业委员会副主任委员、山东省医学会普外科分会胃肠外科学组委员。

丁西平任东营市医学会肛肠病专业委员会主任委员、中国健康协会胃肠道肿瘤防治与管理专业委员会委员、山东省医师协会肛肠病学医师分会第四届委员会常务委员、山东省医学会微创医学会分会第一届委员会委员、山东省康复医学会第一届结直肠外科分会委员、山东省医学会结直肠肛门疾病分会第四届委员会经肛内镜微创手术（TEM）学组委员、中国医师协会结直肠专委会脏器联合切除与质量控制委员会委员、中国医促会外科分会委员、山东省医师协会结直肠青年委员会副主任委员、山东抗癌协会胃肠道肿瘤外科分会常务委员、山东省中西医结合委员会肛肠病委员会常务委员、山东省医学会普外科分会胃肠外科学组委员。

刘善刚任山东省医学会第三届肛肠病分会委员、东营市医师协会肛肠分会副主任委员、山东省健康管理协会肛肠疾病预防与康复分会副主任委员。

孟繁春任山东省医学会加速康复外科委员会委员。

李永生任山东省医学会肛肠病分会委员、山东省临床肿瘤学会肿瘤微创学会常务委员、山东省微创医学分会经肛微创学组委员。

闫中梅任山东省老年医学会第二届静脉输液专业委员会委员、山东省护理学会首届互联网+护理专业委员会委员、山东省护理学会第二届普外科护理专业委员会委员、东营市护理学会肛肠分会副主任委员。

（四）荣誉

（1）集体荣誉

2018年　在山东省第四届结直肠外科医师学术会议中获得临床营养知识竞赛二等奖。

（2）个人荣誉

2008年　丁西平获得山东省三等功。

2008年　丁西平获得东营市支援四川抗震救灾先进个人称号。

2009年　姚林果获得东营市医学会优秀科技工作者称号。

2009年　姚林果获得油田优秀工会积极分子称号。

2022年　丁西平获得东营好医生称号。

2022年　成怀福被中共日喀则市委日喀则市人民政府授予“日喀则市抗击新冠肺炎疫情优秀援助医疗队员”称号。

（撰稿人：丁西平　成怀福）

儿外科

（一）概况

2018年5月18日医院人力资源部下发《关于增设国际特需医疗部、全科医学科、儿外科、PET-CT检查科、整合超声检查科机构的通知》，在胜中医发〔2018〕77号文件中，明确指出：“成立儿外科，与结直肠肛肠外科同一病区，隶属于东营市消化病医院管理，主要负责0—16岁年龄段的儿童各种先天性畸形、感染、创伤、肿瘤等，包括小儿腹部、泌尿、骨科等疾病的诊断及治疗工作。暂定员14人，设中层职数2名。”儿外科成为医院建制中的临床科室。

2019年2月14日，在3号楼6楼结直肠肛肠外科病区成立儿外科病区，床位数12张。2019年3月5日，门诊部在院内外下发《关于儿外科门诊开诊的公告》，门诊出诊医师由刘世君主任医师、姚林果主任医师、丁西平主任医师、孙勇军副主任医师和史济洲主治医师组成。病区经过4周试运行顺利，2019年3月12日医务部在院内网下发《关于医院儿外科病房开业的通知》，儿外科病区正式开展诊疗工作。

2019年6月，李胜副主任结束德国进修返回科室开展工作。2019年7月韩帅帅主管护师由儿科二病区到儿外科主持护士长工作。2019年9月黄松松住院医师结束规范化培训回科开展工作。2019年9月张风辉医师由胃肠外科调入儿外科。2020年5月姜丙坤医生结束胃肠外科的小轮转学习正式回到儿外科工作。2020年6月1日科室医师开始单独值班（原来和结直肠肛肠外科联合值班）。8月份新进护士5人，同时儿外科接收本科生轮转。

2021年3月1日搬迁到3号楼23楼，和血液内科二病区共同病区，床位24张。2021年7月19日搬迁到2号楼18楼，和泌尿外科二病区共同病区，床位20张。2021年8月牛嘉昌医师毕业后入职工作。2021年9月丁海鑫医师入职工作。2023年3月15日搬迁到1号楼6楼，独立病区，床位26张。2024年2月1日，胃肠外科二病区成立，儿外科和胃肠外科二病区共用1号楼6楼，床位数缩减至13张。

2020年12月20日加入“山东省立医院儿外科联盟”。2021年4月成为山东大学儿童医院张运奎院长一行到医院参观并签订医联体单位协议。2021年7月成为“山东大学齐鲁医院小儿外科医学联盟”理事单位。2023年4月成为“中国儿童血管瘤血管畸形联盟”常委单位。

截至2024年3月31日，科室共开放床位13张。在职人数19人。医疗人员8人，其中硕士研究生8人，主任医师1人、副主任医师1人。护理人员11人。

历任负责人

姓名	职务	任职时间	离任时间	离任去向
刘世君	主任	2019.01		
李　胜	副主任	2019.01		
史济洲	副主任	2022.12		

历任护士长

姓名	职务	任职时间	离任时间	离任去向
韩帅帅	副护士长	2019.07	2022.12	护士长
韩帅帅	护士长	2022.12		

（二）业务发展

（1）普外科亚专科：自2019年2月科室创立开始就常规独立开展腹腔镜下腹股沟斜疝疝囊高位结扎术和腹腔镜阑尾切除术，以及急腹症的腹腔镜探查术等。可独立开展绝大多数小儿普外科疾病手术。2020年8月23日开展了首例腹腔镜胆总管囊肿切除＋肝门肠吻合术（山东大学齐鲁医院李爱武主任指导）。2022年1月15日开展了首例腹腔镜腹膜后肿瘤切除术（山东大学儿童医院胡元军主任指导）。2022年7月23日开展了首例腹腔镜巨结肠根治术（山东大学儿童医院胡元军主任指导）。2022年8月6日开展了首例全结肠巨结肠根治术（山东大学儿童医院胡元军主任指导）。2022年9月2日开展了首例腹腔镜食管裂孔疝修补术（山东大学儿童医院胡元军主任指导）。2023年11月在东营市率先开展了超声引导下温生理盐水灌肠复位术治疗儿童急性肠套叠。

（2）骨科亚专科：开展病种范围包括：小儿骨折，关节脱位，多、并指（趾），骨关节畸形，骨肿瘤，O型腿、X型腿治具矫正，足部畸形等。

独立开展的手术主要有肱骨髁上骨折的闭合复位+克氏针内固定术，肱骨外踝骨折切开复位+克氏针内固定术，尺桡骨骨折的弹性髓内针内固定术等四肢骨折的手术。其中，李胜主任医师主刀的小儿肱骨髁上骨折，在C形臂透视下闭合复位+克氏针固定，达到“零切开”的高度标准。

（3）泌尿外科亚专科：自科室创立开始就常规独立开展腹腔镜下鞘状突高位结扎术和腹腔镜隐睾下降固定术等。可独立开展包块腹腔镜肾盂成形术等绝大多数小儿泌尿外科疾病手术。2020年5月2日开展了首例隐匿性阴茎手术（山东大学齐鲁医院李爱武主任指导）。2020年7月5日开展了首例腹腔镜肾盂成形术（山东省立医院吴荣德主任指导）。2021年12月24日完全独立开展了首例腹腔镜肾盂成形术。2021年7月11日开展了首例尿道下裂手术（山东省立医院吴荣德主任指导）。2023年6月12日开展了首例腹腔镜下膀胱输尿管再植手术（山东省立医院吴荣德主任指导）。

（4）新生儿外科亚专科：2019年3月20日开展第一例新生儿胃穿孔修补术（山东大学齐鲁医院青岛院区张蕾主任指导）。2020年10月8日开展了首次新生儿腹腔镜手术。2021年1月12日开展了超早产超低体重儿（700g）的手术（山东大学儿童医院胡元军主任指导），逐渐独立开展部分新生儿手术。至今已经开展的新生儿手术病种包括：消化道穿孔（胃和结肠）、胎粪性腹膜炎、先天性幽门肥厚狭窄、小肠闭锁、环状胰腺、先天性巨结肠、十二指肠旋转不良并中肠扭转、肛门成形术、直肠会阴瘘修补术、膈疝修补术、小肠部分切除+吻合术、回肠造口术、结肠部分切除+结肠造口术、腹膜后肿瘤切除术。

（5）肿瘤外科亚专科：2019年8月9日开展新生儿的腹膜后肿瘤切除术（山东大学齐鲁医院李爱武主任指导）。独立开展了睾丸肿瘤的手术和肾母细胞瘤手术，腹膜后肿瘤（巨大）和四肢的良恶性肿瘤的手术切除。

（6）小儿血管瘤和脉管畸形亚专科：2023年4月聘请山东大学儿童医院郭磊主任为客座教授，每月进行门诊和微创介入治疗。同时开设东营首家儿童血管瘤和浅表肿物专病门诊。病种涉及：婴幼儿血管瘤、静脉畸形和淋巴管畸形等。开展了：口服普萘洛尔治疗婴幼儿血管瘤、口服西罗莫司治疗淋巴管畸形（包括西罗莫司血压浓度监测）、经皮血管瘤硬化治疗、超声引导下淋巴管瘤硬化治疗、DSA下静脉畸形造影和腔内硬化等操作，以及外科切除良性含血管或淋巴管成分的脉管肿瘤。小儿胸壁外科亚专科：2024年1月26日和2月2日在北京儿童医院副院长兼胸外科主任曾骐教授指导下分别完成胸腔镜辅助鸡胸反NUSS手术和胸腔镜辅助漏斗胸NUSS手术各一例。

（7）小儿神经外科亚专科：2024年2月27日在齐鲁医院姜政教授指导下为4个月龄的脊髓栓系综合征并尾巴遗迹的患儿完成神经电生理监测下脊髓圆锥脂肪瘤次全切除术+脊髓栓系松解术+脊膜膨出修补+骶尾部肿物切除手术。

（三）社会兼职

李胜任山东省医师协会儿外科医师分会第三届委员会委员。

史济洲任山东省医师协会儿外科医师分会第三届委员会委员、东营市医学会首届小儿外科学专业委员会副主任委员、山东省医学会小儿外科分会第九届委员会委员、山东省血管瘤血管畸形联盟常务理事、山东省医学伦理学学会血管瘤脉管畸形分会第一届理事、山东省医学伦理学学会小儿外科分会第一届理事会常务理事、山东省医学会小儿外科分会第八届委员会肿瘤外科学组成员、山东省医学会小儿外科分会第八届委员会肝胆外科学组成员、山东省医学会科学普及分会第二届委员会基层学组委员、山东省医师协会小儿腔镜外科医师分会第二届委员会常务委员、山东省研究型医院协会小儿外科分会委员、山东省研究型医院协会小儿外科创新与发展分会委员、山东省妇幼保健协会儿科微创专业委员会第二届委员会常务委员、中国初级卫生保健基金会山东省儿科专业委员会委员、山东省健康管理协会血管瘤与脉管畸形分会第一届委员会副主任委员。

黄松松任山东省医学伦理学会小儿外科分会

理事。

张风辉任山东省医师协会小儿腔镜外科医师分会第二届委员会委员、山东省医师协会小儿腔镜外科医师分会委员、山东省医学会小儿外科分会肝胆学组委员、山东省学会小儿外科学分会新生儿外科学组委员、山东省健康管理协会血管瘤与脉管畸形分会委员。

韩帅帅任山东省护理学会小儿外科护理专业委员会委员、山东省医学会小儿外科学分会第八届委员会委员。

朱春玲任山东省护理学会新生儿护理专业委员会委员。

（四）荣誉

2022 年　史济洲在首届“金匠杯”全国小儿外科青年医师手术大赛中获得三等奖。

2022 年　史济洲获得山东省医务职工科技创新成果三等奖。

2022 年　寇昕瑞获得抗疫荣誉先锋个人。

2022 年　寇昕瑞获得先进个人荣誉。

（撰稿人：刘世君　史济洲）

第七节　东营市胸科医院

2017 年 11 月成立东营市胸科医院，包括呼吸内科一病区、呼吸内科二病区、胸外科；变态反应室、肺功能室属呼吸内科管理。2019 年 9 月呼吸内科更名为呼吸与危重症医学科。

2017 年 12 月王庆安任院长、党支部副书记，张建任副院长、党支部书记，朱冬梅为综合管理办公室副主任、总护士长。

呼吸与危重症医学科

（一）概况

1964 年建院初期为综合内科，1979 年 8 月迁入医院现址，消化组和呼吸组同在十一病区，开放床位 38 张，王树春任副主任。1985 年与肿瘤科同在五病区，王占华任副主任。1988 年肿瘤科迁出后内分泌专业并入。1995 年迁入 1 号病房楼 9 楼。2002 年内分泌专业迁出，变态反应专业隶属呼吸内科管理。2003 年底风湿专业并入。2006 年呼吸内科成为独立病区，开放床位 38 张，蔺景双任主任。2013 年迁入 2 号病房楼 20 楼，开放床位 52 张。2017 年 11 月隶属于东营市胸科医院。2018 年 1 月迁入 3 号病房楼设呼吸内科一病区和呼吸内科二病区，开放床位 100 张，分别位于 16 楼和 17 楼。现包括呼吸内科一病区、呼吸内科二病区、呼吸内科门诊、变态反应室、肺功能室。2019 年 9 月 29 日，呼吸内科更名为呼吸与危重症医学科。2020 年 8 月通过国家级 PCCM 规范化建设评审。2020 年被评为山东省临床重点专科，是东营市第五批医药卫生重点学科（A 级），中日友好医院呼吸医联体成员，中国肺癌联盟东营市肺小结节诊治分中心，山东省戒烟联盟副理事长单位，东营市医学会呼吸病学专业委员会主任委员单位，东营市呼吸专科联盟理事长单位，东营市呼吸内科质控中心主任委员单位。胜利油田中心医院呼吸内科成立三个亚专科，分别为呼吸危重症亚专科、呼吸内镜亚专科、间质性肺疾病亚专科。年出院患者 3500 余人次，年门诊 5.6 万人次。

截至 2024 年 3 月，科室开放床位 100 张。现有医务人员 69 人。其中博士研究生 1 人、硕士研究生 20 人，硕士生导师 2 人；医师 24 人，其中主任医师 5 人、副主任医师 5 人。护理人员 45 人，其中副主任护师 3 人、主管护师 16 人。有医院首席医学专家 1 人、高级医学专家 2 人。

历任负责人

姓名	职务	任职时间	离任时间	离任去向
王树春	内科副主任	1978.02	1985.02	退职
江忠亚	内科副主任	1985.02	1997.07	退职

姓名	职务	任职时间	离任时间	离任去向
王占华	内科副主任	1986.11	1992	1987.07 兼变态反应科副主任
尹玉芹	变态反应科副主任	1992	2002.03	退职
蔺景双	内科副主任	1997.07	1999.11	兼呼吸内科主任
蔺景双	主任	1999.11	2017.12	退职
冯　涛	副主任	2009.12		
张　建	主任	2017.12		
郝兴亮	一病区副主任	2022.01		
王世寿	二病区副主任	2022.01		

历任护士长

姓名	职务	任职时间	离任时间	离任去向
李秀兰	护士长	1988.11	1993.05	护理部副主任
李玉萍	变态反应科副护士长	1991.01	1998.02	退职
于秀英	护士长	1993.05	1998.12	轮转
赵俊荣	护士长	1998.12	2000.02	轮转
于秀英	护士长	2000.02	2001.02	轮转
孙素贞	护士长	2001.02	2002.03	轮转
于秀英	护士长	2002.03	2006.01	退职
曾小燕	护士长	2006.01	2016.03	离任
王　超	副护士长	2016.03	2019.07	护士长
王　超	护士长	2019.07		
王瑞卿	副护士长	2018.01	2022.12	护士长
王瑞卿	护士长	2022.12		

（二）业务发展

60 年代对肺部疾病的检查，主要依靠 X 线，对肺功能仅作简单的肺活量测定。

1965 年开展气胸箱抽气治疗自发性气胸。

1980 年应用超声雾化吸入治疗支气管和肺部的炎症，取得较好效果。

1983 年开展血气检查，对于缺氧和呼吸衰竭提供客观的科学诊断依据。

1984 年开展纤维支气管镜检查，为肺部肿瘤的诊断提供病理学依据，为肺癌患者的治疗提供参考。

1985 年江忠亚任主任，应用呼吸机治疗呼吸衰竭，当时主要用于呼吸骤停、危重病人临终前抢救。相继开展胸膜活检术，提高了胸膜疾病的确诊率；胸腔注射粘连剂、负压吸引治疗难治性气胸，提高自发性气胸的治愈率。

1990 年应用体外膈肌起搏器治疗慢性呼吸衰竭及顽固性呃逆效果明显。应用电脑气胸机为胸腔抽气提供机械辅助，省时省力。应用低能量激光治疗仪，对患者进行血液激光照射，降低血液黏滞度调节免疫功能，治疗数千例。开展静脉放血加丹参、肝素、低分子右旋糖酐、葡萄糖治疗肺心病高黏血症 58 例，治疗后血液动力学改善，症状明显好转。

1994 年开展肺泡灌洗治疗肺脓肿、肺段冲洗治疗肺不张、灌洗液及刷检物细菌培养，扩展了纤维支气管镜的应用范围。

1996 年肺功能检查项目拓宽，可检测肺通气功能、弥散功能、气道阻力及肺顺应性等 30 多项数据。

1997 年蔺景双任副主任，与麻醉科配合开展经口气管插管呼吸机辅助呼吸治疗重症呼吸衰竭，同年开展纤维支气管镜引导下经鼻气管插管肺段冲洗机械通气治疗呼吸衰竭，使呼吸衰竭患者的死亡率显著下降。

2000 年组建重症监护室，设床位 4 张，配床头监护仪 4 台，为危重病人的监护提供条件。

2001 年开展鼻面罩无创正压机械通气治疗慢性支气管炎、Ⅱ呼吸衰竭、肺性脑病、支气管哮喘、特发性肺间质纤维化等疾病，防止患者发展为气管插管，避免插管的痛苦及插管机械通气的并发症。同年，对肺栓塞患者开展尿激酶溶栓治疗，使肺栓塞患者能及时确诊，及时治疗。开展利多卡因雾化吸入治疗哮喘。

2002 年 10 月开展有创 – 无创机械通气序贯治疗，抢救呼吸衰竭病人。

2003 年 5 月应用激素、β 受体激动剂雾化吸入治疗支气管哮喘、慢性阻塞性肺疾病急性加重。

2004 年开展气管镜下保护性毛刷取样培养指导抗生素应用治疗下呼吸道感染。

2005 年引进富士能电子气管镜工作站，接受全院各科室需做气管镜患者。

2006 年开展便携式纤维支气管镜在严重呼吸系统疾病住院患者救治中的应用。

2007 年开展气管镜下肺活检术。同年开展气管镜下肺泡灌洗术，提高肺内弥漫性病变诊断率。

2008 年开展气管镜下针吸活检术，提高纵隔疾病诊断率。

2009 年开展全麻无痛气管镜。

2010 年开展排痰机协助排痰治疗，缩短感染患者住院时间。

2011 年开展气管镜下氩气刀治疗，提高部分肺内良恶性病变患者生活质量。

2012 年开展气管镜下冷冻治疗，缓解晚期肿瘤患者喘憋症状。对支气管内膜结核、气管异物等疾病疗效良好。同年开展 CIK 细胞输注治疗肺恶性肿瘤。

2013 年首次开展气管支架置入术，进行气管狭窄的管腔重建。

2015 年在东营市率先开展支气管热成形术，首次将非药物治疗手段引入哮喘治疗领域，此项技术的开展，给重症哮喘患者带来全新治疗手段。

2016 年 12 月呼吸内镜介入技术被评为医院腔镜技术品牌。

2017 年开展内科胸腔镜检查术，提高肺恶性肿瘤、结核性胸膜炎的诊断率。呼吸内镜介入诊疗、重症救治获得重大突破。

2019 年 4 月举办东营市肺小结节规范化诊治学习班，为东营市市级继续教育项目。

2019 年 7 月牛奔被选派优秀卫生人才到薄弱乡镇卫生院任“业务院长”，为期两年。

2019 年 9 月举办文丘里气道湿化在气管切开中的应用学习班，为东营市卫生技术推广项目。

2020 年 1 月呼吸与危重症医学科张建到胜利油田电视台做《吸烟危害与戒烟》的科普讲座。

2020 年 5 月开展大气道肿瘤光动力治疗，开展大气道肿瘤激光治疗，开展 EBUS–TBNA 治疗。

2020 年 11 月呼吸与危重症医学科被山东省护理学会评为山东省呼吸护理专科护士临床教学基地。

2022 年 8 月举办省级继续教育项目《慢性阻塞性肺疾病规范化诊治学习班》。

2022 年 8 月在胜利油田中心医院，成立东营市呼吸专科联盟，医院成为东营市呼吸专科联盟理事长单位。

2022 年 11 月举办省级继续教育项目《肺部感染规范化诊治培训班》。

2023 年 7 月举办省级继续教育项目《肺功能的临床应用》。

（三）社会兼职

张建任东营市医学会变态反应委员会副主任委员、山东省医师协会呼吸疑难罕见病医师分会副主任委员、山东省研究型医院协会呼吸病学分会副主任委员、东营市呼吸内科质控中心主任委员。

冯涛任东营市医学会呼吸病学分会主任委员，东营市医学会内镜分会副主任委员、山东中西医结合学会变态反应分会副主任委员、山东防痨协会双重感染委员会副主任委员、山东生物医学工程学会声振医学委员会副主任委员、山东省中西医学会呼吸分会常委、山东省医学会呼吸分会委员、东营市医学会呼吸分会主任委员、东营市医师协会第一届呼吸与危重症医学科专业委员会副主任委员。

蔺景双任东营市医学会呼吸专业委员会主任委员。

王世寿任东营市医学会呼吸病学分会副主任委员。

牛奔任第一届、第二届东营市医学会结核病委员会副主任委员。

（四）荣誉

2004年　蔺景双获得胜利石油管理局抗击“非典”三等功。

2012年　冯涛被东营市卫生局授予黄河口医学领军人物称号。

2014年　张建获得山东省优秀援疆支医工作者称号。

2016年　王世寿获得东营市黄河口医学领军人物称号。

2017年　郝兴亮获得东营市黄河口医学领军人才优秀青年人才。

2019年　冯涛获得实践教学优秀教师称号。

2019年　冯涛获得山东省优秀医保医师称号。

2020年　冯涛获得实践教学优秀教师称号（滨州医学院）。

2021年　冯涛获得实践教学优秀教师称号（滨州医学院）。

2022年　张建获得东营市医院协会授予的杰出科主任称号。

2023年　冯涛获得实践教学优秀教师称号（滨州医学院）。

2023年　张建获得山东好医生称号。

2023年　牛奔被东营市医师协会评为优秀基层医师。

2023年　牛奔被东营市文明办授予东营好人称号。

2023年　牛奔被山东省文明办授予山东好人称号。

2023年　张建被东营市卫健委、中共东营市委宣传部评为东营好医生。

2023年　张建被中共山东省委宣传部、山东省卫健委评为山东好医生。

2023年　隋婧婧在东营市中西医结合急危重症救治技能竞赛中获得个人优秀奖。

（撰稿人：张　建　牛　奔）

胸外科

（一）概况

胸心外科成立于60年代中期。因工作发展需要，于1999年胸心外科划分为胸外科及心血管外科，2005年底胸外科及心血管外科再次合并成胸心外科。2013年5月之前，胸心外科位于1号综合病房楼14楼，开放床位37张，2013年5月新病房大楼启用后，胸心外科搬迁至2号综合病房楼17楼，开放床位38张。2014年6月胸心外科再次划分为胸外科及心血管外科。2017年胸外科搬迁至3号综合病房楼15楼。

截至2024年3月，科室开放床位46张。科室人员26人，硕士研究生9人。其中医疗人员11人，护理人员15人，包括主任医师1人，副主任医师5人，主治医师2人，住院医师3人；副主任护师1人，主管护师8人，护师5人，护士1人。

历任负责人

姓名	职务	任职时间	离任时间	离任去向
鲁子仁	主任	2003.10	2009.12	退职
王庆安	副主任	2005.12	2009.12	主任
王庆安	主任	2009.12	2021.08	退职
李　平	副主任	2017.08	2022.01	主任
李　平	主任	2022.01		
王　宁	副主任	2019.07		

历任护士长

姓名	职务	任职时间	离任时间	离任去向
孟兆翠	护士长	1996.06	2009.07	退职
王当莲	护士长	2009.07	2013.11	感染管理部
朱冬梅	护士长	2013.11	2022.11	采购部
陈　丹	副护士长	2020.07		

（二）业务发展

科室诊治病人数量逐年增加，特别是对胸外

科复杂、疑难、重症的诊治技术有了明显提高，至今已开展了规范性肺癌根治、食管癌根治、胸腺瘤根治手术，如肺叶切除术、气管、隆突成形治疗中央型肺癌、支气管袖状切除术、全肺切除术等；食管癌根治术，如颈、胸、腹三切口全食管切除术、两切口食管—胃胸顶吻合等高难度手术，特别是在残胃癌、食管癌术后再发癌、放疗后食管癌的手术治疗方面有成熟的经验；纵隔肿瘤切除术，如各种纵隔肿瘤切除术、胸腺切除术治疗重症肌无力、巨大纵隔肿瘤切除术等；微创胸外科手术，如全腔镜下肺叶切除术、胸腔镜下纵隔肿瘤切除术、良性食管疾病手术、恶性胸水治疗及胸膜疾病的诊断与治疗；在省内较早开展了胸腔镜下胸交感神经切断术治疗手足多汗症；目前可完成常见胸外科微创手术，包括肺部、食管、纵隔等良恶性疾病的外科治疗以及其他胸部疾病的外科治疗。

1973 年开展贲门癌根治术、肺叶切除术。

1974 年开展食管癌切除、胃食管弓下吻合术。

1977 年开展左全肺切除术。

1979 年开展纵隔肿瘤切除术。

1980 年开展食管空肠转流术，7 月开展中段食管癌切除、胃代食管（胸骨后）颈部吻合术。

1981 年开展经食管床胃代食管颈部吻合术。

1982 年开展空肠代食管主动脉弓下吻合术。

1984 年开展结肠代食管主动脉弓上吻合术。

1985 年开展国产吻合器食管胃吻合术。

1988 年开展肺叶支气管袖式切除术。

1990 年开展支气管肺动脉双抽式切除。

1991 年开展半隆突切除术。

1992 年开展全隆突切除术。

1994 年开展胸腔镜辅助小切口胸膜间皮瘤切除术。

1995 年开展气管肿瘤切除术。

1998 年开展电视胸腔镜下动脉导管未闭结扎术。

1999 年 1 月应用胸腔镜辅助小切口行纵隔肿瘤切除、肺叶切除、贲门癌切除、外伤性胸腔内大出血、肺大泡、自发性气胸、胸膜固定术、肺脓肿引流术等。

2000 年开始 95% 以上手术采用胸部小切口（10cm—14cm）手术治疗。

2004 年开展了胸腔镜下胸交感神经切断术治疗手足多汗症。

2004 年开展了胸腔镜辅助肺叶切除术。

2009 年开展了“NUSS”手术，进行了东营市首例漏斗胸微创手术。

2009 年开展了全腔镜下肺叶切除术。

2010 年开展了全胸腔镜下胸腺切除并纵隔脂肪清扫术。

2011 年开展了胸腔镜下食管癌切除术。

2013 年开展了全腔镜下肺段切除术。

2013年开展了单操作孔全腔镜下肺叶切除术。

2013 年开展了肺癌微波消融术。

2019 年开展了非气管插管单孔胸腔镜肺叶及肺段切除术。

2019 年开展了剑突下单孔胸腔镜纵隔肿物切除术、周围脂肪清扫术。

2021 年开展了电磁导航支气管镜检查和治疗技术。

胸外科发展平稳，近几年来，随着微创技术的发展，胸外科也取得了很大的发展，在全胸腔镜手术方面取得了巨大的进步，从 2010 年做第一例开始，到现在每年全胸腔镜手术近 1200 例，取得了良好的经济效益和社会效益。

（三）社会兼职

王庆安任中国抗癌协会肺癌微创综合治疗分会委员、山东省医师协会腔镜外科医师分会委员、山东省医学会第六届胸心血管外科学分会委员、山东省医师协会心外科医师分会委员、山东抗癌协会第三届胸部肿瘤分会常务委员、东营市医学会胸心血管外科专业委员会副主任委员。

李平任山东省医学会胸外科学分会委员、山东省中西医结合学会第一届胸外科专业委员会胃食管反流疾病学组委员。

温志军任山东省医师协会综合介入医师分会肿瘤消融治疗亚专业委员会委员、山东省医学会胸外科学分会青年委员会委员、滨州医学院特聘讲师。

王海宁任胸壁外科亚专科带头人、中国胸外科肺癌联盟山东中青年联盟常委、山东省研究型医院协会胸壁外科学分会委员、滨州医学院特聘讲师。

秦浩任食管外科亚专科带头人、中国妇幼保健协会妇幼微创学会分会胸外微创学组委员、山东省中西医结合学会第一届胸外科专业委员会胃食管反流疾病学组委员、山东省临床肿瘤学会肿瘤微创外科专业委员会委员、滨州医学院特聘讲师。

王宁任中国老年保健协会肺癌专业委员会委员、中国妇幼保健协会妇幼微创分会胸外微创学组委员、山东省医师协会肺结节外科精准医疗医师分会常委、山东省临床肿瘤学会肿瘤微创外科委员会常委、山东省研究型医院协会精准肿瘤学分会委员、山东省中西医结合胸部创伤学组委员、东营区青年联合会副主任委员。

（四）荣誉

2019 年　王宁在 CGTVS 国际胸腔镜手术大赛中获得优秀奖。

2020 年　王宁在 CGTVS 国际胸腔镜手术大赛中获得 37 名。

（撰稿人：李　平　秦　浩）

第八节　东营市泌尿肾病医院

2017 年 11 月成立东营市泌尿肾病医院，泌尿外科、男科、肾内科、东营市血液净化中心。

2017 年 11 月成波任院长、党支部书记，肖英任副院长，张红霞任党支部副书记，曲兰英任综合管理办公室副主任、总护士长。2019 年 1 月张红霞任副院长。2019 年 2 月张红霞任党支部书记，2019 年 7 月谭波任副院长，2019 年 11 月栾森任副院长。2022 年 1 月张红霞任院长。

泌尿外科、男科

（一）概况

1979 年迁入医院现址，泌尿外科和胸心外科为一个胸泌外科组，与骨科同在十三病区，占用床位 18 张，由外科副主任燕书能负责。1982 年泌尿外科成为独立专业组，与胸心外科同在三病区，占用床位 12 张，专业医师 2 人，由刘传文主治医师负责。1984 年刘传文调离，泌尿外科工作在燕书能、徐元平主任指导下，由周长华医师负责，专业医师 4 人。1993 年成立泌尿外科，张爱民任外科副主任，分管泌尿外科工作，专业医师 6 人。1996 年迁至 1 号病房楼 14 楼，泌尿外科与胸心外科仍在一个病区，占用床位 16 张。2001 年泌尿外科病区独立，位于旧病房楼（已拆迁）1 楼，开放床位 28 张，专业医师 9 人、护理人员 9 人。2004 年迁至 1 号病房楼 7 楼，开放床位 32 张。2011 年 11 月成立男性科。2012 年 11 月男性科更名为男科。2013 年 5 月泌尿外科、男科迁至 2 号病房楼 19 楼，开放床位 40 张，同年增设男科门诊。2017 年 12 月增设盆底尿失禁门诊。是东营市第三批医药卫生重点学科（A 级）。2020 年获评山东省临床重点专科。2015 年 12 月聘请北京大学第一医院泌尿外科主任医师、硕士生导师、北京大学泌尿外科研究所副所长张骞为客座教授，2016 年 6 月聘请上海交通大学附属第一人民医院副院长、上海交通大学泌尿外科研究所所长夏术阶为客座教授，2017 年 3 月成为上海公济泌尿外科集团东营中心，2018 年 8 月成立东营市泌尿外科联盟，泌尿外科为盟主单位，张爱民任联盟盟主；其中，2023 年东营市泌尿外科联盟续签 5 年，医院泌尿外科继续担任盟主单位。2023 年医院泌尿外科获评“中国前列腺癌全程化诊疗建设中心”，2023 年医院泌尿外科成为“山东省立医院多囊肾微创诊治专科联盟”理事单位。2023 年 8 月聘请北京大学第三医院泌尿外科主任张树栋、北京大学第一医院泌尿外科主任医师张骞为客座教授。近 5 年工作量持续增长，2023年出院患者3410人，床位使用率112%，手术2906台次，其中三、四级手术占比58%，腔镜手术率85.9%，均达省内先进水平。

截至2024年3月，科室床位数40张。科室有医务人员36人，医师20人，其中主任医师4人、副主任医师9人、主治医师5人、医师2人；护理人员16人，其中主管护师4人、护师6人、护士6人。有医院高级医学专家1人。

历任负责人

姓名	职务	任职时间	离任时间	离任去向
张爱民	泌尿外科主任	2000.06	2008.12	医务部主任
单金海	泌尿外科副主任（主持工作）	2008.12	2009.12	主任
单金海	泌尿外科主任	2009.12	2015.01	退职
单金海	男性科主任	2011.11	2015.01	退职
成　波	泌尿外科副主任	2011.09	2015.01	主任
成　波	泌尿外科主任兼男科主任	2015.01	2020.12	副院长 2019.07 不再兼任男科主任
谭　波	泌尿外科副主任、男科副主任	2016.07	2019.07	主任
谭　波	男科主任	2019.07		
谭　波	泌尿外科主任	2022.01		
刘晓昀	泌尿外科副主任、男科副主任	2022.12		

历任护士长

姓名	职务	任职时间	离任时间	离任去向
王佐荣	护士长	2001.03	2006.01	肿瘤科护士长
韩燕燕	护士长	2005.12	2011.09	后勤管理服务中心副主任
曲兰英	护士长	2011.10	2021.09	公共卫生科主任
马　艳	副护士长	2019.01	2022.12	护士长
马　艳	护士长	2022.12		

（二）业务发展

历经40年的发展，泌尿外科技术经历了从无到有、从小到大、从开放到微创的过程。从建院初期开展少数隐睾、鞘膜积液等小手术，到现在能独立开展泌尿外科四级手术，并达到泌尿系统微创手术的全覆盖。

1967年开展肾脏、前列腺手术及膀胱部分切除等手术。

1974年实施全膀胱切除直肠代膀胱手术，避免膀胱全切患者输尿管造瘘之苦。

70—80年代，逐步开展肾实质切开取石术、肾癌根治术、尿道下裂二期矫正手术、肾部分切除术等难度较大手术。

1992年开展带蒂包皮内板一期尿道下裂矫形手术。

1993年在省立医院教授金汛淋、李善军的指导下，成功施行本地区首例同种异体肾移植手术。燕书能、张爱民等参加了手术，患者术后情况良好。

1994年开展经尿道膀胱肿瘤电切术。

1995年开展腹膜后淋巴结清扫术。

1996年购置前列腺电切镜及电视监视系统，开展经尿道前列腺术；开展膀胱全切低压可控回肠代膀胱术。

1997年开展输尿管镜取石术。

1998年开展肾动脉内支架植入、肾动脉扩张、肾动脉溶栓等介入治疗技术。

1999年开展经会阴膀胱镜下膀胱颈悬吊术、开展腹腔镜肾囊肿去顶术、肾上腺切除术、输尿管切开取石术、盆腔淋巴结活检术。

2000年开展前列腺癌根治术。

2001年开展东营地区首例经后腹腔腹腔镜肾癌根治术，输尿管气压弹道碎石术、体外震波碎石术。

2003年在东营地区率先开展微创经皮肾造瘘输尿管镜气压弹道碎石、取石术，使肾结石患者免受开放手术之苦。

2006年开展女性尿道癌根治术。

2007年开展微创经皮肾造瘘输尿管镜气压弹

道碎石、取石术治疗输尿管上端结石，为难治性结石患者带来微创治疗福音。

2009 年开展 B 超引导下经皮肾镜气压弹道联合超声碎石清石术。

2013 年开展经腹腔镜肾部分切除术癌根治术，11 月开展经腹腔镜前列腺癌根治术。

2014 年 4 月开展经尿道输尿管软镜钬激光碎石技术，2016 年 12 月该手术被评为医院内镜技术品牌。

2015 年 11 月完成首例三孔法经腹膜外腹腔镜前列腺癌根治术。

2016 年 1 月独立完成首例腹腔镜下膀胱根治性切除加盆腔淋巴结清扫术；4 月通过多学科协作完成山东省首例快速康复手术；10 月开展经阴道闭孔无张力尿道中段悬吊术，治疗女性压力性尿失禁。

2017 年 3 月开展显微镜下精索静脉结扎术；6 月开展女性腹腔镜膀胱肿瘤根治性切除加盆腔淋巴结清扫术、经尿道前列腺绿激光汽化术（PVP）；8 月为一例巨大（直径 14cm）肾上腺嗜铬细胞瘤患者成功实施腹腔镜肾上腺肿瘤切除术。

2017 年泌尿外科划分泌尿系结石、泌尿系腹腔镜肿瘤与前列腺增生三个亚专科，并选定亚专科带头人。

2018 年成为奥林巴斯输尿管软镜碎石鲁北培训中心；12 月经尿道前列腺绿激光汽化术（PVP）被评为医院激光光电技术品牌。

2021 年 5 月开展经尿道前列腺钬激光剜除术，并于同年转化为常规治疗项目。

2022 年在泌尿外科门诊开展男性 Lipus 治疗项目，成为东营地区首家开展此类男科疾病治疗项目的医院。

2023 年开展微通道经皮肾镜肾结石碎石手术，并于年内开展 10 余例该型手术。

2024 年开展骶神经调控术治疗尿失禁；同年开展前列腺热蒸汽消融术。

（三）社会兼职

张爱民任中国医学会山东省泌尿外科分会委员、中国医师协会山东省泌尿外科医师分会委员、中国医师协会山东省外科医师分会委员、山东省医师协会腔镜外科医师分会委员、山东省司法鉴定协会副会长。

单金海任东营市首届男性学与不育不孕专业委员会主任委员、东营市泌尿外科专业委员会副主任委员、东营市男科学与生殖医学专业委员会主任委员。

成波任中国中西医结合学会泌尿外科专业会委员、山东省研究型医院协会泌尿外科学分会副主任委员、山东省医学会泌尿外科学分会委员、山东省医学会男科学分会委员、山东省医师协会泌尿外科医师分会常务委员、东营市医学会泌尿外科专业委员会副主任委员、东营市医学会第三届男科学专业委员会主任委员、中国性学会基层泌尿男性分会常务委员、山东省老年医学会第二届男科专业委员会副主任委员。

谭波任山东省医学会泌尿外科学分会第九届委员会委员、东营市医学会第四届创伤外科专业委员会副主任委员、东营市医学会泌尿外科专业委员会副主任委员、东营市医学会男科专业委员会副主任委员、山东省医师协会肾脏多学科创新分会常务委员、山东省老年医学会第二届男科专业委员会常务委员。

刘晓昀任东营市医学会男科专业委员会副主任委员。

王刚任东营市医师协会泌尿外科分会副主任委员。

王积安任东营市医学会第二届泌尿外科专业委员会副主任委员。

马富俊任东营市首届男性学与不育不孕专业委员会副主任委员。

贾仁峰任东营市医师协会男科专业委员会副主任委员。

韩燕燕任东营市护理学会泌尿肾病专业委员会主任委员。

曲兰英任东营市首届泌尿外科护理专业委员会副主任委员。

马艳任山东省护理学会第八届科普护理专业委员会青年委员、山东省医药教育协会首届智慧护理专业常务委员、山东省医学会泌尿外科学分会护理学组委员。

李婷婷任山东省医药教育学会首届智慧护理专业委员、山东省护理学会第二届泌尿外科护理专业委员会委员。

张娟任山东省医学会泌尿外科分会护理学组委员。

（四）荣誉

（1）集体荣誉

2002年　获胜利石油管理局优秀质量管理小组二等奖。

2007年　获胜利油田优秀QC小组成果二等奖。

2008年　被评为山东省优秀质量管理小组。

2014年　获中国质量协会石油化工分会优秀QC成果二等奖、胜利油田优秀质量管理小组二等奖、胜利石油管理局卫生管理中心医院品管圈成果二等奖。

2015年　获胜利油田优秀质量管理小组成果三等奖、胜利石油管理局卫生管理中心医院品管圈成果一等奖。

2016年　获胜利石油管理局卫生管理中心医院品管圈成果一等奖。

2018年　获山东省医院品管圈成果优秀奖。

2019年　获山东省第二届健康教育专委会演讲比赛二等奖。

2022年　获东营市卫生系统主题党日竞赛第1名。

（2）个人荣誉

2006年　王佐获得胜利石油管理局企业管理合理化建议成果三等奖。

2007年　韩燕燕被评为东营市优秀护士、胜利石油管理局双文明先进职工。

2011年　王积安被评为东营市医优秀医生。

2012年　曲兰英被评为东营市优秀护士。

2014年　徐华被评为东营市优秀护士。

2014年　成波被评为山东省城镇基本医疗保险定点医疗机构优秀医保医师。

2014年　成波被评为胜利石油管理局双文明先进个人。

2014年　成波获得第七届东营市青年科技奖。

2015年　曲兰英获得山东省第三届护理产品创新改革三等奖。

2015年　成波被评为东营市优秀医生。

2015年　成波被评为黄河口医学领军人才优秀学科带头人。

2016年　马艳被评为东营市优秀护士。

2016年　谭波被评为山东省优秀援疆支医工作者。

2016年　谭波被评为胜利石油管理局双文明先进个人。

2017年　成波获中国中西医结合泌尿外科专委会组织的青年医师微创手术视频大赛腹腔镜手术组二等奖。

2018年　徐华被评为胜利石油管理局优秀护士。

2018年　曲兰英被评为胜利石油管理局优秀工会积极分子。

2019年　曲兰英获得中华普通外科编委会2019最强ERAS团队院际邀请赛三等奖。

2019年　曲兰英获得第四届华西国际护理学术会议论文交流二等奖。

2019年　曲兰英获得第17届中国中西医结合泌尿外科专业委员会论文交流二等奖。

2019年　谷瑞梦获得山东省健康教育演讲比赛二等奖。

2020年　谷瑞梦获得胜利油田第二十一届职业技能竞赛金奖。

2020年　谷瑞梦获得胜利油田第二十一届职业技能“优胜个人”。

2020年　谷瑞梦获得胜利油田持续稳定发展建功立业活动“二等功”。

2020年　成波获得东营市有突出贡献的中青年专家称号。

2021年　成波获得东营市卫生健康领军人才称号。

2021年　张小燕获得东营市优秀护士。

2022年　谷瑞梦获得东营市优秀护士。

2022 年　李婷婷获得东营市优秀护士。

2022 年　盖新宇获得中国医师协会住院医师心中好老师征文活动优秀征文奖。

2023 年　盖新宇获得中国医师协会住院医师参加新型冠状病毒感染救治工作鉴定优秀奖。

2023 年　谷瑞梦获中华医学会泌尿外科学分会护理学组首届“超能天使大赛”山东省复赛优秀奖。

2023 年　盖新宇获得山东省卫生健康委《基本医疗与卫生促进法实施三周年》主题征文三等奖。

（撰稿人：谭　波　盖新宇）

肾内科

（一）概况

1979 年迁入医院现址，设立肾脏病专业，与心血管专业同在六病区，开放床位 42 张。1985 年李启田、李长河、孙莉到北京友谊医院进修血液净化技术。1990 年于天池、李启田、李长河去日本考察学习血液净化技术，引进血液净化设备 5 台套，成立血液透析室。1995 年迁入 1 号病房楼 7 楼，仍与心血管专业同在一个病区，开放床位 40 张。1998 年 9 月成立肾内科病区，迁入放射治疗中心东侧病房楼 3 楼，开放床位 25 张。2012 年 5 月开设腹膜透析门诊。2013 年 9 月迁至 1 号病房楼 11 楼，开放床位 36 张。2017 年 12 月迁入 2 号病房楼 20 楼，开放床位 40 张。是东营市首批临床重点专科（A 级）、东营市第四批医药卫生重点学科（A 级）、东营市血液透析质控中心、胜利油田肾脏疾病诊疗中心。加入山东省多个肾脏病联盟组织扩大科室影响力，包括山东省慢性肾脏病大数据科技创新联盟、山东省血液净化医疗大数据平台建设联盟、山东省血液净化生物样本库联盟，并获得中国慢性肾脏病全程管理中心核心单位、山东省肾脏病专业特殊贡献单位、山东省血液净化血管通路联盟成员单位、山东第一医科大学附属省立医院肾脏病专科联盟成员单位。

截至 2024 年 3 月，科室床位 40 张。现有医务人员 26 人。医师 11 人，其中主任医师 2 人、副主任医师 3 人、主治医师 2 人、住院医师 4 人；护理人员 15 人，其中副主任护师 1 人、主管护师 5 人、护师 9 人。

历年负责人

姓名	职务	任职时间	离任时间	离任去向
李启田	内科副主任	1993	1994	主任
李启田	内科主任	1994	1999.03	退职
连祖民	内科主任、肾内科副主任	1997.07	2011.09	离任
肖　英	副主任	2011.09	2013.04	主任
肖　英	主任	2013.04	2019.01	退职
张红霞	副主任	2013.04	2019.01	主任
张红霞	主任	2019.01	2021.01	泌尿肾病医院院长
栾　森	副主任	2017.02	2021.01	主任
栾　森	主任	2021.01		

历年护士长

姓名	职务	任职时间	离任时间	离任去向
孙　莉	护士长	1998.09	2000.02	轮转
孙素贞	护士长	2000.02	2001.02	轮转
蔡丽芬	护士长	2001.02	2002.03	保健病区
孙　莉	护士长	2002.03	2013.12	退职
刘红英	护士长	2013.05		

（二）业务发展

建院初期为综合内科，肾脏疾病主要依靠休息、限制蛋白饮食、抗菌、利尿及糖皮质激素治疗等。

1979 年收治急慢性肾炎、肾病综合征、慢性肾功能衰竭及泌尿系感染等疾病。

80年代初应用中药灌肠进行结肠透析，肾必氨基酸静脉点滴治疗肾性低蛋白血症，肝素与山莨菪碱治疗肾小球肾炎和肾病综合症等。

1986年开展负压吸引方法肾活组织病理检查，提高肾小球疾病的诊断水平。

1987年开展肾穿刺活组织检查，提高诊断水平。同年开展腹膜透析技术治疗急性、慢性肾功能衰竭和急性药物中毒疾病。

1992年开展肾脏B超、CT影像学诊断。

1995年开展Ccr、尿蛋白电泳、尿红细胞形态学、尿酶等系列检查方法。

1996年在B超引导下应用穿刺切割方法（Tru-cut）进行肾活组织检查，对原发性或继发性肾小球疾病的诊断提供可靠病理依据。

1998年改用双联系统进行腹膜透析治疗急性、慢性肾功能衰竭，降低腹膜感染发生率。应用深静脉置管技术为血液透析患者建立临时血管通路，提高紧急血液透析患者的透析充分性。

1999年腹膜平衡试验用于临床评估腹膜透析病人腹膜功能。

2000年开展肾血管B超、CT及MR肾血管成像检查，诊断肾血管缺血性疾病。

2008年开展甲状旁腺激素检测，指导慢性肾脏疾病患者骨矿物质代谢异常治疗。应用新型免疫抑制剂（环孢素、他克莫司、霉酚酸酯）及免疫球蛋白冲击疗法治疗急进性肾炎、难治性肾病综合征、狼疮性肾炎、重型过敏性紫癜性肾炎。

2009年开展贫血检测（血清铁、总铁结合力、铁蛋白、叶酸、维生素B_{12}），指导慢性肾脏疾病血液透析患者肾性贫血治疗。

2011年引进结肠透析机，开展结肠透析技术，其安全、无创、操作简单、成本低、疗效肯定，是早期及中期慢性肾功能衰竭保守治疗的重要方法之一，同时适用于高尿酸血症、习惯性便秘、慢性结肠炎、溃疡性结肠炎、外科手术前(后)通便，镜检及钡剂灌肠前的肠道清洗及肥胖等病症。

2012年开设腹膜透析门诊及腹膜透析患者随访电话，定期评估腹膜透析充分性，调整透析方案，组织腹膜透析肾友会。开展血液透析用半永久性颈内静脉置管技术。

2016年开展持续性血液净化治疗技术（CRRT），独立完成动静脉内瘘术。

2017年开展高位动静脉内瘘术、移植物内瘘术。2018年高位动静脉内瘘术被评为医院精准诊疗技术品牌。

2018年引进自动化腹膜透析机，开展自动化腹膜透析技术、在B超引导下经皮穿刺腹膜透析置管术、DSA下球囊扩张治疗动静脉内瘘狭窄。

2021年5月腹膜透析专科门诊正式拥有独立号源，成为全预约门诊。

2021年6月设立慢性肾脏病全预约门诊，将CKD患者进行统一管理。

2021年7月成为省内首批国家慢性肾脏病全程管理中心核心单位（CKDMC）。

2021年8月“血管通路科”“腹膜透析科”分获胜利油田中心医院首批临床亚专科。

2021年8月在B超引导下动静脉内瘘球囊扩张技术（PTA）。

2021年12月成立东营市血管通路联盟。

2022年6月腹腔镜下腹膜透析置管术。

2022年8月“慢性肾脏病科”获批胜利油田中心医院第三批亚专科。

2023年10月开展人工血管动静脉内瘘技术。

（三）社会兼职

肖英任山东省老年医学学会肾脏病专业委员会副主任委员、东营市医学会肾脏病专业委员会主任委员。

张红霞任东营市医学会肾脏病专业委员会副主任委员。

栾森任山东省医学会肾脏病分会青年委员、山东省医学会血液净化委员会青年委员、山东省老年医学会肾脏病分会常务委员、东营市医学会肾脏病委员会副主任委员、东营市中西医结合学会肾病委员会副主任委员。

刘红英任山东省护理学会肾脏病护理专业委员会委员、东营市护理学会首届、第二届肾脏病学专业委员会主任委员。

黄媛媛任山东省护理学会第二届肾脏病护理

专业委员会青年委员。

（四）荣誉

（1）集体荣誉

2018年　被评为山东省肾脏病突出贡献单位。

2021年　获得第五届东营市医院品管圈大赛团体二等奖。

2021年　获得山东省省级品质管理联盟三等奖。

（2）个人荣誉

2003年　连祖民荣立胜利油田三等功。

2010年　肖英被评为胜利石油管理局卫生工作先进个人、东营市优秀医生。

2010年　刘红英被授予胜利石油管理局青年岗位能手称号。

2011年　栾森获得胜利石油管理局胜利希望奖。

2014年　肖英被授予东营市医学会肾脏内科首席医学专家称号。

2015年　黄媛媛被评为东营市优秀护士。

2018年　肖英被评为胜利油田三八红旗手。

2021年　栾森获得第五届东营市医院品管圈大赛二等奖。

2022年　栾森被评为东营市医疗卫生系统优秀共产党员。

2022年　崔文珠获得济南市人民政府授予的抗击新冠疫情新时代最可爱的人称号。

2022年　李晓琳获得海南省人民政府颁发的抗击疫情荣誉证书。

2023年　李晓琳获得北京市普仁医院颁发的抗击疫情荣誉证书。

2023年　李晓琳被评为东营市优秀护士。

（撰稿人：栾　森　刘红英）

东营市血液净化中心

（一）概况

（1）机构人员。东营市血液净化中心成立于2017年，其前身是胜利油田中心医院血液透析室。1990年李启田等去日本考察学习后在东营地区率先成立血液透析室，隶属于肾内科，由李启田主任、于春兰护士长负责工作，成立之初共5台血液净化设备，配备护士5人、医师1人、技师1人，历经33年发展历程，目前血液净化中心开设了总院区和西郊院区2个血液净化室，拥有国际先进的血液净化设备86台，其中血液滤过机26台，并拥有国际先进的双级反渗水处理设备3套，CRRT1台，同时配有抢救车、心电监护仪、除颤仪、简易呼吸器、内瘘治疗仪、空气消毒机、人体成分分析仪、中心供氧系统及负压吸引等设施。目前血液净化中心拥有医护技人员36人，其中专职工程师1人。多名医师及护理人员先后赴北大医院、南京军区总医院、上海仁济医院等进修学习，现已形成一支梯队结构合理的医护技团队。

血液净化治疗在终末期肾病等一系列疾病的治疗中发挥着重要的作用，是肾脏替代治疗的有效手段。目前我中心可以进行常规血液透析、个体化血液透析、高通量血液透析、血液滤过、血液透析滤过、单纯超滤、无肝素透析、可调钠透析、血液灌流等国内外先进的血液净化技术，在尿毒症患者及各种急危重症病人的救治中发挥着巨大的作用。中心规模在东营市位居第一，维持性血液透析患者由2004年初的20人增加到目前的340余人，年透析人次由2004年初的3200人次，增加到目前的50000人次，是东营市血透质控中心单位，协助政府部门完成我市血液透析质控工作。2020年通过山东省血液净化专科护士临床教学基地评审，2023年被中国医师协会肾脏内科医师分会授予“血液灌流规范化诊疗卓越中心”称号。

为提高血液净化中心的管理水平，2017年我中心引进了国内先进的血液透析智能管理系统，运用信息化手段实现血液透析患者体重、血压、治疗用药、化验数据、透析并发症的管理，努力打造高质高效血液净化中心。

血液净化中心始终坚持“以病人为中心，以质量为核心”的服务宗旨，努力提高血液透析质量，全心全意为患者服务。科室坚持患者的个体化治疗，关注血液透析相关的近期及远期并发症，不断改善血液透析患者的生存期及生活质量，帮助患者重拾生活信心，给患者带来无限希望。

截至2024年3月，血液净化中心共有医师4人，其中主任医师1人，副主任医师1人。护理人员31人，其中副主任护师3人。技师1人。

历任负责人

姓名	职务	任职时间	离任时间	离任去向
李启田	内科副主任	1993	1994	内科主任
李启田	内科主任	1994	1999.03	退职
连祖民	内科副主任、肾内科主任	1997.07	2011.09	离任
肖　英	副主任	2011.09	2013.04	主任
肖　英	主任	2013.04	2019.01	退职
张红霞	副主任	2013.04	2019.01	主任
张红霞	主任	2019.01		泌尿肾病医院院长
袁晓英	副主任	2019.01		

历任护士长

姓名	职务	任职时间	离任时间	离任去向
于春兰	护士长	1990.01	2009.02	退职
王玉香	护士长	2009.02	2015.04	退职
徐珊珊	护士长	2015.07	2015.08	离任
郭华丽	护士长	2015.08	2020.10	离任
李艳艳	副护士长	2019.01	2022.12	护士长
李艳艳	护士长	2022.12		

（2）设备配置。血液净化中心现有血液透析机86台（其中血液滤过机26台），CRRT1台，双级反渗水处理设备3套，心电监护仪2台，除颤仪2台，内瘘治疗仪3台，输液泵8台，微量泵4台，空气消毒机30台，人体成分分析仪2台。

（二）业务发展

1990年，于天池、李启田及李长河去日本考察学习血液净化技术，引进血液净化设备5台，成立血液透析室。

1991年，血液透析室开展血液透析技术治疗急性、慢性肾功能衰竭和急性药物中毒疾病，使许多急性肾功能衰竭及药物中毒的病人得以康复，慢性肾功能衰竭的患者生命得以延续。

1993年，开展血液灌流治疗急性药物中毒。首例病人为儿童DDV中毒，经过透析及灌流治疗，患儿康复痊愈。

2007年，开始推广应用深静脉置管技术作为血液透析的临时血管通路，有效提高了需紧急血液透析患者的透析充分性。

2008年，开展了甲状旁腺激素的检测，指导了血液透析患者骨矿物质代谢异常的治疗。

2009年，开展了贫血检测（血清铁、总铁结合力、铁蛋白、叶酸、维生素B_{12}），指导了血液透析患者肾性贫血的治疗。

2012年，开展血液透析用半永久颈内静脉置管技术。

2012年，被东营市卫计委任命为东营市血液透析质控中心，协助政府部门完成我市血液透析质控工作，每年召开东营市血液透析质控工作会议。

2013年，血液透析室改扩建。改扩建后的血液透析室布局、流程合理，医患通道分开，功能区完善，符合国家卫生主管部门的要求。血液透析机增加至26台，年透析13000人次左右。

2016年，在东营地区率先应用不含钙的新型磷结合剂治疗高磷血症，有效降低了血液透析患者高钙血症及钙化防御的风险。

2016年，与医院甲状腺外科合作开展东营地区首例甲状旁腺切除术，开展手术治疗甲状旁腺功能亢进。

2017年，在东营地区率先开展应用拟钙剂治疗甲状旁腺功能亢进，提高了甲状旁腺功能亢进治疗的达标率。

2017年，开展高位动静脉内瘘术。

2017年，开展个体化血液透析技术，降低了透析相关的并发症、提高了透析患者的依从性，血液透析患者生活质量明显改善。

2017年，成立东营市血液净化中心，并再次改扩建，血液净化中心搬迁至医院3号病房楼2层，血液透析机增加至50台。同时引进了国内先进的血液透析智能管理系统，运用信息化手段实现血液透析患者体重、血压、治疗用药、化验数据、透析并发症以及耗材、设备的全过程管理。

2018年，开展简化枸橼酸抗凝在血液透析中的应用技术。

2019年，开展人体成分分析在血液透析中的应用技术。

2022年，开展连续性血液净化治疗技术（CRRT）。

血液净化中心现有维持性血液透析患者340余人，年透析50000人次，其中高通量血液透析29159人次，血液透析滤过12487人次，血液灌流2908人次，CRRT 85人次。

（三）社会兼职

张红霞任中国研究型医院学会血液净化专业委员会全国委员、中国健康管理协会高血压防治与管理专业委员会全国委员、山东省医学会肾脏病学分会第七届委员会委员、山东省医学会血液净化分会第三届委员会委员、山东省医师协会肾内科医师分会第二届委员会委员、山东省医师协会血液净化血管通路医师分会第二届常务委员、山东省健康管理协会肾脏病健康管理分会第二届常务委员、山东省医学会心力衰竭多学科委员会第一届委员、东营市血液透析质控中心主任、东营市医学会血液净化专业委员会主任委员、东营市医学会肾脏病专业委员会副主任委员。

袁晓英任山东省医学会肾脏病专业急性肾损伤学组委员、山东省医学会医院感染管理分会血液透析学组委员、山东省医师协会肾内科医师分会青年协作组成员、山东省研究型医院协会血液净化分会重症血液净化学组委员、东营市医学会血液净化专业委员会副主任委员兼秘书长。

李艳艳任东营市护理学会第三届血液净化专业委员会副主任委员。

（四）荣誉

（1）集体荣誉

2019年　获得中国心血管健康联盟中国高血压达标中心积极推动奖。

（2）个人荣誉

2010年　肖英被评为胜利石油管理局卫生工作先进个人。

2010年　肖英获得东营市优秀医生称号。

2013年　李艳艳获得东营市医学会优秀护士称号。

2014年　肖英获得东营市医学会肾脏内科首席医学专家称号。

2016年　张红霞被评为滨州医学院实践教学优秀教师。

2017年　袁晓英获得滨州医学院第五届临床教师教学技能竞赛三等奖。

2018年　袁晓英获得例证践行CKD营养治疗病例演讲大赛鲁津冀赛区第一名。

2018年　肖英获得胜利油田三八红旗手称号。

2019年　张红霞被评为胜利油田文明建设先进个人。

2019年　王萌萌获得山东省首届健帆杯血液净化护理健康公益演讲比赛一等奖。

2019年　陶杰获得山东省血液净化护理最佳实践案例比赛优秀奖。

2019年　张梦琦获得山东省血液净化护理最佳实践案例比赛优秀奖。

2019年　于梦佳获得山东省血液净化标准操作技能竞赛滨州赛区一等奖。

2019年　于梦佳获得山东省血液净化标准操作技能竞赛总决赛操作标兵称号。

2020年　张冰洁被授予黄冈市荣誉市民称号。

2020年　张冰洁被评为东营市巾帼建功标兵。

2020年　张冰洁被授予胜利青年抗疫榜样称号。

2020年　张冰洁被授予“青年抗疫之星”称号。

2020年　丁鑫菲获得山东省血液净化一战到底知识竞赛东营赛区团体二等奖。

2020年　司莹莹获得山东省血液净化一战到

底知识竞赛东营赛区团体一等奖。

2021 年　司莹莹获得山东省血液净化一战到底知识竞赛总决赛团体三等奖。

2021 年　张红霞获得市直卫健系统优秀党务工作者称号。

2022 年　张红霞获得市直卫健系统优秀党务工作者称号。

2023 年　张冰洁获得山东省医学会健康管理学分会举办的第三届"健康知识科普作品创作评选活动"优秀奖。

2023 年　王萌萌获得山东省医学会健康管理学分会举办的第三届"健康知识科普作品创作评选活动"优秀奖。

（撰稿人：张红霞　李艳艳）

第九节　东营康复医院

2018 年 12 月成立东营康复医院（胜利油田中心医院中西医结合医院），下设神经康复科、骨科康复科、儿童康复保健科、风湿免疫科、中医科、理疗科、高压氧科及综合办公室。2021 年 1 月儿童康复保健科划归儿科管理。2023 年 4 月针灸科更名为针灸推拿科，撤销理疗科，原诊疗范围划入针灸推拿科。

2024 年 1 月 7 日，神经康复科整体搬迁到西郊院区（设神经康复科二、三病区），神经康复科一病区保留在总院区。

2019 年 2 月刘迎春任院长，马小旭、郑宏冰、刘燕任副院长，张安盛兼党支部书记，杨西瑞任党支部副书记，燕欣朋任综合管理办公室副主任。2019 年 11 月尹晓华任副院长，王聪聪任总护士长。2022 年杨西瑞任党支部书记，燕欣朋任党支部副书记。2022 年燕欣朋调任医务部副主任，成爱霞任党支部副书记。

神经康复科

（一）概况

2013 年 9 月机构调整，设置神经康复病区，隶属神经内科，位于 1 号病房楼 7 楼，设床位 20 张。2017 年 11 月设置神经内科三病区，与神经康复病区同一病区，同年 12 月两病区迁入 3 号病房楼 14 楼，总设床位 40 张。2018 年 12 月，神经康复病区隶属于东营康复医院。2021 年 2 月迁入 1 号病房楼 7 楼、8 楼，7 楼为神经康复科病房，设床位 30 张，8 楼设神经康复治疗室。2021 年 8 月成立重症康复亚专科。2022 年 11 月在西郊院区成立神经康复科二病区，隶属神经康复科管理，设床位 28 张；原神经康复科更名为神经康复科一病区。2024 年 1 月在西郊院区成立神经康复科三病区，隶属神经康复科管理，设床位 28 张。

截至 2024 年 3 月，科室设置床位数 71 张。科室在职人员 88 人。医疗人员 17 人，其中主任医师 2 人，副主任医师 4 人。护理人员 40 人，其中主管护师 7 人。康复治疗师 31 人，其中主管治疗师 3 人。

历任负责人

姓名	职务	任职时间	离任时间	离任去向
刘迎春	神经康复科主任	2013.11	2022.02	神经康复科二病区主任
刘迎春	神经康复科二病区主任	2022.11		
成爱霞	神经康复科副主任	2019.02	2022.02	神经康复科主任
成爱霞	神经康复科主任	2022.02		

历任护士长

姓名	职务	任职时间	离任时间	离任去向
高玉玲	东营市脑科医院总护士长兼神经康复科护士长	2013.09	2018.01	东营市脑科医院总护士长
王聪聪	神经康复科副护士长	2018.01	2019.12	东营康复医院总护士长兼神经康复科护士长
王聪聪	东营康复医院总护士长兼神经康复科护士长	2019.12	2022.11	护理部科护士长
张成帅	神经康复科一病区副护士长	2022.11		
王　萍	神经康复科二病区副护士长	2022.11		
赵娜娜	神经康复科三病区副护士长	2024.01		

（二）业务发展

神经康复治疗组成立于2010年，开展神经系统病损疾病（脑卒中、脑外伤、脊髓损伤、帕金森病等）急性期（床旁康复为主）及恢复期的功能评定和治疗，包括物理治疗、电疗法、电动起立床训练、针灸、上肢运动功能训练等。

2013年9月起，设置神经康复病区后设置独立的PT室、器械训练大厅、理疗室、针灸室，开展系统的神经系统疾病的急性期、亚急性期、恢复期、慢性期康复评定及治疗，兼顾临床科室如神经内科、神经外科、保健科等的早期床旁康复治疗，选派康复医师和治疗师深入临床科室，与临床科室建立密切协作的团队工作模式，为患者提供早期、专业的康复医疗服务。具体业务内容如下：

开展疾病功能障碍的诊断与康复评定。包括肢体运动功能评定、活动和参与能力评定、生存质量评定、运动及步态分析、平衡测试、作业分析评定、言语及吞咽功能评定、心肺功能评定、心理测验、认知感知觉评定、肌电图与临床神经电生理学检查等。

临床治疗。针对功能障碍以及其他临床问题，由康复医师实施的医疗技术和药物治疗等。

康复治疗。在康复医师组织下，由康复治疗师、康复护士、康复工程等专业人员实施的康复专业技术服务。包括物理治疗（含运动治疗和物理因子治疗）、传统康复治疗、减重步态训练、言语吞咽功能训练、电动起立床训练、电疗法、热疗法、上肢运动功能训练等。

2014年推行急性卒中早期康复介入流程及质量控制体系，早期康复评估率达100%，康复介入率达98%。主要康复治疗技术包括：良肢位摆放、体位转移训练、关节活动度训练、平衡训练、肌力训练、肌张力治疗、针灸、物理因子治疗、呼吸训练、等速肌力主被动训练、言语训练、吞咽训练等。且行专业系统的康复护理指导，早期预防肩痛、肩－手综合征、获得性肌无力、深静脉血栓等，及神经源性膀胱、神经源性肠、压疮等的康复护理。并采用康复治疗师布置作业，康复护士监督执行等实施康复治疗的延续服务。

2015年至2018年科室先后开展系统规范的言语吞咽治疗、睡眠呼吸监测、姿势步态分析、帕金森病康复、全身运动反馈训练、综合情绪心理认知评估与治疗、肉毒素注射、作业治疗、康复工程（矫形鞋垫）等康复治疗技术。

2018年6月与医院神经重症监护室、重症医学科、急诊ICU通过MDT模式，成立专业重症康复组，以重症医师、康复医师、康复治疗师、重症护士四位一体模式，对重症医学科内抢救成功但有严重意识障碍、脏器功能障碍、肢体功能障碍的危重患者实施超早期介入的综合治疗体系。采用国内外先进康复设备、传统中医康复治疗技术、康复工程技术、康复专科护理计划及康复病房延伸训练计划等相结合。主要针对重症患者的呼吸循环支持、体位管理、气道管理、吞咽与误吸、营养支持、肌肉骨骼运动及谵妄的发生等临床主要康复问题进行评估，开展个体化康复治疗。2021年8月，成立重症康复亚专科及重症康复单元。

2018年10月以来开展无创神经调控技术经颅

磁刺激治疗卒中相关功能障碍，SET悬吊治疗脑卒中偏瘫患者快速康复、锻炼稳定肌肉系统、感觉运动协调控制训练、健体运动等。于2023年引进经颅直流电刺激治疗神经病理性疼痛、心理认知障碍等。

科室优势特色技术包括：

（1）肉毒素注射技术：我科自2011年起由成爱霞主任率先在东营地区开展首例A型肉毒毒素注射技术，主要治疗各种顽固性头痛、三叉神经痛、面肌痉挛、Meige综合征、痉挛性斜颈等疾病，效果显著，社会效益良好，2015年继续推进技术提升，在东营地区首次使用肌电定位行A型肉毒毒素注射治疗脑卒中、外伤、脊髓损伤后肢体痉挛状态，大大提高了注射精准性、安全性，2020年开展肌骨超声定位的A型肉毒毒素注射，进一步扩大技术适应症包括多种肌张力障碍性疾病、多涎症、重型颅脑损伤后流涎、吞咽障碍的环咽肌注射、书写痉挛、肩关节疼痛等疾病，精确定位靶点，精准治疗，大大提高了治疗效率及效果，患者满意度极高。现已治疗患者5000余人次，并辐射至周边地区。10余年来我科室围绕本技术进行了多项课题研究，多篇论文发表于中华神经病学杂志、国际内科学杂志、中国疼痛医学杂志等核心期刊，其中科研项目《A型肉毒毒素治疗慢性每日头痛的临床观察》《不同稀释度A型肉毒毒素治疗神经病理性疼痛的量效分析》分别获“东营市科技进步奖二等奖”“东营市医学科技奖一等奖”。此项技术是目前国内外康复医学热门技术、学科诊疗特色明显，在省内处于先进水平。

（2）超声引导下神经水分离技术：采用高频超声引导的液体注射，将神经与周围结构分开。通常用于治疗肌筋膜疼痛相关疾病、卡压性周围神经病、颈源性头痛、神经根型颈椎病等。是医院率先在东营地区开展的超声可视化介入治疗项目，显著提高了康复治疗的精确性和安全性，技术在省内处于先进水平。

（3）吞咽康复：在早期开展吞咽评估与康复治疗的基础上，进一步于2019年开展吞咽造影（VFSS）与吞咽球囊扩张术，2021年开展电子纤维喉镜检查（FEES），并于2022年成立东营首家专门的吞咽康复中心，建立筛查—评估—康复—再评估的闭环一体化流程，对于早日拔除鼻饲管、改善环咽肌失弛缓症、吞咽动作不协调、吞咽反射延迟和吞咽启动困难方面有良好的疗效，极大缩短了康复周期，大大提高了吞咽障碍患者的生存质量。

（4）体外膈肌起搏联合主动呼吸循环（ACBT）技术：重症康复亚专科特色康复技术，为东营地区最早开展的此类康复技术。根据每个患者气道分泌物的情况进行调整技术参数，患者可以主动完成或经过辅助完成呼吸循环，联合体外膈肌起搏可被动增加膈肌收缩能力、耐力，减少因主观因素对呼吸训练的影响，协同改善呼吸功能。在支气管分泌物引流障碍及呼吸功能障碍治疗上，通过有效治疗、提高患者生存质量，降低患者长期高额的医疗花费、减轻了家属的精神负担和经济负担，节约了有限医疗资源。

（5）反复促通法（RFE川平法）：我科物理治疗组于2021年开始开展此项技术，对促进卒中恢复期运动功能障碍患者功能恢复有显著疗效。此项技术为省内领先水平。

（6）睡眠康复：2023年6月与麻醉手术科、疼痛科协作成立睡眠康复中心，为东营地区首家。通过多导睡眠监测技术、睡眠评估量表等进行睡眠障碍的筛查与评估。主要以镇静催眠等药物治疗、睡眠行为干预、睡眠诱导技术、星状神经节阻滞术、悬吊运动训练、动态关节松动、无创神经调控、传统中医药治疗、臭氧自体血回输等治疗技术，改善睡眠情况，提高患者生活质量。

（三）社会兼职

刘迎春任中国医师协会神经内科分会疼痛与感觉障碍专委会委员、山东省医院协会疼痛专业委员会常务委员、首届东营市医学会物理医学与康复委员会主任委员、东营区第十四、十五届人大代表。

成爱霞任中国康复医学会脑机接口与康复专业委员会第一届委员会委员、山东省康复医学会第一届智能康复分会副主任委员、山东省康复医学会第四届理事会理事、山东省康复医学会智能康复分会副主任委员、山东省老年医学学会第二届神经损伤与修复专业委员会副主任委员、山东省医师协会康复医学科医师分会第三届委员会常务委员、山东省中西医结合学会第一届特色技术专业委员会常务委员、东营市老年医学会康复专业委员会主任委员、东营市医学会首届物理医学与康复学专业委员会副主任委员、青岛大学附属医院肌骨康复联盟副理事长。

张成帅任东营市男护士学会主任委员。

杨志杰任中国康复医学会康复评定专业委员会青年工作组委员、中国残疾人康复协会神经康复专业委员会委员、东营市医学会首届物理医学与康复学专业委员会副主任委员。

李大维任中国康复医学会脑功能检测与调控康复专业委员会神经康复与康复学组委员、中国医药教育协会重症康复专委会委员、山东省健康管理协会重症康复委员会常务委员、东营市老年医学会康复专业委员会副主任委员。

刘月阳任中国康复医学会阿尔兹海默病与认知障碍康复专委会青年委员、中国康复医学会呼吸康复专委会心肺物理治疗学组委员、山东省康复医学会康复治疗分会副主任委员、山东省基层卫生协会医学康复分会常务委员、山东省疼痛医学会女性健康与康复专委会常务委员。

李梦任山东省老年学与老年医学第二届康复专委会委员。

（四）荣誉

（1）集体荣誉

2021 年　获得首届东营市医养结合技能（康复）竞赛团体一等奖。

2023 年　获得东营市卫生健康系统 2022 年度职工康复专业技能大赛团体一等奖。

2023 年　获得东营市中西医结合急危重症救治技能竞赛团体二等奖 。

（2）个人荣誉

2015 年　刘迎春获得滨州医学院优秀教师称号。

2019 年　刘迎春获得黄河口医学领军人才医学专家称号。

2023 年　刘迎春获得山东省先进工作者称号。

2021 年　成爱霞获得东营市优秀医学科技工作者称号。

2023 年　成爱霞获得东营市市直卫生健康系统优秀党务工作者称号。

2022 年　张成帅被评为日喀则市抗击新冠肺炎疫情优秀援助医疗队员。

2022 年　张成帅被评为东营市优秀护士。

2014 年　杨志杰获得脑卒中后肩痛的相关因素分析：X 线及超声观察 2014 年中国脑卒中大会论文汇编三等奖。

2022 年　杨志杰获得《见微知著》临床试验江北水城论坛三等奖。

2023 年　杨志杰被评为东营市第二届杰出医师奖杰出医师。

2022 年　李大维被评为中国康复医学会呼吸康复专委会“赛客杯”病例 PK 大赛优秀奖。

2023 年　李大维获得东营市第二届杰出医师奖杰出青年医师。

2024 年　李大维获得中国教育协会全国首届重症康复科普作品一等奖。

2021 年　刘月阳获得首届东营市医养结合技能（康复）竞赛物理治疗一等奖。

2021 年　刘月阳获得首届山东省医养结合技能（康复）竞赛物理治疗优秀奖。

2023 年　刘月阳被评为山东胜利职业学院 2022—2023 学年度优秀带教老师。

2021 年　杨文强获得首届东营市医养结合技能（康复）竞赛吞咽治疗一等奖。

2021 年　孙玉倩获得首届东营市医养结合技能（康复）竞赛言语治疗一等奖。

2021 年　李振栋获得全市医保系统庆祝建党 100 周年红色诵读比赛一等奖。

2022 年　李振栋获得中国康复医学会呼吸康复专委会“赛客杯”病例 PK 大赛优秀奖。

2023 年　李振栋获得东营市卫生健康系统职工技术能手。

2023 年　李振栋被评为东营市卫生健康系统

2022年度职工专业技能大赛一等奖。

2024年　李振栋被评为东营市青年岗位能手。

2023年　代春雨被评为东营市卫生健康系统职工技术能手。

2023年　代春雨获得东营市卫生健康系统2022年度职工专业技能大赛一等奖。

2023年　李金洋被评为东营市卫生健康系统职工技术能手。

2023年　李金洋获得东营市卫生健康系统2022年度职工专业技能大赛一等奖。

2023年　李金洋被评为东营市卫生健康系统职工技术能手。

2023年　李金洋获得东营市卫生健康系统2022年度职工专业技能大赛一等奖。

2024年　李金洋被评为东营市青年岗位能手。

（撰稿人：成爱霞　刘月阳）

骨科康复科

（一）概况

骨科康复科前身是关节外科康复组，成立于2014年，组内有副主任医师1名，主治医师1名，康复治疗师2名，主要的工作范围是骨科术后康复治疗及肌骨疼痛保守治疗。随着骨科康复需求的不断增加，在院领导的大力支持下，2019年正式成立骨科康复科，与关节外科共用2号病房楼16楼，有开放床位6张，副主任医师2名，主治医师1名，住院医师1名，康复治疗师3名。下设康复工程室，运动康复室。2021年按照医院发展要求，骨科康复科搬入1号病房楼9楼，与风湿免疫科共用病区，有开放床位12张，床位利用率常年达到100%以上。截至2023年底，骨科康复科共有副主任医师2名，主治医师1名，住院医师5名，康复治疗师11人，康复护士8人，形成医护康一体的康复治疗团队。2024年1月，骨科康复科搬迁至2号病房楼18楼，与关节外科、运动医学科二病区共用病区。

截至2024年3月，科室床位18张。科室在职人数25人，医疗人员人数8人，其中副主任医师2人。护理人员6人，康复治疗师11人。

历任负责人

姓名	职务	任职时间	离任时间	离任去向
王国华	副主任	2019.02	2021.11	退职
牛余贵	副主任	2019.11	2022.12	主任
牛余贵	主任	2022.12		

（二）业务发展

骨科康复科前身是胜利油田中心医院关节外科康复组，主要的工作范围是骨科术后康复治疗及肌骨疼痛保守治疗，与关节外科、脊柱外科联合进行多学科诊疗，提供床边康复服务。

（1）肌肉骨骼疼痛康复：现成立颈肩腰腿痛门诊，门诊量300人/月，住院人数50人/月。颈肩腰腿痛专业主要采用针灸、筋膜技术、现代康复技术、中医药和运动康复手段，进行生命全周期的脊柱健康康复照护。运动损伤板块主要联合运动队，东营市体委等单位，油田各单位运动队，提供运动损伤预防和治疗，推广现代运动康复理念。

（2）脊柱侧弯亚专业：2021年成立脊柱侧弯中西医康复中心。秉承早预防、早发现、早干预、早康复的理念。已构建成脊柱侧弯中西医康复中心—医护康脊柱侧弯防控团队—校园筛查—健康教育—评估治疗—监督随访—临床科研—医院、学校、家庭三方协作的脊柱侧弯中西医药防控模式。目前在册儿童青少年400余人，在进行省级科研两项。

（3）康复工程：与外单位合作共建，高分子夹板外固定、脊柱侧弯矫形治具、假肢制作等已初具规模。

（4）教学方面：带教本科见习生，实习生及康复转岗培训医师。

（5）新技术新项目：2021年开展淋巴水肿治疗应用。

2023 年开展意大利筋膜治疗。

2023 年开展岐黄针、岐黄灸治疗。

2023 年开展浮针治疗。

2023 年开展脊柱侧凸整合疗法的应用研究与推广。

2023 年开展髋股关节病早期康复治疗。

（三）社会兼职

牛余贵任中国医药教育协会肩肘规范化培训基地常务委员、山东省医学会骨科手术加速康复多学科联合委员会第一届委员会委员、山东省公共卫生与消毒感控学会骨科慢病防治分会第一届委员会常务委员、东营市老年医学会副主任委员、东营市康复医学与物理治疗委员会副主任委员。

张珊珊任山东省护理学会继续教育专业委员会委员、山东省研究型医院风湿病学分会委员。

曲俊龙任中华中医药学会运动医学分会委员。

丛明洋任中国民族医药学会康复分会委员。

杜良波任河南省医学科普学会足脊矫治与运动康复专业委员会、中华康复治疗师协会脊柱侧弯与体态康复专业委员会。

付建发任山东省公共卫生学会骨科慢病防治分会委员、山东省康复医学会疼痛康复青年专业委员会委员。

（四）称号

（1）集体荣誉

2017 年　获得东营市卫生系统针灸技能操作竞赛总分第一名、团体一等奖。

2022 年　被评为东营市中医药临床重点专科

2023 年　获得东营市基层中医药适宜技术大赛总分第一名、团体一等奖。

（2）个人荣誉

2014 年　张珊珊获得东营市石油管理局技能竞赛一等奖。

2014 年　张珊珊被评为东营市岗位能手。

2021 年　张珊珊获得山东省品管圈大赛三等奖。

2021 年　张珊珊获得优秀医学科技工作者（优秀护士）。

2021 年　杜良波获得首届全市医养结合技能（康复）竞赛团体赛竞赛一等奖。

2021 年　杜良波获得首届全市医养结合技能（康复）竞赛个人赛 OT 组竞赛一等奖。

2021 年　杜良波获得首届全省医养结合技能（康复）竞赛个人赛 OT 组竞赛三等奖。

2022 年　张珊珊获得全国品管圈比赛二等奖。

2022 年　张珊珊获得东营市卫生健康系统职工专业技能大赛三等奖。

2022 年　杜良波获得中国品管圈大赛二等奖。

2023 年　张珊珊获得山东省品管圈比赛二等奖。

2023 年　丛明洋获得东营市《金匮要略》知识竞赛优秀奖。

2024 年　张珊珊获得东营市卫生健康系统职工专业技能大赛二等奖。

（撰稿人：牛余贵　丛明洋）

风湿免疫科

（一）概况

2000 年 7 月成立风湿免疫专业。2000—2003 年先后在肾内科病区、血液消化病区收治相关患者。2003 年风湿免疫专业迁至九病区，与呼吸内科共用一个病区，成立呼吸风湿免疫内科病区，由张旗主治医师负责风湿病的诊疗。2006 年内科门诊成立了专门的风湿免疫门诊，使风湿免疫科发展步入新的台阶。2007 年以医院风湿免疫科为主导成立了东营市医学会风湿免疫病分会。2008 年成立风湿免疫科，床位 16 张，并迁入 1 号病房楼 8 楼，与消化专业同在一个病区，成立消化内科风湿免疫科病区，2008 年获中国医师协会风湿专业病分会授予的“中国风湿病基石发展种子医院”称号。2009 年东营市医学会风湿免疫专业委员会改选，成立以我科为主的东营市风湿免疫病与骨质疏松专业委员会。2013 年 9 月我科病区与消化内科病区分离，成立独立的风湿免疫科病区，迁入 1 号病房楼 12 层，床位 36 张。2015 年被评为“东营市市级医药卫生特色学科”。2017 年加入“中国风湿免疫病专科联盟”并成为理事单位。

2018年1月风湿免疫科迁入3号病房楼23层，床位扩展至40张。2018年7月加入“山东省风湿免疫病专科联盟”。2020年12月被评为山东省省级临床重点专科。2021年2月风湿免疫科迁入1号病房楼，一病区在1号病房楼10层，设置床位27张，二病区与骨科康复病区共用一个病区在1号病房楼9层，设置床位13张。2021年牵头成立东营市风湿免疫质控中心，2022年牵头成立东营市风湿免疫专科联盟。2024年1月风湿免疫科一、二病区合并为风湿免疫科，迁至3号病房楼18楼，床位增至42张。

截至2024年3月，科室床位数42张。科室在职人数25人，医疗人员12人，其中主任医师2人，副主任医师5人，主治医师4人，住院医师1人。护理人员人数13人，其中主管护师5人，护师7人，护士1人。

历任负责人

姓名	职务	任职时间	离任时间	离任去向
张　旗	副主任	2008.12	2009.12	主任
张　旗	主任	2009.12	2019.11	副院长
杨西瑞	副主任	2016.07	2019.07	副主任（正科）
杨西瑞	副主任（正科）	2019.07		
高照猛	副主任	2019.02		

历任护士长

姓名	职务	任职时间	离职时间	离任去向
于秀英	护士长	2002.03	2006.01	退休
曾小燕	护士长	2006.01	2008.10	呼吸内科
李冬冬	护士长	2008.10	2013.09	消化内科
钟　锋	护士长	2013.09	2019.06	山东省第二人民医院
孔茜茜	副护士长	2019.07	2021.02	
孔茜茜	一病区护士长	2021.02	2024.01	
张珊珊	二病区副护士长	2021.09	2024.01	关节外科二病区
孔茜茜	护士长	2024.01		

（二）业务发展

2000年张旗医师自解放军总医院进修回院后成立了风湿免疫专业。主要收治类风湿关节炎、强直性脊柱炎以及系统性红斑狼疮等患者。诊断上主要完成抗核抗体、类风湿因子定性、免疫球蛋白及补体检测。

2001年，开始将甲强龙冲击治疗重症狼疮，使重症狼疮患者的预后大大改善，类风湿关节炎从单一的抗炎止痛治疗发展为免疫抑制剂与抗炎药物的联合治疗，取得了良好效果。

2004年，与血液科合作开展外周血造血干细胞移植治疗风湿免疫疾病。医院购置美国BD公司的流式细胞仪，开始检测HLA-B27、T淋巴细胞亚群。为早期强直性脊柱炎的诊断及风湿免疫病的治疗提供了有力依据。

2005年，与检验科合作完善了ENA谱检测，使医院不仅能对系统性红斑狼疮进行明确诊断，还能对其他如干燥综合征、系统性硬化症、自身免疫性肝病等多种风湿免疫病进行明确诊断。

2006年，开始将生物靶向治疗应用于类风湿关节炎、强直性脊柱炎。生物靶向治疗的开展极大地改善了上述2种疾病的预后，使绝大部分患者病情长期缓解成为可能。

2007年，开展了DNA免疫吸附在风湿病治疗中的应用，提高了重症风湿免疫病治疗的安全性和有效率。

2008年，风湿免疫科正式成立，床位16张，同时与检验科合作开展血管炎抗体谱检测，使医院血管炎诊治能力位于全省前列，并开始对类风湿关节炎的疗效预测、风湿病诱发肺间质病变等几个方面进行研究，为风湿免疫科由单纯诊治向研究性学科发展奠定了基础。

2009年，开展了脐带间充质干细胞在风湿免疫病中的影响机制研究，对部分类风湿关节炎、系统性红斑狼疮患者给予脐带间充质干细胞治疗，取得了一定效果。

2010年，开始利用ECT骨扫描技术对关节病变进行精确诊断及预后评估。开展狼疮肾病的多靶点治疗，改善了患者预后，降低了不良反应发生率。

2011年，与超声科合作开展了高频超声在关节炎诊断中的应用，每年完成关节超声检查在1000例次以上，提高了诊断符合率，降低了患者费用，同时开展环瓜氨酸肽抗体检测，为执行类风湿关节炎新诊断标准打下了基础。

2012年，开展了MR在强直性脊柱炎、类风湿关节炎早期诊断中的应用，为早期诊断及疗效观察提供了有力支持，骨质疏松系统诊治技术的开展使我科对骨质疏松诊治能力进一步提高。

2013年，开展了多波长激光治疗关节炎及核素治疗炎性关节疾病，使关节疾病的治疗效果进一步提高，同时减少了并发症，降低了患者费用，同时与检验科合作进一步完善了类风湿关节炎抗体谱检测，为早期类风湿关节炎的诊断提供了有力支持。

2014年，开展骨关节病的分层治疗，此项技术在国内率先提出，并获得多位知名专家认可，先后在全国风湿病年会等学术会议上进行专题报道，2018年受邀至台湾参加学术交流，股骨头坏死的系统治疗的开展使大量早期患者得以控制病情进展，减少了残疾的出现。

2015年，开展偏振光显微镜在晶体性关节病中的应用，为关节炎的鉴别诊断提供了有力支持，与检验科合作开展磷脂综合征抗体谱检测，为精确诊断血栓性疾病，指导治疗、预后判断提供了基础。

2016年，开展IgG4相关疾病的诊治，使这类罕见病的诊疗进一步完善，并与检验科开展肌炎谱检测在肌病中的应用，为免疫性肌病的精确诊断、规范治疗、判断预后提供了基础。燕霞在北京医科大学第三医院进修学习3个月，科室开展甲周微循环检测、风湿病患者康复及宣教。

2017年，开展免疫性胎停诊治，目前已治疗患者600余人，位于省内前列。唇腺活检技术的开展为干燥综合征患者的早期诊断提供了依据。

2018年，微创针刀镜技术开展将有效提高中晚期类风湿关节炎患者的关节功能改善。开展骨质疏松治疗减缓骨质疏松患者疾病的进展，促进疾病的恢复。甲襞微循环开展为结缔组织病患者微循环评估提供依据，早期进行干预，改善患者预后。

2019年，自体富血小板血浆治疗膝骨关节炎开展改善了膝关节骨关节炎的关节运动功能，延缓疾病进展。

2020年，开展大剂量糖皮质激素治疗时动态血糖监测，对风湿免疫疾病患者应用大剂量糖皮质激素时进行动态血糖监测，发现糖耐量异常患者，及早干预，精准治疗。高频超声引导下关节诊治技术，高频超声具有高清晰的分辨力，可逐层显示皮下组织、肌腱走向、肌肉、关节囊、韧带、外周神经等，高频超声引导下关节腔穿刺部位精准，对周围组织损伤更小。

2021年，牵头成立东营市风湿免疫质控中心，在东营市卫生健康委员会领导下对东营市风湿免疫疾病诊疗进行质量控制。

2022年，牵头成立东营市风湿免疫专科联盟，在东营市卫生健康委员会领导下，以提高联盟医院风湿免疫疾病诊疗技术及服务能力为重点，全面提升我市风湿免疫疾病诊治能力，为健康东营提供有力保障。开展中医适宜技术治疗雷诺综合征，可明显改善局部微循环，有利于中药经皮肤渗透从而作用于病灶，促进局部组织修复。开展呼吸运动疗法在类风湿关节炎肌力康复中的应用，对类风湿关节炎患者进行肌力测试，予以呼吸运动疗法改善患者的肌力，同时改善患者心肺功能，从而改善机体功能，提高患者生活质量。

2023年，开展血液光量子自体血及免疫三氧血回输治疗风湿性疾病，可以减轻血管炎症，促进炎症反应缓解，改善机体免疫力，能够消除患者的水肿，抑制神经元兴奋，达到镇痛的作用。

（三）社会兼职

张旗任中国风湿免疫病医联体联盟理事、中

国老年学和老年医学学会免疫专业委员会常委、中华医学会内科专业委员会细胞治疗和免疫吸附学组委员、山东省医学会风湿病分会副主任委员、山东省医师协会风湿免疫医师分会副主任委员、山东省风湿免疫专业质控中心副主任、山东省健康管理协会风湿免疫病分会副主任委员、山东省风湿免疫专科联盟副理事长、山东省非公立医院协会风湿免疫病分会副主任委员、山东省中西医结合学会风湿免疫专业委员会常务委员、东营市医学会风湿免疫病与骨质疏松专业委员会主任委员。

杨西瑞任中国老年学和老年医学学会免疫专业委员会委员、山东省康复学会风湿病专业委员会副主任委员、山东省老年医学学会风湿病专业委员会副主任委员、山东省医师协会风湿免疫医师分会常务委员、山东省医学会风湿病专业委员会委员、山东省医学会骨质疏松和骨矿盐疾病分会委员、山东省医师协会骨质疏松委员会委员、山东省免疫学会风湿免疫病分会委员、山东省健康管理协会风湿免疫病分会委员、山东省非公立医院协会风湿免疫病分会委员、山东省中西医结合学会骨质疏松与骨矿盐病专业委员会委员、中国老年学和老年医学学会骨质疏松分会山东省骨内科学组委员兼秘书、东营市医学会风湿免疫病与骨质疏松专业委员会副主任委员。

张磊（大）任山东省免疫学会风湿免疫病分会委员、山东省非公立医院协会风湿免疫病分会委员、山东省中西医结合学会骨质疏松与骨矿盐病专业委员会委员。

邓尧任山东省研究型医院协会风湿病分会副主任委员、山东中西医结合学会风湿病专业委员会委员、山东省健康管理协会风湿分会委员、山东免疫学会风湿免疫分会委员。

高照猛任山东省免疫学会风湿免疫专业委员会副主任委员、山东省康复医学会风湿病学分会委员、山东省医师协会风湿免疫学医师分会委员、山东省免疫学会免疫治疗专业委员会常务委员。

于春艳任山东省免疫学会风湿免疫病分会委员。

徐建任山东免疫学会风湿免疫专业委员会委员。

张磊（小）任山东省老年医学学会第一届基层医疗工作委员会青委会委员。

孔茜茜任山东省护理学会风湿免疫疾病护理委员会委员、山东省康复医学会风湿病学分会委员。

（四）荣誉

（1）集体荣誉

2015 年　被评为东营市市级医药卫生特色学科。

2020 年　被评为山东省临床重点专科。

2021 年　获得山东省医院品质管理联盟第五届山东省医院品管圈大赛三等奖。

（2）个人荣誉

2006 年　张俊杰被评为东营市优秀护士。

2010 年　张旗被评为胜利石油管理局优秀青年知识分子。

2011 年　张旗被评为东营市十佳青年医师。

2012 年　张旗被评为山东省定点医疗机构优秀医保医师。

2012 年　孔茜茜获得东营市应急大比武第一名。

2012 年　孔茜茜获得胜利油田第十七届护士职业技能竞赛金奖。

2012 年　孔茜茜获得山东省应急大比武优秀奖。

2012 年　孔茜茜获得全省卫生系统应急大比武先进个人。

2012 年　孔茜茜获得东营市卫生系统职工技术能手称号。

2012 年　孔茜茜获得第二届黄河口职业技能竞赛先进个人。

2013 年　孔茜茜获得胜利油田第四届护理拉力赛个人二等奖，团体一等奖。

2013 年　张旗被评为管理局文明建设先进职工。

2013 年　张旗被评为山东省基本医疗保险协议管理医疗机构优秀医保医师。

2014 年　张珊珊获得胜利油田第十八届护士职业技能竞赛第一名。

2014 年　张珊珊被授予中国石化胜利石油管理局青年岗位能手。

2015 年　张旗被授予第四批黄河口医学领军人才优秀学科带头人。

2015 年　杨西瑞被授予第四批黄河口医学领军人才优秀青年人才。

2016 年　钟锋被评为东营市优秀护士。

2016 年　张俊杰被评为东营市优秀护士。

2017 年　杨西瑞获得山东省风湿病学研讨会优秀病例奖。

2018 年　杨西瑞被授予山东省基本医疗保险协议管理医疗机构优秀医保医师。

2018 年　张磊（小）获得东营市卫健委东营市首届医师节知识竞赛三等奖。

2018 年　杨西瑞获得山东省医学会风湿病学病例讨论和科研汇报创新奖。

2019 年　杨西瑞获得胜利油田文明建设先进个人。

2019 年　高照猛获得中国石化集团胜利石油管理局有限公司“2018 年度青年岗位能手”。

2020 年　于春艳获得胜利油田文明建设先进个人。

2021 年　高照猛获得东营市医师协会 2021 年度东营市优秀医师。

2021 年　张珊珊获得东营市优秀医学科技工作者。

2021 年　孙茜茜被评为东营市优秀护士。

2021 年　孙茜茜、刘倩倩等获得山东省品管圈大赛二等奖。

2021 年　戚洋洋获得东营市医保系统庆祝建党 100 周年红色诵读比赛一等奖。

2021 年　徐建获得东营市庆祝中国共产党成立 100 周年党史知识竞赛一等奖。

2021 年　徐建获得东营市新冠肺炎感染控制技能竞赛个人二等奖。

2022 年　徐建获得东营市卫生健康系统 2022 年度职工专业技能大赛个人三等奖。

2022 年　车佳敏被济南市人民政府授予“新时代最可爱的人”。

2023 年　王凯悦获得胜利油田第二十二届护理技能大赛团体一等奖。

2023 年　王凯悦获得胜利油田第二十二届护理职业技能大赛个人铜奖。

（撰稿人：杨西瑞）

中医科

（一）概况

1965 年 4 月牟滨州医师从山东中医学院调入医院，开设中医门诊，有诊室 1 间门诊归属门诊部领导。中医专业与推拿、针灸、理疗为一个班组，同年 8 月分配中医院校毕业生 1 人，业务以门诊为主，住院病人由内科收住，中医师负责诊治。1978 年中医专业成为独立班组，人员增至 11 人。1979 年 8 月随医院迁入现址。门诊有诊室 5 间，病房设在五病区，与综合内科同一病区，占用床位 25 张。1980 年 3 月中医科成为独立科室，尹成龙任副主任。1985 年病房迁至原干部楼 1 楼，开放床位 39 张。1990 年油田卫生处统一调配 7 名医护人员去胜利医院工作。1991 年病房迁至原十三病区，开放床位 36 张，1994 年迁至原十二病区，开放床位 21 张。1999 年中医门诊迁至门诊楼 3 楼东侧，设诊室 4 间，治疗室 1 间。由于病人增多，床位增至 35 张，李明英任副主任。2008 年门诊迁至门诊楼 6 楼西侧，设诊室 5 间，治疗室 1 间。同年干部病房楼拆迁，保健病区迁入中医科病区，病床减至 18 张。2013 年 9 月病房迁至 1 号病房楼 14 楼，开放床位 36 张。2018 年 1 月病房迁至 3 号病房楼 20 楼，床位增至 40 张。2018 年 12 月隶属东营康复医院。2019 年 8 月疼痛科迁入，床位减至 30 张床，2020 年 3 月中医科、肿瘤科二病区临时整合，共用 30 张床位，2021 年 1 月病房迁至 1 号病房楼 11 楼，开放床位 25 张，设 VIP 病房 2 间。2024 年 1 月，中医科病区由 1 号楼 11 楼迁入一号楼 7 楼，与神经康复科一病区共用病区，床位 15 张，设 VIP 病房 1 间。中医科是山东省中医药临床重点专科、山东省中医药预防保健服务中心、山东省医科大学附属省立医院中西医结合专科联盟副理事单位、山东省医疗机构中药制剂创新发展联盟首届理事会常务理事单位、东营市中医肺病质量控制中心挂靠单位、东营市综合医院、专科医院中西医结合质量控制中心挂靠单位、下设中医肾病亚专科、为滨州医学院桥梁课程承接单位及山东中医药大学中医学院“鲁源计划”本科生临床导师制单位。门诊设有国医大师张大宁传承工作室、青年岐黄学者、北京中医药大学博士生导师曹克刚传承工作室、省级名中医专家尹晓华传承工作室、东营市名中医药专家郑宏冰传承工作室、东营市名中医药专家李明英知名专家门诊、中医肾病重点专病门诊、中医肿瘤专病门诊、中医药疫情防治门诊、中医治未病门诊、浮针门诊、正骨门诊、中医综合治疗室等。

截至 2024 年 3 月，科室床位 15 张。科室有医护人员 23 人（含返聘医师 2 人）。医师 15 人，其中主任医师 3 人，副主任医师 3 人。护理人员 8 人，副主任护师 2 人，主管护师 4 人，护师 1 人，护士 1 人。

历任负责人

姓名	职务	任职时间	离任时间	离任去向
王吉恒	负责人	1966	1967	
张　英	负责人	1966	1967	
尹成龙	负责人	1967	1980	
尹成龙	副主任	1980	1983	主任
尹成龙	副院长兼主任	1984.08	1985.12	（第一主任）
王吉恒	副主任	1984.08	1985.12	主任
王吉恒	主任	1985.12	1990.12	胜利医院副院长
刘继美	副主任	1985.12	1991.04	主任
刘继美	主任	1991.04	1993.05	退职
李灿辉	副主任	1993.03	1999.03	退职
李明英	副主任、主任	1999.05	2008.12	退职
郑宏冰	副主任	2008.12	2011.09	主任
郑宏冰	主任	2011.09	2019.10	退职
尹晓华	副主任	2017.02	2019.11	主任
尹晓华	主任	2019.11		
王明林	副主任	2024.01		

历任护士长

姓名	职务	任职时间	离任时间	离任去向
王桂英	护士长	1982.11	1985.05	消化内科护士长
李淑月	护士长	1985.05	1998.02	退职
李长英	护士长	1998.05	1999.12	超声检查科
闫红卫	护士长	1999.12	2019.06	退职
王娟娟	副护士长	2019.07	2022.12	护士长
王娟娟	护士长	2022.12		

（二）业务发展

1965 年以诊治妇科病为主，兼治内儿科疾病。

1980 年对疑难病症进行研究，整体调整辨证施治，利用现代医学检查方法配合诊治，辨证与辨病相结合，先后制定出痹症 1、2、3 号方，脉管炎 1、2、3 号方和胁痛 1、2、3 号方。为用药方便，配制部分片、粉、丸、剂，如肾炎康复片、利胆片、胆福丸、生肌镇痛膏、化痛散、四虫散、溃疡散等，有效率达到 85% 以上。

1984 年建立家庭病床，至 1986 年底家庭病床 314 张。

1985 年中医辨证联合微电脑治疗多种疾病。

1997 年冬病夏治三伏贴治疗呼吸道疾病。

1999 年引进煎药机、灌装机，进行草药煎制。

2000 年中药蒸气浴治疗风湿痹痛等。

2003 年引进血液磁极化治疗机，开展血磁治疗技术。

2011年引进中药熏蒸治疗机，开展中药熏蒸特色治疗。引进中医治未病体质监测系统，开展中医体质辨识。

2012年引进微波治疗仪及电脑中频理疗仪，采用针疗、按摩、靶向药离子导入等，治疗各种痛症、风湿性疾病、颈椎病、偏瘫、腰肌劳损等。

2013年开展督灸治疗强直性脊柱炎、风湿关节痛等。

2014年开展脐灸、药物罐治疗慢性肠道疾病、妇科疾病、风湿关节痛等。

2015年开展耳穴压豆疗法、中药保留灌肠。

2016年引进全自动蜡疗机，配合穴位贴敷治疗颈椎病、腰椎间盘突出、风湿关节痛等。

2018年引进全自动督灸床，治疗强直性脊柱炎、风湿关节痛、亚健康状态、慢性胃肠炎疾病。

2019年开展浮针治疗，治疗颈肩腰腿痛、肌源性疾病引起的疼痛、肋间神经痛等疾病。

2020年吕梁川医师在湖南省中医药研究院附属医院进修“乔氏正骨手法”，成为“乔氏正骨手法第八代传承人”，在科室开展颈肩腰腿疼痛的中医传统治疗。

2020年引进膏方机，开展膏方业务。

2020年开展中药涂搽技术用以活血化瘀、消肿止痛、温经散寒。

2023年开展了岐黄针、火针、针刀、拨针、刺骨术、吴门针灸等针灸及中医微创技术、司天督灸、脐灸。

2024年开展了糖尿病中医微创针法、脐腹八卦灸疗法。

（三）社会兼职

李明英任东营市中医药学会肾脏病学会副主任委员。

郑宏冰任世界中医药学会联合会骨质疏松专业委员会理事、世界脊诊整脊医学联盟山东分会副主席、东营市中医学会内科专业委员会副主任委员、东营市中医学会风湿病专业委员会副主任委员。

闫红卫任东营市护理学会第一届、第二届中医护理专业委员会副主任委员。

尹晓华任东营市政协委员、农工党东营市总支副主委、中华中医药学会五运六气研究专家协作组专家、世界中医药学会联合会五运六气专业委员会第二届理事会理事、中华中医药学会第二届中医药信息分会委员会委员、山东中医药学会风湿病专业委员会副主任委员、山东省中医药学会五运六气专业委员会常务委员、山东中医药学会心脏病专业委员会常务委员、山东中医药学会第五届内科专业委员会常务委员、山东中西医结合学会医疗机构制剂专业委员会常务委员、山东省医疗机构中药制剂创新发展联盟首届理事会常务理事、山东省老年医学研究会心系疾病专业委员会常务委员、山东中西医结合学会脑心同治专业委员会委员、山东中西医结合学会肾脏病专业委员会委员、东营市中西医结合学会首届理事会副会长、东营市中西结合学会肾病专业委员会主任委员、东营市中医肺病质量控制中心常务副主任、东营市综合医院、专科医院中西医结合质量控制中心常务副主任。

王明林任世界中医药联合会外治方法与技术专业委员会常务理事、中华中医药学会针刀分会委员、中国针灸学会耳穴诊治专业委员会委员、中国针灸学会电针专业委员会委员、山东针灸学会第五届临床专业委员会副主任委员、山东中医学会中医髓病专业常务委员、山东针灸学会第四届理事会理事、山东针灸学会第二届针药结合专业委员会常务委员、山东中医药学会第二届五运六气专业委员会委员、山东省医师协会针刀医师专业委员会第一届委员会委员、山东中西医结合学会疼痛学专业委员会委员、山东针灸学会第四届临床专业委员会副主任委员、国家远程医疗与互联网医学中心超声可视化针刀微创技术委员会委员、山东省疼痛医学会第二届神经病理性疼痛专业委员会委员。

孙小兵任山东省中医药学会穴位贴敷专业委员会委员、山东省医师协会中医医师分会高血压专业委员会委员、山东中医药学会肾病专业委员会委员。

张莉娜任山东中医药学会络病专业委员会第三届络病专业委员会委员、山东中医药学会第五届内科专业委员会委员、山东省医师协会中医医师分会骨质疏松专业委员会委员、山东中西医结合学会脑心同治专业委员会委员、山东省心功能研究会冠心病介入与管理专业委员会委员。

吕梁川任山东中医药学会第二届经方研究专业委员会委员、山东中医药学会第四届推拿专业委员会委员、山东省中医学会第一届中医适宜技术专业委员会委员、中华中医药学会第二届中医药信息分会委员会青年委员。

毕明晶任山东省中医药适宜技术委员会委员

王娟娟任山东中医药学会第五届护理专业委员会委员、山东针灸学会第三届针灸推拿技术护理应用专业委员会委员、山东护理学会首届慢病管理护理专业委员会委员。

（四）称号

（1）集体荣誉

1985 年　获得胜利油田质量管理先进单位称号。

1986 年　获得胜利油田质量管理先进单位称号。

2012 年　获得东营市中医药知识技能大赛团体一等奖。

2014 年　获得东营市中医护理岗位技能竞赛团体二等奖。

2016 年　获得东营市中医护理岗位技能竞赛团体一等奖。

2017 年　获得东营市中医护理岗位技能竞赛团体一等奖。

2018 年　获得东营市中医护理岗位技能大赛团体一等奖。

（2）个人荣誉

2005年　李明英获得东营市首届名中医称号。

2005 年　李明英获得首届医学优秀科技工作者称号。

2006 年　李明英获东营市首批中医师承教育指导老师称号。

2007 年　李明英获得东营市优秀中医医生称号。

2008 年　李明英获得东营市优秀中医医生称号。

2012 年　郑宏冰获得东营市黄河口医学领军人才优秀学科带头人称号。

2012 年　燕欣朋获得东营市中医药知识技能大赛个人二等奖。

2014 年　郑宏冰获得东营市优秀中医医生称号。

2014 年　郑宏冰获得东营市中医脾胃病首席医学专家称号。

2014 年　李兴云获得东营市中医护理岗位技能竞赛个人三等奖。

2014 年　王娟娟获得东营市中医护理岗位技能竞赛个人三等奖。

2014 年　曲小燕获东营市中医护理岗位技能竞赛个人三等奖。

2015 年　李明英被授予山东省中医药五级师承教育项目第三批指导老师 。

2015 年　张莉娜获得东营市优秀中医医生称号。

2016 年　李兴云获得东营市中医护理岗位技能竞赛个人三等奖。

2016 年　王娟娟获得东营市中医护理岗位技能竞赛个人三等奖。

2016 年　于思慧获东营市中医护理岗位技能竞赛个人三等奖。

2016 年　郑宏冰被授予山东省中医药五级师承教育项目第四批指导老师。

2017 年　李兴云获得东营市中医护理岗位技能竞费个人二等奖。

2017 年　王娟娟获得东营市中医护理岗位技能竞费个人二等奖。

2017 年　曲小燕获得东营市中医护理岗位技能竞费个人二等奖。

2018 年　郑宏冰获得东营市名中医称号 。

2018年　燕欣朋获得东营市青年名中医称号。

2018 年　王娟娟获得东营市中医护理岗位技能竞费个人二等奖。

2018 年　于思慧获得东营市中医护理岗位技能竞费个人二等奖。

2018 年　唐婉娇获得东营市中医护理岗位技能竞费个人二等奖。

2020 年　尹晓华获得山东中医药专家称号。

2021 年　曲小燕获得东营市优秀护士称号 。

2021 年　尹晓华获得东营市卫生计生健康杰出青年人才称号。

2022 年　李明英获得东营名中医称号。

2022 年　曲小燕获得东营市医学会 2021 年度优秀医学科技工作者称号。

2022 年　贺红安获得东营市“中医药 + 营养膳食”理论与技能大赛个人优秀奖。

2022 年　孙小兵获得全市卫生健康系统 2021 年度职工专业技能大赛 三等奖。

2023 年　王娟娟获得东营市护理特色技术能手称号。

2023 年　王明林获得东营工匠称号。

2023 年　王明林获得中共东营区委、区人民政府 2022 年度考核优秀奖励。

（撰稿人：尹晓华　王娟娟）

针灸推拿科

（一）概况

（1）机构人员。1963 年 12 月，护士兰邦先开展理疗科业务，做一些简便的针灸、蜡疗、拔火罐等治疗。1965 年 9 月在门诊成立理疗室，人员增至 8 人，添置部分理疗仪器，初步形成针灸、理疗、推拿 3 个组，先后由陈醒亚和张英护士长负责，隶属门诊部。理疗科不实行挂号，患者由各科室转诊。1979 年 8 月迁入医院现址，位于老门诊楼 2 楼，设分诊室，房间 19 间。1984 年成立理疗科，由胡根全任副主任，实行挂号就诊。下设分诊室、针灸室、理疗室和推拿室。1999 年迁至门诊楼 7 楼，房间 22 间。2000 年 6 月成立康复室。2013 年 2 月因康复治疗的工作人员退休，康复室撤销，原有设备和业务并入理疗室。2021 年 9 月，在原理疗科基础上增设针灸科；2023 年 8 月，针灸科、理疗科机构合并，正式更名为针灸推拿科。2022 年获评东营市中医药临床重点专科。2013 年牵头成立东营市针灸专业委员会，是东营市针灸学会主委单位，也是东营市针灸、推拿质控单位。成功举办 7 次学术年会、3 次省级继续教育学习班，组织了东营市针灸技能操作竞赛、东营市基层医院中医药适宜技术操作比赛，并在 2017 年、2023 年市卫健委组织的针灸操作技能比赛中获得团体一等奖。2021 年针灸医师张玮琨作为第 18 批援塞舌尔医疗队队员对塞舌尔进行两年的医疗援助，是东营市首位援外的针灸医师。2022 年 7 月，我科室坚持“以患者为中心”的服务理念，在全院率先开展午间门诊并持续至今，为许多因工作、上学等无法就诊的患者解决了实际困难。针灸推拿科现位于门诊七楼，占地面积约 400 平方米，设有综合治疗室、推拿治疗室、中药熏蒸室、针灸治疗室、磁疗治疗室、超短波治疗室、艾灸治疗室及 VIP 治疗室，共设置床位 36 张。

截至 2024 年 3 月，科室有医务人员 18 人，其中主任医师 1 人、副主任医师 4 人、主治医师 6 人、医师 3 人、康复技师 4 人。

历任负责人

姓名	职务	任职时间	离任时间	离任去向
王富荣	负责人	1965.05	1965.08	
陈醒亚	负责人	1965.09	1966.10	
张　英	护士长	1966.11	1969.07	
张兆洪	负责人	1969.08	1970.11	
王乐善	负责人	1971.12	1972.12	
董传经	负责人	1973.01	1978.08	
袁思庆	负责人	1978.09	1984.06	
胡根全	副主任	1984.08	1986.10	烟台疗养院
何振宇	副主任	1985.12	1997.06	退职
王瑞祥	副主任	1997.07	1999.12	离任
周广申	负责人	2000.01	2003.01	

姓名	职务	任职时间	离任时间	离任去向
刘　燕	主任	2003.02	2021.11	退职
伊苗苗	副主任	2020.07		

（2）设备配置。现有四诊仪、磁刺激仪、温热牵引系统、中药熏蒸床、中药熏蒸仪、磁振热治疗仪、超短波治疗仪、五官超短波仪、电脑中频仪、电针仪、神灯 TDP、艾灸治疗仪等各种物理治疗设备。

（二）业务发展

（1）分诊室

1979 年成立分诊室，有 1 名分诊医师。1983 年有 2 名分诊医师。负责初诊病人的诊断，提出治疗方法建议，治疗归属各专业科室。2000 年 1 月撤销，2003 年 2 月恢复。

（2）针灸室

1963 年仅有 1 名护士负责针灸工作，治疗慢性腰腿痛、软组织损伤等一般疾病，日工作量约 20 人次。

1965 年 9 月增加 1 名中医，从事针灸工作。针灸业务由治疗门诊病人扩大到住院病人，病种扩大到婴儿瘫、百日咳、脑炎、脑血管意外后遗症等。

1979 年迁入医院现址，针灸室扩至 3 间，设备和业务增加。

1986 年有医务人员 3 人，日工作量 40 人次。开展耳针、普鲁卡因和激素穴位封闭、电针、激光穴位照射等。耳压法治疗支气管哮喘、近视眼、神经衰弱，效果明显；针刺治疗面神经麻痹、胃下垂、子宫下垂、脑血管病后遗症等疾病均取得疗效。

1987 年开展经皮神经电刺激治疗非炎症性疼痛。

1988 年购置风湿治疗仪、胆结石治疗仪、心脑治疗仪，开展相关疾病的治疗。

1994 年日门诊工作量 50 人次，病房工作量 10 人次；开展家庭出诊，每月约 40 人次；治疗病种扩大到内、外、妇、儿、传染、五官等科室的 50 余病种，针刺治疗面瘫有效率达 96%。

1999 年开展瘢痕灸治疗中风复发、穴位注射治疗周围神经麻痹等取得较好疗效。针刺治疗面瘫、偏瘫、术后尿潴留、放化疗后胃肠反应、胃炎、偏头痛、小儿遗尿等疾病效果良好。

2002 年、2003 年刘燕、王慧明先后赴韩国三陟市医疗院进行学术交流。

2003 年开展针刺治疗肥胖症，有效率达 85%。

2011 年开始开展三伏天穴位贴敷法治疗慢性鼻炎。

2013 年开展艾条灸、艾盒灸、隔物灸、温针灸等灸疗项目。开展温针治疗顽固性面瘫、耳鸣、胃痛、月经不调，悬灸治疗三叉神经痛、胆囊炎、艾灸盒治疗痹症等，均获得满意疗效。

2016 年开展三伏贴、三九灸、脐灸、督灸等特色治疗，顺应季节特点治疗哮喘、慢性支气管炎、慢性鼻炎、慢性胃炎、体质弱、小儿易感冒、消化不良等疾病。

2018 年开展常规针刺、电针、艾灸、拔罐、头针、耳穴治疗、穴位注射、穴位贴敷、点刺放血等治疗项目，日工作量 60—80 人次。主要治疗头痛、神经衰弱、偏瘫、面瘫、面肌痉挛、三叉神经痛、坐骨神经痛、周围神经损伤、膈肌痉挛、胃肠功能紊乱、慢性胃炎、慢性腹泻、腹痛、便秘、小儿遗尿、急性尿潴留、脑外伤后遗症、术后腹胀、术后排尿困难、颈椎病、腰椎病、软组织损伤、落枕、截瘫、急性扭伤、肩周炎、月经不调、痛经、神经性耳鸣、耳聋、舌痛、近视、慢性鼻炎、肥胖症、风湿性关节炎等。

2020 年以来，随着国家和医院党委对中医药的重视和大力支持，针灸业务工作量不断提升，2022 年门诊量 5 万余人次，院内会诊量 3000 余人次 / 年，针灸治疗组扩大为三组，门诊治疗室增加为两个。

（3）理疗室

1963 年开展蜡疗和红外线照射，治疗软组织损伤和腰背痛，由针灸人员兼管。

1965 年 4 月从玉门油田调入 1 名专业医生，负责理疗工作。开展小儿肺炎长期不吸收的治疗，日工作量约 30 人次。

1984 年理疗室下设高频电、低频电、光疗和蜡疗 4 个分室。

1986 年日工作量达 40 余人次。治疗范围扩展到临床各科的 80 余病种，音乐电疗治疗神经性头痛、超短波治疗小儿呼吸道感染和乳腺炎、TDP 治疗神经性皮炎等，均见较好效果。激光治疗皮肤溃疡 77 例，治愈率达 100%，平均治疗天数为 9.4 天。

2000 年设备有超短波仪 5 台、五官超短波仪 2 台、中频治疗仪 3 台以及激光治疗仪、紫外线治疗仪各 1 台。

2003 年设立咳嗽和附件炎 2 个专病门诊，运用超短波加电脑中频治疗咳嗽和附件炎，取得较好效果。

2004 年以来运用超短波治疗关节积液；超短波结合中频治疗附件炎、盆腔炎、关节痛、血肿机化、术后粘连等。

2008 年开展磁振热治疗仪治疗颈腰背痛。

2012 年理疗室与针灸室合作，开展低频电与针灸结合治疗周围神经损伤，提高疗效，总有效率达 95% 以上，尤其治疗腓神经损伤，2012 年 1 月，有效率由 32% 提高至 67%。

2018 年派 1 名工作人员赴海军总医院进修学习小针刀疗法。开展小针刀治疗慢性软组织损伤、膝关节骨性关节炎、腱鞘炎、肩周炎、关节强直、各种神经卡压综合征等疾病，可以起到快速缓解症状的作用，并且缩短患者治疗时间。

2020 年以来，注重中西医结合诊疗方法，将物理治疗与中医传统外治疗法相结合，治疗软组织扭挫伤、疖肿、血肿、肺炎、支气管炎、阑尾炎、附件炎、盆腔炎、前列腺炎、关节痛、关节功能障碍、肌痛、滑囊炎、颈椎病、肩周炎、腰痛、关节肿痛、神经炎、股外侧皮神经炎、腱鞘炎、注射后硬结、瘢痕疙瘩、术后粘连、声带麻痹、胃肠功能紊乱、便秘、周围神经损伤、带状疱疹、功能性电刺激、消除运动后疲劳等疾病，疗效显著。

2022 年 7 月，科室与妇产康复专业联合开设妇产理疗门诊，为广大妇科疾病患者提供中西医结合治疗和妇科手术前后的康复服务。

（4）推拿室

1965 年 9 月由上海推拿学校分配 2 名医士来院开展推拿工作。在门诊治疗腰腿痛、软组织损伤、落枕等，日推拿 10 余人次。

1968 年推拿工作受批判被迫停止，2 名医生调至医院其他科室。

1975 年底推拿门诊恢复，由胡根全开展工作。

1977 年 12 月调入 1 名推拿医生，添置 2 台电兴奋治疗仪和小型电按摩器。

1979 年开展颈椎病的枕颌牵引。为方便病人制作简易牵引架免费出借，病人在家随时自行牵引。同时开展了牵引加推拿，治疗腰椎间盘突出。

1984 年 6 月胡根全自行设计腰椎牵引床投入使用，取得良好效果。

1986 年底治疗病种达 40 余种。颈椎病牵引治疗 140 例，有效率达 85%。腰椎间盘突出牵引治疗 33 例，有效率达 90%。开展小儿消化不良、惊厥、积滞等疾病的治疗。

1987 年应用电子按摩椅治疗慢性腰肌劳损，应用电子按摩器治疗急性腰扭伤。

1996 年 12 月购进 SKG — 11 颈椎牵引机 2 台，牵引加推拿治疗颈椎病。

1998 年购进 ATA — 2D 腰椎牵引床和 SZ — 88 中药熏蒸床，提高腰椎间盘突出症、腰椎增生的治疗效果。

2003 年开展小针刀治疗肩周炎、腱鞘炎等新技术。

2006 年开展骶管注射治疗腰椎间盘突出症技术，止痛效果明显。

2013 年购置温热牵引系统 2 台。治疗颈椎病、骨质增生、肩周炎、腰椎间盘突出、腰椎滑脱、腰肌劳损、软组织损伤、肩背痛、腰腿痛、四肢关节伤筋、小儿腹泻、小儿咳嗽、小儿惊风、小儿肌性斜颈等疾病。日工作量 10—20 人次。推拿结合温热牵引治疗颈椎病、颈源性眩晕、腰椎间盘突出症、腰椎小关节紊乱等疾病。

2023年8月开设小儿推拿门诊，防控近视、促进生长、治疗小儿腺样体肥大、鼻炎、咳嗽、感冒、腹泻、腹痛、便秘、遗尿等疾病。

（5）康复室

2000年6月成立康复室，购进手法治疗床、温热治疗仪、骨创伤治疗仪、CPM关节功能康复器、气压式四肢血液循环促进装置、多功能神经肌肉治疗仪、电动起立床、肋木、牵引网架、肩关节回旋训练器、腕关节训练器、股四头肌训练器、平衡杠、磨砂板、训练用阶梯、木钉板等设备，开展康复室工作。

2001年至2003年，开展偏瘫、截瘫、小儿脑瘫、周围神经损伤、关节炎、关节功能障碍的康复治疗，病种达20余种。运用Martland关节松动术治疗肩周炎伴有功能障碍者，有效率达100%。配合骨科开展髋关节、膝关节置换术后的康复治疗，增加关节活动度，加快置换关节的功能恢复，有效率达100%。“人工全膝关节置换术后的康复治疗”获医院2002年度科技进步三等奖、新技术新项目三等奖。

2017年与烧伤整形美容科合作，逐步开展烧伤患者的肢体和瘢痕康复，其中“超声波导入治疗增生性瘢痕”获得院级新技术新项目三等奖，填补东营市烧伤康复的空白。

2018年，我科与烧伤整形科成立烧伤瘢痕工作室。

2022年，派1名康复师赴武汉三院进修学习烧伤康复技术及压力衣制作，进一步完善烧伤康复链条。

（6）新技术新项目

2012年开展穴位注射治疗慢性萎缩性胃炎。

2017年至2018年，在山东省中医院杨佃会教授指导下，开展耳穴综合疗法治疗偏头痛。

2018年和烧伤美容科联合开展超声波导入治疗增生性瘢痕治疗，改善瘢痕痒痛和色素沉着。

2023年开展新技术小儿推拿结合耳穴压豆防控青少年近视。

2023年开展新技术龙砂开阖六气针法治疗排卵障碍性疾病。

2023年开展新技术改良型麦粒灸治疗痛经。

2023年开展中药塌渍配合治疗颈肩关节疼痛及偏瘫等疾病。

（三）社会兼职

刘燕任山东省疼痛研究会第五届中医针灸镇痛专业委员会副主任委员、山东针灸学会经络专业委员会副主任委员、山东针灸学会腧穴专业委员会副主任委员、山东省老年医学研究会第一届针灸专业委员会副主任委员、东营市第一届中西医结合镇痛专业委员会副主任委员、东营市中医学会针灸专业委员会主任委员。

王慧明任山东针灸学会腧穴专业委员会副主任委员、东营市中医学会针灸专业委员会副主任委员。

伊苗苗任山东针灸学会第五届理事。

（四）荣誉

（1）集体荣誉

2017年　获得东营市卫生系统针灸技能操作竞赛总分第一名、团体一等奖。

2022年　被评为东营市中医药临床重点专科。

2023年　获得东营市基层中医药适宜技术大赛总分第一名、团体一等奖。

2023年　被评为山东省儿童青少年近视小儿推拿防控市级基地。

2023年　被评为黄河流域小儿推拿专科联盟副理事长单位。

（2）个人荣誉

2008年　刘燕被授予东营市优秀医生称号。

2010年　刘燕被评为胜利石油管理局卫生工作先进个人。

2012年　刘燕被评为胜利石油管理局卫生工作先进个人。

2017年　张玮琨获得东营市卫生系统针灸技能操作竞赛拔罐组个人一等奖。

2017年　谭晶获得东营市卫生系统针灸技能操作竞赛艾灸组个人二等奖。

2017年　李晓鹏获得东营市卫生系统针灸技能操作竞赛针刺组个人三等奖。

2022年　伊苗苗获得东营市2021年度优秀医

学科技工作者（优秀医生）称号。

2023年　申伟获得东营市基层中医药适宜技术大赛个人一等奖。

2023年　魏媛获得东营市基层中医药适宜技术大赛个人二等奖。

2023年　伊苗苗获得东营市基层中医药适宜技术大赛个人二等奖。

2023年　张玮琨获得东营好医生称号。

（撰稿人：伊苗苗　杨　琦）

高压氧科

（一）概况

（1）科室演变。1976年10月派赵长庚和1名护士赴上海闵行医院学习。1978年12月购进第一台NE—750型单人纯氧加压舱。1979年10月15日治疗首例天然气中毒病人，获成功。1980年筹建Dg2600型多人高压氧舱，1983年2月15日竣工，分为治疗舱、手术舱、过渡舱三部分，一次容纳24人同时治疗。同时成立高压氧科，隶属门诊部，是东营市首家成立高压氧科的医院。2013年在原址改建YCQ36/0.3-VIIWL型3舱7门30座位现代化高压氧舱群，地上建筑面积547.5平方米，地下建筑面积250平方米，2015年3月投产。2018年完成氧舱配套设备升级，设立抢救室、消毒间、等待区。开展急危重症超早期高压氧治疗、医护陪舱、舱内心电监护、舱内输液，开展新技术II级转I级舱内直排吸氧+氧气湿化等。2019年高压氧科隶属东营康复医院。

截至2024年3月，科室有职工9人，其中副主任医师3人、主治医师1人、副主任护师1人、主管护师2人、技工2人。全部持有高压氧专业上岗证，1人持有特种设备安全管理负责人证（A证）。

历任负责人

姓名	职务	任职时间	离任时间	离任去向
赵长庚	负责人	1983.02	1988.10	退职
王俊菊	副主任	1988.11	1995.04	退职
冷　福	主任	1995.05	1997.10	退职
孙　莉	副主任	1997.11	2003.08	退职
张之才	主任	2003.12	2008.12	退职
秦晓风	副主任（兼）	2008.12	2009.12	急诊科副主任
刘旬斌	主任	2009.12	2016.07	退职
于彩红	副主任	2016.07		
张立功	主任（兼）	2020.07		

历任护士长

姓名	职务	任职时间	离任时间	离任去向
孙丽燕	护士长	1999.12	2005.10	退职
高秀东	护士长	2005.10	2019.01	退职
孟　杰	副护士长	2019.01	2022.11	急诊科副护士长
禹　兰	护士长	2022.11		

（2）主要设备。现有YCQ36/0.3—VIIWL型三舱七门30座位空气加压舱群、8座纯氧饱和医疗装置（氧吧）、心电监测仪2台、空气质量检测仪、心电图机1台等设备。

（二）业务发展

1979年应用高压氧治疗天然气中毒和一氧化碳中毒。

1980年对脑梗塞、血栓闭塞性脉管炎、下肢慢性溃疡进行探索性治疗。采用山莨菪碱、普鲁卡因股动脉注射，配合高压氧治疗血栓闭塞性脉管炎，有效率90%以上。

1983年3月Dg2600型多人氧舱投产，治疗范围涉及急诊、内、外、儿及五官科等多种疾病。

1984年购进第二台NE—750型单人高压氧舱。

1986年6月抢救一电击伤致心跳呼吸停止27分钟复苏后，昏迷、抽搐病人，完全康复无后遗症。

1992年2月与耳鼻喉科合作治疗突发性耳聋。

1999年6月对参加中考、高考的学生进行氧疗保健治疗。

2000年3月对老年人进行氧疗保健治疗。4月建立治疗室，进行肌肉注射、静脉输液、静脉注射、导尿、吸痰、留置胃管等操作。开展舱内静脉输液，为病人实施综合治疗。

2002年6月研制《医用吸排氧装置》，解决气管切开和气管插管病人舱内吸氧问题，提高重危病人抢救成功率。

2003年9月研制《鼓室调压器》，解决重危病人在舱内调压问题。

2012年9月旧舱群报废，高压氧科地上建筑重新改建。

2013年引进YCQ36/0.3—VIIWL型三舱七门30座位现代化的空气加压舱群，可同时接收26名病人进舱治疗，同年建成8座纯氧饱和医疗装置（氧吧），满足不能进舱病人的吸氧治疗及孕妇等人群的保健治疗。

2016年11月16日聘请解放军总医院第六医学中心（原海军总医院）全军高压氧治疗中心主任潘树义为客座教授，并逐步开展精准化治疗。

2017年完成氧舱功能升级，实现舱内心电监测、药物治疗、持续负压吸引、湿化、雾化等，具备一定的舱内抢救能力。开展急危重病人超早期高压氧治疗、医护陪舱、舱内抢救、舱内药物治疗，对重度硫化氢中毒、重度一氧化碳中毒、重度混合气体中毒、重度颅脑损伤、重度弥漫性轴索损伤等病人进行了舱内抢救治疗，取得显著治疗效果。

2018年开展高压氧舱内静脉药物治疗，解决急危重病人及特需病人的舱内静脉药物治疗，被医院确定为新技术、新项目。7月开展京津冀鲁胜利油田中心医院第一届“高压氧医学主题宣传日及患者体验周”活动。

2019年加入全国高压氧医学主题宣传联盟，每年开展不同主题的高压氧宣传周及患者免费治疗体验，同时并为本院职工提供免费体验名额，于2020年单独开展一次为医院抗疫一线职工提供免费高压氧治疗活动。

2021年开展“II级转I级舱内直排吸氧+氧气湿化”治疗，进一步提高急危重患者、气切或气管插管患者、年老体弱、婴幼儿等患者的高压氧舱内有效吸氧浓度，并实现氧气湿化，进一步提高治疗效果，降低治疗风险，效果显著，被医院确定为新技术、新项目，并获东营市“五小创新”优秀奖，至今年开展例数已达7500余人次。

2021年首次采用医院氧舱最高安全工作压力2.8ATA，使用美国海军减压方案VI，历时近5小时，成功救治一例急性重型减压病患者，患者完全康复无后遗症。

2021年科室引进高压氧治疗信息系统，开启高压氧治疗工作信息化建设的新篇章。

截至2024年，科室开展治疗的病种增至30余种，年治疗人数于2017年开始突破万次，2023年年治疗人次达1.6万余人次，创历史新高。科室人员每三到四年定期参加山东省高压氧质控中心举办的高压氧上岗证培训班、特种设备安全管理培训班。

（三）社会兼职

秦晓风任东营市高压氧质控中心委员会副主任委员。

刘旬斌任东营市高压氧质控中心委员会副主任委员。

于彩红任东营市高压氧质控中心副主任、山东省医学会高压氧医学分会委员、于彩红任中国康复医学会高压氧康复专业委员会委员、于彩红任东营市医学会高压氧医学分会副主任委员、于彩红任山东省康复医学会高压氧康复专业委员会委员、李华任山东省康复医学会高压氧康复专业委员会委员。

（四）荣誉

2009年　高秀东被评为胜利石油管理局优秀党员。

2016年　于彩红获得第四届东营市卫生系统职工专业技能大赛三等奖。

2016年　于彩红获得东营市急救技能大赛单项操作技术能手称号。

2021年 李华获得山东省卫生健康系统慢病防控工作岗位技术能手称号。

2021年 李华获得全市卫生健康系统年度职工专业技能大赛一等奖 。

2021年 李华获得东营市卫生健康系统职工技术能手称号。

2021年 李华获得东营市五一劳动奖章 。

2021年 程飞获得东营市优秀业务院长称号。

2023年 于彩红获得东营市职工优秀技术创新成果优秀奖。

（撰稿人：于彩红）

第十节 东营骨科医院

2018年12月成立东营骨科医院，包括脊柱外科、关节外科、运动医学科、创伤骨科、东营市创伤骨科中心、手外科、足踝外科。2024年2月增设关节外科、运动医学科二病区。

2019年2月袁庆忠任院长，崔正礼、张冠宏、孙桂森、张诚任副院长，陈爱民任党支部书记，屈风任综合管理办公室主任，高海萍任综合管理办公室副主任、总护士长。2019年11月孟险峰任副院长。2022年1月张冠宏任院长，孙桂森任党支部书记。2023年12月张诚任党支部书记。

脊柱外科

（一）概况

1976年成立骨科专业组，与脑外科病人同在外科一组，开放床位41张。1979年迁入医院现址，七病区和十二病区的一半为骨科病房。1983年骨科从十二病区迁出，并入十三病区，与烧伤科同在一个病区，占用床位25张。1991年十三病区骨科病床撤销，床位减至40张。1995年5月，在十三病区增设18张床位。1996年11月设骨科一病区、骨科二病区，分别迁入1号病房楼10楼和11楼，开放床位84张。2005年5月骨科二区更名为脊柱外科创伤骨科，重点开展脊柱疾病诊治。2013年5月迁至2号病房楼13楼，更名为脊柱外科，开放床位40张。2017年12月迁至2号病房楼17楼，开放床位40张。

截至2024年3月，科室有医务人员27人，博士1人，硕士9人。医生13人（含返聘3人），其中主任医师4人，副主任医师4人，主治医师3人，住院医师1人。护理人员14人，其中副主任护师1人。有医院高级医学专家1人。

历任负责人

姓名	职务	任职时间	离任时间	离任去向
胡守成	外科主任	1978.04	1990.12	调离
胡守成	外科副主任	1994.10	1999.03	退职
刘 斌	外科副主任	1986.07	1997.05	调整
刘 斌	外科副主任兼骨科主任	1997.05	1999.03	退职
陈 丹	骨科副主任	1997.05	1999.03	主任
陈 丹	骨科主任	1999.03	1999.08	副院长
崔正礼	骨科副主任	1999.03	1999.08	主任
崔正礼	外科副主任兼骨科主任	1999.08	2005.12	关节外科主任
马晓春	骨科副主任	1999.10	2005.12	脊柱外科主任
马晓春	主任	2005.12	2012.12	离职
孙桂森	副主任	2013.01	2017.02	主任
孙桂森	主任	2017.02	2023.08	退职
王璐璐	副主任	2022.08		

历任负责人

姓名	职务	任职时间	离任时间	离任去向
王凤英	骨科护士长	1995.04	1999.12	退职
董双清	骨科护士长	1999.12	2005.01	离职
姜　慧	脊柱外科护士长	2005.01	2018.01	院总值班室
张盼盼	副护士长	2018.01	2022.12	护士长
张盼盼	脊柱外科护士长	2022.12		

（二）业务发展

1966 年 3 月张之湘从青岛医学院附属医院调入，任外科副主任，开展腰椎间盘髓核摘除、骨关节结核病灶清除、半月板摘除、骨折内固定和畸形矫正等手术，为骨外科发展起到重要作用。

1977 年开展胸椎结核病灶清除加带血管蒂肋骨移植。

1982 年颈椎病经前路减压及椎间融合手术成功，对脊髓型颈椎病起到良好的治疗效果，对 20 余例病人实施此手术治疗，有效率达 100%。

1986 年开展前路椎间植骨融合治疗腰椎滑脱症、椎管成形等。

1993 年开展经胸椎体次全切手术。

1994 年 4 月开展腰椎间盘切除手术、腰椎侧弯矫形术、前入路腰椎病损切除术、腰椎滑脱复位内固定术。

1996 年开展腰椎管扩大椎板成形术治疗腰椎管狭窄症，Dick 钉、CD 钉棒治疗胸腰椎骨折。

2000 年开展 RF- Ⅱ型系统治疗腰椎滑脱症，RF- Ⅲ型（AF）系统、中华长城系统、Trifix 等椎弓根系统治疗胸腰椎骨折脱位。

2001 年开展椎间融合器（Cage）结合椎弓根内固定（Tenor/TSRH/SRS/RF）治疗腰椎滑脱症，前路 AO 齿状突螺钉治疗枢椎齿状突骨折等。

2002 年开展颈椎前路钢板内固定术治疗下颈椎骨折脱位，蛇牌钢板固定治疗 Hangman 骨折脱位，前路椎间撑开植骨加钛板固定治疗颈椎病。年底引进德国 RUDOLF 椎间盘镜手术系统，开展镜下腰椎间盘摘除术；Diapason、TSRH、Tenor 等椎弓根钉棒系统治疗胸腰椎骨折。微创经皮椎弓根钉置入治疗胸腰椎骨折。

2003 年开展椎体成形术（PVP）治疗椎体血管瘤、转移瘤及骨质疏松性压缩骨折，颈椎前、后路手术一次完成治疗发育性椎管狭窄并颈椎病获成功。

2005 年开展颈椎前路减压内固定术、颈后路单开门侧块钢板内固定、腰椎截骨回植、椎体成形术，人工颈椎间盘置换术、颈椎前路空心螺钉齿状突骨折内固定术，腰椎内固定技术基本成熟。

2011 年，开展 Quadrant 通道腰椎减压手术。

2012 年，孙桂森到重庆新桥医院进修脊柱微创技术，最早将脊柱内镜微创技术引入东营地区；2013 年，孙桂森邀请新桥医院郑文杰教授来院指导，初步开展侧入路椎间孔镜手术及经椎间孔入路微创腰椎融合术（MIS-TLIF），在脊柱微创发展的过程中，起到了至关重要的引领作用。

2013 年孙桂森开展局麻下前路齿状突骨折空芯螺钉内固定术。

2014 年，孙桂森开展神经根靶向封闭术，脊柱非融合（单边椎间动态内固定）技术，腰椎管狭窄单侧入路双侧潜行减压微创术，神经根型颈椎病后路局麻下开窗减压、髓核摘除微创术，腰椎经椎间孔融合术（TLIF）。

2015 年，在孙桂森指导下，隆海滨开展椎间孔镜下腰椎髓核切除术（YESS 及 TESSYS 技术），主要治疗腰 4/5 节段椎间盘突出症。

2017 年，孙桂森开展颈椎前路零切迹融合器植骨融合内固定术（LDR）；王璐璐开展经关节突成型、偏心环锯及靶点成型脊柱内镜技术，突破髂棘限制，将 L5/S1 节段腰椎间盘突出症、脱垂游离型椎间盘突出症、极外侧型椎间盘突出症、脊柱侧弯合并椎间盘突出、临椎病等类型转化为常规技术，极大拓宽了椎间孔镜手术适应症。刘文军、范伟强在椎间孔成型技术的发展过程中，起到了有力促进、推动作用。

2018 年，王璐璐开展显微镜辅助微创通道脊柱手术，在东营地区，率先将显微镜辅助微创通道技术应用于脊柱外科，最早开展了显微镜辅助Quadrant通道下腰椎管减压、突出髓核摘除术及显微镜辅助微创通道下颈椎Key-hole技术，技术水平及理念达到省内领先水平。孙桂森开展复杂食管型颈椎病的颈前路手术治疗。

2019年，王璐璐在东营地区率先开展经椎板间入路Delta内镜下腰椎管减压、突出髓核摘除术、单侧入路双侧减压术（ULBD）；2020年，隆海滨率先开展Delta内镜颈椎Keyhole手术，王璐璐、刘文军、范伟强相继开展该项技术，均取得满意疗效，领先于东营乃至黄三角地区。

2020年，孙桂森开展颈后路单开门支撑钢板内固定术。王璐璐开展全内镜下可视环锯技术；拓展Delta内镜应用于脊柱畸形根性症状的减压手术，完成了内镜下腰椎管内异物取出术。

2021年，孙桂森开展微创经椎间孔入路腰椎融合术（MIS-TLIF）。王璐璐开展单侧双通道内镜下腰椎管减压、突出髓核摘除术（UBE）。

2022年，孙桂森带领团队开展电磁导航下腰椎经皮内固定及融合术；王璐璐开展显微镜辅助微创经椎间孔入路腰椎融合术（Micro-MISTLIF）；应用Delta内镜治疗远外侧综合征。

2023年，王璐璐应用Delta内镜治疗胸椎黄韧带肥厚引起的胸椎管狭窄症；并相继开展了胸椎黄韧带骨化症的脊柱内镜减压治疗；首次应用Delta内镜翻修颈前路术后减压不彻底的颈髓受压患者，起到满意疗效。

（三）社会兼职

孙桂森任中国老年学和老年医学学会老年骨科分会委员、山东省医学会骨科学分会脊柱学组委员、山东省防痨协会骨结核防治专业委员会副主任委员、山东预防医学会组织感染与损伤预防控制分会常务委员、山东东营医学会骨科专业委员会副主任委员、东营市医学会首届脊柱脊髓专业委员会副主任委员、东营市首届老年医学会脊柱微创专业委员会主任委员。

王璐璐任中国中西医结合学会骨科委员会BEIS内镜学组委员、山东省转化医学会骨科医工交叉融合分会副主任委员、山东中医药协会首届脊柱微创专业委员会副主任委员、山东省医学会骨科学分会微创外科学组委员、山东省预防医学会脊柱疾病预防与控制分会常务委员、山东省疼痛医学会骨外科专业委员会常务委员、东营市医学会脊柱脊髓委员会副主任委员、东营市老年医学会微创脊柱专业委员会副主任委员。

张盼盼任山东中医药学会第一届骨科围术期快速康复委员会委员。

（四）荣誉

（1）集体荣誉

2008年　获得东营市科技进步奖一等奖。

2013年　获得东营市科技进步奖二等奖。

2000年　获得胜利石油管理局QC成果一等奖。

（2）个人荣誉

2012年　孙桂森被评为东营市医学会优秀医生。

2018年　孙桂森被评为胜利油田优秀共产党员。

2019年　王璐璐获得中国骨科好医生（第五季）东北山东总决赛二等奖。

2021年　王璐璐获得东营市医学会优秀医学科技工作者（优秀医生）称号。

2021年　葛娜娜被评为东营市优秀护士。

2022年　王璐璐获得首届中国医师脊柱内镜技能大赛赛区优胜奖。

2022年　李月梅被评为东营市优秀科技工作者。

2022年　隆海滨获得东营好医生称号。

2022年　隆海滨获得山东省优秀医师称号。

（撰稿人：王璐璐　王　鹏）

关节外科、运动医学科

（一）概况

1976年成立骨科专业组，设于当时的外科一组，开放床位41张（兼收脑外科病人）。1979年迁入现址，骨科病区设于7病区和12病区的一半，开放床位65张。1983年12病区的一半迁入13病区，设立床位25张，仍为半个病区。1991年13病区骨科病床撤销，仅设7病区为骨科病区，开放床位为40张。1995年5月开始筹备增加半个骨科病区，设于原13病区，开放床位18张。1996年11月13日骨科病房搬入1号病房楼，设骨科一病区、骨科二病区两个病区，开放床位84张，分别位于10楼和11楼。2005年5月更名为关节骨病创伤骨科一区和脊柱外科创伤骨科二区。收治病种做了大概分工：关节骨病创伤骨科一区重点开展骨病和关节疾病诊治，脊柱外科创伤骨科二区重点开展脊柱疾病诊治。创伤和手足病人仍为两个病区共同收治。2011年医院筹备成立手足外科，急诊部主任冯国平兼任手足外科主任，设8张床位，位于急诊楼3楼。2013年9月，为适应医院骨科发展需要，成立关节外科（下设骨科康复组）、创伤骨科、脊柱外科和手足外科4个独立专业。2016年7月，经过三年学科发展，为进一步细化特色专业需要，关节外科细化为关节外科、运动医学科，下设骨科康复组。2018年初，经过五年的学科发展、沉淀，髋、膝关节置换及关节镜数量较2013年分科前呈翻倍增长。并开展了髋膝关节置换术后感染的一期翻修、髋膝关节3D打印置换、膝关节单间室置换，运动医学方面开展了关节镜下肩关节复发性脱位（Lartajet术）、髌骨脱位（MPFL）、ACL的保残重加、半月板缝合、全镜下腘窝囊肿切除术、全镜下踝关节韧带修复术、髋关节镜下盂唇缝合术、肘关节镜等关节镜治疗的特色新技术。2024年2月，分为两个病区，关节外科、运动医学科一病区，关节外科、运动医学科二病区。

截至2024年3月，现开放床位60张。硕士研究生9人。一病区开放床位40张，医师7人。二病区开放床位20张，医师4人。其中主任医师2人，副主任医师3人。一病区护理人员12人，二病区护理人员6人。

历任负责人

姓名	职务	任职时间	离任时间	离任去向
胡守成	主任	1978.04	1990.12	调离
刘　斌	主任	1986.07	1999.03	退职
陈　丹	副主任	1997.05	1999.03	主任
陈　丹	主任	1999.03	1999.08	副院长
崔正礼	主任	1999.08	2013.09	创伤骨科主任
张冠宏	副主任	2013.01	2017.02	主任
张冠宏	主任	2017.02		
吴　琼	副主任	2020.01		

历任护士长

姓名	职务	任职时间	离任时间	离任去向
孙怀英	护士长	1990.10	2005.10	退职
白方红	护士长	2005.10	2010.10	经营管理部
李　霜	护士长	2010.10	2012.08	离职
高海霞	护士长	2012.8	2013.09	健康管理部
张囡囡	护士长	2013.09		
张珊珊	副护士长	2024.01		

（二）业务发展

建院初期，骨科主要以收治一般骨折病人为主，治疗方法限于牵引、石膏固定，较复杂的骨科疾病多转至济南治疗。1966年3月张之湘从青岛医学院附属医院调入任外科副主任。开展了腰椎间盘髓核摘除、骨关节结核病灶清除、半月板摘除、骨折内固定和畸形矫正等手术，为骨外科的发展起到了重要作用。

1976年开展了先天性髋关节脱位手术治疗，髋骨巨大神经鞘瘤切除，断指（肢）再植等。

1978年开展胫骨延长手术成功。

1979年在无外科手术显微镜的简陋情况下，为一例断臂病人实行了再植手术，断臂成活，虽然功能恢复差，却开创了断指再植的先例。

1980 年首例带血管蒂的游离腓骨移植成功。

1981年开展了神经束膜吻合及神经松解手术。

1982 年开展了首台人工髋关节置换手术。

1983 年引进加压钢板手术器械，开展了股骨中段骨折的加压钢板的内固定治疗，加快了骨折愈合。同年开展了恶性骨肿瘤肢体灌注瘤段切除灭活再植获得成功，避免了部分病人截肢之苦。

1986 年以来，骨科工作向移植和成形发展，开展了带臀中肌蒂髂骨块移植治疗股骨颈骨折和股骨头无菌性坏死；半骨盆切除术；使骨外科工作不断向纵深发展。

1990 年开展臂丛神经损伤的修复，包括神经松解、神经移位手术。

1994 年新型膝关节镜在临床上应用。

1997年成功开展首例人工膝关节表面置换术，开展带锁髓内钉治疗股骨干及胫腓骨骨折。

1999 年成功开展一次手术双侧人工全膝关节表面置换术。

2000 年关节外科开展了一次手术行双髋人工关节置换术。

2001 年创伤外科开展了 DHS 动力髋系统治疗髋部骨折，DCP 动力髁钢板治疗股骨髁部骨折，髓内扩张自锁髓内钉治疗股骨干骨折，记忆合金环抱接骨板治疗锁骨骨折、尺桡骨骨折、肱骨骨折、髌骨骨折等；微创经皮钢板螺钉内固定治疗四肢骨折。

2002 年创伤外科更换了四肢骨折内固定基础器械，提高了手术质量，应用“解剖钢板”系列治疗下肢干骺端骨折，股骨重建钉、伽马钉治疗股骨粗隆下骨折。关节外科继续扩大人工关节置换术的应用范围，开展了关节镜下前后交叉韧带重建术、半月板缝合术等。其他方面：异体骨在骨科临床的应用，新辅助化疗在恶性骨肿瘤保肢术的应用，独立成功完成了健侧颈 7 神经移位治疗臂丛神经损伤；髓芯减压加自体骨髓移植治疗股骨头缺血性坏死。

2003 年关节外科开展了骨盆外固定支架治疗骨盆骨折，骨盆及髋臼骨折的手术内固定治疗。其他方面开展了重组异种骨在骨科临床应用。

2007 年，关节骨病创伤骨科 1 区开展了关节镜下异体肌腱移植重建膝关节前后交叉韧带、关节镜技术应用于肩、髋、踝、肘关节病变、股骨恶性骨肿瘤瘤段切除人工全髋置换术。人工假体在骨肿瘤及颈椎的应用及关节镜技术的进一步提高，在本地区均处于领先地位。

2008 年，开展了自体造血干细胞移植治疗股骨头坏死、人工全膝关节表面置换翻修手术；将锁定钢板技术应用于四肢骨折。在人工关节广泛应用的时代，开展微创治疗股骨头坏死，为广大患者带来了新的希望。

2009 年，独立开展人工肱骨头置换技术治疗肱骨近端四分骨折、钽棒置入治疗早期股骨头坏死、关节镜下自体腘绳肌腱移植单束四股重建前后交叉韧带、髋臼旋转截骨术治疗髋臼发育不良等。

2010 年，将 VSD 技术应用于四肢大范围软组织缺损；开展了人工股骨头置换治疗老年股骨粗隆部骨折。VSD 技术的引进，使大面积软组织缺损的患者减少了手术次数，缩短了住院时间，为严重创伤患者提供了保障。

2011 年，开展了关节镜内外技术联合应用治疗髌骨外侧挤压综合征。

2013 年 9 月关节外科正式成立，主要收治慢性关节退变及运动损伤类疾病，不再收治创伤性骨折的患者。

2014 年应用 3D 打印技术开展多例复杂髋、膝关节的置换（个性化定制截骨导板、骨缺损的钛合金垫块）。

2016 年经市卫计委批准成立我市首家运动医学科，经医院批准成立“关节外科 & 运动医学科”。

2017 年开展我市首例膝关节单间室置换术及肩关节镜下巨大肩袖撕裂的缝合术。

2019 年完成我市首例无止血带下膝关节置换术及髋关节镜下盂唇缝合术。

2020 年开展关节镜下踝关节侧副韧带重建术、肩关节镜下肩锁关节双袢固定术。

2020 年独立完成首例髂骨截骨关节盂植骨术治疗复发性肩关节脱位。

2021 年、2022 年关节外科 & 运动医学科先后成立肩肘外科和髋关节外科两个亚专业。

2023 年为进一步推进我科的高质量持续发展，同年 5 月先后聘请北医三院关节外科主任田华教授、北医三院运动医学科副主任崔国庆教授担任客座教授。

2024 年开展膝关节镜下前交叉韧带再断裂使用人工韧带翻修术、半月板后跟修复术。

2024 年独立完成我市首例喙突转位术（Latarjet 术）治疗复发性肩关节脱位。

2024 年 2 月 1 日关节外科 & 运动医学科扩大病区，成立关节外科 & 运动医学科一病区和关节外科 & 运动医学科二病区。

近年来，科室骨干医师到北京协和医院、南京鼓楼医院、北医三院、深圳二院进行培训、进修，学习先进技术，经过十年学科发展。陆续开展了多项新技术、新项目。2023 年我科完成髋、膝关节置换 500 余例，髋、膝、腕、肘、肩关节镜手术 1000 余例，年病房手术量共计达 1527 例，运动医学手术量居省内前列。

近年来具体开展、申报的新技术、新项目（2014 年东营地区率先开展髋膝关节置换 3D 打印技术，2017 年 8 月正式推广肩关节镜技术（当年完成 60 余例，处于省内前列），2017 年 9 月开展膝关节单髁置换及胫骨高位截骨术。2017 年 10 月借助三基复审契机学习、贯彻“围手术期 ERAS 理念”，缩短了患者住院时间，降低了住院费用，增加了患者对疗效的满意度。2020 年省内率先开展老年髋部骨折绿色通道的试点工作。

（三）社会兼职

张冠宏任中国医药教育协会肩肘规范化培训基地主任委员、中华医学会航海医学分会第八届康复医学专业委员会委员、中国医药教育协会骨科专业委员会关节外科分会委员、中国研究性医院协会冲击波医学专业委员会委员、山东省医师协会运动医学委员会副主任委员、山东省医学会骨科分会委员、山东省医学会运动医学分会副主任委员、山东省医学会骨科分会关节学组委员、山东省医师协会运动医学委员会常务委员、山东省康复医学会骨质疏松委员会委员、山东省老年医学学会第一届骨科专业委员会常务委员、山东省医师协会腔镜外科委员会委员、山东省医师协会腔镜外科委员会关节镜学组常务委员、东营市医学会骨科委员会主任委员、东营市医学会运动医学分会主任委员、东营市医学会首席专家、山东省滨海公安局刑事技术专家。

吴琼任山东省医学学会再生专业委员会委员、山东省医学会运动医疗分会上肢运动创伤学组委员、中国研究性医院协会冲击波医学专业委员会委员、东营市医学会骨科委员会委员。

张金龙任山东省医学会运动医疗分会下肢运动创伤学组委员、山东省老年医学学会骨科专业委员会委员、东营市医学会骨科委员会委员。

李国强任山东省医学会骨科学分会关节组委员、山东中医药学会运动医学专业委员会委员、山东省医学会骨科学分会骨质疏松学组委员、中国医药协会肩肘规范化培训基地秘书长。

赵汝栋任中国医药协会肩肘学会委员、山东省疼痛委员会骨科分会委员。

（四）荣誉

（1）集体荣誉

2023 年　获得山东省“互联网 + 护理服务”技能竞赛团体二等奖。

2023 年　获得东营市“互联网 + 护理服务”技能竞赛团体一等奖 。

2023 年　获得山东省品管圈大赛优秀奖。

2023 年　获得东营市品管圈大赛三等奖。

（2）个人荣誉

2019 年　赵汝栋获得胜利油田文明建设先进个人。

2020 年　张晓晴获得山东省“技能兴鲁”职业技能大赛健康管理技能竞赛康养护理项目三等奖。

2020 年　张金龙获得鲁渝健康扶贫支医工作先进个人。

2022 年　张金龙获得鲁渝健康扶贫支医工作先进个人。

2022 年　梁相辰获得 2022Mitek 手术菁英赛

全国总决赛二等奖。

2022 年　李国强获得第四届医学 3D 打印技术与应用全国创新大赛三等奖。

2023 年　蒋文被评为东营市疫情防控巾帼建功标兵。

2023 年　蒋文获得东营市 2023 年优秀护理工作者（优秀护士）。

2023 年　蒋文获得山东省 2023 年“互联网 + 护理服务”技能竞赛个人优秀奖。

2023 年　蒋文获得东营市 2023 年“互联网 + 护理服务”技能竞赛个人三等奖。

2023 年　蒋文被评为 2023 年东营市群众满意护士。

2023 年　赵汝栋获得 2022 年度新时代东营最美青年。

2023 年　梁相辰获得滨州医学院第八届临床教师教学比赛决赛中级组一等奖。

（撰稿人：张冠宏　李国强）

创伤骨科

（一）概况

中心医院于 1976 年成立骨科专业，设于当时的外科一组，开放床位 41 张（兼收脑外科病人）。1979 年中心医院由“老医院”迁入现址，骨科设于 7 病区和 12 病区的一半，开放床位 65 张。1983 年 12 病区的一半迁入 13 病区，设立床位 25 张，仍为半个病区。1991 年 13 病区骨科病床撤销，仅设 7 病区为骨科病区，开放床位为 40 张。1995 年 5 月开始筹备增加半个骨科病区，设于原 13 病区，开放床位 18 张，于 1995 年 6 月 8 日开始收治病人。1996 年新病房大楼投产，于 1996 年 11 月 13 日骨科病房搬入 1 号病房楼，分别位于大楼的 10 层和 11 层，设骨科 1 病区、骨科 2 病区两个病区，开放床位 84 张。2005 年 5 月骨科两个病区更名为关节骨病创伤骨科 1 区和脊柱外科创伤骨科 2 区。收治病种做了大概分工：关节骨病创伤骨科 1 区重点开展骨病和关节疾病诊治，脊柱外科创伤骨科 2 区重点开展脊柱疾病诊治。创伤和手足病人仍为两个病区共同收治，床位仍为 84 张。

2011 年医院筹备成立手足外科，急诊部主任冯国平兼任手足外科主任，设 8 张床位，位于急诊楼 3 楼，2013 年 8 月急诊楼扩建后床位增加为 28 张。

2013 年 2 号综合病房楼投产启用，关节骨病创伤骨科 1 区和脊柱外科创伤骨科 2 区于 5 月搬迁到 2 号楼的 12 层和 13 层，病区更名为关节外科病区和脊柱外科病区，床位各设定为 40 张。2013 年 1 月创伤骨科成立，因无病房，暂时与关节外科和脊柱外科病区共同收治相关病人。2013 年 9 月 1 号病房楼装修后重新启用，创伤骨科独立，设床位 38 张，位于 1 号病房楼 3 楼。于 2013 年 9 月 17 日正式收治病人。至此，骨科设立四个亚专业，分别是脊柱外科、关节外科、创伤骨科、手足外科，共计 146 张床位。2018 年 1 月 7 日创伤骨科迁至 2 号楼 15 楼，编制床位 40 张。

2018 年科室被中国医师协会授予中国创面修复专科建设培育单位。

2019 年成立东营骨科医院，由袁庆忠副院长兼任骨科医院院长，陈爱民任支部书记。

2019 年为深入研究小儿骨科疾病特点，促进小儿骨科专业学科发展，进一步提高小儿骨科诊疗技术水平和服务能力，根据医院指示成立小儿骨科从创伤骨科分出，与小儿外科组建儿外科病房，由创伤骨科李胜副主任医师担任科室主任。同年为适应社会发展及医疗需求，医院决定成立创伤中心。经医院申请，东营市卫计委批准以创伤骨科作为先导，率先成立东营市创伤骨科中心（正科级单位），由孟险峰主任医师担任东营市创伤骨科中心主任。东营市创伤骨科中心是创伤中心重要组成力量，其为医院创伤中心前身，由创伤骨科时有科室成员主导运营，即为两个机构，同一医疗系统。在此基础上，不断完善创伤中心组建过程。同时孟险峰主任担任创伤中心副主任，在创伤中心组建过程中由创伤骨科定时、定量安排员工支援创伤中心出诊、院前及院内急救工作。2019 年 3 月由中国人民解放军总医院环骨盆微创救治联盟授予骨盆微创救治中心理事单位。2019年8月加入山东省创伤骨科专科联盟。2019年10月科室成为黄河三角洲创伤骨科专科联盟常务委员单位。2023年6月由山东省医师协会授予山东省人工智能微创骨科医师分会副主委单位。

2012年孟险峰主任医师被滨州医院聘为外科学专业型硕士研究生导师；2020年科室主任招收第一批全日制医学类专业型硕士研究生，成为医学研究生培养基地。

2021年由曹鑫副主任医师、周亚飞主管护师主导将中医适宜技术推广应用于骨伤疾病治疗中，并成立中西医结合骨伤亚专科，是胜利油田中心医院第一批重点建设亚专科单位。由曹鑫副主任医师任学科带头人。同年科室第一批住院医师规范化培训学员全员顺利毕业，科室获2021年度住院医师规范化培训优秀专业基地荣誉称号。

至此，创伤骨科/东营市创伤骨科中心已发展成为集医疗、科研、教学为一体的成熟医疗体系。

截至2024年3月，开放床位40张。硕士研究生9人。医师13人，其中主任医师2名，副主任医师4人。护理人员16人。

历任负责人

姓名	职务	任职时间	离任时间	离任去向
胡守成	主任	1976	1990	退休
刘 斌	主任	1986	1999	退休
陈 丹	主任	1999.03	1999.08	副院长
崔正礼	主任	1999.08	2019.10	退职
孟险峰	副主任	2013.10	2019.11	主任
孟险峰	主任	2019.11		
付 鹏	副主任	2019.02		2024.01 同时主持急诊创伤外科工作

历任护士长

姓名	职务	任职时间	离任时间	离任去向
孙怀英	护士长	1990.10	2005.10	法规部
白芳红	护士长	2005.10	2010.10	经营管理部
李 霜	护士长	2010.10	2012.08	离职
高海霞	护士长	2012.8	2013.09	健康管理部
高海萍	护士长	2013.09	2022.11	护理部
姜盈盈	副护士长	2020.07		

（二）业务发展

1966年以前，骨科主要以收治一般骨折病人为主，治疗方法限于牵引、石膏固定，较复杂的骨科疾病多转至济南治疗。1966年在张之湘领导下开展了腰椎间盘髓核摘除、骨关节结核病灶清除、半月板摘除、骨折内固定和畸形矫正等手术，为骨外科的发展起到了重要作用。

1976年以后。先后开展了先天性髋关节脱位手术治疗，髋骨巨大神经鞘瘤切除，断指（肢）再植等。

1977年开展了胸椎结核病灶清除加带血管蒂肋骨移植。

1978年开展胫骨延长手术成功。

1979年在无外科手术显微镜的简陋情况下，为一例断臂病人实行了再植手术，断臂成活，虽然功能恢复差，但却开创了断指再植的先例，为今后工作打下了良好的基础。

1980年首例带血管蒂的游离腓骨移植成功。

1981年开展了神经束膜吻合及神经松解手术。

1982年颈椎病经前路减压及椎间融合手术成功，对脊髓型颈椎病起到了良好的治疗效果，对20余例病人实施此手术治疗，有效率达100%。同年开展了人工髋关节置换手术。

1983年引进加压钢板手术器械，开展了股骨中段骨折的加压钢板的内固定治疗，加快了骨折愈合。同年开展了恶性骨肿瘤肢体灌注瘤段切除灭活再植获得成功，避免了部分病人截肢之苦。

1986年以来，骨科工作向移植和成形发展，先后开展了哈氏棒内固定治疗脊柱侧弯，带臀中肌蒂髂骨块移植治疗股骨颈骨折和股骨头无菌性坏死；半骨盆切除术；开展了前路椎间植骨融合治疗腰椎滑脱症；椎管成形及髂骨截骨下肢延长术等，使骨外科工作不断向纵深发展。

1987—1988 年开展了婴幼儿断指再植、末节断指再植、多指离断再植、断掌再植、断指异位再植、断腕再植等获得成功。同年开展了大血管损伤修复。

1989 年开展吻合血管的游离皮瓣移植、第二足趾游离移植拇指再造、踇甲瓣游离移植拇指再造。吻合血管的游离腓骨游离移植修复大段骨缺损。

1990 年开展臂丛神经损伤的修复，包括神经松解、神经移位手术。

1993 年开展了经胸椎体次全切手术。

1994 年新型膝关节镜在临床上应用。

1996 年开展腰椎管扩大椎板成形术治疗腰椎管狭窄症，Dick 钉、CD 钉棒治疗胸腰椎骨折。

1997年成功开展首例人工膝关节表面置换术，开展带锁髓内钉治疗股骨干及胫腓骨骨折。

1999 年成功开展一次手术双侧人工全膝关节表面置换术。

2000 年脊椎外科开展了 RF-Ⅱ型系统治疗腰椎滑脱症，RF-Ⅲ型（AF）系统、中华长城系统、Trifix 等椎弓根系统治疗胸腰椎骨折脱位。关节外科开展了一次手术行双髋人工关节置换术。创伤外科开展了可吸收螺钉治疗关节内骨折。

2001 年创伤外科开展了 DHS 动力髋系统治疗髋部骨折，DCP 动力髁钢板治疗股骨髁部骨折，髓内扩张自锁髓内钉治疗股骨干骨折，记忆合金环抱接骨板治疗锁骨骨折、尺桡骨骨折、肱骨骨折、髌骨骨折等；微创经皮钢板螺钉内固定治疗四肢骨折。脊椎外科开展了椎间融合器（Cage）结合椎弓根内固定（Tenor/TSRH/SRS/RF）治疗腰椎滑脱症，前路 AO 齿状突螺钉治疗枢椎齿状突骨折等。

2002 年创伤外科更换了四肢骨折内固定基础器械，提高了手术质量，应用“解剖钢板”系列治疗下肢干骺端骨折，股骨重建钉、伽马钉治疗股骨粗隆下骨折。脊柱外科开展了颈椎前路钢板内固定术治疗下颈椎骨折脱位，蛇牌钢板固定治疗 Hangman 骨折脱位，前路椎间撑开植骨加钛板固定治疗颈椎病，年底引进德国 RUDOLF 椎间盘镜手术系统，并成功开展了镜下腰椎间盘摘除术；Diapason、TSRH、Tenor 等椎弓根钉棒系统治疗胸腰椎骨折。微创经皮椎弓根钉置入治疗胸腰椎骨折。关节外科继续扩大人工关节置换术的应用范围，开展了关节镜下前后交叉韧带重建术、半月板缝合术等。其他方面：异体骨在骨科临床的应用，新辅助化疗在恶性骨肿瘤保肢术的应用，独立成功完成了健侧颈 7 神经移位治疗臂丛神经损伤；髓芯减压加自体骨髓移植治疗股骨头缺血性坏死。

2003 年脊柱外科开展了椎体成形术（PVP）治疗椎体血管瘤、转移瘤及骨质疏松性压缩骨折，颈椎前、后路手术一次完成治疗发育性椎管狭窄并颈椎病获成功。创伤外科开展了骨盆外固定支架治疗骨盆骨折，骨盆及髋臼骨折的手术内固定治疗。其他方面开展了重组异种骨在骨科临床应用。

2007 年，关节骨病创伤骨科 1 区开展了关节镜下异体肌腱移植重建膝关节前后交叉韧带、关节镜技术应用于踝关节、肘关节病变、股骨恶性骨肿瘤瘤段切除人工全髋置换术。人工假体在骨肿瘤及颈椎的应用及关节镜技术的进一步提高，在本地区均处于领先地位。

2008 年，开展了自体造血干细胞移植治疗股骨头坏死、人工全膝关节表面置换翻修手术；将锁定钢板技术应用于四肢骨折。在人工关节广泛应用的时代，开展微创治疗股骨头坏死，为广大患者带来了新的希望。

2009 年，独立开展人工肱骨头置换技术治疗肱骨近端四分骨折、钽棒置入治疗早期股骨头坏死、关节镜下自体腘绳肌腱移植单束四股重建前后交叉韧带、髋臼旋转截骨术治疗髋臼发育不良等。

2010 年，将 VSD 技术应用于四肢大范围软组织缺损；开展了人工股骨头置换治疗老年股骨粗隆部骨折。VSD 技术的引进，使大面积软组织缺损的患者减少了手术次数，缩短了住院时间，为严重创伤患者提供了保障。

2011 年，开展了关节镜内外技术联合应用治疗髌骨外侧挤压综合征。

2013 年，开展了微创内固定技术治疗老年粗隆部骨折，大大减小了传统手术的创伤。

2014 年，将 PRP 技术应用于骨折延迟愈合、骨不连，早期股骨头坏死。填补了东营市 PRP 技术空白。

2015 年，开展经皮微创内固定治疗髋臼后柱骨折；骼腰固定治疗骨盆骨折垂直不稳等。

2016 年，开展了小儿四肢骨折弹性髓内针内固定技术；漂浮体位前后路联合手术内固定治疗复杂骨盆髋臼骨折。

2017 年，开展了胫骨横向搬移技术治疗下肢缺血性疾病；改良 STOPPA 技术治疗骨盆骨折。

2018 年，将套索技术应用于肘关节骨折手术治疗；开展肩部小切口治疗肱骨大结节骨折。

2019 年开展肱骨髓内针内固定技术，尺骨髓内针内固定技术、腓骨髓内针内固定技术。至此，四肢骨折髓内针内固定技术已趋成熟。同年独立开展肩关节置换术、桡骨头置换术。手术量位于省内前列。同年，开展数字化骨科技术，引入 3D 打印技术治疗复杂骨折。

2021 年，引入损伤控制理念救治复杂、严重创伤患者，提高患者愈后，缩短治疗周期。

2022 年，开展肘关节置换 1 例，填补了地区肘关节置换技术空白。同年开展复杂肘关节骨折治疗技术，经随访，患者肘关节功能良好。同年经微创通道螺钉技术治疗骨盆前后环损伤。

2023 年，腹直肌外侧入路治疗髋臼骨折，Frosch 入路治疗复杂胫骨平台骨折。

2017—2023 年独立开展 STOPPA 入路、腹直肌外侧入路、经腹直肌入路及骶髂螺钉内固定术治疗骨盆、髋臼骨折，大大减少手术创伤，达到国内先进水平。

创伤骨科成立之初，年手术量 993 台次，年门诊量 7704 人次，年收治病人总数 1022 人次。截至 2023 年底，科室年手术量达 1537 台，年门诊量 15757 人次，年收治病人总数 1653 人次。至此，创伤骨科 / 东营市创伤骨科中心已发展成为集医疗、科研、教学为一体的成熟医疗体系。

（三）社会兼职

崔正礼任山东省首届创伤专业委员会委员、山东省首届骨质疏松与骨矿盐疾病专业委员会委员、山东省预防医学会骨与关节疾病防治分会常务委员、东营市医学会创伤外科专业委员会主任委员、东营市医学会骨科专业委员会副主任委员。

孟险峰任中国研究型医院学会骨科创新与转化专业委员会骨外固定学组委员、首届中国研究型医院协会骨科创新与转化专业委员会委员、山东省医学会创伤外科学分会第五届委员会委员、SICOT 中国数字骨科学会山东省分会第一届委员会委员、山东省医学会骨质疏松专业委员会委员、山东省医师协会急诊创伤医师分会多发伤亚专业委员会委员、山东省工伤鉴定专家组成员、山东省老年医学会骨科分会委员会委员、山东省医学会创伤外科分会委员会委员、山东省创伤专科联盟常务理事、山东省省级劳动能力鉴定专家组成员、山东省医药教育协会第一届骨科专业委员会常务委员、东营医师协会创伤专业委员会主任委员、东营市医学会骨科专业委员会副主任委员、东营市医学会创伤专业委员会副主任委员、东营市医学会第二届运动医学专业委员会副主任委员。

付鹏任山东省医学会骨科分会青年委员、山东省医师协会脊柱脊髓损伤委员会委员、东营市骨科学分会副主任委员、中国中西医结合学会骨科分会第八届委员、山东省医师协会人工智能微创骨科医师分会副主任委员。

崔华安任山东省医师协会老年创伤委员会委员、山东省脑血管病防治协会预防专业委员会委员、山东省康复医学会创伤骨科分会委员、山东省老年医学会第二届骨科分会委员、山东省创伤骨科专业联盟委员、东营市医师协会创伤骨科分会副主任委员、东营市创伤外科专业委员会副主任委员。

武琳任山东省医师协会人工智能微创骨科医师分会委员、山东省医师协会急诊创伤医师分会委员、山东省老年医学会骨科分会委员。

刘海涛任山东省老年医学会骨科分会委员。

曹鑫任山东省医师协会人工智能骨科分会委员。

（四）荣誉

（1）集体荣誉

2020 年　获得胜利油田文明集体 。

（2）个人荣誉

2002 年　孟险峰连续 15 年被评为滨州医学院优秀教师。

2006 年　崔华安获得东营市胜利油田优秀青年知识分子称号。

2007 年　孟险峰获得胜利石油管理局优秀卫生工作者。

2008 年　崔正礼获得东营市优秀医生称号。

2008 年　付鹏被授予山东省卫生厅三等功。

2008 年　崔华安获得滨州医学院优秀带教教师称号。

2008 年　崔华安获得中国人民解放军总医院优秀进修生称号。

2009 年　孟险峰获得全国教育科学“十一五”规划教育部重点课题二等奖。

2010 年　孟险峰获得胜利石油管理局青年岗位能手称号。

2010 年　孟险峰获得九三学社山东省委先进个人称号。

2011 年　崔华安获得东营市胜利油田文明建设先进个人称号。

2013 年　崔华安获得东营市优秀医生称号。

2014 年　崔正礼被评为东营市首席医学专家。

2015 年　孟险峰获得第四批黄河口医学领军人才优秀学科带头人称号。

2015 年　张寿天获得第四届黄河口职业技能竞赛三等奖。

2015 年　张寿天获得滨州医学院第四届临床教师教学技能竞赛一等奖。

2016 年　孟险峰被评为东营市优秀政协委员。

2016 年　张寿天获得滨州医学院优秀带教老师称号。

2017 年　曹鑫获得山东省住院医师读片大赛中获一等奖。

2017 年　张寿天获得山东省住院医师读片大赛二等奖。

2017 年　曹鑫获得滨州医学院第四届临床教师教学技能竞赛二等奖。

2018 年　孟险峰被评为九三学社东营市委优秀社员。

2021 年　曹鑫获得山东省第一届“齐鲁杯”创伤骨科手术技能大赛三等奖。

2021 年　曹鑫获得第二届青年医师创伤病例大奖赛半决赛三等奖。

2021 年　崔华安获得东营市“优秀医学科技工作者”（优秀医生）称号。

2023 年　曹鑫获得山东省第三届齐鲁杯创伤骨科病例大赛二等奖。

2023 年　曹鑫获得滨州医学院优秀带教老师称号。

（撰稿人：孟险峰　曹　鑫）

手外科、足踝外科

（一）概况

手足外科属于骨科的亚专业，由骨科及显微外科发展而来，中心医院于 1976 年成立骨科专业，设于当时的外科一组，开放床位 41 张（兼收脑外科病人）。1979 年中心医院由“老医院”迁入现址，骨科设于 7 病区和 12 病区的一半，开放床位 65 张。1983 年 12 病区的一半迁入 13 病区，设立床位 25 张，仍为半个病区。1991 年 13 病区骨科病床撤销，仅设 7 病区为骨科病区，开放床位为 40 张。1995 年 5 月开始筹备增加半个骨科病区，设于原 13 病区，开放床位 18 张，于 1995 年 6 月 8 日开始收治病人。1996 年新病房大楼投产，于 1996 年 11 月 13 日骨科病房搬入新病房楼，分别位于大楼的 10层和 11层，设骨科 1 病区、骨科 2 病区两个病区，开放床位 84 张。2005 年 5 月骨科两个病区更名为关节骨病创伤骨科 1 区和脊柱外科创伤骨科 2 区。收治病种做了大概分工：关节骨病创伤骨科 1 区重点开展骨病和关节疾病诊治，脊柱外科创伤骨科2区重点开展脊柱疾病诊治。创伤和手足病人仍为两个病区共同收治，床位仍为84张。显微外科是随着外科技术的发展和医疗设备的不断完善而兴起的新的外科专业分支。1969年在无手术显微镜的条件下，为一名完全性断臂病人作了首例断肢再植手术，断肢成活，开创了医院显微外科的先例。1976年成立骨外科，显微外科的业务工作归属骨外科，至1981年这5年中，共实施显微外科手术23例，包括断肢（指）再植、神经束间吻合、带血管蒂腓骨移植等，成功率高达86%，为此，瞿鸿德、胡守成、刘斌等人获油田技术引进三等奖，并为成立显微外科专业奠定了良好的基础。此后，医院先后派刘斌等4名医师分别到大连、上海、北京等地进修学习显微外科。1986年显微外科成为独立的外科专业，拥有固定床位25张，并添置了先进设备：双人双目手术显微镜、多普勒血流仪、皮温计和各种显微外科手术器械。同时，开展了动物试验进行微小血管吻合100余例，通畅率达95%。1987—1988年施行了末节手指再植13例，成活11例；带血管蒂髂骨移植、第二足趾游离移植拇指再造均获成功。至1990年底以前，显微外科已发展为有专业医生6名和独立的护理组的外科专业，由刘斌副主任负责，护理组由林桂美任护士长。显微外科成立后，主要开展了以下工作：断肢（指）再植、包括末节再植、婴幼儿断指再植、多指离断再植；断腕再植、断掌再植；四肢大血管损伤的修复；周围神经损伤的修复，臂丛神经损伤的修复，包括神经束膜松解、束膜吻合、神经移植、神经移位等。吻合血管的第二足趾游离移植拇指再造、吻合血管的拇甲瓣游离移植拇指再造；手毁损伤急诊手再造。吻合血管的游离皮瓣移植、肌皮瓣移植、吻合血管的复合组织游离移植（肌腱、关节、骨）等。断肢（指）成活率达96%；组织移植成活率达100%。1992年显微外科的工作通过省专家委员会的评审，其技术及成果达国内先进水平。其课题“显微外科的实验研究及临床应用”获管理局科技进步成果二等奖。1991年，显微外科半个病区撤销，显微外科业务仍归属于骨科，骨科和显微外科病区由一个半病区合并为一个病区，原显微外科医生作为骨科医生兼显微外科工作。2011年医院成立手足外科，急诊部主任冯国平兼任手足外科主任，设8张床位，位于急诊楼3楼，2013年8月急诊楼扩建后床位增加为28张，关节外科张诚调任至手足外科任副主任。2014年6—9月张诚副主任至北京同仁医院进修学习足踝矫形外科专业，回院后率先成立足踝外科专科门诊，开展足踝矫形手术；2016年8月科室正式成立足踝外科，张诚兼任足踝外科主任，原科室名称更名为手外科&足踝外科。因业务发展迅速，2018年1月份，搬迁入2号病房楼14楼，设床位40张。目前成立了足踝矫形整形技术亚专科，特色技术为关节镜手术技术、足踝矫形技术，省内领先。

截至2024年3月，科室床位数40张。在职人数22人，硕士研究生人数6人，医疗人员人数8人，其中主任医师1人、副主任医师4人，主治医师3人。护理人员人数14人，副主任护师2人，主管护师6人，护师6人。

历任负责人

姓名	职务	任职时间	离职时间	离任去向
冯国平	急诊部主任兼任手足外科主任	2011.11	2014.08	退职
张 诚	副主任	2013.10		
张 诚	主任	2017.02		
单连良	副主任	2022.12		

历任护士长

姓名	职务	任职时间	离职时间	离任去向
刘 锋	护士长	2013.05		

（二）业务发展

2013年至今是胜利油田中心医院手足外科发展最快的十年，特别是张诚主任在北京首都医科大学附属同仁医院足踝外科中心进修足踝专业后，专业化及收治病种的细化，与国际接轨，使手足外科得到了长足的进步，满足了东营地区居民对于手足外科疾病的医疗需求，特别是在足踝外科领域，在东营及周边地区处于领先地位。

（1）科室业务开展及特色诊疗科目

足踝外科是山东省较早成立、东营及周边地区最早成立足踝外科专业的医院，也是目前东营地区“唯一”的专门诊治足踝部创伤、畸形及其他疾病的学科。拥有高度专业化的医生、国内外最新的专业理念、国内最先进的技术和设备以及非常丰富的诊治经验。

（2）开展的代表性新技术

踝及足部的复杂骨折脱位。

足踝部先天性及后天性畸形：拇趾外翻、高弓（内翻）足、平足症（或外翻足）、足趾畸形等。

复杂创伤后遗功能障碍及创伤后畸形。

各种复杂的足踝部关节炎，包括类风湿关节炎、退变性关节病等。

前足部疼痛，如跖痛症，跖骨头坏死，趾间神经瘤，疲劳骨折等。

糖尿病及其他各种下肢慢性缺血性疾病导致的足部感染、坏死。

骨搬移技术慢性骨髓炎、胫骨横向搬移技术治疗慢性缺血性疾病。

ILizarov/Taler 支架治疗复杂畸形及创伤等。

复杂踝关节畸形的保关节手术。

（3）开展的先进技术

手外科是东营地区最早开展断指（肢）再植及拇指再造的医院。对于各种复杂的手部创伤、上肢先天及后天性畸形、周围神经血管疾病、手部及腕部骨与软组织肿瘤、大面积软组织缺损的皮瓣修复拥有丰富的临床经验和技术优势，尤其重视患者术后功能康复。开展了微创腕管镜技术治疗腕管综合征。

足踝外科是东营市唯一一家足踝专科，也是山东省较早成立的专科；自成立以来开展的足踝部矫形手术与世界接轨，处于全省领先地位；运用现代足踝外科理念治疗足踝部创伤及创伤后遗畸形，效果显著，几乎能够诊治所有的足踝部创伤和畸形。积极开展微创技术，先后开展了踝关节镜、距下关节镜技术治疗足踝部疾病。

手外科/足踝外科成立之初，年手术量1267台，年门诊量17219人次，年收治病人总数1379人次。

截至2023年底，科室年手术量达1687台，年门诊量22959人次，年收治病人总数1839人次。

（三）社会兼职

张诚任中国医促会足踝外科学组山东省分会副组长、中国中药协会骨伤科药物研究专业委员会委员、中华医学会海上灾害医学救援专业委员会委员、山东省研究型医院协会足踝医学专业委员会副主任委员、山东省医师协会手足外科医师分会常务委员、山东省患者安全管理协会创伤骨科专业委员会常务委员、山东省医学会显微外科学分会委员、山东省医师协会骨外科医师分会足踝外科专业委员会委员、山东省医师协会骨外科医师分会第三届委员会委员、东营市医学会手足外科分会副主任委员。

孙泉任山东省医学会手外科分会委员。

单连良任山东预防医学会动物源性传染病防治分会委员、山东省医师协会手足外科医师分会青年委员会委员、山东省医学会手外科学分会第三届委员会青年委员、山东省研究型医院协会足踝医学专业委员会委员。

盖茂杨任山东省医学会手外科学分会第二届委员会青年委员。

王松龄任山东省研究型医院协会足踝医学专业委员会常务委员、山东省医学会手外科学分会再植再造学组委员、山东省医学会骨科学会足踝外科学组委员。

孙平任山东省医学会手外科学分会学术发展学组委员。

张文苹任山东省医学会手外科分会畸形矫正学组委员、山东省中医药学会代谢病与骨质疏松委员会委员。

鞠峰任山东省医学会手外科学分会周围神经

学组委员。

（四）荣誉

（1）集体荣誉

2021年　获得东营市科技进步奖二等奖。

（2）个人荣誉

2016年　张诚获得胜利石油管理局先进个人称号。

2022年　王松龄获得鲁渝协作医疗卫生帮扶突出贡献先进个人称号。

2023年　张文苹获得鲁渝协作医疗卫生帮扶突出贡献先进个人称号。

2022年　冯敏被评为济南市人民政府抗击新冠肺炎疫情新时代最可爱的人。

2023年　冯敏获得全市卫生健康系统职工专业技能大赛二等奖。

（撰稿人：张　诚　孙　平）

东营市创伤骨科中心

2018年12月，成立东营市创伤骨科中心。2019年2月孟险峰任主任。

（撰稿人：孟险峰　曹　鑫）

第十一节　东营市医学整形美容医院

2019年3月成立东营市医学整形美容医院，包括整形美容外科、烧伤与创面修复科、皮肤科、口腔科、口腔研究所。辛志明任院长，颜敏、秦建勇任副院长，王涛任综合管理办公室副主任，王静任总护士长。

整形美容外科、烧伤与创面修复科

（一）概况

1964年建院时，无专门的烧伤病房，烧伤病人在普外科治疗。1966年4月发生一起3人大面积天然气烧伤，医院临时组织抢救小组，并成立一个临时烧伤病房。

1974年建立烧伤专业组，与外科二组同一单元，占用床位12张，固定医师2人，其他医师每3个月轮换一次，固定护士4人。1979年迁入医院现址原十三病区，固定床位12张，先后增加了烧伤翻身床、红外线治疗仪等设备，隔离条件得到改善。烧伤病房工作先后由孙隆昌、姜曰贤、苏磊负责。1985年成立烧伤整形科，开放床位16张，医护人员12人。1993年迁至急诊楼4楼为二十三病区，床位扩至22张，设立独立的烧伤外科手术室。2014年8月更名为烧伤整形美容科，开放床位25张。2018年急诊楼3楼西侧改造为烧伤与创面修复门诊、整形美容门诊，急诊楼5楼改造为烧伤康复治疗室。2019年3月撤销烧伤整形美容科，成立整形美容外科、烧伤与创面修复科。整形美容外科、烧伤与创面修复科为同一病区。将外科所属伤口造口护理治疗室划归烧伤与创面修复科管理。2014年烧伤科被评为山东省临床重点学科建设单位，王公明为学科带头人，辛志明、王成栋、田海柱为学科骨干。烧伤整形美容科是东营市第四批医药卫生特色专科（A级）。2017年10月加入国家临床重点专科山东省立医院牵头的烧伤外科（创面修复外科）专科联盟。2020年烧伤科被评为山东省临床重点专科，辛志明为学科带头人，王成栋、付迎聪、刘淑兰等为亚专科带头人。2021年科室搬迁入1号病房楼，床位扩大至42张，其中15楼为整形美容外科，设置床位16张；16楼为烧伤与创面修复科，设置床位26张。2022年12月烧伤整形外科学获评山东省首批医药卫生重点学科，辛志明为学科带头人。

截至2024年3月，科室床位42张。有医务人员43人。医师14人，其中主任医师3人。护理人员29人，其中主任护师1人，副主任护师2人、主管护师9人。先后有8名医师取得山东省美容主诊医师资格证书，2名护士取得美容从业人员资格证书。有医院首席医学专家1人。

历任负责人

姓名	职务	任职时间	离任时间	离任去向
左福全	主任	1985	1992.11	离任
李广路	烧伤科主任	1993.02	1998.07	离任
王成栋	副主任	1998.06	2001.11	主任
王成栋	主任	2001.11	2006.12	离任
刘　冬	副主任	2006.12	2008.12	离任
王公明	外科总支书记、外科副主任兼烧伤整形科主任	2008.12	2017.01	退职
辛志明	副主任	2011.11	2017.02	主任
辛志明	主任	2017.02	2018.01	外科党支部书记、主任
辛志明	外科党支部书记、主任	2018.01	2019.03	医学整形美容医院党支部书记、院长、主任
辛志明	医学整形美容医院党支部书记、院长、主任	2019.03	2019.11	医疗副总监、医学整形美容医院党支部书记、院长、主任
辛志明	医疗副总监、医学整形美容医院党支部书记、院长、主任	2019.11		
王成栋	副主任	2017.12	2022.08	退职
任凤丽	副主任	2022.12		

历任护士长

姓名	职务	任职时间	离任时间	离任去向
林桂美	十三病区护士长	1982.11	1991.01	营养科
刘国美	副护士长	1985.09	1993.11	退职
魏培莲	护士长	1991.01	1998.02	退职
谷雪梅	护士长	1998.02	2001.01	离任
王金兰	护士长	2001.01	2007.12	门诊部
王　静	护士长	2007.12	2022.11	公共卫生科
王　静	总护士长	2019.03	2022.11	公共卫生科
于桂新	副护士长	2019.03	2022.12	护士长
于桂新	护士长	2022.12	2024.03	门诊
于桂新	门诊护士长	2024.03		
兰俊英	副护士长	2021.09		
姚珊珊	护士长	2024.03		

（二）业务发展

在做好烧伤治疗的基础上，应用整形美容新技术开展烧伤后瘢痕的整形治疗、各种缺损与畸形及头颈部、胸腹部、会阴部等美容外科治疗。

1976 年开展小猪皮植入、打洞嵌皮术治疗大面积烧伤病人，解决皮源不足问题。

1985 年开展手背削痂植皮术治疗手部深度烧伤，改善双手功能。

1986 年抢救 13 例成批大面积烧伤病人。同年开展爪形手的整复治疗。

1988 年 4 月开展大面积深度烧伤创面切（削）痂植自体微粒皮，小猪皮覆盖术，提高病人救治成功率，为特重度烧伤病人的治疗提供手术基础。同年 5 月施行首例面部Ⅲ度烧伤病人的全颜面整张植皮术，改善病人外观。

1989 年 6 月成功抢救 19 例成批大面积深度烧伤病人，其中一例烧伤总面积 90%、三度面积 80% 的病人治愈出院。

1990 年开展手部削痂延期植皮术治疗手部深度烧伤，改善病人手部功能。

1993 年 9 月施行首例双下肢切痂，自体微粒皮肤移植、异体皮覆盖术，“自体微粒皮肤移植术在治疗大面积深度烧伤病人中的应用研究”获 1998 年度胜利石油管理局科技进步三等奖。

1995 年抢救 9 例成批大面积烧伤病人。

1998 年抢救 4 例成批烧伤面积为 80%—90% 伴有吸入性损伤的特重度烧伤病人，均治愈出院。

1999 年开展皮胀软组织扩张术。

2000年开展胸脐皮瓣移植术修复腕手部深度烧伤创面。同年改良了面部分区植皮技术及颈部、会阴部瘢痕畸形整复治疗技术。

2001年开展磨痂术治疗大面积深Ⅱ度烧伤病人。

2002年采用碱性成纤维细胞生长因子治疗烧伤创面。

2003年施行瘢痕内注射技术治疗增生性瘢痕、瘢痕疙瘩，临床效果满意。

2004年以来，先后开展自体表皮、异体真皮皮浆混合移植术，提高微粒皮移植成活率和成活质量。应用硅酮+弹力绷带防治深度烧伤后增生性瘢痕。使用充气浴缸床旁浸浴治疗，提高残余创面治疗效果。脱细胞异体真皮用于大面积烧伤患者后期整形等技术。

2006年开展鼻再造、硅胶假体植入隆鼻、隆颏、额颞部除皱、隆乳、缩乳、乳头内陷矫正、毛发移植等手术，改进腋臭根治术、皮肤软组织扩张术、脂肪抽吸术、重睑、祛眼袋等手术方法。

2009年引进负压封闭引流技术，用于压力性溃疡、糖尿病足等难愈性创面治疗。

2012年引进冰点无痛激光脱毛机、点阵铒激光等大型设备，开展激光脱毛、激光瘢痕治疗、激光换肤等新技术。

2013年病房扩建，烧伤翻身床增加到15张，引进电动取皮机等设备，设立独立的浸浴水疗室和功能康复室，提高烧伤晚期残余创面及烧伤瘢痕功能康复的治疗水平。开展首例双上肢切痂MEEK植皮术，肉毒毒素注射美容、透明质酸注射美容。同年7月成功抢救18例群体烧伤病人。

2014年开展烧伤创面早期磨痂脱细胞异种真皮覆盖技术。

2016年开展首例PRR注射美容术。12月大面积烧伤抢救治疗技术被评为医院急救技术品牌。

2017年引进MEEK植皮机，MEEK植皮技术在临床上得到广泛应用。

2018年引进辉煌多功能激光脉冲光工作站、德玛莎电子注射器，开展激光光子美容和水光针注射美容。同年引进烧伤悬浮床，大面积烧伤救治能力进一步提高。激光美容技术被评为医院激光光电技术品牌。

2020年抢救8例成批爆炸伤病人，其中最严重的患者为体表面积99.5%的烧伤，所有患者抢救成功，救治过程中得到了解放军总医院304医学中心、山东省立医院、济南市中心医院、济宁市第一人民医院的专家团队的指导及支援。

2021年开展异体皮混合移植新技术，脂肪胶移植技术，水动力清创术，水刀腋臭根治术。

（三）社会兼职

王公明任东营市医学会第一届、第二届烧伤整形与医学美容专业委员会主任委员。

王成栋任东营市医学会第一届、第二届烧伤整形与医学美容专业委员会副主任委员。

付迎聪东营市医学会第二届烧伤整形与医学美容专业委员会副主任委员。

辛志明任中国医师协会烧伤科医师分会第四届和第五届委员会委员、中华医学会整形外科分会脂肪移植学组委员、中国整形美容协会脂肪医学分会委员、中国性学会私密整形与产业分会第一届委员、第二届常务委员、山东省医师协会烧伤科医师分会第二届委员会常务委员、第三届委员会副主任委员、山东省中医药学会组织再生与创面修复专业委员会副主任委员、山东省医师协会美容与整形医师分会第三届委员会常务委员、山东省医师协会创面修复医师分会第一届委员会常务委员、山东省医学会烧伤整形分会第八届委员会副主任委员、东营市医学会第二届烧伤整形与医学美容专业委员会副主任委员兼秘书长、东营市医学第三届烧伤整形与医学美容专业委员会主任委员、东营市烧伤外科质控中心主任、东营市烧伤整形临床医学研究中心主任。

（四）荣誉

（1）集体荣誉

1994年　获得石油部集体二等功（烧伤整形科7名医护人员参加新疆克拉玛依大批烧伤病人救治）。

2018年　瓣组合移植修复小腿严重电烧伤的应用研究获胜利油田管理局三等奖。

2019 年　颞枕跨区筋膜瓣在大面积头皮缺损中的修复研究获东营市科学技术进步一等奖。

2019 年　获得山东省护理学会第一届烧伤整形护理案例比赛二等奖。

2022 年　获得山东省护理学会第二届烧伤整形护理案例比赛二等奖。

2020 年　获得国家医疗相关标准执行竞技比赛优秀奖。

2023 年　获得山东省医学会急危重病例诊治奖一等奖。

（2）个人荣誉

1989 年　王公明获得石油管理局三等功。

2003年　王公明获得东营市人民政府三等功。

2004 年　王公明被评为胜利石油管理局卫生工作先进个人。

2005 年　王静被中国石油化工集团公司授予巾帼建功标兵 。

2009 年　王公明被评为胜利石油管理局文明建设先进职工。

2010 年　v 王静被评为胜利石油管理局卫生工作先进个人。

2012 年　王公明被评为东营市卫生系统先进个人。

2012 年　辛志明获得山东省卫生应急比武个人优秀奖。

2012 年　辛志明被评为东营市卫生系统技术能手。

2013 年　陶婷获得第四届胜利油田护理拉力赛总决赛二等奖，胜利油田三等功。

2014 年　王静被评为东营市优秀护士。

2015 年　王静被评为东营市优秀护士。

2016 年　王静被评为东营市优秀护士。

2018 年　辛志明被评为胜利油田文明建设先进个人 2018 年。

2019 年　辛志明被评为东营市卫生健康系统先进事迹医师。

2021 年　辛志明被评为东营市直卫生健康系统优秀党务工作者。

2023 年　赵文倩获得山东省预防医学会医院感染控制“爱院感，致青春”青年演讲比赛一等奖。

2023 年　赵文倩获中华预防医学会第四届“爱院感，致青春”青年演讲比赛二等奖。

（撰稿人：辛志明　任凤丽）

皮肤科

（一）概况

皮肤科成立于 1965 年 5 月，由济南调入皮肤病专业医师刘振芝，开设了皮肤病全日门诊。1979 年 8 月开设病房，与耳鼻喉科处同一病区。1999 年 10 月皮肤科门诊搬迁到 7 楼。2002 年 10 月成立皮肤病诊治中心。病房由八病区迁出成为独立病房，设 11 张床位。皮肤科门诊增设性病门诊。2003 年 11 月开设性病门诊。2013 年 10 月皮肤科病房床位增至 15 张。2021 年 2 月皮肤科病房床位增至 18 张。2003 年皮肤科被评为管理局优秀基层单位。2012 年评为东营市首批特色专科 A 级学科。2013年被认定为山东省住院医师规范化培训基地、国家药物临床试验基地。2017 年成为山东省皮肤病医院皮肤性病学专科联盟单位。2018 年成为上海华山医院皮肤病学医联体单位、中日友好医院毛发专病医联体单位、国家远程医疗与互联网医学中心皮肤影像推广单位。2019 年成为中国中西医结合学会湿疹皮炎皮肤过敏研究基地。2020 年加入国家银屑病规范化诊疗中心。2021 年加入中国“一带一路”皮肤病学专科联盟，评为山东省临床医学研究中心分中心、山东省医用臭氧外治临床培训示范基地。2022 年成为山东省中西医结合皮肤整形美容专科联盟单位、山东省化妆品不良反应监测哨点单位。2023 年成为山东大学第一附属医院皮肤影像专科联盟单位、山东大学第二医院中西医结合皮肤专科联盟单位，加入中国毛发健康规范化诊疗中心。

截至 2024 年 3 月，皮肤科床位 18 张。科室在职人数 34 人，其中硕士研究生 12 人。医疗人员 14 人，其中主任医师 3 人，副主任医师 5 人。护理人员 18 人，其中主任护师 1 人，副主任护师 3 人。医技人员 2 人。

历任负责人

姓名	职务	任职时间	离任时间	离任去向
刘振芝	主任	1965	1967	济南
姜言昌	主任	1969	1976	退休
黄学智	主任	1976	1985	退休
魏兆卿	副主任	1985.12	1997.07	退职
游云天	副主任	1997.08	1999.12	东营市人民医院
孙 莉	副主任	1999.12	2002.05	主任
孙 莉	主任	2002.05	2016.01	退职
颜 敏	副主任	2012.07	2016.07	主任
颜 敏	主任	2016.07		
张 媛	副主任	2022.12		

历任护士长

姓名	职务	任职时间	离任时间	离任去向
杨昭英	护士长	2003.05	2006.01	离任
贾爱云	护士长	2006.01	2012.03	退职
王翠玉	护士长	2012.03		
程晓飞	副护士长	2022.12		

（二）业务发展

皮肤科历经近60年的发展，经历了从一人一诊室，到如今门诊病房全面发展，医师护士30余人的科室景象。皮肤科规划成立医学美容中心、皮肤影像中心、水疗中心、光疗中心，并建立日间手术室等。拥有十余种国内先进的皮肤病专用医疗设备，在皮肤影像学、皮肤外科、医学美容等方面有明确的学科发展方向，符合现代医学科技发展趋势，整体技术水平处于地市级先进水平和市内同专业领先水平。

1965年，开展局部封闭治疗技术。

1970—2000年，逐步开展液氮冷冻、电离子技术、真菌检测、光疗等，对于皮肤科常见病的治疗起到了重要作用，为东营市皮肤病诊断治疗技术填补了空白。

2002年开展支原体、衣原体、梅毒螺旋体、艾滋病病毒抗体等病原体的检测工作，为性病患者提供及时快捷的诊断。

2003年开展白癜风自体表皮细胞移植术，适用于各种类型的稳定期局限性白癜风患者的治疗。

2004年开展了光子嫩肤治疗技术，引进科医人彩光版光子嫩肤仪，为千余名雀斑、晒斑、老年斑、毛细血管扩张、酒渣鼻等广大爱美人士提供了美白嫩肤技术，在国内处于领先地位。

2006年开展高能脉冲激光治疗，对睑黄瘤、汗管瘤、各种皮肤赘生物等的治疗提供了新的治疗手段。

2007年购置了德国沃曼全舱窄波UV1000L光疗机，用于治疗银屑病、蕈样肉芽肿、扁平苔藓、玫瑰糠疹、带状疱疹、异位性皮炎、泛发性慢性湿疹等多种皮肤病。

2008年开展皮肤病理活检技术。

2008年开展中药蒸气浴治疗，利用中药高热沸腾发出蒸气，其挥发性成分经皮肤吸收，改善病损处的微循环和血管的通透性，加快代谢产物排泄，促进药物吸收，提高光疗的治疗效果。

2011年开展红蓝光治疗技术，治疗痤疮、毛囊炎、皮炎、带状疱疹等疾病。

2014年引进调Q激光治疗仪，用于治疗文身、黄褐斑、毛细血管扩张等疾病。

2015年引进308nm准分子光治疗仪，用于白癜风患者的治疗。

2016年引进皮肤镜、WOOD镜，率先在东营地区开展皮肤影像技术，极大程度提高了早期皮肤肿瘤的诊断率，为皮肤科发展提供强有力的支撑。并于2018年成为皮肤影像示范推广单位，2021年成立皮肤影像亚专科。

2016年引进电子注射器，开展水光注射治疗技术，助力皮肤医学美容发展。

2017年开展微针针刺治疗，针对脱发、痘坑等患者。

2018 年开展化学焕肤治疗，针对痤疮、毛周角化症患者。

2019 年引进舒敏治疗仪，适用于激素依赖性皮炎、过敏性皮炎、日光性皮炎等疾病。

2020 年开展头部微针及富血小板血浆治疗脱发新技术。

2020 年引进臭氧水疗仪，适用于湿疹、皮炎、银屑病、瘙痒症等疾病。

2021 年引进射频提拉治疗仪，促使面部年轻化治疗技术更加深入。

2021 年开展皮肤良恶性肿物切除精细缝合及皮瓣修复技术，采用精细缝合及局部软组织缺损的修复重建，尽量达到修复缺损、重建组织功能、外观美容化的目标，提高皮肤肿瘤的外科手术效果和临床预后。

2022 年引进 CO_2 点阵激光治疗仪，适用于瘢痕、痤疮等疾病，有助于皮肤外科、皮肤美容亚专科发展。

2022 年引进云镜检测仪，完善皮肤医学美容检测技术，提升科室科研能力。

2022 年开展皮肤 U 型切除治疗甲沟炎、皮肤磨削术、真皮皮瓣填充治疗嵌甲等多种新技术、新项目，填补了东营地区的空白。

2021—2023 年，我科相继开设脱发门诊、甲病门诊、白癜风门诊、中西医结合门诊等专病门诊，助力科室亚专科建设。

2019—2024 年，我科大力发展中西医结合、中医护理适宜推广技术。开展火针、穴位贴敷、耳针、艾灸、中药封包、中药涂搽、中药塌渍、中药蒸汽浴等多项中医项目，自 2023 年，我科中医皮肤医师开展了针灸、埋针、灸法、穴位贴敷等中医中药方法。

2017 年我科被评为国家药物临床试验基地专业，开展多项临床试验项目，截止到 2024 年 3 月，我科已完成临床试验项目 5 项，正在进行项目 6 项。

（三）社会兼职

颜敏任山东省医学会激光医学分会副主任委员、山东省医师协会皮肤科医师分会委员、山东省医学会皮肤性病专业委员会委员、山东省医师协会皮肤科医师分会皮肤外科与皮肤美容学组副组长、东营市医学会第五届皮肤性病专业委员会主任委员。

孙莉任东营市医学会皮肤性病学专业委员会名誉主任委员。

杨胜烨任山东省性病防治协会理事、山东省研究型医院协会皮肤性病学会委员、山东省医学会皮肤美容协会皮肤影像组委员。

张媛任山东省医师协会皮肤科医师分会皮肤外科与皮肤美容学组委员、山东中西医结合学会皮肤性病专业委员会委员、山东省中西医结合学会皮肤性病学分会毛发学组委员、山东省研究型医院协会皮肤性病学委员、东营市医学会第五届皮肤性病专业委员会副主任委员。

李娟任中国麻风防治协会皮肤外科与美容分会委员、山东省医学会皮肤性病学分会毛发与皮肤美容学组委员、山东省中西医结合学会皮肤性病学分会委员、山东省中西医结合学会皮肤性病学分会色素性皮肤病学组委员、山东省中医药学会皮肤病专业委员会委员、山东省老年医学学会皮肤肿瘤与皮肤外科学会委员。

劳成军任山东省激光医学会皮肤美容专业委员会皮肤影像学组副组长。

王慧丛任山东省中西医结合学会皮肤性病学分会委员。

孙敬晖任山东省老年医学研究会皮肤肿瘤与皮肤外科专业委员会委员。

王翠玉任山东省护理学会首届皮肤病专业委员会委员。

李培莹任山东省护理学会首届皮肤病专业委员会青年委员。

（四）荣誉

（1）集体荣誉

2004 年　获得山东省 QC 成果优秀奖。

2023 年　获得山东省年度麻风病症状监测工作先进单位称号。

（2）个人荣誉

2001 年　孙莉被评为胜利石油管理局优秀卫

生工作者。

2002年 孙莉被评为胜利石油管理局优秀青年知识分子、先进工会工作者。

2004年 王翠玉获得胜利油田第十三届职业技能竞赛第一名。

2004年 王翠玉获得胜利石油管理局二等功。

2004年 王翠玉获得胜利油田技术能手称号。

2005年 孙莉被评为东营市首届医学优秀科技工作者。

2005年 王翠玉被评为东营市优秀护士。

2006年 王翠玉被评为胜利石油管理局知识型青年优秀代表。

2006年 孙莉被评为东营市优秀医生。

2008年 孙莉被评为东营市优秀医生。

2008年 王翠玉获得胜利油田首届护理拉力赛个人总成绩一等奖。

2009年 王翠玉被评为全市优秀护士。

2010年 颜敏被评为东营市优秀医生。

2010年 孙莉被评为胜利石油管理局文明建设职工。

2010年 王翠玉被评为胜利油田模范护士。

2010年 杨胜烨获得胜利石油管理局“三八红旗手”称号。

2012年 孙莉被评为东营市首席医学专家。

2012年 孙莉被评为东营市优秀医生。

2012年 刘永被评为胜利石油管理局先进职工。

2013年 孙莉被评为第二批黄河口医学领军人才优秀学科带头人。

2014年 王翠玉被评为滨州医学院优秀带教教师。

2013年 孙莉多次被评为滨州医学院优秀教师。

2018年 谢凯悦获得胜利油田第二十届职业技能竞赛团体总成绩第一名，个人第三名。

2020年 冯超获得第五届全国光电美容操作技能大赛优胜奖。

2020年 冯超获得“康哲杯”皮肤科青年医师病例演讲比赛济南区域赛优秀奖。

2020年 王慧丛获得第八届全国青年皮肤科医生授课大赛二等奖。

2020年 王慧丛获得“齐心抗疫，携手护肤”山东省激光医学会皮肤美容专业委员会第三届光动力病例演讲挑战赛二等奖。

2020年 孙敬晖获得东营市医保系统“不忘初心跟党走 精诚医保惠民生”诵读比赛一等奖。

2021年 颜敏被评为山东省麻风病防治工作先进个人。

2021年 冯超获得中国痤疮周病例演讲比赛半决赛三等奖。

2021年 冯超获得首届“CSID杯”全国皮肤影像能力大赛优秀奖。

2021年 孙敬晖获得2021年公立医院高质量发展医保管理最佳案例评选比赛一等奖第一名。

2022年 颜敏被评为2021年度东营市药品安全监测工作先进个人。

2022年 李娟获得滨州医学院第三届PBL案例评选优秀奖。

2022年 冯超被评为2021年度山东省药品安全监测工作先进个人。

2022年 冯超获得第五届山东省激光医学会皮肤美容专业委员会光动力病例演讲比赛三等奖。

2022年 孙敬晖获得“我为群众办实事”故事分享会第二名。

2022年 孙敬晖获得滨州医学院PBL案例评选大赛优秀奖。

2023年 颜敏被评为山东省2023年度麻风病症状监测工作先进个人。

（撰稿人：颜 敏 冯 超）

口腔科

（一）概况

1964年建院初期，在外科门诊设口腔病诊室，仅王文珍1名口腔专业医师坐诊，用一些简单器械开展拔牙、补牙以及口腔常见病诊治业务。1965年5月口腔和耳鼻喉合用一间诊室。同年12月门诊部投产，口腔诊室增至两间，在五官科综合病房占床2张。1968年迁入门诊东侧，有8间平房，增设技工室、修复室。1976年五官科撤销，口腔科成为独立科室。1979年迁入医院现址，病房与眼科同在九病区，占用床位14张。1988年口腔科分为口腔内科、口腔颌面外科、口腔修复科三个亚专业。1996年修复科增设正畸专业。1997年修复科增设美容专业。1999年7月口腔科门诊迁至现门诊大楼5楼西侧。2002年10月口腔科病房与耳鼻喉科病房合并为耳鼻喉口腔科病区，占用床位11张。2012年7月口腔科门诊设护士长。2013年5月病房迁至2号病房楼21楼，与耳鼻喉科同在一个病区。2017年11月成立口腔研究所，主要负责本地区口腔疾病防治、咨询、宣传，健康教育等；开展尖端前沿临床研究，推广新技术新项目，提高本地区口腔疾病诊治水平。口腔科是中华慈善总会与美国"微笑列车"在东营地区唯一定点医院、全国口腔龋病预警及预防干预基地、国家住院医师规范化培训口腔全科专业规培基地、东营市第五批医药卫生重点学科（A级）。

截至2024年3月，科室开放床位20张。其中博士研究生2人，硕士研究生21人。科室有医务人员50人。医师33人，其中主任医师9人、副主任医师10人、主治医师10人、医师4人；护理人员14人，其中副主任护师3人。技师3人。高级医学专家1人、黄河口医学领军人才1人。

历任负责人

姓名	职务	任职时间	离任时间	离任去向
何玉兰	负责人	1968	1985	
张兆福	负责人	1973	1982	
卢英玫	负责人	1982	1985	
王景菊	副主任	1985.12	1999.06	退职
贾金林	副主任	1997.08	2000.8	主任
贾金林	主任	2000.8	2005.12	离职
强艳丽	副主任	2005.12	2009.12	主任
强艳丽	主任	2009.12	2019.07	退职
秦建勇	副主任	2012.07	2019.07	主任
秦建勇	口腔研究所所长	2017.12	2020.07	不再兼任
宗　敏	口腔研究所副所长	2017.12	2020.07	所长
宗　敏	副主任	2019.01	2023.07	退职
王　涛	口腔研究所副所长	2019.01		
刘道峰	副主任	2019.01		
宗　敏	口腔研究所所长	2020.07	2023.07	退职

历任护士长

姓名	职务	任职时间	离任时间	离任去向
乔玉香	护士长	2012.10	2018.01	退职
崔立云	副护士长	2018.01	2022.11	护士长
崔立云	护士长	2022.11		
王晨霞	副护士长	2022.11		

（二）业务发展

建院初期，以口腔内科和牙槽外科及镶牙为主，除少数单纯唇裂修补和简单囊肿摘除外，主要为拔牙和补牙。日门诊量60人次左右。

1972年开展单纯前牙反颌，个别前牙拥挤等简单的正畸技术。

1979年口腔内科开展高压氧治疗牙周病。与药剂科合作试制成口腔溃疡涂剂，蟾酥治疗牙髓炎，牙周涂剂治疗牙周病，玻璃离子、EB应用于充填，螺纹钉固定和四环素牙脱色，硫酸镁治疗三叉神经痛等技术。

1985年之前颌面外科开展一般囊肿切除、唇裂修补、颌面外伤的清创缝合等手术。1985年之后开展腮腺全切除，上下颌骨切除，舌癌部分切除，颈淋巴结清扫，牙槽外科正畸，上颌窦根治，皮瓣转移，肋骨自体移植、腭裂咽后壁瓣修补，舌骨上清扫，腮裂囊肿摘除，颧弓骨折固定，颌面部多发性陈旧性骨折，颞下颌关节强直和颌下腺切除和动脉灌注化疗等技术。

1986年开展光敏复合树脂补牙，解决前牙补牙、四环素牙、斑釉牙修复和美观问题。

1988年口腔颌面外科开展首例喙突移植治疗颞颌关节强直，咽后壁成形术。开展首例面神经显微吻合技术。

1989年开展射频热凝治疗三叉神经痛，空管治疗，唇交叉瓣转移修复术。

1990年开展牙龈成形术，自体骨沸煮再植术，腮腺造影。

1991年开展烤瓷冠修复。口外开展功能性颈淋巴清扫。

1994年开展种植牙，颞颌关节造影。

1995年口内开展活髓切断术，直接和间接盖髓术，根尖诱导术。1996年开设口腔正畸专科门诊，开展方丝弓矫治技术。

1997年开展牙齿漂白。

1998年开展超声波洁治，微波治疗口腔溃疡、黏液囊肿。

1999年口外门诊使用电刀进行口腔小手术，牙龈整形。口内自配塑化液用于塑化治疗，自配一周及两周失活剂用于牙髓失活。使用垂压器和侧压器进行完善根充，开展窝沟封闭预防儿童牙齿龋坏。美容开展祛斑痣、疣，皮肤护理、美白，喷砂洗牙。

2000年口内利用超声原理进行根管长度测量、根管充填，用Vitapex进行儿童根管充填和根尖诱导。口外开展双侧颈淋巴清扫术，心电监护下拔牙。埋伏牙三维CT定位技术。口腔修复行外加工方式进行铸造、烤瓷修复，隐性义齿修复，拔牙后即刻临时义齿修复。口腔正畸开展直丝弓矫治技术。

2001年口外利用涡轮机拔牙，微型钛合金夹板进行颌面部骨折的坚固内固定治疗，开展微创手术，应用带血管的游离腓骨瓣修复颌面部骨缺损。口腔正畸开展阻鼾器治疗阻塞型呼吸睡眠暂停综合征。激光疼痛治疗仪可治疗颞颌关节病、牙龈脓肿、牙本质过敏。

2002年口内开展药物缓释技术治疗牙周病，牙隐裂保守治疗。口腔正畸开展滑动直丝弓矫治技术，埋伏牙牵引矫治技术。2003年口腔内科开展牙髓及根尖病的根管治疗、牙周植骨术；口腔外科开展上颌窦底提升、骨扩张、植骨技术，开展头皮冠状切口进行上颌骨、颧骨、颧弓骨折手术；修复科开展精密附着体，套筒冠技术。

2004年口腔内科开展激光照射加窝沟封闭治疗；口腔颌面外科开展牙槽突裂的植骨修复技术、消炎痛加激光治疗TMJD、代用组织片在口腔黏膜缺损中的应用；口腔正畸科开展种植支抗技术。

2006年口腔内科开展窝沟封闭剂防龋；口腔颌面外科开展微创拔牙术；修复科开展附着体可摘义齿修复术。

2007年口腔内科应用镍钛机扩马达和热牙胶根管充填技术替代原始的普通根管预备和冷牙胶测牙充填；口腔种植数字牙片摄片系统的使用提高影像清晰度。口腔修复开展种植修复、cad/cam氧化锆全瓷修复技术，口腔正畸开展自锁托槽技术。美容专业开展超冷光美白技术。

2008年口腔内科引进半导体激光口腔治疗机治疗口腔内根尖炎及部分黏膜病。口腔正畸开展无托槽隐形矫正技术，填补了东营地区的空白。

2009年引进数字式笑气镇静流量计、口腔无痛电子麻醉注射仪，在麻醉科配合下开展首例无痛牙体治疗术；修复专业开展纯钛支架。

2010年口腔内科开展牙周手术、根尖手术；口腔颌面外科开展面部骨折切开复位钛板坚固内固定术，游离皮瓣肿瘤切除术后修复等；口腔修复科开展维他灵生物合金义齿修复技术。

2011年口腔门诊改建，更新18台综合治疗台，配备口腔内窥镜，可利用图像传真与患者进行沟通，口腔外科开展颌面部恶性肿瘤根治切除加骨肌皮瓣修复术。

2013年引进超声骨刀用于口腔种植牙，拔除阻生牙，颌骨囊肿，牙周手术等。

2014年开展热牙胶充填技术、现代根管治疗技术。

2015年口腔内科开展瓷嵌体美学修复技术，

为牙体大面积缺损患者提供新的修复方式。

2016年引进德国徕卡根管显微镜，提高口腔内科疑难根管治疗成功率，同年引进普兰梅卡CBCT，用于牙周病、牙体牙髓病和口腔种植修复。12月口腔种植修复技术被评为医院舒适化技术品牌。

2018年参加“东营市儿童口腔疾病综合干预项目”，完成东营区部分学校适龄儿童的窝沟封闭。口腔内科开展膜龈手术，降低种植体周围炎的发病风险，为牙周病的手术治疗拓展新途径。在麻醉手术室的协助下开展了全麻下乳牙龋齿治疗及预成冠修复技术。同时开展了激光治疗技术、舒适化治疗；口腔正畸科开展了成人骨性支抗扩弓技术等。

（三）社会兼职

强艳丽任山东省口腔医学会激光医学分会第一届委员会副主任委员、山东省胶东口腔医学联合会第十二届理事会副会长、东营市医学会第二届口腔专业委员会副主任委员、东营市医学会第三、第四届口腔专业委员会主任委员、东营市心理咨询师协会医学心理学应用专业委员会副主任委员。

秦建勇任山东省口腔医学会口腔种植专业及颌面外科专业常务委员、山东省医师协会口腔医师分会常务委员、东营市医学会口腔分会主任委员 。

宗敏任山东省妇幼保健协会妇幼保健专业委员会副主任委员、山东省口腔医学会儿童口腔医学专业分会委员、山东省医师协会牙周病学专业委员会委员、东营市医学会口腔专业委员会副主任委员。

刘东任山东省口腔医学会口腔正畸专业委员会委员、山东省医师协会口腔正畸专业委员会委员、山东省研究型医院协会口腔正畸学分会委员。

邱宏亮任山东省口腔医学会黏膜病专业委员会常委。

徐静任山东省口腔医学会牙体牙髓分会委员会委员、山东省妇幼保健协会口腔保健专业委员会常务委员。

赵玉梅任山东省医师协会牙体牙髓病学医师分会委员会委员、山东省口腔医学会口腔牙体牙髓病学分会委员。

陈伟任山东省医师协会口腔正畸专委会委员、山东省口腔美学专委会委员。

邹亚楠任山东省医师协会口腔医师分会口腔种植专业委员会委员。

陈宇任山东省医师协会口腔预防专业委员会委员。

周蕊任山东省口腔医学会老年分会委员。

葛登峰任山东省口腔医学会老年分会委员。

刘道峰任山东省口腔医学会全科口腔分会常委。

谢志伟任山东省研究型医院协会口腔正畸学分会委员。

（四）荣誉

（1）集体荣誉

2015年　获得东营市卫生计生系统口腔医学技术技能竞赛团体一等奖。

（2）个人荣誉

1999年　邱宏亮获得胜利石油管理局文明建设先进职工称号。

2000年　邱宏亮获得胜利石油管理局文明建设先进职工称号。

2008年　秦建勇获得中石化优秀卫生工作者称号。

2009年　秦建勇获得胜利石油管理局优秀卫生工作者称号。

2009年　强艳丽获得胜利石油管理局精神文明先进个人称号。

2009年　刘东获得东营市医学会优秀医生称号。

2011年　强艳丽获得胜利石油管理局巾帼建功标兵称号。

2011年　强艳丽获得东营市十佳女医师称号。

2011年　邱宏亮获得东营市优秀医生称号。

2012年　邱宏亮获得东营市优秀医生称号。

2013年　秦建勇获得东营市医学会优秀医生称号。

2014 年　强艳丽获得东营市医学会口腔科首席医学专家称号。

2015 年　邱宏亮获得东营市黄河口医学领军人才优秀青年人才称号。

2015 年　王涛获得东营市口腔医学技术技能竞赛口内组第一名。

2016 年　刘东被评为滨州医学院优秀带教教师。

2016 年　葛登峰在东营市职工专业技能大赛中获得二等奖。

2016 年　王涛获得山东省优秀援疆支医人才称号。

2016 年　曲裕杉获得山东省口腔医学会口腔护理分会讲演比赛二等奖。

2017 年　曲裕杉、宋嘉佳获得山东省口腔医学会口腔护理分会急救技能大赛三等奖。

2018 年　刘东被评为滨州医学院优秀带教教师。

2019 年　刘东获得胜利石油管理局精神文明先进个人称号。

2022 年　刘道峰获得 2021 年度优秀医学科技工作者称号（优秀医师）。

2022 年　秦建勇被评为东营市直卫生健康系统优秀共产党员。

（撰稿人：秦建勇　邱宏亮）

第十二节　东营市医学影像会诊中心

2017 年 3 月东营市卫生健康委员会批复同意胜利油田中心医院成立东营市医学影像会诊中心，12 月正式挂牌成立。包括放射科、CT 检查科、磁共振检查科、超声检查科及核医学科等专业科室。田昭俭任主任，杨新国任支部书记兼副主任，纪永利、许道洲、原显平任副主任，许蕾任综合管理办公室副主任，耿丽娜任护士长。2019 年 4 月 PET-CT 检查科成立，隶属于东营市医学影像会诊中心。

东营市医学影像会诊中心是集医疗、教学、科研、急救、预防保健、法医司法鉴定为一体的综合学科，现有 DR、CBCT、数字胃肠、乳腺钼靶、高端 CT、高端 MR、超声、ECT、PET/CT 等国内外先进设备，医疗设备总值超过 3 亿元。是潍坊医学院、滨州医学院、泰山医学院医学影像与核医学专业本科教育和硕士研究生教学培养基地，是九省区黄河医学影像论坛副理事长单位、山东省放射学会副主任委员单位、东营市医学会放射专业委员会主任委员单位。2003 年成为影像医学与核医学专业硕士学位授权学科，庞闽厦为首批硕士研究生导师，2012—2021 年田昭俭、纪永利、吕海莲、肖文丰、董亮、许蕾相继被聘为硕士研究生导师。

发展历程

东营市医学影像会诊中心历史可追溯到建院初期的放射科，其前身是 1993 年 6 月成立的胜利油田中心医院影像中心和 2012 年更名的胜利油田中心医院医学影像科。1993 年影像中心成立，包括放射科、CT 室、MR 室、B 超室，曹介枢任主任，1995 年王建平任副主任，1997 年王培海任副主任，2000 年庞闽厦任主任。2012 年影像中心更名为医学影像科，包括放射科、CT 检查科、磁共振检查科、超声检查科，副院长庞闽厦兼主任，2013 年田昭俭任主任。

2013 年 12 月，医学影像科成为“国家临床重点专科建设项目单位”（国卫办医函〔2013〕544 号）。在为期五年的国家临床重点专科建设过程中，医学影像科制定了国家临床重点专科项目具体执行方案，从专科诊疗能力、学科建设、技术创新、科研水平、人才培养等各方面积极投入，认真组织项目实施，医学影像科在医疗质量、专科能力、人才团队、社会效益、辐射带动区域内医疗服务体系建设等方面得到全面发展与提升，为打造国内一流的医学影像专科、构建区域内功能互补型医联体、推进医学影像在分级诊疗中发挥主体作用等方面奠定了坚实的基础。2018 年 5 月，东营市医学影像会诊中心暨胜利油田中心医院医学影像科顺利通过国家“十二五”国家临床重点专科建设项目总结评审，正式成为“国家临床重点专科”（国卫办医函〔2018〕292 号）。

2015 年 5 月成为中华医学会核医学分会“核素治疗工作推进示范基地建设项目单位”。2019 年 4 月成为“核医学诊疗工作推进示范基地建设项目优秀科室”。

2019 年 10 月胜利油田中心医院常务副院长庞闽厦当选为山东省健康管理协会第一届影像医学专业委员会主任委员，王琪、田昭俭当选为副主任委员。

2021 年 12 月，为加强学组建设，优化业务结构，经院党委研究决定东营市医学影像会诊中心建立 11 个亚专科，亚专科名称和带头人分别为影像肌骨学组赵松波、肿瘤微创治疗组崔永胜、影像头颈神经学组缪李信、影像心胸学组张凡涛、影像腹部学组吕海莲、超声介入组崔文超、超声肌骨组张龙云、超声胃肠组宋媛、超声腹部组陈娜、超声心脏血管组高洋、超声浅表器官组崔伟等。2022 年 4 月崔永胜调入肿瘤科。

东营市医学影像会诊中心检查诊疗项目日臻完善，集常规 X 线、CT、MRI、ECT、PET-CT、超声诊断及介入诊疗为一体，对各种多发病、常见病能快速及时出具影像学诊断报告，对罕见病例、疑难病例的诊断经科内会诊后均能出具会诊报告，影像诊断与手术病理诊断符合率达到 98% 以上，诊断报告优良率达 92% 以上。形成以胸部、腹部、神经、肌骨肿瘤为重点的肿瘤及肿瘤样病变的综合影像诊断、鉴别诊断及临床基础研究；以头颈、心脑血管病为重点的血管性疾病的综合影像诊断与临床基础研究；以脊柱和四肢骨关节为重点的骨关节疾病综合影像诊断及临床基础研究；以经皮穿刺活检和胸腹部介入诊疗为重点的血管及肿瘤介入诊疗研究和临床应用；以心、脑、脊髓和神经病变影像诊断为特色的形态和功能影像诊断研究；数字化图像后处理技术的应用以及三维成像研究；以 CT、MRI、SPECT、PET-CT 等新技术、新项目的临床应用与相关研究；以碘 131 治疗、锶 90 敷贴治疗、骨转移性肿瘤核素治疗、云克治疗为特色的放射性核素治疗等的学科研究优势及特色。

2023 年 10 月，经院党委研究决定，撤销放射科、CT 检查科、磁共振检查科，成立医学影像科，隶属东营市医学影像会诊中心管理，原放射科、CT 检查科、磁共振检查科业务职能划归医学影像科。机构调整后东营市医学影像会诊中心下设：综合管理办公室、医学影像科、超声检查科、核医学科、PET-CT 检查科。

截至 2024 年 3 月，现有医疗、技术和护理人员 161 人，其中主任医师 13 人，副主任医（技、护）师 34 人；博士学位 1 人，硕士学位 32 人。

历任负责人

姓名	职务	任职时间	离任时间	离任去向
曹介枢	主任	1993.06	1997.09	退职
姜法伟	副主任	1994.05	2008.12	退职
王建平	副主任	1995.06	2003.01	退职
王培海	副主任	1997.09	1999.12	门诊部副主任
庞闽厦	主任	2000.10	2013.10	副院长
田昭俭	主任	2013.10	2017.12	医疗副总监、主任
田昭俭	医疗副总监、主任	2017.12		
杨新国	副主任	2017.12	2021.11	退职
纪永利	副主任	2017.12	2024.02	退职
许道洲	副主任	2017.12	2022.02	退职
原显平	副主任	2017.12	2021.07	退职
许　蕾	综合管理办公室副主任	2017.12	2019.02	副主任
许　蕾	副主任	2019.02		
王玉强	综合管理办公室副主任	2019.02	2020.03	综合管理办公室主任
肖文丰	教学副主任	2019.02	2023.09	离任

姓名	职务	任职时间	离任时间	离任去向
王玉强	综合管理办公室主任	2020.03	2022.02	CT 检查科主任
苏　伟	综合管理办公室副主任	2020.03		
吕海莲	综合管理办公室副主任	2022.12		

历任护士长

姓名	职务	任职时间	离任时间	离任去向
李荣鲜	护士长	1993.03	2009.02	退职
耿丽娜	护士长	2012.10		

医学影像科

医学影像科的历史可追溯到 1964 年建院初期的放射科，1988 年 5 月 CT 检查科成立，从放射科分离，1993 年 10 月磁共振检查科成立，与放射科分离。2023 年 10 月，经院党委研究决定，撤销放射科、CT 检查科、磁共振检查科，成立医学影像科，隶属东营市医学影像会诊中心管理，原放射科、CT 检查科、磁共振检查科业务职能划归医学影像科。田昭俭任医学影像科主任，许蕾、王玉强、李睿皎任副主任（正科），夏好成任副主任，耿丽娜任护士长。医学影像科整合资源和学科设置，优化业务结构，设置医学影像诊断、医学影像技术和护理三大板块，规范统一管理，实现“大影像、大专科”快速融合发展。

医学影像科是集医疗、教学、科研、急救、预防保健、法医司法鉴定为一体的综合学科，现有 DR、CBCT、数字胃肠、乳腺钼靶、高端 CT、高端 MR 等国内外先进设备，医疗设备总值超过 3 亿元。是潍坊医学院、滨州医学院、泰山医学院医学影像与核医学专业本科教育和硕士研究生教学培养基地，是九省区黄河医学影像论坛副理事长单位、山东省放射学会副主任委员单位、东营市医学会放射专业委员会主任委员单位，是影像医学与核医学专业硕士学位授权学科，庞闽厦为首批硕士研究生导师，2012—2021 年田昭俭、吕海莲、肖文丰、许蕾相继被聘为硕士研究生导师。

2004 年 5 月成为山东省第四批住院医师规范化培训基地，2014 年成为山东大学第二医院国家级住院医师规范化培训协调基地，2017 年成为国家级住院医师规范化培训基地（国卫办科教函〔2017〕998 号），田昭俭任基地主任。

2020 年 9 月，开始承接滨州医学院医学影像学专业整建制见习教学。

2021 年 12 月，为加强学组建设，优化业务结构，经院党委决定，医学影像科设立 5 个亚专科，亚专科及带头人分别为影像肌骨学组赵松波、肿瘤微创治疗组崔永胜、影像头颈神经学组缪李信、影像心胸学组张凡涛、影像腹部学组吕海莲。

2022 年 9 月成为黄河三角洲医学影像专科联盟副理事长单位。2022 年 12 月牵头成立东营市医学影像专科联盟。2023 年 8 月一体化智能阅片室建成投入使用。

科室在职 95 人，其中博士学位 1 人、硕士学位 14 人。医疗医技人员 84 人，其中主任医师 9 人，副主任医（技）师 17 人。护理人员 11 人，其中副主任护师 5 人。

历任负责人

姓名	职务	任职时间	离任时间	离任去向
田昭俭	主任	2023.10		
许　蕾	副主任（正科）	2023.10		
王玉强	副主任（正科）	2023.10		
李睿皎	副主任（正科）	2023.10		
夏好成	副主任	2023.10		
耿丽娜	护士长	2023.10		

（一）放射专业

（1）概况

放射科是医院最早建立的医技科室之一，历经几代人耕耘建设，放射科已成为国家临床重点专科、国家级住院医师规范化培训基地、硕士研究生培养基地，是黄河三角洲地区医疗技术雄厚，医疗设备先进，医疗、教学、科研、急救、预防保健和法医司法鉴定成绩突出的特色科室。

1964年建院初期，放射科在老医院临时门诊，仅拥有房屋2间，1台未安装的50毫安X射线机。同年11月5日，范宗庚技士从山东省结核病防治院调来医院完成该机的安装、调试工作，11月8日正式开展X射线检查，检查项目仅为胸腹部透视。同年11月25日孟祥淇医师由山东省人民医院调入医院放射科工作。

1965年初KE- 200 X射线机引进后，逐步开展了常规X射线摄片及普通消化道钡餐检查。

1966年7月，迁至门诊部东侧，拥有房屋5间，面积约80平方米，同年引进1台国产200毫安X射线机。至此放射科分为门诊和病房两部分，分别负责门诊和住院病人的检查。

1969年放射科在原址扩建，扩建后的放射科拥有房屋10间，面积达到120平方米，病房部分撤销，门诊和住院病人均集中一处检查，直至1979年迁院。

1969年至1979年间，放射科先后引进了7台曝光量不同的X射线机。

1979年迁至新医院门诊楼1层后排，建筑面积达528平方米，成立了诊断、投照、机修、登记室等3组1室，改变了诊断、技术不分家的状况，科内工作分工明确、合理。建立健全了各项规章制度36项，有工作人员17人，其中医师2人。

1981年4月，经油田审批，引进日本岛津株式会社生产的1250毫安X射线机组。1983年签订合同，同年机房扩建工程破土动工。1984年7月工程竣工，建筑面积达1450平方米，位于原放射科建筑西端，有走廊相连。同年9月开始安装、调试1250毫安X射线机组，历时2个月，11月投入临床使用。

1981年12月成立放射治疗室，有2名医师，1台深部X射线治疗机，主要应用于皮肤血管瘤、疤痕组织、腋臭、皮肌炎、甲沟炎、皮肤癌和表浅的淋巴结转移瘤的治疗。至1983年工作人员增加至4人。1983年10月，因基建需要搬迁至原同位素楼1楼。1987年2月放射治疗室划归肿瘤科。

1987年引进日本岛津HD150B-301型1000毫安X射线机，同年安装投入临床应用。

1988年与德国西门子公司签订引进Somatom CR全身CT扫描仪的合同，同年5月成立CT室，与放射科分离。1989年6月安装、调试，并投入临床应用。

1993年10月，引进德国西门子公司P8永磁型磁共振扫描仪。同年12月，成立MR室，与放射科分离。

1999年引进美国GE公司生产LCV+数字减影血管造影X射线机（DSA）和Prestige SI数字化胃肠X射线机，并配备美国柯达公司激光相机1台，12月初开始安装、调试，年底投入临床应用。

2000年成立血管介入科，与放射科分离。

2000年引进、安装了美国GE公司的Silhouetur VR400毫安X射线摄影机和日本朝日公司生产的全景牙科曲面断层摄影机，以满足普通X射线摄影和口腔全景X射线摄影的需要。

2001年引进、安装了美国GE公司的Sithoueur VR400毫安X射线摄影机。同年10月与美国柯达公司签订引进CR900计算机数字摄影系统，2002年7月设备到达医院，因等待新医技楼建设，于2003年2月安装、调试，同年3月投入临床应用。

2002年11月与美国GE公司签订引进数字化多功能X射线机Prestige PII和Revolution XD/i直接数字化胸部X射线机（DR）合同，2003年2月安装、调试，3月投入临床应用。同期放射科整体搬迁至现址。位于医技楼1、2楼，面积达800平方米。至此，放射科已全部实现数字化、无胶片存储及图像资料的网络传输。

2004年5月与美国GE公司签订引进钼—铑双靶乳腺X射线机DMR+合同，2004年11月安装、调试，12月投入临床使用。

2005年引进美国柯达公司生产的CR850系统安装于急诊放射科，并配备柯达公司8150激光相机1台，2005年7月初开始安装、调试，8月1日投入临床应用。同年引进广州今健公司生产电脑遥控灌肠整复仪，用于结肠气钡双重造影检查及肠套叠诊断与整复工作。

2010年6月引进安装荷兰飞利浦公司Diagnost TH数字化摄影机，同年7月，引进德国西诺德公司数字化口腔全景X射线机安装调试完毕，投入临床使用，以满足日常四肢关节、脊椎X射线摄影和口腔全景X射线摄影的需要。

同年1月和日立医疗系统（苏州）有限公司签订合同，购买TU-51DRX线透视摄影系统用于急诊透视和胃肠道造影检查，2010年7月初开始安装、调试，8月投入急诊临床应用。12月再次购买广州今健公司生产电脑遥控灌肠整复仪一台用于急诊相关检查。

2011年3月和德国SIEMENS公司签订引进AXIOM Luminous DRF X射线全身诊断系统的合同，同年8月中旬开始安装、调试及人员培训，9月正式投入临床应用。

2012年2月，原属健康管理部的Revolution XD/i DR胸部X射线机（美国GE公司）和POPULUS Ti数字X射线透视摄影系统（日本日立公司）调入放射科。

2013年5月与德国SIEMENS公司签订引进AXIOM Luminous DRF X射线全身诊断系统与DR Ysio 2de双板直接数字化X射线机的合同，同年11月中旬开始安装、调试，11月底正式投入临床应用。

2013年7月7日至9日顺利通过山东省三级甲等医院复审专家现场评审。

2014年5月与美国GE公司签订引进Senographe Essenial钼—铑双靶乳腺X射线机DR合同，2014年10月安装、调试，31日投入临床使用。

2015年5月与中国联影公司签订引进uDR360i移动DR合同，2015年8月10日投入临床使用。

2016年1月与中国锐柯公司签订引进DRX Ascend DR数字化摄像机合同，2016年4月15日投入临床使用。

2016年9月与芬兰普兰梅卡公司签订引进Planmeca ProMax 3D口腔CBCT机合同，2016年12月23日投入临床使用。

2017年3月与中国联影公司签订引进uDR370i移动DR合同，2017年5月6日投入临床使用。

2017年3月16日顺利通过国家级住院医师规范化培训基地专家现场评审。

2022年6月28日至29日顺利通过山东省三级甲等医院复审专家现场评审。

截至2024年3月，科室在职医护人员40人。医疗人员17人，其中主任医师2人，副主任医师5人。技术人员19人，其中副主任技师5人。护理人员4人，其中副主任护师1人。

历任负责人

姓名	职务	任职时间	离任时间	离任去向
范宗庚、孟祥淇	负责人	1964	1969	
原　伟	负责人	1970	1975	退职
范宗庚	负责人	1976	1980	
郝月夫、范宗庚	负责人	1981	1983	退职
孟祥淇	负责人	1976	1983	副主任
孟祥淇	副主任	1983	1996	退休
曹介枢	副主任	1985	1988	CT室主任
张之才	副主任	1991	1993	器械科
李振芝	副主任	1996	1999.10	血管介入科
田昭俭	负责人	1999.10	2000.10	副主任
田昭俭	副主任	2000.10	2003.10	主任
田昭俭	主任	2003.10	2022.02	退职
李睿彧	副主任	2013.10	2022.12	主任
李睿彧	主任	2022.12	2023.10	医学影像科副主任（正科）

（2）业务发展

1964年仅能开展一般胸腹部透视，1965年KE-200X射线机引进后，逐步开展了常规X射线摄片及普通消化道钡餐检查。

1966年至1983年伴随X射线机的更新，先后开展了静脉尿路造影、逆行尿路造影、子宫输卵管造影、口服胆囊造影、关节充气造影，支气管碘油造影、“T”型管胆道系统造影等特殊检查。在一般常规位置摄片的基础上，开展了乳突、副鼻窦、视神经孔、牙根、下颌关节、乳腺等特殊位置X射线摄片，同时开展了直线断层X射线摄影。

“文革”期间，因X线片源极度短缺，为解决临床需要，放射科开展了病变局部摄片技术、自制再生片技术和干板摄影技术，基本上满足了临床医疗及放射诊断的需要。

1984年日本岛津1250毫安X射线机组安装使用。先后派出多名业务骨干赴上海医科大学华山医院耳鼻喉科医院、天津骨科医院、北京中日友好医院、北京医科大学第一医院和第三医院、南京医科大学附属医院、青岛医学院附属医院等国内著名医院进修学习，为以后放射科业务的发展奠定了坚实的基础。

1984年开展了口腔全景曲面断层摄影和多轨迹胸部断层摄影。

1985年2月11日，首例心导管右心室造影获得成功，同年开展了心导管左右心室造影、主动脉造影等特殊检查，从此，心血管系统疾病的放射诊断用上了国际公认的“金标准”，彻底改变了心血管系统疾病以X射线平片及透视为主的落后局面。同年开展了经皮肝穿刺肝内胆管造影术，为阻塞性黄疸的病因诊断提供了新的诊断手段。

1986年开展了胃肠道低张气钡双重造影及小肠插管低张造影技术，提高了胃肠道小病灶及早期肿瘤的诊断水平，同年4月首例经皮肺穿刺活检取得成功，改变了放射诊断依靠读片的传统，提高了胸部X射线诊断正确率。同年还开展了四肢骨关节放大摄影。

1987年至1993年相继开展了肝动脉血管造影、肾动脉血管造影、支气管动脉造影、肺动脉造影、脑血管造影、上下腔静脉血管造影及肝癌肝动脉内灌注化疗栓塞、肾癌肾动脉内灌注化疗栓塞、肺癌支气管动脉内灌注化疗栓塞等多项介入性诊疗新技术。

1994年至1998年相继开展了泌尿生殖系统及骨骼肌肉系统恶性肿瘤供血动脉内化疗灌注和(或)栓塞术、门静脉高压症的经颈静脉肝内门体静脉内支架分流术（TIPSS）、食管胃底静脉曲张直接栓塞术、脾功能亢进的血管内栓塞术、布—加氏综合征球囊扩张和(或)内支架植入术、肝脏血管瘤的动脉内栓塞术、股骨头缺血性坏死的介入治疗、肾动脉狭窄或闭塞的导丝开通，球囊扩张或内支架植入术、四肢血管闭塞的开通和溶栓术、下腔静脉及髂股静脉血栓抽吸和下腔静脉滤器置放术、急诊出血的动脉内栓塞治疗、胆系梗阻置管行内、外引流或内支架植入术等介入性新技术、新项目。

以上介入诊疗技术适应症广、操作简单、创伤小、重复性好、疗效确切、并发症小，具有其他诊治方法无可比拟的优势。它们的广泛开展使放射科的诊疗水平达到建科以来前所未有的水平，其中有多篇相关学术论文在国际、国内学术会议交流和在省部级以上学术期刊、核心期刊发表，得到国内同行的公认和好评，并有多项科研成果获得省部级和市局级一、二、三等奖。

1999年医学影像存储与通信系统（PACS）和X射线片扫描仪投入使用，解决了图像存储问题。实现了X射线图像在影像中心内部传递、交流，资料共享及诊断报告计算机书写，结束了资料手工查询、胶片物理存储及诊断报告手工书写的历史。

1999年12月数字胃肠X射线机投入临床应用，2000年初开展了胃肠道造影数字化成像和激光照相技术。随着数字化设备的更新换代，胃肠道钡餐检查在原有传统X射线诊断的基础上又有了新的内容、新的提高并使其影像诊断技术得到迅速发展，在数字化成像过程中，通过图像后处理技术包括窗口调节、边缘增强、正反像对比及图像放大等的合理使用，有效地改变图像灰度和对比度，强化病灶处边缘信息而增强病灶的显示能力，以减少患者细小运动所致的伪影，提高兴趣区信息显示率及病变范围的显示，从而最大限度地减少消化道病变的误诊率，漏诊率，满足了临床的诊治需要。同年还开展了数字化内窥镜逆行胰胆管造影(ERCP)，数字化ERCP胆道取石术、数字化体层摄影、局部点片放大摄影、数字化支气管造影等，均取得了良好效果。

2003年3月，计算机摄影系统（CR）和直接数字化X射线摄影机（DR）投入临床应用，实现了普通X线摄影的完全数字化，降低了X射线摄影的辐射剂量，使得影像更为优秀。CR和DR通过图像工作站打印出质量卓越的病人图像，检查范围广，数字化图像清晰，能发现微小病灶，可实时将高清晰度、大容量信息的数字化图像传输到医学图像管理系统PACS和RIS/HIS上，以方便临床医师及时浏览病人信息和图像资料。DR双能量减影使临床、放射医师第一次在普通X线片上观察到骨组织和心肺组织分离的图像，根据不同的解剖结构选择观察肺、骨、软组织，提高放射科医师的诊断水平。在2003年SARS防治工作中，CR和DR的应用显著提高了X线胸片的图像质量和诊断水平，为SARS的排查起到了显著作用。

2004年12月钼—铑双靶乳腺计算机摄影技术投入临床应用，乳腺检查技术及诊断质量有了质的飞跃，多体位摄影及CR系统所拥有的专业乳腺钼靶处理软件和强大的后处理功能，使影像上的乳腺各种结构层次分明，为诊断医师提供了丰富的影像信息，极大提高了乳腺疾病的检出率，一经投入临床使用，迅速取代技术落后的乳腺远红外线检查，成为乳腺疾病临床首选的辅助检查。通过10年的技术积累，完成乳腺钼靶X射线检查上万人次，X射线诊断结果与手术病理符合率超过90%，在东营地区处于领先地位。

2005年引进广州今健公司生产的电脑遥控灌肠整复仪替代老式的机械灌肠机投入日常工作，该灌肠机具有的无线遥控、预制压力和精确控制灌肠压力及造影剂量功能既保护了放射医师免受辐射危害，又增强了对灌肠操作中的危害掌控能力，尤其在空气灌肠诊断及整复工作中，通过精确压力微调及脉冲加压方法，有效提高了空气灌肠整复成功率，为患者家属及临床医生解决了后顾之忧，极大提高了医院知名度。

2010年6、7月随着荷兰飞利浦公司Diagnost TH数字化摄影机和德国西诺德公司数字化口腔全景X射线投入临床使用，实现了普通X射线摄影的直接数字化，有效降低了辐射剂量，影像质量全面提高，DR摄影拥有的及时成像、成像范围广、数字化信息丰富及强大的后处理功能进一步提高了X射线检查及诊断的水平，多关节功能位摄影工作的开展为临床医师提供了有效技术支持，数字化口腔全景机具有的直接测量功能使口腔科及五官科医生可以针对不同患者采用相应的治疗方案，为临床提供了更优质的服务。

2010年8月随着急诊放射科日立公司的TU-51DRX线透视摄影系统投入工作，实现了急诊X射线检查一站式服务，为临床急诊工作提供全面的X射线检查支持，完成了对社会、对临床每名患者“半小时内完成检查”的承诺，提高了急诊工作效率，为患者解决了困难。

2011年9月引进德国西门子公司的AXIOM Luminous DRF X射线全身诊断系统更使放射科的检查和诊断工作走上一个更高的台阶，大尺寸非晶硅动态平板技术不但呈现出一流的图像质量，打破了透视和摄影之间的壁垒，使胃肠道造影检查实现了大范围成像与局部精细检查的完美结合，更通过动态摄影为影像诊断医师观察胃肠道器官的功能性病变提供了技术支持，同时，先进的球管技术更将放射剂量和维护成本降到最低。钻石窗和防烧灼的应用使不同密度的组织在同一幅图像中都可以得到完美的显示。窄幅的长骨扫描技术杜绝了全身摄影中的失真。利用该系统先进的后处理软件，放射科实现了脊柱全长和下肢全长摄影技术，填补了东营地区的空白，创造了良好的社会效益与经济效益。

2012年7月至2013年7月，放射科在迎接“三级甲等医院”复审检查准备过程中，通过对照《三级综合医院等级评审标准与评审细则》《山东省医学影像学检查技术操作规范》《放射诊断影像质量管理》等相关规定，严格制定整改措施，认真落实各项规范条例，顺利通过7月7日至9日的专家现场评审，A级达标率及B级达标率为100%，为医院通过复审作出了贡献。

2013年11月引进、12月投入使用德国西门子公司数字双板DR全新一代数字X射线诊断系统与AXIOM Luminos dRF第二代X射线全身诊断系统，Ysio DR系统既可用于成人也可用于儿童的X射线摄影检查。除覆盖头部、脊椎、胸腔、肺部、腹部以及四肢的X线检查外，还配备了全脊柱、双下肢全长、肩膝关节负重位/功能位等综合功能。该设备自动化程度高，成像快，获得的影像层次丰富、效果清晰，进一步优化下肢全长与脊柱全长数字化拼接技术，大幅降低曝光剂量，有效保障下肢全长及脊柱全长摄影技术与诊断的临床应用。AXIOM Luminos dRF第二代X射线全身诊断系统新配备的西门子采用动态平板探测器技术，功能强大的X射线球管结合大视野平板探测器使影像更为清晰，较大地提高了图像分辨率。该系统安装了先进的射线剂量降低套件，使X射线辐射量降低约50%。该系统具有较大的曝光参数调节空间，大大提高了肥胖患者图像的清晰度。该系统适用于消化道、子宫输卵管、泌尿系统等各种特殊造影检查，能在透视监视基础上，寻求最佳角度显示病变或解剖结构并进行摄影。

2014年7月，放射科在既往子宫输卵管碘油造影技术的基础上依托AXIOM Luminos dRF第二代X射线全身诊断系统开展了改良子宫输卵管造影检查技术。该技术应用新一代离子型对比剂碘氟醇，结合DRF系统大平板、图像清晰、分辨率高、成像速度快等优点，进一步优化检查流程，减少患者痛苦，准确率高，副作用少，不仅能客观反映子宫先天发育异常或后天病变，还可明确输卵管梗阻部位，对输卵管功能作出正确评价，同时在造影过程中有益于已经堵塞的输卵管再通，还可为慢性盆腔炎的诊断提供重要的影像诊断信息，是不孕症诊断的重要方法，为临床提供了客观的诊疗依据。

2014年底医院引进美国GE公司生产全数字化大平板Senographe Essenial钼铑双靶乳腺DR摄像机，10月31日调试安装完毕，正式投入临床使用。新一代乳腺DR机的应用使乳腺检查技术及诊断质量有了更进一步的飞跃，多体位摄影及DR系统所拥有的专业乳腺钼靶处理软件和强大的后处理功能，使影像上的乳腺各种结构层次分明，大平板数字成像设备能够高清晰显示乳腺内小于5mm的结节性病灶，可敏感发现乳腺的1mm微小钙化，清晰“捕捉”早期恶性乳腺肿瘤，早期发现微小乳腺癌和最微小的原位癌，为诊断医师提供了丰富的影像信息，极大提高了乳腺疾病的检出率，真正做到早发现、早诊断、早治疗，有效提升临床早期发现和及时治疗乳腺疾病的水平。

2016年12月26日，放射科引进的芬兰普兰梅卡口腔CBCT机（PLANMECA PROMAX 3D PLUS）正式启用。该机器提供三维成像及ProMax全景机的所有功能，其所包含的各种X射线成像方式可以使牙体、牙周、口腔颌面外科及头颅的检查与诊断更方便准确，一次CBCT的检查，患者可以在短时间内用于各个领域的疾病治疗与排查。3D成像区域可以满足口腔科对全牙区域的需求且可自由调节成像体体积及成像位置，成像质量优秀，成像准确无形变，它的三维重建效果能够对骨组织情况、下颌神经管、上颌窦等情况进行准确评价，协助医生进行口腔正畸及种植牙手术，医生在治疗及手术前可获得完美、清晰、精准的术区立体影像，既可精确指导手术及治疗，提高手术及治疗的成功率，降低术后并发症的发生率；也可以对牙体牙髓病、牙周病等方面的精细治疗提供全面支持，避免造成手术隐患。

2017年3月放射科按照医院统一部署和要求，在教学基地主任田昭俭带领下，仔细审读住院医师规范化基地建设要求，根据每一条款细心核查科室相关基础，基地建设小组加班加点精心准备迎审材料，顺利通过山东省专家评审，放射科住培基地成为国家级住院医师规范化培训基地。

2021年7月至2022年6月，放射科在再次迎接“三级甲等医院”复审检查准备过程中，通过对照《三级综合医院等级评审标准与评审细则》《山东省医学影像学检查技术操作规范》《放射诊断影像质量管理》等相关规定，严格制定整改措施，认真落实各项规范条例，通过放射科上下齐心、共同努力，顺利通过6月28日至29日的专家现场评审，A级达标率及B级达标率为100%，为医院通过复审作出了贡献。

60年来，放射科作为国家级住院医师规范化培训基地、山东省住院医师规范化培训基地，油田卫校、泰山医学院、潍坊医学院、滨州医学院、万杰医学院的教学实习基地，油田各级医院、东营市各县区医院放射科的培训基地，先后为社会和其他医疗单位培养、输送合格人才500余人，得到社会各界的广泛赞誉与好评。

近30年放射科作为独立运行科室，根据医院发展与临床需求、依靠科室现有设备与人员，大力实施开展了如下新技术新项目，为临床医疗工作和患者带来极大便利，有些新技术新项目填补了东营地区的空白，具有较好的经济效益和社会效益。主要技术如下：间接数字化X射线摄影技术、直接数字化X射线摄影技术、图像无胶片存储及图像资料的网络传输技术、数字化静脉尿路造影技术、口腔全景数字化X射线摄影技术、数字化乳腺钼靶X射线摄影技术、数字化乳腺导管造影术、X射线导向胸部穿刺针吸活检术的临床应用、DDR胸部双能量减影技术的临床应用、数字图像后处理技术研究及其临床应用、X射线和CT导向胸部穿刺针吸活检术的临床应用、颈椎多功能位X射线摄影术、腰椎负重位及功能位X射线摄影术、膝关节多功能位X射线摄影术、膝关节负重位X射线摄影术、急诊数字化X射线摄影术、CR和DR投照部位的最优化匹配研究、综合ICU床边数字化X射线摄影术、下肢全长与全脊柱X射线摄影技术、改良子宫输卵管造影技术、负重籽骨X射线摄影检查的应用、CBCT摄影技术在寰枢关节疾病应用、CBCT在茎突综合征中的应用、CBCT定量检测技术在耳鼻喉疾病诊断与治疗中的应用、CBCT在干燥综合征中的应用、吞咽造影、子宫输卵管乙碘油造影、原发性肺肉瘤样癌的临床病理特征及其影像表现研究、特殊体位特殊部位数字化X射线摄影技术、X射线平片和多层螺旋CT诊断异形骨骨折的应用研究、胃肠道间质瘤的临床病理特征及其影像表现研究。

（3）社会兼职

孟祥淇任山东省医学会放射技术分会委员、山东省医学会放射学分会委员、山东省医学影像研究会理事。

李振芝任山东省医学会放射技术分会委员、山东省医学会放射学分会委员、东营市医学会放射学分会副主任委员。

田昭俭任山东省医学会放射技术分会委员、山东省医学会放射学分会肌骨学组委员、山东省医学影像学研究会常务理事和肌骨影像专业委员会委员、山东省医学影像学质量控制中心专家委员会委员、山东省放射卫生技术评审专家、黄河医学影像论坛理事、山东半岛医学影像论坛副理事长、滨州医学院和潍坊医学院教授、硕士生导师、中华实用医学杂志编委、东营市医学会放射学会副主任委员兼秘书长、山东省医师协会医学影像科医师分会委员。

蔡祖明任第一届山东省医学影像学技术专业委员会委员、山东省医学会第四、五届放射技术分会委员。

李睿弢任山东省医学会放射学分会第十一届委员会头颈学组成员、山东中医药学会第一届影像专业委员会常务委员、山东省健康管理协会影像医学专业委员会委员。

蔡懿任山东省医学会放射学分会儿科放射学学组委员。

耿丽娜任山东省医学影像学研究会第二届护理专业委员会委员、山东省医学会放射学分会第十届委员会护理学组委员、中华医学会影像技术分会医学影像护理专业委员会副秘书长。

张志芳任山东省医学会放射技术分会第五届委员会乳腺专业学组委员、山东省医学会第七届放射技术分会委员。

赵松波任山东省医学会放射学分会肌骨学组

委员。

叶胜强任山东省医学伦理学学会放射学分会常务理事、山东省健康管理协会影像医学专业委员会委员。

周成龙任山东省医学会放射技术分会第七届委员会青年学组委员。

（4）科室荣誉

集体荣誉：

2008 年　获得胜利石油管理局胜利油田优秀QC 小组成果二等奖。

2013 年　被国家卫生和计划生育委员会评为国家临床重点专科建设项目单位。

2013 年　获得全市卫生计生系统医学影像专业技能比赛团体一等奖。

2015 年　获得全市卫生计生系统影像阅片技术技能竞赛团体一等奖。

2016 年　获得全市卫生计生系统职工专业技能大赛团体一等奖。

2017 年　获得全市卫生计生系统第三届影像阅片技术技能竞赛团体二等奖。

2018 年　被国家卫生和计划生育委员会评为国家临床重点专科。

2019 年　获得山东省医学会放射学分会“北陆杯”十六城市疑难病例 PK 赛三等奖。

个人荣誉：

1986 年　李振芝、田昭俭被胜利油田会战指挥部、胜利油田工会授予三等功。

2000 年　田昭俭被评为胜利石油管理局优秀卫生工作者。

2002 年　田昭俭被评为胜利石油管理局优秀卫生工作者。

2004 年　田昭俭被评为泰山医学院优秀带教教师。

2006 年　田昭俭获得东营市卫生科技教育工作先进个人称号。

2007 年　田昭俭被授予全市卫生系统先进个人记三等功。

2009 年　田昭俭被评为胜利石油管理局技术监督先进个人。

2012年　田昭俭被评为东营市首席医学专家。

2013 年　赵松波获得全市卫生计生系统医学影像专业技能比赛二等奖，被授予全市卫生系统职工技术能手称号。

2013 年　赵松波获得第三届黄河口职业技能竞赛个人三等奖。

2015 年　蔡懿获得山东省优秀援疆支医工作者称号。

2015 年　赵松波获得全市卫生计生系统影像阅片技术技能竞赛个人二等奖。

2016 年　赵松波获得全市卫生计生系统 2016 年度职工专业技能大赛三等奖。

2016 年　田建国获得胜利油田优秀共青团员称号。

2017 年　王震获得全市首届医院品管圈大赛个人三等奖。

2017 年　赵松波获得全市卫生计生系统第三届影像阅片技术技能竞赛个人三等奖。

2022 年　田建国获得日喀则市抗击新冠肺炎疫情优秀援助医疗队员称号。

2022 年　田建国获得日喀则市藏医院抗疫先锋称号。

（二）CT 专业

（1）概况

CT 检查科成立于 1988 年 5 月，由放射科分离出来，是胜利油田及黄河三角洲地区开展 CT 诊疗技术最早的科室，也是一个集医疗、教学、科研为一体的综合性学科，总检查人次已超过 130 万。近年来年检查量超过 25 万人次，为国家临床重点专科单位、东营市第三批医药卫生重点学科（A 级）。2016 年 12 月科室成为上海联影医疗科技有限公司山东省临床应用培训基地。2021 年完成检查 16 万人次，2022 年完成检查 18 万人次，2023 年完成检查 25 万余人次。

现有医护人员 34 人。其中主任医师 2 人、副主任医师 4 人；技师 5 人；副主任护师 2 人。硕士学位 7 人。

历任负责人

姓名	职务	任职时间	离任时间	离任去向
郝曰夫	负责人	1988.09	1993.12	
曹介枢	主任	1988.09	1999.07	退职
李杰然	副主任	1991.01	1997.09	退职
庞闽厦	副主任	1997.10	1999.07	主任
庞闽厦	主任	1999.07	2000.10	影像中心主任
庞闽厦	影像中心主任兼	2000.10	2008.12	副院长
李荣鲜	护士长	1993.03	2009.02	退职
杨新国	副主任	2008.12	2011.09	主任
杨新国	主任	2011.09	2021.11	影像会诊中心党支部书记
王玉强	副主任	2020.03	2021.11	主任
王玉强	主任	2021.11	2023.10	医学影像科副主任（正科）
刘　磊	副主任	2011.11	2023.10	离任
刘　磊	PET-CT 检查科主任	2019.01		

（2）业务发展

1989 年引进德国西门子公司 Somatom CR 型全身 CT 扫描机投入使用，当时为鲁北地区首台 CT，开展颅脑、胸腹、骨关节等全身各部位 CT 检查。

1993 年开展在 CT 导引下胸部、腹部脏器穿刺活检，肝肾囊肿和脓肿经皮穿刺治疗等技术，定位准确、创伤性小、成功率高，复发率低和诊疗效果好。

1996 年引进德国西门子公司 SomatomPLUS 4C 型螺旋 CT 扫描机，2002 年引进美国 GE 双螺旋 CT。先后开展螺旋 CT 三维成像技术、CT 血管成像技术、胸腹脏器的动态扫描等多项技术。对肺结节、肺间质性病变、肺动脉栓塞、小肝癌、胃肠道肿瘤等胸腹部脏器病变的诊断准确率有了进一步的提高。

2005 年引进德国西门子公司 Sensation16 层螺旋 CT。开展了头颈 CTA 检查，为缺血性脑血管病患者的诊断及 DSA 介入诊疗提供全面的颈脑动脉解剖信息；开展肺动脉 CTA 及肠系膜动脉 CTA，为临床诊治疾病提供证据。

2010 年引进 256 层螺旋 CT，扫描速度快，10 秒内完成从头到足的全身检查。256 层螺旋 CT 在血管成像方面，特别是冠状动脉 CT 成像具有高质量图像、超低辐射剂量、无心率限制等优势。

2010 年开展了一次性 256 层螺旋 CT 颈脑动脉成像及脑灌注成像技术；同期开展 256 层螺旋 CT 冠状动脉成像，明确显示冠状动脉狭窄的部位、程度及范围，与导管法 DSA 诊断符合率极高。开展冠状动脉、肺动脉和胸主动脉一次性三联成像，是复杂性胸痛鉴别诊断的最佳方法。

2011 年开展一次性全身动脉 CTA 技术，提高检查效率，降低辐射剂量和对比剂剂量；开展 CT 结肠成像，通过 CT 仿真内窥镜检查准确找到结肠内新生物，给予早期提示。

2012 年开展了肝脏及肾脏灌注成像，了解器官及病变的血流灌注特点及血管特性，是一种无创性评价器官、组织血流灌注状态的功能成像方法，为临床治疗提供了帮助。

2013 年开展了 CT 引导下臭氧髓核消融术，为临床治疗提供精准定位。

2014 年开展了 CT 引导下肿瘤射频消融治疗，为临床对肿瘤的射频治疗提供了精准定位。

2015 年开展了 CT 引导下粒子植入技术为临床微创治疗起到很好的指导作用。

2018 年开展了 CT 引导下肺部小病变术前定位，为临床术前提供病灶位置的精准定位。

2018 年 12 月，引进世界最先进的西门子 SOMATOM Force 双源 CT。采用双能量 CT 成像，在得到虚拟平扫图像和对比剂分布图像（碘图）后，可以鉴别在脑内原有的出血灶基础上有无活动性的出血灶及新出血灶的部位、大小等形态学信息。另外还可以鉴别颅内出血和对比剂外漏，这对检测脑卒中患者血管再通后是否存在脑出血意义重大。同时，双源双能量 CT 的痛风结石（DE，Gout）识别功能是目前影像学检查技术中唯一能够显示出关节中可能存在的尿酸盐结晶的技术。它具有无创性、多关节快速成像、定量测量痛风石的大小、有效鉴别钙盐和尿酸盐结晶沉积、检查费用低、可重复性高等众多优势。

2023 年 7 月，引进联影超高端 uCT960+，作为首台国产的超高端 640 层 CT，是一款 320 排 640 层 CT，搭载长轴覆盖范围 16 厘米的 320 排宽体探测器，采用天眼 AI 全智能导航系统，实现智能定位、智能追踪、智能摆位、智能等中心等一系列全智能扫描导航功能，业内最大的 82 厘米机架孔径，最快 440mm/s 水平移床速度，配合 60kV 超低千伏扫描，AI 智能剂量调制、最新迭代算法等复合剂量控制技术，为患者提供舒适、低剂量的检查体验。

科室优势特色技术：

CT 血管成像技术（CTA）是 CT 技术在临床应用方面最重要的进展，该技术以其创伤小、诊断准确等优点，很快成了血管性疾病诊断的理想筛选方法，图像质量可与 DSA 造影相媲美，在大部分血管性疾病的诊断方面可以替代创伤性血管造影。2018 年完成 CTA 检查 7665 例，2019 年 10771 例，2020 年 13984 例，2021 年 16477 例，2022 年 17326 例，2023 年 20337 例。科室 CTA 技术尤其在以下几个方面更为突出。

①无需心率限制和前门控低剂量冠状动脉 CTA 技术

飞利浦 256 层螺旋 CT 扫描速度快、覆盖范围大，配合先进的后处理工作站。应用该设备进行冠状动脉 CTA 成像，无需降低患者的心率，即可获得优质的冠状动脉图像，甚至在心率 100 次 / 分以上且节律规整的患者，亦可得到满足诊断的图像，有效缩短了患者的检查时间，精简了检查流程。对于节律规整的低心率患者，科室进行了大样本的前门控 CTA 检查，只需两个心动周期的扫描，即得到较后门控扫描更为优质的 CTA 图像，大大减少了受检患者的辐射剂量，得到临床医师和患者的信赖和认可。

②一次扫描全身动脉 CTA 技术

自 2010 年 6 月以来，CT 检查科应用 256 层螺旋 CT 进行一次扫描全身动脉 CTA 技术开发和临床应用研究，对临床拟诊多发动脉粥样硬化狭窄患者进行一次扫描全身动脉 CTA 检查，并且研究成果获得东营市 2012 年度科技进步三等奖。与其他影像学检查相比较，该技术具有较大的优势，与分次分段 CTA 来检查全身动脉相比，对比剂用量减少，检查时间缩短，辐射剂量减少。

③肠系膜血管 CTA 技术诊断不明原因的在小肠梗阻和小肠缺血患者，诊断小肠缺血病因的敏感度达 100%，特异度达 95.8%，准确性达 98.2%。避免无效检查和延迟诊断，避免严重并发症。在肠系膜血管 CTA 技术方面进行了早期的探索和大样本的临床应用，发表核心期刊论文近 10 篇，国内引证文献达 30 余篇。该技术获得 2010 年度东营市科技进步一等奖，该技术成果促进了肠系膜血管 CTA 技术在胃肠外科和消化内科领域的临床应用，促进了其在东营及周边地区、省内及国内的推广应用，社会效益显著。

④开展多模态 CT 检查在缺血性脑血管病的应用

256 层螺旋 CT 引进后开发了一次性多模态 CT 用于血管性脑血管病的诊断，即患者在检查床上，在较短时间内（10 分钟内），一次或多次 CT 扫描及注射对比剂，完成脑 CT 平扫 + 颈脑 CTA+CT 灌注成像（CTP）等一系列 CT 检查。CTP 是组织功能成像，提供血流动力学信息，反映脑组织血流灌注情况；CTA 检查能明确责任血管狭窄位置、狭窄程度，观察周围侧支循环建立情况等。通过对缺血性脑血管病患者脑 CT 平扫表现、动脉狭窄情况以及脑血流灌注情况进行综合分析，全面评价临床症状与脑供血动脉狭窄、脑血流灌注情况的关系，指导临床个性化诊断和治疗。

⑤ 2018 年 12 月，胜利油田中心医院引进世界最先进的西门子 SOMATOM Force 双源 CT，于 2019 年 4 月 10 日正式投入使用。2019 年 4 月，胜利油田中心医院引进世界最先进的西门子 SOMATOM Force 双源 CT，于 4 月 10 日正式投入使用。采用双能量 CT 成像，在得到虚拟平扫图像和对比剂分布图像（碘图）后，可以鉴别在脑内原有的出血灶基础上有无活动性的出血灶及新出血灶的部位、大小等形态学信息。另外还可以鉴别颅内出血和对比剂外漏，这对检测脑卒中患者血管再通后是否存在脑出血意义重大。

⑥科室其他特色技术发展：

螺旋 CT 肿瘤三维适形定位，为肿瘤科开展肿瘤精确适形放疗提供科学依据。

CT 引导下臭氧髓核消融术，为脊柱外科微创手术提供了精确定位。

CT 引导下肿瘤射频消融术及粒子植入技术为临床微创治疗起到很好的指导作用。

CT 全身各部位骨及关节三维成像、牙齿三维成像等技术均为临床诊断及治疗提供了很好的帮助。

（3）社会兼职

曹介枢任山东省医学会放射技术分会委员、山东省医学会放射学分会委员。

庞闽厦任山东省医学会放射学分会副主任委员、山东省健康管理协会影像专业委员会主任委员、黄河医学影像论坛理事会副理事长、东营市医学会放射学分会主任委员。

杨新国任山东省医学会放射学分会腹部学组委员、东营市医学会放射学会副主任委员、山东省滨海公安局刑事技术专家。

王玉强任山东省医学会放射学分会感染与炎症学组委员、山东省医师协会炎症性肠病多学科协作专业委员会委员、东营市医学会肺癌多学科诊疗专业委员会副主任委员。

苏伟任山东省医师协会临床影像技术分会委员、山东省医学会放射学分会心胸学组委员、山东省医学会肺癌多学科联合委员会诊疗规范工作委员会委员、山东省健康管理协会影像医学专业委员会委员。

张凡涛任山东省医学会放射学分会头颈学组委员。

（4）荣誉

集体荣誉：

2018 年　获得胜利石油管理局精神文明建设先进集体称号。

2020 年　获得胜利石油管理局评为胜利油田文明集体称号。

个人荣誉：

2012 年　刘磊获得援疆支医先进工作者称号。

2013 年　杨新国被评为东营市医学会医学技术专家。

2014 年　刘磊被评为东营市有突出贡献的中青年专家。

2018 年　杨新国被评为胜利油田优秀党务工作者。

2020 年　王玉强被授予山东省抗击新冠肺炎疫情先进个人称号。

2020 年　苏伟被授予山东省抗击新冠肺炎疫情先进个人称号。

2021 年　杨新国被授予山东省优秀医师称号。

（三）磁共振专业

（1）概况

1993 年 10 月由放射科分离成立磁共振室，医务人员 3 人，姜法伟负责。2008 年 12 月更名为磁共振检查科，隶属医学影像中心。承担滨州医学院、潍坊医学院、泰山医学院等本科生“医学影像学”的实习带教工作及本院、社会学员等住院医师规范化培训及进修医生培训；2021 年开始承担滨州医学院及潍坊医学院临床学位硕士研究生教育。2022 年检查 50662 人次，手术前后诊断符合率 94.0%。

现有医务人员 20 人，其中主任医师 5 人、副主任医师 2 人、副主任护师 2 人。硕士学位 7 人、博士学位 1 人。

历任负责人

姓名	职务	任职时间	离任时间	离任去向
姜法伟	负责人	1993.10	1994.05	主任
姜法伟	主任	1994.05	2008.12	退职
许道洲	副主任	2008.12	2011.08	主任
许道洲	主任	2011.08	2022.02	退职
许　蕾	副主任（正科）	2020.07	2022.12	主任
许　蕾	主任	2022.12	2023.10	医学影像科副主任（正科）
夏好成	副主任	2019.02	2023.10	医学影像科副主任

（2）业务发展

1994 年 2 月 15 日第一台 0.2T 西门子磁共振用于临床。开展常规的检查项目有神经系统(包括颅脑、脊柱)、呼吸系统、循环系统、骨肌系统(包括四肢关节)、肝胆胰脾、泌尿系统、各部位分泌腺的检查及磁共振血管成像（TOF MRA)。

2002 年 9 月 GE 公司 1.5T 超导型磁共振机用于临床。开展弥散成像(扩散成像 DWI)、灌注成像 (PWI)、脑功能成像 (FMRI)、心脏功能成像、血管成像 (MRA)、水成像 (MRCP .MRU .MRM) 技术，氢质子波谱分析 (MRS)，实时交互成像技术，仿内镜窥成像技术 (MRVE)。开展 MR 诊断肝豆状核变性技术。

2003 年开展三维快速绕相梯度回波在增强血管造影中的临床应用。

2004 年开展 MR 弥散成像对急性期脑梗塞诊断，使急性脑梗塞的诊断提前至发病后半小时内。同年开展磁共振胰胆管造影（MRCP) 检查。

2005 年开展磁共振增强血管成像在颈、胸、腹及下肢血管中的应用。2006 年开展颅神经 MR 检查，清楚显示有无血管压迫及压迫位置，排除继发性因素，促进神经外科微血管减压术的发展。

2008 年 6 月 3.0TMR 机（德国西门子，MAGNETOM Trio）投入使用。开展在全身血管、乳腺、神经根、子宫、前列腺、肘关节、颅神经等方面应用研究。

2009 年开展肘关节 MR 检查，为网球肘的诊断提供影像资料。

2010 年开展磁共振神经根成像技术。开展子宫、前列腺、直肠等盆腔脏器的 MR 检查。同年，新 PACS 系统投入使用，增加叫号系统，优化工作流程。

2011 年开展新生儿 MR 检查。

2012 年至 2013 年加强腹部成像质量控制，腹部图像质量明显提高。“提高腹部磁共振甲级图像率”获全国及中石化 QC 成果一等奖。

2014 年开展 DTI 在神经根疾病中的研究。

2016 年 12 月 1.5TMR 机（德国西门子，AWANTO）装机，开展专用线圈行肩关节磁共振检查。同年 MRI3D-Space 神经成像技术被评为医院诊疗技术品牌，发表相关中文核心期刊文章 8 篇，获东营市科技进步一等奖 2 项、二等奖 1 项，2018 年检查 707 人次。

2017 年 10 月“MRI 多参数联合对乳腺环形强化病变的诊断价值研究”获胜利石油管理局科技进步一等奖。

2018 年多模态乳腺磁共振扫描技术被评为医院精准诊疗技术品牌，年检查 246 例，发表相关核心论文 5 篇，其中 1 篇为 SCI 收录。

2019 年 10 月 3.0 大孔径 MR（德国西门子，Skyra)装机。开展了不打药灌注成像 ASL 在脑梗死、脑肿瘤中的应用；开展了 LiveLab 肝脏脂肪定量成像技术，精准评估脂肪肝及铁沉积程度；开展了颅、颈血管壁成像，评价斑块性质及血管狭窄程度、长度，为临床治疗提供精准依据。

2021 年，MR SPACE 与 DTI 技术与腰椎间盘突出程度分级的一致性研究、MR SPACE 与 DTI 技术对腰神经受压损伤的应用研究获东营市科技创新二等奖。《多模态 MRI 对 T3 期直肠癌亚分期的诊断效能研究》完成课题鉴定。

2022 年，承担山东省医药科技发展计划项目《多模态 MRI 对多发性骨髓瘤预后分层及超高危患者识别的研究》。

2023 年 8 月，3.0 联影 880 装机。在血管壁、心脏、SWI 等方面有所突破。

（3）社会兼职

姜法伟任东营市医学会放射专业委员会副主任委员。

许道洲任东营市医学会放射专业委员会副主任委员、山东省医学会放射专业委员会神经学组委员。

许蕾任山东省医学会放射专业委员会乳腺学组委员。

夏好成任山东省医学会放射专业委员会磁共振学组委员。

吕海莲任山东省医学会妇科肿瘤多学科委员会委员。

罗树彬任山东省医师学会放射专业委员会腹

盆学组委员。

（4）荣誉

集体荣誉：

2005 年　“提高磁共振血管造影诊断符合率”获山东省优秀质量管理成果奖。

2006 年　被评为胜利石油管理局用户满意服务明星班组。

2013 年　被评为全国优秀 QC 小组。

2018 年　“降低腹部磁共振图像伪影发生率”获亚洲医疗质量改进优秀项目二等奖。

2018 年　被评为胜利油田优秀新技术、新项目青年全优岗。

个人荣誉：

2004 年　许道洲被评为山东省优秀质量管理工作者。

2004 年　许蕾被评为胜利石油管理局优秀青年工作者。

2005 年　许道洲被评为东营市首届医学优秀科技工作者。

2010 年　许道洲被评为胜利石油管理局卫生先进个人。

2012 年　夏好成被评为胜利石油管理局卫生先进个人。

2012 年　许蕾被评为胜利石油管理局文明建设先进职工。

2013 年　许道洲被评为东营市十佳科技创新人才。

2014 年　许道洲被评为东营市医学会磁共振成像诊断首席医学专家。

2015 年　许蕾获第三届全国品管圈大赛一等奖。

2016 年　许蕾被评为胜利石油管理局文明建设先进职工。

2019 年　许蕾被评为黄河口医学领军人才优秀青年人才。

2019 年　夏好成被评为胜利油田文明先进个人。

2020 年　肖文丰被评为山东省扶贫协助组重庆市卫健委支医工作先进个人。

2020 年　吕海莲被评为东营市卫生健康杰出青年人才。

2022 年　许蕾被评为齐鲁巾帼科技创新之星、黄河三角洲学者。

2022 年　罗树彬获得东营市首届青年医师影像诊断技能竞赛一等奖。

（撰稿人：田昭俭　许　蕾　王玉强　李睿琝）

超声检查科

（一）概况

1983 年成立 B 超室，是当时东营地区成立最早的 B 型超声诊断室，隶属内科党支部。1984 年成立特检科后，B 超室归属特检科，隶属门诊党支部，根据专业分为心脏和腹部超声 2 个诊断小组。1993 年影像中心成立后，B 超室划归影像中心。1995 年建立超声登记室，对超声病案资料实行档案化管理。2008 年 12 月更名为超声检查科。2018 年 5 月健康管理部超声查体业务划归超声检查科。

截至 2024 年 3 月，科室有医务人员 50 人，护理人员 1 人，硕士学位 15 人，学士学位 33 人。其中主任医师 3 人、副主任医师 12 人，中级职称 12 人。

历任负责人

姓名	职务	任职时间	离任时间	离任去向
李盛敏	负责人	1983	1984.08	主任
李盛敏	主任	1984.08	1994	退职
王建平	主任	1994	2003.04	退职
纪永利	主任（副科）	2003.04	2005.12	主任
纪永利	主任	2005.12	2024.02	退职
李　萍	副主任	2016.07		
徐付印	副主任	2019.01		
董　亮	副主任	2020.07		

（二）业务发展

超声检查科由单纯二维超声诊断技术发展到集二维、彩色多普勒、弹性成像、超声造影等多种技术于一体的诊断技术。建科初期开展风心病、肝胆胰脾肾膀胱和妇产科超声检查，发展到全身浅表器官疾病、肌骨疾病、心脏疾病超声诊断及心功能评价、腹部大血管 / 肾动脉 / 颈部血管及四肢血管疾病的超声诊断以及超声引导下的各种介入诊疗技术。超声介入技术起初仅能开展超声引导下穿刺活检、肝肾囊肿硬化治疗，发展到经皮经肝胆管置管引流（PTCD）、经皮肾造瘘、心包置管、化疗粒子植入、甲状腺结节微波消融、大隐静脉曲张硬化治疗等难度较大手术，在东营及周边地区处于领先水平。

1965年6月，开始心电图和A型超声检查技术。

1983年8月引进东芝SSL-53M B型超声诊断仪，开展风心病、肝、胆、胰、脾、肾、膀胱和腹盆腔肿瘤、结石、炎症、肠套叠和妇产科常见病的诊断。

1984年引进美国生产的MK-600TM二维 / 脉冲多普勒超声诊断仪，超声诊断仪增至2台，开展一般心脏病和风湿性心脏瓣膜病的超声诊断。

1985年开展先天性心脏病的超声多普勒诊断。

1986年9月引进日本东芝公司的SSA-90A线阵、扇形超声诊断仪，配备凸阵探头、穿刺探头、直肠探头，为腹部超声诊断技术上台阶打下基础。同年协助妇产科建立B超室。

1987年与肿瘤科合作开展超声引导下手动穿刺活检诊断肝脏肿瘤技术，提高穿刺成功率，减少并发症。

1988年“应用超声诊断胃部疾病”局级科研课题立项并实施。“超声诊断甲状腺疾病”院级科研课题立项并实施。开展经腹、会阴和应用经直肠探头检查前列腺疾病。由于仪器条件的限制，应用手工方法计算左心功能。

1990年开展超声引导注射硬化剂治疗肾囊肿，扩大超声诊疗工作新领域。

1991年协助传染科建立B超室，负责值班和培训传染科超声医生。

1992年5月协助外科建立B超室，负责值班和开展术中超声，开展乳腺、阑尾等疾病的超声诊断。同期引进美国ATL公司生产的U-9彩色多普勒超声诊断仪，开展左心功能测定，为心血管疾病诊断提供参考依据。

1993年11月李盛敏赴美国考察学习超声诊疗技术。

1995年开展超声心动图定量诊断风湿性心脏病和先天性心脏病；应用声学造影方法诊断先天性心脏病。

1996年1月对超声病案资料实行微机管理。同年11月引进美国泰索尼公司的GateWay彩色多普勒超声诊断仪，提高腹部、小器官的分辨率，为外周血管疾病的诊断提供有利条件。

1997年10月在北京医科大学超声科主任张武教授协助指导下，开展超声引导自动穿刺活检技术，穿刺成功率提高到98%以上。“应用彩色多普勒诊断外周血管疾病”获胜利石油管理局技术推广二等奖。同年11月王建平、吕祯祥赴美国考察学习超声诊疗技术。

1998年开展门静脉血流测定和腹主动脉瘤、夹层动脉瘤、布-加氏综合征及肾动脉狭窄等疾病的检查诊断。

1999年7月引进浪潮PACS系统，完成超声影像的数字化存储，医生快速获取患者影像资料、缩短患者就诊时间、规范影像资料的使用和统计。

2000年开展骨骼、肌肉、关节等运动系统疾病的超声诊断，胸肺占位性病变的超声诊断。开展超声引导下的胸、腹部脏器穿刺活检，解决疑难病症定性诊断问题开展超声引导下肝肾囊肿、脓肿的穿刺治疗技术。开展超声引导下肝、胰、脾、肾、胸、腹、盆腔、甲状腺、乳腺、肺（限于周围肺表面的占位）、软组织等多种器官多种病变的穿刺或治疗技术。

2001年应用多普勒组织成像对冠心病患者局部室壁运动异常进行研究，提高冠心病检出率。

2002年引进意大利百胜公司2台DU3和1台DU6彩色多普勒超声诊断仪，提高腹部、小器官和血管超声的诊断符合率，满足彩色多普勒超声仪查体和急诊超声、床旁超声等需求。“超声监视肝癌射频消融技术临床应用研究”立项。

2004年引进荷兰飞利浦SONOS 7500彩色多普勒超声诊断仪，与胃肠外科合作开展术中超声监视下的大隐静脉曲张激光治疗。

2005年开展超声引导下浆膜腔穿刺置管引流治疗胸、腹腔积液。与血管介入科合作，开展超声引导下肝内胆管穿刺置管内外引流治疗梗阻性黄疸的探索。

2006年开展颈动脉超声、应用胃窗造影剂超声检查胃肠疾病的新技术。“超声引导下缓释化疗粒子心包内植入治疗恶性心包积液的临床应用研究”立项。

2007年引进意大利百胜DU8彩色多普勒超声诊断仪和美国GE公司VIVID 7彩色多普勒超声诊断仪。同年与风湿科合作，开展超声引导下髓关节腔内注射药物治疗关节炎症。

2008年引进迈瑞M5便携彩色多普勒超声诊断仪，方便床旁超声检查。开展超声引导下股动静脉、颈动脉、腘静脉等血管穿刺技术。

2009年开展心包穿刺置管和5-UU缓释化疗粒子心包植入治疗恶性心包积液的研究。

2010年更新浪潮PACS系统为蓝韵PACS系统，使超声影像的数字化存储规范、迅速，使用便捷。同年开展超声引导下经皮穿刺肾造瘘术。

2011年引进德国西门子ACUSON S2000和意大利百胜MYLAB 60彩色多普勒超声诊断仪，开展经直肠超声引导下前列腺穿刺活检技术。

2012年引进美国GE公司的VIVID E9彩色多普勒超声诊断仪，为“脑卒中”筛查工作奠定基础。

2013年4月董亮、崔文超医师前往山东省立医院，参加奥地利骨科教师Graf题为“小儿发育型髓关节发育不良早期诊治”培训班。是东营市最早开展超声诊断婴幼儿髓关节发育不良的医院。

2014年4月26日在滨州医学院附属烟台医院超声科主任王淑荣教授协助指导下，开展超声引导下甲状腺结节微波消融术；在山东省立三院超声科主任王星教授协助指导下，开展下肢静脉曲张的硬化治疗。

2016年开展超声引导下假性动脉瘤凝血酶注射封堵术和超声引导下浅表血管瘤硬化术。12月介入性超声诊疗技术被评为医院介入技术品牌。

2017年开展超声引导下的膀胱造瘘术，10月承办山东省黄河三角洲高级医学影像论坛暨山东省省级继续医学教育项目“CT与超声引导下对胸部病变穿刺活检技术培训班”。院级项目“基于超声介导的药物注射联合针刀疗法在肌骨疾病介入治疗中的应用”立项实施。

2018年开展超声引导下乳腺小结节的微创切除术。

2019年4月科室由门诊四楼搬迁至新医技楼南区二楼，扩增了科室规模，诊室由5个增加至15个，设有专门的介入手术室，业务量开始逐年大幅度提升。

2021年1月山东省医药科技发展计划项目“超声造影引导下经皮穿刺密度不均胸部病变的诊断效能研究”获批立项。院级项目“超声与CT融合虚拟导航技术在经皮穿刺活检肺内病变中的应用价值”立项实施。

2021年5月同时开展六项新技术新项目：非剥皮鞘法经皮肾造瘘置入球囊导尿管技术、早产儿颅脑超声检查技术、超声评估肛瘘技术、乳腺病变的超声弹性成像技术、腹盆腔外凸性囊肿根部穿刺技术、高频率超声造影引导胸部病变经皮穿刺活检技术。并获医院批准通过。

2021年8月更新蓝韵PACS系统为岱嘉PACS系统，改变了图像数据存储方式，DICOM格式存储代替了光盘存储。

2021年10月科室新购置超声仪器7台。

2021年11月开展胃肠超声造影检查，填补东营地区该项目空白。自此先后派宋媛、杨霜、邹文娣、崔伟、宋艳春、王艳、孟欣到山东省胃肠超声培训基地（博兴县中医院）学习并取得证书。

2021年12月经科室申报，医院研究同意建立六个亚专科学组，分别为超声腹部组、超声浅表器官组、超声介入组、超声心脏血管组、超声胃肠组、超声肌骨组。

2022年2月院级科研项目“超声造影在胆囊

附壁病变定性诊断中的临床应用价值”“超声造影联合弹性成像在胸部病变定性诊断中的效能研究”立项实施。

2022 年 6 月 18 日与健康管理部联合举办“医心胃你，超声肠伴”义诊活动，自此胃超声造影检查纳入查体项目。

2022 年 9 月开展八项新技术新项目：双重造影在胃部占位性病变中的应用、经颅脑黑质超声检查技术、超声弹性成像技术在鉴别诊断甲状腺良恶性疾病中的应用、超声显影剂声诺维在肝胆疾病中的应用、弹性成像技术在腕管综合征诊断中的应用价值、聚桂醇泡沫硬化治疗婴幼儿血管瘤及血管畸形、超声造影技术在鉴别诊断甲状腺良恶性疾病中的应用、超声心动图自动心肌功能成像技术（AFI）。

2023 年 1 月开展甲状腺细针穿刺术（FNA）。

2023 年 12 月承办山东省介入超声、血管超声基层行（东营站）学术会暨国家级继续教育项目“甲状腺乳腺疾病超声介入诊疗策略新进展”【2023-09-02-186（国）】。

（三）社会兼职

李盛敏任中华医学会山东省分会超声专业委员会委员、山东省生物医学工程学会超声医学工程专业委员会委员、惠民/东营地区生物医学工程学会超声医学工程专业委员会理事、《胜利医药》编委。

崔书云任中华医学会山东省分会超声专业委员会委员、山东省医学影像学研究会超声诊断专业委员会委员、山东省生物医学工程学会超声医学工程专业委员会委员。

王建平任山东省生物医学工程学会超声医学工程专业委员会委员。

边树国任《中华误诊学杂志》编委。

纪永利任中国非公立医疗机构协会超声专业委员会常务委员，山东省医学会第五届、第六届超声医学分会委员，山东省超声医学工程学会第三、四届常务理事，介入诊疗超声专业分会副主任委员，、山东省中西医结合学会第三届超声专业委员会副主任委员，山东省医师协会超声医师分会常务委员、介入学组副组长，山东省医学影像学研究会第二、三届超声分会副主任委员，山东省超声诊断专业医疗质量控制中心委员，山东省健康管理协会影像医学专业委员会常务委员，东营市医学会第三届、四届超声专业委员会主任委员，东营市医学会第五届超声专业委员会荣誉主任委员。

董亮任山东省超声医学工程学会介入学组委员、山东中医药学会超声医学专业委员会委员、山东省医学会超声医学分会第七届委员会介入学组委员、山东省研究型医院协会超声分会常务委员、中国声医学工程学会介入分会青年学组委员。

李萍任山东省医学会第七届超声医学分会委员、山东省超声医学工程学会理事、青年超声专家分会委员、东营市医学会第五届超声专业委员会副主任委员。

靖立芹任山东省超声医学工程学会胃肠超声分会委员。

梁晓红任山东省超声医学工程学会理事、青年超声专家分会委员、心脏超声分会委员。

张龙云任山东省超声医学工程学会理事、青年超声专家分会委员、介入超声分会委员。

高洋任山东省医院协会超声医学中心（科）分会第一届委员会委员。

宋媛任山东省医师协会超声医师分会心血管学组委员。

崔文超任山东省医院协会超声医学中心（科）分会第一届委员会委员。

钟园园任中国非公立医疗机构协会超声专业委员会委员、山东中西医结合学会高血压血管病专业委员会委员。

（四）荣誉

（1）集体荣誉

1995 年　被评为胜利石油管理局先进班组。

1998 年　被评为胜利石油管理局优秀基层单位。

（2）个人荣誉

1981 年　王建平被评为胜利石油管理局先进生产者。

1987年 王建平被评为胜利油田优秀工会积极分子。

1989年 王建平被评为胜利油田优秀工会积极分子。

2000年 王建平被评为胜利石油管理局模范共产党员。

2009年 纪永利获得山东省十佳超声医师提名奖。

2009年 纪永利被评为胜利石油管理局优秀卫生工作者。

2011年 纪永利被评为东营市优秀医生。

2013年 纪永利被评为东营市优秀医生。

2014年 董亮被评为“山东省优秀援疆支医工作者”“优秀援疆干部”“优秀援疆医生”。

2016年 纪永利被评为东营市有突出贡献的中青年专家。

2018年 纪永利获得山东省第一届介入超声论坛“晶准杯”案例分享演讲大赛二等奖。

2018年 董亮获得山东省第一届介入超声论坛“晶准杯”案例分享演讲大赛二等奖。

2018年 张龙云获得山东省第一届介入超声论坛“晶准杯”案例分享演讲大赛三等奖。

2019年 董亮被评为胜利油田文明建设先进个人。

2020年 董亮被评为东营市卫生健康杰出青年人才。

2021年 董亮被评为优秀医学科技工作者（优秀医生）。

2023年 董亮被评为东营市有突出贡献的中青年专家。

（撰稿人：董 亮 宋 媛）

核医学科

（一）概况

1974年派齐世庆、卢家修到青岛学习同位素诊治技术。由于放射防护问题没能解决，此项工作未能开展。1979年医院迁入现址后开始筹建同位素科，在老病房楼地下室应用一台黑白扫描仪和一台甲状腺功能仪开展肝扫描、甲状腺扫描以及甲状腺吸碘率试验，自此，胜利油田中心医院同位素诊疗工作正式开始。1982年7月同位素楼竣工，正式成立同位素科。2000年更名为核医学科，占地面积230平方米，有工作室16间，设有采血室、放免室、90Sr敷贴治疗室、SPECT机房、放射性核素淋洗室等。2003年迁入现医技楼北区5楼，购进AXSYM大型荧光发光仪，开展相关工作。2003年8月，核医学科筹备组建SPECT室。同年，原显平由放射科调入核医学科，并于2004年1月到浙江医科大学附属第二人民医院进修学习核医学诊断及核素治疗。2003年7月，胜利油田中心医院西门子e.cam公司生产的双探头、带符合线路SPECT装机，同步配备C-15R放射性活度计、密封式淋洗分装橱、个人剂量报警仪、铅眼镜、铅防护服等防护器材、放射性污水衰变池两个，2003年8月正式开展核素显像工作。2009年，核医学科通过卫生部临床检验中心室间质量评价。同年，购入安装合肥众城机电JXY型甲状腺功能测定仪，并投入使用。2010年5月，核医学体外放射免疫分析项目及2名检验师划归检验科。2012年，核医学科通过山东省辐射环境管理站对环境保护设施建设、运行及其效果、辐射产生和防护措施、安全和防护环境管理等的现场检查和监测。2015年4月，核医学科病房投入使用，工作室17间，占地240余平方米，同年被纳入中华医学会核医学分会“核医学诊疗工作推进示范基地建设项目”。2019年4月，核医学科迁入新医技楼南区一楼，购入并安装德国Siemens公司Symbia Intevo16型SPECT/CT，同月投入使用。2022年9月购入安徽中科中佳科学仪器有限公司MN-6110型甲状腺功能测定仪，同月投入使用。

截至2024年3月，科室开放床位10张，现有医务人员11人。医疗人员6人，其中副主任医师2人。护理人员5人，其中副主任护师1人。

历任负责人

姓名	职务	任职时间	离任时间	离任去向
齐世庆	负责人	1982	1988	退职
李鸿祥	副主任	1987.08	1989	退职
卢家修	副主任	1989	1993.11	退职
宫爱华	副主任	1993.10	2008.12	退职
原显平	副主任	2008.12	2011.09	主任
原显平	主任	2011.09	2021.07	退职
薛 军	副主任	2017.12	2022.01	主任
薛 军	主任	2022.01		

（二）业务发展

1979年开展肝扫描、甲状腺扫描以及甲状腺吸碘率试验。

1982年开展甲状腺功能检查、肾图检查、放射免疫检验、32P治疗等工作。

1984年开展放射免疫检测工作。

1987年开展全国新生儿筛查T3、T4、TSH 2000例。

1988年开展肝扫描、甲状腺扫描、甲状腺吸碘和抑制试验，T3、T4测定，放射性肾图、甲胎蛋白定量测定，甘胆酸测定，人绒毛膜促性腺激素测定，T3摄取试验，胰高血糖素试验，肌红蛋白定量测定，铁蛋白定量测验，32P治疗，促甲状腺激素定量测定，胰岛素定量和胰岛素释放试验，癌胚抗原、铁蛋白、地高辛、胰岛素放免测定等。

1991年皮肤科90Sr敷贴照射治疗皮肤血管瘤划归同位素科，开展皮肤血管瘤、瘢痕疙瘩90Sr敷贴照射治疗工作。

1994年购进肾图仪开展肾图检查，同年，开展乙肝三系免疫放射定量检测项目。

1996年引进2008PS型γ-计数器，开展性腺激素6项检测项目。

1997年性腺激素6项检测改为性腺激素7项，并采用放射免疫定量法进行检测。

1999年开展FT3、FT4、rT3放射性免疫定量检测项目。

2000年开展皮质醇放射免疫定量测定项目。

2001年开展IL-2、IL-6、IL-8、TNF-α放射免疫定量检测项目。

2002年引进中国科大中佳公司生产的GC-1200型γ计数器、2台KDC-1044型离心机。

2003年引进美国雅培AXSYM大型荧光发光仪、GC-1200γ放射免疫计数器、离心机、低温电冰箱、90Sr敷贴器等。开展体外放射免疫分析测定及增生瘢痕、血管瘤等治疗。

2004年7月引进西门子E.cam duet双探头符合线路SPECT仪，8月份开展全身骨显像、甲状腺动态及静态显像、甲状旁腺显像、心肌血流灌注显像（运动负荷、静态）、脑血流灌注显像、肺灌注显像、肾动态及肾功能显像、肾皮质及髓质显像等核素显像工作。

2008年在东营地区率先开展131I治疗甲状腺功能亢进症的核素治疗项目。

2009年与风湿免疫科联合开展云克治疗类风湿关节炎、强直性脊柱炎等相关疾病核素治疗。同年，引进甲状腺吸碘率测量仪，满足临床诊断及131I治疗甲状腺功能亢进症的需要。同年，引进雅培AXSYM型全自动免疫发光分析仪、美国贝克曼DX800大型免疫发光仪，用于病毒、激素、肿瘤标志物、血液药物浓度、新陈代谢物等60余项指标的体内检测。

2012年开展131I核素治疗分化型甲状腺癌、二氯化锶（SrCl2）治疗恶性肿瘤骨转移等核素治疗项目。

2013年10月开展骨三项检查，提高原发性骨肿瘤、炎症、感染等骨病的准确率，为临床提供更加丰富的疾病信息。

2015年建成鲁北地区第一家放射性核素治疗病房，为分化型甲状腺癌、甲状腺功能亢进症、恶性肿瘤骨转移等病人提供良好的住院治疗环境。

2016年《胜利油田中心医院131I核素治疗建设项目职业病危害控制效果放射防护评价报告书》

通过评审。12月分化型甲状腺癌的131I治疗被评为医院诊疗技术品牌。

2019年4月核医学科迁入现医技楼南区一楼，购入并安装德国Siemens Symbia Intevo16型SPECT/CT，同月投入使用。

2019年4月，核医学科被评为中华医学会核医学分会“核医学诊疗工作推进示范基地建设项目”优秀科室。

2019年8月，开展利尿肾动态（利尿剂介入肾动态）显像，用于机械性上尿路梗阻与非梗阻性尿路扩张的鉴别诊断。

2021年开展异位胃黏膜显像检查，用于不明原因消化道出血原因判断及出血点定位诊断。

2022年9月购入安徽中科中佳科学仪器有限公司MN-6110型甲状腺功能测定仪，同月投入使用。

2023年开展唾液腺功能显像检查，可准确评估唾液腺疾病患者的唾液腺摄取、分泌功能。

（三）社会兼职

原显平任山东省医学会第八届核医学分会委员、山东医师协会核医学与分子影像学分会第一届委员会常务委员。

薛军任山东省医学会第八届核医学分会青年委员会委员、山东省老年医学学会第一届甲状腺疾病专业委员会委员、山东省健康管理协会首届影像医学专业委员会委员、山东省医学会核医学分会第九届委员会学术发展学组委员、山东省临床肿瘤学会核医学专家委员会第一届委员会常务委员、山东省医院协会核医学专业委员会第一届委员会常务委员、山东省核医学专业医疗质量控制中心委员、山东省研究型医院协会核医学与分子影像学分会常务委员。

常垚垚任山东省医学会核医学分会第九届委员会治疗学组委员、山东省临床肿瘤学会核医学专家委员会第一届委员会委员。

樊学超任山东省医学会核医学分会第九届委员会治疗学组委员、山东省临床肿瘤学会核医学专家委员会第一届委员会委员。

刘军任山东省护理学会首届核医学护理专业委员会委员。

赵宇晨任山东省护理学会首届核医学护理专业委员会委员。

（四）荣誉

（1）集体荣誉

2019年　被评为中华医学会核医学分会核医学诊疗工作推进示范基地建设项目优秀科室。

（2）个人荣誉

2019年　薛军被评为胜利油田文明建设先进个人。

（撰稿人：薛　军　张　芳）

PET-CT检查科

（一）概况

2019年1月，开始筹建PET-CT检查科。CT检查科副主任刘磊兼任PET-CT检查科主任，负责筹建工作。2019年4月，PET-CT检查科正式成立，隶属于医学影像会诊中心。科室位于医技楼南区一楼西侧，引进了先进PET-CT设备，型号为上海联影数字光导UMI780。

截至2024年3月，科室在职医务人员5人，其中硕士研究生3人。医疗人员4人，其中主任医师1人、副主任医师1人。护理人员1人。

历任负责人

姓名	职务	任职时间	离任时间	离任去向
刘　磊	主任	2019.01		

（二）业务发展

2019年至今，科室主打技术为PET-CT全身断层显像在恶性肿瘤诊断、分期和监测复发中的应用。PET-CT肿瘤分子显像填补了东营地区空白，为东营及周边地区肿瘤患者的诊疗提供了重要和科学的分子影像学依据，逐步得到患者和临床医师的信赖，科室年度检查患者数量逐步提升，2023年全年检查患者已达1200多人次。

2021 年，科室开展了 PET-CT 全身断层显像在不明原因发热和结缔组织病患者中的应用。不明原因发热患者严重困扰临床医师诊疗，通过临床和常规影像检查及检验学较难明确发热原因。18F-FDG PET-CT 分子显像具有独特的技术优势，能够准确显示炎性病灶的位置和范围，定量测量 SUV 值能够反映病灶的活动性，为临床医师提供重要的参考信息和依据，协助临床解决了诊断疑难问题，得到临床医师和患者的认可。

（三）社会兼职

刘磊任山东省医学会第九届、第十届、第十一届放射学分会青年委员会委员、山东省研究型医院协会医学影像诊断学分会常务委员，山东省健康管理协会影像医学专业委员会常务委员。

（四）荣誉

2012 年　刘磊获得东营市青年科技奖。

2012 年　刘磊获得援疆支医先进工作者称号。

2014 年　刘磊获得东营市有突出贡献的中青年专家称号。

2020 年　付忠义获得鲁渝健康扶贫协作支医工作先进个人称号。

2022 年　付忠义获得鲁渝卫生健康协作支医工作先进个人称号。

（撰稿人：刘　磊）

第十三节　麻醉手术科

概况

1964 年建院时成立手术室，隶属外科。设有手术室 5 间，护士 2 人，无专职麻醉医师。手术医师对病人实施局部麻醉后做一些简单手术。1965 年马万清医师进修回院后，成为第一位专职麻醉医生。1979 年迁入医院现址，有手术室 8 间。1984 年麻醉手术科成立，刘书润任副主任。1996 年迁入 1 号病房楼 15 楼和 16 楼，有手术间 11 间，均为空气净化房间并配有麻醉吊塔系统，有 8 个手术间安装远近摄像镜头供教学使用。17 楼配有电视教学室和远程会诊室，2003 年改为数字电教系统，与医院内部网络连接，在医院内部授权终端进行手术观摩。2006 年心脏外科监护室改为外科监护室，郑观荣任主任。2012 年 9 月更名为麻醉复苏室，以全麻术后患者苏醒期监护为主，兼顾部分术后重症患者的监护。2013 年迁入 2 号病房楼裙楼 4 楼，面积 5100 余平方米，拥有层流净化手术室 21 间，其中百级净化手术室 8 间、千级净化手术室 6 间、万级净化手术室 7 间，有铅防护房间 5 间，正负压切换房间 1 间。手术室整体布局为三通道设计，符合洁、污分流的原则，是集先进的空气调节与净化系统，强、弱电控制系统，给排水与医用气体供应系统于一体的智能化区域。由中央监控系统对重要功能进行设定控制，提高管理效率，维护患者安全。信息系统除及时记录病人的重要生命信息外，还能实现内部不同单元之间的及时交流。利用信息显示及时向病人家属通报手术进程。为满足教学需要配有数字化手术间 2 间，与视频教学室和二楼中心会议室能够同时实现双向视频、音频交流，另有 7 个手术室可以实现中置摄像教学。现麻醉手术科包括麻醉科、麻醉科门诊、手术室、麻醉复苏室、西郊医院麻醉手术室五个单元，下设无痛诊疗、心胸血管麻醉、小儿麻醉、手术室护理四个亚专科，是卫生部医药卫生科技发展研究中心首批舒适化医疗研究基地、国家药物临床试验基地、国家住院医师规范化培训基地、山东省手术室护理专业护士岗位培训临床教学基地、东营市第一批医药卫生重点学科（A 级）、东营市临床重点专科、滨州医学院及潍坊医学院研究生联合培养基地、山东省麻醉超声可视化培训基地、山东省舒适化医疗基地、“中国初级创伤救治”培训项目、“东营地区中国初级创伤救治培训基地”、山东大学齐鲁医院委省共建国家区域医疗中心麻醉治疗专科联盟合作单位、鲁中麻醉专科联盟单位。年手术近 25000 例次，门诊无痛麻醉 45000 余例次，监护病人 10000

余人次。现有进口全能麻醉机24台、多功能生命参数监测仪33台、呼吸机9台、电除颤仪4台、血液回输机2台、体外循环机2台、血气分析仪2台、血糖监测仪2台、温毯机15台、加压输液系统1台、纤维支气管镜3台、麻醉深度检测仪3台、微量注射泵14台、靶控注射泵17台、普通注射泵19台、微量靶控注射工作站1台等设备。

截至2024年3月，科室现有医务人员135人，其中硕士研究生17人。麻醉医师46人，其中主任医师4人，副主任医师11人；麻醉护士6人，其中副主任护师2人；手术室护理人员64人，其中副主任护师4人；麻醉复苏室护理人员19人，其中副主任护师1人。

历任负责人

姓名	职务	任职时间	离任时间	离任去向
刘书润	副主任	1984.04	2001	退职
郑观荣	副主任	1993.11	2000.06	主任
郑观荣	主任	2000.06	2019.11	退职
郑观荣	西郊院区麻醉手术室主任	2022.11		
田国刚	副主任	1997.08	2002	调离
徐伟民	副主任	2011.11	2019.11	主任
徐伟民	主任	2019.11	2024.01	内镜中心主任
王大龙	副主任	2019.02	2024.01	主任
王大龙	主任	2024.01		
刘　克	副主任	2022.12		

历任护士长

姓名	职务	任职时间	离任时间	离任去向
刘桂英	护士长	1965.03	1971.04	眼科护士长
李淑月	护士长	1978.12	1982.11	十一病区护士长
霍银泉	护士长	1982.11	1986.03	眼科护士长
宋筱华	副护士长	1982.11	1993.11	退职
杨曙华	副护士长	1982.11	1993.10	质量管理科副科长
刘美凤	副护士长	1986.03	1993.11	护士长
刘美凤	护士长	1993.11	1997.12	护士长（副科级）
李书兰	副护士长	1991.01	1999.11	离任
李敬敏	科护士长（兼）	1994.05	1997.05	退职
刘美凤	护士长（副科级）	1997.12	2017.12	退职
李永红	副护士长、护士长	1993.11	2010.07	退职
葛冬梅	护士长	1999.11	2011.09	消毒供应中心副主任
陈　燮	麻醉复苏室护士长	2006.01		
张玲玲	麻醉复苏室副护士长	2020.07		
李　丽	麻醉复苏室副护士长	2020.07	2024.03	神经外科四病区副护士长
曹韶艳	护士长	2010.07	2017.12	科护士长
徐冬云	护士长	2011.10	2024.01	退职
曹韶艳	科护士长	2017.12	2022.11	质量管理部副主任
钟梦霞	副护士长	2018.01		
李　燕	副护士长	2018.01	2019.01	离任

业务发展

麻醉科在完成临床麻醉、急救复苏、危重病急救等任务的同时，开展无痛流产、无痛胃肠镜、无痛膀胱镜、无痛纤支镜、无痛分娩、无痛牙科等无痛技术。形成临床麻醉、无痛诊疗、手术护理、监护苏醒等一套完整的围手术期麻醉安全管理体系。

1964年开展局部麻醉下小手术。

1965年应用开放式乙醚吸入全身麻醉和椎管内麻醉。

1966年开展硬膜外连续麻醉。

1968年开展高位硬膜外麻醉和气管插管全身麻醉。

1973年至1975年间开展针灸麻醉和中药麻醉。

1981 年 10 月实施首例体外循环动物实验。

1982 年开展首例体外循环心脏手术麻醉。

1984 年开展全凭静脉麻醉技术、静吸复合麻醉。

1986 年开展心脏手术大剂量芬太尼麻醉。

1989 年开展无水酒精硬膜外、腹腔神经丛注射控制恶性疼痛。

1990 年开展系统性腰椎间盘突出症的麻醉治疗。

1991 年开展嗜铬细胞瘤手术麻醉。

1994 年开展 CVP、CO 等为主的血液动力学检测。

1995 年开展肾移植手术麻醉等。“开展小针刀及阻滞联合用于慢性软组织损伤的临床应用研究”获管理局科技进步二等奖。开展全身麻醉联合硬膜外神经阻滞麻醉在食管手术中的应用。芬太尼预注等多种预防气管插管反应的措施得以实施。

1997 年开始急性等容血液稀释自体血放血技术。

1999 年开始非停跳冠脉搭桥手术的麻醉。同年实施体外循环下冠状动脉搭桥手术的麻醉。开始应用洗血球机进行血液清洗回输技术。

2000 年进行围术期血糖变化的研究。

2001 年开展急性高容血液稀释技术。术后硬膜外镇痛研究进展情报调研获管理局科技进步三等奖。

2002 年开展听觉诱发电位麻醉深度监测，使全身麻醉病人的麻醉深度得以数值化控制。

2003 年开始胶体预扩容技术。综合使用血液保护技术使大中手术术中异体输血率降至 30% 以下，在原来需常规输血 1000ml 以上心脏手术实现零输血。与妇产科协作开展无痛人工流产技术。

2004 年引进“Swan-Gans 导管”及 CCO 血流动力学监测仪，用于重大手术中监测心输出量。同年开展肝移植手术麻醉。

2005 年引进无创血流动力学监测仪，用于手术麻醉过程中的血流动力学监测。

2006 年引进神经定位刺激仪，提高神经阻滞的成功率。

2007 年在慢性阻塞性肺疾病（COPD）患者手术麻醉中应用脆弱肺功能保护技术。同年开展无痛胃肠镜技术。

2008 年引进纤维支气管镜，用于气管插管定位，为全麻气管插管技术提供直观可靠的保障。

2009 年建立医院紧急气道管理立体框架，及时解决院内出现的紧急气道危象。

2010 年开始，先后引进视可尼、通视达、氧瞬得、麦氏等品牌可视喉镜，填补麻醉工作及教学中的一项空白。

2011 年开展患者麻醉前 30 分钟应用右美托咪定的超前镇静技术。自主创新研发“多功能转换接头”，用于全身麻醉下插喉罩进行纤维支气管镜检查技术，获得实用新型专利。

2011 年引进便携式 B 超仪，开展 B 超引导下神经阻滞及动静脉穿刺技术。

2012 年配合口腔科开展无痛牙科诊疗及无痛拔牙技术。

2013 年开展围术期血流动力学监测技术。

2014 年开展内环境调控技术。

2015 年开展重要脏器保护技术。推广麻醉深度监测技术。

2016 年 12 月无痛舒适化技术被评为医院舒适化技术品牌。

2017 年推广无痛分娩技术。

2017 年开展无阿片药物全麻在 ERAS 中的应用技术，开启医院的 ERAS 工作。

2018 年推广 ERAS 理念促进患者快速康复。术后快速康复技术（ERAS）被评为医院康复医学技术品牌。

2018 年开展超声引导下竖脊肌筋膜阻滞术，获医院年度优秀新技术新项目。

2018 年开展实时 B 超检测胃排空在 ERAS 患者中的应用技术。

2019 年东营地区率先开展保留自主呼吸非插管胸腔镜麻醉技术，获医院年度优秀新技术新项目。

2019 年开展非插管全麻在支气管镜检查中的临床应用技术。

2019 年“盐酸右美托咪定对老年全麻术后认知功能障碍及 CRP、NSE 表达水平影响的研究”获东营市科技进步二等奖。

2019 年 12 月在东营地区率先设立麻醉科门诊，进行患者麻醉前咨询、评估、指导以及麻醉相关并发症的诊治等。

2020 年在东营地区率先开展经食道超声在心血管手术麻醉中的应用、超声引导下前锯肌平面阻滞术、超声引导下喉上神经阻滞术。

2021 年开展术中唤醒麻醉技术、非插管全麻门诊镇静技术、超声引导下股神经阻滞联合股外侧皮神经阻滞减轻下肢止血带反应技术、无痛清醒气管插管术、超声引导下腰丛神经阻滞术。

2023 年开展深镇静下拔管技术、超声引导单针腰麻技术、超声引导腋静脉穿刺术、MAC 麻醉在医美整形手术中的应用、程控脉冲式分娩镇痛技术、超声引导下腰方肌阻滞术、术中体温保护技术。

2022 年 11 月，“超声引导下竖脊肌平面阻滞对胸腹部手术术后镇痛效果的研究” 获管理局科技进步三等奖。

2023 年 8 月，“盐酸右美托咪定预防全身麻醉患者应激反应及气管插管和拔管反应的临床研究”获东营市优秀科技成果二等奖。

2023 年 9 月，“不同剂量羟考酮复合超声引导下连续髂筋膜阻滞在老年患者髋部骨折非插管全麻中的应用”获得白求恩基金会 50000 元基金资助。

社会兼职

郑观荣任山东省质量控制中心常务委员、山东省麻醉学分会委员、东营市医学会麻醉学分会荣誉主任委员、中国初级创伤救治委员会委员、东营市初级创伤救治委员会主任委员、东营市麻醉学专业委员会名誉主任委员。

袁振涛任中国针刀学会会员、东营市麻醉学会副主任委员。

董红果任东营市疼痛学会副主任委员。

徐伟民任山东省老年医学研究会疼痛专业委员会副主任委员、国家医师资格考试临床类别分阶段考试实证研究考官、东营市麻醉学科专业委员会主任委员、东营市初级创伤救治专业委员会副主任委员、山东中西医结合学会第一届围手术期专业委员会常务委员、山东省医药教育协会麻醉专业委员会第一届副主任委员、山东省医师协会麻醉学医师分会第四届委员会常务委员、山东生物医学工程学会麻醉与围术期装备专业委员会副主任委员、中国非公立医疗机构协会麻醉专业委员会常务委员、山东省研究型医院协会麻醉治疗学专业委员会副主任委员、《中国当代医药》杂志审稿专家。

王大龙任中国中西医结合学会围手术期分会青年委员、山东省医学会麻醉学分会青年委员、山东省医师协会麻醉学医师分会青年协作组副组长、山东省中西医结合协会麻醉与镇痛分会委员、东营市医学会麻醉学专业委员会副主任委员、山东省研究型学会麻醉治疗学专业委员会常务委员。

刘克任中国中西医结合学会围手术期分会麻醉与镇痛专业委员会委员、山东省康复医学会围术期分会委员、山东省医师协会针刀医师分会常务委员、山东省医师协会麻醉舒适化专业委员会委员、东营市中西医结合学会麻醉专业委员会副主任委员。

孙新春任山东省医学会麻醉学分会基础与应用研究学组成员。

李红霞任山东中医药学会颈腰腿痛防治工作委员会委员。

杜梅青任山东省医学会麻醉学分会临床与转化研究学组成员。

王增福任山东省医学会麻醉学分会肿瘤与麻醉学组成员。

潘小雷任山东省医学会麻醉学分会医疗装备与生命监测学组成员。

曹韶艳任山东省护理学会手术室护理专业委员会委员。

徐冬云任山东省护理学会麻醉护理专业委员会委员。

陈燮任东营市医学会重症护理专业委员会副

主任委员、东营市护理学会首届胸心外科专业委员会主任委员、山东省护理学会疼痛护理专业委员会委员。

左振芳任山东省护理学会手术室护理专业委员会青年委员。

王帅任山东省医学会麻醉学分会日间手术学组成员、山东省研究型医院协会儿科呼吸内镜分会委员。

车磊任山东中医药学会颈腰腿痛防治工作委员会委员、健康体检与评估工作委员会委员。

张俊龙任山东省公卫学会围术期医学分会委员。

荣誉

（一）集体荣誉

2007 年　获胜利石油管理局模范护理班组称号。

2009 年　获胜利石油管理局模范护理班组称号。

2009年　获山东省优秀质量信得过班组称号。

2012 年　获“中国初级创伤救治培训”中国 PTC 优秀组织团队奖。

2013 年　获“中国初级创伤救治培训”中国 PTC 优秀组织团队奖。

（二）个人荣誉

2006 年　刘美凤获得胜利石油管理局文明建设先进职工称号。

2012 年　刘美凤获得胜利石油管理局模范护士称号。

2013 年　郑观获得“中国初级创伤救治培训”中国 PTC 组织贡献奖。

2014 年　徐伟民被授予山东省优秀援疆支医先进工作者、东营市第三批黄河口医学领军人才优秀青年人才称号。

2015 年　郑观荣被授予东营市黄河口医学领军人才称号。

2017 年　郑观荣被授予油田文明建设先进个人称号。

2017 年　王大龙获得山东省生育全程服务技能竞赛个人优胜奖。

2019 年　刘克获得首届恩华杯山东省麻醉医师技能竞赛特等奖。

2020 年　王大龙被授予胜利油田优秀共产党员称号。

2020 年　梅莎莎获得山东省麻醉技能竞赛个人三等奖，车磊获个人优秀奖。

2021 年　王大龙、刘克获得东营市优秀医生称号。

2022 年　刘克被授予鲁渝协作医疗卫生帮扶做出突出贡献的个人称号。

（撰稿人：王大龙　刘　克）

第十四节 疼痛科

概况

20世纪90年代，在麻醉科部分医生的努力下不断摸索、大胆创新，在东营地区较早开展了颈肩腰腿痛等慢性疼痛的常规治疗和针刀治疗。2011年11月成立疼痛科，麻醉科郑观荣主任兼任疼痛科主任，开始规范开展业务。2013年5月，在外科门诊开设疼痛科专家门诊，时间固定为每周三天，出诊专家为麻醉科张海山副主任医师，开始规范从事疼痛科门诊相关业务。2014年10月麻醉科葛维鹏主治医师自首都医科大学宣武医院疼痛诊疗中心进修一年回院后，经过积极准备，开始在外科门诊开设疼痛科普通门诊，开诊时间为工作日上午，同时借助手术室辅助用房开设相对规范的疼痛治疗室，治疗时间为工作日下午，保障了门诊工作的正常有序开展。2015年1月，经过前期与关节外科协商，收治疼痛科第一位住院患者，经过微创介入手术治疗病情明显好转，顺利出院。自此开始了疼痛科的住院微创介入手术治疗，完善了慢性疼痛治疗体系。2015年8月，楚云超医师应聘至疼痛科，在麻醉科工作，兼职从事疼痛诊疗工作。2016年3月，疼痛科被东营市卫生和计划生育委员会、东营市人力资源和社会保障局评为“市级医药卫生特色专科（A级）”。2016年9月，麻醉科王中伟主治医师自青岛市市立医院集团（本部）疼痛科进修半年回院后，在麻醉科工作，兼职从事疼痛诊疗工作。2017年9月，毕颖慧、宋倩两位医师应聘至疼痛科，先在麻醉科接受3年住院医师规范化培训。2017年10月设置疼痛科病区，与关节外科同一病区、同一护理单元，开设床位6张，疼痛科医师借助关节外科平台，开始独立管理病人，向完全独立的疼痛科病区迈出一大步。2017年10月疼痛科门诊及治疗室整体搬迁至门诊楼六楼，工作日开设普通门诊和有创治疗。2018年5月山东省疼痛质量控制中心专家组来院开展“山东省三级医院疼痛科医疗质量检查”现场评审工作。2019年8月疼痛科病区搬迁至3号病房楼，与中医科同一病区、同一护理单元，开设床位9张。2021年1月，疼痛科病区整体搬迁至1号病房楼，与口腔科同一病区、同一护理单元，开设床位10张。2023年8月，医院聘任中华医学会疼痛学分会副主任委员、山东省医师协会疼痛科医师分会主任委员、山东省立医院疼痛科主任医师傅志俭教授为客座教授，每月来院坐诊、查房，指导科室建设。

截至2024年3月，科室开放床位10张，现有工作人员13人，其中硕士研究生4人。医疗人员7人，其中主任医师1人、副主任医师2人。护理人员6人。现每年门诊量15000余人次，注射治疗5000余人次，免疫三氧自体血回输7000余人次，收住院患者700余人次，微创介入手术500余台次。

历任负责人

姓名	职务	任职时间	离任时间	离任去向
郑观荣	主任	2011.11	2019.11	返聘
郑观荣	院长助理	2013.11	2019.11	返聘
葛维鹏	副主任	2017.12	2022.01	主任
葛维鹏	主任	2022.01		

历任护士长

姓名	职务	任职时间	离任时间	离任去向
王　哲	护士长	2022.12		

业务发展

（一）疼痛诊疗工作是麻醉学专业的亚专科，2007年原卫生部下发第227号文件，规定二级以上医疗机构设立疼痛科，为临床一级科室，目前执行的“三级综合性医院评审条款”中也明确规定了疼痛科的设置和评审要求。医院自20世纪90年代在麻醉手术科医生的努力下不断摸索、大胆创新，在东营地区率先成功开展了颈肩腰腿痛等慢性疼痛的常规治疗和针刀治疗。

（二）2011年11月22日，结合“三级综合性医院评审条款”规定，医院正式成立疼痛科，并于2013年5月15日，在外科门诊开设每周三的疼痛科专家门诊，开始从事疼痛科门诊相关业务。

2014年10月13日，第11个“世界镇痛日”，在开展门诊义诊活动的同时，成功在外科门诊开设工作日上午疼痛科普通门诊，同时借助手术室辅助用房开设工作日下午的疼痛治疗室，逐渐开始规范开展慢性疼痛注射治疗业务，比如腰椎旁神经阻滞、颈椎旁神经阻滞、胸椎旁神经阻滞、星状神经节阻滞、膝关节注射、肩关节周围注射、腱鞘注射、痛点注射等。

2015年1月9日，在关节外科收治疼痛科第一位住院患者，逐渐开展疼痛科微创介入手术，比如C型臂引导下颈、胸、腰椎椎管内导管神经黏连松解+置管止痛术、交感神经节射频毁损术、鞘内吗啡泵体内植入术、三叉神经半月节及周围支射频热凝术、神经电刺激技术、CT引导下颈、腰椎椎间盘靶点射频热凝+臭氧注射术、脊神经后支脉冲射频+阿霉素毁损术等。

2016年10月，“中国镇痛周”期间，先后来到测井公司、泵公司、供水公司、锦华社区等开展义诊进社区活动，宣传疼痛知识，服务社区百姓。

2017年10月，疼痛科门诊整体搬迁，就诊环境和治疗条件明显改善。

2018年8月，人力资源部明确疼痛科人员编制，疼痛科病房建设进入快车道。

2018年11月，科室加入“国家临床重点专科・山东省立医院疼痛专科医联体”。

2019年11月，科室成为山东省医学会疼痛学分会委员单位和山东省医师协会疼痛科医师分会常务委员单位。

2019年12月，科室成为东营市医学会疼痛学专业委员会主任委员单位。

2020年5月，科室牵头成立“东营市疼痛专科联盟”，并担任理事长单位。

2022年5月，科室加入“山东大学齐鲁医院疼痛专科联盟”。

2022年12月，科室成为东营市中西医结合协会疼痛专业委员会主任委员单位。

2023年7月，科室加入“浙江省卫健委浙北区域专病中心疼痛专科医联体”。

2023年8月，科室加入“山东第一医科大学颈肩腰腿痛医院专科医联体”。

2024年3月，科室成为“山东省疼痛临床研究中心东营分中心”。

科室开展的新技术、新项目：

2014年11月，成功开展首例颈椎旁神经阻滞技术治疗神经根型颈椎病。

2014年12月，成功开展首例星状神经节阻滞技术治疗突发性耳鸣。

2015年1月，成功开展首例C型臂引导下胸椎硬膜外导管神经黏连松解+置管止痛手术治疗带状疱疹后神经痛。

2015年3月，成功开展首例C型臂引导下腰椎硬膜外导管神经黏连松解+置管止痛手术和腰椎间盘靶点臭氧注射手术治疗腰椎间盘突出症。

2015年5月，成功开展首例星状神经节阻滞技术治疗睡眠障碍。

2015年9月，在威海市立医院田德民教授指导下，成功开展首例DSA引导下鞘内吗啡泵体内植入手术治疗顽固性癌痛。

2015年12月，成功开展首例C型臂引导下鞘内吗啡泵体内植入手术治疗顽固性癌痛。

2016年4月，成功开展首例C型臂引导下颈椎硬膜外导管神经黏连松解+置管止痛手术治疗颈源性疼痛。

2016年11月，成功开展首例C型臂引导下腰交感神经射频毁损手术治疗下肢缺血性疼痛。

2017 年 5 月，成功开展首例 C 型臂引导下奇神经节射频毁损手术治疗顽固性会阴痛。

2017 年 6 月，成功开展 CT 引导下颈椎间盘靶点射频热凝 + 臭氧注射手术治疗顽固性颈源性呃逆。

2017 年 9 月，成功开展首例超声引导下颏神经射频热凝术治疗三叉神经周围支疼痛。

2017 年 10 月，成功开展首例膈神经阻滞技术治疗顽固性呃逆。

2017 年 11 月，成功开展首例 C 型臂引导下三叉神经半月节射频热凝手术治疗三叉神经痛。

2018 年 7 月，在山东省立第三医院赵治涛教授指导下，成功开展首例 CT 引导下胸神经后支脉冲射频 + 化学毁损手术治疗带状疱疹后神经痛。

2018 年 7 月，在首都医科大学附属北京安贞医院何明伟教授指导下，成功开展首例盲穿三叉神经半月节射频热凝手术治疗三叉神经痛。

2018 年 7 月，在山东省立第三医院赵治涛教授指导下，成功开展首例 CT 引导下眶上神经电刺激手术治疗带状疱疹后三叉神经痛。

2018 年 8 月，成功开展首例鞘内吗啡泵体内植入手术治疗下肢缺血性疼痛。

2018 年 11 月，成功开展首例氢吗啡酮经皮下患者自控镇痛治疗顽固性癌痛。

2019 年 1 月，成功开展首例三氧大自血治疗。

2019 年 3 月，在威海市立医院田德民教授指导下，成功开展首例 DSA 引导下三叉神经半月节球囊压迫手术治疗三叉神经痛。

2019 年 3 月，与 CT 检查科合作开展首例组织间粒子植入手术治疗恶性肿瘤。

2019 年 4 月，在首都医科大学附属北京安贞医院何明伟教授指导下，成功开展首例盲穿面神经射频热凝手术治疗面肌痉挛。

2019 年 5 月，成功开展首例超声引导下颈神经根脉冲射频手术治疗颈肩部带状疱疹后神经痛。

2019 年 7 月，成功开展首例银质针软组织松解手术治疗第三腰椎横突综合征。

2020 年 10 月，成功开展线偏振光照射技术治疗软组织疼痛。

2021 年 1 月，在淄博市中心医院吕锋主任指导下，成功开展首例经皮穿刺椎体成形手术治疗胸椎压缩性骨折。

2021 年 3 月，在山东省立医院疼痛科王珺楠教授指导下，成功开展首例 C 型臂引导下三叉神经球囊压迫手术治疗三叉神经痛。

2021 年 3 月，在山东省立医院疼痛科王珺楠教授指导下，成功开展首例脊髓电刺激手术治疗顽固性带状疱疹后神经痛。

2021 年 6 月，成功开展首例自体富含血小板血浆关节腔注射术。

2021 年 9 月，成功开展体位冲击波技术治疗软组织疼痛。

2022 年 8 月，成功开展首例超声引导下膝关节周围神经射频术治疗膝关节痛。

2022 年 10 月，成功开展红外热成像技术。

2023 年 3 月，成功开展首例超声引导下肩胛上神经脉冲射频治疗肩关节痛。

2023 年 5 月，成功开展首例三叉神经半月节电刺激技术治疗顽固性三叉神经带状疱疹后神经痛。

2023 年 11 月，成功开展首例蝶腭神经节阻滞治疗顽固性过敏性鼻炎。

2024 年 3 月，成功开展首例 DSA 引导下脊髓电刺激手术治疗脊髓炎后遗顽固性神经痛。

社会兼职

郑观荣任东营市医学会麻醉学专业委员会主任委员、东营市初级创伤救治委员会主任委员、东营市医学会麻醉学专业委员会名誉主任委员、中国非公立医疗机构协会麻醉学专业委员会副主任委员、山东省老年医学会麻醉学专业委员会副主任委员。

葛维鹏任东营市医学会疼痛学专业委员会主任委员、山东省医学会疼痛学分会委员、山东省医师协会疼痛科分会常务委员、山东省疼痛医学会中西医结合镇痛专业委员会副主任委员、山东中西医结合学会疼痛学专业委员会常务委员、山东省疼痛医学会神经病理性疼痛专业委员会副主任委员、山东省中医药学会颈肩腰腿痛防治工作委员会副主任委员、中国民族医药协会软组织疼痛分会常务委员。

王中伟任山东省中医药学会疼痛学专业委员会常务委员、东营市医师协会疼痛专业委员会副主任委员。

楚云超任中华中医药学会疼痛学分会委员、东营市中西医结合学会疼痛专业委员会主任委员。

荣誉

2013年　郑观荣被卫生部医院管理研究所授予“中国初级创伤救治培训”中国PTC组织贡献奖。

2017年　葛维鹏被共青团胜利石油管理局委员会评为胜利油田百优青年志愿者。

2019年　葛维鹏被中共中国石化集团胜利石油管理局有限公司委员会评为胜利油田文明建设先进个人。

2020年　葛维鹏被中国抗癌协会癌症康复与姑息治疗专业委员会评为除痛明星。

（撰稿人：葛维鹏　王　哲）

第十五节　眼科

概述

眼科成立于1964年，自2002年眼科病房和手术室单独设置以来，眼科住院病人和年手术量逐年递增，根据手术量递增的需要，由原大手术室调一名手术护士到眼科手术室。2008年5月，东营市残联和卫生局授予油田中心医院为东营市“白内障复明工程”定点手术医院。根据医院的统一安排，2013年搬进新落成的病房楼18层，床位扩展到38张；

2021年2月3日，眼科调整到新落成的1号病房楼十三层，床位调整为30张，原眼科单独设置的手术室取消，新手术室分配给眼科两间专用手术间（后改为一间），原准分子激光手术室保留，2023年搬到急诊三楼手术室。

截至2024年3月，科室开放床位30张。有医护人员37人，其中正高级职称4人，高级职称6人，中级职称13人，具有硕士研究生学位者11人。主任医师4人，副主任医师5名，副主任护师2人。

历任负责人

姓名	职务	任职时间	离任时间	离任去向
杨含秀	副主任	1971	1992	
殷景义	副主任	1987	1997	
王俊恩	主任	1997.07	2010.12	退职
贾新国	副主任	2008.12	2011.09	主任
贾新国	主任	2011.09		
赵丽娟	副主任	2019.02		
张文波	副所长	2017.12		
陈春丽	副主任	2019.02		

历任护士长

姓名	职务	任职时间	离任时间	离任去向
赵有环	护士长	1991.11	2013.12	退职
贾　璐	护士长	2013.05	2019.01	老年科主任
郑莹莹	副护士长	2019.01	2022.12	护士长
郑莹莹	护士长	2022.12	2020	同仁医院

业务发展

在白内障、青光眼、眼底病、眼外伤、斜视性弱视、新生儿眼底筛查、眼表疾病、眼部肿瘤、眼部美容整形、眼科激光治疗技术等方面具有明显的专业特色优势，特设眼科眼底病专病门诊、干眼专病门诊。先后开展的许多新技术、新项目填补了东营市乃至黄河三角洲地区眼科领域的多项空白。聘任全国知名眼科专家解放军医院张卯年教授、天津医科大学眼科医院李筱荣教授、首都医科大学附属北京同仁医院眼科姜利斌教授为医院的眼科客座教授，与北京同仁医院、解放军医院、天津医科大学眼科医院、上海交通大学附属新华医院等国内高水平医院建立了长期合作关系，不断提升科室整体技术水平。2023 年门诊工作量 79204 人次，出院人数 2658 余人次，住院手术量 2000 人次。

眼科专业整体技术水平处于东营地区领先、部分技术达到省内和国内先进水平。眼科现具有比较合理的专业技术人才梯队结构，专业特色明显，在眼科疾病防治、学术研究、人才培养等方面具有明显优势。现已成为东营地区技术领先、设备先进、规模最大、集医疗、教学、科研于一体的特色专业医疗机构。

2011 年眼科被评为胜利油田中心医院医学重点学科，2013 年被评为东营市临床重点专科。2017 年成立眼科研究所。2021 年被评为东营市市级医药卫生重点学科，2022 年成立东营市青少年低视力防治中心。2022 年被国家眼部疾病临床医学研究中心批准为眼底病规范化诊疗国家级光明中心 2023 年被中国初级卫生保健基金会批准为眼底病治疗一站式玻璃体腔内药物注射中心，2023 年被批准为中国眼底病治疗教育学院地市级协作教育中心，2023 年加入环渤海眼科联盟。是东营市医学会眼科专业委员会主任委员单位。眼科专业整体技术水平处于东营地区领先、部分技术达到国内和省内先进水平。先后多次获院级和局级“双文明先进集体”“医德医风建设先进单位”“先进科技单位”“医院名牌科室”等称号。

科室先后开展了白内障、眼底病、眼视光、眼外伤、青光眼、斜弱视、眼表疾病、眼肿瘤、眼整形等诊疗项目。眼科先后成立眼底病，眼视光，白内障等亚专业。目前开展白内障超声乳化 + 人工晶体植入术，23G、25G 玻璃体切除术，激光治疗屈光不正，眼底病激光治疗，青光眼复合小梁切除术，青光眼、白内障联合治疗，斜视矫正术，视网膜脱离复位术，鼻腔泪囊吻合术，胬肉切除 + 角膜缘干细胞移植术，羊膜移植术，眼眶肿瘤摘除术，眼底血管造影（FFA+ICG），复杂性眼外伤微创综合治疗，微脉冲激光治疗技术及抗 VEGF 玻璃体腔药物注射等多项特色技术。微创玻璃体切除术，白内障超声乳化术，飞秒激光联合准分子激光治疗屈光不正及眼底病激光综合治疗等优势技术处于省内先进水平。其中眼底病专科微创治疗技术被评为东营市特色技术项目。

闭合式玻璃体切除术是眼科一项高精尖的技术，它使许多原来被认为的眼科“不治之症”患者获得了良好的疗效，重见光明。目前我科已先后开展微脉冲眼底激光治疗、微创玻璃体切除术、黄斑区疾病手术以及抗 VEGF 玻璃体注射等治疗项目。依托强大的眼底病专科团队、先进的眼底检查设备以及国家级项目平台——光明中心，更好地服务于广大眼底病患者。

2021 年至今眼科先后成立眼底病，眼视光白内障亚专业，2023 年眼视光亚专业评为优秀示范亚专业，眼底病亚专业评为优秀亚专业。

社会兼职

贾新国担任山东省老年医学会眼科专业委员会副主任委员、山东省医学会眼科激光专业委员会常委、东营市医师协会副会长、东营市医学会眼科专业委员会主任委员。

赵丽娟任东营市医师学会眼科专业委员会副主任委员。

张文波担任东营市医学会眼科专业委员会副主任委员。

贾璐任山东省护理学会眼科护理专业委员会委员。

郑莹莹任山东省门诊专业委员会委员。

赵敏任山东省护理学会第六届五官科护理专业委员会委员。

苟兴娜任山东省护理学会第二届眼科护理专业委员会委员。

郑敏任山东省护理学会第二届眼科护理专业委员会委员。

荣誉

（一）集体荣誉

2004年　连续七年被评为胜利石油管理局双文明先进集体。

2004年　被授予胜利石油管理局行风建设示范窗口称号。

2008年　被授予东营市白内障复明定点手术医院称号。

2013年　被评为东营市临床重点专科。

2017年　获得东营市品管圈三等奖。

2021年　被评为东营市市级医药卫生重点学科。

2022年　被国家眼部疾病临床医学研究中心批准为眼底病规范化诊疗国家级光明中心。

2023年　被批准为中国眼底病治疗教育学院地市级协作教育中心。

2023年　加入环渤海眼科联盟。

（二）个人荣誉

2000年　贾璐被评为胜利石油管理局青年岗位能手。

2001年　王俊恩被评为胜利石油管理局优秀卫生工作者。

2001年　贾新国被东营市残疾人联合会和东营市卫生局评为视觉第一中国行动白内障复明工作先进个人。

2011年　贾新国被东营市医学会评为优秀医生。

2012年　王俊恩被评为胜利油田扶残助残先进个人。

2012年　贾新国被评为胜利油田扶残助残先进个人。

2012年　贾新国被东营市卫生局和东营市人力资源和社会保障局评为黄河口医学领军人才优秀青年人才。

2012年　贾新国被胜利石油管理局工会委员会和胜利油田残疾人联合会评为胜利油田扶残助残先进个人。

2012年　贾璐被评为东营市优秀护士。

2013年　贾新国被评为东营市黄河口领军人才。

2014年　贾新国被东营市医学会评为优秀医生。

2014年　贾新国被东营市医学会评为首席医学专家。

2016年　贾璐被评为胜利石油管理局文明建设先进个人。

2017年　贾璐获得东营市首届医院品管圈大赛个人三等奖。

2019年　贾新国被东营市卫生健康委员会和东营市人力资源和社会保障局评为黄河口医学领军人才优秀学科带头人。

2020年　贾新国被中国微循环学会聘为中国糖网筛防工程山东省专家委员会委员。

2021年　赵敏被评为东营市优秀护士。

2023年　贾新国被中国眼底病治疗教育学院评为中国眼底病治疗教育学院荣誉导师。

2023年　贾新国被山东省教育厅聘为山东省儿童青少年近视防控宣讲团专家宣讲团成员。

2023年　郑敏被评为东营市疫情防控巾帼建功标兵。

（撰稿人：贾新国　王　晨）

第十六节　耳鼻喉科

概况

1963年第一位耳鼻喉科医师刘贵祥由青海调入，因外出进修未开展业务。1965年5月张芳圆医师由山东医学院附属医院耳鼻喉科调入，开始开展本科业务。病房设在外科，占用床位3—5张。同年10月刘贵祥进修回医院，负责行政工作。12月与眼科、口腔科合并为五官科。1966年3月梁福临教授从青岛医学院附属医院调入，担任科室主任，建立五官科综合病房，病人护理仍由外科一组负责。1970年成立五官科专业护理组。1976年五官科撤销，耳鼻喉科成为独立科室。1979年8月迁入医院现址，病房和皮肤科同在原八病区，占床位25张。1999年门诊大楼建成，耳鼻喉门诊迁入门诊楼5楼东侧。2002年10月病房与口腔科同在一个病区，位于门诊楼北侧老病房楼1楼，开放床位28张，设有耳鼻喉科专用手术室、听觉诱发电位室。2013年5月病房迁入2号病房楼21楼，与口腔科同在一个病区，开放床位28张。2021年2月口腔科迁出，耳鼻喉科占2号病房楼21楼全层，设置床位40张，科室发展进入新时期。科室现有新生儿听力筛查室、睡眠监测室、内诊镜室、耳鼻喉综合治疗室、听功能检测室、脑干听觉诱发电位检测室等。2015年耳鼻喉头颈外科是东营市第五批医药卫生重点学科（A级）。2017年耳鼻喉科被评为国家级住院医师规范化培训基地，2018年新增眩晕门诊、前庭功能检测室及相关眩晕诊疗系统。2021年评为山东省耳鼻喉疾病临床医学研究中心东营分中心。

截至2024年3月，科室开放床位40张。医疗13人，其中主任医师2人、副主任医师4人。护理人员22人，其中副主任护师1人。

历任负责人

姓名	职务	任职时间	离任时间	离任去向
刘贵祥	负责人	1965.10	1966.02	退职
梁福临	主任	1966.03	1980	退职
刘贵祥	负责人	1980	1984	退职
张芳圆	副主任	1984.08	1993	退职
何永坤	副主任	1993	1999.12	退职
贺　勇	副主任	1999	2002	主任
贺　勇	主任	2002	2014.10	
姜振华	副主任	2012.07	2016.07	主任
姜振华	主任	2016.07		
殷　鹏	副主任	2019.02		

历任护士长

姓名	职务	任职时间	离任时间	离任去向
孙秀凤	护士长	1979.02	1993.08	退职
卞金玲	八病区副护士长	1993.09	1998.02	解聘
燕　峰	护士长	1998.02	2009.02	退职
宋桂珍	护士长	2009.02	2024.03	退职
郑绍杰	副护士长	2024.03		

业务发展

1965年开展常见病的治疗和扁桃体切除、鼻甲、鼻息肉切除、上颌窦根治等手术。

1966年开展耳源性颅内并发症的手术治疗、气管镜和食道镜检查以及电测听检查。

1970年首次施行支气管异物取出术，同期开展鼻咽纤维血管瘤摘除，全喉切除和烧灼贴片修补耳鼓膜穿孔等。

1978年开展喉成形术。同期开展半喉切除喉成形术、上颌骨全切术、颅后凹进路听神经瘤拆除术。

1979年开展手术内植法和外植法修补耳鼓膜穿孔。

1980年首例鼓室成形手术获得成功。

1983年、1984年先后开展纤维喉镜和纤维支气管镜检查。

1985年开展阻抗检查、高压氧治疗神经性耳聋的临床观察。

1986年开展颈部廓清手术、上颌骨部分切除术等。

1987年开展咽旁神经鞘瘤切除。

1988年开展鼓室成形、喉纤维血管瘤切除和纤维鼻咽镜检查。

1990年开展各类喉功能重建手术。开展功能性颈廓清术、复杂咽瘘修复术等一些高难度手术。

1991年首例晚期下咽癌患者行下咽切除并双侧颈廓清术获得成功。

1994年开展腭咽成形术、激光治疗技术、微波治疗技术。

1995年开展鼻腔鼻窦内窥镜手术。

1996年开展喉显微手术。

1999年开展同种异体鼓膜听骨链移植鼓室成形术。

2000年开展睡眠呼吸暂停综合征多导睡眠监测技术。

2003年开展耳声发射、听觉诱发电位检查。开展新生儿和婴幼儿听力筛查技术。

2004年开展鼻内镜鼻腔泪囊吻合术、鼻内镜鼻腔鼻窦良恶性肿瘤切除术、鼻内镜鼻中隔偏曲矫正加鼻甲成形术等。

2005年开展慢性鼻炎的低温等离子消融手术。对于部分慢性扁桃体炎及腺样体肥大患儿开展全麻扁桃体、腺样体切除手术。同年开展脑干听觉诱发电位及多频稳态测听的检查。

2006年开展耳鼻喉科炎症性疾病的物理治疗。

2008年引进24导多导睡眠监测仪，开展阻塞性睡眠呼吸疾病的定性、定量监测。开展针对性保留悬雍垂腭咽成形手术，降低术后呛咳并发症。

2009年电子喉镜用于耳鼻喉科临床检查，提高了咽喉部疾病诊断水平。

2010年开展脱细胞真皮基质黏膜组织补片在慢性化脓性中耳炎中的应用，缩短术后干耳时间，提高鼓膜修补成功率。

2012年开展双侧颈清扫加保留喉功能的下咽癌切除成形手术。

2013年开展全麻微创小儿扁桃体腺样体切除，开展鼓膜置管手术及中耳乳突根治加鼓室成型人工听骨植入手术。

2015年开展二氧化碳激光手术，开展针对声带息肉、声带肿物手术，减少喉部创伤，改善术后症状。

2016年利用微创低温等离子射频消融手术系统进行等离子双侧扁桃体、腺样体切除术，减轻手术创伤，缩短手术时间，加速术后愈合。12月二氧化碳激光喉显微手术被评为医院微创技术品牌。

2016年耳鼻喉科成功完成一例梅尼埃病患者的内淋巴囊减压手术，患者痊愈出院，症状消失。该手术的成功开展，体现出了耳鼻喉科在诊断、治疗眩晕性疾病方面的水平，标志着耳鼻喉科在耳外科手术方面已经由过去的外耳、中耳手术跨越到了内耳手术领域。同时，这也是东营地区首次开展眩晕疾病的手术治疗，填补了地区空白。

2018年耳鼻喉低温等离子技术被评为医院微创技术品牌、二氧化碳激光喉显微手术被评为激光光电技术品牌。

2020年耳鼻喉科被评为杰出规范化住院医师培养基地。

2020年耳鼻喉科为一例梅尼埃病导致的重度耳聋患者成功实施了人工耳蜗植入术。该例手术是医院开展的首例人工耳蜗植入手术，也是全市首例同时解决眩晕和听力障碍的耳蜗植入手术，技术水平在全国领先。

2020年成功实施东营市首例外伤性面瘫面神经全程减压术，为一例因外伤造成的面部重度瘫痪患者实施面神经减压术，术后患者面部活动及表情恢复正常。

2022年胜利油田中心医院耳科亚专科成功为一例中耳胆脂瘤患者实施了全耳内镜下切除术，该疾病的全耳内镜治疗在东营地区尚属首例。

2022年耳鼻喉科被评为东营市重点学科。

2023年开展喉显微外科缝合术，极大改善声带术后患者发音及加速患者术后恢复时间。

2023年开展黄河口三角洲首例颅底肿瘤切除及颅底修复术，患者预后良好，极大提高医院知名度。

社会兼职

张芳圆曾任东营市政协常委。

贺勇任东营市医学会第一、二届耳鼻咽喉头颈外科专业委员会主任委员。

姜振华任山东省研究型医院学会鼻科分会副

主任委员、东营市医学会第三届耳鼻咽喉头颈外科专业委员会副主任委员。

宋洪富任东营市医学会第一届耳鼻喉科变态反应委员会副主任委员、东营市医学会第三届耳鼻咽喉头颈外科专业委员会副主任委员。

郑绍杰任山东省护理学会第二届护患安全管理专业委员会副主任委员。

荣誉

（一）集体荣誉

2020 年　被评为胜利油田文明集体。

2015 年　被市卫计委授予东营市第五批医药卫生重点学科（A 级）称号。

2017 年　被评为国家级住院医师规范化培训基地。

2019 年　被评为全国耳鼻咽喉头颈外科联盟成员单位。

2021 年　被评为山东省耳鼻喉疾病临床医学研究中心东营分中心。

2022 年　被评为东营市重点学科。

（二）个人荣誉

2019 年　郑绍杰获得山东省第二届重症医护 PADIS 病例视频大赛二等奖 。

2020 年　盖纳纳获得胜利油田第二十一届职业技能竞赛铜奖。

2021 年　郑绍杰获得第十五届山东省护士长大会护理典型案例分享大赛三等奖。

2022 年　姜振华被评为东营市卫健系统优秀党务工作者。

2023 年　马心雨获得百千万工程山东赛区手术视频与病例大赛一等奖。

2023 年　殷鹏获得山东省医学会耳鼻咽喉头颈外科分会耳科手术视频大赛三等奖。

（撰稿人：姜振华　张　翠）

第十七节　保健病区、老年病科

概况

1985 年干部病房楼落成，成立干部病房，包括十九病区、二十病区，隶属内科。1992 年分别更名为干部一病区、干部二病区。2002 年 3 月干部一区更名为保健病区，开放床位 20 张，隶属预防保健科管理，陈启才任预防保健科主任，赵卫东任副主任，蔡丽芬任科护士长，病区医生由内科不同专业医师轮转。2013 年 5 月保健病区分为保健一病区、保健二病区，分别位于 2 号病房楼 22 楼和 23 楼。保健一病区开放床位 20 张，保健二病区开放床位 12 张。2017 年 2 月成立老年病科，与保健一病区同一病区。主要负责老年人（60 岁以上）合并慢性内科疾病的预防、保健、诊断、治疗等工作。2018 年 12 月撤销保健一病区、保健二病区，将保健二病区调整为保健病区，与老年病科同一病区。

截至 2024 年 3 月，科室床位 16 张。硕士研究生 5 人。医疗人员 7 人，其中主任医师 1 人、副主任医师 1 人。护理人员 9 人，其中副主任护师 1 人、主管护师 5 人。

历任负责人

姓名	职务	任职时间	离任时间	离任去向
宋莲蓉	主任	1985	1988	
石玉杰	主任	1988	1999	
苏　晞	主任	1996	1998	心内科副主任
张威庆	主任	1998	2002	消化内科主任
赵卫东	主任	2002.03	2011.09	院长助理兼消化内科主任
刘焕乐	副主任	2009.12	2012.07	保健病区主任
刘焕乐	主任	2012.07	2021.02	退职
刘焕乐	预防保健科主任	2016.07	2021.02	退职
崔　凯	副主任	2012.07	2017.12	老年病科主任

姓名	职务	任职时间	离任时间	离任去向
崔　凯	老年病科主任	2017.12	2022.12	全科医学科主任
崔　凯	全科医学科主任	2019.01		
周忠向	副主任	2017.12		
姚　霞	副主任	2019.02		
秦晓风	老年病科主任	2022.12		

历任护士长

姓名	职务	任职时间	离任时间	离任去向
郭守惠	十九病区护士长	1985	1990.10	调离
李秀兰	十九病区副护士长	1986.03	1988.11	五病区护士长
王秀云	十九病区副护士长	1990.10	1998.03	退职
孙素贞	十九病区护士长	1998.03	1998.12	轮转
巩叶辉	护士长	1998.12	2000.03	内科科护士长
孟　新	护士长	2000.03	2001.02	轮转
蔡丽芬	科护士长	2002.03	2008.12	护理部副主任
李梅君	护士长	2009.02	2013.12	退职
赵　玲	护士长	2013.05	2018.01	护理部副主任
隋敬敬	副护士长	2018.01	2022.12	护士长
隋敬敬	护士长	2022.12		

业务发展

2002 年引进动态心电图仪、动态血压仪、无创心功能仪、12 导心电图仪、多导睡眠呼吸检测仪等医疗设备。专业范围覆盖心内科、消化内科、肾内科、内分泌科、呼吸内科、肿瘤科等。擅长老年内科疾病，尤其是老年心脑血管疾病、糖尿病、消化、肾脏疾病、呼吸系统疾病诊治及老年慢性疾病患者的心理治疗和康复治疗。

2005 年开展内镜下置入金属支架及气囊扩张术，治疗食道癌或其他原因导致的食管狭窄，提高患者的生活质量。同年，开展清醒镇静状态下十二指肠乳头括约肌切开 + 胆总管取石术，并作为科研课题申报，获管理局科技进步成果二等奖。

2006 年开展内镜下注射硬化剂硬化技术和曲张静脉套扎技术，治疗门脉高压引起的食道胃底静脉曲张破裂出血。

2007 年开展逆行胰胆管造影（ERCP），ERCP+EST 取石术使胆总管结石治愈率达 95% 以上。开展碳 13 呼气试验以诊断幽门螺旋杆菌的感染。同年，透明帽高频电凝切除治疗疣状胃炎及完整标本病理特征与端粒酶活性表达研究获胜利石油管理局科技进步二等奖。

2010 年发挥学科优势，依托重点学科深化干部保健工作和老年性疾病的诊疗工作，形成整套管理机制。

2011 年开展免疫活性细胞治疗（CIK），治疗 100 多名肿瘤患者。同年开展肿瘤靶向治疗。

2013 年 5 月在满足患者治疗需求的基础上，为患者和家属在院期间的日常生活提供宾馆式的服务，满足社会不同层次的保健需求。

2015 年开展个体化全程照料、老年患者的综合查体和评估、康复、多学科联合诊治，对病人进行全人多环节管理，治疗重点环节，使老年患者各个器官的功能得以维持，尽可能延长老年患者的功能维持时间。

2018 年 5 月老年病门诊调整至门诊 6 楼，老年病科医生出诊。建立门诊与病房的一体化服务流程。满足对老年病患者医疗及健康综合评估的需求。

2018 年顺利通过山东省老年专科护士临床教学基地现场评估。

社会兼职

刘焕乐任东营市医学会第一届、第二届老年病专业委员会副主任委员、东营市医学会第一届健康管理专业委员会副主任委员、东营市医学会第二届健康管理专业委员会副主任委员。

秦晓风任东营市医学会急诊分会副主任委员。

张辉任山东省基层卫生协会第一届变态反应分会常务委员。

张辉任山东省老年学与老年医学学会第一届区县医防融合专业委员会常务委员。

荣誉

（一）集体荣誉

2019 年　成为山东省老年医师协会老年医学医师分会老年医学、老年护理学专科联盟成员单位。

2019 年　成为中国老年心脏危重症联盟成员单位。

2020 年　成为国家老年疾病临床医学研究中心协同网络核心单位。

2020 年　成为山东省中西医结合老年医学专科联盟成员单位。

（二）个人荣誉

2010 年　刘焕乐被评为胜利石油管理局卫生工作先进个人。

2011 年　刘焕乐被评为山东省卫生保健行业先进个人。

2011 年　崔凯被评为山东首届健康大使、东营市优秀医学科技工作者、东营市医学会优秀医生。

2012 年　崔凯被评为山东省智慧医疗管理工作先进个人。

2012 年　姚霞被评为胜利石油管理局卫生工作先进个人。

2014 年　胡田田获得第 18 届胜利油田护士职业技能大赛第二名。

2015 年　崔凯被评为胜利石油管理局文明建设先进个人。

2016 年　崔凯被评为山东省老年保健康复工作先进个人。

2016 年　张戈被评为胜利石油管理局文明建设先进个人。

2017 年　周忠向获得胜利油田二等功。

2020 年　田甜被评为 2020 年鲁渝健康扶贫协作支医工作先进个人。

2021 年　田甜被评为 2021 年鲁渝卫生健康协作支医工作先进个人。

2022 年　田甜获得首届健康山东行动知行大赛医疗机构专场省级竞赛三等奖。

2022 年　田甜获得东营市老年医学能力与应急处置竞赛个人一等奖。

2022 年　张笑笑获得东营市老年医学能力与应急处置竞赛个人一等奖。

2023 年　田甜获得山东省首届老年医学能力与应急处置竞赛个人三等奖。

2023 年　吴冬梅获得胜利石油管理局二十二届职业技能竞赛改制单位第一名。

2023 年　吴冬梅获得东营市卫生健康系统护理技能竞赛个人二等奖，团体一等奖。

2023 年　吴冬梅获得 2023 年度东营市优秀护士。

（撰稿人：秦晓风　张　辉）

第十八节　全科医学科

概况

1985 年干部病房楼落成，成立干部病房，包括十九病区、二十病区，隶属内科。1992 年分别更名为干部一病区、干部二病区。2002 年 3 月干部一区更名为保健病区，开放床位 20 张，隶属预防保健科管理，陈启才任预防保健科主任，赵卫东任副主任，蔡丽芬任科护士长，病区医生由内科不同专业医师轮转。2013 年 5 月保健病区分为保健一病区、保健二病区，分别位于 2 号病房楼 22 楼和 23 楼。保健一病区开放床位 20 张，保健二病区开放床位 12 张。2017 年 2 月成立老年病科，与保健一病区同一病区。主要负责老年人（60 岁以上）合并慢性内科疾病的预防、保健、诊断、治疗等工作。2018 年 12 月撤销保健一病区、保健二病区，将保健一病区调整为全科医学科病区，主要负责临床内科常见病、多发病；需要长期、连续、综合性服务的已经明确诊断的慢性病患者；疾病涉及多器官多系统，需同时在几个专科就诊的慢性病患者及无法确定健康问题或疾病所属专科的初诊病人；常规健康检查及健康咨询、健康评估等工作。2023 年出院病人 1024 人次，每年增长 5%。科室为进一步做好关口前移，2021 年 8 月成立全科慢病管理亚专科，为高血压、糖尿病、冠心病等慢性疾病患者提供更精细化、更规范化、更个性化的诊疗方案。

截至 2024 年 3 月，科室设置床位 20 张，开放病床 28 张，门诊设有普通门诊、全科教学门诊，年门诊量 2023 年为 20000 余人次。目前科室现有医师 9 人，其中主任医师 1 人，副主任医师 4 人，主治医师 2 人，住院医师 2 人；硕士生导师 1 人，硕士 9 人；护理人员 12 人，副主任护师 2 人，主管护师 6 人，护师 2 人，护士 2 人；本科 11 人、专科 1 人。

历任负责人

姓名	职务	任职时间	离任时间	离任去向
宋莲蓉	主任	1985	1988	
石玉杰	主任	1988	1999	
苏　晞	主任	1996	1998	心内科副主任
张威庆	主任	1998	2002	消化内科主任
赵卫东	主任	2002.03	2011.09	院长助理兼消化内科主任
刘焕乐	主任	2012.07	2021.02	退职
刘焕乐	预防保健科主任	2016.07	2021.02	退职
崔　凯	副主任	2012.07	2017.12	老年病科主任
崔　凯	老年病科主任	2017.12	2022.12	全科医学科主任
崔　凯	全科医学科主任	2019.01		
姚　霞	副主任	2019.02		

历任护士长

姓名	职务	任职时间	离任时间	离任去向
郭守惠	十九病区护士长	1985	1990.10	调离
李秀兰	十九病区副护士长	1986.03	1988.11	五病区护士长
王秀云	十九病区副护士长	1990.10	1998.03	退职
孙素贞	十九病区护士长	1998.03	1998.12	轮转
巩叶辉	护士长	1998.12	2000.03	内科科护士长
孟　新	护士长	2000.03	2001.02	轮转
蔡丽芬	科护士长	2002.03	2008.12	护理部副主任
李梅君	护士长	2009.02	2013.12	退职
燕　芳	护士长	2013.05		

业务发展

目前科室拥有壁挂式全科诊断仪、多功能监护仪、除颤仪、输液泵、血糖仪、下肢静脉血栓防治仪、海特光治疗仪等设备十余台，专业范围覆盖心内科、消化内科、肾内科、内分泌科、呼吸内科、肿瘤科等。

2005 年开展内镜下置入金属支架及气囊扩张术，治疗食道癌或其他原因导致的食管狭窄，提高患者的生活质量。同年，开展清醒镇静状态下十二指肠乳头括约肌切开 + 胆总管取石术，并作为科研课题申报，获管理局科技进步成果二等奖。

2006 年开展内镜下注射硬化剂硬化技术和曲张静脉套扎技术，治疗门脉高压引起的食道胃底静脉曲张破裂出血。

2007 年开展逆行胰胆管造影（ERCP），ERCP+EST 取石术使胆总管结石治愈率达 95% 以上。开展碳 13 呼气试验诊断幽门螺旋杆菌的感染。同年，透明帽高频电凝切除治疗疣状胃炎及完整标本病理特征与端粒酶活性表达研究获胜利石油管理局科技进步二等奖。

2010 年发挥学科优势，依托重点学科深化干部保健工作和老年性疾病的诊疗工作，形成整套管理机制。

2011 年开展免疫活性细胞治疗（CIK），治疗 100 多名肿瘤患者。同年开展肿瘤靶向治疗。

2013 年 5 月在满足患者治疗需求的基础上，为患者和家属在院期间的日常生活提供宾馆式的服务，满足社会不同层次的保健需求。

2015 年开展个体化全程照料、老年患者的综合查体和评估、康复、多学科联合诊治，对病人进行全人多环节管理，治疗重点环节，使老年患者各个器官的功能得以维持，尽可能延长老年患者的功能维持时间。

2018 年 5 月全科门诊、老年病门诊调整至门诊 6 楼，建立门诊与病房的一体化服务流程。满足患者医疗及健康综合评估的需求。

2018 年 12 月全科医学科独立设置在 2 号楼 22 楼，是集医疗、教学、科研、社区服务为一体的综合性业务科室。2017 年获批的国家级全科医学住院医师规范化培训基地，是东营市目前唯一一家培养国家级住院医师规范化全科医生基地。

科室教学师资力量持续增强，有国家级全科专业基地管理人员 2 人、获得国家级住院医师规范化培训师资证书 1 人、国家级 OSCE 师资培训证书 1 人，国家级住院医师规范化培训专业基地教学主任证书 1 人、省级住院医师规范化培训师资证书 5 人。自 2017 年招收国家住院医师规范化全科培训医师，已完成培训 24 人，均已获得国家级住院规范化全科医师证书，全科住院医师规范化培训结业考核理论和技能双通过率 100%。曾取得过国家级住院医师规范化培训年度业务水平测试山东省第一名、第三名的好成绩。2022 年再次通过山东省住院医师规范化省级评估。近 3 年持续承担省级全科医生转岗培训教学任务、省级“乡村振兴”医师培训教学任务近 200 人次。

社会兼职

刘焕乐任东营市医学会第一届、第二届老年病专业委员会副主任委员、东营市医学会第一届健康管理专业委员会副主任委员、东营市医学会第二届健康管理专业委员会副主任委员。

崔凯任山东中西医结合学会第一届医养结合专业委员会常务委员、山东省健康管理协会全科医学分会常务委员、山东省疼痛医学会第一届医养健康专业委员会副主任委员、山东省医师协会全科医师分会第三届委员会常务委员、东营市医学会第二届老年病专业委员会副主任委员、山东省医学会全科医学分会第五届委员会教育培训学组委员、山东省医学会老年综合评估多学科联合委员会第一届委员。

井源任山东省医学会全科医学分会第五届委员会委员、山东省医学会职业病临床分会第二届委员会职业健康管理学组委员、山东省医学会全科医学分会第五届委员会糖尿病学组委员、山东省医学会全科医学分会第五届委员会教育培训学组委员、中国未来研究会中医药一体化发展分会专家委员会常务委员、山东省青年医务工作者协会第一届全科医学分会委员、山东省老年医学学会第一届慢病防治与管理专业委员会委员、山东省老年医学学会第二届内分泌专业委员会委员、山东省老年医学学会第二届骨质疏松与骨矿盐疾病专业委员会委员、山东省卫生保健协会第一届糖尿病专家委员会委员、东营市中西医结合学会第一届内分泌及代谢病专业委员会常务委员、东营市老年医学学会第一届委员会委员、副秘书长。

田甜任山东省中医药学会方药量效研究专业委员会委员、山东省医师协会重症康复多学科联合专业委员会委员。

韩雪任山东省中西医结合学会中医药免疫专业委员会委员。

张山山任山东省医学会老年医学分会第七届营养学组委员、山东省医学会全科医学分会第五届青年学组委员、糖尿病学组委员、山东省医学会职业病临床分会第二届职业健康管理学组委员。

张笑笑任山东省医学会老年医学分会第七届营养学组委员。

张辉任山东省基层卫生协会第一届变态反应分会常务委员、山东省老年学与老年医学学会第一届区县医防融合专业委员会常务委员。

燕芳任山东省护理学会首届居家养老护理专

业委员会委员。

雯雯任山东省护理学会首届居家养老护理专业委员会委员。

荣誉

（一）集体荣誉

2013 年　被评为山东省健康保健工作先进集体。

2022 年　获得山东省卫生保健协会医养结合融合奖。

2022 年　获得东营市首届老年医学能力与应急处置竞赛团体一等奖。

2023 年　获得山东省卫生保健协会医养结合融合奖。

2023 年　获得山东省首届老年医学能力与应急处置竞赛优秀组织奖。

（二）个人荣誉

2010 年　刘焕乐被评为胜利石油管理局卫生工作先进个人。

2011 年　刘焕乐被评为山东省卫生保健行业先进个人。

2011 年　崔凯被评为山东省首届“健康山东”健康大使、东营市优秀医学科技工作者、东营市医学会优秀医生。

2012 年　崔凯被评为山东省智慧医疗管理工作先进个人。

2012 年　姚霞被评为胜利石油管理局卫生工作先进个人。

2015 年　崔凯被评为胜利石油管理局文明建设先进个人。

2016 年　崔凯被评为山东省老年保健康复工作先进个人。

2016 年　张戈被评为胜利石油管理局文明建设先进个人。

2017 年　周忠向获得胜利油田二等功。

2020 年　井源被评为东营市卫生健康杰出青年人才。

2020 年　田甜获得鲁渝健康扶贫协作支医工作先进个人。

2021 年　井源被评为东营区首届最美医生。

2021 年　田甜获得东营市三八红旗手称号。

2021 年　田甜获得鲁渝协作支医工作先进个人称号。

2021 年　张山山获得东营市党史知识竞赛十佳选手称号。

2022 年　井源被评为第二届东营市优秀青年科技人才。

2022 年　田甜获得健康山东行动知识大赛山东省三等奖。

2022 年　井源被评为东营市医学会优秀医学科技工作者、优秀医生。

2022 年　张山山获得东营市卫生健康系统职工专业技能竞赛二等奖。

2022 年　张山山获得东营市老年医学能力与应急处置竞赛特等奖。

2022 年　田甜获得东营市老年医学能力与应急处置竞赛一等奖。

2022 年　张笑笑获得东营市老年医学能力与应急处置竞赛一等奖。

2022 年　崔凯获得山东省卫生保健协会医养结合融合奖。

2023 年　田甜获得山东省首届老年医学能力与应急处置三等奖。

2023 年　张笑笑获得山东省首届老年医学能力与应急处置优秀奖。

2023 年　张山山获得山东省首届老年医学能力与应急处置优秀奖。

2023 年　崔凯获得山东省卫生保健协会医养结合融合奖。

（撰稿人：崔　凯　张　辉）

第十九节 感染病科

概况

建院初期，在内科设床位6张，收治传染病病人。1965年建立传染病房，收治国家法定传染病，开放床位29张。1966年初传染病房扩建，床位增至76张，并设立肺结核门诊。1972年肺结核门诊撤销，结核病人由胜利医院结核科收治。1976年设立肠道门诊，季节性开诊，对二号病进行检查和诊治。1980年6月迁入医院现址，为独立二层楼，建筑面积2949平方米。设有肠道门诊、肝炎门诊和呼吸道门诊，并专设药房、化验室、挂号收费室等。病房包括4个病区，十四病区、十五病区、十七病区为肝炎病区，十六病区为其他传染病区，开放床位102张。1998年3月科室缩编为3个病区，床位减至74张，收治病种以肝病为主。1999年10月临时搬迁，设传染一区、传染二区，开放床位66张。2001年1月建筑面积4127平方米的传染病房楼投产，门诊部、收费室及特殊检查室位于1楼，病房位于2楼和3楼，开放床位72张。2003年4月“非典”流行期间，传染病科楼重新整修，成为东营市规范的发热门诊及标准留观隔离病房。2008年8月更名为感染病科。2013年在急诊科1楼开设感染病门诊，感染病科一病区设为发热病房，感染病科二病区设为肝病病房，开放床位各40张。2018年在门诊楼6楼增设肝病门诊，同年感染病科楼整体装修，2个病区临时合并为40张病床，位于放射治疗中心南侧老病房楼3楼。2018年出院病人1292余人次，肝病年门诊量18000余人次，感染病年门诊量5000余人次，母婴阻断年门诊量1100余人次，发热门诊年门诊量8000余人次。特聘中华医学会肝病分会主任委员段钟平教授为客座教授。2019年5月，感染病科楼装修完毕，感染病科一病区搬回感染病科楼2楼。2020年1月底，发热门诊从急诊楼一楼搬至感染病科楼1楼西侧，在感染病科楼3楼成立发热隔离病区，设置床位16张。发热门诊和发热隔离病区不断进行改造。2021年12月，感染病科一病区因“新冠”疫情需要，搬至位于放射治疗中心南侧老病房楼3楼，设置床位36张。2022年9月，因所在老病房楼改为培训公寓，感染病科一病区搬至急诊楼4楼，设置床位27张。2022年12月感染病科一病区搬至3号病房楼18楼，收治新型冠状病毒感染患者，2023年1月底搬至1号病房楼9楼，2023年2月14日患者清零。2023年3月，感染病科一病区搬回感染病科楼2楼，收治新型冠状病毒感染患者、肝病患者及其他感染发热患者。

截至2024年3月，科室床位36张。医疗12人，其中主任医师2人、副主任医师7人。护理人员22人，其中副主任护师2人、主管护师15人。1人取得艾滋病相关诊治资质，1人取得细菌与真菌诊治资质，1人取得省级感染病专科护士资质。有医院高级医学专家1人。

历任负责人

姓名	职务	任职时间	离任时间	离任去向
赵长庚	负责人	1965	1966	
焦家斋	负责人	1966	1967	
张云彩	负责人	1967	1968	副连长
梁秀兰	负责人	1967	1978	注射室护士长
徐悦兴	连长	1969	1972	退职
张云彩	副连长	1969	1972	负责人
张云彩	负责人	1972	1978	副主任
田文荣	负责人	1972	1978	副主任
张云彩	副主任	1978.04	1984.08	主任
田文荣	副主任	1978.04	1989	主任
张云彩	主任	1984.08	1989	胜利医院院长

姓名	职务	任职时间	离任时间	离任去向
田文荣	主任	1989	1994	退职
王亨权	副主任	1985.12	1993	退职
肖惠兰	副主任	1992.08	1996	退职
郭少愚	副主任	1992.08	2005.12	退职
李玉生	副主任	1995	1997.06	主任
李淑霞	副主任	1995.05	2012.03	离任
李玉生	主任	1997.06	2012.12	东营市人民医院
吕其军	副主任	2006.01	2013.10	主任
吕其军	主任	2013.10	2023.08	退职
周　芳	副主任	2013.11	2019.11	退职
冯　雪	副主任	2020.12		
陈谭昇	副主任	2020.12		

历任护士长

姓名	职务	任职时间	离任时间	离任去向
张秀华	护士长	1965.01		退职
王洪兰	护士长	1982.11	1993.03	消毒供应室副主任
贺祥祯	副护士长、护士长	1982.11	1995.11	中心摆药室护士长
遇秀芹	护士长			
吴晓芳	副护士长	1984.10	1986.10	急诊科护士长
丁凤华	副护士长	1984.10		退职
李焕玲	十五病区护士长	1986.10		退职
魏秀桂	十五病区副护士长、护士长	1991.01	1994.04	科护士长
魏秀桂	科护士长	1994.04	2008.12	退职
魏秀桂	支部书记	2003	2009	退职
魏秀桂	支部书记	2003	2009	退职
孙花仙	十六病区护士长	1993.03	2009.02	退职
宋时迎	十七病区护士长	1993.03	1999.12	退职
王秀华	十五病区副护士长	1993.04	1998.08	感染管理科
徐兆珍	护士长	1994.04	2012.03	退职
荆瑞芹	护士长	2009.02	2011.03	离任
刘汉勤	护士长	2011.03		
李萍萍	护士长	2012.03		
王贵红	副护士长	2021.09		

业务发展

2008年更名为感染病科。之前，诊治范围主要包括病毒性肝炎、手足口病、艾滋病、流行性脑膜炎、猩红热、水痘、麻疹等传染病，以及脂肪肝、肝硬化、肝癌、自身免疫性肝病、黄疸待查及原因不明的转氨酶升高等。之后，开始收治不明原因发热、败血症等非肝病的各类感染性疾病及医院临床科室的抗生素应用的会诊。

1967年流行性脑膜炎暴发流行，收治流脑364例。岳养信院长和姚静一书记挂帅，组织全院抢救，应用磺胺药进行治疗，病死率为10%；以后随着大剂量青霉素以及阿托品、654–2等药物的使用，病死率降至5%。1984年流行性脑膜炎再次流行时，收治的180例患者，病死率仅为3.3%，荣立集体三等功。

70年代以来，慢性乙型肝炎的发病率逐年上升，重症肝炎增多，采用抗病毒、免疫调节综合治疗。

1972年研发应用茵五大枣丸（茵陈、五味子）和紫茵糖浆（紫丹参、茵陈）治疗急慢性肝炎。

1982年开展快速肝组织病理检查技术，成功率达98%，提高肝脏病诊断水平。

1983年开展慢性肝炎病人的免疫状态测定，使治疗向个体化发展。与山东潍坊医学院合作，应用转移因子治疗慢性活动性肝炎。采用阿糖胞苷治疗慢性乙型肝炎，提高近期HBeAg的阴转率。

1984年应用强力宁治疗慢性活动性肝炎，取得降酶效果。同年底，确诊东营地区首例流行性出血热病人，至1986年死亡率由75%降至2.06%。

1988年应用活跃肝脏微循环、大量新鲜血浆和人血白蛋白以及胰岛素－胰高血糖素等综合疗法治疗重症肝炎。

1989年开展B型超声检查，提高肝脏疾病的影像学诊断水平。

1990年大剂量人血白细胞干扰素用于慢性乙型肝炎的治疗，HBeAg的血清转化率达到40%左右，控制复发率。

1992年应用干扰素治疗丙型肝炎获院科技进步一等奖。

1993年应用大剂量促肝细胞生长素降低重症肝炎的死亡率。同年乙肝疫苗联合中药组方综合治疗慢性乙型肝炎，该项成果获管理局科技进步三等奖。

1994年猪苓多糖联合乙肝疫苗治疗慢性乙型肝炎。

1995年阿昔洛韦应用于慢性乙型肝炎的治疗。

1996年干扰素联合利巴韦林治疗丙型肝炎。开展体外反搏治疗慢性肝炎。

1997年在国内率先应用拉米夫丁以及拉米夫丁联合基因工程干扰素α治疗慢性乙型肝炎。同年开展腹水浓缩回输术。

1999年9月救治食物中毒中学生100余名。

2001年6月周芳等应用纤维胃镜对HBsAg阳性的上消化道疾病病人进行诊断和治疗，年工作量300余人次。同年与输血科协作开展血浆置换治疗重症肝炎。同年开设专业实验室，科室吕其军等主持开展PCR技术对HBV-DNA定量测定、乙肝病毒前C区变异分析。开展PCR技术对HBV-DNA定量测定、乙肝病毒前C区变异分析。

2002年开展肝纤维化指标以及乙肝三系定量检测。

2003年4月至6月期间，非典型肺炎（SARS）流行，李玉生、魏秀桂等40余名医护人员坚守在抗击非典一线。完成5例东营地区高度关注的发热病人的流行病学调查及20余例发热病人的隔离治疗，医院荣立省防治SARS工作集体一等功。

2004年开展实时动态荧光PCR定量检测HBV-DNA定量，HBV核苷（酸）类似物相关耐药基因位点（M204I/V、N236T、A181I/T）变异检测，乙肝三系半定量（S/Co）检测，早期细菌感染血清标志物——降钙素原（PCT）定量检测。

2008年5月感染病科成为全市手足口病重症患儿收治单位。每年收治500余例患者。

2011年开展干细胞治疗肝硬化。

2012年医院内镜统一回收管理。同年5月收治1例确诊艾滋病患者，有效控制患者病情。

2014年先后开展HBsAg负载自体外周血DC联合CIK细胞治疗慢性乙肝，DC-CIK治疗肝脏肿瘤，完成50余例。恩替卡韦/替诺福韦联合聚乙二醇干扰素－α治疗慢性乙型病毒性肝炎10余例，达到HBsAg转阴的临床治愈病例5例。同年成立乙肝母婴阻断门诊，降低婴幼儿HbsAg携带发生率，年门诊量100例左右。

2016年对经治乙肝低病毒血症患者开展核苷酸类似物优化治疗工作，对低HBsAg低水平优势人群开展长效干扰素临床治愈工作。开展非法定传染病的感染性疾病的收治，包括各类与病原体感染有关的疾病如细菌、病毒、真菌、复杂感染、发热待查等，拓展科室业务范围。

2017年诊断不明原因发热病人20余例。对胆管缺失综合征、遗传性球形红细胞增多症、奴卡菌肺炎、腹腔多脏器结节性动脉炎、长期发热的副癌综合征、肺炎克雷白杆菌侵袭综合征等疑难病例进行确诊及有效治疗。

2019年6月加入首都医科大学附属佑安医院肝病感染病专业联盟。10月承办中华医学会青年分会全国县级肝病医师实用技术及规范化培训项目。10月举办第七届黄河口感染（医师）论坛。11月成为中华医学会全国脂肪肝规范化诊疗单位。感染性疾病诊治水平得到业界及社会高度认可，收治的发热待查、疑难复杂感染病例成为科室主要业务。同时非感染性疑难肝病的诊治能力实现了质的提升，开展肝脏病理与血清免疫学及血清生化、遗传代谢等肝病的诊治。与医院相关科室共同发起发热性疾病多学科诊治小组，感染病科被医院评为多学科诊疗优秀科室。

2020 年 10 月成为山东省感染发热疾病诊疗专科联盟副理事长单位，2020 年底成为省重点专科候选单位。

2021 年 10 月举办第八届黄河口感染（医师）论坛。11 月签约中华医学会“慢性病毒性肝炎核苷（酸）药物抗病毒治疗世界研究”项目，“中国降低乙肝患者肝癌发生率研究（绿洲）”工程项目。长效干扰素治愈乙肝病例数 40 余例，在全国乙肝治愈项目（珠峰项目）名列前茅。

伴随新冠疫情暴发，2020 年 1 月 23 日成立发热隔离病区和发热门诊，吕其军任主任，刘汉勤任护士长，带领首批进入发热隔离病区和发热门诊医护人员，克服重重困难，边收治患者，边进行流程布局改造，逐步符合三区两通道要求。加装电梯 2 部，扩建板房 415 平方米。先后建成 3 处核酸采样点，并接受临时外出核酸采样任务。愿检尽检核酸采样点，24 小时面向公众检测，最大日采样量达 9000 人次。

发热门诊共 3 间诊室，1 间负压抢救间，抢救间配备输液泵、注射泵、心电监护仪、心电图机、除颤仪、无创呼吸机、心肺复苏仪、血滤机等抢救及生命支持类设备。一楼化验室有新冠病毒核酸快速检测设备、化学发光免疫分析仪、全自动生化分析仪、全自动血细胞分析仪、尿液分析仪、尿沉渣、粪便分析仪、血气分析仪等。配备独立的方舱 CT、单独的人工收费窗口。发热门诊室外设 2 个独立候诊区，可同时容纳 60 人候诊。二楼、三楼共有 32 间留观室，内设独立卫生间、空气消毒设备。

感染病科医护人员多人参加武汉、北京、青岛、重庆、胜利方舱医院等疫情援助。工作人员零感染。

2020 年 1 月至 2022 年 12 月，感染病科在抗击“新冠”疫情同时，感染病科一方面承担防疫抗疫工作，另一方面坚持开展肝病及感染病诊治，多器官功能不全、严重肺部感染病例、多重耐药菌感染病例、多脏器损伤病例等重症患者救治能力得到了进一步提升。开展了呼吸机及高流量湿化氧疗、床旁血气分析等救治措施；开展了系统性血管炎、风湿性多肌痛、变应性发热、自身炎症性发热、重症药物超敏反应综合征以及自免肝、重肝早期、甲亢伴肝衰竭、各种胆汁淤滞肝病等激素救治，2023 年 8 月被中国肝炎基金会授予“全国肝病规范化诊疗单位”。

社会兼职

吕其军任东营市医学会感染病专业委员会主任委员。

周芳任东营市医学会感染病专业委员会副主任委员。

余永勤任东营市医学会感染病专业委员会副主任委员。

冯雪任山东省医学会肝病学分会委员会委员。

陈谭昇任山东省中医药学会肝病专业委员会常务委员。

刘汉勤任山东省护理学会感染性疾病护理专业委员会委员。

徐娟任山东省医学会肝病学分会学术发展组委员。

宗玉霞任山东省护理学会感染性疾病护理专业委员会青年委员。

荣誉

（一）集体荣誉

1973 年起　连续 7 年被评为胜利石油管理局先进集体。

2020 年　被中共山东省委、省政府授予山东省抗击新冠肺炎疫情先进集体。

2020 年　被中共山东省委授予山东省先进基层党组织。

（二）个人荣誉

2003 年　李玉生获得油田二等功。

2003 年　魏秀桂获得油田三等功 。

2003 年　周芳被评为胜利石油管理局先进个人。

2004 年　魏秀桂被评为胜利石油管理局先进个人。

2005 年　魏秀桂被评为胜利石油管理局先进个人。

2009 年　徐兆珍被评为胜利石油管理局先进个人。

2011 年　李玉生被评为胜利石油管理局先进个人。

2020 年　刘汉勤被评为东营市抗击新冠肺炎疫情先进个人。

2021 年　刘汉勤被评为山东优秀护士。

2021 年　宗玉霞代表市直机关参加“庆祝中国共产党成立 100 周年党史知识竞赛”获得十佳选手奖。

2023 年　陈谭昇被评为市直卫生系统优秀党员。

2023 年　冯雪获得东营市疫情防控巾帼建功标兵。

（撰稿人：冯　雪　刘汉勤）

第二十节　内镜中心

概况

1983 年成立纤维内窥镜室，后更名为胃肠镜室，隶属消化内科管理。2019 年胃肠镜室搬至新医技楼的四楼，更名为内镜中心，定位为医技科室。开展消化、呼吸内镜技术。2021 年开展泌尿外科相关手术。2022 年开展宫腔镜一、二级手术。同年西郊胃肠镜室归属内镜中心管理。至此，内镜中心开展了消化内镜、呼吸内镜检查和治疗、宫腔镜、膀胱镜检查及二级以下相关手术。目前，内镜中心已扩展为拥有奥林巴斯主机 12 台，胃镜 40 条，肠镜 44 条，特殊内镜 7 条，治疗胃镜 10 条，放大胃镜 9 条，总计 110 条，纤支镜检查镜 2 条，超声镜 1 条，治疗镜 1 条，超细纤支镜 1 条，宾得主机 2 台，胃肠镜共 7 条。2023 年完成胃肠镜检查及镜下治疗患者 48970 例次，呼吸内镜 907 例次，宫腔镜 1874 台次，膀胱镜 1414 台次，泌尿手术 968 台次。

截至 2024 年 3 月，内镜中心现有医护人员 34 人，其中硕士研究生 1 人。医疗人员 1 人，为主任医师。护理人员 33 人，其中副主任护师 1 名。

历任负责人

姓名	职务	任职时间	离任时间	离任去向
王树春	负责人	1975.01	1983.01	退职
张威庆	主任	2003.01	2010.07	退职
赵卫东	主任	2010.08	2012.04	退职
崔振芹	主任	2012.04	2020.01	消化医院院长
王大龙	副主任	2020.01	2022.12	主任
王大龙	主任	2022.12	2024.03	麻醉手术科
徐伟民	主任	2024.03		

历任护士长

姓名	职务	任职时间	离任时间	离任去向
许　萍	护士长	2013.12	2018.04	科护士长
许　萍	科护士长	2018.04	2023.12	护理部
陶　莉	副护士长	2019.12	2022.12	护士长
陶　莉	护士长	2022.12		

业务发展

由于消化科的内镜、介入诊疗技术在近几年迅猛发展，科室现配有奥林巴斯（Olympus）H260 高清晰胃镜、肠镜，并且拥有十二指肠镜及内镜超声探头、幽门螺杆菌检测仪、胶囊内镜、富士能高清晰胃镜、肠镜及治疗镜、海博刀等先进的诊疗仪器设备 52 台件，为临床诊治提供了有力保证。

消化内科在 2004 年前开展的内镜下消化道息肉切除术、内镜下异物取出术、食管狭窄扩张术、食管支架置入术、ERCP\EST胆总管取石术、鼻胆管引流术等项目基础上，近10年来先后又开展了丰富的内镜诊疗技术，包括：胆总管支架置入术、胰管取石术、胰管支架置入术、无痛胃肠镜检查、胶囊内镜、14C呼气试验幽门螺杆菌检测、内镜下胃造瘘术、肠梗阻导管置入术、小探头超声内镜在临床上应用、EMR（黏膜切除术）、ESD（黏膜下剥离术）等，以上技术均处于国内领先水平，填补了东营市该领域同类技术的空白。

1996年，派送赵卫东到山东省交通医院学习ERCP及相关诊疗技术，此后科室开展ERCP及相关的治疗性ERCP技术，至今1000多名胆胰疾病患者得到了微创治疗，胆总管结石患者免除了外科手术。

2004年开展了胆总管支架置入术、2010年胰管取石术、2011胰管支架置入术，使梗阻性黄疸病人得到了有效的引流，慢性胰腺炎的患者得到微创治疗。

2005年，开展清醒镇静状态下十二指肠乳头括约肌切开+胆总管取石术,并作为科研课题申报，获管理局科技进步成果二等奖。总结的科研资料在国家级核心期刊发表相关文章。开展食管曲张静脉套扎术及硬化术，使各种原因引起的门脉高压所致张静脉组的食管静脉曲张再出血发生率明显降低，大大提高了患者的生存率及生活质量。

2009年，开展胃底曲织胶注射术，使各种原因引起的门脉高压所致的胃底静脉曲张再出血发生率明显降低，至此门脉高压所致的食管胃底静脉曲张引起的大出血死亡率明显下降。购进胶囊内镜，开展胶囊内镜检查小肠疾病，为小肠疾病的诊断和治疗开辟了广阔的前景，填补了东营市在小肠疾病可视性且无创性诊断技术的空白。与麻醉科合作率先在东营市开展无痛内镜诊疗技术，使患者在无痛、舒适状态下完成内镜下诊断治疗，至今为近2万人实行了无痛内镜下诊治。开展EMR技术，对部分黏膜下肿瘤及消化道黏膜平坦性病变实行内镜下微创EMR治疗，使黏膜下肿瘤和早期胃肠道肿瘤的内镜微创治疗成为可能，避免了外科开腹手术。拟开展胃肠动力领域的学术研究、规范胃肠动力相关疾病的诊断与治疗，率先完成的“肠易激综合征患者Hp感染、胃固体排空功能及胃肠激素的相关性研究”的科研课题获东营市人民政府科技进步三等奖，奠定了中心医院在开展胃肠动力相关疾病诊治方面的基础。

2009—2010年，派崔振芹到北京市消化内镜中心暨北京友谊医院消化内镜中心学习EMR（黏膜切除术）、ESD（黏膜下剥离术）及其他内镜诊疗技术半年，回院后开展了色素内镜在诊断消化道早癌方面的应用并作为常规诊疗项目在科室推广。

2010年，购置小探头超声内镜，对消化道黏膜下隆起性病变的性质及消化道肿瘤的浸润深度有了判断标准，填补了东营市在该领域的技术空白。开展干细胞移植治疗肝硬化失代偿期患者，干细胞替代退变、坏死的肝细胞，恢复肝脏功能，达到治疗目的。

2011年，开展“内镜下胃造瘘术”新项目，使各种原因造成的经口进食困难而引起营养不良的患者提供了长期肠内营养支持，避免了外科开腹手术及长期留置胃管、肠外营养造成的不良后果。引进幽门螺杆菌检测仪（C14–呼气试验）开展幽门螺杆菌检测，是无痛苦的幽门螺杆菌检测方法，被公认为目前检测幽门螺杆菌的最佳检测方法。

2012年，购置海博刀，同时再次派张威庆至上海中山医院内镜中心学习EMR、ESD及其他内镜诊疗技术，首先开展ESD技术，对较大黏膜下隆起性病变及黏膜平坦性病变行黏膜下剥离术，使消化内科内镜微创技术更上一台阶。开展“肠梗阻导管在临床上的应用”新项目，通过这项技术可迅速解除患者的梗阻症状，降低了手术率而且通过造影明确肠梗阻的部位和原因，有诊断作用，在一定程度上降低了外科二次开腹手术率。12月，派李伟至上海中山医院内镜中心学习EMR、ESD及其他内镜诊疗技术，使消化内科的EMR、ESD技术越来越成熟，且目前已常规开展此项技术。

2013年，派孙俊涛至北京协和医院消化内科进修学习1年，学习消化系疾病的临床诊治思路、最新诊疗规范、诊疗技术，与上级医院之间建立起良好沟通的桥梁。医院派医务人员至垦利县人民医院开展帮扶工作，向当地医院推广消化内科的新技术、新项目，并且帮垦利县人民医院成立了内镜中心，带动当地医院内镜诊疗工作，使胃镜检查数量较前大幅增长，并开展肠镜检查及治疗技术，手把手传授操作技巧。医院增派医务人员至广饶县丁罗镇开展帮扶工作，向当地医院推广消化内科的新技术、新项目，提高了当地医院解决疑难危重患者的能力，并且向当地医院传授最新的诊疗规范。开展了内镜下缓释化疗粒子注射治疗消化道肿瘤，避免了传统的化疗技术毒副作用大、靶器官药物浓度低、患者耐受性差等特点而影响肿瘤的治疗效果，且靶向治疗可以局部减少肿瘤体积，一定程度上解除部分胃肠道肿瘤患者梗阻症状，为患者行外科手术治疗提供支持。

2015年，由中国健康促进基金会主办的早期1胃癌筛查项目启动，医院被确认为全国早期胃癌筛查项目研究中心。

2016年1月医院揭牌成立“国家消化病临床研究中心早期胃癌筛查研究协调网络协作中心”。5月医院聘请日本菅间纪念病院傅光义教授为客座教授。

2018年4月正式成立内镜中心。经过近几年的飞速发展，内镜中心有消化内镜、纤支镜、膀胱镜、宫腔镜、门诊妇科手术室、门诊泌尿手术室、门诊无痛拔牙手术室，已开展多项检查。有奥联巴斯主机12台，胃镜40条，肠镜44条，特殊内镜7条，治疗胃镜10条，放大胃镜9条，总计110条，纤支镜检查镜2条，超声镜1条，治疗镜1条，超细纤支镜1条。

2020年4月呼吸与危重症医学科内镜团队在内镜中心成功为一名纵膈淋巴结肿大患者实施了医院首例支气管内超声引导下经支气管镜壁针吸活检术（EBUS-TBNA）。

2022年1月呼吸与危重症一病区在内镜中心成功通过硬质气管镜为患者切除平滑肌瘤，成功完成东营首例硬质支气管镜操作。

2023年5月呼吸与危重症科室成功开展硬质气管镜下介入诊断技术，标志着医院呼吸与危重症医学科呼吸介入诊断水平再上新台阶。6月内镜中心宫腔镜开设门诊宫腔镜手术，完善预住院和日间手术流程。8月配合呼吸与危重症医学科二病区成功开展了东营地区首例经硬质气管镜联合超声支气管镜引导下的经支气管镜针吸活检术（EBUS-TBNA）。12月配合胃肠外科双镜联合完成部分盲肠切除和阑尾切除手术。

科室诊治范围：

1. 食管、胃肠道疾病：包括贲门失驰缓的内镜下治疗、胃食管反流病、各种原因所致的急慢性胃肠道炎症、消化性溃疡、胃肠道早癌内镜下治疗、胃肠道晚期肿瘤的内镜下治疗（支架置入及粒子注射）、消化道异物取出术、炎症性肠病、肠道结核、肠道息肉内镜下治疗、上下消化道出血等；

2. 肝脏疾病：包括自身免疫性肝炎、原发性胆汁性肝硬化、原发性硬化性胆管炎、肝脓肿、药物性肝病、酒精性肝病、非酒精性脂肪肝、遗传性肝病、各种原因所致的肝硬化失代偿期出现的并发症如食管胃底静脉曲张破裂出血、自发性腹膜炎、肝性脑病、肝硬化腹水等；

3. 胰腺疾病：包括急性胰腺炎、慢性胰腺炎、自身免疫性胰腺炎等；

4. 胆系感染与胆石症：急慢性胆囊炎、化脓性胆管炎、胆总管结石内镜下治疗、胆总管肿瘤等；

5. 胃肠道动力障碍性疾病；

6. 腹膜疾病如结核性腹膜炎等。

7. 呼吸系统疾病包括呼吸系统的介入治疗、冷冻治疗、CO_2冷冻治疗、球囊扩张、氨等离子凝固、光动力治疗、肿瘤消融术异物气管镜检查，包括肺泡清洗、活检、刷检。

8. 泌尿系统疾病：会阴部肿物切除术输尿管扩张术、输尿管支架植入术、输尿管支架置换术、膀胱镜下膀胱异物取切术、包皮环切手术。

9. 妇科系统疾病：子宫内膜息肉、子宫内膜增生、子宫内膜癌的早期诊断，包括宫腔冷刀技术、刨削技术。

社会兼职

王大龙任东营市医学会麻醉专业委员会副主任委员、山东省医师协会麻醉学医师分会青年协作组副组长、山东省中西医结合学会麻醉与镇痛分会委员、山东省医学会麻醉学专业委员会青年学组成员、中国中西医结合学会围手术期分会青年委员。

徐伟民任国家医学考试中心国家医师资格考试临床类别分阶段考试实证研究考官、中国非公立医疗机构协会麻醉专业委员会第二届委员会常务委员、潍坊医学院、滨州医学院麻醉学专业硕士研究生导师、《中国当代医药》杂志审稿专家、山东省医学会麻醉学会委员会委员、东营市医学会第七届麻醉专业委员会主任委员、山东省老年医学研究会疼痛专业委员会副主任委员、山东中西医结合第一届围手术期专业委员会常务委员、山东医药教育协会麻醉专业委员会第一届副主任委员。

荣誉

（一）集体荣誉

2011 年　获得胜利石油管理局文明建设先进单位称号。

（二）个人荣誉

2020 年　王大龙被评为胜利油田优秀共产党员。

2021 年　王大龙被评为东营市优秀医生。

2022 年　王大龙获得油田科技进步二等奖。

2023 年　王大龙获得东营市优秀科技成果二等奖。

2021 年　陶莉获得“优秀医学科技工作者（优秀护士）”称号。

2021 年　李文智获得人力资源和社会保障厅、山东省卫生健康委员会授予山东省抗击新冠肺炎疫情先进个人称号。

2020 年　李文智获得中国共产党湖北省委员会、湖北省人民政府授予最美逆行者称号。

2020 年　李文智获得中共武汉市金银潭医院委员会授予武汉市金银潭医院荣誉职工称号。

2022 年　李文智获得日喀则市藏医院抗疫先锋称号。

2022 年　巴玉坤获得日喀则市藏医院抗疫先锋称号。

2019 年　芦鑫获得第八届山东省护理国际论坛山东省护理质量改善项目优秀奖。

2021 年　芦鑫获得东营市优秀护士。

2021 年　芦鑫获得全市卫生健康系统 2021 年上消化道机会性疾病筛查（农村项目）技术比武竞赛三等奖。

2022 年　王孟然获得东营市早癌筛查及诊断技能竞赛内镜护理二等奖。

2023 年　李东生获得东营市早癌筛查及诊断技能竞赛内镜护理三等奖。

2023 年　倪世颜获得东营市早癌筛查及诊断技能竞赛内镜护理一等奖。

（撰稿人：徐伟民　陶　莉）

第二十一节　创伤中心（急诊创伤外科病区）

概况

2018 年 9 月，医院印发《胜利油田中心医院创伤中心建设方案》，成立医院创伤中心领导小组，张爱民、袁庆忠任组长；成立胜利油田中心医院创伤中心创建小组，高延智任组长，韩光良、姚林果、崔正礼、秦晓风、张诚任副组长。急诊科牵头负责，骨科、普外科、神经外科为主要业务科室，胸外科、泌尿外科、心血管外科、介入医学科、口腔科、耳鼻喉科、眼科、重症医学科、康复医学科作为相关业务科室，健全院前急救、急诊急救和临床专科三个救治团队，建立以创伤中心为主导的多学科联合诊疗的救治模式，创建创伤中心。2019年11月通过“市级创伤中心”评审验收。2021年8月，医院印发《胜利油田中心医院“创伤中心”建设方案》，成立医院创伤中心建设领导小组，张爱民任组长、袁庆忠任副组长；设置创伤救治专家组，由普外科、骨科、神经外科、胸外科、心外科、重症医学科主任医师或科主任担任组长，负责24小时值班、统筹协调创伤救治工作；专家组成员由急诊外科、创伤骨科、普通外科、神经科、心外科、胸外科、泌尿外科、头颈血管外科、血管介入科、妇科、口腔科、耳鼻咽喉科、眼科、重症医学科、康复医学科、小儿外科、麻醉手术科等，具备副主任医师以上专业技术职务的人员组成，服从值班组长的安排，负责急性创伤病人的医疗救治工作；运用紫云智能创伤预警信息系统完成院前急救、急诊急救和临床专家组三个救治团队联动，及时上报创伤患者数据，并接受国家创伤医学中心质控。2022年2月王玉彬任创伤中心主任。2023年5月中国创伤救治联盟“创伤救治中心建设单位”落户医院。2024年1月，成立创伤中心；成立急诊创伤外科病区，隶属于创伤中心管理。2024年3月底，创伤中心手术室开始施工建设，地址位于急诊楼3楼。

截至2024年3月，科室共开放床位17张，其中硕士研究生5人。医师6人，其中主任医师1人、副主任医师2人。护理人员16人，主管护师10人。

历任负责人

姓名	职务	任职时间	离任时间	离任去向
王玉彬	创伤中心主任	2022.02		
付　鹏	副主任（兼）	2024.01		

历任护士长

姓名	职务	任职时间	离任时间	离任去向
荀田田	护士长	2024.01		

业务发展

科室成立初衷是提高创伤患者救治成功率，降低死亡率及致残率。旨在提高医护人员创伤救治技能，并提升急诊科、麻醉手术科、重症医学科、各外科科室的协调救治能力，为创伤患者提供快速诊疗通道。以此建立完善的创伤救治体系，实现院前、急诊及院内救治的无缝衔接。建科3个月，科室共完成100余台手术，百余人治愈出院。

科室成立之初将损伤控制理念、微创手术技术、3D打印技术等先进技术理念引入，大大降低创伤患者的致残率及创伤痛苦。

社会兼职

付鹏任山东省医学会骨科分会青年委员、山东省医师协会脊柱脊髓损伤委员会委员、东营市骨科学分会副主任委员。

（撰稿人：付　鹏　姜　浩）

第二十二节　介入诊疗中心

概况

2022年11月成立介入诊疗中心。将心脏导管室、血管介入科手术室进行整合，由介入诊疗中心统一管理。设中层职数1名，护士长职数1名。区域分别位于2号病房楼裙楼3楼和医技楼北区2楼，面积1670余平方米，拥有手术室4间，其中万级层流净化手术室2间，整体布局为三通道设计，符合洁、污分流的原则，是集先进的空气调节与净化系统，强、弱电控制系统，给排水与医用气体供应系统于一体的智能化区域。设立病人等待间和谈话室，安装数字化高清摄像头及呼叫系统，医生可以通过语音播报及时与家属沟通。是国家级心血管病护理与技术培训基地、国家级胸痛中心、卒中中心的培训中心。现有荷兰Phillp7B20双球管数字造影系统、荷兰PhillpFD-10心血管造影机、荷兰Phillp7M12心脏数字造影系统、德国西门子Artis zee ceiling心血管造影机、Volcano血管超声仪、CardioLab电生理记录仪、美国IBI射频消融仪、美国爱尔湾IBI射频消融系统、St.Jude电生理刺激仪、冠状动脉旋磨仪，三维电生理标测系统CARTO-3、引进Carto-sound系统、美国CovidienForce EZ-8C高频电刀、Phillip监护仪、呼吸机、血气分析仪等医疗设备30余台件。

截至2024年3月，科室有医务人员17人。护理人员11人，其中副主任护师2人、主管护师6人。技师人员6人，其中主管技师1人。

历任负责人

姓名	职务	任职时间	离任时间	离任去向
赵　玲	主任	2022.11	2024.03	安保部
陈丽青	副主任	2024.03		

历任护士长

姓名	职务	任职时间	离任时间	离任去向
崔陵红	护士长	2022.12		
巴莎莎	副护士长	2023.05		

业务发展

目前开展多项介入诊疗项目、涉及临床各系统专业疾病：除了积极配合各临床科室开展心脏介入诊疗、神经介入诊疗、外周血管诊疗技术项目外，还配合各临床科室完成血管与非血管部位的灌注栓塞治疗、球囊成形、支架置入、多种部位的穿刺、活检、引流，以及外科术后并发症处理。具体包括：全身各部位血管造影术、经皮冠状动脉球囊扩张术、经皮冠状动脉支架植入术、颅内血管支架植入术、颅内动脉瘤栓塞术、胸主动脉夹层支架植入、腹主动脉瘤支架植入、肾动脉（含其他内脏动脉）血管扩张成形术、经颈静脉肝内门体分流术（TIPS）、经皮经肝食道胃底静脉栓塞术、支气管动脉栓塞术（止血为目的）、脾/甲状腺动脉栓塞术（消除功能为目的）、布-加综合征血管成形/支架植入术、上/下腔静脉滤器置入术与取出术、经导管选择性动静脉血样采集术、肺动脉经导管溶栓术、血栓清除术、血管内异物取出术；经皮穿刺胆汁引流术、腹腔置管引流术、经皮畸形血管硬化术、经皮穿刺肿瘤物理消融术（射频/微波/激光/冷冻）、经皮注射无水酒精治疗肿瘤术、肝/肾囊肿硬化术、透视下异物取出术、胆道支架植入术、消化道支架植入术等。

2023年3月配合心血管内科一病区完成鲁北地区首例心脏收缩力调节器（CCM）植入术。

2023年7月配合儿外科开展血管畸形硬化治疗术，是治疗儿童血管畸形的可靠手段。

2023年8月配合心血管外科病区完成东营市首例经心尖主动脉瓣膜（TA-TAVR）植入术。

社会兼职

赵玲任山东省护理学会首届护理管理专业委员会青年委员会委员、山东省护理学会护理人力资源管理青年委员会委员、山东省医学伦理学会护理伦理分会委员、山东中西医结合学会护理管理委员会委员、东营市老年医学学会副会长、东营市老年医学学会老年护理专业委员会主任委员

陈丽青任山东省护理学会第三届心血管内科护理专业委员会副主任委员、山东省护理学会第二届护理教学与实践专业委员会委员、山东省医学会病案管理分会第四届委员会护理学组委员、东营区第十五届人民代表大会代表、东营市老年医学学会第一届理事会理事、东营市护理学会首届护理标准化建设专业委员会副主任委员。

崔陵红任山东省护理学会首届介入护理专业委员会委员。

巴莎莎任山东省医学伦理学会护理伦理学科普委员会常务委员、山东省脑血管病防治协会头颈血管外科暨卒中后脑瘫外科专业委员会委员。

胡明磊任山东省护理学会首届男护士专业委员会委员、东营市首届男护士专业委员会主任委员、第二届男护士专业委员会荣誉主任委员。

荣誉

（一）集体荣誉

2023 年《基于患者需求构建介入诊疗中心集约化管理体系》获第六届山东省医院品管圈大赛暨第十一届全国医院品管圈（多维工具）大赛山东赛区三等奖。

2023 年《整合型 RCA 在介入手术排程管理中的应用》获第十一届全国医院品管圈（多维工具）大会 HFMEA & RCA 专场二等奖。

（二）个人荣誉

2008 年　胡明磊获得山东省卫生厅抗震救灾三等功。

2008 年　胡明磊获得东营市卫生局支援四川抗震救灾先进个人称号。

2009 年　胡明磊获得中国石化胜利石油管理局青年岗位能手称号。

2010 年　赵玲获得胜利油田第二届护理拉力赛年度总成绩一等奖。

2010 年　赵玲获得胜利油田青年岗位能手称号。

2010 年　赵玲获得胜利油田第十六届职业技能竞赛护士第二名。

2012 年　赵玲获得山东省卫生系统护士岗位创新技能大赛铜奖。

2012 年　赵玲获得全国女职工岗位创新技能大赛山东赛区选拔赛重症护理项目提名奖。

2013 年　陈丽青获得东营市医学会优秀护士称号。

2018 年　赵玲获得胜利石油管理局青年岗位能手称号。

2018 年　陈丽青被评为滨州医学院实践教学优秀带教老师。

2019 年　赵玲被评为滨州医学院实践教学管理先进个人。

2019 年　陈丽青被评为滨州医学院实践教学优秀带教老师。

2020 年　陈丽青获得全市卫生健康系统职工专业技能大赛二等奖。

2020 年　陈丽青获得第八届全国医院品管圈大赛二等奖。

2020 年　陈丽青获得第四届山东省医院品管圈大赛二等奖。

2020 年　巴莎莎获得山东省医院品管圈大赛暨第八届全国品管圈大赛山东预选赛二等奖。

2021 年　陈丽青获得第九届全国医院品管圈大赛二等奖。

2021 年　陈丽青获得第五届山东省医院品管圈大赛二等奖。

2021 年　赵玲被评为东营市优秀医学科技工作者。

2022 年　赵玲被评为东营市疫情防控巾帼建功标兵。

2022 年　陈丽青获得全市卫生健康系统职工专业技能大赛二等奖。

2023 年　赵玲被评为东营好护士。

2023 年　赵玲被评为山东优秀护士。

2023 年　陈丽青被评为山东省百佳护士长。

2023 年　巴莎莎被评为东营市护理学会优秀护士长。

2023 年　巴莎莎被评为东营市医师协会优秀护士。

（撰稿人：陈丽青　倪　周）

第二十三节　检验科

概况

机构队伍　1963年9月刘效仁、伍崇浩由青海石油管理局调入，开展简单的检验项目。1964年8月设立住院化验室，兼门诊化验，由刘效仁负责。1965年建立门诊化验室，检验专业细化为门诊、临床、生化、细菌、血库5个室。1971年4月血库迁出，仍隶属化验室。1973年血库独立，归医务处领导。1979年迁入医院现址，新增血液细胞室、免疫室。1980年新增传染科化验室。1985年成立检验科，伍崇浩任副主任。1986年成立肿瘤科化验室。1993年成立急诊化验室。1999年门诊化验室迁至门诊楼2楼北侧。2002年底住院检验科迁至医技楼3楼，同年实现实验室网络信息化。2007年临床基因扩增实验室通过卫生部临床检验中心技术验收。2012年加入山东省耐药监测网。2015年安装东营市首台生化免疫流水线，同年启动自动叫号采血系统。2018年实现检验报告单全部自主打印。2010年起每年获卫生部和山东省临床检验中心室间质评合格证书。2019年新医技楼搬迁，临床微生物室、临床检验室、基因扩增实验室搬迁至新医技楼，开始京津冀鲁检验结果互认和GCP工作，工作量开始大幅度上升。2020年门诊化验室搬迁至新医技楼三楼并设置10个采血窗口，门诊化验室患者等待大厅面积翻了一倍。检验科开始使用采血流水线，标本分拣机。2020年底新冠疫情暴发成立发热门诊实验室。2021年门诊组与临检组重新划分，血液全部规划为临检，体液全部规划为门诊，成立儿科发热门诊实验室，开展新型冠状病毒核酸检测工作，2022年成立移动方舱PCR实验室，新冠核酸储备实验室，同时全面接管西郊院区实验室检测工作。2023年基因扩增实验室搬迁至裙楼三楼，通过卫生部临床检验中心技术验收。

截至2024年3月，科室有医务人员69人，其中硕士研究生15人。技师66人，其中主任技师3人、副主任技师13人、主管技师18人。医师4人。

历任负责人

姓名	职务	任职时间	离任时间	离任去向
刘效仁	负责人	1964	1967	医务处
伍崇浩	负责人	1967	1970	血站
刘效仁	负责人	1970	1978.04	医务处副主任
周广连	负责人	1977	1979	调离
伍崇浩	负责人	1979	1984.08	副主任
伍崇浩	副主任	1984.08	1994	主任
伍崇浩	主任	1994	1997	退职
杨树屏	副主任	1985.12	1997.05	退职
孙立凤	副主任	1991.01	1993	退职
于本章	副主任	1996	1998.07	主任
于本章	主任	1998.07	2021.08	退职
伊心浩	副主任	1997.07	2008.12	医务部副主任
杨红起	副主任	1997.07	2005.12	离任
朱新兴	副主任	2008.12	2012.12	东营市人民医院
唐玉蓉	副主任	2013.04	2021.08	副主任
唐玉蓉	主任	2021.08		主任
牟佩佩	副主任	2020.07		副主任
陈慧锦	副主任	2020.07		副主任

硬件建设　现有显微镜、离心机、实时荧光定量PCR分析仪、一代测序仪和二代测序仪、全自动生化免疫流水线、化学发光分析仪、全自动酶免工作站、二氧化碳培养箱、全自动血培养仪和全自动微生物鉴定仪，BRUKER质谱分析仪、流式细胞分析仪、全自动血凝分析仪流水线、全自动模块式血液分析流水线、日立在大陆组装的第一条生免流水线、全自动尿液分析流水线、全

自动分沉渣分析仪、血气分析仪、干式化学分析仪、液相色谱仪、气相色谱质谱联用仪，检验设备不断更新换代，提高检测技术水平和临床诊疗水平。

业务发展

检验科设有11个专业实验室：临床实验室、生化实验室、血液实验室、免疫实验室、微生物实验室、门诊化验室、急诊检验实验室、基因扩增实验室、发热门诊实验室、儿科发热门诊实验室、西郊院区实验室，开展项目600余项。

1963年开展血、尿、粪三大常规和血小板计数、粪潜血等检查。

1964年开展血钾、钠、氯、二氧化碳结合率、非蛋白氮等生化项目及血型测定、血交叉试验。

1965年开展细菌培养和药敏试验。同年伍崇浩从潍坊地区医院学习回院后，相继开展血钙、磷、碱性磷酸酶、谷草转氨酶、凝血酶原时间测定及骨髓和周围血液细胞形态学的检查。

1972年应用对流免疫电泳检测HbsAg，并应用于助血员筛选。开展胆固醇和AFP检测。

1975年开展甘油三酯、尿素氮检查和青蛙妊娠试验，应用醋酸纤维薄膜取代滤纸作血清蛋白电泳检测。

1978年应用火焰光度计检测血清钾、钠，取代化学法，提高工作效率和精确度。

1979年开展IgA、IgG和IgM测定、荧光抗体法检测B-7型腺病毒。

1980年开展玫瑰花结试验、自行备制C3抗血清检测C3。同年改装一台XPHB-73型酸碱平衡仪，开展血气分析。

1982年应用荷兰产的测氧仪，建立血氧饱和度检测方法，用于130余例右心导管检查，同时，开展血清镁和 γ-GT的测定，结果准确可靠。

1983年对血钾、钠、氯、尿素氮、磷、葡萄糖、肌酐、血清总蛋白和白蛋白的10项生化检测进行质量控制。同年引进瑞士AVL-940全自动血气分析仪，建立血气室。

1984年应用电子血球计数仪，取代显微镜下肉眼计数；采用CICN法取代沙利氏法检测血色素，提高准确率。同时研制出提取标准血红蛋白的方法，制备标准血红蛋白10000mL，用于血色素测定的室内质量控制。改进血常规采血法，开展乳酸脱氢酶的测定，改进生化检测方法，做到微量、快速、准确。

1985年研制出检测血清钙、磷、总蛋白、白蛋白、γ-GT的试剂和溶剂、清洗剂、稀释液，做到了试剂自制，经实践应用质量可靠。

1986年研制康宁925氯离子测定仪的试剂。同年细菌室开展非发酵菌的生化学和血清学鉴定；免疫室开展IgE测定、荧光抗体法诊断流行性出血热、酶联法检测乙型肝炎的抗原抗体系统。

1987年开展血液流变学、染色体、C反应蛋白和早孕检查。

1988年改进纤维蛋白原、淀粉酶和CO2含量、葡萄糖、胆固醇酯和PSP等检测方法。开展胃幽门弯曲菌培养鉴定和自制标准红血球应用于质量控制。

1990年开展血小板聚集试验、红细胞变形能力测定、ELISA法检测甲肝抗体IgM和乙肝核心抗体IgM。微生物室开展胃幽门弯曲菌涂片、培养、尿素酶试验和生化鉴定。

1991年开展高密度胆固醇（沉淀法）、肝癌特异性蛋白、甲胎蛋白、细菌编码鉴定。微生物和免疫室开展室内质量控制。

1992年开展糖化血红蛋白、肌酐清除率和丙肝抗体检测。

1993年开展尿八项干化学分析、乳酸脱氢酶同工酶、桥联酶标法检测小儿呼吸道病毒、PCR方法检测乙肝病毒DNA、支原体、衣原体、淋菌，开展尿液室内质量控制。

1994年开展血液病免疫细胞染色和抗人球蛋白试验。

1995年开展免疫比浊法检测IgA、IgM、IgG、C3、C4、载脂蛋白A1、载脂蛋白B、前白蛋白、T细胞亚群、幽门弯曲菌抗体、双股DNA、D-二聚体、丙肝PCR、自动三分类血液分析等相关检测。

1996年开展肌酸激酶同工酶CK-MB，ELISA法检查丁肝抗体、戊肝抗体、PCR法检测巨细胞病毒 DNA，开展男性学实验室检测。

1997 年开展白血病免疫分型、白血病细胞染色体、风疹病毒抗体、弓形体抗体、总胆汁酸、脂蛋白 a、低密度胆固醇、谷草转氨酶同工酶、尿蛋白电泳、HLA-B27、淋巴毒试验、巨细胞病毒抗体检测。

1998 年开展 PCR 方法检测结核及血小板抗体和高密度胆固醇（一步法）检测。

1999 年开展全自动五分类血液分析，尿干化学分析达到 10 项。开展结核抗体、ENA 多肽抗体、红细胞免疫、庚肝抗体、流行性出血热抗体、肿瘤特异性生长因子检测。

2000 年开展呼吸道病毒十项和肺炎支原体培养，引进干细胞冷冻保存技术、全自动血培养技术、全自动微生物鉴定及药敏（MIC）试验技术。凝血检查开展 PT、APTT、TT、Fig、AT-Ⅲ、凝血因子缺乏、D- 二聚体定量。

2001 年开展红斑狼疮因子、抗心磷脂抗体、抗甲状腺球蛋白抗体、抗甲状腺微粒体抗体、C 肽、前列腺特异性抗原、游离前列腺特异性抗原、抗谷氨酸脱羧酶抗体、抗胰岛素细胞抗体、抗胰岛素抗体、肺炎支原体抗体 IgM、免疫固定电泳等相关检测。

2002 年应用电化学发光技术检测肿瘤标记物 CA125、CA15-3、CA199、CA72-4、C21-1、NSE、皮质醇、肌钙蛋白 T、肌红蛋白、CK-MB 质量、叶酸、维生素 B12、乙肝五项定量等。

2003 年开展抗中性粒细胞抗体、抗“RA”角蛋白抗体、呼吸道病毒 20 项、神经系统病原体 20 项和肿瘤蛋白芯片检测技术、全自动尿沉渣检测技术。

2004 年开展乙肝病毒前 S1 抗原、超敏 C 反应蛋白定量、肿瘤蛋白芯片检测技术。

2005 年随着流式细胞检测技术的应用，开展淋巴细胞亚群分析、HLA-B27 检测、自身免疫性肝炎抗体检测和白血病免疫分型等相关检测。

2007 年开展 HPV-DNA 基因分型检测。

2009 年开展细菌内毒素检验。

2010 年开展抗环瓜氨酸肽抗体（抗 CCP 抗体）、丙型肝炎抗体测定（Anti-HCV）- 丙型肝炎核心抗原、铜蓝蛋白、血清转铁蛋白、乙肝病毒表面抗原定量、乙肝病毒表面抗体定量、乙肝病毒 E 抗原定量、乙肝病毒 E 抗体定量、乙肝病毒核心抗体定量、总铁结合力（TIBC）、肺炎支原体培养等相关检测。

2014 年开展乙型肝炎病毒分型和耐药突变基因检测、人类 EGFR 基因突变检测、人类 KRAS 基因突变检测、遗传性耳聋基因检测、细胞周期分析、高尔基体蛋白 73、25 羟基维生素 D、甲胎蛋白异质体、细胞角蛋白 18 和 19、降钙素、糖类抗原 50、异常凝血酶原、内皮生长因子、胃蛋白酶 I、II、胃泌素 G17、谷氨酸脱氢酶、DNA 倍体分析等相关检测。

2016 年开展荧光染色真菌检查、5’-NT、抗缪勒氏管、氨基端前肽 PINP、小而密低密度脂蛋白、甘胆酸、抗角蛋白 CK18-M30、CK18-M65、B 族链球菌核酸检测、曲霉菌半乳甘露聚糖检测。

2018 年开展 7 种肺癌自身抗体谱检测、热休克蛋白 90α 定量检测、幽门螺杆菌抗体分型检测、人 Th1/Th2 亚群检测、呼吸道病原菌核酸检测、全自动快速生物质谱鉴定、载脂蛋白 E（APOE）基因型检测、卡氏肺孢子菌检查、艰难梭菌培养及毒素测定、蛋白 C、S 活性测定、分枝杆菌基因检测、高危型 HPVE6、E7mRNA 检测、高危型 HPVE6、E7DNA 检测和无创 DNA 检测。

2019 年开展前列腺特异性抗原同源异构体、血清亮氨酸氨基肽酶、α1- 酸性糖蛋白测定、血清 α-L- 岩藻糖苷酶测定、HBV pgRNA 定量检测、反三碘甲状腺原氨酸、曲霉 IgG 抗体检测试验、少见菌药敏组合、人淀粉样蛋白 1 — 42（Aβ1 — 42）、人磷酸化 tau-181 蛋白（P-tau-181）、肝素结合蛋白（HBP）、乙型肝炎病毒基因分型检测、胰岛素样生长因子结合蛋白 -1、幽门螺杆菌培养测定药敏检测、前列腺小体外泄蛋白 PSEP 检测、阿尔茨海默相关神经丝蛋白、单胺氧化酶测定、六项细胞因子检测（IL-1β、IL-5、IL-8、IL-12P70、IL-17、IFN-α）、八项细胞因子检测（IL-2、IL-4、IL-6、IL-10、IL-12P70、

IL-17、IFN-γ、TNF-α）、十二项细胞因子检测（IL-1β、IL-2、IL-4、IL-5、IL-6、IL-8、IL-10、IL-12P70、IL-17、IFN-γ、TNF-α、IFN-α）、BNK 细胞亚群绝对计数（CD3、CD16+56、CD19、CD45）、CD64 感染指数检测（CD14 CD45 CD64（淋巴细胞、单核细胞、多核形白细胞 CD64）、T 细胞亚群绝对计数检测（流式细胞）（CD3、CD4、CD8、CD45）、免疫四项 (BK、JC、HCMV、EB 病毒)、肺炎支原体核酸及耐药突变点检测、肺炎支原体核酸检测、胎盘生长因子（PIGF）检测、HLA 特异性 IgG 抗体检测、HLA-DNA 分型检测、尿胰蛋白酶原 -2 检测、全段甲状旁腺激素（iPTH）、高血压用药基因检测、三维组织培养（HDRA）药物敏感性检测、调节性 T 细胞（Treg）亚群检测、抗 Xa 因子抗体检测、免疫固定电泳、钙卫蛋白 / 乳铁蛋白检测 / 便隐血定量检测。

2020 年开展人细小病毒 B19IgM 抗体检测、外周血非血源性循环异倍体细胞（CTC&CTEC）检测、术前基因三项检测、人布鲁氏菌 IGG 抗体检测、程序性死亡蛋白 -1 检测。

2021 年开展病原微生物宏基因组检测项目、壳多糖酶 3 样蛋白 1、血清一氧化氮含量测定、中性粒细胞载脂蛋白（HNL）检测、支气管肺泡灌洗液的细胞分析、百日咳核酸检测、生殖道 10 项、白色念珠菌核酸测定、肺炎支原体及肺炎衣原体核酸联合检测、丙型肝炎病毒（HCV）基因分型、人半胱氨酸蛋白酶抑制剂 S（CST4）检测、呼吸道抗体定量测定、人类 HLA-B5801 基因检测、凝血因子Ⅷ抑制物测定。

截至 2024 年，检验科成为国家检验医师规范化培训基地、东营市临床重点专科、东营市血液病诊疗重点实验室、东营市医学会检验医学分会主任委员单位、东营市临床检验质控中心、东营市细菌真菌耐药检测质控中心挂靠单位、东营市检验专科联盟牵头单位、东营市医学会医学检验学专业委员会主任委员单位、山东大学齐鲁医院急诊检验医联体理事单位、黄河三角洲检验医学专科联盟单位、全国细菌及真菌耐药监测单位、东营市国家致病菌识别网检测工作哨点医院、全国血流感染细菌耐药监测联盟。

社会兼职

唐玉蓉任山东省康复医学会第一届检验医学分会委员、山东省医学会检验医学分会副主任委员、山东省公共健康与艾滋病防治协会临床检验专业委员会副主任委员、山东省医师协会检验医师分会第三届委员会常务委员、东营市第五届医学检验学专业委员会主任委员、东营市医师学会检验医学分会副主任委员、东营市检验质控中心主任。

牟佩佩任东营市医师协会首届检验医师分会副主任委员、东营市中西医结合学会第一届医学专业委员会副主任委员、东营市医学会首届医学病毒学专业委员会副主任委员、山东省康复医学会检验医学第一届青年专业委员会委员。

陈慧锦任山东中医药学会第一届循证检验医学专业委员会常务委员、山东中医药学会第一届免疫学专业委员会常务委员。

郑妮任山东预防医学会医学检验与疾病预防分会委员、山东省医学会临床分析细胞学会分会流式细胞学组委员、山东省医学会微生物与免疫学分会第十一届委员会委员、山东省公共卫生学会医学检验分会第一届委员会委员。

杨长春任山东中医药学会第二届检验医学专业委员会委员、山东中医药学会循证检验医学专业委员会委员、山东中西医结合学会中医药免疫专业委员会委员。

杨琴任中国分析测试协会标记免疫专业委员会委员、山东免疫学会第四届临床免疫专业委员会委员、山东省健康与艾滋病防治协会艾滋病检验分会委员、山东中医药学会循证检验医学专业委员会委员、山东中西结合学会中医药免疫专业委员会委员。

孙婷婷任山东中医药学会第一届免疫学专业委员会委员。

潘素飞任山东省研究型医院协会临床微生物学会委员。

荣誉

（一）集体荣誉

1996年　被评为胜利石油管理局双文明单位。

2003 年　被评为胜利石油管理局优秀基层单位。

2004 年　被评为胜利石油管理局双文明先进单位。

2011 年　被评为山东省临床实验室质量管理先进集体。

2012 年　被评为山东省三好一满意活动示范岗、山东省临床实验室质量管理先进集体。

2013年　被评为山东省三好一满意先进单位。

2015 年　被评为山东省临床实验室质量管理先进集体。

2015 年　被山东省细菌耐药监测网评为细菌耐药监测数据报送先进单位。

2016 年　被山东省细菌耐药监测网评为细菌耐药监测数据报送先进单位。

2017 年　被评为山东省临床实验室质量管理先进集体。

2017 年　被山东省细菌耐药监测网评为细菌耐药监测数据报送先进单位。

2017 年　被评为山东省临床检验质量先进集体。

2018 年　被评为山东省耐药监测数据上报先进单位。

2018 年　被评为山东省临床检验质量先进集体。

2019 年　被评为山东省医学检验技能大赛优秀组织奖。

2019 年　被评为急诊医联体理事单位。

2021 年　被评为山东省质量控制先进单位。

2023 年　被评为山东省健康工作先进集体。

2023 年　获得东营市临床检验技能大赛团体一等奖。

（二）个人荣誉

2004 年　连丽峰被评为胜利石油管理局优秀共青团员。

2011 年　于本章被评为山东省临床实验室质量管理先进个人。

2012 年　于本章被评为山东省三好一满意示范标兵。

2016 年　鲁荣被评为东营市职工技术能手，获东营市卫生计生系统职工专业技能大赛一等奖。

2017 年　唐玉蓉获得山东省医学会“莱博杯”青年演讲比赛优秀奖。

2017 年　王际亮被评为山东省细菌耐药监测数据报送先进个人。

2018 年　王际亮被评为山东省细菌耐药监测数据报送先进个人。

2018 年　唐玉蓉被评为胜利石油管理局文明建设先进个人。

2018 年　陈慧锦获得山东省医学会检验医学学术会议英语演讲比赛三等奖。

2019 年　牟佩佩获得东营市医院感染技能大赛三等奖。

2019 年　孙婷婷、明佳获得东营市医学检验技能大赛一等奖。

2019 年　李贞贞、李玉斌、杨启帆获得东营市医学检验技能大赛二等奖。

2019 年　李超获得东营市医学检验技能大赛三等奖。

2019 年　李贞贞获得山东省医学检验技能大赛优秀奖。

2019 年　于本章被评为 2017—2018 年山东省临床检验质量管理工作先进个人。

2019 年　谢莲被评为山东省细菌耐药监测数据上报先进个人。

2020 年　张源源被评为山东省细菌耐药监测数据上报先进个人。

2021 年　黄诗玫被评为山东省细菌耐药监测数据上报先进个人。

2021 年　黄诗玫获得全省侵袭性真菌病例演讲二等奖。

2021 年　杨琴、唐玉蓉获得全国检验与临床思维案例展示优秀奖。

2021 年　戈建建被评为东营市中国共产党成

立100周年党史知识竞赛十佳选手。

2021年 牟佩佩获得东营市卫生健康系统2021年度职工专业技能大赛二等奖。

2022年 唐玉蓉、牟佩佩被评为2021年度优秀医学科技工作者。

2023年 唐玉蓉被评为东营最美健康卫士。

2023年 潘素飞获得东营市临床检验技能大赛一等奖。

2023年 孙婷婷、杨启帆获得东营市临床检验技能大赛二等奖。

2023年 鲁荣获得全省寄生虫病防治工作岗位技能大赛一等奖。

2023年 司义被评为东营市第八届东营最美职工。

2023年 唐玉蓉被评为东营市“杰出医师”。

2023年 牟佩佩获得“东营市疫情防控巾帼建功标兵”称号。

（撰稿人：唐玉蓉 陈慧锦）

第二十四节 输血科

概况

1964年建立医院初期，由检验科提供采供血服务。1971年4月血库成立，隶属检验科，有工作人员2人，负责采血、血型检验和交叉配血。在牛庄组织了一支七八十人的农民助血员队伍，对助血员仅做一般性的体检和肝功能检查。1972年开始对助血员做HAA检验进行筛选。当时的设备仅有一台冰箱，储血量有限，遇到紧急情况急需输血时，往往动员病人所在单位的职工或临时召集助血员采血，全年采血量约为2万毫升。1973年1月，血库独立，由医务处直接领导。工作人员增加为4人，在医院北端将2间平房改建为工作室，助血员队伍扩大为150余人。1977年5月成立生物制剂室，直属医务处领导。同年12月生产出经山东省血站检定合格的第一批人胎盘血丙种球蛋白600支，并获得油田科研成果奖。1979年医院搬迁至现址，血库位于门诊二楼东北侧与病房连接处，共有工作室5间约100平方米。生物制剂室于1981年迁入医院，建筑面积为668平方米，基建投资为15.49万元。工作人员10人，配备大型设备22台，生产胎盘血丙种球蛋白、转移因子、胎盘组织液、大脑注射液四个品种。1984年1月生物制剂室与血库合并为血站，成为面向临床供血和生产生物制品的独立科室。有工作人员17人。1988年，血站有工作人员16名，其中副主任技师1人、主管技师2人、技师10人、技工2人。主管护师1人。采血点由原来的3个扩大到5个，助血员由原来的280人增至600人，并重新整理了助血员健康卡，采血量达到4.7万毫升。1989年，按照国家规定停止了血液制品的生产。1990年，医院建设了新的供应室、器械维修、血库楼，位于病区走廊的西侧，最后一排病房楼的前面。血库位于三楼，面积为350平方米，设有恒温净化采血室、发血室、值班室、候采厅、办公室等。1992年，按照卫生部颁布的《采供血机构和血液管理办法》对油田的采供血工作进行“三统一”管理，在胜利油田在中心医院血库的基础上成立了胜利油田红十字会中心血站，挂靠在中心医院，有工作人员19人。设有临床发血室、成分制备室、检验室、质控室、办公室、财务室等职能科室。主要任务是组织油田职工无偿献血，向油田的医疗机构供血，是东营地区唯一的采供血机构，不仅保证了油田医疗抢救用血，而且还承担着黄河三角洲地区部分地方医院的采供血任务。1995年1月由山东省卫生厅颁发《采供血机构执业许可证》。1996年在山东省采供血机构调整中，胜利油田红十字会中心血站改为胜利油田红十字会中心血库，主要负责油田职工的无偿献血和中心医院的急救和临床用血。年采血量为180万毫升。2002年12月底中心血库整体迁入新建医技楼的4层（现址）和5层。2008年8月山东省采供血机构再次调整，胜利油田红十字会中心血库改名为胜利油田中心医院输血科。采供血职能终止，业务范围缩减至医院临床输血，部分业务人员调出，输血科工作人员减为8人。2018年，随着科室业务发展，科室工作人员增加为10人。2023年，随着医院及科室业务不断拓展，输血科工作人员增加为14人，其中硕士研究生2人、本科12人。高级技术职称5人、中级技术职称4人、初级技术职称5人，人才梯队结构合理，技术优势突出。目前，输血科是中国医师协会输血科医师分会细胞治疗专业委员会单位；山东省中西医结合学会输血医学专业委员会副主任委员单位；东营市中西医结合学会输血医学专业委员会主任委员单位；山东省医师协会输血医师分会常务委员单位；山东省医学会临床输血分会委员单位；东营市输血质控中心主任委员单位；东营市医学会采供血及临床输血分会副主任委员单位。

截至2024年3月，科室有高、中、初级技术人员14名，硕士研究生2人，住院医师1人（兼）。其中高级职称5人、中级职称4人，初级职称5人。

历任负责人

姓名	职务	任职时间	离任时间	离任去向
方振华	血库负责人	1973.01	1984.01	退职
伍崇浩	生物制剂室负责人	1978.03	1978.05	调往检验科任负责人
杨万晶	生物制剂室负责人	1978.05	1982.01	转任副主任
杨万晶	生物制剂室副主任	1982.01	1984.01	转任血站副主任
杨万晶	血站副主任	1984.01	1992.01	转任中心血站站长
杨万晶	中心血站站长	1992.01	1996.01	转任中心血库主任
杨万晶	中心血库主任	1996.01	1997.06	退职
王继坤	中心血库副主任	1997.06	2008.08	转任输血科主任
王恩忠	中心血库副主任	1997.06	2005.09	退职
王继坤	输血科主任	2008.06	2015.01	退职
高长杰	输血科副主任	2011.09	2015.01	输血科主任
高长杰	输血科主任	2015.01		
赵　骧	输血科副主任	2022.12		

业务发展

（一）科室业务发展概述　1971年血库正式成立，负责采血、血型检验和交叉配血。1972年开始对助血员做HAA检验进行筛选。

1977年生物制剂室成立，先后伍崇浩、杨万晶负责。杨万晶带领科室人员于当年12月生产出经山东省血站检定合格的第一批人胎盘血丙种球蛋白600支，并获得油田科研成果二等奖；1978年试制成功人胎盘血白蛋白；1979年试制成功转移因子。

1983年王恩忠、孟明安、陈莉勤等同志在东营地区率先开展成分输血，主要血液成分有单采血浆，此外还有红细胞、白细胞、血小板。并开始对献血员的筛查由单查HBsAg改为乙肝三系。

1988年血站采血点由原来的3个发展扩大到5个，助血员由原来的280人增加至600人，采血量达到4.7万毫升。

1989年，按照国家规定停止了血液制品（生物制剂）的生产，至此，累计生产血液制品约14万支。

1996年在山东省调整采供血机构，胜利油田红十字会中心血站改为胜利油田中心医院中心血库，主要负责油田职工的无偿献血和医院的急救和临床用血，年采血量为180万毫升。按照国家规定，增减了检验项目，采用2个厂家以上的试剂对同一个人的血液标本进行初检和复检，检验项目包括：血色素、乙型肝炎表面抗原、丙型肝炎抗体、HIV抗体、梅毒螺旋体抗体、谷丙转氨酶、ABO血型，Rh血型。

中心血库设有血源管理、体检采血、检验、成分血制备、临床输血、质量控制等功能科室。其主要业务包括：①血液采集、加工和制备：可制备浓缩红细胞、添加剂红细胞、去白细胞红细胞、洗涤红细胞、低温冷冻红细胞（RhD阴性）、机采血小板、冰冻血小板、机采粒细胞、新鲜冰冻血浆、血浆冷沉淀等血液成分，成分血制备率达到100%。②临床输血：开展了 polybrene 配血、ABO 血型和 Rh 血型检测、抗体检测、自体血液回收等。③临床治疗技术：外周血干细胞采集、淋巴细胞分离、红细胞去除、白细胞去除、血小板去除和血浆置换等。④输血前血液检验和血液质量控制。

1998 年将一直沿用的经典的盐水配血法改为聚凝胺配血法，将抗 –Rh（D）检测纳入常规检测，将自制的血源性血型试剂改为单克隆抗体试剂。

2002 年，随着业务的发展，中心血库有工作人员 15 人，其中副主任技师 1 人、主管技师 4 人，技师 9 人、司机 1 人。

2008 年 8 月，中心血库改名为输血科。在科主任王继坤的带领下，在东营地区率先开展了微柱凝胶技术进行血型鉴定、交叉配血和不规则抗体筛检，保障了患者用血安全；新生儿溶血病母体 IgG 抗体效价测定为母婴血型不合引起的新生儿溶血病的防治提供了科学的实验室数据；自体和异体造血干细胞采集，红细胞、白细胞和血小板采集 / 去除等单采技术治疗血液系统疾病，血浆置换治疗免疫性疾病和重症肝炎等为相关疾病的治疗提供了快速有效的方法；自体输血（包括术前储存式和术中回收式），不仅可以避免 HIV、HBV、HCV、疟疾、梅毒等血液传染性疾病传播，以及因输入异体血液可能导致的溶血反应、发热、过敏和免疫抑制，而且可能缓解目前血源紧缺局面，尤其对于R hD 阴性血型及其他稀有血型患者，是解决供血困难的最佳方案。

2015 年至 2018 年，在科室主任高长杰的带领下，积极拓展科室业务，积极推广血栓弹力图检测技术，为临床医师提供科学的数据评估凝血状态全貌，同时为预防血栓及出血、评估患者抗血小板治疗效果提供了有效的方法；与创伤骨科及烧伤整形美容科联合开展患者自体富血小板血浆（PRP）技术，在治疗骨折不愈合、延迟愈合、慢性难愈合伤口及医疗美容等方面具有独特优势。

2020 年至 2022 年，科室检测项目及工作量得以稳定发展，具体数据如下：

检测项目	2020 年度	2021 年度	2022 年度
交叉配血（次）	82136	83815	96357
ABO+RhD 血型鉴定（项）	47865	49034	53463
Rh 血型其他抗原鉴定（项）	106850	121108	113840
血型单特异性抗体鉴定（次）	21400	22726	38054
血栓弹力图（人次）	17637	21450	13005
血小板抗体检测（项）	662	631	485
血型复检（人次）	18005	16922	17431

（二）新技术、新项目

1998 年开展聚凝胺交叉配血新技术。

2010 年开展微柱凝胶法检测 ABO 血型技术。

2012 年开展微柱凝胶法检测不规则抗体（意外抗体）筛查技术。

2015 年开展血栓弹力图（TEG）检测技术。

2016 年开展 Rh（D）阴性患者储存式自体输血技术。

2016 年开展自体血小板及富血小板血浆（PRP）成分采集与制备技术。

2016 年开展微柱法检测 Rh 血型系统抗原技术。

2020 年开展血小板抗体检测技术。

社会兼职

王继坤任东营市医学会采供血及临床输血专业委员会主任委员、东营市临床输血质控中心主任。

高长杰任东营市医学会采供血及临床输血专业委员会副主任委员、东营市临床输血质控中心主任、中国医师协会输血科医师分会细胞治疗专业学组委员、山东省中西医结合学会输血医学专业委员会副主任委员、东营市中西医结合学会输血医学专业委员会主任委员、山东省医师协会输血医师分会常务委员、山东省医学会临床输血分会输血管理学组副组长。

林茹任山东省医学会临床输血分会青年委员会委员、山东中医药学会医学工程专业委员会委员。

王彦停任山东中医药学会循证检验医学专业

委员会委员。

王辉亮任山东中医药学会循证检验医学专业委员会委员。

赵骥任山东省医学会临床输血分会学术发展学组委员。

徐宗风任山东省医学会临床输血分会输血治疗学组委员。

荣誉

（一）集体荣誉

2004年　被胜利石油管理局、胜利油田有限公司评为青年全优岗。

2009年　被山东省卫生厅、山东省红十字会、济南军区联勤部卫生部评为临床输血工作先进集体。

2011年　被山东省卫生厅、山东省红十字会、济南军区联勤部卫生部评为临床输血工作先进集体。

2015年　被东营市文明办、东营日报社、东营市中心血站评为“无偿献血点亮东营”志愿服务爱心单位。

2019年　获得胜利油田中心医院重大抢救特殊贡献奖。

2020年　被评为“7·15”重大烧伤救治优秀科室。

（二）个人荣誉

2006年　王继坤被卫生部、中国红十字会、中国人民解放军总后勤部和卫生部授予全国无偿献血特别促进奖。

2016年　高长杰被评为胜利油田双文明先进个人。

（撰稿人：高长杰　赵　骥）

第二十五节　病理科

概况

机构人员 1965年医院派2名外科医师赴济南学习病理，并购置部分设备。1971年李熙臣和汪玲2名病理专业人员由部队转业来院后，成立病理室。同年10月22日李熙臣医生以木椅当桌，坐在小板凳上发出第一份病理报告。由于条件限制，切片标本转送山东医学院、昌潍医专和惠民地区医院协助诊断，病理科只做一般外检、脱落细胞涂片及快速石蜡切片诊断。1975年先后派丁洪基、李新功赴北京医学院、山东医学院进修病理。1979年迁入医院现址，有诊断室3间，技术室2间，取材室、药品室、器械库房各1间，并在太平房处修建尸体解剖室。1984年8月25日成立病理科，丁洪基任副主任，负责本院病理工作及油田各医院和东营市医疗单位的外检、尸检、会诊、咨询以及病理技术人员培训等。2008年迁至医技楼4楼，2013年迁至2号病房楼裙楼3楼，2021年迁至现址1号病房楼5楼，工作用房面积从440平方米增至1600余平方米，病理科始终本着“科室有特色、人人有专长、功能最完备、设备最优良、制度最规范、布局最合理”的建科理念。现设有病理登记室、标本取材室、组织脱水室、组织包埋室、组织切片室、冰冻诊断室、冰冻切片室、HE染色室、细胞病理室、免疫组化室、特殊染色室、FISH实验室、PCR实验室、循环肿瘤细胞室、病理示教室、病理诊断室（I–VI）、生物标本库、病理会诊室等。目前科室拥有国际先进及国内领先的医疗设备和国内一流的病理科信息化管理网络平台。当前科室已开启亚专科发展，建立乳腺疾病、女性生殖系统疾病、胃肠消化系统疾病、呼吸系统疾病、中枢神经系统疾病、淋巴造血系统疾病、骨髓活检及尸体解剖等病理诊断亚专科，形成了一个较为完善的病理形态—免疫组化—分子病理综合病理诊断平台，满足了临床及患者个体化治疗。病理科在全省范围内率先组建我市首个病理专科医联体，实现区域内病理专科协同发展，切实落实“分级诊疗”。同时承担利津县中心医院、垦利区人民医院、东营区人民医院、胜利油田妇幼保健院等周边20余家医疗机构的术中快速病理诊断及远程会诊任务。目前病理科已成为黄河三角洲区域临床病理诊断及疑难病理会诊中心。是国家级病理住院医师规范化培训基地、东营市第五批医药卫生重点实验室（A级）、东营市及滨海公安局法医病理定点解剖单位、东营市病理质控中心、东营市医学会第四届病理专业委员会主任委员及副主任委员单位、东营市疑难罕见病理会诊基地。2013年活体组织检查完成11050例，术中冰冻病理诊断2946例。2018年完成24800例，术中冰冻病理诊断4248例。2022年石蜡病理诊断46850例，术中冰冻病理诊断7593例，分子病理诊断/肿瘤基因检测1578例，荧光原位杂交（FISH）3006例。

截至2024年3月，科室有医务人员29人。其中硕士研究生14人。医师19人，其中主任医师1人、副主任医师4人、主治医师5人、住院医师9人。实验技术员7人，其中副主任技师1人、技师1人、技士5人。护理人员3人，其中主管护师1人、护士2人。有医院高级医学专家1人。

历任负责人

姓名	职务	任职时间	离任时间	离任去向
李熙臣	负责人	1971.08	1978.10	退职
丁洪基	负责人	1978.10	1984.08	主任
丁洪基	副主任、主任	1984.08	2002.03	退职
吴起嵩	副主任、主任	2002.04	2013.11	离职
董艳光	副主任	2013.12	2016.07	退职
岳振营	副主任	2013.12	2016.06	主任
岳振营	主任，2019年2月任医疗副总监	2016.06		
王　慧	副主任	2020.07		

设备配置　现有Roche全自动染色封片机HE600、Roche全自动免疫组化机BENCHMARK XT（2台）、LUMATAS全自动免疫组化机（6台）、Roche全自动特殊染色机VENTANA、赛默飞及樱花脱水机（4台）、快速石蜡脱水机（2台）、徕卡冰冻切片机（2台），蔡司二十一人共览显微镜、奥林巴斯5人共览显微镜（2台）、蔡司荧光显微镜（2台）、蔡司双人共览显微镜（2台）、奥林巴斯及尼康双目显微镜（18台）、实时定量PCR仪、全自动荧光原位杂交仪、沉降式液基制片系统、病理组织生物标本库超低温冰箱等完善的医疗设备，同时拥有国内一流的病理科信息化管理网络平台和病理科远程会诊平台。

业务发展

（一）石蜡病理及快速病理

1971年常规制片即采用石蜡包埋切片，手工HE染色，2011年引进罗氏全自动滴染式染色机至今。

1975年试用组织印片。

1978年试用冰冻切片进行快速诊断。

1981年正式将印片用于快速诊断。

1986年采用印片加冰冻相结合作为快速病理检查的常规方法。

2005年至今，陆续承担东营区人民医院、胜利油田妇幼保健院、胜利油田肛肠病医院、东营博爱医院、利津县人民医院及垦利区人民医院等8家医院的术中快速病理诊断工作。

2018年病理科承担东营八局医院术中快速病理诊断工作、承担东营东康医院石蜡病理诊断工作。

2018年开展快速石蜡病理，可在活检当天取得病理学诊断报告，有利于快速明确病理诊断，缩短住院日。

2019年病理科承担东营市慈铭体检中心胃肠镜活检病理诊断工作。

2020年至今，陆续承担东营区新区医院、利津街道卫生院胃肠镜活检病理诊断工作，东营市第五人民医院胃肠镜ESD病理诊断工作。

2023年依靠国家卫健委病理质控评价中心/远程会诊与质控平台创建黄河三角洲病理会诊平台，目前承担东营市第二人民医院、东营市第五人民医院及利津县中心医院病理远程会诊工作。

（二）特殊染色

建科初期，仅能做一般抗酸染色。

1978 年后，陆续开展各种特殊染色，包括 Van Gieson 氏、Masson 氏和 Sweet 氏胶原纤维染色，Weiger 氏弹力纤维染色，Foot 氏、Gordon 和 Sweet 氏网状纤维染色，苏丹Ⅲ、苏丹Ⅳ脂肪染色，刚果红、结晶紫类淀粉染色，Fontana 氏黑色素染色，Giemsa 氏染色，甲基绿 - 派若宁染色，PAS、Alcian 蓝染色等十几种特染，并试做过酸性磷酸酶染色，提高诊断和科研水平。

1988 年 1 月 9 日开展 Warthin–Starry 染色检查胃幽门弯曲菌（幽门螺杆菌）。

1990 年开展 Ag–NORs 染色。

1991 年开展 Feulgen 染色。

2015 年购置 Roche 全自动特殊染色机 VENTANA，使特殊染色切片质量达到国内领先水平。常规开展弹力纤维染色、网状纤维染色、刚果红染色、六胺银染色、黏液蛋白染色、Masson 三色染色等 20 余种特殊染色。

（三）免疫组化

1988 年 6 月开始进行乳腺癌雌激素受体的 PAP 法免疫组织化学检查。

1991 年使用 ABC 法将免疫组织化学作为常规工作，进行淋巴瘤、软组织肿瘤、神经内分泌肿瘤的诊断和鉴别诊断，进行各种癌基因蛋白和肿瘤标志物的 S–P 法检测。

1992 年使用原位分子杂交技术检查 HPV，诊断尖锐湿疣。

2011 年购置罗氏全自动免疫组化机 GX 进行全自动设备制片。

2015 至 2016 年，购置罗氏全自动免疫组化机 XT3 台进行全自动制片。

2018 年购置福州迈新 VENTANA 全自动免疫组化机两台进行全自动制片。

2019 至 2022 年，陆续购置福州迈新 VENTANA 全自动免疫组化机四台进行全自动制片。

目前有免疫组化抗体 320 余种。

（四）骨髓活检及肾脏穿刺活检病理

2002 年开展骨髓活检病理，目前骨髓活检例数逐年增加。

2018 年开展肾脏穿刺活检病理，派出 1 名医师去北京大学第一医院进修肾脏活检病理，目前逐渐形成了较为完善的肾脏活检病理诊断和技术体系。

（五）细胞病理

建科初期仅做胸腹水查癌细胞，目前能开展全身各系统脱落细胞学检查、甲状腺细针穿刺细胞学检查、纤维支气管镜刷检涂片检查等。

2020 年开展新项目，树脂凝胶包埋脱落细胞细胞蜡块技术。

2022 年购置深圳达科为全自动染色机，专为细胞涂片染色，染色质量稳定程度显著提升。

2023 年开展新项目，甲状腺细针穿刺细胞学加 BRAF 基因检测。

（六）液基细胞学检查

2006 年开展液基细胞学检查。

2009 年购置沉降式液基制片系统取代传统的巴氏涂片，目前检查例数逐年增加。

（七）DNA 倍体检查

2015 年开展胸腹水及妇科子宫颈 DNA 倍体检查。

2019 年妇科 DNA 倍体检查统一转至病理科开展。

（八）尸体解剖

第一例尸体解剖于 1976 年 1 月由房泽三、丁洪基及油田一分厂医院吕荣廷在一分厂职工澡堂完成，自建科至今已完成尸体解剖 680 多例，辐射周围地市，目前为东营市及滨海公安局法医病理定点解剖单位。

（九）皮肤免疫荧光

2016 年购置蔡司荧光显微镜开展皮肤免疫荧光，目前科室常规开展 IgM、C3c、IgA、IgG、C4c、C1q、抗人纤维蛋白等 7 种检查项目，年检测量快速增加。

2023 年开展妇科微生物免疫荧光检查。

（十）荧光原位杂交（FISH）

2016 年开展 FISH，取代 2011 年开展的双色银染原位杂交，目前 FISH 检查数量快速增加，目前科室常规开展乳腺癌 Her-2、弥漫性大 B 细胞淋巴瘤 Bcl-2、Bcl-6、c-Myc 及软组织肿瘤、胶质瘤 19q13/19p13、1p36/1q25 等检测项目 50 余项。

2020 年开展膀胱癌细胞染色体及基因异常探针检测，用于膀胱癌患者的术后随访和监测。

（十一）肿瘤分子病理检测

2017 年筹建分子病理学实验室，购置实时荧光定量 PCR 仪，开展肺癌 EGFR、ALK、Ros-1，结直肠癌 K-ras、N-ras，胃肠道间质瘤 c-Kit 等 10 多种基因检测，年检测数量稳步增加。

2021 年建设完成标准的 PCR 实验室，2022 年通过山东省临检中心验收，现已常规开展肺癌 EGFR、K-Ras，结直肠癌 K-ras、N-ras、BRAF，胃肠道间质瘤 c-Kit 等 15 多种基因检测，年检测数量稳步增加。

2022 年开展外周血循环肿瘤细胞（CTC）检测。

2023 年开展甲状腺 FNA 洗脱液 BRAF 基因突变检测，为甲状腺 FNA 诊断提供诊断依据。

社会兼职

丁鸿基任东营市第一届病理专业委员会主任委员。

吴起嵩任山东省抗癌协会肿瘤病理分会常务委员、山东省医师协会临床病理分会常务委员、东营市第一届、第二届病理专业委员会副主任委员。

董艳光任东营市第三届病理学专业委员会副主任委员、东营市第四届病理学专业委员会主任委员。

岳振营任中国研究型医院学会超微与分子病理学专业委员会委员、山东省医学会第十届病理学专业委员会骨与软组织学组副组长、山东省抗癌协会病理专业第一届青委会副主任委员、东营市第五届病理学专业委员会副主任委员、东营市病理质量控制中心主任。

荣誉

（一）集体荣誉

2001 年　获得山东省病理切片质量比赛第一名。

2002 年　获得山东省病理切片质量比赛第一名。

2011 年　病理切片质量获得山东省比赛一等奖。

2015年　获得山东省术中冰冻切片大赛金奖。

2017 年　获得东营市病理切片技术比赛一等奖。

2018 年　两次获得山东省石蜡病理切片质控一等奖。

（二）个人荣誉

2005 年　吴起嵩获得东营市医学会首届优秀科技工作者称号。

2006 年　常峰获得东营市卫生系统职工技术能手称号。

2006 年　常峰获得山东省卫生系统职工技术能手称号。

2009 年　陈晋明获得山东省卫生系统职工技术能手称号。

2011 年　吴起嵩获得山东省病理质控中心先进个人称号。

2011 年　胡营营获得山东省卫生系统临床病理诊断岗位技能比赛三等奖。

2013 年　张洪艳获得东营市卫生系统职工技术能手称号。

2015 年　张文静获得山东省术中冰冻切片大赛优胜奖。

2017 年　岳振营被评为第二十三届胜利油田十大杰出青年。

2020 年　岳振营获得山东省病理质控中心先进个人称号。

（撰稿人：岳振营　王　慧）

第二十六节　消毒供应中心

概况

机构人员于1964年组建供应室，仅有3间平房，全体职工自建一间6平方米土坯房，解决消毒锅的安置问题。1979年迁入医院现址，建筑面积308平方米，工作间17间，人员分成7个组。1993年4月迁至原八病区南侧1楼，建筑面积356平方米，更新消毒灭菌设备，包括回收组、清洗组、包装组、发放组4个工作小组。2005年1月迁至营养餐厅楼南侧，建筑面积653平方米。2008年12月更名为消毒供应科。2010年7月更名为消毒供应中心（CSSD），同年9月洗涤服务部划归消毒供应中心管理，实现洗、消、供一体化管理模式。2013年5月2号综合病房楼地下一层手术部正式启用，建筑面积1100平方米，负责手术室所有复用器械的回收、下送、清洗、消毒、灭菌工作。营养餐厅楼南侧为临床部，负责门诊和临床医技科室的复用诊疗器械、敷料的收送、清洗、消毒和灭菌工作。2017年11月22日由山东鸿博环保科技有限公司承包洗涤服务部。护理部、医院感染管理部和消毒供应中心负责医院医用织物洗涤消毒日常监管工作。3号病房楼投产后，调整全院医用织物收送工作流程，全年收送洗涤医用织物154万件，缝补破损被服和手术敷料32000件，利用报废被服制作垫子2000余块，节约成本3万余元，每年工作量以20%比例逐年递增。2021年7月职能机构调整，洗涤服务部移交后勤管理服务中心统一管理。2023年全年清洗消毒灭菌器械包273848件，同比增长6.63%；外来医疗器械包31179件，同比增长11.74%；敷料包85738件，同比增长9.32%。灭菌锅次9912余锅，同比增长2.57%；完成住院和门诊3.39万余台次手术器械敷料和全院临床科室复用诊疗器械、物品的及时供应。

截至2024年3月，科室员工总数31人。护理人员21人。其中副主任护师3人、主管护师6人、护师8人，护士4人。工人1人，技士3人，临时工6人。1人取得国家级消毒供应岗位培训证书；2人取得山东省消毒供应专科护士资格证；压力容器安全管理证2人；压力容器安全操作证10人。

历任负责人

1988年以前，先后由陈作梅、钟梅英、周洪英任护士长。

姓名	职务	任职时间	离任时间	离任去向
魏月英	副护士长	1984.04	1993.11	退职
于晓惠	副护士长	1984.04	1993	退职
付秀红	副护士长	1993.11	1997.11	副主任
王洪兰	副主任	1993.03	1997.11	退职
付秀红	副主任	1997.11	2001.03	离任
刘晓芳	副主任	2001.03	2005.04	主任
张桂华	护士长	2003.05	2005.08	退职
刘晓芳	主任	2005.04	2015.01	退职
赵俊荣	护士长	2011.01	2013.12	退职
葛冬梅	副主任	2011.09	2015.01	主任
张　莉	副主任	2013.10	2020.07	退职
葛冬梅	主任	2015.01	2019.01	退职
石　芳	主任	2019.01	2021.01	退职
李文涛	副主任	2019.01	2021.01	主任
李付德	副主任	2020.07		
李文涛	主任	2021.01		

硬件建设　现有脉动真空压力蒸汽灭菌器、环氧乙烷灭菌器、过氧化氢低温等离子体灭菌器、减压沸腾清洗机、真空干燥柜、快速全自动清洗消毒器、纯水处理机、医用干燥柜、超声清洗机、医用热封机等设备50余台件。

业务发展

建院初期仅有一台手提式消毒锅，消毒一些注射器、敷料之类的小件物品。

1965年棉球制作、敷料加工等全靠手工操作不能满足临床需要，从各科临时抽护士协助工作。

1968年自制一台棉球机，改革输液胶管冲洗方法。随着设备和人员的逐渐增加，改变手托肩挑式原始的送货方式。

1979年设无菌、回收、有菌空针、滴管、消毒、棉球、敷料等7个组，设备更新，自动化程度提高。

1989年一次性无菌物品部分投入临床使用。

1993年4月更新消毒灭菌设备，收送车辆严格区分，清洗完全是手工操作，注射器采用超声波清洗，包装间与无菌室配置空气净化器，包布做到一用一洗。

1998年建立无菌物品监测室，配备超净工作台、恒温箱等监测设备。对一次性输液器、注射器进行热源监测。

1999年使用新型包装材料，引进环氧乙烷灭菌器，纸塑包装材料广泛应用，解决备用无菌物品及精密器械包装灭菌问题。同年购置快速生物监测培养锅，开展无菌物品的生物监测，监测压力蒸汽灭菌器的灭菌效果。应用快速生物监测阅读器缩短监测时间，保证无菌物品及时供应。

2001年11月实行一次性物品网上计划申领和复用诊疗器械物品的集中收送供应工作，覆盖全院各临床、医技和门诊科室。

2010年3月对急诊手术室、外科门诊手术室、烧伤手术室、眼科手术室、耳鼻喉科手术室等手术器械集中管理。4月对产科病房和门诊所有再生包进行规范化管理。6月对全院持物筒进行统一管理。7月负责全院重复使用的诊疗器械、器具和物品的回收、清洗、消毒、干燥、检查包装、灭菌、储存、发放和下送等工作。

2012年8月接收手术室腔镜器械和微创精密手术器械，专人负责接收、清洗、消毒、检查包装、灭菌和下送工作。12月统一制作发放压脉带，接收口腔科复用诊疗器械、器具和物品的集中供应，实行24小时值班。

2013年6月承担气管切开应用多套气管内套管的回收、清洗、消毒、包装、灭菌和下送工作。同年建立与修订制度19项、岗位职责24项、应急预案12项、操作流程15项。

2014年5月6日手术部上线信息追溯管理系统。器械物品从回收、清洗、包装、灭菌到发放的整个处置流程中，随身携带“身份证”，严格质量控制。

2015年10月开展软室内镜和口腔精密诊疗器械以及4家二级以下医院复用诊疗器械物品，提供清洗、包装、灭菌社会化服务。

2016年9月升级信息追溯及质量管理系统，完善追溯过程及设备操作安全性。

2018年9月应用医院综合运营管理系统（HRP），实现网上申领再生包无菌物品，提高工作效率。

2019年1月引进全自动软式内镜清洗消毒机，依据《软式内镜清洗消毒技术规范》梳理了交接、清洗、消毒、包装、灭菌各环节，进一步细化落实了相关要求，优化了工作流程，改进相关表单10余项。

2019年7月成立东营市消毒供应质控中心并挂靠胜利油田中心医院，聘任质控中心专家组成员13人，均来自2县3区医疗机构消毒供应中心。

2020年配合西郊医院不断开展的各项诊疗技术，先后配备骨科、妇科、眼科、胃肠镜等专科手术器械包，并满足相应的消毒灭菌需求。同年11月创建为“山东省消毒供应专业专科护士临床教学基地”。

2021年2月一次性无菌物品统一交由SPD管理发放。

2021年3月新华追溯管理系统上线，实现临床科室所有灭菌物品的信息追溯闭环管理。4月手术部新华追溯信息系统的升级改造，8月新华追溯信息系统与东华系统完成对接，实现灭菌物品全流程信息追溯。

2021年8月引进快速多舱式全自动清洗消毒器，单位时间内器械装载量更多，清洗效率高，显著加快器械周转速度，进一步提高手术器械清洗包装灭菌质量。

2019年10月社会化对外消毒灭菌服务签约东营东康医院、东营大明中医院、东营仁爱医院、东营爱尔眼科医院有限公司4家医院。

2022年10月开展日间手术，专人专岗负责内镜中心手术器械敷料的回收运送及清洗消毒包装灭菌工作。

2022年10月28日国家卫生健康委医院管理研究所公布了首批“全国消毒供应质量管理与控制平台哨点医院”名单，全国共确定427家医疗机构为哨点医院，其中山东省23家，医院是东营市唯一一家被遴选为全国首批“消毒供应质量管理与控制平台哨点医院”的医疗机构。

2023年10月社会化对外消毒灭菌服务签约东营东康医院、东营大明中医院和东营仁爱医院3家医院。

社会兼职

刘晓芳任胜利油田第一届消毒供应专业委员会主任委员、东营市第二届消毒供应专业委员会名誉主任委员。

葛冬梅任山东省医院协会第一届消毒供应管理委员会常务委员、山东省护理学会第二届消毒供应专业委员会委员、东营市护理学会第三届理事会理事。

张莉任东营市第二届、第三届消毒供应专业委员会副主任委员、胜利油田护理学会第二届消毒供应专业委员会主任委员。

李文涛任山东省转化医学学会医院感染控制装备应用分会第一届委员会副主任委员、山东省医院协会消毒供应管理委员会第二届委员会常务委员、山东省公共卫生与消毒感控学会消毒供应分会第一届委员会常务委员、东营市护理学会第四届理事会理事、东营市消毒供应质控中心主任。

石芳任东营市消毒供应质控中心主任。

李付德任东营市消毒供应质控中心副主任。

徐建任胜利油田第二届消毒供应专业委员会副主任委员。

葛秋菊任胜利油田第二届消毒供应专业委员会副主任委员。

荣誉

（一）集体荣誉

2012年　被评为胜利石油管理局巾帼文明岗。

2014年　获得东营市医院感染控制知识和技能竞赛优秀组织奖。

2016年　被评为山东省质量信得过班组。

2019年　获得第一届山东省消毒供应及院感防控创新思路与实践案例大赛二等奖。

2019年　获得山东省首届全国专科器械再处理指南最佳实践选拔赛三等奖。

（二）个人荣誉

2010年　徐芳获得东营市优秀护士称号。

2011年　张莉获得东营市优秀护士称号。

2012年　刘晓芳获得胜利石油管理局文明建设先进职工称号。

2012年　葛冬梅获得东营市优秀护士称号。

2014年　徐建获得东营市优秀护士称号。

2014年　李付德获得东营市医院感染控制知识和技能竞赛个人一等奖。

2016年　葛冬梅获得胜利石油管理局文明建设先进个人称号。

2017年　葛冬梅获得山东省质量管理先进个人称号。

2018年　葛冬梅获得胜利石油管理局优秀护理工作者称号。

2019年　李付德获得全市卫生健康系统2019年度职工专业技能大赛二等奖。

2021年　何振叶获得全市卫生健康系统2021年度职工专业技能大赛二等奖。

2023年　姜明照获得2023年度优秀护理工作者（优秀护士）称号。

（撰稿人：李文涛　何振叶）

第二十七节 药学部

概况

1964年建院初期，药剂科为综合基础科下设班组之一，占房2间，负责门诊处方的调配、病房小药柜的药品分发、基层医疗单位药品器材的发放及油田药品、器械的采购。

1965年成立药剂科。1966年工作室增至10间，下设药库、西药房、中药房和制剂室4个组。西药库设在院外油田机关西北。1970年增设传染病人专用药房。1972年西药库归属卫生处直接管辖，药剂科仅负责医院工作。1978年成立药检室。1979年设置住院药房和西药制剂，撤销各科小药柜，住院病人用药由各科护士到住院药房摆药。同年9月迁入医院现址，药剂科总建筑面积达2540平方米。1982年增设干部保健药房。1984年成立临床药学室，随后与药检室合并，成立临床药学组。7月医院成立设备科，器械采购归属设备科，药剂科负责医院药物采购和分发。1986年2月成立药事管理委员会。1987年成立值班药房，西药房人员负责中午、晚上值班，仅存少量药品。1989年成立肿瘤药房。1994年12月西药制剂、临床药学迁至制剂楼现址。1995年6月中、西药库迁至药库楼现址。年底，片剂摆药部分从住院药房分离，成立摆药室归属护理部管理。1996年成立急诊药房，取代值班药房职能，药物品种增至300余种，提供急诊和常用西药和中成药，24小时值班。同年干部保健药房撤销，住院药房迁至1号病房楼1楼西南侧。1999年西药房迁至门诊楼1楼西南侧，中药房迁至门诊楼1楼西北侧，面积近300平方米，设有中成药调剂室、中草药调剂室、划价室、中药周转库房、炮制加工室、协定处方调配室。2001年11月成立便民药房。2003年11月成立药品不良反应监测站，办公室设在临床药学。同年12月撤销药剂科，增设药品调剂科和药品管理科。2005年摆药室回归药剂科。2005年11月药品调剂科和药品管理科合并为药剂科。2006年，西药房与便民药房合并，迁至门诊大楼一楼东大厅；同时，成立慢性病药房，位于门诊大厅中草药房东侧。2008年6月撤销制剂室。

2011年8月静脉用药调配中心（PIVAS）运行，位于制剂楼1楼。同年10月撤销药剂科，成立药学部，下设门诊药房、住院药房、中草药房、药库、静脉用药调配中心、临床药学室、质量监控室。2013年8月，门诊药房迁入门诊大楼一楼东大厅北侧，2014年撤销慢性病药房，将其并入门诊药房。11月5日启用免煎颗粒自动调配系统。2015年3月成立中药饮片煎药室，为患者提供代煎服务。2017年4月协助泰恒公司筹建泰恒药店，同年取得药品经营许可证和药品经营质量管理规范证书。2018年10月26日西郊医院开业，下设西郊药房（2022年11月归药学部管理）。2021年12月，成功申报临床药学和药物经济学两个医技亚专科。

药学部是山东省医院药剂工作达标单位、山东省药品价格检测示范单位、山东省药源性疾病防治联盟成员单位、半岛医院联盟医院药学专委会副主委单位、国家药品不良反应监测哨点联盟成员单位，全国抗菌药物临床应用监测网成员单位、全国合理用药监测网成员单位、国家药物临床试验机构、山东省药物滥用/依赖监测哨点。

药学部工作职责：（1）按照《中华人民共和国药品管理法》及相关法律、法规和医院规章制度，具体负责医院药事管理工作，承担医院药事管理委员会的日常工作，组织管理医院临床用药和各项药学技术服务。（2）全面负责医院药学的行政和业务技术管理工作，制定本院药学发展规划，管理制度，技术操作规程，并组织实施，对各科室进行必要的检查、指导、监督、考核。（3）负责全院药品的采购和供应工作，确保临床供应。药品采购方式、价格必须符合国家主管部门的政策。（4）建立健全药品检查和检验制度，确保临床用药安全有效。（5）为医疗需要及时准确地调配处方，供应质量合格的药物。对毒、麻、精神药品按照规章制度进行管理。（6）负责对全院长期医嘱的输液进行集中配制供给。（7）负责收集和上报本院发生的药物不良反应；宣传合理用药知识，监督合理用药，向临床医师、患者提供合理用药的药事信息；配合医疗需要积极开展科学研究工作。（8）建立、健全临床药师制度。临床药师参与会诊、查房、疑难病例讨论，建立药历，开展治疗药物监测工作，做好临床合理用药的咨询，协助医师制定个体化给药方案，确保患者的用药安全、有效。（9）制定药学部人才培养与梯队建设计划。承担医药院校学生的教学任务、在职人员培训和基层单位的技术指导。

截至2024年3月，在职人数共106人，其中硕士研究生14人。药师90人，其中主任药师4人、副主任药师19人。护理人员16人，其中副主任护师3人。取得国家认证资格临床药师9人。有医院高级医学专家2人。

历任负责人

姓名	职务	任职时间	离任时间	离任去向
王　祥	负责人	1964.05	1965	药剂科
侯春婉	药剂科主任	1965	1967	退职
李昌升	药剂科副主任	1965	1985.12	退职
庄世俊	药剂科副主任	1977	1985.12	退职
孙　璋	药剂科副主任	1984.08	1991.01	主任
郝久民	药剂科主任	1985.12	1990.10	副院长、院长
孙　璋	药剂科主任	1991.01	1997.09	退职
梁民琦	药剂科副主任	1991.01	1997.10	主任
翟瑞灵	药剂科副主任	1991.01	2003.01	退职
郭庆芳	药剂科副主任	1991.01	2003.12	药品管理科主任
梁民琦	药剂科主任	1997.10	2003.12	退职
吕永高	药剂科副主任	1997.10	2003.01	退职
丁学开	药剂科副主任	1997.09	2003.12	药品调剂科主任
郭庆芳	药品管理科主任	2003.12	2005.11	药剂科主任
丁学开	药品调剂科主任	2003.12	2005.11	药剂科副主任
黄新刚	药品管理科副主任	2004.03	2008.12	药剂科副主任
郭庆芳	药剂科主任	2005.11	2011.09	退职
丁学开	药剂科副主任	2005.11	2011.10	副主任（正科）
黄新刚	药剂科副主任	2008.12	2011.09	药学部主任
黄新刚	药学部主任	2011.09	2017.12	药学副总监，兼药学部主任
黄新刚	药学部党支部书记	2011.09	2023.05	药学部党支部书记，兼任医技党总支书记
王　超	药学部副主任	2011.09	2019.02	药学部副主任（正科）
丁学开	药学部副主任（正科）	2011.10	2024.03	退职
丁菊英	药学部副主任	2013.11	2019.02	药学部副主任、药物临床试验机构办公室主任（正科，兼）
黄新刚	药学副总监，兼药学部主任	2017.12	2019.11	医院管理副总监，兼药学部主任
王　超	药学部副主任（正科）	2019.02		
黄新刚	医院管理副总监，兼药学部主任	2019.11	2020.07	医院管理总监（总药师），兼药学部主任
黄新刚	医院管理总监（总药师），兼药学部主任	2020.07	2022.01	医院管理总监（总药师）
丁菊英	药学部副主任、药物临床试验机构办公室主任（正科，兼）	2019.02	2022.01	药学部主任、药物临床试验机构办公室主任（正科，兼）
丁菊英	药学部主任、药物临床试验机构办公室主任（正科，兼）	2022.01	2024.01	药学部主任，药物临床试验机构办公室主任（正科，兼）、药学部党支部书记
罗玉梅	药学部副主任	2021.03		
王晓坤	药学部副主任	2022.12		
黄新刚	药学部党支部书记，兼任医技党总支书记	2023.05	2024.01	泰恒实业总公司党支部书记、医院院长办公会成员
丁菊英	药学部主任，药物临床试验机构办公室主任（正科，兼）、药学部党支部书记	2024.01		

历任护士长

姓名	职务	任职时间	离任时间	离任去向
王希华	静脉用药调配中心护士长	2011.10		

业务发展

1963年12月上旬，西药制剂首批生产出7个品种的药品，解决了部分药品供应困难的问题。

1972年油田成立卫生处，西药库归属卫生处直接管辖。全油田的药、械均由卫生处负责采购和分发，医院所需药品、器械均到药库领取，药剂科仅负责医院的工作。

1979年初，医院药械经费由油田财务处直接拨归医院，药械采购工作由药剂科负责，800元以上的设备器械仍由卫生处另行拨款。同年8月先后增添电渗析仪、恒温恒湿机、自动洗瓶机、大液体生产联动线等设备。月产大液体由原6000瓶增至11000瓶。

1985年门诊中药房利用微机进行药品划价。首刊“药讯”问世，每年4期。

1986年美国产高效液相色谱仪投入使用，开展胺碘酮、心律平、苯妥英钠血药浓度监测，指导临床制定最佳给药方案。与上海医科大学协作完成β－胡萝卜素血药浓度监测方法研究。应用进口紫外线分光光度计对大液体进行质量鉴定。完成幼儿直肠滴入中药浓缩剂的试制与临床观察。1987年完成维生素C在利尿合剂中的稳定性研究、硫酸锌片剂的研制和高效液相色谱仪国产柱代替进口柱的研究。

1988年应用微机开展药物咨询，开展地高辛、鲁米那和卡马西平的血药浓度监测。首期“奋进园地”问世，每年4期。

1990年5月省卫生厅颁发“制剂生产许可证”。

1991年开发复方乳酸钠注射液新品种。

1992年开展庆大霉素滴眼剂含量测定和卫生学检查工作。

1993年新增低分子右旋糖酐和甲硝唑葡萄糖注射液质量控制标准。

1994年11月23日“药品质量与价格的情报调研”通过专家鉴定，为国内领先水平。

1995年住院药房实行微机网络化管理。启用药物临床咨询系统和统计报表打印系统。

1997年开展大液体留样质量理化分析。微机划价系统在西药房使用。年底，药品采购执行药剂科领导参加的集体办公制度。

1998年4月“药品信息系统的研制”通过专家鉴定，为国内领先水平。

1999年5月汇编《药剂科规章制度》39项269条。

2000年3月实行各岗位全部微机化管理，对开具处方或医嘱建有网络传递系统。

2001年新编划价程序，实现西药房内部联网操作。3月修订《中心医院制剂操作规程》，省药品监督管理局颁发“医疗机构制剂许可证”。

2002年10月“医疗单位药品三级管理系统”通过专家鉴定，为国内领先水平。11月药品采购由药剂科集体办公发展为院有关科室领导参加的集体办公。

2005停止大液体制剂配制。

2006年省卫生厅建立了“抗菌药物应用监测网”，对抗菌药物的使用情况进行监测，医院为第一批52家成员单位之一，药剂科专人负责每年按要求上报抗菌药物临床使用情况调查表。

2006年10月，药库药品软件管理系统升级。

2007年6月1日，山东海王银河医药有限公司对医院药品“集中配送”。

2008年6月16日，东营市食品药品监督管理局下发文件（东食药监注〔2008〕6号），通知医院停配75%乙醇溶液等14种普通制剂和中药制剂。

2009年12月，山东省食品药品监督管理局、山东省卫生厅联合授予医院“山东省药品不良反应监测工作站”，负责全院药品不良反应监测的宣传、培训，不良反应报告的收集、审核、提交、汇总、分析、反馈等工作。

2010年4月，东营市医学会成立了首届抗菌药物专业委员会，黄新刚任主任委员。2010年6月10日，为方便患者用药，中草药房开始引进颗粒剂，用于中药配方。2010年10月，由青岛华仁药业有限公司投资筹建静脉用药调配中心（Pharmacy intravenous admixture service，PIVAS），设计标准为满足1500张床位静配需要。

2011年1月，药剂科向“全国合理用药监测网”上报医院用药数据，为第一批“全国合理用药监测网”473家核心监测医院之一。

2011年7月底，医院静脉用药调配中心（PIVAS）建成。2011年8月2日试运行，抽调临床护理人员8人，药学人员5人，为3个临床科室提供静脉药物的配置工作，日配置量在500袋左右。

2012年1月，引进“合理用药监测系统网络版（PASSS.net）、PASS临床药学管理系统”，促进临床合理用药，使临床药学管理工作更加科学、规范、有序。2012年5月药学部重新修订《药剂科规章制度汇编》，更名为《药学部规章制度汇编》，分为药事管理、科室管理及人员职责、药库管理、药房管理、临床药学管理、质量监控室管理、静脉用药调配中心管理7部分，计117项。2012年7月底，药库改造完善了两个药品阴凉库，使药品管理更加科学、合理。2012年11月15日，静脉用药调配中心（PIVAS）实现了全院33个临床科室长期医嘱静脉药物的集中配置，日均工作量约为3000袋。

2013年1月，医院加入了“全国抗菌药物监测网”，专人定期上报合理用药有关数据。4月22日，购进日本生产的全自动摆药机（YS-CS-400FDSIIPROUD）、自动拆装机（CZ-3）、自动数片机等现代化设备（YS-CM-F1），实现了住院病人口服片剂全自动分类、调配、包装等。5月，对门诊药房进行全面改造，增设特殊患者窗口和用药咨询窗口。5月，中草药房木质调剂药斗和库房药架更换为不锈钢材质，增加了防鼠、防虫功能。5月17日，住院药房及摆药室由1号病房楼搬迁至2号病房楼，药架全部更换为钢架结构。6月23日，急诊药房完成改造，由原来一间，扩大为二间，实用空间增加一倍。7月25日，山东省卫生厅组织有关专家，对医院静脉用药调配中心进行了现场审核验收，并顺利通过，成为山东省第三家通过验收的单位，8月7日发证登记。9月5日，随着1号病房大楼的启用，静脉用药调配中心服务科室达41个，日均工作量约为4100袋。8月，东营市医学会召开了第二届抗菌药物专业委员会成立大会，黄新刚任主任委员。8月31日，在医院召开首届中药学专业委员会，会上选举丁菊英为主任委员、罗玉梅为副主任委员。9月，成立医院药物临床试验机构和试验伦理委员会，路希敬任机构主任，黄新刚任办公室主任，丁菊英任办公室秘书，启动医院国家药物临床试验机构的申报工作。

2014年6月成立麻醉药房，隶属药学部管理，位于麻醉手术室。负责麻醉手术科麻醉药品、精神药品、高危药品等的申领、使用及管理。

2015年3月，中草药房煎药室建成并投入使用；9月，上线东华HIS系统。11月广东一方配方颗粒引进配方颗粒全自动调配设备。6月18日，药学部承办东营市医学会第二届抗菌药物专业委员会第二次学术会议。7月16日，药学部承办东营市中医学会首届中药学专业委员会第二次学术会议。5月15日，国家食品药品监督管理总局（CFDA）发布了《药物临床试验机构资格认定公告（第7号）（2017年第57号）》，正式公布医院药物临床试验机构顺利通过国家GCP资格认定，具体认定专业有神经内科、麻醉手术科、心血管内科、血液内科、消化内科和皮肤科。9月，住院药房和麻醉药房引进电子麻醉柜。11月，麻醉手术科启动了医院第一个Ⅲ期临床试验项目。引入“品管圈”改善药学服务模式，中草药房、住院药房、静脉用药配制中心通过品质管理，提高工作效率和服务质量。10月静脉用药调配中心配合新HIS住院系统启用，全院44个病区全部上线。

2016年7月临床中药学被评为东营市“十三五”中医药重点专科建设单位。

2017年5月15日药物临床试验机构通过国家GCP资格认定，获《药物临床试验机构资格认定证书》，认定专业有神经内科、麻醉手术科、心血管内科、血液内科、消化内科和皮肤科，成为东营地区首家通过GCP资格认定的药物临床试验机构。10月28日起取消药品加成(中药饮片除外)，执行零差率销售。11月1日实施“两票制”。启用询价机制，完善价格审批流程，完成药库配送权添加及变更工作，保证网采工作开展。

2017年，根据医院第二次等级医院评审的具体内容以及国家相关制度规范要求，药学部修订了《药学部规章制度汇编（2017版）》。

2018年3月，麻醉药品柜正式上线使用，实现麻精药品的闭环化、信息化管理。4月，中草药房引进江阴天江和华润三九配方颗粒，均使用全自动调配设备。10月，医院加入CHPS系统并成为“国家不良反应监测哨点联盟成员”。12月，药学部成为山东省药品不良反应监测哨点。

2019年4月，门诊药房引进并安装了艾隆自动发药系统，6月完成了艾隆自动发药系统的验收并投入使用。7月，启动山东省药物滥用监测哨点项目建设，同年，医院成功与山东省药品不良反应监测中心签订《山东省药物滥用监测哨点建设项目》委托合同书。8月，上线东华新HIS系统。12月1日，根据《山东省人民政府办公厅关于印发山东省落实国家组织药品集中采购和使用试点扩围工作实施方案的通知》（鲁政办发〔2019〕26号），正式执行4+7扩围。

2020年1月，门诊药房引进并安装了韦乐海茨自动发药系统，在发热门诊内设置药房；3月完成韦乐海茨自动发药系统的验收并投入使用。4月15日，执行第二批国家组织药品集中采购。7月，在神经内科启动了医院第一个国际多中心临床试验项目。9月，经国家药监局最终复核、审批，医院在国家药物临床试验机构备案管理信息平台成功备案，备案号：2020000579，下有5个药物临床试验专业以及11个医疗器械临床试验备案专业。11月16日，执行第三批国家组织药品集中采购。

2021年1月1日，执行集采“4+7”扩围续签。2月1日，执行山东省首批药品集中带量采购。5月1日，执行第二批国家组织药品集中采购续约续签。5月21日，执行第四批国家组织药品集中采购。5月12日，通过山东省静脉用药调配中心督导检查。6月30日，全面启动信息化票据管理，推进“两票制”信息化工作。7月上线“逸曜合理用药系统”前置处方审核干预模式，9月全院全面上线。10月，依托“药品和医用耗材招采系统”开展国家、省集中带量采购药品线上直接结算工作。10月15日，执行第五批国家组织药品集中采购。11月，在儿科发热门诊内设置发热药房。

2022年01月，住院药房引进韩国柯罗摆药机。1月1日，执行第一、三批国家集采药品续约续签33种。1月10日，执行第一、三批国家集采药品接续采购38种。1月17日，执行山东省第二批（鲁晋联盟）药品集中带量采购。2月完成静脉用药调配中心重建及搬迁工作，新址位于医院东门主路北侧，感染楼西侧。静配中心按照国家卫健委《静脉用药调配中心质量管理规范》标准设计，面积约1800平方米，布局合理，功能齐全。静配中心配备国内先进水平的上净BSC-1600 Ⅱ A2型生物安全柜9台，用于抗菌药物和细胞毒性药物的调配；上净SA-1800-Ⅰ型水平层流台11台，用于普通药物和肠外营养药物的调配。引进艾隆IRON-TQ03智能贴签机、贝林尔FJ-316智能分拣机、安之卓PYJQR-F02A智能配药机器人等智能化设备，确保工作质量，提高工作效率。同时，静配中心将液体室与静脉用药调配中心实行统一管理。4月9日，药学部办公室、GCP办公室、GCP药房、GCP资料室及临床药学室搬迁至医技楼北区4楼西侧，4月药学部开设药学门诊，中草药房开展膏方一人一方加工业务。5月，住院药房中心摆药室进行了扩建。本月全面启用逸曜合理用药系统人工审方干预模块。5月26日，执行第六批国家组织药品集中采购（胰岛素专项）。6月16日，执行山东省首批集中带量采购药品第二年度采购工作。7月1日，执行第一、三批国家集采接续采购9种药品。8月，住院药房在全院范围内推行药品下收下送；中草药房引进山东一方、青州尧王、江阴天江配方颗粒，均使用全自动调配设备；11月18日，执行第七批国家组织药品集中采购。

2022年，根据医院第三次等级医院评审的具体内容以及国家相关制度规范要求，药学部修订了《药学部规章制度汇编（2022 版）》。

2023 年 1 月，撤销儿科发热药房。1 月 1 日，执行第二批国家集采 3 年期续约续签、第三批国家集采 3 年期续约续签、第四批国家集采 2、3 年期续约续签、第五批国家集采 2、3 年期续约续签、第一、三批协议期满山东省接续采购；执行山东省第二批（鲁晋联盟）药品集中带量采购第二年度续约续签；执行山东省第三批药品（中成药专项）集中带量采购。1 月 12 日，执行第二、四批国家集采药品接续采购。3 月，在检验科启动了医院第一个体外诊断试剂临床试验项目。4 月，药物临床试验国家药监局新增备案肿瘤科专业。7 月 10 日，执行第八批国家组织药品集中采购。8 月 1 日，建成东营市西部区域共享中药房并投入使用，开展蜜丸和水丸临方加工业务。9 月 8 日，执行三明采购联盟省际中药（材）采购联盟 21 种中药饮片联合采购中选结果，完成配送关系建立。2023 年 10 月发热药房改为全自助发药。

2024 年 1 月，执行省际联盟中药配方颗粒集中带量采购。

社会兼职

翟瑞灵任中国药理学会山东分会临床药学专业委员会副主任委员。

郭庆芳任胜利油田药学会理事长。

黄新刚任山东中西医结合学会医院药学专业委员会委员、山东省医学会临床药事分会委员、山东省医学会临床药学专业委员会委员、山东省医师协会第二届临床药学专业委员会常务委员、山东省医师协会法律与伦理工作委员会常务委员、中国医学装备协会医院物联网分会常务委员、山东省研究型医院协会药学专业委员会常务委员、北京医学奖励基金会半岛医院联盟医院药学专业委员会副主任委员、山东省医学伦理学学会药学伦理学分会第二届理事会常务理事、山东省医学伦理学学会药学伦理学分会第二届理事会常务委员、山东省医院协会第四届药事管理专业委员会常务委员、东营市医学会首届抗菌药物专业委员会主任委员、东营市医学会抗菌药物专业委员会主任委员、东营市医学会第三届临床药学专业委员会主任委员、东营市医学会第四届临床药学专业委员会主任委员。

丁菊英任山东省医学会临床药学分会第四届委员会副主任委员、山东省药学会基层药学第八专业委员会副主任委员、山东省药师协会药师教育专业委员会副主任委员、山东药理学会临床药理专业委员会常务委员、山东药理学会药物临床试验伦理专业委员会常务委员、山东省药学会医疗机构药物警戒专业委员会常务委员、山东中西医结合学会药物临床评价专业委员会常务委员、山东省药师协会药物警戒专业委员会常务委员、山东省药师协会临床药学专业委员会常务委员、山东省医师协会药事管理专业委员会常务委员、山东省药学会药学服务专业委员会常务委员、山东省患者安全管理协会安全用药管理分会常务委员、山东省药品临床综合评价专业委员会常务委员、山东省药学会心内科药学专业委员会常务委员、东营市中医学会首届中药学专业委员会主任委员、东营市医学会第四届临床药学专业委员会副主任委员。

丁学开任山东省药学会药理专业委员会委员、山东省医药采购与管理专业委员会常务委员、东营市医学会临床药学专业委员会副主任委员、山东省药学会静脉用药安全调配专业委员会常务委员、山东省药学会循证药学专业委员会委员。

王超任东营市医学会药事管理专业委员会副主任委员。

罗玉梅任山东中西医结合学会膏方专业委员会委员、山东中医药学会综合医院中医药工作委员会委员、山东中医药学会中药实验药理学专业委员会委员、东营市中医学会首届中药学专业委员会副主任委员。

王晓坤任山东省药学会医院药学专业委员会常务委员、山东中医药学会第三届医院药学专业委员会委员、山东省医师协会第二届药事管理专业委员会委员、山东省医学会糖尿病足与慢性创面多学科联合委员会委员、山东省药学会儿科药学专业委员会委员、山东省药学会药学服务专业委员会委员。

王希华任山东省药学会静脉用药安全调配专业委员会护理分会委员、山东省老年医学学会第一届静脉用药集中调配专业委员会委员、山东省护理学会首届护理品质管理专业委员会委员、山东省护理学会首届用药风险防控专业委员会委员。

刘芳任山东省药学会基层医院药学第八专业委员会常务委员、山东省药师协会药师教育专委会常务委员、山东中西医结合学会药物临床评价专业委员会委员、山东中西医结合学会医院药学专业委员会委员、山东省药师协会药物警戒专业委员会委员、山东省药品临床综合评价专业委员会委员。

吴海涛任东营市医学会第二届安全用药研究与评价专业委员会副主任委员。

王佳鑫任山东省公卫学会临床药学分会委员

孙秀丽任山东省药学会药学信息与药师教育专业委员会委员。

闫清清任山东省护理学会首届用药风险防控专业委员会青年委员。

徐凤梅任山东省护理学会首届临床合理用药专业委员会委员。

李春任山东省中西医结合学会医疗机构制剂专业委员会委员、山东省药学会基层医院药学第八专业委员会委员。

杨春艳任东营市医学会第四届抗菌药物专业委员会副主任委员。

赵艳任山东中医药学会第一届经方研究专业委员会委员。

王晓任山东省患者安全管理协会安全用药管理分会委员、山东省药学会医疗机构药物警戒专业委员会、山东省护理协会首届用药风险防控专业委员会。

荣誉

（一）集体荣誉

1993 年　被评为山东省医院药剂工作达标单位。

1997 年　被授予山东省青年文明号称号。

2000 年　被评为山东省创安工作先进单位。

2007 年　连续 3 年获得东营市药品不良反应监测工作先进集体称号。

2010 年　被评为东营市药品不良反应和医疗器械不良事件监测工作先进集体。

2012 年　获得山东省抗菌药物临床应用监测网报表质量优秀奖。

2012 年起　连续 2 年被东营市药监局评为东营市药品不良反应监测工作先进集体。

2014 年　静脉用药调配中心 QC 小组获得 2013 年度胜利油田优秀质量管理小组成果二等奖。

2014 年　静脉用药调配中心获得 2014 年度石油工业“质量信得过班组”称号。

2015 年　获得东营市中药传统技能竞赛团体第一名。

2016 年　静脉用药调配中心钥匙圈 QC 小组获得 2016 年度胜利油田优秀质量管理小组成果三等奖。

2017 年　获得全市公立医院药学专业技术人员基本药物合理使用知识技能竞赛团体二等奖。

2017 年　VIP 圈获得首届山东省医院品管圈大赛一等奖。

2017 年　VIP 圈获得第五届全国医院品管圈大赛一等奖。

2019 年　被评为山东省药品安全监测工作表现突出集体。

2019 年　被评为中国药学会全国医药经济信息网信息工作先进单位。

2019 年　获得第三届东营市医院品管圈大赛二等奖。

2021 年　获得第五届东营市医院品管圈大赛一等奖。

2021 年　获得第五届山东省医院品管圈大赛二等奖。

2021 年　被东营市药品安全监测工作通报表扬。

2022 年　被评为山东省药品安全监测工作表现突出集体。

2022 年　药学部党支部被评为东营市卫生健

康系统优秀支部党建品牌。

2023年　药学部党支部“药护健康”圈获得东营市卫生健康系统党建品管圈二等奖。

2023年　药学部党支部“药护健康”圈获得全省卫生健康系统首届党建品管圈创新项目大赛一等奖。

2023年　VIP圈获得第七届东营市医院品管圈大赛优秀奖。

2023年　药学部党支部“药护健康”圈获得第六届山东省医院品管圈大赛一等奖。

2023年　VIP圈获得第六届山东省医院品管圈大赛二等奖。

2023年　VIP圈获得第十一届全国医院品管圈大赛二等奖。

2023年　“药护健康圈”获得第十一届全国医院品管圈（多维工具）大会药事药物专场三等奖。

2023年12月　《基于信息化构建静脉用药安全管理模式》，获得2023年现代医院典型案例评选优秀案例奖。

（二）个人荣誉

1996年　黄新刚被授予山东省青春立功三等功。

2008年　丁学开获得山东省卫生厅山东省药品不良反应监测先进个人称号。

2009年　徐倩获得胜利石油管理局文明建设先进职工称号。

2011年　邱丽丽获得东营市卫生局举办的东营市中医药技能大赛个人成绩第二名。

2014年　丁菊英获得山东省药品不良反应监测工作优秀个人称号。

2014年　丁学开获得东营市药品不良反应监测先进个人称号。

2015年　丁菊英获得胜利石油管理局文明建设个人称号。

2015年　罗玉梅获得东营市中药传统技能竞赛第一名。

2015年　崔敏获得东营市中药传统技能竞赛个人二等奖。

2015年　付征获得东营市中药传统技能竞赛个人三等奖。

2015年　罗玉梅获得山东省医疗机构中药传统技能竞赛优秀奖。

2015年　罗玉梅获得东营市技术能手称号。

2017年　魏晶晶获得全市公立医院药学专业技术人员基本药物合理使用知识竞赛基本药物合理使用技术能手称号。

2017年　魏兴国获得东营市中药传统技能竞赛个人二等奖。

2017年　刘芳获得东营市公立医院药学专业技术人员基本药物合理使用知识技能竞赛个人二等奖。

2017年　刘芳获得全市卫生计生系统2017年度职工专业技能大赛三等奖。

2018年　王晓坤被山东省卫生健康委员会、山东省药品监督管理局评为2018年度山东省药品安全监测工作先进个人。

2019年　罗玉梅获得全国中药特色技术传承人才培训项目培训资格。

2019年　夏德刚获得第五届MKM中国药师职业技能大赛潍坊分赛区二等奖。

2019年　王希华获得全市卫生健康系统2019年度职工专业技能大赛二等奖。

2020年　戴孟达获得山东省医院药师技能竞赛区域赛一等奖。

2020年　刘芳被山东省卫生健康委员会、山东省药品监督管理局评为2020年度山东省药品安全监测工作先进个人。

2020年　王晓坤、杨春艳被东营市卫生健康委员会、东营市药品监督管理局评为2020年度东营市药品安全监测工作通报表扬个人。

2020年　戴孟达、曹晶、王晓晨获得第六届MKM中国药师职业技能大赛山东赛区三等奖。

2021年　王晓被山东省卫生健康委员会、山东省药品监督管理局评为2021年度山东省药品安全监测工作先进个人。

2021年　丁学开获得市直卫生健康系统优秀共产党员称号。

2021年　王晓被中共东营市委组织部评为

2021 年度庆祝中国共产党成立 100 周年党史知识竞赛十佳选手。

2021 年　王晓娜被东营市卫生健康委员会、东营市药品监督管理局评为 2021 年度东营市药品安全监测工作通报表扬个人。

2021 年　朱月阳获得 2021 年全省医院感染管理技能竞赛个人优秀奖。

2022 年　朱月阳获得全市卫生健康系统 2021 年度职工专业技能大赛个人一等奖和技术能手称号。

2022 年　王希华获得全市卫生健康系统 2021 年度职工专业技能大赛一等奖。

2022 年　王希华获得东营市卫生健康系统职工技术能手称号。

2022 年　王希华获得东营市五一劳动奖章。

2022 年　王晓被东营市卫生健康委员会、东营市药品监督管理局评为 2022 年度东营市药品安全监测工作通报表扬个人。

2022 年　王希华获得东营市 2022 年度好媳妇荣誉。

2022 年　夏德刚获得东营市基本药物合理使用技能竞赛个人优秀奖。

2022 年　杨春艳获得 2022 年度东营市卫生健康委员会东营市卫生健康系统职工专业技能大赛三等奖。

2023 年　朱月阳获得胜利油田第二十二届职业技能竞赛个人赛铜奖主优胜个人称号。

2023 年　罗玉梅获得全国中药特色技术传承人才证书。

2023 年　罗玉梅获得市直卫生健康系统优秀共产党员称号。

2023 年　丁菊英获得市直卫生健康系统优秀党务工作者称号。

2023 年　闫清清获得第七届东营市医院品管圈大赛个人三等奖。

2023 年　庞紫君获得山东省医疗机构中药传统技能竞赛优秀奖。

（撰稿人：丁菊英　罗玉梅）

第二十八节　营养科

概况

1964 年建院初期，无营养专职人员。同年 10 月成立病人食堂。1973 年成立营养室，负责制定每日菜谱，实行隔日预订，病房护士或护工负责订餐，炊事员负责配送。1979 年迁入医院现址，各病区设立配餐室，配备 1 名专职配餐员和一辆保温餐车，负责病区的订餐和送餐工作。1985 年 4 月成立营养科，承担 20 个病区，700 张床位病人的膳食，膳食品种达 20 余个。1986 年营养科归属生活科管理。1991 年 9 月营养科成为独立科室。开展营养查房、营养宣教、糖尿病称重饮食、营养咨询门诊等工作。1993 年在急诊 1 楼建立营养咨询门诊，设有营养医师和营养护士为病人进行饮食指导。1999 年门诊楼投产，营养咨询门诊迁至妇科门诊，后迁至门诊 6 楼。4 月进行优化组合，包括菜一班、菜二班、面食班和传染灶 4 个班组。2000 年 6 月 18 日成立产妇饮食组，在产科病区实行全天包餐，一日四餐由专人送饭到床头。治疗饮食就餐率达 100%、产妇就餐率达 99%、普通饮食就餐率达 85%。2001 年医院实行减员增效竞争上岗，营养医师先后全部离职。2003 年 1 月为方便就诊病人及陪人就餐，门诊楼东侧四季厅划归营养科。同年 4 月实行送饭到病区。2004 年 10 月营养科迁至新建营养中心楼，总面积 2073 平方米。2005 年营养科归属到后勤服务中心管理。2009 年 12 月 25 日营养科再次组建，列入医技科室。2010 年 7 月 5 日原后勤管理服务中心的营养中心归属营养科管理，开展治疗膳食配制、肠内营养配制、营养咨询门诊、营养风险筛查、婴儿奶日间配送、加速康复外科、个体化肠外营养等工作。引进营养门诊系统、移动营养膳食管理系统。2011 年 3 月肠内营养配制室投入使用。2012 年 10 月营养中心获胜利石油管理局疾病预防控制中心“A”级资质认证。2015年5月东营市临床营养质量控制中心成立，设在医院营养科，万国华任质控中心主任。同年6月25日营养中心由东营东胜海天酒店有限公司承包。2018年7月营养工作室成立。2022年营养咨询门诊791人次，肠内营养支持治疗3205例次，个体化肠外营养治疗1100例次，院内营养会诊948人次，糖尿病膳食配送10224人次，营养宣教讲座63场次。

截至2024年3月，科室有员工10人，其中硕士研究生3人、本科5人。医疗人员6人，其中副主任医师1人、主治医师4人、住院医师1人。营养师1人。配膳员3人。

历任负责人

姓名	职务	任职时间	离任时间	离任去向
陈作梅	护士长	1973	1985	退职
刘秀云	护士长	1985	1989	病案室
翟瑞灵	负责人	1987.07	1989.02	药剂科副主任
马兆民	负责人	1989.02	1991.09	胜利医院
董英杰	副主任	1991.09	1992.11	老年科
林桂美	副主任	1991.09	1993.07	华东石油大学
刘宝祥	主任	1993.01	2000.09	退职
葛　声	副主任	1997.09	2003.09	辞职
郭兰峰	副主任	1997.09	2000.09	营养科
郭兰峰	主任	2000.09	2005.10	泰恒公司
万国华	主任	2009.12	2021.08	退职
石　芳	副主任	2011.01	2019.01	消毒供应中心主任
卢艳丽	副主任	2019.01	2023.05	退职
王林林	副主任	2023.05		

业务发展

1964年提供住院患者膳食。膳食品种有普通饮食、半流质饮食和流质饮食。特殊膳食由临床经治医生开具食谱，炊事员按食谱制作。

1973年负责制定每日菜谱。膳食种类有普通饮食、半流质饮食、流质饮食、低盐饮食、无盐饮食、低脂饮食、无渣饮食、回族饮食及其他特殊饮食。

1985年4月张素华负责营养工作，将计算机用于病人的营养计算。开设糖尿病饮食、产妇饮食、匀浆膳。

1991年9月营养科成为独立科室，葛声是第一位营养医师。建立营养查房制度，进行营养宣教，开展糖尿病称重饮食，规范匀浆膳的配制。

1993年设立营养咨询门诊，为患者进行饮食指导。

1995年将营养专家系统软件用于患者的营养计算及方案制定。

2000年在产科病区实行全天包餐，一日四餐由专人送饭到床头。

2002年举办烹饪技术比赛，吴建英、尹佐花分获红案、白案第一名。

2003年实行送饭到每个病区，方便住院病人及陪人就餐。

2009年12月营养科再次组建后，重点工作包括临床营养和膳食服务两部分。万国华及3名营养医师分赴上海各医院营养科，进行为期3—6个月的进修学习，参照外院管理模式及先进经验，开展临床营养工作。负责提供全院住院患者膳食服务，以餐厅集中售卖为主，病房外送为辅。

2010年8月面向临床各科室住院患者进行营养会诊，开展糖尿病饮食、低蛋白饮食、低盐低脂饮食等6种治疗膳食的配制及床头送餐工作。同年10月引进人体成分分析仪、营养液包装机等先进仪器设备及肠内营养制剂20余种。配合信息科开发膳食医嘱管理系统，规范医院膳食医嘱种类及适应证。

2011年11月开始对重点病房包括神经内科、神经外科、内分泌科、胃肠外科的患者进行营养风险筛查，对营养支持治疗的重点患者建立营养病历。

2012年4月完成16种治疗膳食食谱和《住院患者各类膳食的适应症和膳食应用原则》的编写。7月为内分泌科糖尿病患者实行治疗膳食包餐制，专人送餐到床头，就餐率达60%以上。11月与健康管理部合作为查体人员提供营养咨询。

2013年5月对产科病区实行产妇餐包餐制，就餐率达90%以上，对心血管内科重症监护病房患者实行包餐制，就餐率达100%。

2014年11月承接儿科新生儿病房婴儿奶的日间配送工作。

2016年4月与麻醉科、泌尿外科联合启动外科康复加速工作，同年9月开展个体化肠外营养支持治疗。引进营养门诊系统、移动营养膳食管理系统。

2017年新疆维吾尔自治区人民医院营养科主任范旻教授被聘为医院客座教授。2019年续聘范旻教授为医院客座教授。

社会兼职

卢艳丽任山东省营养学会临床营养专业委员会常务委员、山东省医师协会营养医师专业委员会第四届委员会委员。

王林林任山东省医师协会营养医师专业委员会第四届委员会常务委员、山东中医药学会第二届营养与药膳专业委员会委员、东营市临床营养质控中心主任委员、山东省营养学会临床营养专业委员会委员。

荣誉

（一）集体荣誉

2014年　被评为山东中西医结合临床营养先进集体。

2018年　被中国医疗保健国际交流促进会营养与代谢管理分会授予百佳医学营养减重教学基地称号。

2019年　被中国医疗保健国际交流促进会营养与代谢管理分会授予百佳医学营养减重教学基地称号。

2019年　被中国医师协会营养医师专业委员会授予学科建设优秀科室。

2020年　被中国医疗保健国际交流促进会营养与代谢管理分会授予百佳医学营养减重教学基地称号。

2021年　被中国医疗保健国际交流促进会营养与代谢管理分会授予百佳医学营养减重教学基地称号。

2012年　被中国医疗保健国际交流促进会营养与代谢管理分会授予百佳医学营养减重教学基地称号。

2023年　被中国医疗保健国际交流促进会营养与代谢管理分会授予百佳医学营养减重教学基地称号。

（二）个人荣誉

2001年　吴建英被评为胜利石油管理局技术能手。

2012年　万国华被评为山东省中西医结合营养学术优秀工作者。

2013年　万国华被评为山东省中西医结合营养学术优秀工作者。

2014年　万国华被评为山东省中西医结合营养学术优秀工作者。

2015年　万国华被评为胜利石油管理局文明建设先进个人。

2017年　王林林获得山东省医师协会临床营养医师分会青年营养医师演讲比赛三等奖。

2018年　卢艳丽被评为山东省临床营养质量控制工作先进个人。

（撰稿人：王林林　黄雅洁）

第二十九节　中心实验室

概况

2017年2月成立中心实验室，属医技科室，暂由科教科管理。人员由科教科人员兼任，定员5人，中层职数1—2名，根据工作情况逐步配置。主要职能是负责临床检验、科研、学科建设等工作，为医务人员从事临床和基础科学研究提供平台，并协助各临床和医技科室从事科研活动。2021年5月8日中心实验室暂由科技成果转化科管理。2023年6月13日，院长办公会同意中心实验室融合建设项目立项基础科研研究平台及精准医学研究平台。2023年11月24日，医院党委会同意中心实验室建设方案，场地建设预算费用为97万元，设备建设预算费用为621万元。2024年1月完成基建改造，3月完成中心实验室设备竞争性磋商。

截至2024年3月，中心实验室现有人员4人，其中博士研究生1人，硕士研究生3人。专业技术人员4人，其中主任技师1人。

历任负责人

姓名	职务	任职时间	离任时间	离任去向
伊心浩	科教科主任	2017.02	2021.02	科技成果转化科主任
伊心浩	科技成果转化科主任	2021.02		
王际亮	中心实验室副主任	2023.02		

业务发展

2020年3月16日，胜利油田中心医院生物样本库启用，对院级科研在研项目所涉及样本进行入库管理。

2022年6月6日，规范生物样本的采集、保藏、利用、对外提供、捐献者保护等工作，保证样本库为临床科学研究提供高质量的样本、高质量的数据、高质量的服务，遵循《中国医药生物技术协会生物样本库标准（试行）》和伦理规范，保证患者隐私，并保证业务正常开展，所有生物样本采集交付样本库前需签订知情同意，《生物样本采集知情同意书》已对接到HIS系统。

2023年12月25日，被东营市科学技术局认定为东营市细胞生物学重点实验室。

社会兼职

王际亮任山东省医师协会耐药菌监测与防控专业委员会常务委员、山东省研究型医院协会临床微生物学分会副主任委员、东营市医学会医学检验专业委员会副主任委员、东营市细菌真菌耐药监测网（质控中心）主任委员。

荣誉

2023年　王际亮被评为东营市创新实干先进个人。

（撰稿人：王际亮）

第九章　医院质量与安全管理

第九章　医院质量与安全管理

第一节　管理机构

一、质量管理部

概述

1992年，为迎接医院等级评审成立分级管理办公室，负责创建“三级甲等医院”的基础工作。1994年，医院评审后，更名为质量管理科。1997年12月，改革办公室并入质量管理科，负责医院综合目标管理、质量管理、医院改革与发展。1999年12月，质量管理科并入医务科。2002年4月，成立质量管理办公室，负责医院的质量监督、考核和QC小组活动的管理。2003年底，增设质量管理科。2005年，更名为质量管理部，将质量管理科、感染管理科、病案室和统计室合并。2010年4月，病案室划归医务部管理，统计室划归信息中心管理。2013年12月，质量管理部与医院感染管理部管理架构分离。2017年7月，等级医院复审，成立评审办公室，挂靠质量管理部，评审办公室由4名借调人员组成。2018年4月19日，“三甲”复审后，评审办公室被撤销。2023年6月，原信息中心下设机构统计室划归质量管理部管理，人员整体移交。

截至2024年3月，科室在职人数7人，其中硕士研究生人数1人；副高级职称3人，中级职称2人，初级职称2人。

历任负责人

姓名	职务	任职时间	离任时间	离任去向
冷　福	质量管理科科长	1993.11	1994.10	高压氧科主任
杨曙华	质量管理科副科长	1993.10	1997	退职
陈启才	质量管理科副科长	1997.12	1999.11	健康管理科副主任
刘建军	医务科副主任	1999.12	2002.04	质量管理办公室主任
刘建军	质量管理办公室主任	2002.04	2005.04	质量管理部主任
刘建军	质量管理部主任	2002.04	2011.09	2008年12月院长助理
王玉彬	主任	2011.09	2013.10	脑科医院副院长
牛彩红	副主任	2009.12	2013.10	主任
牛彩红	质量管理副总监、主任	2013.10	2021.02	市场副总监、对外合作交流部主任
关凤华	副主任	2019.02		
王当莲	质量管理副总监、主任	2021.02		
曹韶艳	副主任	2022.11		

主要职责

质量管理部是医院全面质量管理的主控部门。在医疗质量管理委员会的领导下，负责医院医疗质量管理组织体系、质量管理与控制指标体系、质量监督考核体系的建立及完善、医疗安全事件管理、VTE 防治管理、持续改进项目管理、医院规章制度修订及等级医院评审评价工作，对国家三级公立医院绩效考核、山东省三级公立医院绩效考核暨高质量发展季度监测评价指标、山东省三级综合医院住院服务绩效考核指标进行上报及日常监管，负责国家卫生统计信息网络直报系统数据、病案首页信息上报，由最初的质量监督与考核管理逐步发展成为集“质量体系管理、质量控制管理、质量培训管理、质量安全管理、质量改进管理、评审评价管理、绩效考核监管、卫统数据上报”于一体的医院全面质量管理职能部门。

主要工作

完善质量安全管理制度，确保质量管理体系的运行。完善医疗质量管理组织架构，依据《三级医院评审标准（2022 年）山东省实施细则》，调整医院委员会组织架构，落实委员会工作机制。制定医疗质量管理实施方案，细化质量控制标准，调整质量管理考核办法，引导临床科室重视日常质控及指标的过程管理。完善质量管理反馈机制，建立全院质量管理月度通报机制，研究部署医疗质量安全工作，创办“医疗质量月度报告”月刊，督促指导各部门、各科室精准开展医疗质量安全改进工作。落实质量管理闭环，建立重点工作院周会质量反馈机制及台账，牵头科室对重点工作的推进情况每周在院长办公会汇报，纪检监察部、督查办公室追踪落实情况在院务会上通报。

落实质量监督考核机制，严格落实监管责任。医院特聘管理专家开展院级指导，重点围绕重点科室、关键环节等开展现场指导，针对问题组织开展医疗质量专项整改提升工作，实行问题清单化管理，确保问题整改落地。各职能科室强化过程质量监管，贯彻落实《医疗质量安全核心制度要点》，加强核心制度过程管理，将“危急值处置、交接班记录、临床用血、运行病历 / 护理文书书写”落实规范性及“抗菌药物使用强度”质控情况纳入临床质量考核。开展行政管理 MDT，结合月度分析通报及各科室医疗质量评价考核情况，对指标不向好、科室管理薄弱的科室，由分管院领导及相关职能科室开展行政管理 MDT，围绕科室运营、医疗技术、质控指标、病案质量及医保管理等方面进行综合分析，针对性改进。

以公立医院绩效考核为抓手，持续提升医疗服务内涵。成立由党委书记颜培光担任组长的医院绩效考核工作专班，建立每周一调度、每月一通报、每季度一分析的工作管理机制，统筹协调推进工作。制定《胜利油田中心医院三级公立医院绩效考核工作责任书》，将“国考”“省考”“季考”的各项指标分解细化，明确指标责任科室、管理责任人及分管院领导。完善病案首页质控，针对 CMI、四级手术提升，由分管院领导专项调度进行分片包干管理。定期开展指标分析调度会，每月统计分析季考核指标数据，测算指标得分，实施“四项点评”机制，对标对表，深度剖析，精准施策。对重点指标病例组合指数（CMI）、出院患者四级手术占比、抗生素使用强度、平均住院日、单病种质控管理指标等进行专项调度。2022 年国家三级公立医院绩效考核，医院等级为 A 级，全国无年报综合组第 8 名，较上年度提高 82.7 分，提升 9 个名次。2023 年全省三级公立医院绩效考核暨高质量发展季度监测指标评价，实现从第一季度全省排名第 36 位提升至第二季度全省第 13 位、第三季度全省第 11 位的“两连跳”，有效推动了医院高质量发展。

牵头三级综合医院评审复审工作。2011—2022 年，牵头通过三轮三级甲等医院复审工作，以评促建，以评促改。制定《胜利油田中心医院三级医院等级评审复审工作方案》《胜利油田中心医院三级医院等级评审复审督导工作方案》，成立等级评审办公室，制定等级评审办公室工作机制，实行“周计划、周总结，周汇报”的工作模式。不断深化制度建设，修订 3 版《医院规章制度汇编》，规范科室资料建立，不断完善相关工作要求及记录要求。坚持问题导向，重点强化核心制度的落实，加强风险防范。加强指标数据监测管理，建立评审条款第二章监测指标数据台账，梳理指标提取路径，提升实现信息化提取能力，强化数据结果运用，加强过程管理，积极打造科学严谨、务实高效的质量管理体系，筑牢医院高质量发展根基。

荣誉

（一）集体荣誉

2001 年　被评为全国优秀质量管理小组。

2009 年、2011 年　被评为胜利石油管理局质量先进管理单位。

2020年　被评为全国血栓防治中心优秀单位。

2023 年　获得第六届山东省医院品管圈大赛优秀组织奖。

（二）个人荣誉

2003 年　刘建军获得胜利石油管理局技术监督先进个人称号。

2005 年、2007 年、2009 年　刘建军获得山东省优秀质量管理工作者称号。

2008 年　王当莲获得全省卫生系统护理岗位标兵称号。

2008 年　王当莲获得 2007 年度山东省青年岗位能手称号。

2010 年　牛彩红获胜利石油管理局技术监督先进个人称号。

2013 年　牛彩红获得山东省优秀质量管理工作者称号。

2015 年　关凤华获得山东省优秀质量管理工作者称号。

2016 年　罗涛获得山东省优秀质量管理工作者称号。

2017 年　牛彩红获得全国医院品管圈百名优秀个人称号。

2020 年　王当莲获得东营市抗击新冠肺炎疫情先进个人称号。

2020 年　王当莲获得东营市优秀共产党员称号。

2022 年　牛彩红获得第十届全国医院品管圈大赛先进个人称号。

2023 年　王当莲获山东省新时代岗位建功劳动竞赛标兵称号。

二、院级委员会

医院质量与安全管理委员会是医院具有权威性的质量与安全管理组织，医院质量与安全管理委员会负责定期对医院质量与安全进行调查研究、质量分析和决策等。

2012 年 4 月 23 日，医院明确医院质量与安全管理组织体系由医院质量与安全管理委员会（决策层）、质量相关委员会（控制层）和临床医技科室质控小组（执行层）三级组成，院长是第一责任人。依据《三级综合医院评审标准（2011 年版）》要求，医院成立了医院质量与安全管理委员会及 13 个质量相关委员会。

2012 年至 2021 年逐步建立和完善医院质量与安全管理委员会，完善医院质量与安全管理委员会职责，制定医院质量与安全管理方案，定期专题研究医院质量与安全管理工作。

2021 年 10 月 21 日，国家卫生健康委印发《三级医院评审标准（2020 年版）》，按照新版标准要求，医院质量与安全管理体系更改为医疗质量管理体系，医院质量与安全管理委员会更名为医疗质量管理委员会。医疗质量管理委员会和各相关管理委员会履行职责，定期召开相关质量与安全会议，为制定医院质量管理目标及计划提供决策支持。

2023 年 1 月，国家卫生健康委印发《三级医院评审标准（2022 年版）》，结合评审标准要求及医院实际，调整医院质量管理组织架构中的各质量相关委员会 17 个。放射诊疗与防护安全管理委员会、病原微生物实验室生物安全管理委员会、医师定期考核管理委员会、静脉血栓栓塞症防治管理委员会 4 个委员会纳入医疗质量与安全管理委员会管理。

胜利油田中心医院医疗质量管理组织架构

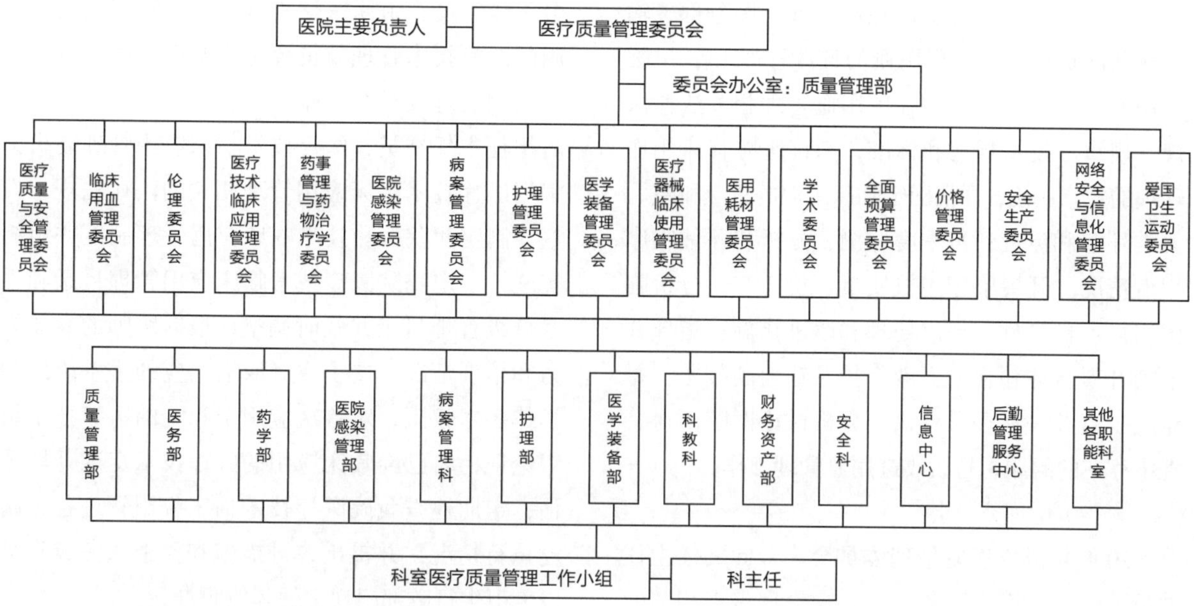

医疗质量管理委员会

2012年4月成立医院质量与安全管理委员会，金同义、刘冠国、张爱民、颜培光先后担任主任委员，委员会办公室设在质量管理部，刘建军、王玉彬、赵卫东、成波先后担任办公室主任（兼）。2021年10月，医院质量与安全管理委员会更名为医疗质量管理委员会。医疗质量管理委员会是医疗质量管理体系的决策层，主要职责：

（一）医疗质量管理委员会是医疗质量管理体系的决策层，负责完善医院质量标准、质量监督体系和质量与安全指标体系，制订医院总体质量管理目标、医院医疗质量持续改进计划、实施方案并组织实施。

（二）医疗质量管理委员会领导和协调各相关管理委员会工作，督促各管理委员会落实医院总体质量管理目标，研讨本领域内质量相关问题，提出改进方案，推动相关领域的质量与安全工作。

（三）按照医院总体质量管理目标，做好医院质量监测、预警、分析、考核、评估以及反馈工作，定期发布医院质量管理信息，确保医院质量管理体系运行顺畅。

（四）定期组织开展医务人员质量管理相关法律法规、规章制度、技术规范的培训和教育工作，制订培训计划并监督实施，增强全员质量安全意识。

（五）至少每半年召开一次医疗质量管理委员会会议，及时研究解决医疗质量管理存在的问题，并提出整改计划，并对计划的实施进行考核和评价，共同促进医院质量管理工作的持续改进。

（六）研究制定有关质量与安全管理的制度和考核办法，并纳入绩效考核体系，定期组织实施质量考核及年度质量管理先进科室的评比工作。

各相关管理委员会

（一）医疗质量与安全管理委员会

医疗质量与安全管理委员会是医院管理的核心内容。医院负责人为委员会主任委员。张爱民、颜培光先后担任主任委员。医疗质量与安全管理委员会全面负责我院的医疗质量管理、核心制度落实、服务流程改善等。制定医院和核心规章制度并监督实施、审查和修订医院内医疗管理相关的基本标准和工作流程。至少每半年召开一次管理工作例会，分析讨论医疗质量与安全管理中存在的问题，根据问题制定工作计划，并对计划的实施进行考核和评价。

（二）临床用血管理委员会

2012年6月7日，卫生部颁布《医疗机构临床用血管理办法》，临床输血管理委员会更名为临床用血管理委员会，张爱民、颜培光先后任主任委员。委员会办公室设在医务部，医务部、输血科共同负责临床合理用血的日常管理工作。临床用血管理委员会贯彻临床用血管理相关法律法规、规章、技术规范和标准，制订医院临床用血管理的规章制度；评估确定临床用血的重点科室、关键环节和流程；每季度监测、分析和评估临床用血情况，开展临床用血质量评价工作；分析临床用血不良事件，提出处理和改进措施；指导并推动开展自体输血等血液保护及输血新技术。每年至少召开一次委员会议，分析讨论医院用血管理中存在的问题，持续改进用血管理工作。

（三）伦理委员会

2008年成立医院伦理委员会，金同义任主任委员，办公室设在医务部，负责伦理审查相关的政策研究、教育培训、咨询服务、审查批准等工作。2011年成立胜利油田中心医院医学伦理委员会，并于2014、2017、2018、2020、2021、2022年根据医院实际情况进行了调整。目前陈玉东任主任委员。伦理委员会根据国家卫健委《涉及人的生命科学和医学研究伦理审查办法》等有关文件规定，遵循国际公认的不伤害、有利、公正、尊重人的原则，开展医学伦理审查工作。至少每半年召开一次会议，严格按照伦理审查流程做好科研课题、新技术的伦理审查，确保医疗安全，保障患者权益。

2013年医院成立药物临床试验伦理委员会，王敏河任主任委员，于2016、2018、2020、2021、2022年分别进行调整，目前为第六届委员会，陈玉东任主任委员，委员会办公室设在医务部。药物临床试验伦理委员会制定了指南、职责、制度、标准操作规程和相关工作表格，所有的委员上岗前均需经过省级以上专题培训合格。委员会加强自身建设，不断优化审查流程，严格按照文件要求完成药物临床试验的审查工作，共审查临床试验项目29项，进行跟踪审查60多次，每年均顺利通过山东省药监局的专项检查和相关的项目核查。

（四）医疗技术临床应用管理委员会

2021年5月修订医疗技术临床应用管理委员会工作制度，由原医疗质量与安全管理委员会下属的医疗技术管理委员会正式变更为医疗技术临床应用管理委员会。张爱民、陈启才、颜培光先后担任主任委员，医疗技术临床应用管理委员会根据医疗技术临床应用管理相关的法律法规、规章，制定我院医疗技术临床应用管理制度并组织实施；审定我院医疗技术临床应用管理目录和手术分级管理目录并及时调整；根据医师的专业能力和培训情况，授予或者取消相应的手术级别和具体手术权限；对首次应用于我院的医疗技术组织论证，对已经临床应用的医疗技术定期开展评估；定期检查我院医疗技术临床应用管理各项制度执行情况，并提出改进措施和要求，完成省级以上卫生行政部门规定的其他职责。

（五）药事管理与药物治疗学委员会

1986年2月成立药事管理委员会，主任委员由历任院长担任，并纳入医院质量与安全管理体系。2011年贯彻落实《医疗机构药事管理规定》等法律法规，药事管理委员会更名为药事管理与药物治疗学委员会，在履行原药事管理职责的基础上，增加了药物治疗合理性与安全性的审核、监测、评估等方面职责，金同义、刘冠国、张爱民、颜培光先后担任主任委员。药事管理与药物治疗学委员会是胜利油田中心医院药事管理和药品管理的监督权力机构，也是对医院药事管理各项重要问题做出专门决定的专业技术组织。其日常工作由药学部负责，医务部指定专人负责与药物治疗相关的行政事务管理工作，同时联合药学部通过合理用药检查、约谈相关人员等多种方式加强药事管理工作。药事管理与药物治疗学委员会每季度召开一次委员会会议，反馈药事管理相关问题，部署下一步工作。

（六）医院感染管理委员会

2005年4月，医院感染管理科更名为医院感染管理部，成立医院感染管理委员会，陈丹、金同义、刘冠国、张爱民、颜培光先后担任主任委员。医院感染管理委员会贯彻医院感染管理方面的法律法规及技术规范、标准，制定我院预防和控制医院感染的规章制度、医院感染诊断标准并监督实施；根据预防医院感染和卫生学要求，对医院的建筑设计、重点科室建设的基本标准、基本设施和工作流程进行审查并提出意见；研究并确定医院的医院感染管理工作计划，并对计划的实施进行考核和评价；研究并确定医院的医院感染重点部门、重点环节、重点流程、危险因素以及采取的干预措施，明确各有关部门、人员在预防和控制医院感染工作中的责任；研究并制定医院发生医院感染暴发及出现不明原因传染性疾病或者特殊病原体感染病例等事件时的控制预案；建立会议制度，定期研究、协调和解决有关医院感染管理方面的问题；根据医院病原体特点和耐药现状，配合药事管理委员会提出合理使用抗菌药物的指导意见。

（七）病案管理委员会

1998 年 7 月，成立病案管理委员会，2012 年纳入医院质量管理组织架构，陈丹、张爱民、颜培光先后担任主任委员。病案管理委员会全面负责医院住院病案资料的管理工作，密切配合临床教学和科研，落实国家有关病案管理工作的法律法规和本院各项规章制度，定期对病案管理工作进行督促、检查和指导；负责对全院病案质量进行全程监控，根据《病历书写基本规范》定期对病案书写质量进行监督、检查和指导，定期开展优秀病案评选工作，对病案书写和质量检查中存在的问题进行汇总、分析、提出改进意见，在临床医师和病案管理人员之间发挥桥梁作用，推进相互间的密切协作，促进病案书写和管理质量的不断提高。

（八）护理管理委员会

1998 年成立护理质量管理委员会，2012 年更名为护理质量与安全管理委员会，2022 年更名为护理管理委员会。王兆玉、刘传木、路希敬、陈丹、丁慧芳、王琪、王明鑫、王佐荣相继任主任委员。护理管理委员会根据相关法律法规、规章及技术规范标准，制定医院护理工作发展规划，落实年度工作计划、质量考核指标和持续改进措施，完善护理质量检查标准、质控方法及考评制度，定期组织考评；组织护理安全检查，指导护士长进行患者安全管理，检查、监督《医疗安全（不良）事件管理制度》的落实情况；定期组织护理人员“三基三严”培训考核；开展护理业务学习，对护理人员的技能水平作出综合、全面的分析和评价；负责护理岗位（专项技术操作）资质准入的审批。委员会每季度召开全体委员会会议，研究护理工作发展中的困难问题，并提出解决方案和支持保障措施。

（九）医学装备管理委员会

2012 年 11 月，根据国家卫生部下发的《医疗卫生机构医学装备管理办法》要求，医院成立胜利油田中心医院医学装备管理委员会。金同义、刘冠国、张爱民、颜培光先后担任主任委员。医学装备管理委员会每年召开 1—2 次，负责对医院医学装备发展规划、年度医学装备计划、采购活动等重大事项进行评估、审议和咨询。建立医院医学装备管理工作制度、职责、工作流程及规范并监督执行。监督医院医学装备发展规划和年度医学装备计划的执行。对医学装备的验收、培训、质控、维修、维护、保养、应用分析、处置等全过程进行监督，提出改进建议和措施。收集相关政策法规和医学装备信息，提出医疗设备管理工作的办法、意见和建议，为医院医学装备管理决策提供参考依据。评议全院医学装备管理工作，对医学装备管理工作提出奖惩建议。

（十）医疗器械临床使用管理委员会

2012 年 11 月，根据卫生部下发的《医疗器械临床使用安全管理规范（试行）》要求，医院成立胜利油田中心医院医疗器械临床使用安全管理委员会。2021 年 3 月国家卫生健康委下发的《医疗器械临床使用管理办法》，医疗器械临床使用安全管理委员会变更为医疗器械临床使用管理委员会。金同义、刘冠国、张爱民、颜培光先后担任主任委员。医疗器械临床使用管理委员会每年召开 1—2 次，医疗器械临床使用管理委员会依法拟订医院医疗器械临床使用工作制度并组织实施；组织开展医疗器械临床使用安全管理、技术评估与论证；监测、评价医疗器械临床使用情况，对临床科室在用医疗器械的使用效能进行分析、评估和反馈；监督、指导高风险医疗器械的临床使用与安全管理；提出干预和改进医疗器械临床使用措施，指导临床合理使用；监测识别医疗器械临床使用安全风险，分析、评估使用安全事件，并提供咨询与指导；组织开展医疗器械管理法律法规、规章和合理使用相关制度、规范的业务知识培训，宣传医疗器械临床使用安全知识。

（十一）医用耗材管理委员会

根据国家卫生健康委和国家中医药局下发的《医疗机构医用耗材管理办法（试行）》要求，2019 年 10 月 16 日，成立胜利油田中心医院医用耗材管理委员会。2020 年 4 月纳入医院质量管理组织架构。刘冠国、张爱民、颜培光先后担任主任委员。医用耗材管理委员会贯彻执行医疗卫生及医用耗材管理等有关法律法规、规章，审核制定本机构医用耗材管理工作规章制度，并监督实施；建立医用耗材遴选制度，审核本机构科室或部门提出的新购入医用耗材、调整医用耗材品种或者供应企业等申请，制订本机构的医用耗材供应目录（以下简称供应目录）；推动医用耗材临床应用指导原则的制定与实施，监测、评估本机构医用耗材使用情况，提出干预和改进措施，指导临床合理使用医用耗材；分析、评估医用耗材使用的不良反应、医用耗材质量安全事件，并提供咨询与指导；监督、指导医用耗材的临床使用与规范化管理；负责对医用耗材的临床使用进行监测，对重点医用耗材进行监控；对医务人员进行有关医用耗材管理法律法规、规章制度和合理使用医用耗材知识的培训。

（十二）全面预算管理委员会

2009 年 9 月，成立全面预算管理委员会，2023 年 8 月纳入医院质量管理组织架构，杨献平、金同义、刘冠国、张爱民、颜培光先后担任主任委员。预算管理委员会是医院全面预算管理的领导机构，至少每年召开两次会议，负责审议医院预算管理制度、预算方案、预算调整方案、预算编制和执行中的重大问题、预算执行报告、决算报告等预算管理中的重大事项。

（十三）价格管理委员会

2016 年 4 月 19 日，成立价格管理委员会，2023 年 8 月纳入医院质量管理组织架构，张爱民、颜培光先后担任主任委员。价格管理委员会是医院药品、医用耗材、医疗服务项目价格管理的领导机构，负责贯彻有关医药价格政策、法规，实现规范化、科学化、制度化管理；研究制订医院内部的价格管理制度、业务流程、考评指标及奖惩标准，并负责组织实施；对医院价格的申报、调整、公示、执行、核查、考核、评价等全过程进行组织实施和管理；适时召开价格管理工作会议，根据相关部门工作部署指导、协调有关工作进展，对医院价格管理进行调控。

（十四）安全生产委员会

2005 年 4 月，医院改制后调整安全生产委员会，研究和部署全院的安全生产工作。沈维前、刘传木、金同义、刘冠国、张爱民、颜培光先后担任主任委员。安全生产委员会贯彻落实党和国家、地方政府有关安全生产的方针、政策、法律法规和标准，并通过各职能部门组织落实和实施。每年至少召开两次安全生产工作会议，听取各职能部门安全生产情况汇报，研究解决安全生产工作中的重大问题。审定医院安全生产年度工作计划，并督促落实。组织、协调安全生产大检查，组织重大事故隐患评估，并督促立项整改。审定安全生产先进集体、先进单位和先进工作者，决定表彰事宜。组织、协调调查处理安全生产事故，并向上级部门提出报告。

（十五）网络安全与信息化管理委员会

2011 年成立信息管理委员会，金同义任主任委员。2012 年 2 月 28 日成立信息化建设领导小组，同时信息管理委员会废止，金同义、刘冠国、张爱民先后担任组长。2020 年 9 月 10 日成立网络安全与信息化管理委员会，信息化建设领导小组同时撤销，刘冠国、张爱民、颜培光先后担任主任委员。网络安全与信息化管理委员会 2022 年纳入医院医疗质量管理委员会，作为全院信息化工作组织领导机构，贯彻落实上级部门信息化工作及网络安全工作方针、政策，落实安全等级保护工作，领导全院信息化和网络安全工作；审定医院信息化发展战略、宏观规划和重大政策；审议医院信息化建设总体方案和年度建设计划；审定医院信息化及信息网络建设中有关制度、规范和技术标准；研究决定医院信息化建设中的重大事项；每年至少召开一次网络安全与信息化管理委员会会议，研究部署医院信息化工作。

（十六）爱国卫生运动委员会

2023年调整爱国卫生运动委员会，纳入医疗质量管理组织架构中，韩文学担任主任委员。爱国卫生运动委员会贯彻各级政府关于加强爱国卫生工作的方针、政策，组织开展爱国卫生运动。领导和布置检查全院的卫生工作，制定卫生工作制度和措施并组织实施；增添必要的卫生设施，划分卫生区域，组织医院各科室逐步治理好院内环境，改善院容院貌。制定以灭鼠为主的除害灭病规划并实施；安排和部署全院的控烟工作。完成政府下达的创卫工作任务，完成医院重要活动的卫生工作安排，完成爱国卫生月活动等专项组织活动，做好卫生城市创建及其他上级部署的工作。

（十七）放射诊疗与防护安全管理委员会

2012年成立放射诊疗与防护安全管理委员会，张爱民、庞闽厦、王琪、巩曰卿先后担任主任委员。放射诊疗与防护安全管理委员会主要负责全院放射诊疗质量、辐射安全防护及环境保护管理工作；负责贯彻落实放射诊疗、辐射安全防护及环境保护相关法律法规，制定放射诊疗、辐射安全防护管理制度，并进行督导检查、监督、实施；建立健全放射诊疗、辐射安全防护质控体系，制定放射诊疗质量控制方案并监督落实；每年召开1—2次委员会会议，研究、协调和解决有关全院放射诊疗与防护管理方面存在的问题。

（十八）病原微生物实验室生物安全管理委员会

2017年7月19日成立病原微生物实验室生物安全管理委员会，庞闽厦、陈启才、王琪先后担任主任委员和副主任委员。2023年纳入医疗质量与安全管理委员会下设管理。病原微生物实验室生物安全管理委员会全面负责我院的实验室生物安全管理及实验室备案，根据国家法律法规负责制定和修改实验室生物安全管理制度、实验室生物安全操作手册、实验室生物安全程序文件以及每年的实验室生物安全风险评估和应急处置。每年召开一次管理工作例会，分析讨论实验室生物安全管理中存在的问题，根据问题制定工作计划，并对计划的实施进行考核和评价。

（十九）静脉血栓栓塞症（VTE）防治管理委员会

2019年6月19日，成立静脉血栓栓塞症防治管理委员会，2022年6月纳入医院质量管理组织架构，2023年8月纳入医疗质量与安全管理委员会下设机构，管理办公室设在质量管理部。刘冠国、张爱民、成波先后担任主任委员。VTE防治管理委员会全面负责我院的医院内VTE防治工作，制定医院内VTE防治管理的规章制度并监督实施，审查和修订医院内VTE防治管理的基本标准和工作流程，开展医院内VTE相关培训和教育，组织并开展医院内VTE相关科研工作。至少每半年召开一次管理工作例会，分析讨论医院内VTE防治管理中存在的问题，根据问题制定工作计划，并对计划的实施进行考核和评价。

（撰稿人：王当莲　关凤华）

第二节　医院质量与安全管理体系建设

医院质量与安全管理体系建设是医院质量管理的基石，通过借鉴国内外先进的质量管理理论，逐步建立和完善了质量与安全管理组织架构、指标体系和三级质控管理组织，突出全过程、全方位、全员的三全管理；强化质量管理内涵建设，应用追踪方法学开展医院自我评价，运用品管圈、PDCA等质量管理工具进行质量管理，实现质量管理体系的科学化、规范化、常态化。

组织体系

2008年5月编制质量管理体系结构图，明确高管层质量职责分配。确立“以人为本，精益求精；品牌经营，诚信服务；创新发展，社会满意”的质量方针。

2010年1月26日北京新世纪认证公司向医院颁发“ISO9001质量管理体系证书”，标志着医院ISO9001质量管理体系的建立。

2012年4月23日印发《胜利油田中心医院质量与安全管理实施方案》，明确医院质量与安全管理组织体系由医院质量与安全管理委员会（决策层）、质量相关委员会（控制层）和临床医技科室质控小组（执行层）三级组成，实施环节和终末质量全面监控，促进院级、职能部门和临床医技科室之间管理上的互动，形成全员参与、共同管理的良好格局。

2008年至2021年逐步完善医院质量与安全管理组织体系，制定医院质量与安全管理实施方案，明确医院质量与安全管理目标、考核标准、考核方法，在医院质量与安全管理委员会领导下，各质量管理委员会定期研究解决本领域质量安全问题。

2021年10月21日，国家卫生健康委印发《三级医院评审标准(2020年版)》,按照新版标准要求，医院质量与安全管理体系更改为医疗质量管理体系，医院质量与安全管理委员会更名为医疗质量管理委员会。

2022年6月2日，印发《胜利油田中心医院2022年医疗质量管理实施方案》，完善医疗质量管理体系建设，覆盖全院、全程、全员；落实医疗质量管理主体责任，实施基础质量、环节质量和终末质量的全面监控，实现目标明确，过程精准，措施有效的系统化、标准化、同质化的质量管理。

2023年8月29日，印发《胜利油田中心医院2023年医疗质量管理实施方案》，落实医疗质量管理主体责任，实现诊疗行为质控全覆盖；健全质控管理、病例评价、监督检查、约谈点评四项管理机制，强化过程控制，精细管理提内涵，打造科学严谨、务实高效的质量管理体系，筑牢医院高质量发展根基。

指标体系

2008年8月完成中心医院质量总体目标和质量指标体系分解目标的策划。建立52项部颁标准，对各项目标进行分解和量化。

2012年1月将指标管理纳入医院质量与安全管理体系中，形成院级指标、职能部门监管指标、科室监管指标三级指标管理体系。

2013年至2016年完善院级质量与安全管理指标体系，明确质量与安全管理指标的层级管理，通过监管职能部门对指标的细分，完善各临床科室、医技科室以及各专业科室的质量与安全管理指标库。建立麻醉等6个专业科室专业质量指标体系并进行统计分析，与信息中心协调各质量与安全管理指标的统计方式，搭建收集统计平台，确保指标数据的真实性与统一性。

2017年实行“院级优先级指标”管理，选择高风险领域、服务量大、管理薄弱环节的指标作为重点监控指标，经医院质量与安全管理委员会讨论确定为“院级优先级指标”。2017年调整职能部门监管指标117项，其中“院级优先级指标”10项，2018年调整“院级优先级指标”8项，2019年调整“院级优先级指标”14项，同时加大对“院级优先级指标”的管理，将指标管理与质量改进项目结合，并纳入职能部门考核，逐步提升指标的达标率，持续改进医院质量。

2020年，质量与安全管理指标更名为质量管理与控制指标（简称“质控指标”），结合全国同级医疗机构现状和2019年优先级指标完成情况，选择差距较大、未达标、重点病种及重点手术涉及的指标为2020年重点监控的指标，共13项。

2021年，将《三级公立医院绩效考核指标》《三级医院评审标准（2020年版）》等国家相关文件监测数据指标均作为各职能科室、临床医技科室日常管理范围，明确医院优先监测的质控指标26

项，纳入质量管理考核的指标 10 项。

2022 年，明确医院优先监测的质控指标 27 项，纳入质量管理考核的指标 10 项。落实 2021 年、2022 年国家医疗质量安全改进目标，纳入院科两级质控管理中。

2023 年，明确医院优先监测的质控指标 32 项，制定过程管理指标共 13 项，出院患者手术占比、出院患者四级手术占比、平均住院日、抗菌药物使用强度 4 项优先监测指标纳入质量管理考核。落实 2021—2023 年国家医疗质量安全改进目标纳入院科两级质控管理中。

2024 年，将国家三级公立医院绩效考核监测指标、山东省三级公立医院绩效考核暨高质量发展监测指标以及公立医院高质量发展评价指标设定为优先监测的质控指标，共 36 项。出院患者手术占比、出院患者四级手术占比、平均住院日、抗菌药物使用强度 4 项优先监测指标纳入质量管理考核。落实 2021—2024 年国家医疗质量安全改进目标纳入院科两级质控管理中。

质控体系

以质量控制为基础的质量持续改进是质量与安全管理工作的重要内容，逐步完善和探索多层级、多种形式的检查模式，形成院级内审专家督导、各职能部门质控和科室质控的三级质控体系。

2002 年 6 月接受山东省卫生厅“医疗质量管理效益管理年”检查团的检查，医院制定的《质量管理工作方案》被山东大学附属二院等多家医院所采纳。

2006 年 12 月 6 日与北京中企联管理顾问有限公司签订 ISO9001 质量管理体系合作协议书。同年 12 月启动此项活动，至 2008 年对 ISO9001 质量标准进行了 16 次培训与讲座。

2009 年 2 月至 11 月在中企联管理顾问有限公司的指导下完成两次内部审核和管理评审；12 月 2 日至 4 日和 12 月 14 日至 17 日，分别接受认证机构第一，二阶段审核。12 月 17 日在北京新世纪认证公司主持下，对医院 ISO9001 质量管理体系进行为期四天的第三方认证审核并通过。

2012 年 4 月修订《胜利油田中心医院质量与安全管理实施方案》，建立三级质量与安全监督考核体系。8 月依据《胜利油田中心医院职能科室目标管理考核办法（试行）》，对职能科室的质量管理目标进行考核。9 月 24 日至 27 日依据质量体系 ISO9001（2008）标准和三级综合医院评审标准要求，组织医院内审员进行内部审核。

2013 年 7 月三甲复审后，建立质量与安全管理长效机制。对基础质量、环节质量、终末质量进行全程监控；每季度对职能部门、临床、医技、后勤各科室进行质量督导检查，与各部门、科室进行沟通，促进质量持续改进；每季度审核并汇总相关职能部门质量管理综合考核成绩，纳入医院绩效考核。

2016 年至 2020 年，组织实施相关职能科室联合检查。应用质量管理软件，全面完成质量管理问题的反馈、整改和审核。

2021 年至 2022 年，质量考核采取定量考核和定性考核相结合的方式，定量考核为优先级质控指标的考核，定性考核为现场检查考核；现场检查执行分档原则，第一档（30%）＞ 95 分，第二档（50%）90—95 分，第三档（20%）＜ 90 分。现场检查问题在全面质量管理系统中反馈整改。

2023 年至 2024 年，质量考核以过程质量管理为主要考核内容，包括过程指标考核、优先级指标考核及现场检查考核。依据医疗质量安全核心制度过程管理、等级医院评审条款落实、各项国家下发的质控标准、目前管理薄弱环节等，制定过程管理指标共 13 项，占科室质量得分 30% 的权重。考核出院患者手术占比、出院患者四级手术占比、平均住院日、抗菌药物使用强度 4 项优先级指标，占科室质量得分 20% 的权重。现场检查考核以现场检查为主，依据各部门质量检查标准对科室进行考核，占科室质量得分 50% 的权重，执行分档原则，第一档（30% 的科室）＞ 95 分，第二档（50% 的科室）90—95 分，第三档（20% 的科室）＜ 90 分。

质控结果反馈及应用

1998 年 6 月实行季度质量考核与奖金挂钩，奖惩兑现。

2012 年 3 月编撰《质量管理工作简报》第一期，对每季度医院质量管理情况进行汇总，每季度出版一期。

2013 年至今，职能科室将检查存在的质量与安全问题通过全面质量管理系统对科室进行反馈，对整改情况进行追踪；每半年召开医院质量与安全管理委员会会议，反馈分析全院的质量与安全问题。质量检查结果纳入科主任、护士长考核、科室绩效奖和年度质量奖评选。

2023 年 4 月，每月召开“全院质量管理月度分析通报会”，围绕月度重点绩效考核指标、全院各项质控管理工作情况进行通报分析，通报下一步重点工作。

2023 年 8 月至今，按照《全面提升医疗质量行动计划（2023—2025 年）》要求，每周反馈质量安全工作，建立院周会质量安全工作反馈台账，创建《胜利油田中心医院综合管理报告》月刊，督促指导各部门、各科室精准开展医疗质量安全改进工作。

医院质控专家队伍建设

2011 年组建科室质控员队伍，每个科室确定 1 名质控员，负责科室质量管理工作。每年举办多次质控员培训。

2012 年 4 月成立中心医院兼职质量检查员队伍，完善医院质量监督体系，加大职能部门监管力度。

2016 年制定《胜利油田中心医院质量与安全管理办法》《胜利油田中心医院质控员评价标准》，对科室质控员进行考核，每年进行优秀质控员评选和表彰，作为医院内审专家队伍的候选人员。

2018 年印发《胜利油田中心医院内审专家管理办法》，26 人成为中心医院首批内审专家，标志着医院内审专家管理走向制度化、规范化、系统化，为医院质量管理打下坚实基础。2022 年医院内审专家扩充至 30 人。

2022 年 9 月，医院聘请国家级评审专家、山东大学第二医院原质量管理办公室主任许玉华教授为医院客座教授。

第三节　三级甲等医院评审

创建三级甲等医院

国家医院评审评价工作始于 20 世纪 80 年代，1989 年 11 月卫生部印发了《有关实施医院分级管理的通知》（卫医字（89）第 25 号）和《综合医院分级管理标准（试行草案）》，标志着全国医院等级评审和分级管理工作正式启动。

创建“三级甲等医院”是中心医院建设发展史上的一件大事。1992 年院党委在工作计划中向全院发出号召，把创建工作作为重要目标，对医院创建“三级甲等医院”工作做出了具体部署要求。1993 年的工作计划中又进一步明确提出了 1994 年“三甲”达标的奋斗目标。

医院明确提出了医院创三甲以抓软件建设为主、硬件建设为辅，以软件弥补硬件缺陷的指导思想，围绕创建工作，进行了学习发动、摸底准备、落实标准、组织申报四个阶段工作。

在创建期间，医院设立了质量管理科，成立了医护质量管理委员会，基层科室成立质量管理小组，制定了相应的职责和工作制度，院、科两级分别制定了质量控制方案，搭建了医院质控网络，实行全面质量管理；健全和完善了《中心医院工作制度和工作人员职责》、医疗，护理技术操作规程，做到了考核有标准，奖惩能兑现，基本达到了管理制度化、操作规程化，质量标准化、服务规范化的要求。

医院认真开展“三基”训练，通过落实“三基”训练，不断提高基础素质。医院更新了部分科室的设备，购买了彩色多普勒、中心监护系统、磁共振等设备；在后勤管理工作上，新投产了急诊楼、供应室、血库、制剂楼、药库、职工文化活动中心等，17000平方米的病房楼，各项配套工程齐头并进，不断提高服务质量。

经过全院员工精诚团结、奋力拼搏，医院顺利通过了卫生部组织的首次评审。1995年5月9日，山东省卫生厅“三甲”医院评审委员会举行隆重的“三甲”医院挂牌仪式，油田中心医院成为油田和东营市唯一一所“三级甲等”医院，也成为当时山东省29所“三级甲等”医院的团队成员，标志着医院整体管理水平迈上了一个新台阶。

三级甲等医院复审

（一）2013年度三级甲等医院第一轮复审　为加快和深化医药卫生体制改革，积极稳妥地推进公立医院改革，2011年9月，卫生部颁布了《医院评审暂行办法（2011版）》标志着国家停止10年的医院评审评价工作重新启动。

而此时的中心医院伴随着油田主辅分离，医院改制的变迁，医院前进的步伐也受到严重制约，医院与上级医院甚至同级医院相比拉大了差距。三甲医院复审成功与否将会直接影响本地区医疗格局的重新分配，将会严重影响医院的社会形象与地位，影响着医院的建设与发展。因此，医院领导班子励精图治、精心筹划，带领全院职工切实把思想统一到坚决实现再创“三甲”一个目标上来，统一到迎接三级综合医院评审工作的行动上来，持续夯实基础管理，稳步推进硬件建设，大力改善医疗质量，全院上下付出了巨大的努力，最终再度获得了医院三甲复审的胜利。

评审工作部署阶段：2011年9月印发《胜利油田中心医院迎接三级综合医院评审活动方案》。成立中心医院三级综合医院迎审工作领导小组、迎审办公室和各迎审工作小组，对评审工作进行总体部署与分工。迎审办公室设置在门诊6楼，后更名为等级评审办公室。同年12月印发《三级综合医院评审标准与评审细则（分工版）》。

2012年2月等级评审办公室成立内审专家组；4月印发《应知应会员工必读》。8月启动评审工作运行会，每周五下午由院领导、院长助理、副总师、机关后勤部门以及涉及问题的科室负责人参加，及时解决评审整改工作中发现的问题。

2013年3月召开有关《内科常见疾病诊疗指南》《外科常见疾病诊疗指南》《医疗技术操作规范》《胜利油田中心医院规章制度汇编》《胜利油田中心医院工作岗位职责与工作流程》《胜利油田中心医院应急预案》等制度编写专题会议。7月印发《条款分工手册》《山东省三级综合医院现场评审手册》《山东省医院评审指南》《山东省医院评审自评报告》。

学习培训指导阶段：2011年11月分两批18人次赴聊城市人民医院学习。5人参加山东省卫生厅在济南举办的全省综合医院评审（试点）培训班。

2012年2月组织5人到济南参加医院协会主办、山大第二医院承办的“全省三级综合医院评审评价专门高级人才培训班”。3月组织8人参加医院协会组织的第二批综合医院评审内审员培训班。4月组织6人参加医院协会后勤管理专业委员会在青岛举办的第三批内审员培训班。5月等级评审办公室和医院办公室赴山东大学第二医院学习评审资料整理及归档。11月组织26人参加潍坊市人民医院举办的医院质量安全管理追踪检查讲座。12月主要负责人参加山东省卫生厅在青岛举办的三级综合医院评审核心专家培训会。医院多次邀请山东大学第二医院、聊城市人民医院等评审专家来院进行三级综合医院评审的专项培训。

动员发动誓师阶段：2012年2月，常务副院长、迎审办公室主任陈丹在九届四次职工代表大会作《凝心聚力继往开来创新篇，为夺取三级综合医院评审的全面胜利而努力奋斗》的评审工作动员报告。4月开展“医院是我家，迎审靠大家”的主题宣传活动。9月开展“低老坏”（低标准、老毛病、坏习惯）集中整治和“我为评审立新功”竞赛活动。

2013年6月召开“庆七一，迎评审”座谈交流会及评审誓师大会。

自查整改阶段：2011 年 10 月召开迎审工作小组会议，8 个迎审工作小组对所辖职能部门自查情况进行汇报。11 月向院领导办公会汇报评审整改第一阶段自查评估达标结果。12 月进行整改倒计时，实行“周周清和零报告制度”。

2012 年 3 月等级评审专家组分两组督导访谈各职能部门评审整改回头看工作情况。6 月开展评审整改突击月活动。8 月外请山东大学第二医院专家对医院进行模拟评审。10 月开展评审整改工作争 A 达标活动。11 月内科系统、外科系统、医技系统科室、门急诊、医务部与护理部结对互查。12 月份临床内科组、临床外科组、门急诊医技组、综合管理一组和综合管理二组对全院进行拉网式检查。

2013 年 4 月综合管理组、医疗管理组、护理管理组、门诊医技组和督查督办组对全院进行追踪检查。6 月运行会听取职能部门汇报牵头负责条款未达 A 原因分析。7 月至 9 月进行现场评审反馈问题整改，向山东省卫生厅提交“关于上报《胜利油田中心医院现场评审反馈问题整改情况》报告”。

内外评审演练阶段：2012 年 8 月等级评审办公室规范资料盒标签，整理三级综合医院评审标准支撑材料目录单；外请山大第二医院专家对医院进行模拟评审。10 月至 11 月等级评审办公室专家组对 22 个职能部门提交牵头评审条款支撑资料进行审核。12 月山东省评审专家组对医院进行评审模拟演练。

2013 年 4 月医院专家组分综合管理一组、综合管理二组、医疗一组、医疗二组、护理一组、护理二组、门诊医技组对全院进行评审检查。5 月对评审软件的使用进行培训；各专家组制定检查路径，进行模拟现场评审检查。

评审整改冲刺阶段：2013 年 5 月进入评审整改工作冲刺阶段，要求全院职工学习掌握应知应会知识，完成应急演练、培训工作，整理完善相关资料；等级评审办公室组织专家组对应知应会知识进行检查考核；对《三级综合医院评审标准与评审细则》重要核心条款的落实进行督查督导督办；组织相关职能管理部门修订《山东省综合性医院等级评审申请书》，完成《山东省医院评审自评报告》和《山东省三级综合医院现场评审手册》的定稿；对现场评审陪检小组进行培训；迎审工作组对机关后勤部门牵头条款进行再评估，完善牵头条款支撑材料在部门的前后台资料档案。

现场评审授牌阶段：2013 年 7 月制定胜利油田中心医院现场评审迎检方案。7 月 7 日至 10 日，山东省三级综合医院评审专家组一行 15 人对医院进行为期 3 天的“三级甲等医院”现场复审。7 月 7 日召开评审汇报会，院长金同义作医院汇报；7 月 8 日至 9 日现场评审；7 月 10 日在现场评审反馈会上，山东省卫生厅党组副书记、副厅长袭燕宣布胜利油田中心医院通过三级甲等医院现场评审。

2013 年 8 月 2 日召开三甲医院现场评审成功暨 2 号病房综合楼投产庆祝大会，朱华、王光祥荣立胜利油田中心医院个人一等功，陈丹、王玉彬荣立胜利油田中心医院个人二等功。

2013 年 10 月 10 日在德州举办的山东省三级医院标准化建设培训班开幕式上，山东省卫生厅党组副书记、副厅长袭燕为胜利油田中心医院院长金同义颁发“三级甲等医院”牌匾。

（二）2018 年度三级甲等医院第二轮复审　按照山东省卫生计生委“关于做好部分三级医院等级评审复审工作的通知”要求，开展第二轮医院评审复审工作，医院提出“全力以赴、再创辉煌，确保三级甲等医院复审顺利通过”，把三甲复审当作是一次完善自我、捍卫荣誉的大考，当作是一场超越自我、再铸辉煌的挑战。在三甲复审期间，全院上下团结一心，再接再厉，继续发扬无私奉献、顽强拼搏的精神，优质高效地完成评审阶段的各项工作任务，以高分一举通过了本轮三甲复审。

动员启动阶段：2017 年 7 月 17 日印发《胜利油田中心医院三级医院等级评审复审活动方案》，明确《三级综合医院评审标准与评审细则》条款分工。

2017 年 7 月 19 日医院召开“三级综合医院评审”启动大会，对医院评审工作进行整体部署，在全院范围积极引导、广泛宣传，正确认识等级评审与医院内涵发展的关系，营造“人人参与、人人自律、人人为评审、人人促评审”的良好氛围。

2017 年 7 月规范、培训临床科室记录本。8 月建立消化内科、胃肠外科两个模板病房。

自查自纠阶段：2017 年 8 月组织医院第一次内审和自评，根据检查结果制定评审工作组第一阶段推进项目及计划。制定《胜利油田中心医院等级医院评审奖惩办法（暂行）》。

2017 年 9 月两次外请山东省专家进行评审和指导，根据检查结果制定评审工作组第二阶段推进项目及计划。医院专家组不定期督导整改，进行 19 次专项检查，并追踪落实整改。

2017 年 11 月 14 日至 2018 年 1 月 30 日，召开职能部门评审工作推进会，要求各职能部门第二次梳理分管条款评级、支撑材料目录；完成山东省综合性医院等级评审申请书、山东省医院评审自评报告相关数据内容；完成部门评审工作汇报初稿。

2017 年 11 月 22 日至 24 日完成医院第三次内审和自评，根据检查结果制定推进项目、整改计划并追踪落实。

整改提升阶段：2017 年 10 月 18 日至 20 日，结合第三季度联合检查完成医院第二次内审和自评。重点检查核心制度、核心条款。根据检查结果制定推进项目、整改计划并追踪落实。

2017 年 11 月 18 日外请山东省专家进行第二轮评审和指导，根据检查结果制定推进项目、整改计划并追踪落实。

2017 年 12 月 14 日制定《2017 年胜利油田中心医院“整改提升月”活动实施方案》，整改提升月期间共进行 15 次专项检查，涉及 23 个职能部门、63 个科室，对 90 个问题项进行重点追踪，落实完成整改 76 项。

2018 年 2 月外请专家进行第三轮指导。制定《胜利油田中心医院“三甲复审”冲刺阶段特别管理实施细则》。在评审办公室第十三次会议上，对春节期间专项检查进行部署。评审专家组对临床科室核心制度、核心条款落实情况进行督导检查。2 月 22 日召开“三甲医院复审”誓师大会。

2018 年 3 月进行第四次内审。重点科室督导检查 18 次。

2018 年 4 月推进重点落实项目 72 项，未完成 1 项，整改进行中 14 项；整改已完成 32 项；整改已完成，但需持续改进 25 项。

现场评审阶段：2018 年 4 月完成山东省综合性医院等级评审申请书、山东省医院评审自评报告及现场汇报幻灯片，召开现场陪检组沟通会，进行现场迎审培训。4 月 17 日至 19 日接受山东省专家组现场评审，评审专家组组长在评审现场反馈会上宣布医院顺利通过现场评审。2018 年 5 月 2 日在山东省卫生和计划生育委员会官网给予公示。

总结表彰阶段：2018 年 4 月 20 日，根据现场评价反馈会资料，职能部门制定整改计划，进行问题整改，向山东省卫生与计划生育委员会提交现场评价反馈问题的整改报告。

5 月 11 日召开“等级医院复审”表彰大会，常务副院长庞闽厦荣立胜利油田中心医院个人一等功；赵卫东、牛彩红、鲁梅芳、王日香荣立胜利油田中心医院个人二等功；王光祥、田昭俭、赵连礼、丁西平、袁帅、邢健、丁菊英荣立胜利油田中心医院个人三等功。

（三）2022 年度三级甲等医院第三轮复审　医院评审是推动医院不断加强内涵建设，完善和落实医院管理制度，促进医院高质量发展的重要抓手。“三级甲等医院”的等级水平关系到医院的战略定位，是打造省内一流现代化、智慧化三级甲等医院的必备条件。2021 年 10 月 21 日，国家卫生健康委印发《三级医院评审标准（2020 年版）》，由现场检查、主观定性、集中检查为主的评审形式，转向以日常监测、客观指标、现场检查、定性与定量相结合的评审工作模式，对医院来说既是挑战也是促进医院高质量发展的重要契机。

提交评审申请书：医院自 2020 年底开始筹备第三轮复审工作，制定 2021 年三级医院评审迎审工作计划表，组织梳理医院规章制度，完成 2020 版新版标准的梳理分工，逐项落实标准要求，同时建立监测数据台账，梳理数据提取来源。2021年5月，在2020版新版标准细则未出台的情况下，依据《三级综合医院评审标准与评审细则（2011版）》组织完成了医院自评工作，6月底，向山东省卫生健康委提报了《山东省综合性医院等级评审申请书》。

动员启动阶段：2021年7月17日，医院印发《胜利油田中心医院三级医院等级评审复审活动方案》，成立三级医院等级评审工作领导小组、评审办公室，组建内审专家组。

2021年7月19日，医院召开半年工作总结会议暨等级医院评审启动会，安排部署评审工作。组织各支部的116个科室签订了《三级医院等级评审复审责任书》。

2021年8月，规范、培训临床科室记录本，建立10个模板科室。

2021年10月9日，下发《胜利油田中心医院等级医院评审应知应会》，开展全员培训，组织4次院级考核。

2021年10月19日，下发《医院规章制度汇编》（第六版）、《医院工作流程图》（2021年版）电子版，参编制度490项，参编流程93项。

自查冲刺阶段：2021年5月—8月，医院开展2次内审自评，邀请国家级评审专家进行现场辅导，建立问题整改台账，销项管理，组织督导专班、内审专家追踪验证相关职能科室、临床科室的整改情况，追踪临床医技科室内审问题317项，均已完成整改；追踪评审辅导问题78项，完成整改73项，未完成整改2项，其中涉及未到整改时限的问题3项。

2022年1月5—23日，依据《三级医院评审标准（2020年版）山东省实施细则指标手册（第一版）》，完成2018—2021年4年的相关监测数据填报，2021年监测指标数据系统提取占比53.18%。

2022年2月14日，医院组织召开全面从严治党工作会议暨“创新实干、事争一流”大讨论动员推进会，对等级医院评审冲刺阶段工作进行安排，号召全体干部职工踔厉奋发、笃行不怠、创新实干、事争一流，坚决打赢三甲复审攻坚战。

2022年2月18日，医院下发冲刺阶段“系统培训规范月”督导计划，组织内审专家针对科室冲刺阶段工作计划的制定、科室培训以及科室管理资料的建立等重点工作进行抽查。

2022年3月1日，医院下发冲刺阶段“自查考核提升月”督导计划，办公室对督查出的问题进行每日通报，严格落实奖惩，各科室对通报问题立行立改，举一反三，杜绝问题再次发生。

2022年4月3日，医院下发冲刺阶段“问题整改闭环月”督导计划，各科室将迎审推进工作与日常工作紧密融合，常态化落实各项质量管理要求，同时各党支部书记负责本支部所属科室评审工作的推进。组织开展新一轮医院自查。

2022年5月，全面管理达标月，建立完善等级医院评审分层管理机制，分管院领导、党委委员对联系支部内科室的核心制度落实、应急管理等重点整改任务进行专项督导验证。5月25日，填报《山东省综合性医院等级评审申请书》，向东营市卫生健康委员会提交“胜利油田中心医院关于三级综合医院等级评审复审的请示”。

预评审申报阶段：2022年6月13日，根据《山东省三级医院评审办法（暂行）》要求，东营市卫生健康委员会组织10名专家进行了现场审查预评审，预评审结果达到三级甲等综合医院评审标准。

2022年6月22日，完成山东省医院等级评审管理系统中评审资料的上传。至2022年5月评审监测指标数据系统提取占比64.51%。

现场评审阶段：2022年6月完成山东省医院评审自评报告及现场汇报幻灯片，召开现场陪检组沟通会，进行现场迎审培训。6月27日至29日接受山东省专家组现场评审，并得到山东省评审专家的高度认可。

2022年8月30日，山东省卫生健康委组织3名专家对我院医院等级评审反馈问题整改落实情况进行现场检查“回头看”，对现场评审反馈问题的整改情况进行了验证。

2022年10月11日，山东省卫生健康委公布胜利油田中心医院顺利通过2020版标准的等级医院评审，确定延续“三级甲等综合医院”资质至2025年9月。

第四节 三级公立医院绩效考核

工作概况

为进一步深化公立医院改革，推进现代医院管理制度建设，2019年1月，国务院办公厅发布《关于加强三级公立医院绩效考核工作的意见》，国家三级公立医院绩效考核工作正式启动。2020年—2021年，医务部病案室完成2019年、2020年国家三级公立医院绩效考核数据上报。2022年，质量管理部接管三级公立医院绩效考核工作，完成2021年、2022年两年国家三级公立医院绩效考核数据上报。

为扎实做好国家三级公立医院绩效考核工作，充分发挥绩效考核“指挥棒”作用，2022年7月，东营市卫健委牵头组织开展绩效考核周调度工作，医院建立公立医院绩效考核推进管理工作机制，成立工作领导小组，制定提升工作方案细化工作措施，建立周工作总结台账，形成周工作例会机制，建立4项点评机制，大力开展日间手术，加强四级手术管理，积极推进电子病历五级评级项目等。共召开12次绩效考核调度会议，提交每周工作汇报12期。梳理绩效考核数据填报存在问题，确保三级公立医院绩效考核填报指标数据的准确性。

2023年，成立由党委书记颜培光担任组长的医院绩效考核工作专班，建立每周一调度、每月一通报、每季度一分析的工作管理机制，压实管理责任，建立长效机制。党委书记带头开展调查研究，将绩效考核各项指标与医院总体管理相融合，制定一揽子整改措施，工作项目化，项目清单化。成立院领导网格化小组，按照“谁联系谁负责、谁分管谁负责”原则，对所分管科室进行包干管理。签订《胜利油田中心医院三级公立医院绩效考核工作责任书》，制定《胜利油田中心医院三级公立医院绩效考核应知应会》。持续推进点评机制，强化“病案、病历、药事、耗材”四项点评管理机制落实，针对典型病例开展系统点评，落实过程管理。针对CMI、四级手术提升进行分组管理，合理调整收治结构，优化术种，先后梳理4批20个重点提升科室，鼓励科室拓展新技术、新项目，不断提升诊疗服务能力。

考核结果

2021年医院三级公立医院绩效考核等级为A级，全国无年报综合组第17名，较上年度提高21.6分，提升8个名次。

2022年医院三级公立医院绩效考核等级为A级，全国无年报综合组第8名，较上年度提高82.7分，提升9个名次。

2022年全省三级公立医院绩效考核暨高质量发展季度监测指标评价，第一季度医院排名为34，第二季度医院排名提升至28，第三季度医院排名提升至26，名次逐步提升。

2023年全省三级公立医院绩效考核暨高质量发展季度监测指标评价，第一季度医院总分544.57分，排名35位；第二季度医院总分632.90分，排名13位，较第一季度提升88.33分，排名提升23位，较上年二季度排名提升15位；第三季度医院总分658.03分，排名11位，较第二季度提升25.13分，排名提升2位，较上年三季度排名提升15位。

2023年山东省三级综合医院住院服务绩效评价医院得分94.47分，排名19位，病案首页质量得分100分，总分95.58分，排名19位，较2022年度得分提升0.30分，排名提升6位。

第五节 医院规章制度建设

规章制度是医院各项工作的基石，更是医疗质量安全的基本保证，建立健全规章制度是医院文化建设的重要内容。

1998 年 3 月印发《分级管理第二周期评审标准与实施细则》。

2000 年 6 月印发《工作标准与实施细则》。

2003 年 4 月 11 日为落实“山东省医疗质量效益年活动”要求，印发《开展医疗质量管理效益年活动的实施方案》。

2007 年 5 月制定《医院质量考核手册》（第一版），其中包括《胜利油田中心医院质量管理方案》《胜利油田中心医院科室评审标准实施细则》《病历质量评价标准》《医技科室报告单书写质量标准》《医院管理评价指南〈三级综合医院质量指标的参考值〉》等五项内容。

2008 年 11 月 19 日印发《胜利油田中心医院质量手册》《胜利油田中心医院程序文件汇编》初稿。

2009 年 1 月按照三级甲等医院标准，结合 ISO9001 标准要求，修订质量记录本，建立《科室工作手册》《疑难危重死亡、大、中型手术病例讨论记录本》《质量管理与持续性改进记录本》《培训工作记录本》《科室医院感染记录》等。

3 月 15 日《胜利油田中心医院质量手册》《胜利油田中心医院程序文件汇编》正式版发布。同年 4 月印发《医院质量考核手册》第二版。9 月 5 日发布《医院规章制度汇编》《医疗技术操作规范》。

2011 年 10 月 20 日印发《关于做好胜利油田中心医院医疗安全（不良）事件监测工作的通知》。12 月 26 日印发《胜利油田中心医院单病种质量管理实施方案》。

2013 年 5 月印发《中心医院质量考核手册》第三版和《医院职能科室质量考核手册》，将质量相关委员会管理和职能部门的质量考核纳入医院质量与安全管理委员会的监管范围。

2015 年制定“深化医院标准化建设实施方案”，完善制度、流程、岗位职责。12 月修订第四版《医院规章制度汇编》，分为医院管理篇和病人服务篇上下两篇，共 17 章、416 项院级层面的制度。整理部门流程图 101 项，新增和规范 SOP（标准作业指导书）共 90 项。组织相关职能部门对《医院部门工作职责与岗位职责汇编》《临床常见疾病诊疗规范》《临床技术操作规范》《常见恶性肿瘤诊疗规范》《医院感染技术操作规范》《科研教学考核评价指标》《护理质量检查标准》《临床护理技术操作规范》进行修订。

2017 年 6 月按照“医疗质量安全核心制度落实年”工作计划，修订《医疗质量安全核心制度手册》。12 月《医院规章制度汇编》第五版被印刷成册。该汇编以《医院规章制度汇编》第四版为基础，删除制度 7 项，新增制度 19 项，修改制度 58 项，其中完善修订核心制度 18 项，制度总数 428 项。

2018 年 3 月编制《等级医院评审应知应会》手册。4 月修订《医院质量考核手册》第四版、《医院职能科室考核手册》第二版。

2021 年 10 月编制《胜利油田中心医院等级医院评审应知应会》。下发《医院规章制度汇编》（第六版）、《医院工作流程图》（2021 年版）电子版，参编制度 490 项，参编流程 93 项。2022 年初印刷成册下发。

2024 年 1 月，启动《医院规章制度汇编》（第七版）的修订工作。

第六节　医院质量持续改进管理

质量改进项目管理

（一）QC 成果

1985 年 5 月中医科成立第一个 QC 小组，连续两年获油田优秀质量管理单位称号。

1986 年 10 月 11 日建立中心医院质量管理小组成果评审委员会，印发《中心医院 QC 成果奖励办法》。

1987 年 8 月 25 日召开首届 QC 小组成果发布会。之后每年召开一次 QC 成果发布会，进行优秀 QC 成果评选。

截至 2013 年 QC 成果发布 240 项，其中攻关型 135 项、管理型 105 项。获管理局 QC 成果 47 项，其中攻关型成果 26 项、管理型成果 21 项，获省、部级以上成果 13 项。

（二）品管圈成果

2015 年 4 月全院推广品管圈活动。

2015 年 9 月举办首届中心医院品管圈大赛，之后作为“质量月”专项活动每年举办一届，截至 2023 年举办了 9 届。

2016 年制定《胜利油田中心医院品管圈活动方案》，成立品管圈管理小组，下设 5 个推进小组，由各分管院长担任推进小组负责人。同年 5 月 14 日东营市卫生和计划生育委员会与医院联合举办东营市二级以上医疗机构品管圈培训。特邀南京大学医学院附属鼓楼医院主任护师、硕士生导师陈湘玉教授进行品管圈理论授课及实际操作指导，东营地区 15 家二级以上医院 276 人参加培训。11 月对全院临床医技科室主任、护士长、科室质控员及骨干进行为期 3 天的品管圈相关知识培训，160 余人参加。

截至 2023 年，先后有 12 批近 86 人次参加中国医院品质管理联盟、山东省医院品质管理联盟组织的品管圈研修班，培养医院品管圈培训老师，提高医院品管圈理论及实操整体能力。组建 311 个品管圈，完成 QCC 成果 173 项，获全国和山东省品管圈大赛一等奖 6 项，牛彩红获 2017 年度全国“百名优秀个人”荣誉称号。

（三）东营市医院品质管理联盟

2017 年 4 月 15 日，胜利油田中心医院承办“东营市医院品质管理联盟”成立大会，全国首家市级医院品质管理联盟成立。院长刘冠国当选联盟主席，医疗总监赵卫东当选联盟副主席，质量管理部主任牛彩红当选专家委员会主任委员。联盟秘书处设在胜利油田中心医院。东营市 39 家医疗机构的负责人、分管负责人及联盟委员 212 人参加会议。

2017 年 4 月 25 日，医院举办东营市医院品质管理联盟第一次品管圈知识培训，155 人参加培训。

2017 年至 2024 年，东营市医院品质管理联盟连续举办七届东营市医院品管圈大赛，20 多家医院的 200 余个圈组参加比赛，提升了东营地区品质管理的水平。在第五届至第十届全国医院品管圈大赛中，东营市医院品质管理联盟推选的项目获全国一等奖 6 项，二等奖 8 项，三等奖 4 项，连续 6 年被评为优秀组织奖。

（四）获奖成果

全国优秀质量管理成果

序号	项目名称	发布人	获得奖项	获奖时间
1	《提高重症颅脑损伤的成功率》	单宝昌	全国优秀质量管理小组的最高奖	2000 年 5 月
2	《提高腹部磁共振甲级图像率》	许　蕾	第三届全国医院品管圈大赛一等奖	2015 年度
3	《提高重症医学科脓毒性休克患者 6h 集束化治疗达标率》	彭　锦 李淑媛	第四届全国医院品管圈大赛二等奖	2016 年度
4	《降低西林瓶残留量不合格率》	赵兰玉 花胜国	第五届全国医院品管圈大赛一等奖	2017 年度

序号	项目名称	发布人	获得奖项	获奖时间
5	《提高腹部磁共振甲级图像率》	许　蕾	亚洲质量创新奖	2018 年度
6	《降低枸橼酸抗凝 CRRT 治疗的非计划下机率》	郑绍杰 滕晓飞	第六届全国医院品管圈大赛一等奖	2018 年度
7	《降低胰岛素泵治疗患者早餐后 2h 高血糖发生率》	姚珊珊 王　劲	第六届全国医院品管圈大赛一等奖	2018 年度
8	《降低足月妊娠期糖尿病患者巨大儿发生率》	牛菲菲 郭倩楠	第七届全国医院品管圈大赛一等奖	2019 年度
9	《提高 ICU 患者床旁鼻肠管置入成功率》	于　艳 郭禛禛	第七届全国医院品管圈大赛二等奖	2019 年度
10	《依托医联体平台构建胸痛患者集束化管理模式》	葛传军 卢云云	第八届全国医院品管圈大赛二等奖	2020 年度
11	《基于临床专科特点，构建静脉血栓栓塞症（VTE）规范防治体系》	韩　雪 花胜国	第八届全国医院品管圈大赛三等奖	2020 年度
12	《提高原发性高血压患者晨峰血压达标率》	张振岩 王馨敏	第九届全国医院品管圈大赛二等奖	2021 年度
13	《提高青少年特发性脊柱侧凸患者 PSSE 康复达标率》	杜良波 李梦芮	第十届全国医院品管圈大赛二等奖	2022 年度
14	《提高动脉粥样硬化心血管病患者低密度脂蛋白胆固醇水平达标率》	王慧昕 秦金浩	第十届全国医院品管圈大赛三等奖	2022 年度
15	《缩短胸腔镜肺叶切除患者术后平均在院日》	王　宁 陈　丹	第十一届全国医院品管圈（多维工具）大会三级医院综合专场一等奖	2023 年度
16	《基于 5G 技术信息化平台构建心电网络网格化管理新模式》	马　宁 陈荔荔 王慧昕	第十一届全国医院品管圈（多维工具）大会课题研究型一等奖	2023 年度
17	《整合型 RCA 在介入手术排程管理中的应用》	倪　周 张振岩	第十一届全国医院品管圈（多维工具）大会 HFMEA&RCA 专场二等奖	2023 年度
18	《提高住院患者全流程静脉用药合理使用率》	王　静 祁兴慧	第十一届全国医院品管圈（多维工具）大会药师药物专场二等奖	2023 年度
19	《党业融合提升药学服务品质》	吴　丹 姚珊珊 李倩仪	第十一届全国医院品管圈（多维工具）大会药师药物专场三等奖	2023 年度

全国、中国质量协会优秀质量管理小组

序号	质量小组名称	获得奖项	获奖时间
1	磁共振检查科 QC 小组	全国优秀质量管理小组	2013 年度
2	磁共振检查科 QC 小组	石油工业优秀质量管理小组	2013 年度
3	内分泌科 QC 小组	全国优秀质量管理小组	2014 年度
4	静脉用药调配中心 QC 小组	石油工业质量信得过班组	2014 年度

中石化暨山东省优秀质量管理成果

序号	项目名称	发布人	获得奖项	获奖时间
1	《降低重型颅脑损伤的死亡率》	单宝昌	中石化集团 QC 成果一等奖	2000 年 12 月
2	《降低外转病人费用》	韩文学	中石化集团 QC 成果二等奖	2000 年 12 月
3	《提高进展期胃癌的治愈率》	王公明	中石化集团 QC 成果二等奖	2001 年 12 月
4	《提高高血压脑出血的抢救成功率》	单宝昌	中石化集团 QC 成果二等奖	2001 年 12 月
5	《降低住院病人药费比例》	赵希学	中石化集团 QC 成果三等奖	2001 年 12 月
6	《降低杆细胞病人的并发症》	丁慧芳	中石化集团 QC 成果二等奖	2002 年 12 月
7	《提高基底节出血患者的治愈好转率》	单宝昌	中石化集团 QC 成果二等奖	2002 年 12 月
8	《加强护患沟通，提高病人满意度》	王佐荣	中石化集团 QC 成果三等奖	2002 年 12 月
9	《加强缺陷管理，确保医疗安全》	刘传木 周明琪	山东省优秀成果奖	2003 年 8 月
10	《提高继续护理学教育达标率》	护理部 QC 小组	石油工业质量科技成果奖一等奖	2004 年度
11	《降低住院病人单病种费用》	住院部 QC 小组	石油工业质量科技成果奖一等奖	2004 年度
12	《提高磁共振血管造影诊断符合率》	磁共振 QC 小组	山东省优秀质量管理成果	2005 年度
13	《提高护理人员急救护理技术达标率》	急诊科 QC 小组	山东省优秀质量管理成果	2005 年度

序号	项目名称	发布人	获得奖项	获奖时间
14	《提高外科系统围术期抗菌药物合格使用率》	感染管理部 QC 小组	石油工业质量科技成果奖一等奖	2005 年度
15	《合理应用抗生素，降低抗菌素使用率》	儿科 QC 小组	石油工业质量科技成果三等奖	2005 年度
16	《提高出院人数增长率》	住院部 QC 小组	山东省优秀质量管理成果	2006 年度
17	《降低血液患者医院感染率》	血液内科 QC 小组	山东省优秀质量管理成果	2007 年度
18	《降低结节性甲状腺肿药费比》	胃肠外科 QC 小组	山东省优秀质量管理成果	2010 年度
19	《提高门诊输液病人的满意度》	门诊注射室 QC 小组	山东省优秀质量管理成果	2010 年度
20	《提高临床静脉抽血的合格率》	保健病房护理 QC 小组	山东省优秀质量管理成果	2011 年度
21	《缩短 ICU 特护单的书写时间》	重症医学科 QC 小组	山东省优秀质量管理成果	2013 年度
22	《降低 NICU 穿刺操作的疼痛评分》	儿科一病区 QC 小组	中石油石油工业 QC 成果二等奖	2013 年度
23	《降低前列腺术后拔除尿管疼痛发生率》	泌尿外科 / 男科 QC 小组	中国质量协会石油化工分会 QC 成果二等奖	2014 年度
24	《降低创伤性颅脑损伤患者死亡率》	王明鑫	中国质量协会石油化工分会优秀 QC 成果	2015 年
25	《提高甲状腺术后卧位符合率》	乳腺甲状腺外科护理班组	山东省质量信得过班组	2015 年度
26	《提高烧伤病人双手背植皮成活率》	烧伤整形美容科 QC 小组	山东省优秀 QC 成果	2015 年度
28	《提高痰培养送检标本的合格率》	医院感染管理部 QC 小组	山东省优秀质量管理小组	2016 年度
29	《降低妊娠晚期引产失败率》	产科二病区 QC 小组	山东省优秀质量管理小组	2017 年度
30	《减少内镜治疗患者术后指导等候时间》	消化内科护理班组	山东省质量信得过班组	2017 年度

胜利油田优秀质量管理成果

序号	项目名称	发布人	获得奖项	获奖时间
1	《运用 QC 方法做好医疗设备的管理工作》	设备科 QC 小组	油田企业管理现代化成果三等奖	1986 年
2	《运用 QC 方法开展心脏直视手术》	外科 QC 小组	胜利油田优秀质量管理小组成果三等奖	1986 年
3	《降低急诊科医疗纠纷的发生率》	急诊科 QC 小组	胜利油田优秀质量管理小组成果一等奖	2010 年
4	《降低科室可控成本》	肿瘤科 QC 小组	胜利油田优秀质量管理小组成果二等奖	2010 年
5	《提高“血管压迫性”颅神经疾病的诊断符合率》	磁共振神经系统 QC 小组	胜利油田优秀质量管理小组成果二等奖	2010 年
6	《缩短门诊病人挂号交费的等候时间》	门诊部 QC 小组	胜利油田优秀质量管理小组成果一等奖	2011 年
7	《提高儿童脑电监测正确率》	儿科二区 QC 小组	胜利油田优秀质量管理小组成果一等奖	2011 年
8	《提高Ⅱ -A 型液囊空肠导管使用成功率》	胸心外科 QC 小组	胜利油田优秀质量管理小组成果一等奖	2011 年
9	《提高液基细胞学（TCT）制片质量》	病理科 QC 小组	胜利油田优秀质量管理小组成果二等奖	2011 年
10	《降低内镜下十二指肠乳头括约肌切开术后出血的发生率》	消化内科 QC 小组	胜利油田优秀质量管理小组成果二等奖	2011 年
11	《提升 ICU 年轻护士能级水平》	重症医学科 QC 小组	胜利油田优秀质量管理小组成果二等奖	2011 年
12	《降低血标本不合格例次》	护理部 QC 小组	胜利油田优秀质量管理小组成果三等奖	2011 年
13	《缩短门诊病人取单等候时间》	门诊部 QC 小组	胜利油田优秀质量管理小组成果一等奖	2012 年
14	《降低医院抗菌药物使用强度》	药学部 QC 小组	胜利油田优秀质量管理小组成果一等奖	2012 年
15	《降低 NICU 新生儿采血操作的疼痛评分》	儿科一病区 QC 小组	胜利油田优秀质量管理小组成果一等奖	2012 年
16	《提高腹部磁共振成像质量》	磁共振检查科 QC 小组	胜利油田优秀质量管理小组成果一等奖	2012 年
17	《提高甲级病案率》	医务部病案室 QC 小组	胜利油田优秀质量管理小组成果二等奖	2012 年
18	《降低甲状腺手术喉返神经损伤的发生率》	肝胆外科 QC 小组	胜利油田优秀质量管理小组成果二等奖	2012 年
19	《降低结直肠癌术后吻合口瘘的发生率》	胃肠外科 QC 小组	胜利油田优秀质量管理小组成果三等奖	2012 年
20	《提高腹膜透析患者的生活质量评分指数》	肾内科 QC 小组	胜利油田优秀质量管理小组成果三等奖	2012 年
21	《提高麻醉病案书写合格率》	麻醉手术科 QC 小组	胜利油田优秀质量管理小组成果三等奖	2012 年
22	《降低前列腺术后拔除尿管疼痛发生率》	泌尿外科 / 男科 QC 小组	胜利油田优秀质量管理小组成果一等奖	2013 年
23	《提高医疗安全（不良）事件的上报例数》	质量管理部 QC 小组	胜利油田优秀质量管理小组成果一等奖	2013 年
24	《降低临床退药率》	静脉用药调配中心 QC 小组	胜利油田优秀质量管理小组成果二等奖	2013 年
25	《提高防辐射用品使用的依从性》	放射科 QC 小组	胜利油田优秀质量管理小组成果三等奖	2013 年
26	《降低住院患者跌倒坠床发生率》	护理部 QC 小组	胜利油田优秀质量管理小组成果三等奖	2013 年
27	《提高住院患者院外压疮治愈好转率》	护理部 QC 小组	胜利油田优秀质量管理小组成果二等奖	2015 年
28	《提高痰培养标本送检合格率》	感染管理部 QC 小组	胜利油田优秀质量管理小组成果三等奖	2015 年

序号	项目名称	发布人	获得奖项	获奖时间
29	《降低膀胱肿瘤术后膀胱灌注不良反应发生率》	泌尿外科 / 男科 QC 小组	胜利油田优秀质量管理小组成果三等奖	2015 年
30	《降低静脉用药调配中心成品输液不合格率》	静脉用药调配中心 QC 小组	胜利油田优秀质量管理小组成果三等奖	2015 年

质量专项活动

根据国家质检总局及中石化集团公司的总体要求和统一部署，自 2010 年起每年 9 月为“质量月”专项活动月，成为医院质量持续改进的助推器，通过质量专题讲座、品管圈比赛、质量专项活动、优秀质量管理小组、优秀质控员、优秀病历评选等活动，营造“人人重视质量、追求质量、崇尚质量、关注质量”的良好氛围。

2010 年“质量月”活动主题为“夯实质量基础，促进医院发展”，宣传口号为“质量在我手中，患者在我心中”。开展质量事故隐患大检查、专项整治和 QC 成果评选活动。

2011 年“质量月”活动主题为“全员全过程全方位参与，全面提高质量安全水平”，宣传口号为“心系质量安全，共创美好生活”。开展 QC 成果评选、医院感染防控技能竞赛、综合医院评审标准专项自查活动。

2012 年“质量月”活动主题为“持续改进医院质量，保障医疗安全”，宣传口号为“质量意识在我心中，医院质量在我手中”。开展优秀病历评选和医院内审活动。

2013 年“质量月”活动主题为“强化质量意识，落实核心制度，保障医疗安全”。宣传口号为“质量建院，从我做起”。开展等级评审“回头看”和“质量在我身边随手拍”活动，征集来自临床医技科室的随手拍记录 30 条，将优秀案例上传院网全院共享。

2014 年“质量月”活动主题为“规范诊疗，提高质量，保障安全”；宣传口号为“质量，从你我做起”。开展医院内部审核、PDCA 质量管理奖和质量月优秀征文评选活动。

2015 年“质量月”活动主题为“严格管理、创新发展、品管循环、持续改进”，开展围绕“核心制度落实、诊疗操作规范、法律法规学习、后勤保障安全、医院感染管理”等方面的专项整治活动、举办首届医院“品管圈”大赛。

2016 年“质量月”活动主题为“质量先行，安全发展；夯实基础，迎接挑战”。邀请省级评审专家进行医院内审，对医院的管理运行情况进行全面系统地评价；开展品管圈征文和圈长座谈会等活动，提高员工开展质量改进的积极性。

2017 年“质量月”活动主题为“强化核心制度落实，提高病历书写内涵，助推三甲医院评审”。开展规范化（优秀）病历评选、死亡（疑难）病例集中点评、核心制度落实优胜科室评选等活动。

2018 年“质量月”活动主题“质量安全 共同的责任”，开展“减少跌倒、坠床发生率”和“规范 VTE（静脉血栓栓塞症）管理”专项活动。

2019 年“质量月”活动主题“夯实核心制度，提升质量意识，保障患者安全”，开展“核心制度”专项检查、优秀品管圈壁报展示、不良事件持续改进案例分享、优质护理典型案例分享展示大赛等专项活动。

2020 年“质量月”活动主题“提质量、防疫情、促改进、保安全”，开展核心制度落实、重点部门关键环节质控、疫情防控常态化管理、制度流程的标准化建设等专项活动。

2021 年“质量月”活动主题“强绩效促评审，重质量保安全”，重点围绕等级医院复审、三级公立医院绩效考核、核心制度落实、疫情防控常态化管理、2021 年国家医疗质量安全改进目标等任务，进行针对性的管理提升。

第七节　医疗安全（不良）事件管理

2011年启动医疗（安全）不良事件管理。印发《做好胜利油田中心医院医疗安全（不良）事件监测工作的通知》，制定医疗安全（不良）事件报告制度，明确医院质量与安全管理委员会、质量管理部、相关职能部门、临床科室共同参与的医疗安全（不良）事件管理体系，规范医疗安全（不良）事件的上报流程及奖惩措施。4月19日启动医疗安全（不良）事件网络直报系统，对全院临床、医技各科室的主任、护士长、质控员等143人进行医疗安全（不良）事件专题培训，协助科室建立医疗安全（不良）事件档案盒。

2016年8月加大对各科室不良事件上报的监管力度，对科室上报不良事件进行量化管理，对漏报、上报不规范的科室进行公示和处罚，并将考核结果纳入年度质量管理奖评选。

至2018年，先后3次修订《胜利油田中心医院医疗安全（不良）事件制度》。

2019年，依据中国医院质量安全管理“团体标准”及“医疗质量管理办法”等文件精神，再次修订院“医疗安全（不良）事件报告管理制度”，以警讯事件、频发事件、典型事件为重点，参与4个科室警讯事件的讨论，辅导科室制定相关制度流程4项。

2020年，组织线上培训两次，科主任、质控员等300余人次参加；每月对全院医疗安全（不良）事件上报及审核情况进行公示；对违反核对制度、一次性使用负压引流器等16项频发事件、特殊事件的注意事项进行全院预警。组织相关职能科室参与讨论会6次，更新2项标准。

2021年，完善修订胜中医发〔2021〕6号关于印发《医疗安全（不良）事件管理制度》；制定《非计划手术类医疗安全（不良）事件讨论记录表》《医疗安全（不良）事件讨论分析评价表》《关于XX科不良事件自查情况》《鱼骨图分析模板》等多个讨论自查模板。将Ⅰ级、Ⅱ级严重不良事件整改分析完成率、整改措施落实率、职能科室追踪处理完成率纳入2021年医院优先级质控指标管理中，与临床医技科室、职能科室月度绩效相对应。共追踪参与警讯事件、频发事件、典型事件讨论共计77例，指导相关科室制定标准化工作预案流程20余项，协助相关科室梳理16项风险因素。

2022年，对《医疗安全（不良）事件上报例数分配表》《临床科室药品不良反应（ADR）上报例数分配表》中科室及科室上报例数进行调整；每周汇总重点不良事件及管理要求，发监管科室进行追踪管理。参与警讯事件、频发事件、典型事件追踪讨论共计34例，指导相关科室制定标准化工作预案流程20余项，在全院范围内进行风险预警3次。

2023年，对《医疗安全（不良）事件上报例数分配表》《临床科室药品不良反应（ADR）上报例数分配表》中科室及科室上报例数进行调整。对不良事件进行动态管理，重点事件及时下发管理工作群。Ⅰ级、Ⅱ级严重不良事件参与科室现场讨论17余次；梳理事件风险点，在全院范围内进行风险预警4次。

第八节　VTE防治管理

肺栓塞（PE）和深静脉血栓形成（DVT）统称为静脉血栓栓塞（VTE），医院内致死性VTE的发生，已构成医疗质量和安全的潜在风险，成为临床医务人员和医院管理者面临的严峻问题。

2018年5月，国家卫生健康委员会下发《关于同意开展加强肺栓塞和医院内静脉血栓栓塞症防治能力建设项目》（国卫医资源便函〔2018〕139号），同年10月，中日医院牵头实施的“全国肺栓塞和医院内静脉血栓栓塞症防治能力建设项目”在全国范围内正式启动。

2019年6月20日，医院召开医院内静脉血栓栓塞症防治能力建设项目（简称“VTE项目”）启动会，在东营地区率先启动防治能力建设项目。同月，医院建立院内VTE防治组织架构，成立胜利油田中心医院VTE防治管理委员会，刘冠国院长、张爱民书记担任主任，成立VTE防治管理办公室，负责VTE项目推进、日常运行、监管反馈、培训考核、持续改进等。

根据VTE项目建设要求，医院建立“委员会—办公室—临床科室”三级VTE防治管理体系，制定并定期修订院内VTE防治管理办法与工作手册，规范VTE评估、预防、诊治和应急流程；明确VTE防治重点科室28个，制定院科两级防治方案；整合呼吸与危重症医学科、血管介入科、心血管外科、急诊科、检验科、医学影像会诊中心、药学部等多学科，建立VTE救治绿色通道；采取医患座谈会、电台、公众号、义诊、宣教视频、宣教展板、宣教手册等多种途径，积极宣传血栓危害与预防策略；定期组织VTE专项质控、现场督导、病例讨论，对VTE风险评估率及科室防治规范性进行质量监测与考核，以VTE相关医疗安全（不良）事件为抓手，及时梳理临床风险隐患，持续提升VTE防治管理水平。

2020年9月22日，全国肺栓塞和深静脉血栓形成防治能力建设项目办公室专家组来院进行线上认证评审，对医院项目建设工作给予高度评价。10月13日，医院顺利通过全国VTE项目认证，并获得全国血栓防治中心优秀单位。11月7日，山东省肺栓塞及深静脉血栓防治联盟成立，医院被授予“山东省VTE防治联盟副理事长单位”。

2021年1月22日，省内首家市级VTE防治联盟——东营市肺栓塞和深静脉血栓防治联盟成立，医院被推荐成为东营市VTE防治联盟理事长单位，牵头东营区域内VTE防治工作的普及与推广工作，探索建立同质化的VTE防治体系建设，增强区域内各医院的VTE防治管理水平。联盟自成立以来共开展七次VTE防治培训，对广饶县人民医院模拟评审一次。同年2至3月，完成医院临床科室VTE防治培训，VTE防治工作覆盖全院各科室。

2022年4月，副院长成波担任胜利油田中心医院VTE防治管理委员会主任。

到2023年，“提高静脉血栓栓塞症规范预防率”连续四年纳入《国家医疗质量安全改进目标》，医院VTE风险初始评估率、出血风险评估率、医院相关性VTE发生率等指标向好，VTE防治管理水平持续提升。

2024年，医院作为全国140家孵化单位之一，参与国家呼吸医学中心、全国VTE项目牵头的“中国住院患者VTE预防策略研究”，推进医院VTE科研建设。

第九节　数据上报

2023年6月，原信息中心下设机构统计室划归质量管理部管理，负责统计本院业务科室工作量，每月登录“山东省病案首页信息上报与住院服务分析系统”上传当月全院病案首页；按照“国家卫生统计信息网络指标系统”要求，上报医疗服务月报、医院类信息年报以及卫生人力、医用设备实时报；按照“山东省统计联网指标平台”要求，每月上报单位基本信息、从业人员及工资总额、行业事业单位主要经济指标，每年上报医院科研项目情况、科研活动及相关情况。

（撰稿人：王当莲　关凤华）

第十章　对外合作与医联体建设

第十章　对外合作与医联体建设

第一节　对外合作交流部

概况

2005年3月成立市场部。2008年8月市场部将原医务科医疗保险管理职能合并，成立了医保市场部，属机关职能科室。2016年7月撤销医保市场部，成立市场发展部，原医保市场部的客户服务部职能、人员划归市场发展部管理；医保管理职能、人员划归医保办公室管理，隶属医务部。2017年8月市场发展部更名为对外合作交流部。2021年2月客户服务部职能、人员划归群众满意度评价管理办公室管理。

截至2024年3月，科室在职人员3人，其中主任1人（副主任护师）、副主任1人（高级经济师）、科员1人（主管护师）。

历任负责人

姓名	职务	任职时间	离任时间	离任去向
韩文学	医保市场部副主任	2008.12	2009.12	主任
韩文学	医保市场部主任	2009.12	2016.07	医院办公室主任
白方红	主任	2016.07	2021.02	健康管理部、干部保健办公室主任
于　晖	副主任	2017.12	2021.09	门诊部副主任
牛彩红	主任	2021.02	2022.12	胜利油田中心医院（垦利院区）党委副书记
刘　晖	副主任	2021.09		
张　莉	主任	2022.12		

科室职责

2008年8月，医保市场部负责市场营销、社会评价、医保管理等职能。通过义诊和健康讲座进行医疗市场开发、医疗技术推广；开展满意度调查、电话回访、院外监督员座谈会等社会评价工作。2016年7月，成立市场发展部，将原有医保管理职能划归医保办公室管理。

2017年8月市场发展部更名为对外合作交流部。2021年2月客户服务部职能、人员划归群众满意度评价管理办公室管理。现部门主要负责医院对外合作、业务交流及相关事务，拓展医院对外合作项目；负责与社会各界的广泛联络与协调，扩大医院的服务领域，提高医院的影响力；负责与各医联体单位的日常联络、沟通协调、业务拓展及管理工作。支持医院各专业科室发挥区域引领作用，建立区域专科联盟；组织实施医院监督员工作，更好地接受社会监督，提高医院服务质量；负责医院健康讲座、义诊等志愿服务活动的组织、实施及管理。

主要工作

（1）医保管理职能。2004年至2008年，医保管理职能在医务科。2008年成立医疗保险管理办公室，隶属医保市场部，由专人负责医疗保险管理工作，主要职责为贯彻落实上级医疗保险管理政策，制定相关医疗保险管理制度、管理办法并具体负责落实执行。2016年医疗保险管理办公室划归医务部。

（2）社会评价管理。2017年客户服务中心完善制度、职责、流程等工作十余项，开展电话随访、满意度调查，引进第三方满意度调查工作，改善患者就医体验。2018年印发《胜利油田中心医院社会评价工作实施方案（暂行）》《胜利油田中心医院患者最满意的医生护士评选办法》，开展“患者最满意医生、护士”评选活动。2019年开展“短信推送”业务，让患者及时了解就医指导和医疗前沿信息。2021年2月客户服务部职能、人员划归群众满意度评价管理办公室管理。

聘用医院监督员，2016年建立监督员长效联络机制。定期召开监督员座谈会，开展监督员议案评奖活动。通过多种渠道向监督员发布医院重要新闻、重大事件以及医院建设的新成就。监督员通过实地就医体验，及时收集、了解社会各界对医院的意见、建议，进一步充实完善医院的社会监督体系。2019年、2022年进行了监督员改选，医院监督员人数达59人。

（3）市场发展职能。制定《胜利油田中心医院讲师规范》《胜利油田中心医院健康讲座、义诊管理制度》，统一课件模板，提高群众健康素养，积极扩展医疗市场。与胜利石油管理局工会签约开展“健康大讲堂”活动、与东营区政府签订市民健康讲堂合作协议。2022年与招商银行联合开展网络直播健康大讲堂、健康科普专家走基层巡讲等活动，2023年开展“健康东营·你我同行”健康科普巡讲“五进”等活动，2024年开展“服务百姓健康”大型义诊、“健康科普进万家”等活动。

组织医院专家走进社区、企业、乡镇、村居、学校等开展健康科普专家走基层系列活动，对群众进行健康义诊、应急急救知识科普指导。按照上级卫生行政主管部门的要求，对常见病、多发病、中医诊疗和适宜技术进行推广，推动优质医疗资源下沉。2023年7月起实行义诊备案管理，进一步规范义诊活动。

2011年7月印发《胜利油田中心医院志愿者服务活动实施方案》。2016年建立6支具有专业特色的志愿者团队，包括乳腺甲状腺外科粉红丝带、内分泌科糖友俱乐部、急诊科向日葵、脑科医院红手环、机关科室欧姆工作室、团委青年志愿者团队。2022年印发《胜利油田中心医院志愿者服务管理制度》，注册成立胜利油田中心医院“爱翼”志愿服务队，并以各基层党总支、直属党支部为单位，组建17支志愿者分队。各志愿服务团队充分发挥各自的专业优势，常态化开展暖心惠民的志愿服务活动。相继开展“春风公益行动”“志愿服务在医院”“疫情防控志愿服务”等活动。

（4）医联体管理。科室围绕“功能互补、资源共享、创新同步、互利共赢、共谋发展”的原则，扎实推进医院医联体建设。

2017年7月印发《胜利油田中心医院医联体建设工作方案》《关于成立胜利油田中心医院医联体建设工作领导小组的通知》。2018年1月印发《胜利油田中心医院医联体建设实施方案（暂行）》，2021年8月印发《胜利油田中心医院医联体建设管理实施办法》《关于调整胜利油田中心医院医联体建设领导小组组成人员的通知》。医院大力推进医联体建设，曾先后与26家医疗机构建立了医联体合作关系，为区域医疗服务能力提升注入了新动能。其中西郊医院已于2022年9月解除合作协议，11月划归医院院区管理；利津县中心医院、东营区新区医院、东营区人民医院、滨州市沾化区人民医院协议到期已终止。截至2024年3月，对上与上海市第一人民医院、上海复旦大学附属儿科医院、上海复旦大学附属中山医院、山东大学齐鲁儿童医院、山东省肿瘤医院、山东大学齐鲁医院6家医疗机构，对下与东营市第五人民医院、广饶县人民医院、东营市慈铭健康体检管理有限公司、东营市美年大健康管理有限公司、东营胜利胜东医院、东营市第二人民医院、利津县利津街道卫生院、利津县陈庄中心卫生院、河口区第二人民医院、广饶县中医院、东营胜利口腔医院有限公司、东营区中心医院、东营胜利中医医院、东营机厂社区卫生服务中心、东营市东营区黄河路街道耿井村卫生室15家医疗机构建立了合作关系。

积极推进以专科技术力量为支撑、以专科协作为纽带的专科联盟建设。现已牵头成立东营市医学影像专科联盟、东营市风湿免疫专科联盟、东营市普通外科专科联盟、东营市重症医学专科联盟、东营市神经外科专科联盟、东营市创面修复专科联盟、东营市妇产科专科联盟、东营市护理专科联盟、东营市医学检验专科联盟、东营市泌尿专科联盟、东营市卒中联盟、东营市呼吸专科联盟、东营市胸痛专科联盟、东营市疼痛专科联盟、东营市儿科专科联盟、东营市康复医学专科联盟、东营市淋巴瘤专科联盟、东营市消化及消化内镜诊疗专科联盟、东营市肺栓塞和深静脉血栓防治联盟、东营市医院品质管理联盟等20家市级专科联盟。各专科联盟积极开展活动，不断落实对联盟单位内专科技术、项目帮扶，推进人才共享、资源流动和服务衔接，形成了辐射带动和成员单位间的补位发展模式。

荣誉

（1）集体荣誉。2018年，被评为胜利油田文明建设先进集体。

（2）个人荣誉。2011年，韩文学被评为全省医疗保险定点医疗机构管理先进个人；

2022年，牛彩红荣获第十届全国医院品管圈大赛先进个人。

第二节　对外合作工作

2017年1月与上海市第一人民医院建立紧密型技术协作关系，聘请夏术阶院长为我院客座教授，合作成立“上海公济泌尿外科集团东营中心”。2018年12月、2021年1月、2024年1月进行合作协议续签。2021年4月参加“上海公济·医院全质量管理院长圆桌论坛”，拓展了管理思路，先后选派管理人员、医护人员进修学习10余人次。外派眼科专家参加“第八届上海眼科公济论坛”，共同分享学术成果，促进学科发展。

2020年7月与复旦大学附属儿科医院建立协作医院关系；12月与复旦大学附属儿科医院签署远程医疗合作框架协议；2022年5月与复旦大学附属儿科医院联合建立儿童康复基地，定期参加复旦大学附属儿科医院康复科线上业务学习和进行专业交流；2023年5月前往复旦大学附属儿科医院康复科进行实地参观学习；2024年3月为持续巩固与复旦大学附属儿科医院的医联体合作关系，推动双方合作关系的进一步深化与拓展，我院领导带队赴复旦大学附属儿科医院进行洽谈交流。

2021年4月与山东大学齐鲁儿童医院签署合作医院协议，先后派出儿科人员前往山东大学儿童医院哮喘中心、重症儿科专业进修；2021年4月到复旦大学附属中山医院进行为期1周的管理参访，5月与复旦大学附属中山医院建立远程医疗合作项目；2021年12月与山东省肿瘤医院签署肿瘤规范化基地合作协议，选派CT检查科人员前往山东省肿瘤医院进修学习放射诊断专业；2023年12月完成与山东省肿瘤医院肿瘤规范化基地合作协议的续签。

2022年8月与山东大学齐鲁医院建立分级诊疗技术协作关系，双方在专科能力提升、进修、科研、培训等方面开展深度合作。邀请山东大学齐鲁医院肺、结直肠肿瘤专业专家郝静教授与我院的肺癌、结直肠癌MDT专家团队举行疑难病例讨论会；2023年6月加入齐鲁医学影像远程医教研联盟。2023年8月完成与山东大学齐鲁医院分级诊疗技术协作协议的续签。

第三节 医联体建设

开展医疗联合体建设是深化医改的重要步骤和制度创新，有利于医疗资源上下贯通，提升医疗服务体系整体效能，更好实施分级诊疗和满足群众健康需求。

2017年医院开始了医联体建设的探索与尝试。医院医联体建设具有三大特色：一是医院作为改制医院，主动牵头建设区域医联体；二是医联体建设得到当地政府大力支持，医院与当地政府签约，合作共建当地公立医院，医院派驻的院长被任命为当地政府党组成员；三是医院派驻优秀管理团队赴合作医院任职。

医联体建设，实施“握手、牵手、连心”三步走战略，使得医联体建设扎实开展。

搭建医联体基本框架

2017年4月与利津县人民政府签约合作，利津县中心医院挂牌“胜利油田中心医院利津分院”，正式迈出了医联体建设的步伐。选派丁慧芳等4名管理人员到院任职。其中，丁慧芳被任命为利津县政府党组成员、利津县中心医院院长。协议到期后，于2023年6月终止合作关系。

2017年9月与广饶县人民政府签约合作，广饶县人民医院挂牌“胜利油田中心医院广饶分院”。选派吴德云等3位管理人员到院任职。其中，吴德云被任命为广饶县政府党组成员、广饶县人民医院院长。2023年4月与广饶县人民政府举行医联体合作签约仪式，将辖区内县级医院和基层医疗卫生机构一并纳入医联体管理，在全市首创全地域医联体建设新模式，形成市级—县级—镇街模式清晰、运行规范的三级联动医联体模式。

2017年8月与东营区人民政府签约合作，分别与东营区人民医院建立技术协作关系、与东营区新区医院建立合作共建关系。2018年7月双方合作再升级，我院全面托管东营区新区医院。2022年8月、2023年7月先后与东营区人民医院、东营区新区医院合作协议到期终止。

2017年8月与垦利区人民政府签约合作筹建西郊医院，全面托管西郊医院。2021年4月转型注册为胜利油田中心医院西郊康复医院。2022年9月进行了西郊康复医院相关解除协议的签署。2022年11月与垦利区人民政府签署新的合作协议，胜利油田中心医院西郊院区建设工作正式开启。

2018年1月与东营市慈铭健康体检管理有限公司、东营市美年大健康健康管理有限公司建立技术合作共建关系，加挂“胜利油田中心医院医疗联合体单位”牌子。2021年、2022年分别进行协议续签。

2018年7月与沾化区人民医院建立技术协作关系，沾化区人民医院加挂“胜利油田中心医院技术协作医院”牌子。2023年7月协议到期，合作终止。

2018年8月与垦利区人民政府合作共建垦利区人民医院，垦利区人民医院加挂“胜利油田中心医院垦利分院”牌子。2022年12月与垦利区人民政府签署垦利区人民医院托管协议，建立胜利油田中心医院垦利院区，正式开启两家医院共建共享、融合发展的新征程。

2020年1月与胜东医院建立技术协作服务协议。为进一步满足人民群众日益增长的医疗保障需求，巩固和深化医联体合作，2022年7月签署了托管东营胜利胜东医院妇产项目合作协议书。

2021年5月与东营市第二人民医院建立全面战略合作关系。东营市第二人民医院加挂“胜利油田中心医院战略合作医院”牌子。6月与利津县利津街道办事处、利津县陈庄镇人民政府合作共建利津街道卫生院、陈庄中心卫生院，加挂“胜利油田中心医院技术协作医院”牌子。与河口区人民政府合作共建河口区第二人民医院，河口区第二人民医院加挂“胜利油田中心医院孤岛分院”牌子。12月与广饶县中医院建立合作共建关系，广饶县中医院加挂“胜利油田中心医院合作医院”牌子。

2022年6月与东营胜利口腔医院建立战略合作，东营胜利口腔医院加挂“胜利油田中心医院技术协作医院”。

2023年4月与东营区人民政府合作共建东营区中心医院，东营区中心医院加挂“胜利油田中心医院医联体单位”牌子。7月与东营胜利中医医院建立技术协作关系，东营胜利中医医院加挂“胜利油田中心医院技术协作医院”牌子。8月与东营机厂社区卫生服务中心建立技术协作关系，东营机厂社区卫生服务中心加挂“胜利油田中心医院技术协作医院”牌子。11月与东营市东营区黄河路街道耿井村卫生室建立合作关系。

在专科联盟建设方面，我院利用自身专科优势，建立了上下联动、横纵联合、补位发展的专科合作模式。作为国家高级卒中中心和中国胸痛中心，我院在区域卒中和胸痛专科联盟建设方面实现了快速发展。同时以市级专科联盟为切入点，支持科室牵头组建区域专科联盟，充分发挥区域引领作用。截至2024年3月已牵头成立20家市级专科联盟，形成辐射带动和成员单位间的补位发展模式。

在远程网络协同联盟建设方面，我院成立全市首家移动互联网医院，建立远程医学中心，与东营各县区医院建立远程协同联盟，连接了国内外知名医院，拥有近4000名知名教授的专家库。

医联体建设从松散—紧密—托管医联体合作模式，到专科联盟及远程网络协同联盟的成立，医联体建设构架基本形成，体现了“因地制宜、多元探索、补位发展、专科联盟、资源共享、远程协作”的医联体建设思路。

管理、技术、文化提升工程

（1）管理提升工程。建立医联体建设管理领导小组，制定了医联体建设方案、实施办法、医联体外派人员工资福利待遇发放实施暂行办法等制度文件，明确了成员单位的责任、权利和义务。定期组织召开推进会、交流会、反馈总结会。通过与当地政府建立合作共建方式，选派管理人员到医联体单位任职，对提升各县区医院的综合实力提供了坚实保障。同时积极接收医联体医院管理人员来院学习，并给予现场指导。积极邀请各医联体参加医院举办的各类管理培训，实现全方位、多角度、多层次、多渠道学习交流，促进各医联体单位综合管理能力的提升。

（2）技术提升工程。医院主动与医联体单位共享专家资源，选派医疗专家到医联体单位开展坐诊、查房、手术和业务指导，接收各医联体单位医务人员来院进修、参加专业培训和学术活动。建立导师制，实施了“师带徒”，推进医疗技术的传、帮、带。加强青年人才培养，成立了医联体青年科技创新俱乐部，为青年医务人员成长成才搭建平台。牵头成立市级专科联盟，共同提升医联体单位学科建设水平。规范双向转诊机制，建立双向转诊绿色通道，为分级诊疗提供了更加便捷、有利的条件。实现医联体内远程医疗网络服务的对接，为医联体单位提供远程医疗、教学和培训等服务。

（3）文化提升工程。注重因地制宜，定期与医联体单位进行座谈交流、现场调研，有针对性解决实际问题。举办医联体文艺晚会、羽毛球、乒乓球、篮球比赛、护理技能比赛等丰富多彩的活动，联合组织开展公益活动，以文体公益活动助推文化共融，共同提升医联体文化建设。

实施效果

医联体工作正在通过以“管理、技术、文化”为三大核心，多措施、多层次的建设，从握手到牵手，从牵头走向连心，努力实现百姓满意、合作医院满意、政府满意的目标。

利津县中心医院作为最早的合作医院，各项工作持续向好。院长丁慧芳带领中心医院管理团队，首次实施综合目标管理，优化门诊布局，畅通绿色急救通道，建立急诊留观室、急诊病房、新生儿监护病房。新建停车场，增设停车位178个，方便患者就医。

新组建8个临床科室，先后开展关节镜、椎间孔镜等新技术新项目20余项。成功举办首届医联体影像学术论坛，并加入胜利油田中心医院胸痛中心、卒中中心救治网络。合作以来，利津县中心医院手术数量、手术质量、新技术新项目、临床路径入径率和完成率明显提高，完成从“输血”到“造血”的转变。

广饶县人民医院在院长吴德云及其管理团队带领下，制定了“强管理、转方式、调结构、重内涵、促发展”的管理方式，制定完善各项规章制度。积极推进“六大中心建设”，2017年通过“县级危重孕产妇救治中心”“县级危重儿童及新生儿救治中心”认证。2018年被国家脑防委授予“脑卒中防治示范基地”单位，顺利通过“创伤中心”和“癌症规范化诊疗病房”的验收及“国家级胸痛中心”认证。2020年被国家卫生健康委脑卒中防治工程委员会授牌为“综合防治卒中中心”，成为国家级综合防治卒中中心。2021年被评为县癌症中心、国家级高血压达标中心、国家级心衰中心。2022年被评为血栓防治中心达标单位。

垦利区人民医院采取外科托管模式，由胜利油田中心医院选派普外科、骨科、妇科、神经外科4名医疗专家担任专业科室主任，开展多学科帮扶工作，促进新技术新项目开展，多项技术填补了医院空白。2022年12月成立胜利油田中心医院垦利院区，在韩光良院长及其管理团队的带领下，扎实推进与东营市第五人民医院“全托管+一体化”合作共建管理模式。聚焦“一体化运行、同质化管理”合作共建目标，依托总院在人才、技术、管理、品牌等方面的辐射效果，全面推进“六个一体化”任务落地见效、分级诊疗制度走深走实、双向转诊机制常态长效。按照“树名医、建名科、创名院”的工作理念，明确功能定位、强化管理内涵。聘任胜利油田中心医院常驻专家为市五院的业务主任，实行行政主任+业务主任的“双主任制度”。挖掘重点学科、优势学科和潜力学科，新创急诊科、眼科为“县域市级重点专科”。细化科室建设，呼吸、消化分科，成立泌尿与微创外科病房和骨科康复科。努力推进内科外科化、外科微创化、影像临床化、专科特色化。开展动静脉内瘘球囊扩张术、内镜下黏膜剥离术、经尿道前列腺绿激光汽化术、全膝关节置换手术等重大突破的新技术。开展新技术、新项目60项以上。医院紧紧围绕群众医疗需求，努力推进医院高质量发展，着力打造“员工幸福、群众满意的黄河口区域医疗中心”。

河口区第二人民医院在胜利油田中心医院韩光良院长及其管理团队的带领下，迅速恢复外科、麻醉手术室和妇产科门诊，设立神经外科、脊柱外科、疼痛科、呼吸内科、消化内科、口腔种植术等8个专家门诊。争取河口区人民政府投资，购置螺旋CT等大型医疗设备，进行信息化升级改造，实施基础设施建设。2022年选派胜利油田中心医院副院长张旗到河口区第二人民医院担任院长，运用信息技术对河口区第二人民医院就医流程进行再造，实现胜利油田中心医院磁共振、CT、超声检查等项目的远程预约。积极推广实施血液透析术、血小板血浆（PRP）治疗、三氧大自血疗法等新技术，增设老年病科、康复医学科、血液透析室等科室，外科、眼科、口腔科等完成填补空白手术近20项。聚焦孤岛群众急难愁盼问题，以医联体之通、解群众就医之痛，稳步提升了群众就医获得感。

健康产业方面，医院先后与东营市慈铭健康体检管理有限公司、东营市美年大健康健康管理有限公司建立合作共建关系。建立绿色转诊通道，对体检发现的阳性指标患者，优先转诊至胜利油田中心医院。通过开展远程阅片、无痛胃肠镜、专家定期坐诊等业务，形成健康体检—专业医生—转诊—连续治疗服务的医联体合作模式。

医院医联体建设得到省卫计委的认可，在山东省医联体工作座谈会上作为代表作典型发言。2018年11月《握手—牵手—连心医联体建设三部曲》案例获华东地区“优化医联体内连续医疗服务”主题赛第一名和最佳表现奖，在华东赛区总决赛中荣获铜奖。在全国医联体主题比赛总决赛中荣获“十大价值案例”。2021 年《握手—牵手—连心医联体建设三部曲》获得中国医院人文品牌建设“风尚案例”荣誉称号。

（撰稿人：张　莉　刘静静）

第四节　西郊院区

概况

2017 年垦利区人民政府与胜利油田中心医院签署《垦利区人民政府 胜利油田中心医院 胜利油田中心医院西郊医院 合作经营合同书》。由垦利区人民政府投资建设、胜利油田中心医院独立设置经营非营利性二级综合医院——胜利油田中心医院西郊医院。2018 年 10 月 26 日门诊开诊；2019 年 1 月 12 日健康管理科开诊、10 月 16 日综合病区开诊、10 月 26 日颐养中心开业。东营西郊现代服务区管委会主持签订《东营西郊现代服务区康养产业园项目战略合作框架协议》，实施东营西郊现代服务区康养产业园项目合作计划，西郊医院三层病房楼和营养餐厅开设颐养中心，接纳失能半失能老人。2022 年 10 月合同终止。2019 年 11 月 27 日内镜诊疗中心开诊；2020 年 12 月 8 日麻醉手术室开诊；2020 年 12 月 20 日西郊医院康复中心开业。2021 年 4 月 30 日“胜利油田中心医院西郊医院”转型注册登记为“胜利油田中心医院西郊康复医院”（二级康复专科医院），并上报山东省纳入 2021 年度公立医院绩效考核计划。2022 年 10 月 27 日西郊康复医院注销。2022 年 11 月 16 日胜利油田中心医院西郊院区开业。由胜利油田中心医院对西郊院区实行院区管理（三级医院），全面实施一体化管理。

截至 2024 年 3 月，西郊院区独立设置西郊院区综合管理办公室、西郊院区急诊部、西郊院区外科综合病房、西郊院区麻醉手术科，同时神经康复二、三病区、消化内科三病区、血液透析室、内镜室及职能科室由中心医院相应科室全面实施一体化管理。西郊院区常驻在职人员 196 人，其中医生 40 人，护士 61 人，康复技师 25 人；博士研究生 2 人、硕士研究生 10 人。高级政工师 1 人，主任医师 7 人，副主任医师 7 人，副主任护师 1 人，副主任药师 1 人，主管护师 7 人，主管技师 4 人。

历任院长、副院长

姓名	职务	任职时间	离任时间	离任去向
王玉彬	书记 / 院长	2018.10.26	2021.11.21	创伤中心主任
张　旗	书记（兼）	2021.11.22	2022.11.08	离任
李　涛	书记	2022.11.09		
郭立宏	院长	2021.11.22	2022.12.16	消化内科二病区主任
袁　帅	院长	2022.12.16		
冯国平	副院长	2018.10.26		
罗　涛	副院长	2018.10.26	2022.02.08	后勤管理服务中心副主任
刘　峰	副院长	2019.02.02	2022.02.08	妇科一病区副主任
郭立宏	副院长	2019.11.27	2021.11.21	西郊院区院长
高玉玲	副院长	2020.07.17		

历任科主任

姓名	职务	任职时间	离任时间	离任去向
袁　帅	西郊院区综合办主任	2022.11.09		
王法同	西郊院区综合办副主任	2023.02.03		

刘迎春	神康二区科主任	2022.11.09		
姚林果	外科综合病区科主任	2022.11.09		
杨亚东	急诊科副主任	2022.11.09		
卢朝辉	消化内科三病区副主任	2022.11.09		
郭立宏	消化内科三病区主任（兼）	2024.01.04		
郑观荣	麻醉手术室主任	2022.11.11		
成爱霞	神经康复三病区主任	2022.01.22		

历任护士长

姓名	职务	任职时间	离任时间	离任去向
吴蕾蕾	急诊科护士长	2022.11.09	2024.03.04	任内分泌科护士长
赵娜娜	消化内科三病区副护士长	2022.11.09	2024.01.22	任神康三区副护士长
卞海霞	外科综合病区副护士长	2022.11.09		
王　萍	副护士长	2022.12.03		
赵娜娜	神经康复三病区副护士长	2024.01.22		
孟　杰	急诊科副护士长	2024.03.04		

主要职责

自2018年10月26日胜利油田中心医院西郊医院开业。经过两年多的建设发展医院在逐步健全二级综合医疗服务的基础上，先后确立了消化内镜诊疗、骨外科微创手术的“小综合”，以及医养结合、康复治疗、健康查体等“大专科”的发展定位，由此形成了医、康、养三位一体的新型医养结合发展模式。医院借助门诊和医技科室的中心医院专家技术优势，采购查体软件、调整专业门诊和特检科室布局、优化体检流程、改善查体餐饮等措施，建立了特色健康查体服务模式。根据市场需求和医院发展需求创建了康复中心。康复门诊包括中医传统康复、疼痛康复、神经康复、心肺功能康复、骨关节运动康复等；病房包括神经康复（老年康复）、骨关节运动康复（疼痛康复）两个病区。其中神经康复主要突出吞咽障碍康复、膀胱功能康复和心肺功能康复等特色业务。

2022年10月27日注销“胜利油田中心医院西郊康复医院”，2022年11月16日设立“胜利油田中心医院西郊院区”（以下简称西郊院区），由胜利油田中心医院对西郊院区实行院区管理，全面实施一体化管理，实现了高速发展。门诊在内外妇儿的基础上增设了呼吸内科、心内科、内分泌科、中医科、骨科、肝胆外科、皮肤科、口腔科等专家门诊，病区增设健全了急诊部，外科综合病区、血液透析室、扩增了消化内科三病区、神经康复二病区。满足了当地区域人民的就医需求、实现了顺畅的急救通道。2024年1月8日神经康复主体搬迁至西郊院区，成立神经康复三病区，床位由最初的28张扩增至98张。1月22日西郊院区血液透析室由1楼搬迁至9楼，实现了床位由10张至30张的扩增，至此西郊院区顺利完成“小综合、康复大专科”的定位，为更多的患者提供了专业而便利的优质服务。

主要工作

胜利油田中心医院西郊医院自开业后，在医院党委统一领导下，实行同质化管理，与总院区优势互补、协调发展。医务人员由总院区统一安排到分院区进行有序轮转，院区间患者转诊、会诊渠道畅通，为所在区域人民提供了集门诊、住院于一体的全流程、连续性的医疗服务。新冠疫情期间，作为“黄码医院”，打通了涉疫风险人员就医通道，确保涉疫风险人员就医需求。随着新业务的不断开展，在内镜检查、康复、血液净化等方面为区域人民提供了高质量的优质专科服务。神经康复主体搬迁扩床、血液透析室扩床后为更多患者提供优质医疗服务。

荣誉

（1）集体荣誉

2019 年　被山东省保健协会授予医养结合融合奖。

2020 年　被山东省保健协会授予医养结合融合奖。

（2）个人荣誉

2020 年　王玉彬被评为山东省保健协会先进个人。

2021 年　高玉玲被评为山东省保健协会先进个人。

2023 年　李涛被评为东营市直卫生健康系统优秀共产党员。

2023 年　吴蕾蕾被评为东营市疫情防控巾帼建功标兵称号。

（撰稿人：李　涛　袁　帅　高玉玲）

第十一章　科研工作

第十一章　科研工作

第一节　科研管理

医科所成立初期，负责科研管理工作、新技术、新疗法的引进和推广、组织学术活动、收集和编印医学资料、审查科研项目、管理科研经费等。

1983年对科学技术委员会进行调整，1984年成立科技领导小组。负责审查确定各级科研项目，对科研成果进行评审，研究决定奖励办法。科研工作由分管副院长负责，成立专职部门进行科研管理，全院的重点科研项目成立专业攻关小组，各专业科室由科主任负责。1995年以后根据工作需要及人员变动，科学技术委员会成员经历多次调整。

2004年以来制定完善《胜利油田中心医院科学技术研究开发项目管理办法》《胜利油田中心医院科技奖励办法》《胜利油田中心医院学术论文发表及报销奖励规定》等系列管理制度。规范项目申报、开题、中期检查、结题、成果评定、获奖及奖励等各个环节的工作要求。

2012年制定《胜利油田中心医院重点专科管理办法（暂行）》《中心医院新技术、新项目管理办法（试行）》，完善新技术的准入、实施、监管、评价和激励措施。2012至2015年开展新技术260项，其中二类以上技术46项，占17.70%，三级以上手术73项，占28.10%。开展腔镜下甲状腺、肺叶、子宫切除等腔镜技术53项，射频消融、颈动脉内膜剥脱等介入技术20余项。

2013年修订完善《胜利油田中心医院学术论文发表及报销奖励规定》，将科室科研和论文完成情况纳入医院综合目标考核，激发青年医生科研热情，核心期刊论文、SCI论文发表逐年递增。在医院网页建立了医院内部科研信息网络，科研信息网上发布，增强管理工作公开化、透明化，提高信息资源共享程度，方便广大科研人员，工作成效明显。

2014年组织召开胜利油田中心医院第八届科技大会，对2010—2014年度院属各科室及个人科研项目获奖情况、论文发表情况进行了摸底，表彰科技创新团队10支、科技英才10人、科技带头人20人、青年科技之星10人，通过大会的成功召开，充分调动广大科技人员的积极性和创造性，营造了良好的科研学术氛围。组织开展青年医师论坛活动，依托青年医师论坛活动，把我院想干事、能干事的青年医师凝聚起来，鼓励青年医师组织申报山东省自然基金项目培养基金，并邀请医学科学院基础所的专家给予面对面的辅导与讲座，在省自然基金申报上迈出坚实的一步。

2015年根据三级医院评审标准的要求，结合我院实际，再次修订了《胜利油田中心医院学术论文报销与奖励规定》，通过多措并举，从不同层面激发了各科室人员发表学术论文的积极性，论文的发表数量与质量均较去年同期有了较高的提升。

2016年开始结合医院综合目标建设，对我院不同层级的重点学（专）科，分层级下达立项指标。有效提高了科研质量，医院投入180余万元科研及重点学科建设经费，支持和鼓励学科建设及科技创新，获得了一批较高水平的科研成果。

2017年继续组织开展青年医师论坛活动，鼓励青年医师组织申报山东省自然基金项目培养基金，血液内科王椋、肿瘤科房涛的项目成功申报2017年山东省自然基金。

2018年随着新医技楼的投产，中心实验室开始投入建设，在潍坊医学院、山东省基础所等外联合作的基础上，不断提升我院的基础科研能力。

2019年组织召开第九届科技大会，对2014—2018年度内各临床、医技科室及个人科研项目、获奖情况、论文发表情况进行了周密、细致地摸底，最终筛选出“科技创新团队10个”“科技英才30人”“青年科技之星10人”“科技创新成果10个”“优秀学科带头人10人”。

2020年在院领导及相关部门的大力支持下，胜利油田中心医院生物样本库于2020年3月16日起正式启用。积极筹备东营市医院协会成立大会暨第一届会员大会，拟定《东营市医院协会会员大会选举办法》，成立选举委员会、监督委员会，召开东营市医院协会成立大会暨第一届会员大会，受到与会领导与专家的一致好评。

2021年出台《胜利油田中心医院加快科技创新与学科发展的意见》，积极推进医院科技创新领域项目建设，持续贯彻医院重点学（专）科建设的方针，构建以国家临床重点专科为引领、省级临床重点专科为骨干、市级临床重点专科为基础的优质诊疗服务体系。召开2021年科技创新大会，表彰优秀个人及先进团队。

2022年制定《胜利油田中心医院领导干部联系科研创新与学科发展工作制度》《胜利油田中心医院推进高水平科研成果产出暂行管理办法》，成立领导干部联系科技创新与学科建设工作网格分工，鼓励临床人员积极投入科研工作，参与学科建设，科研立项和高水平科研成果产出不断增加。3月在全院范围开展科研诚信整治活动，动员全员学习科研诚信建设相关文件，加强对项目原始资料收集与记录的监管，进一步规范核心期刊论文、SCI和著作投稿流程，谨守科研诚信。召开2022年科技创新大会，表彰高水平科研成果及优秀科研团队。

2023年制定《胜利油田中心医院外聘科研专家管理办法》，全面对标建设省级区域医疗中心，加快人才培养，强化学科内涵，推动医院高质量、高水平发展。创新青年科技创新人才培养模式，开展订单式青年科技创新人才培养。共派出10名科研型人才到滨州医学院、华西医院、北京同仁医院、苏州大学附属第二医院、齐鲁医院、省立医院开展科研进修工作。规范临床研究管理流程、规范临床研究细则。医学科研诚信与作风学风建设专项教育整治活动常抓不懈。各科室利用早课晚读、科周会、早交班等形式组织学习，提升医学科研人员的学术自律意识，落实论文投稿审批制度，有效保证了我院论文和著作的发表质量。

科教科

一、概况

建院初期，培训教育工作没有专门的组织机构，由分管院领导负责。1965年筹办工读学校，岳养信院长兼任校长。当年招生150人，分初中班和高中班，培养对象为初级卫生人员。1966年6月“文化大革命”开始，学生停课闹革命，无法坚持上课，学生陆续分配，学校撤销。

1972年组建医务处，培训教育工作由医务处苏钦桂负责。1975年科研工作由医务处赵庆蔚负责。同年9月卫生学校建成，校址选在老医院锅炉房后，当年招生70人。筹办“七二一”大学，每期学制为两年半，培养对象是在职医务人员。1978年2月组建医学摄影室，5月成立医科所，张之湘任所长。同年卫校迁入现址。1979年成立医政科，苏钦桂任副科长，负责全院教育培训工作。1980年6月“七二一”大学停办，其间共招生69人。1981年8月卫校独立，之前共培养护士290人，医士150人。1984年7月医科所与医政科合并成立科教科，苏钦桂任副科长。1985年5月撤销科教科，成立科技办公室，科研与培训教育分开，下设医学摄影室和录像室。同年成立培训学校，是油田医疗卫生人员的培训中心，周莉瑛任副校长。1999年科技办与培训科再次合并为科教科，李玲霞任科长。2004年撤销科教科，科研教学职能并入医务部，培训职能并入人力资源部。2010年7月成立科教科，将科研教学工作从医务部分离。2016年成立中心实验室，隶属科教科管理。2021年医院职能整合，进修、培训、继续医学教育、住院医师规范化培训、临床技能实训中心等职能从人力资源部分离，并入科教科，住培办公室、临床技能实训中心划归科教科管理；成立科技成果转化科、中心实验室、生物样本库、3D打印创新研究中心等职能从科教科分离，并入科技成果转化科。

截至2024年3月，科室人员10人，其中主任1人、副主任2人、干事7人；其中博士研究生2人、硕士研究生1人；正高级职称1人，副高级职称3人，中级职称5人，初级职称1人。

历任负责人

姓名	职务	任职时间	离任时间	离任去向
赵庆蔚	医科所负责人	1975	1978.05	医科所办公室主任
赵庆蔚	医科所办公室主任	1978.05	1983	退职
张之湘	医科所所长	1978.06	1979.03	调离
朱松岭	兼医科所副所长	1978.06	1984.07	
尹祚昌	医科所副所长	1978.06	1984.07	
于忠凯	医科所办公室副主任	1978.05	1981	药剂科
苏钦桂	医政科副科长	1979.10	1984.08	科教科副科长
李　璋	医科所负责人	1983	1984.07	
苏钦桂	科教科副科长	1984.08	1985.12	退职
周莉瑛	培训学校副校长	1985	1990	调离
舒桂珍	科技办公室副主任	1985.05	1993.05	主任
舒桂珍	科技办公室主任	1993.05	1995	退职
李玲霞	培训学校负责人	1990	1993.03	教育培训副科长
李玲霞	教育培训副科长	1993.03	1993.10	科教科科长
王星云	科教科副科长	1995	1999.11	老年管理中心副主任
李玲霞	科教科副科长	1993.10	1999	科长
李玲霞	科教科科长	1999	2000	退职
王玉彬	科教科副科长	1999.11	2003.11	调整
庹新远	科教科科长	2000	2004.09	人力资源部副部长
王玉彬	医务科主任兼管科研教学	2003.12	2008.12	医务科主任
伊心浩	医务科副主任兼管科研教学	2008.12	2010.07	科教科主任
伊心浩	科教科主任	2010.07	2021.01	
张慕华	科教科副主任	2013.10	2023.01	
陈春丽	科教科副主任、眼科研究所副所长	2019.02	2020.09	调离
王　椋	科教科副主任、血液科副主任	2019.02		
鲁梅芳	科教科主任、住培办公室主任	2021.01	2023.01	退职
赵冬梅	临床实训中心主任	2019.07		
张慕华	科教科主任、住培办公室主任	2023.02		
由法平	科教科副主任	2023.02		
赵冬梅	住培办公室副主任	2023.02		

二、科室职责

随着医院的发展，科教科不断充实与壮大，主要任务及职能也发生巨大变化，科教科是科研、教学、进修、培训、继续医学教育、住院医师规范化培训、临床技能实训、学科建设工作等职能的综合管理部门，职能包括科研管理、教学管理、师资管理、学科建设与管理、住院医师规范化培训、临床技能实训、外出进修、外来进修、教育培训、继续医学教育管理等。

科研管理主要包括负责各级纵向和横向（合作）科研课题申报的组织、审核和上报工作；科研项目的立项、结题、评定验收、经费使用等运行管理及项目追踪督导等工作；科研存档材料的整理汇总、数据统计工作；各级各类科研成果奖励（自然科学和人文社科）的申报、审核工作；科研论文、专著、获奖等各类科研资料以及数据的汇总审核上报工作；各科研成果（SCI 收录、获奖等）材料的整理、汇编工作。

教学管理主要负责制定教学计划，编写教学日历，组织实施临床实训教学计划；负责统计教学工作量，统计、核对与发放授课教师补贴、考试管理与成绩管理；组织督查实施教学过程，监督日常教学运行质量，评估教学质量和教学成果；考核各类教学、见习、实习工作，定期收集汇总临床教师教学意见和建议；师资队伍建设与管理；学生日常管理、研究生日常管理。

培训进修管理主要是根据职工发展需要，建立和完善职工培训进修体系，负责制定医院年度培训、进修计划并实施；组织实施、指导协调对职工进行的分类、分层次培训，努力提高职工素质；制定年度教育、培训、进修、经费的预算并进行管理和使用；职工在职学历教育等工作；全院“三基三严”管理、培训、考核、协调工作；“早课晚读”、5G 手术视频教学、爱婴医院培训工作的督导与落实等。

继续医学教育管理主要负责省级继续医学教育学分管理，定期维护省级继续医学教育平台信息；全院卫生技术人员远程继续医学教育的报名并组织答题；负责每年全院职工年度学分审核；负责职称晋升人员任期学分审核；组织申报国家级、省级、市级继续医学教育项目，收集、审核继教项目举办及备案材料，完成省继教中心完成国家级、省级继教项目的备案工作。

住院医师规范化培训工作主要负责建立住院医师规范化培训管理体系，制定住培相关管理制度；负责制定并落实年度培训计划、三年培训轮转计划、年度住培经费的预算，进行专项经费管理和使用；住培学员招录、岗前培训、日常管理、考勤管理、培训考核、待遇发放、档案管理及相关协调工作；住培师资评聘、培训考核、待遇发放、年度评价等工作；负责住培质量管理，组织季度考核和专项督导；组织院内自评、迎接上级主管部门督导；定期督导基层实践基地，并联合开展教学活动；不定期组织住培学员座谈会、教学研讨会、管理研讨会等相关会议；省、国家住培管理平台信息的上报、维护及更新；制定年度住培评优方案，并组织实施；全院研究生导师管理等。

临床技能实训中心管理主要负责制定临床技能实训中心各项规章制度及管理办法；相关经费预算的制定实施以及资产管理；模拟教学设备以及教学设施、场地的日常使用管理及维护等工作，确保实训中心的良好运行；制定年度培训考核计划并组织实施；培训技能训练活动日常考勤预约登记管理，建立教学资料档案及管理工作；建立和健全培训教学质量评价方法和监控体系，定期开展教学质量评估等活动，进行教学质量控制和分析；做好医院微创手术技能培训考核相关工作。

三、主要工作

精准高效抓改革、建机制，科技创新活力有效激发。对重大科技合作项目实行顶格推进，落实项目包靠责任制、问题会商解决制，书记、院长带头包靠项目，领导班子成员分片包干，进行定期调度、定期分析、定期督导，全力确保项目落地见效。持续完善科研体系建设，制定实施促进科技成果转化管理、科技成果转移转化激励政策等一揽子制度，给予平台建设、人才培养、资金保障、成果运用最大化支持，让全员创新创造活力竞相迸发。

千方百计抓项目、促科研，科技创新成果竞相涌现。足额经费支持和鼓励科技创新，有效激发了创新创造活力，获得了一批较高水平的科研成果。近五年全院共运行各类科技项目 200 余项，其中承担国家自然科学基金、省自然科学基金项目、省医药卫生发展项目、省中医药发展项目、吴阶平基金、中华国际医学交流基金 23 项，荣获省、市、局级科技成果奖 96 项，发表论文 2472 篇，其中中文核心期刊 727 篇，SCI 收录 145 篇，出版著作 425 部。

多措并举抓合作、搭平台，柔性引智工作成绩突出。坚持开放办院，不断拓宽对外合作，借力引智产出高质量科研成果。与戴尅荣院士团队合作开展 3D 打印技术临床转化研发，目前已在 6 个临床科室启用，为患者提供个性化服务。与上海九院国家组织工程中心周广东教授团队合作的自体骨髓干细胞体外构建组织工程软骨关节镜下修复软骨缺损研究项目，目前关节外科已完成十例软骨移植手术，取得良好效果。神经内科参与的中国急性基底动脉闭塞血管内治疗临床试验（BAOCHE），研究结果发表在国际顶级医学期刊《新英格兰医学杂志》，填补了我院在国际顶级期刊上的空白。骨科康复科参与的天津医院发起的“整合疗法在青少年特发性脊柱侧凸患者中的临床研究及应用推广”项目获中国康复医学会科学技术奖三等奖，实现了我院在国家级社会团体获奖的突破。

营造尊重知识、尊重人才、尊重科学、尊重创造的良好氛围。支持攻读博士研究生教育，目前在职博士研究生14人。建立“青年科技俱乐部”，通过突出贡献青年医师的引领作用，带动全院乃至医联体医院的青年科技创新工作。创新科研人才培育新模式，开展了“硕升博、本升硕”专业技术人员能力提升培养项目，通过理论授课、科研工作坊训练、专业导师一对一培养等系统性教学，培养高水平的卓越医师。首批33名“硕升博”学员顺利结业，14人参与亚专科带头人评选，发表SCI论文15篇，中文核心期刊26篇，参与或主持省级以上项目5项，医学人才素养显著提升。遴选青年科研型人才培养对象17名，并给予重点培养扶持。选拔考核第二、三批专业技术人员能力提升培养项目硕升博67名、本升硕134名，系统提升专业技术人员整体素质。

持之以恒抓学科、提技术，医院综合实力持续提升。在专科发展上，医院打破常规，实现内外科协作，整合院内优势学科成立了“十院六中心”，实现了学科间的优势互补和资源共享，为做强优势学科奠定了坚实基础。医学影像科被成功创建为“国家临床重点专科”，实现了国家级重点专科零的突破。头颈血管外科（颈动脉狭窄诊疗）专业获评“省级临床精品特色专科”，神经内科、风湿免疫科、呼吸内科、泌尿外科、普外科、烧伤科、神经外科、重症医学科等八个专业获评省级临床重点专科。烧伤整形外科学成功入选省首批医药卫生重点学科。加快推进临床研究中心与重点实验室建设，皮肤病与性病专业为山东省皮肤病与性病临床医学研究分中心，东营市皮肤病与性病临床医学研究中心；耳鼻喉疾病专业为山东省耳鼻喉疾病临床医学研究分中心，东营市耳鼻喉疾病临床医学研究中心；脑卒中专业为东营市脑卒中临床医学研究中心；烧伤整形专业为东营市烧伤整形临床医学研究中心；重症医学科专业为市危重症临床医学研究中心；检验科、中心实验室分别被评为市血液病诊疗重点实验室和细胞生物学重点实验室。与中国工程院李兆申、刘以训院士合作建立了李兆申院士工作站、刘以训院士生殖培训中心，全市首个医疗行业院士工作站落户我院。成立了心脑血管病、口腔、眼科、消化病、血液病五个专病研究所，积极开展临床研究。与上海国家组织工程技术中心开展项目合作，与爱而创国瓷材料有限公司达成合作协议，申报数字化精准医学实验室，与山东脐血库合作开展脐血单个核细胞、脐血间充质领域的临床应用研究。医院先后创建为国家消化病临床研究中心早期胃癌筛查研究协调网络协作中心、中国肺癌防治联盟东营肺结节诊治分中心、淋巴瘤诊疗规范化培训基地等。

教学相长师生共进，教培工作得到全面进步。以更实举措抓教学、重住培，临床教学任务圆满完成。抓细抓严教学工作，临床医学专业2.5+2.5教育教学改革、临床医学专业水平测试工作稳步推进，学业水平测试、考研成绩在学校名列前茅、再创新高。多种形式强化师资培训，教师发展中心正式运行，成功遴选临床教师423名；滨医、潍医研究生联合培养基地通过验收，21位导师被聘为滨医专业学位研究生指导教师、7位导师被聘为同等学力申请硕士学位人员导师、16名导师通过潍医硕士研究生带教资格审核。历届滨州医学院教师在教学比赛中荣获一、二等奖数项、获批实践教学改革与研究项目15项。获评滨州医学院优秀教学基地、优秀临床技能训练中心、滨州医学院示范性实习（实训）基地。建章立制，抓牢抓实住培工作，强化培训质量管理，细化过程考核，确保教学培训规范到位；建立住培专项账户，严格落实学员待遇，确保专项资金专款专用；住培教师实行动态调整，实现培训全覆盖，师资队伍不断优化；以周周考等方式强化训练，结业学员理论、技能考核通过率位列山东省第一方阵。2021年度国家住培业务水平测试我院取得全国排名第15名、山东省排名第1名的优异成绩。2019年、2021年先后迎接山东省住培评估工作，住培工作得到了专家的肯定。2023年荣获山东省首届内科专业住院医师规范化培训技能竞赛第四名。高水平建设医学模拟中心，搭建区域医学教育平台。2021年新筹建临床技能实训中心投产使用，培训考核涵盖医学教育整个过程（毕业前、毕业后、继续教育），满足各层级人员需求，实现标准化、规范化、信息化的教学与培训，每年培训考核约500场次，10000余人次。中心创建为美国心脏协会（AHA）心血管急救培训中心、东营市医学模拟中心、东营市乡村振兴卫生技术人员能力提升培训基地，承接了多项东营市政府指令性任务及各项市级竞赛活动，充分发挥辐射带动作用。

不断深化与高校精准医学团队的合作，儿科、磁共振检查科、口腔科等与滨州医学院精准医学团队实现深入对接，与青岛大学医学部科研处建立密切联系，初步达成多项合作意向。参与北京协和医院中央高水平医院临床科研专项、国家自然科学基金重大项目等多中心临床研究23项，外聘13名科研专家，交流合作不断走深走实。中心实验室等科研平台建设初见成效，建立以临床科研项目为类别的生物样本库，初步建设生物样本库信息管理一体化平台，与山东省医学研究中心的创新转化平台建立联系，促进成果转化高效落地。与滨州医学院、青岛大学医学部、山东大学齐鲁医学院等高校，在本科教学、研究生教育、科研联合攻关及学科建设上深化合作共建，我院医教研整体水平持续提升。

四、荣誉

（一）集体荣誉

2001年　被评为管理局科技创新示范单位。

2003年　被评为管理局科技先进单位。

2010年　获得滨州医学院第一届临床教师技能比赛优秀组织奖。

2010年　荣获滨州医学院教职工乒乓球比赛、滨州医学院教职工羽毛球比赛团体赛一等奖。

2011年　荣获滨州医学院教职工乒乓球比赛一等奖、滨州医学院教职工羽毛球比赛团体赛三等奖。

2011年　荣获滨州医学院第二届临床教师技能比赛三等奖。

2011年　荣获胜利油田中心医院文明建设先进团体。

2011年　荣获滨州医学院第二届临床教师技能比赛三等奖。

2012年　荣获滨州医学院教职工乒乓球、羽毛球比赛团体赛二等奖。

2013年　荣获滨州医学院教职工羽毛球、乒乓球比赛团体赛一等奖。

2013年　荣获滨州医学院第四届大学生技能竞赛团体赛二等奖；个人综合一等奖1项、三等奖3项，个人穿刺技术一等奖1项、急救技术一等奖1项、个人优秀奖1项。

2015年　荣获滨州医学院第四届临床教师教学技能竞赛团体三等奖；理论授课一等奖1项、临床技能单项奖一等奖1项、二等奖1项、三等奖2项。

2015年　荣获滨州医学院教职工羽毛球团体比赛二等奖。

2015年　荣获胜利石油管理局科技工作先进单位称号。

2016年　获评滨州医学院优秀临床教学基地。

2016年　获评国家医师资格分阶段考试实证研究工作先进集体。

2016年　荣获滨州医学院第七届大学生技能竞赛团体三等奖。

2017年　荣获滨州医学院第八届大学生技能竞赛团体一等奖。

2017年　荣获全国执业医师分阶段考试实证研究工作二等奖。

2018年　荣获全国高校（医学类）微课教学比赛一等奖。

2018 年　荣获滨州医学院第九届大学生技能竞赛团体一等奖；个人综合一等奖 1 项、三等奖 1 项。

2019 年　荣获滨州医学院第十届临床医学专业本科生临床技能竞赛团体二等奖。

2019 年　荣获滨州医学院教职工乒乓球、羽毛球比赛优秀组织奖、羽毛球领导组冠军、羽毛球团体亚军。

2020 年　获评滨州医学院优秀临床教学基地、优秀临床技能训练中心。

2020 年　荣获滨州医学院首届 PBL 案例大赛二等奖。

2020 年　荣获滨州医学院第十一届大学生技能竞赛团体一等奖。

2021 年　荣获全国高校（医学类）微课教学比赛教学设计奖。

2022 年　荣获滨州医学院实践教学阶段课程思政教学比赛一、二、三等奖；滨州医学院第三届 PBL 优秀案例评选优秀奖。

2023 年　滨州医学院第十五届大学生技能大赛中医学影像学专业赛道荣获团体特等奖、团体二等奖、个人单项第一名 2 项，个人综合奖 2 项。

2023 年　在滨州医学院第八届临床教师教学比赛，取得中级组一等奖第一名和高级组二等奖第三名的优异成绩；荣获滨医第四届 PBL 案例评选三等奖。

2023 年　荣获滨州医学院教职工乒乓球、羽毛球比赛，羽毛球团体一等奖、羽毛球领导组冠军。

2023 年　荣获山东省首届内科专业住院医师规范化培训技能竞赛荣获全省第四名、团体二等奖。

（二）个人荣誉

1992 年　周素贞荣获中国石油天然气总公司护理知识、技术竞赛全能第二名、中国石油天然气总公司护理知识、技术竞赛静脉输液技术操作第二名。

1992—1995 年　周素贞获得胜利石油管理局工会“三八”红旗手称号。

1993 年　周素贞荣获共青团山东省委山东经济腾飞“青春立功”三等功。

1994 年　周素贞获得胜利石油管理局青年岗位明星称号。

1996 年　周素贞获胜利石油管理局护理技术能手称号，获个人三项全能一等奖、铺备用床三等奖、密闭式静脉输液一等奖、铺无菌盘二等奖。

1997 年　周素贞获得共青团胜利石油管理局新长征突击手称号。

1999 年　张慕华获得胜利石油管理局模范护士称号。

2000 年　伊心浩获得第七届油田十大杰出青年提名奖。

2004 年　丛松霞获得滨州医学院教学管理工作先进个人称号。

2005 年　丛松霞获得潍坊医学院临床教学优秀班主任称号。

2007 年　丛松霞获得滨州医学院优秀带教老师、本科教学工作水平评估先进个人称号。

2007 年、2008 年　伊心浩获得胜利油田管理局优秀卫生工作者称号。

2008 年　丛松霞获得滨州医学院教学管理先进个人称号。

2009 年　张慕华获得东营市优秀护士称号。

2010 年　伊心浩获得胜利油田管理局技术督导先进个人称号。

2012 年　伊心浩获得山东省卫生科技创新人才、东营市人力资源和社会保障局第六届优秀科技工作者、东营市第六届优秀科技工作者称号。

2013 年　伊心浩获得胜利石油管理局文明先进个人、黄河口医学领军人才、胜利石油管理局文明建设先进个人、第二批黄河口医学领军人才优秀青年人才称号。

2008 年、2011 年、2012 年、2014 年　伊心浩获得东营市医学会优秀医生称号。

2009 年至 2014 年、2016 年、2017 年　伊心浩获得滨州医学院实践教学管理先进个人称号。

2013 年至 2017 年　张慕华获得滨州医学院教学管理先进个人称号。

2009 年至 2017 年　张慕华获得潍坊医学院实

践教学优秀班主任称号。

2015 年　张慕华获得山东省医学图书协会先进工作者称号。

2007—2017 年　周素贞获得滨州医学院教学管理先进个人称号。

2009—2017 年　周素贞获得潍坊医学院实践教学优秀班主任称号。

1993 年　鲁梅芳获得胜利石油管理局优秀团支部书记称号。

2009 年　鲁梅芳获得滨州医学院优秀带教老师称号。

2010 年　鲁梅芳获得东营市医学会优秀医生称号。

2011 年　鲁梅芳获得山东省优秀执业医师考官称号。

2020 年　鲁梅芳获得东营市抗击新冠肺炎疫情先进个人荣誉称号。

2022 年　由法平获得东营市优秀科技工作者（优秀医生）荣誉称号。

2013 年、2015 年　赵冬梅获得东营市护理学会优秀护士称号。

2018 年　赵冬梅获得胜利油田优秀护士称号。

五、社会兼职

伊心浩任中华医学会航海医学分会第六届、第七届青年委员会常务委员、第七届航海医学信息专业委员会副主任委员、第八届青年委员会专家委员、第八届近海医学专业委员会常务委员。

鲁梅芳任山东省医学会第一届、第二届伦理委员会委员，山东省医院协会病案管理专业第一届委员会副主任委员、山东省医学会伦理学分会第四届理事会理事、山东省第一届医院品质管理联盟专业委员会常务委员、第一届中西医结合内分泌专业委员会委员、东营市医学会内分泌专业委员会副主任委员、东营市第一届病案质控中心主任。

张慕华任东营市护理学会第二届肿瘤血液专业委员会副主任委员、东营市护理学会静脉输液委员会副主任委员。

由法平任中国老年保健协会乳腺专业委员会委员；山东省医学会类器官分会委员；山东省老年医学会肝胆胰微创专业委员会委员；山东省研究型医院协会胆道外科、乳腺外科分会委员；东营市医学会普外科学会委员。

赵冬梅任山东省护理学会第七届、第八届护理教育专业委员会委员。

（撰稿人：张慕华　赵冬梅　由法平）

第二节　科研平台

1978 年 2 月组建医学摄影室，负责全院医疗、科研和院内重大活动的摄影工作。

1981 年以后陆续购置摄影和放大设备，开展病例外观摄影、手术过程摄影、标本摄影、显微摄影以及 X 射线片、心电图、图表、文字翻摄等 20 余项医学摄影，制作幻灯 200 余套，照片 1 万余张，为临床、科研、教学收集大量图像资料。

1985 年 12 月医院筹建录像室，引进 SONY3/4 彩色录像设备 1 套，收集医疗护理、科研教学、学术活动、重要会议和重大活动等影像资料 61 件。摄制资料片 7 部，专题片 4 部，油田电视台播放新闻报道 26 条，省电视台播放 2 条等。专题片《把普法教育工作落到实处》被评为油田 1986 年优秀录像片。截至 1986 年，油田科委对医院拨款购置科研、教学设备 80 件（台）。

2014 年 3 月完成 GMP 实验室改造，成立细胞生物实验室。DC/CIK 的应用为肿瘤患者提供治疗。以优势学科为重点支持对象，与北京宣武医院、山东省医科院基础所、中国医学科学院血液病研究所等协作，参与“十二五”重大专项研究，获省级科研立项 5 项。

2016 年成立中心实验室，与潍坊医学院、山东省基础所等外联单位签订实验室合作协议，提升医院科研平台建设；依托各重点学（专）科、研究所开展具有学（专）科特色的临床新技术研究和推广应用，提升区域内专科疾病整体诊治水平。

2018 年在医院现有科研条件的基础上，整合纵向资源与横向资源，以临床新技术、新方法、新手段、新路径为切入点，大力建设多学科共建共享的中心实验室。随着新医技楼的投产，完善中心实验室建设、创建基于实训室的动物实验室、医院研究所专业实验室；积极筹备与潍坊医学院、山东省基础所等外联单位签订实验室合作协议，促进与提升我院的科研平台建设；5 月加入“一带一路”生物医药国际联盟，成为发起成员单位和首届理事单位。规范开展干细胞及生物医学创新技术产品的临床研究，深化基础研究向临床转化，提升医院技术水平和核心竞争力。

2019 年 3 月 3 日完成院士工作站合作协议的拟定。为了抓住山东省三月份院士工作站申报的机遇，2019 年 3 月 18 日顺利完成院士工作站的网络申报。2019 年 3 月 25 日，院士工作站通过山东省科技厅审核，并公布创建成功，这是我市在医学领域成功申报的首家院士工作站。4 月黄河三角洲胜利油田中心医院组织细胞库揭牌，与上海国家组织工程技术中心、青岛科技大学泰山学者李速明教授团队等外联单位合作，积极筹备申报干细胞临床研究备案机构，参与组织工程与再生医学领域的科学研究。2019 年 4 月 19 日完成了与凤起生物科技发展有限公司签署战略合作协议，双方在干细胞科研应用方面开展全面合作；4 月 24 日，黄河三角洲胜利油田中心医院组织细胞库揭牌，与凤起生物科技发展有限公司共同打造黄河三角洲胜利油田中心医院组织细胞库。口腔研究所对数字化口腔技术进行调研工作，与爱而创国瓷材料有限公司达成初步合作协议。

2020 年 3 月生物样本库正式启用，可存储组织、血液等生物样本，有利于医院科研项目管理，保障相关课题研究的正常运行。与中国工程院李兆申、刘以训院士合作建立了李兆申院士工作站、刘以训院士生殖培训中心，全市首个医疗行业院士工作站落户我院。成立了心脑血管病、口腔、眼科三个专病研究所，积极开展临床研究。与上海国家组织工程技术中心开展项目合作，与爱而创国瓷材料有限公司达成合作协议，申报数字化精准医学实验室，与山东脐血库合作开展脐血单个核细胞、脐血间充质领域的临床应用研究。医院先后创建为国家消化病临床研究中心早期胃癌筛查研究协调网络协作中心、中国肺癌防治联盟东营肺结节诊治分中心、淋巴瘤诊疗规范化培训基地等。

2021 年与上海交通大学医学 3D 打印创新研究中心合作，成立东营市首家医学 3D 打印创新研究中心，3D 打印技术在骨科得到广泛应用；山东省肿瘤医院规范化诊疗基地落户我院，借助省肿瘤医院的优质资源，提升肿瘤精准治疗规范化水平；与山东大学齐鲁儿童医院建立合作关系，成为复旦大学附属儿科医院协作医院，为助力儿科发展提供有利条件。与滨州医学院达成共建研究生院合作共识，院校合作进一步深化。

2022 年继续借力引智，与第三方实验平台山东国际生物科技园签署合作协议，依托第三方实验平台开展在体、组织、细胞、分子等多水平基础实验，为医院科研人员提供更优质便捷的实验环境。与戴尅戎院士团队合作开展 3D 打印技术临床转化研发，已在 6 个临床科室启用。与上海九院国家组织工程中心周广东教授团队合作的自体骨髓干细胞体外构建组织工程软骨关节镜下修复软骨缺损研究项目，取得良好效果。与东营胜利口腔医院在新产品与新材料开发、新技术应用上开展全方位合作，与滨州医学院在本科教学、研究生教育、科研联合攻关及学科建设上深化合作共建，持续提升我院医教研整体水平。

2023 年不断深化与滨州医学院、青岛大学等高校科研团队的合作，儿科、磁共振检查科、口腔科等与滨州医学院精准医学团队实现深入对接，与青岛大学医学部科研处建立密切联系，达成合作意向。医院投资 700 余万元建设中心实验室，加强与第三方实验平台合作，初步建设生物样本库信息管理一体化平台，建立以临床科研项目为类别的生物样本库。

第三节　学术活动

2004年至2018年承办各级各类学术活动806场次。近四年来，先后派出280余人参加国内外学术交流，承办市级以上学术会议115场次。举办“国家级继续教育项目—临床研究方法学习班”“山东省脑血管病防治研讨会”“山东省脊柱外科学术研讨会”“山东省妇产科临床热点问题研讨会”“山东省临床营养质量管理与学术交流会”“山东省临床分析细胞学学术会议”，为科技工作者搭建拓宽学术视野平台，提高医院知名度。

2019年4月为营造医院学术氛围，召开以“黄河口医学论坛学术活动”为主题的院庆活动，整个院庆期间开展黄河口系列论坛学术活动共计42场次，其中承办省级以上学术会议10余场次，邀请省级以上知名专家180余人，参会人员共计4000余人次。

2020年10月与东营市医院协会共同承办2020年山东省脑卒中大会、山东省卒中学会年会暨山东省卒中学会脑血流与代谢分会成立大会，邀请北京、上海、天津和省内知名专家进行学术讲座与专题报告，促进脑卒中救治的区域协作体系建设，助推医院相关学科发展。

近三年来积极邀请上海、省内知名专家来院授课，聘任滨州医学院精准医学团队教授成员作为医院科研导师，围绕科研设计、实施等进行系统授课，开展科研能力培训活动50余场次，提升年轻医生科研能力。

2019年至2023年承办各级各类学术会议177场次，其中省级及以上学术会议41次，邀请省级及以上知名专家500余人次，院内职工参加国内外学术交流1413人次，有力地提升了职工的专业知识及学术水平。

第四节　科技成果转化科

一、概况

2021年2月20日成立科技成果转化科，属机关职能科室。科教科原科研开发管理等工作划归科技成果转化科管理。主要负责医院专利、成果转化合同和成果转化基金的管理，以及对专利、成果转移转化平台、对外窗口和技术转移服务，进行后续开发等工作。图书室成立于1966年，于2005年3月归属信息中心管理，2021年5月8日将信息中心的内设机构图书馆划归科技成果转化科管理，中心实验室暂由科技成果转化科管理。

截至2024年3月，科技成果转化科（含中心实验室）现有人员5人，博士研究生1人，硕士研究生4人；主任医师2人，副主任医师1人，技师2人。

历任负责人

姓名	职务	任职时间	离任时间	离任去向
伊心浩	科技成果转化科主任	2021.02		
李　娟	科技成果转化科副主任	2022.12		
王际亮	中心实验室副主任	2023.02		

二、科室职责

（一）科技成果转化科

制定鼓励全员参与科研成果向临床应用转化的制度和办法，并提供适当的经费、设施、人员支持，营造促进科研成果持续产出和转化的良好环境，引导和推动医院范围转化医学的双向转化

（包括研究、实验和试验），促进科研成果持续产出和转化；组织筛选、推荐、评价，包括与高校、科研院所、科技公司开展合作研究形成的可转化的科研成果，并实施和监管；组织发明专利的征集、申报；组织转化成果的验收评价和奖励工作；组织对专利、成果提供转移转化平台和技术转移服务团队的建设工作。

（二）中心实验室

负责中心实验室的建设、维护与管理工作；负责中心实验室安全管理制度、流程和安全规程的制定，并遵照实施。

（三）图书馆

根据临床、教学、科研和管理的需要，有计划、有重点地收集国内外医学相关学科的文献，负责医院图书馆书、刊（包括电子期刊）和报纸的采购订阅工作，以及电子图书的管理工作，完成图书阅览和流通服务工作，开展多层次、多种方式的读者服务工作。

（四）生物样本库

负责收集、管理、分析和分享生物样本，为医院临床医技科室各种类型的科学研究提供有效的支持。

三、主要工作

2021 年 3 月 20 日"上海交通大学医学 3D 打印创新研究中心胜利油田中心医院分中心"在我院揭牌成立，标志着东营市医学 3D 打印技术发展迈上了新台阶。2021 年 5 月 6 日作为分中心开始开展第一例手足外科"尺骨桡骨远端 + 半个手掌"模型，科技成果转化科通过组织相关科室人员参加泰安市中心医院 3D 打印医学应用中青年高峰论坛、召开转化研发工作领导小组推进会推动项目开展，已在创伤外科、手足外科、关节外科、脊柱外科、神经外科、胸外科、口腔科先后启用，采用颅骨数字定位法，创伤置钉数字定位法，椎弓根钉数字定位法，技术直观、形象、实用，极大解决了以前临床中的疑难复杂问题，个性化服务于患者，使经验性治疗转变为标准化治疗，不断满足人民群众日益增长的健康需求。2021 年 12 月创伤骨科金鑫医师、孟险峰主任医师积极参与 2021 年第三届医学 3D 打印技术与临床应用全国创新大赛，参赛项目《3D 打印技术在围关节骨折手术的应用价值较 CT 三维重建的优势》获得由上海交通大学医学 3D 打印创新研究中心全国医院联盟的三等奖。

2021 年 5 月图书搬迁至医技楼南区 6 楼，布置图书阅览室、典藏书库、借阅书库等。期刊库搬迁至疾控中心北楼中心实验室 1 楼。2021 年 8 月采购中华医学全文数据库、中华医学知识库、pubmedplus 三个中外文数据库。2022 年 11 月采购 467 册（共计 329 种）相关医学工具书。截至 2023 年 6 月，我院电子期刊数据库 pubmedplus 系统总访问量 10208 次，IP 访问量 1958 条，免费文章直接下载量 3136 次；中华医学期刊数据库有期刊 143 种、1000 余万篇文献量，使用访问量 36735 人次，下载量为 1891 篇次，阅读次数 35359 篇次；中华医学知识库有 6 个子库，登录次数 17546 次，总浏览时长 2401.4 小时；中国知网期刊种类有 1300 种、1000 余万篇文献量，登录次数为 2400417 次、检索次数 2319323 次、浏览次数 44879 次、下载次数 36215 次；万方医学网期刊种类有 2000 种、1000 余万篇文献量，使用下载次数 213153 次；医知网 46000 种外文期刊，实现馆际互借申请量 11309 篇，直接下载量 7786 次；图书馆图书种类为 92387 种，藏书数量 188443 册。

2021 年年度取得临床相关国家发明专利 1 项，产科一病区王慧等《一种自动担架机器人》；2022 年年度取得临床相关国家发明专利 1 项，口腔科葛登峰《一种口腔种植修复消毒置物盒》；2023 年年度取得临床相关国家发明专利 1 项，于艳等《医用手术台》。2021 年度实用新型专利 5 项，分别《一种超声影像工作探头稳像支架装置》《便于放置的神经内科治疗仪》《一种细胞、细菌涂片染色架》《一种早孕可视无创负压人工流产吸引器》《一种中医护理用药物加热装置》；2022 年度实用新型 3 项，分别《一种用于早产儿的体位调整鸟巢》《一种血培养阳性瓶排气装置》《一种口腔种植修复消毒置物盒》；2023 年度实用新型6项，分别《一种颅脑托架》《一种组合式放置架》《一种换药车》《一种护理架》《一种负压可调节式胃肠减压装置》《一种用于核酸检测八联管压盖装置》。

2017年2月21日成立中心实验室，属医技科室，暂由科教科管理。人员由科教科人员兼任，定员5人，中层职数2名，根据工作情况逐步配置。主要职能是负责临床检验、科研、学科建设等工作，为医务人员从事临床和基础科学研究提供平台，并协助各临床科室和医技科室从事科研活动。2021年5月8日中心实验室暂由科技成果转化科管理。2023年6月13日，院长办公会同意中心实验室融合建设项目立项基础科研研究平台及精准医学研究平台。2023年11月24日，医院党委会同意中心实验室建设方案，场地建设预算费用为97万元，设备建设预算费用为621万元。2024年1月31日完成基建改造，截至2024年3月完成中心实验室设备竞争性磋商。2023年12月25日，被东营市科学技术局认定为东营市细胞生物学重点实验室。

2020年3月16日，胜利油田中心医院生物样本库启用，对院级科研在研项目所涉及样本进行入库管理。2022年6月6日，规范生物样本的采集、保藏、利用、对外提供、捐献者保护等工作，保证样本库为临床科学研究提供高质量的样本、高质量的数据、高质量的服务，遵循《中国医药生物技术协会生物样本库标准（试行）》和伦理规范，保证患者隐私，并保证业务正常开展，所有生物样本采集交付样本库前需签订知情同意，《生物样本采集知情同意书》已对接到HIS系统。

制定鼓励全员参与科研成果向临床应用转化的制度和办法，建立的制度有《胜利油田中心医院科技成果转化管理办法》《胜利油田中心医院成果转化工作管理委员会议事规则》《胜利油田中心医院促进科技成果转移转化管理办法（试行）》《胜利油田中心医院知识产权管理办法（试行）》《胜利油田中心医院专利管理办法（试行）》《胜利油田中心医院科技成果转化专项经费管理办法（试行）》《胜利油田中心医院“科技成果转化奖”实施办法（试行）》。

四、荣誉

2023年　王际亮被中共东营市委，东营市人民政府授予东营市创新实干先进个人（疫情防控）荣誉称号。

（撰稿人：伊心浩　王际亮）

第五节　科研成果

2008年至2023年，医院获省市局科研成果275项，包括省科学技术奖、省医学科技奖、省保健协会科技奖、省药学会科技奖、中国康复医学会科学技术奖、省医学会急危重病例诊治奖、省医务系统职工科技创新成果奖、省老年医学学会科技奖、省护理学会奖、东营市科学技术奖、胜利石油管理局科技奖等。发表论文3153篇，其中核心期刊论文1261篇，SCI论文发表223篇，出版著作572部。2013年以来分别与高校科研院所签署合作研究协议，承担国家自然科学基金、国家重点研发计划、吴阶平基金、国家863计划子课题、“十二五”重大专项、省自然基金项目、省医药卫生发展项目、省中医药发展项目40余项，参与多中心临床研究项目20余项。

获奖科研成果

获奖时间	完成人	科研课题	获奖名称
1996 年	瞿鸿德	微波针形电极在肝脏手术中的应用	胜利石油管理局科技进步一等奖
	丁洪基	尖锐湿疣与假性湿疣分子病理学研究	东营市科技进步一等奖
	李明英	龙葵草合剂止血作用及机理研究	胜利石油管理局科技进步二等奖
	董西见	喉癌切除喉功能重建手术的临床研究	胜利石油管理局科技进步二等奖
	庞闽厦	CT 导引下胸部隐蔽性肿块经皮穿刺活检技术的研究	东营市科技进步二等奖
	韩爱萍	APAAP 桥联酶标法快速诊断小儿呼吸道病毒的研究	东营市科技进步二等奖
	刘继英	血液标本细菌 L 型培养、鉴定和药敏实验研究	胜利石油管理局科技进步三等奖
1996 年	刘正华	加速器放射治疗恶性肿瘤的临床应用	胜利石油管理局技术推广一等奖
	周明琪	新生儿全静脉营养临床研究	胜利石油管理局技术推广三等奖
	戴华英	胜利油田东营部分地区出生缺陷的调查	胜利石油管理局技术推广三等奖
	张玉琢	油田和东营地区新生儿疾病协作网的建立	胜利石油管理局技术推广三等奖
	张芳园	常压下吸氧加药物综合治疗突发性耳聋	胜利石油管理局技术改革三等奖
	张先军	国产 X 线管代替进口 X 线管	胜利石油管理局技术改革三等奖
	于本章	MONARCH 分析仪分析盘的清洗和重复利用	胜利石油管理局技术改革三等奖
	梁民琦	医疗单位药品质量与价格情报调研	胜利石油管理局科技情报三等奖
	顾明亮	医学分子生物学在疾病诊断中的应用及研究	胜利石油管理局科技情报三等奖
	燕振忠	同种带瓣大动脉的制备保存技术及临床应用调研	胜利石油管理局科技情报三等奖
	郝恒剑	心脑急症患者循环内皮素检测的调研	胜利石油管理局科技情报三等奖
	王德华	关于加强医院病案管理的建议	胜利石油管理局企业建设三等奖
	杨树屏	关于成立试剂中心为油田医学检验服务的建议	胜利石油管理局企业建设三等奖
1997 年	高欣义	细胞因子与小儿呼吸道感染的相关性研究	东营市科技进步一等奖
	张玉琢	高压氧治疗新生儿缺血缺氧性脑病的临床研究	东营市科技进步二等奖
	刘传木	心率变异的临床应用研究	东营市科技进步二等奖
	殷景义	现代白内障囊外摘除及后房型人工晶体植入术的临床应用研究	东营市科技进步三等奖
	宋和凤	TCD、MR、BAEP 检查对脑干缺血性血管病的诊断对照研究	山东省科技进步三等奖
	张玉琢	高压氧治疗新生儿缺血缺氧性脑病的临床研究	山东省科技进步三等奖
	郝　萌	SLZ-2 型微型全功能综合治疗机的研制	胜利石油管理局技术改革三等奖
	马行宣	变应原浸液除菌过滤和分装方法的改进	胜利石油管理局技术改革三等奖
	梁民琦	医疗单位药品质量与价格情报调研	山东省科技情报三等奖
	顾明亮	医学分子生物学在疾病诊断中的应用及研究	山东省科技情报三等奖
1998 年	刘传木	永久性埋藏式起搏器的临床应用研究	东营市科技进步一等奖
	宋和凤	TCD、MR、BAEP 检查对脑干缺血性血管病的诊断对照研究	山东省科技进步三等奖
	刘传木	选择性冠状动脉造影及临床应用研究	东营市科技进步二等奖
	董西见	喉显微手术的临床应用研究	胜利石油管理局科技进步三等奖
	姜法伟	低场磁共振血流成像技术临床应用研究	东营市科技进步三等奖
	刘传木	射频电消融术治疗快速心律失常	胜利石油管理局技术推广一等奖
	刘正华	东营市西城区乳腺癌普查普治的研究	胜利石油管理局技术推广一等奖
	瞿鸿德	微波针形电极在肝脏手术中的应用	胜利石油管理局技术推广二等奖
	王建平	应用彩色多普勒诊断外周血管疾病	胜利石油管理局技术推广二等奖
	张玉琢	骨碱性磷酸酶检测对小儿佝偻病诊治的临床应用	胜利石油管理局技术推广二等奖
	董西见	喉癌切除喉功能重建手术的临床研究	胜利石油管理局技术推广二等奖
	李爱英	尖锐湿疣与假性湿疣分子病理学研究	胜利石油管理局技术推广二等奖
	马行宣	东营地区气传真菌调查及过敏原性研究	胜利石油管理局技术推广三等奖
	刘继英	血液标本细菌 L 型培养鉴定和药敏试验研究	胜利石油管理局技术推广三等奖
	庞闽厦	CT 导引下胸部隐蔽性肿块经皮穿刺活检技术的研究	胜利石油管理局技术推广三等奖
	高长杰	男性不育实验室诊断技术的临床应用	胜利石油管理局技术推广三等奖
	冯国平	对示指背侧皮瓣修复拇指复合缺损手术方法的改进	胜利石油管理局技术改革二等奖
	田兆俭	非手术介入性输卵管成形术情报调研	胜利石油管理局科技情报二等奖
	石玉杰	高血压病与胰岛素抵抗关系的情报调研	胜利石油管理局科技情报三等奖
	刘传木	关于实行内外科副主任医师轮流值急诊夜班的建议	胜利石油管理局企业建设二等奖
1999 年	梁民琦	药品信息系统的研制	胜利石油管理局科技进步一等奖
	丁洪基	乳腺肿瘤的基因蛋白研究	东营市科技进步一等奖
	王兆玉	动态脑电图对癫痫的诊断研究	胜利石油管理局科技进步二等奖
	姜　辉	DNA 倍体图像分析鉴别乳腺良恶性病变与癌基因蛋白等表达的关系	胜利石油管理局科技进步三等奖
	李广路	自体微粒皮移植术在治疗大面积深度烧伤病人中的应用研究	胜利石油管理局科技进步三等奖

获奖时间	完成人	科研课题	获奖名称
1999 年	梁民琦	药品信息系统的研制	山东省科技进步三等奖
	刘传木	心率变异的临床应用研究	胜利石油管理局技术推广一等奖
	宋和凤	TCD、MR、BAEP 检查在脑血管病的临床应用	胜利石油管理局技术推广二等奖
	张玉琢	高压氧治疗新生儿缺血缺氧性脑病的临床应用	胜利石油管理局技术推广二等奖
	裴春英	脐带填充巩膜腔矫正眼窝凹陷临床应用	胜利石油管理局技术推广三等奖
	姜法伟	低场磁共振血流成像技术的临床应用	胜利石油管理局技术推广三等奖
	刘建军	分子肿瘤学进展—微卫星研究调研	胜利石油管理局科技情报一等奖
	周明琪	小儿咳嗽变异性哮喘临床及免疫功能研究情报调研	胜利石油管理局科技情报二等奖
	石玉杰	高血压病与胰岛素抵抗关系的情报调研	山东省科技情报三等奖
	刘建军	分子肿瘤学进展—微卫星研究调研	山东省科技情报三等奖
	杨树屏	影响优生病原体检测方法的研究与应用调研报告	胜利石油管理局科技情报三等奖
2000 年	庞闽厦	螺旋 CT 体积扫描技术临床应用研究	东营市科技进步一等奖
	杨万晶	胜利油田老年人体质分类及体育锻炼适宜性标准的研究	胜利石油管理局科技进步二等奖
	王云生	P300 对缺血性脑血管病智能障碍的研究	胜利石油管理局科技进步二等奖
	单宝昌	微创穿刺清除术治疗颅内血肿的临床应用研究	东营市科技进步一等奖
	江忠亚	放血与 HGPDS 疗法治疗重症肺心病的临床应用	东营市科技进步二等奖
	王俊恩	超声乳化技术在白内障手术中的应用	胜利石油管理局技术推广一等奖
	高欣义	细胞因子在小儿呼吸道感染中的临床应用	胜利石油管理局技术推广二等奖
	马景和	胫腓骨双固定术治疗胫腓骨骨折的临床应用	胜利石油管理局技术推广三等奖
	董西见	喉显微手术的临床应用	胜利石油管理局技术推广三等奖
	杨红起	分子生物学新技术在临床病原微生物中的应用	胜利石油管理局技术推广三等奖
	王兴国	恶性肿瘤多药耐药性及临床逆转研究	胜利石油管理局科技情报三等奖
2001 年	易建强	在 ILAS 系统中嵌入中文医学图书分类模块研究	山东省科技进步三等奖
	易建强	在 ILAS 系统中嵌入中文医学图书分类模块研究	胜利石油管理局科技进步一等奖
	单宝昌	低级别星形细胞瘤和高血压病免疫的研究	东营市科技进步二等奖
	冯国平	手掌损毁伤断指异位再植术的临床应用研究	东营市科技进步三等奖
	孙增海	同种异体鼓膜、听骨链移植鼓室成形的临床应用研究	胜利石油管理局科技进步一等奖
	刘传木	经皮冠状动脉腔内成形术与冠状动脉支架植入术的临床应用研究	胜利石油管理局科技进步二等奖
	瞿鸿德	联合术与各术式治疗门静脉高压症的临床应用研究	胜利石油管理局科技进步三等奖
	陈　丹	现代医学成像技术的临床应用与新进展情报调研	胜利石油管理局科技情报三等奖
	高宗恩	东营地区人口脑血管病知识水平调查	胜利石油管理局科技情报三等奖
	董红果	术后硬膜外镇痛研究进展情报调研	胜利石油管理局科技情报三等奖
	贾新国	闭合式玻璃体切除术的临床应用	胜利石油管理局技术推广三等奖
	陈　丹	带锁髓内钉在骨科的临床应用	胜利石油管理局技术推广二等奖
	张冠宏	综合治疗骨质疏松症的临床应用	胜利石油管理局技术推广三等奖
2002 年	单宝昌	外伤性颅内血肿微创穿刺治疗适应症的临床研究	胜利石油管理局科技进步一等奖
	张威庆	13C—尿素呼气试验诊断幽门螺杆菌感染的临床研究	胜利石油管理局科技进步一等奖
	刘传木	心脏负荷试验、冠造检查在冠心病诊断中的对比研究	胜利石油管理局科技进步二等奖
	吕其军	微板核酸杂交方法对乙型肝炎病毒定量及变异检测的临床意义	胜利石油管理局科技进步二等奖
	黎少林	雾化吸入介导的利多卡因治疗重症哮喘作用机理的临床及实验室研究	胜利石油管理局科技进步三等奖
	丁洪基	前哨淋巴结活检研究进展	胜利石油管理局科技进步三等奖
	丁昌太	半导体固频激光治疗糖尿病视网膜病变的临床应用	胜利石油管理局科技进步一等奖
	伊心浩	血栓前状态的实验室诊断应用	胜利石油管理局科技进步三等奖
	张承勋	内窥镜微创技术在外科的临床应用	胜利石油管理局科技进步三等奖
	张建海	宫腔镜下输卵管插管治疗不孕症的临床应用	胜利石油管理局科技进步三等奖
	单宝昌	超早期微创清除治疗高血压脑出血	东营市科技进步一等奖
	盛　梅	新式剖宫产术胎头娩出困难的临床研究	东营市科技进步二等奖
	殷红梅	子宫内膜异位症与 Th1/Th2 功能失衡的研究	东营市科技进步二等奖
	刘汝宏	重症肌无力患者 sTNFRs 及 sIL-6R 的研究	东营市科技进步二等奖
	田兆俭	X 线导向经皮胸部穿刺活检术的临床应用研究	东营市科技进步三等奖
2003 年	彭　军	床边 TCD 对超早急性脑血管病的监测研究	胜利石油管理局科技进步二等奖
	李玉生	DPC4 基因在胃癌发生、发展中的作用的临床研究	胜利石油管理局科技进步二等奖
	沈维前	医疗单位药品三级管理系统	胜利石油管理局科技进步二等奖
	金　勇	生物力学固定治疗胫腓骨骨折的临床研究	胜利石油管理局科技进步三等奖
	王邹平	疾病数据库信息管理与分析系统的研制和应用	胜利石油管理局科技推广三等奖
	李玉生	核酸定量检测临床应用研究的现状及展望	胜利石油管理局科技情报二等奖

获奖时间	完成人	科研课题	获奖名称
2003 年	顾明亮	哮喘的分子遗传学研究进展及研究对策	胜利石油管理局科技情报二等奖
	吴德云	炎性周围神经病患者中抗硫质抗体、P2 抗体、抗 GM1 抗体的研究	东营市科技进步一等奖
	李明英	保肾降氮三联微调法治疗慢性肾衰的临床研究	东营市科技进步二等奖
	尹玉琴	皮质类固醇吸入治疗支气管哮喘的临床研究	东营市科技进步二等奖
	孙　鹏	根据瘤动脉供血方式，充分或分级栓塞治疗原发性肝癌的临床研究	东营市科技进步二等奖
	黎少林	肺心病右心衰竭与血清甲状腺素变化的相关性研究	东营市科技进步三等奖
	路希敬	急性白血病形态学、免疫学、细胞遗传学分型的临床研究	东营市科技进步三等奖
2004 年	路希敬	自体造血干细胞移植治疗恶性血液病和恶性肿瘤临床研究	胜利石油管理局科技进步一等奖
	路希敬	异基因造血干细胞移植的临床应用研究	胜利石油管理局科技进步一等奖
	刘传木	急诊 PTCA 冠脉支架置入术治疗急性心梗的临床应用研究	胜利石油管理局科技进步一等奖
	高宗恩	肝癌的血液动力学与血管生成在介入治疗中的研究进展	胜利石油管理局科技进步一等奖
	陈　丹	人工全膝关节置换术在膝关节骨性关节炎及类风湿关节炎中的临床应用	胜利石油管理局科技进步一等奖
	刘兴强	准分子激光治疗近视眼的临床应用	胜利石油管理局科技进步二等奖
	李新功	胃黏膜球样异型增生与胃癌发生关系的研究	胜利石油管理局科技进步二等奖
	黎少青	IL-1、IL-6、IL-8、TNF-A 与感染性腹泻发病机理的实验研究	胜利石油管理局科技进步二等奖
	王玉彬	骨肉瘤中 PTEN 蛋白表达及临床意义的研究	胜利石油管理局科技进步二等奖
	殷红梅	妊娠高血压综合征 T 辅助细胞亚群漂移的研究	胜利石油管理局科技进步二等奖
	孙增海	同种异体鼓膜、听骨链移植鼓室成形术的临床应用	胜利石油管理局科技进步二等奖
	张冠宏	自体骨髓移植治疗股骨头坏死的临床研究	胜利石油管理局科技进步三等奖
	张爱民	汽化术对不同组织汽化效果、组织修复的临床应用研究	胜利石油管理局科技进步三等奖
	蒋正怀	冷循环射频治疗肝癌的临床研究	胜利石油管理局科技进步三等奖
	宋　舸	TGF-β 家族成员与骨性关节炎、骨保护蛋白及其配体与骨质疏松症相关性研究	胜利石油管理局科技进步三等奖
	张建海	袋扎式手术在附件囊肿中的临床应用	胜利石油管理局科技进步三等奖
	刘明林	支气管肺动脉双袖式成形肺叶切除术治疗Ⅲ期中心型肺癌的临床应用研究	东营市科技进步一等奖
	孙　莉	采用磨削术与微波去皮法进行表皮细胞移植治疗白癜风的临床研究	东营市科技进步三等奖
	蔺景双	肺段冲洗与机械通气联合治疗重症Ⅱ型呼吸衰竭的临床应用研究	东营市科技进步一等奖
	伊心浩	脑卒中急性期凝血、纤溶系统变化的研究	东营市科技进步二等奖
	高长杰	健康儿童静脉血细胞参数正常参考范围值调查分析	东营市科技进步二等奖
	周明琪	围生期窒息新生儿血清胱抑素 C 的变化及临床意义的研究	东营市科技进步二等奖
	燕振中	非体外循环冠状动脉旁路移植术围术期血流动力学、氧动力学及体液因子变化的综合研究	东营市科技进步二等奖
	蒋正怀	腹腔镜冷循环射频治疗肝脏肿瘤的临床应用研究	东营市科技进步三等奖
	朱建平	超声监视下输卵管通液术诊治输卵管性不孕症的临床研究	东营市科技进步三等奖
	张海山	预防气管内插管应急反应的研究进展	东营市科技进步二等奖
2005 年	袁庆忠	低位直肠癌前切除保肛手术的临床研究	胜利石油管理局科技进步一等奖
	杨新国	X 线与 CT 导向胸部穿刺针吸活检术的临床应用	胜利石油管理局科技进步一等奖
	周明琪	儿童期骨生长代谢的研究进展	胜利石油管理局科技进步二等奖
	赵卫东	清醒镇静十二指肠乳头括约肌切开胆总管取石术的临床应用研究	胜利石油管理局科技进步二等奖
	刘传木	血管内超声、冠脉造影及 C- 反应蛋白对不稳定斑块的鉴别研究	胜利石油管理局科技进步二等奖
	孙　莉	严格质量控制下白癜风外科治疗的临床应用研究	胜利石油管理局科技进步二等奖
	宗　敏	牙周基础治疗对Ⅱ型糖尿病患者糖化血清蛋白及 IFN-Y 的影响	胜利石油管理局科技进步二等奖
	于本章	自体造血干细胞移植干细胞冷冻保存技术的临床应用	胜利石油管理局科技进步二等奖
	江忠亚	肺减容术治疗重度肺气肿的研究进展及应用前景	胜利石油管理局科技进步三等奖
	沈维前	公立非营利性医院合理补偿机制的系统研究	胜利石油管理局科技进步三等奖
	刘大海	细胞周期蛋白 CyclinD1 和细胞周期蛋白依赖性蛋白激酶抑制蛋白 P21、P27 在乳腺癌中的表达及其意义	胜利石油管理局科技进步三等奖
	陈　丹	老年人髋部骨折与骨保护蛋白的表达及生化代谢指标的相关性研究	胜利石油管理局科技进步三等奖
	崔正礼	CT 引导下椎体成形术的临床应用研究	胜利石油管理局科技进步三等奖
2006 年	丁慧芳	IL-18、IL-18BP 与急性移植物抗宿主病相关性的实验研究	胜利石油管理局科技进步一等奖
	邹亚楠	微型钛板及正畸技术在颌面骨折中的应用研究	胜利石油管理局科技进步一等奖
	丁红芳	小儿血小板减少性疾病与 TPO、TGF-β1 的相关性研究	胜利石油管理局科技进步二等奖
	贺　勇	喉癌、下咽癌中 COX-2、VEGF 的表达与肿瘤新生血管相关性的研究	胜利石油管理局科技进步二等奖
	袁庆忠	低位直肠癌前切除保肛手术的临床应用	胜利石油管理局科技进步二等奖
	吴德云	ET、IL-6、TNFα 与 TCD 对 SAH 所致脑血管痉挛的对照研究	胜利石油管理局科技进步三等奖

获奖时间	完成人	科研课题	获奖名称
2006 年	陈　伟	轻度骨性Ⅱ类错合患者对三种 TB 矫正器满意度影响因素的对比性研究	胜利石油管理局科技进步三等奖
	郭庆芳	清热糖浆的质量标准研究	胜利石油管理局科技进步三等奖
	张志明	极低出生体重儿的全方位支持治疗及护理	胜利石油管理局科技进步三等奖
	李明英	中药补益活化合剂防治肾小球硬化的临床及实验研究	东营市科技进步一等奖
	刘晓晖	超选择性动脉栓塞术治疗子宫肌瘤的临床研究	东营市科技进步一等奖
	刘　娟	VEGF、TGF-β1 与过敏性紫癜及其肾损害的相关性研究	东营市科技进步一等奖
	孙　鹏	血管内支架成形术治疗症状性脑供血动脉狭窄的研究	东营市科技进步二等奖
	杨红起	多重耐药细菌金属 β 内酰胺酶检测的实验研究	东营市科技进步二等奖
	鲁子仁	液体载氧治疗Ⅱ型呼吸衰竭的临床应用研究	东营市科技进步二等奖
	袁振涛	围术期的血液保护及相关因素影响研究	东营市科技进步二等奖
	刘传木	血管内超声在冠心病介入性诊疗中的研究	东营市科技进步二等奖
	于云英	基质金属蛋白酶 -9、基质金属蛋白酶 -3 及其组织抑制剂 TIMP-3 在子宫内膜异位症中的表达	东营市科技进步二等奖
	张海山	预防气管内插管应激反应的研究进展	东营市科技进步二等奖
	宗　强	P53、Survin 在胶质瘤组织中表达的研究	东营市科技进步三等奖
	鲁子仁	电视胸腔镜辅助腋下胸肌不切断小切口技术在胸部肿瘤中的临床应用研究	东营市科技进步三等奖
	伊心浩	CK19mRNA、CK20 mRNA 的检测与乳腺癌微转移相关性的研究	东营市科技进步三等奖
	王兴国	5-FU 持续点滴 100 小时联合化疗配合腹腔灌注化疗治疗晚期胃肠道癌临床研究	东营市科技进步三等奖
	闫凡芬	早期诊断卵巢癌相关指标分析——端粒酶联合 CA-125 与卵巢癌的相关性研究	东营市科技进步三等奖
	宋晓翠	新柏氏涂片中 P16INK4a 和 cyclin E 在宫颈癌及癌前病变的表达及临床意义	东营市科技进步三等奖
2007 年	郑观荣	非体外循环下冠脉搭桥术（OPCABG）的麻醉研究	东营市科技进步一等奖
	陈　彤	新生儿缺氧缺血性脑病血清 sFas/sFasL 的动态变化及临床意义研究	东营市科技进步二等奖
	王玉彬	骨肉瘤中 PTEN 蛋白表达及临床意义的研究	东营市科技进步二等奖
	黄新刚	低分子甲壳铵修饰胰岛素的结构、性质及其生物活性的研究	东营市科技进步二等奖
	韩爱萍	危重新生儿 DIC 前期的监测与治疗评价	东营市科技进步二等奖
	王国华	经皮小切口治疗四肢骨折的临床应用研究	东营市科技进步二等奖
	王炳平	三维适形放疗剂量递增后程加速同步化疗治疗局部晚期非小细胞肺癌的实验研究	东营市科技进步三等奖
	翟彦君	半导体倍频固体激光治疗开角型青光眼的临床研究	东营市科技进步三等奖
	刘国庆	牛黄酸对糖尿病大鼠肾脏保护机制的研究	东营市科技进步三等奖
	郑宏冰	中药愈萎合剂治疗慢性萎缩性胃炎 脾胃湿热证的临床与实验研究	东营市科技进步三等奖
	赵卫东	透明帽高频电凝切除治疗疣状胃炎及完整标本病理特征与端粒酶活性表达研究	胜利石油管理局科技进步二等奖
	吕其军	HBV 感染者血清 cccDNA 与病毒复制及肝组织损伤的关系	胜利石油管理局科技进步三等奖
	武希青	新生儿缺血缺氧性脑病血清 bcl-2 水平变化及意义研究	胜利石油管理局科技进步三等奖
	陈启才	幽门螺旋杆菌与高敏 C 反应蛋白、易损斑块的相关性研究	胜利石油管理局科技进步三等奖
2008 年	陈　丹	老年人髋部骨折与骨保护蛋白表达及其他代谢指标的相关性研究	山东省科技进步三等奖
	庞闽厦	16 层螺旋 CT 颈脑动脉联合成像技术及在缺血性脑血管病的临床应用研究	东营市科技进步一等奖
	刘传木	雷帕霉素涂层支架植入治疗无保护左主干病变的临床研究	东营市科技进步一等奖
	王玉彬	骨关节滑液中蛋白质分析及软骨中酶与细胞因子表达的研究	东营市科技进步一等奖
	马景和	CT 引导下注射臭氧（O3）治疗腰椎间盘突出症的临床研究	东营市科技进步一等奖
2008 年	蔡　懿	X 线平片和多层螺旋 CT 诊断异形骨骨折的应用研究	东营市科技进步一等奖
	丁慧芳	IL-18BP 对急性移植物抗宿主病 Th1/Th2 细胞平衡的影响	东营市科技进步一等奖
	殷红梅	CD4+CD25+ 调节性 T 细胞和 T 辅助细胞与子痫前期相关性的研究	东营市科技进步二等奖
	乔鲁军	颈动脉粥样硬化和 CRP、TNF-a、IL-6 与冠状动脉狭窄程度的相关性研究	东营市科技进步二等奖
	董光宏	幽门螺杆菌耐药性及对利福霉素类、喹诺酮类药敏感性的研究	东营市科技进步二等奖
	王敏河	2 型糖尿病合并冠心病患者冠状动脉病变特点及其与 血清金属蛋白酶 -9 的关系	东营市科技进步二等奖

获奖时间	完成人	科研课题	获奖名称
2008年	鲁梅芳	绝经期后女性腹部脂肪组织芳香化酶 mRNA 表达的研究	东营市科技进步二等奖
	冯　新	充血性心力衰竭病人血清肌钙蛋白T和肌钙蛋白I浓度变化及其临床意义	东营市科技进步二等奖
	朱新兴	葡萄糖-6-磷酸异构酶异常表达与自身免疫性疾病相关性研究	东营市科技进步三等奖
	颜　敏	凋亡调控蛋白和黏附分子与银屑病的相关性研究	东营市科技进步三等奖
2009年	孙迪文	新辅助化疗后乳腺癌组织中 survivin 基因的表达及其与肿瘤细胞凋亡、增殖的相关性研究	东营市科技进步一等奖
	王庆安	β-Catenin、cyclinD1 在非小细胞肺癌中的表达和临床意义	东营市科技进步一等奖
	周明琪	新生儿缺氧缺血性脑病心、肾功能损害的实验室监测及临床研究	东营市科技进步一等奖
	郑宏冰	强脊宁治疗强直性脊柱炎肾虚寒湿血瘀证的临床研究	东营市科技进步一等奖
	林　聪	埋伏牙三维有限元模型的建立及生物力学分析	东营市科技进步一等奖
	唐培英	检测支气管肺泡灌洗液研究甲氨蝶呤对类风湿关节患者肺间质的影响	东营市科技进步二等奖
	王庆安	PTEN 蛋白表达与非小细胞肺癌病理学特征及微血管密度的关系	东营市科技进步二等奖
	周茂新	晚期胃肠道肿瘤时辰化疗的临床应用研究	东营市科技进步二等奖
	陈启才	代谢综合征与超敏C反应蛋白、血管内皮功能及颈动脉内膜中层厚度相关性研究	东营市科技进步二等奖
	王继坤	深低温保存机采血小板制剂功能及临床应用研究	东营市科技进步二等奖
	郑　妮	转录因子 Brn-3a 及 HPV 在宫颈癌前病变中的表达及其相关性的研究	东营市科技进步三等奖
	崔振芹	肠易激综合征患者 Hp 感染、胃固体排空功能及胃肠激素的相关性研究	东营市科技进步三等奖
	强艳丽	超冷光美白技术治疗变色牙的临床应用研究	胜利石油管理局科技进步二等奖
	陈官华	不同心肺复苏程序对院前急救中复苏成功率影响的研究	胜利石油管理局科技进步三等奖
2010年	刘　磊	肠系膜血管 CTA 诊断小肠梗阻和小肠缺血病因的研究	东营市科技进步一等奖
	吴德云	偏头痛患者心理健康水平、A型行为类型及应对方式的研究	东营市科技进步一等奖
	董光宏	早期胃癌的超声内镜诊断及抑癌基因 p53、p16 和增殖细胞活性的研究	东营市科技进步一等奖
	刘世君	腔内激光联合腔镜治疗下肢静脉曲张的临床研究	东营市科技进步二等奖
	冯　涛	经气管镜针吸活检对纵隔、肺部疾病诊断的价值及对心脏影响的研究	东营市科技进步二等奖
	王继坤	储存、术中回收、引流回收三种自体输血方式在手术中联合应用的研究	东营市科技进步二等奖
	伊心浩	益赛普对类风湿关节炎患者血清基质金属蛋白酶-3的影响研究	东营市科技进步二等奖
	殷红梅	妊娠期糖尿病患者治疗前后血清瘦素水平变化及与母儿预后关系的研究	东营市科技进步二等奖
	孟险峰	择期关节镜下自体腘绳肌肌腱行膝关节前、后交叉韧带单束四股重建	东营市科技进步二等奖
	秦建勇	非埋入式 ITIStraumann 种植系统修复牙列缺损的临床评价	东营市科技进步二等奖
	王建波	东营市围产儿先心病发病状况监测、环境危险因素分析及干预对策评价	东营市科技进步三等奖
	韩文学	油区医保费用支出情况分析及控制对策研究	东营市科技进步三等奖
	余　江	不同分娩镇痛方法对产妇和新生儿的影响	东营市科技进步三等奖
	姜振华	应用鼻内镜及射频技术治疗难治性鼻出血的临床研究	东营市科技进步三等奖
	于本章	脂蛋白残粒水平监测在不同血清脂类水平汉族人群中的应用价值探讨	东营市科技进步三等奖
	丁菊英	芪参玉液胶囊的制备工艺与质量标准研究	东营市科技进步三等奖
	邢丽娟	丹参骨宝颗粒的制备及其对去卵巢大鼠骨质疏松的预防作用	东营市科技进步三等奖
	付　青	显微玻璃体切除术治疗复杂性眼内异物及其并发症临床研究	胜利石油管理局科技进步一等奖
	赵玉梅	山东地区上颌第二磨牙根管系统解剖研究	胜利石油管理局科技进步二等奖
2010年	宗　敏	包埋材料不同配比和不同升温方法对铸造冠精密度影响的研究	胜利石油管理局科技进步二等奖
	孙　莉	胜利油田石油职工皮肤病流行病调查	胜利石油管理局科技进步二等奖
	田勇刚	集束化技术救治急性重度有机磷中毒的临床应用	胜利石油管理局科技进步三等奖
	韩法章	康惠尔银离子抗菌敷料湿润疗法治疗延迟溃疡效果观察	胜利石油管理局科技进步三等奖
2011年	高欣义	儿童难治性癫痫与P-糖蛋白、主要穹窿蛋白的相关性研究	东营市科技进步一等奖
	丁慧芳	MVD、TSP-1 在恶性血液病中的水平测定及应用研究	东营市科技进步一等奖
	秦凤金	钙结合蛋白 S100A8 和 S100A9 在宫颈鳞癌中的表达变化及其功能研究	东营市科技进步一等奖
	许道洲	3.0T MR 增强扫描显示乳腺肿瘤血管分级与微血管密度的相关性研究	东营市科技进步一等奖
	王俊恩	玻璃体切除术联合曲胺奈德玻璃体腔内注射治疗脉脱型视网膜脱离的临床研究	东营市科技进步一等奖

获奖时间	完成人	科研课题	获奖名称
2011 年	张爱民	肾癌中 Endostatin、VEGF 和 bFGF 的表达及其与肿瘤微血管密度的相关性研究	东营市科技进步一等奖
	伊心浩	东营地区 HPV 感染亚型与宫颈疾病相关性的分析调查	东营市科技进步一等奖
	丁慧芳	间充质干细胞纠正 ITP Th1 优势性表达和诱导免疫耐受机制的研究	胜利石油管理局科技进步一等奖
	牟东坡	内镜筋膜下超声刀离断交通支静脉治疗下肢慢性溃疡的临床研究	东营市科技进步二等奖
	肖　英	脂联素、血管内皮生长因子与糖尿病肾病的相关性及在其早期诊断中的意义	东营市科技进步二等奖
	崔丽华	床边便携式纤维支气管镜在危重症患者中的临床应用	东营市科技进步二等奖
	吴德云	BIS、AEEG、BAEP 对昏迷患者预后评价的研究	东营市科技进步二等奖
	董艳光	肺鳞状细胞癌肺泡腔隙充填生长方式的观察	东营市科技进步二等奖
	孙　莉	不同损容性皮肤病个体化治疗临床应用	东营市科技进步二等奖
	张明哲	血管内超声联合白介素 -6、同型半胱氨酸测定对冠脉斑块鉴别诊断的研究	东营市科技进步二等奖
	鲍　芳	连续静脉—静脉血液滤过联合血液灌流治疗重症急性胰腺炎的临床应用	胜利石油管理局科技进步二等奖
	田昭俭	胃肠道间质瘤的临床病理特征及其影像学表现	东营市科技进步三等奖
	蔡　懿	数字化乳腺导管造影钼靶摄影联合 MRI 对乳头溢液疾病的诊断价值	东营市科技进步三等奖
	陈　丹	磁共振在诊断网球肘中的应用价值研究	东营市科技进步三等奖
	魏　嵬	钙粘素与转化生长因子 β1 在子宫内膜癌组织中的表达及意义	东营市科技进步三等奖
	赵卫东	老年心脏瓣膜、骨密度和相关激素的关系及降钙素对钙化瓣膜的干预性研究	东营市科技进步三等奖
	宗　强	微骨孔乙状窦后入路显微血管减压术治疗面肌痉挛的临床研究	东营市科技进步三等奖
	张文珺	缓激肽对 β 淀粉样蛋白所致阿尔茨海默病动物模型的影响	胜利石油管理局科技进步三等奖
	杨长春	东营地区 HPV 感染亚型与宫颈疾病相关性的分析调查	胜利石油管理局科技进步三等奖
	刘建军	全腔镜下肺叶切除术治疗非小细胞肺癌的临床研究	胜利石油管理局科技进步三等奖
	李玉生	阻断 PD-1/PD-L1 信号通路对负载 HBsAg 的 DC 疫苗抗 HBV 免疫功能的影响	胜利石油管理局科技进步三等奖
	李瑞芝	心理特征量化及个体化治疗方案在非手术医学美容中的应用	山东省保健协会三等奖
2012 年	袁庆忠	即刻超声造影监测肝脏肿瘤冷循环射频治疗的临床研究	东营市科技进步一等奖
	丁慧芳	自体冻存血小板输注在恶性血液病化疗后的临床应用研究	东营市科技进步一等奖
	许道洲	MR SPACE 技术在腰骶神经根病变中的应用	东营市科技进步一等奖
	纪永利	沿心包切线方向穿刺植入 5-FU 缓释粒子治疗恶性心包积液的临床应用	东营市科技进步一等奖
	宋晓翠	HE4 联合经阴道彩色多普勒超声在提高早期卵巢癌诊断率的临床应用	东营市科技进步一等奖
	孙　鹏	经皮单一支架治疗椎、锁骨下动脉分叉部串联狭窄的临床研究	东营市科技进步一等奖
	谢立敏	外周血中 MMP-9、TIMP-1 与复发性流产的相关性研究	东营市科技进步一等奖
	乔鲁军	序贯性血液净化在脓毒症治疗中的作用	东营市科技进步二等奖
	王　伟	宫颈病变与 FHIT、SURVIVIN、BCL-2 相关性研究	东营市科技进步二等奖
	宗　敏	中重度牙周炎患者牙周——正畸联合治疗的牙周状况研究	东营市科技进步二等奖
	宋洪富	突发性耳聋与肿瘤坏死因子基因多态性的相关性研究	东营市科技进步二等奖
	张　诚	关节镜内外技术联合治疗髌骨外侧挤压综合征的临床研究	东营市科技进步二等奖
	曲希莲	危重病人经股静脉 PICC 置管的可行性研究	东营市科技进步二等奖
	赵希学	乳腺腺体瓣转移联合前哨淋巴结活检在早期乳腺癌保乳术中的临床研究	东营市科技进步二等奖
	闫红卫	中药熏蒸在风湿痹证中的应用	东营市科技进步二等奖
	张洪源	左卡尼丁对糖尿病肾病血液净化患者微炎症状态的干预研究	东营市科技进步二等奖
	吴德云	小剂量 A 型肉毒毒素治疗慢性每日头痛的临床研究	东营市科技进步二等奖
	孙　鹏	血管内支架成形术与尼莫地平在治疗脑缺血性认知功能障碍的对比研究	胜利石油管理局科技进步二等奖
	陈玉东	冠脉介入术后慢血流患者窦性心率震荡研究	胜利石油管理局科技进步二等奖
	蔺景双	无痛支气管镜联合多功能转换接头在临床中的应用研究	胜利石油管理局科技进步二等奖
	杨春艳	全静脉营养加谷氨酰胺对 MODS 患者血浆内毒素和 TNF-α 影响的研究	山东省药学会二等奖
	杨新国	256 层螺旋 CT 一次扫描全身动脉成像及其临床应用研究	东营市科技进步三等奖
	王际亮	建立鲎试剂检测（1-3）——β-D 葡聚糖方法在侵袭性真菌感染中的临床应用研究	东营市科技进步三等奖

获奖时间	完成人	科研课题	获奖名称
2012年	张　岩	系统性红斑狼疮患者C1q酶联免疫吸附法检测及临床应用研究	东营市科技进步三等奖
	付　鹏	微创激光椎间盘靶点汽化术联合臭氧治疗腰椎间盘疾患的临床研究	东营市科技进步三等奖
	陆成芳	神经外科昏迷鼻饲患者日常护理程序化管理的研究	东营市科技进步三等奖
	孙向欣	暗示疗法联合干预疗法治疗屈光不正性弱视的临床研究	东营市科技进步三等奖
	牛彩红	全程健康教育模式对分娩方式选择和减少产后抑郁情绪的干预研究	东营市科技进步三等奖
	李瑞芝	心理特征量化及个体化治疗方案在非手术医学美容中的应用	东营市科技进步三等奖
	杨春艳	全静脉营养加谷氨酰胺对MODS患者血浆内毒素和TNF-α影响的研究	胜利石油管理局科技进步三等奖
	刘国庆	2型糖尿病视网膜厚度与醛糖还原酶活性、血管内皮生长因子相关性研究	胜利石油管理局科技进步三等奖
2013年	徐伟民	盐酸右美托咪定超前镇静对腹腔镜胆囊切除术患者围拔管期应激反应的影响研究	东营市科技进步一等奖
	李　伟	血清MG7-Ag及组织COX-2、CK20检测联合NBI检查对早期胃癌和癌前病变风险预警的临床意义	东营市科技进步一等奖
	李庆辉	血管内超声对运动试验阳性、冠脉造影阴性患者血管病变再评价的临床研究	东营市科技进步一等奖
	陈　伟	三维导航装置辅助自攻型微螺钉二次调整植入的临床研究	东营市科技进步一等奖
	马景和	CT臭氧椎间盘造影与非离子碘造影对比研究及对椎间盘源性腰痛诊断的临床价值	东营市科技进步二等奖
	吴德云	老年患者轻度认知功能障碍与代谢综合征及相关因子的研究	东营市科技进步二等奖
	周　芳	a干扰素治疗慢性乙型肝炎中性粒细胞减少的动力学及其与临床的关系研究	东营市科技进步二等奖
	田昭俭	原发性肺肉瘤样癌的临床病理特征及其影像表现研究	东营市科技进步二等奖
	纪永利	单腔猪尾巴导管与侧腹部穿刺在肾脏造瘘术中的临床应用	东营市科技进步二等奖
	吴德云	东营市社区脑卒中高危人群颈动脉粥样硬化的流行病学调查	胜利石油管理局科技进步二等奖
	丁菊英	芪参玉液胶囊的制备工艺与质量标准研究	山东省药学会二等奖
	李明英	不同治法方药对肾病综合症的疗效比较以及与IL-10的相关性研究	东营市科技进步三等奖
	张爱民	斑蝥素和去甲斑蝥素膀胱灌注治疗小鼠膀胱肿瘤的实验研究	胜利石油管理局科技进步三等奖
	伊心浩	益赛普对类风湿关节炎患者血清基质金属蛋白酶-3的影响研究	山东省药学会三等奖
2014年	丁慧芳	间充质干细胞纠正原发免疫性血小板减少的Th1细胞优势分化及机制研究	东营市科技进步一等奖
	张建海	ER、PR在CIN中的表达和宫颈电切术后高危型HPV持续感染的相关性研究	东营市科技进步一等奖
	丁慧芳	血管性血友病因子裂解酶及其相关因子在冠心病诊治中的应用研究	东营市科技进步二等奖
	周　蕊	不同金属内冠对种植体周围组织影响的研究	胜利石油管理局科技进步二等奖
2014年	王友川	黄参律平滴丸的研制及质量标准研究	山东省药学会二等奖
	孙　莉	红蓝光治疗与痤疮患者外周血炎症介质表达的相关性研究	东营市科技进步三等奖
	孙增海	脱细胞真皮基质粘膜组织补片在中耳乳突手术中的应用研究	东营市科技进步三等奖
	王佐荣	维持压力治疗的系统管理对下肢静脉溃疡湿性愈合疗效的观察	胜利石油管理局科技进步三等奖
	杨淑梅	一体化互动式健康教育与孕妇住院依从性关系研究	胜利石油管理局科技进步三等奖
	丁慧芳	间充质干细胞纠正原发免疫性血小板减少的Th1细胞优势分化及机制研究	山东省医药卫生科技三等奖
2015年	丁慧芳	硼替佐米对多发性骨髓瘤患者细胞免疫的影响及作用机制的临床研究	东营市科技进步一等奖
	宗　强	责任血管管径与面肌痉挛程度的相关性研究	东营市科技进步一等奖
	崔振芹	色素内镜联合细胞黏附分子检测对肠上皮化生型Barrett食管的诊断价值	东营市科技进步一等奖
	纪永利	泡沫硬化剂聚桂醇在肝肾囊肿超声介入治疗中的应用研究	东营市科技进步一等奖
	胡　健	妊娠高血压疾病新生儿脐血中细胞因子及血脂表达的临床意义	东营市科技进步一等奖
	丁慧芳	人脂肪间充质干细胞对再生障碍性贫血患者T淋巴细胞的免疫调节作用	东营市科技进步二等奖
	盛　梅	卵巢上皮性癌中uPA与肿瘤微血管密度的临床关系研究	东营市科技进步二等奖
	吕海莲	磁共振3D FLASH-WE结合3D SPACE技术在颅神经疾病中的应用	东营市科技进步二等奖
	赵卫东	幽门螺杆菌感染与重度萎缩性胃炎PG/MG7、胃肠外疾病及生理代谢指标的关系	东营市科技进步二等奖
	丁红芳	间充质干细胞移植在缺氧缺血脑损伤中的应用及机制研究	胜利石油管理局科技进步二等奖
	刘　娟	婴幼儿早期喘息血清MMP-9等炎性因子测定及干预治疗的研究	胜利石油管理局科技进步二等奖

获奖时间	完成人	科研课题	获奖名称
2015 年	丁菊英	小儿温里止泻贴剂的制备工艺与质量标准研究	山东省药学会二等奖
	张志明	小剂量红霉素对极低出生体重儿胃肠外营养相关性胆汁淤积症的预防作用研究	东营市科技进步三等奖
	高宗恩	脑卒中高危人群空腹血糖水平及同型半胱氨酸水平与颈动脉斑块的相关性研究	胜利石油管理局科技进步三等奖
	鲍秀艳	东营地区鲍曼不动杆菌的耐药性分析及菌株同源性研究	胜利石油管理局科技进步三等奖
	王日香	强化减污染策略在降低大便失禁患者导尿管相关尿路感染的应用研究	胜利石油管理局科技进步三等奖
2016 年	袁庆忠	DC-CIK 细胞辅助联合 RFA 和 TACE 治疗肝癌的疗效研究	东营市科技进步一等奖
	刘国强	DC/CIK 过继免疫治疗联合化疗对多发性骨髓瘤的免疫调节及临床疗效研究	东营市科技进步一等奖
	贾新国	显微探针疏通技术在睑板腺功能障碍（MGD）治疗中的应用研究	东营市科技进步一等奖
	肖文丰	3.0T 磁共振腰骶神经根成像显示椎间盘突出位置与临床体征的相关性研究	东营市科技进步一等奖
	卜庆敖	颈部小切口内镜联合超声刀治疗 CN0 甲状腺微小乳头状癌的临床研究	胜利石油管理局科技进步一等奖
	刘　兰	毛细支气管炎患儿肺泡灌洗液中细胞因子变化的临床研究	东营市科技进步二等奖
	张海山	Supreme 喉罩通气对老年全髋置换术患者应激反应影响的临床研究	东营市科技进步二等奖
	乔鲁军	不同剂量乌司他丁对脓毒症患者前降钙素及乳酸水平的影响研究	东营市科技进步二等奖
	刘　磊	小肠梗阻 CT 表现与其治疗方式的相关性及应用价值研究	东营市科技进步二等奖
	孙　莉	光子技术联合胶原贴治疗黄褐斑的临床研究	东营市科技进步三等奖
	乔鲁军	乳酸清除率在脓毒症患者中的临床应用价值	东营市科技进步三等奖
	成　波	通过预后影响因素的多因素分析指导肾盂输尿管癌治疗的临床研究	东营市科技进步三等奖
	魏　嵬	组蛋白去甲基化酶和促凋亡线粒体蛋白在子宫内膜癌中的表达及临床意义	胜利石油管理局科技进步三等奖
	王世寿	支气管镜下介入治疗晚期中心型肺癌临床应用研究	胜利石油管理局科技进步三等奖
	李君霞	东营地区儿童缺铁性贫血对体格及智能发育的调查分析研究	胜利石油管理局科技进步三等奖
	肖　英	静脉应用蔗糖铁对血液透析患者 FGF23 水平及钙磷代谢影响的研究	山东省药学会三等奖
2017 年	郭　壮	内镜下球囊扩张术治疗胆总管结石疗效及对血淀粉酶、肠胆反流影响的临床研究	东营市科技进步一等奖
2017 年	吴德云	负性共刺激分子 B、T 淋巴细胞衰减因子及程序性死亡因子配体 1 在脓毒症患者中的应用	东营市科技进步一等奖
	丁慧芳	miR-342-3p 对肥胖症患者间充质干细胞成脂分化作用的研究	东营市科技进步一等奖
	高宗恩	以机械取栓为主的动脉内多模式方法治疗大动脉闭塞性脑梗死的研究	东营市科技进步一等奖
	许道州	MRI 多参数联合对乳腺环形强化病变的诊断价值研究	胜利石油管理局科技进步一等奖
	郝兴亮	结核感染 T 细胞检测及细胞因子联合支气管镜在菌阴肺结核中的诊疗价值	东营市科技进步二等奖
	陈启才	基于纵向体检资料的血清氨基转移酶与代谢综合征的关系研究	东营市科技进步三等奖
	张明哲	ACS 斑块超声显像特征与 PDGF 及基因多态性相关性研究	东营市科技进步三等奖
	张杉杉	糖尿病足病原菌分布特征及常见细菌感染与病情及预后的关系	东营市科技进步三等奖
	张立功	药物过量性头痛与焦虑抑郁共病的临床研究	东营市科技进步三等奖
	陈玉东	替罗非班和地尔硫卓对急性心肌梗死血栓抽吸后预防微血管闭塞的临床研究	东营市科技进步三等奖
	亓福明	循环肿瘤细胞检测技术辅助膀胱癌早期诊断的应用研究	东营市科技进步三等奖
	丁慧芳	ADAMTS13 及其基因多态性与 TSP1 在血栓性疾病中的检测	东营市科技进步三等奖
	高长杰	TEG 指导有效输血及联合 PAC-1 因子早期预测深静脉血栓发生风险的研究	东营市科技进步三等奖
	唐玉蓉	儿童 ITP 骨髓巨核细胞标准化计数及分类联合 Th 亚群细胞因子测定的临床意义	胜利石油管理局科技进步三等奖
	王雷生	小儿病毒性脑炎患者脑脊液中 S-100B 蛋白和 MMP-9 检测的临床意义	胜利石油管理局科技进步三等奖
	李国强	超声引导穿刺冲洗联合利福平治疗非哺乳期乳腺炎的临床疗效研究	胜利石油管理局科技进步三等奖
2018 年	李庆林	颞枕跨区筋膜瓣在大面积头皮缺损中的修复研究	东营市科技进步一等奖
	徐教邦	抗病毒治疗与手术方式对小肝癌患者术后 HBV 再激活的影响	东营市科技进步一等奖
	刘媛媛	外周血 sPLA2 在未足月胎膜早破及先兆早产患者中的表达意义研究	东营市科技进步二等奖
	孟媛媛	影响脑梗死静脉溶栓侧枝循环代偿的多因素分析及结构影像学评估	东营市科技进步二等奖

获奖时间	完成人	科研课题	获奖名称
2018年	张海山	盐酸右美托咪定对老年全麻术后认知功能障碍及CRP、NSE表达水平影响的研究	东营市科技进步二等奖
	井　源	中青年非妊娠女性碘营养状态与甲状腺疾病及功能的关系	东营市科技进步二等奖
	陈新焰	2型糖尿病患者维生素D与静力性、动力性平衡功能的相关性研究	东营市科技进步三等奖
	刘文军	汉族人群COL11A1、THBS2、SKT基因多态性与腰椎间盘突出症发生及进展的相关性研究	东营市科技进步三等奖
	刘志强	高压氧对新生儿期后缺氧缺血性脑病血清BCL-2及神经心理行为变化的研究	东营市科技进步三等奖
	李　强	抗苗勒管激素、B超检测对预测卵巢储备功能的价值研究	东营市科技进步三等奖
	蔡　懿	股骨髋臼撞击综合征X线表现与临床分期的前瞻性研究	东营市科技进步三等奖
	董　亮	超声与CT引导经皮穿刺在超声可视性胸部病变定性诊断中的对比研究	东营市科技进步三等奖
	成爱霞	不同稀释度A型肉毒毒素治疗神经病理性疼痛的量效分析	东营市科技进步三等奖
	陈慧锦	黄连素对逆转铜绿假单胞菌亚胺培南耐药机制的研究	胜利石油管理局科技进步三等奖
	葛维鹏	双针穿刺臭氧注射联合等离子射频治疗盘源性腰腿痛的临床研究	胜利石油管理局科技进步三等奖
	王成栋	组织瓣组合移植修复小腿严重电烧伤的应用研究	胜利石油管理局科技进步三等奖
	牟佩佩	循环肿瘤DNA浓度评估靶向药物治疗非小细胞肺癌疗效的应用研究	胜利石油管理局科技进步三等奖
2019年	杨西瑞	甲襞微循环联合肺功能检查预测系统性硬化症并动脉高压的研究	胜利石油管理局科技进步二等奖
	李　娟	Th17/Treg细胞失衡与308nm准分子光治疗白癜风相关性研究	胜利石油管理局科技进步二等奖
	盛　梅	血清uPA与CA125、HE4联合检测在卵巢癌早期诊断中的应用研究	胜利石油管理局科技进步三等奖
	韩　芳	臭椿酮逆转K562/A02细胞多药耐性的研究	胜利石油管理局科技进步三等奖
	冯　涛	热休克蛋白90抑制剂17-AAG对人肺癌细胞增殖和凋亡的研究	胜利石油管理局科技进步三等奖
2020年	丁慧芳	miR-342-3p对肥胖症患者间充质干细胞成脂分化作用的研究	山东省老年医学学会三等奖
	柳芳芹	一体化的协议护理模式对Mile’s术后造口患者关键期干预效果的研究	山东省护理学会三等奖
	张　旗	类风湿关节炎甲襞微循环与骨质疏松及骨侵蚀相关性研究	胜利石油管理局科技进步二等奖
	宗　敏	Y-27632在口腔粘膜溃疡愈合中的作用及其机制研究	胜利石油管理局科技进步二等奖
	张立功	软脑膜侧支循环对无症状性大脑中动脉重度狭窄患者认知功能的影响	胜利石油管理局科技进步三等奖
	王　椋	原发性免疫性血小板减少症一线糖皮质激素治疗的真实世界研究	胜利石油管理局科技进步三等奖
	张　磊	威伐光治疗强直性脊柱炎患者骶髂关节炎的临床研究	胜利石油管理局科技进步三等奖
	由法平	Th9细胞筛选中晚期乳腺癌高危患者的临床应用价值研究	胜利石油管理局科技进步三等奖
2021年	魏杰男	儿童哮喘维生素D3与机体变态反应、FeNO肺功能关系研究	东营市科技进步一等奖
	楚云超	多塞平对神经病理性痛P38MAPK表达的影响及神经细胞凋亡机制研究	东营市科技进步一等奖
	曹　鑫	rhBMP-2调解人脂肪间充质干细胞VEGF表达的生物学规律及机制的研究	东营市科技进步一等奖
	李　胜	PARP-1表达水平下调对人骨肉瘤U2OS细胞增殖作用及药物敏感影响的分子机理研究	东营市科技进步一等奖
	唐玉蓉	东营地区甲状腺功能检测指标参考区间的建立及影响因素分析	东营市科技进步二等奖
	肖文丰	MRI SPACE及DTI技术与腰椎间盘突出程度分级的一致性研究	东营市科技进步二等奖
	罗树彬	MRI SPACE与DTI技术对腰神经受压损伤的应用研究	东营市科技进步二等奖
	张春晓	雷帕霉素对心力衰竭大鼠心肌细胞PI3K-AKT-mTOR影响的研究	东营市科技进步二等奖
	张　诚	关于细胞自噬及内质网应激在脊髓损伤中的作用研究	东营市科技进步二等奖
	王玉强	螺旋CT鉴别小肠缺血与梗死的应用研究	东营市科技进步二等奖
	乔鲁军	高迁移率族蛋白B1与脓毒症及预后关系	东营市科技进步二等奖
	王蓓蓓	Ⅱ型糖尿病患者动力性平衡功能及其相关危险因素的研究	东营市科技进步三等奖
	刘　东	成人非拔牙正畸患者使用无托槽隐形矫治技术的矫治效率及其影响因素的研究	东营市科技进步三等奖
	殷红梅	孕早期血清尿酸联合HbAlc检测在高龄孕妇中妊娠期糖尿病的预测价值	东营市科技进步三等奖
	董　亮	非借助剥皮鞘法置入普通导尿管技术在经皮肾造瘘中的应用研究	东营市科技进步三等奖
	宗　敏	Y 27632在口腔粘膜溃疡愈合中的作用及其机制研究	东营市科技进步三等奖
	陈海燕	哮喘易感基因模型的建立与儿童哮喘诊治的研究	东营市科技进步三等奖
	林　茹	自体血细胞单采在CABG围术期血液保护中的临床研究	东营市科技进步三等奖
	乔鲁军	谷氨酰胺对脓毒症休克早期患者治疗的影响	东营市科技进步三等奖
	卜庆敖	miR-125b作用PIK3CD抑制ATC细胞迁移和侵袭行为	东营市科技创新奖

获奖时间	完成人	科研课题	获奖名称
2021 年	马文文	血清 APN 及 CK-18 在 NAFLD 发生、发展中的动态表达水平及作用机制的研究	东营市科技进步三等奖
	冯 涛	姜黄素通过调控 miR-206 对非小细胞肺癌抑制作用的研究	胜利石油管理局科技进步一等奖
	乔鲁军	尿血管紧张素原对预测脓毒症导致的急性肾损伤的研究	胜利石油管理局科技进步二等奖
	焦 伟	应用 Ilizarov 技术修复重建短缩再植手指及指端缺损临床研究	胜利石油管理局科技进步二等奖
	牛 奔	老年肺癌患者围手术期术后肺部感染危险因素及机械排痰干预的研究	胜利石油管理局科技进步三等奖
	张 磊	非绝经期女性类风湿关节炎患者发生肌少 - 骨质疏松症相关因素研究	胜利石油管理局科技进步三等奖
	邓 尧	强直性脊柱炎甲襞微循环与骨代谢相关性研究	胜利石油管理局科技进步三等奖
2022 年	牛余贵	整合疗法在青少年特发性脊柱侧凸患者中的临床研究及应用推广	中国康复医学会科学技术三等奖
	辛志明	715 东营港成批烧伤救治	山东省医学会急危重病例诊治一等奖
	史济洲	手足模仿教学法在医学教学和医患沟通中的应用	山东省医务系统职工科技创新成果三等奖
	丁红芳	肠道菌群与孤独症谱系障碍的相关性研究	胜利石油管理局科技进步一等奖
	王明鑫	周围神经选择性部分切断术治疗成人脑源性痉挛状态的临床研究	胜利石油管理局科技进步二等奖
	张立功	远隔缺血预适应对颈动脉支架置入术患者对比剂肾损害的影响	胜利石油管理局科技进步三等奖
	房 涛	分泌性 ORM2 抑制肝细胞肝癌生长	胜利石油管理局科技进步三等奖
	葛维鹏	TIMP-3 过表达抑制盘源性腰痛的机制研究	胜利石油管理局科技进步三等奖
2023 年	张立功	急性缺血性脑卒中急救策略的选择与结局	山东省老年医学学会科技进步三等奖
	刘相飞	心腔内超声指导下三尖瓣区域室性心律失常导管消融术	胜利石油管理局科技进步二等奖
	王 鹏	术中超声联合荧光染色在腹腔镜精准肝切除的应用研究	胜利石油管理局科技进步二等奖
	高宗恩	超窗脑梗死 eStroke 软件指导下血管内治疗疗效及安全性研究	胜利石油管理局科技进步一等奖
	陈慧锦	circATP2A2 调节 MYH9 促骨肉瘤增殖和转移的研究	胜利石油管理局科技进步三等奖
	刘 健	MicroRNA-381-3p 在脓毒症心肌损伤中的诊断价值及作用机制	胜利石油管理局科技进步三等奖
	楚云超	多塞平对神经病理性痛 P38MAPK 表达的影响及神经细胞凋亡机制研究	东营市优秀科技成果一等奖
	潘国政	ETS1 激活 MKLN1-AS 通过靶向 miR-22-3p/ETS1 轴促进肝细胞癌的恶性进展	东营市优秀科技成果一等奖
	司 文	2 型糖尿病患者肠系膜血管循环障碍与下消化道症状相关性研究	东营市优秀科技成果二等奖
	林 泉	盐酸右美托咪定预防全身麻醉患者应激反应及气管插管和拔管反应的临床研究	东营市优秀科技成果二等奖
	张杉杉	不同细菌感染对糖尿病足溃疡患者病情和预后的影响	东营市优秀科技成果二等奖
	胡国鑫	不同剂量前列腺素 E 及联合谷胱甘肽治疗脓毒症急性肾损伤的临床研究	东营市优秀科技成果二等奖
	董 亮	非借助剥皮鞘法置入普通导尿管技术在经皮肾造瘘中的应用研究	东营市优秀科技成果三等奖
	崔文娟	高迁移率族蛋白 B1 与脓毒症严重程度、预后及肾损伤关系的研究	东营市优秀科技成果三等奖
	满 莹	孕激素对牙周膜细胞及牙槽骨再生作用的相关性研究	东营市优秀科技成果三等奖
	乔鲁军	谷氨酰胺对脓毒症休克早期患者治疗的影响	东营市优秀科技成果三等奖
	武 琳	改良微创入路 ACN 髓内钉与 PHILOS 钢板内固定治疗肱骨近端骨折的临床对比研究	东营市优秀科技成果三等奖
	刘爱芬	黄三角地区人群中 PDGF-D 基因多态性与冠心病的相关性研究	东营市优秀科技成果三等奖
	王佐荣	一体化的协议护理模式对 Mile’s 术后患者关键期干预效果的研究	东营市优秀科技成果三等奖
	许 蕾	多模态 MRI 对 T3 期直肠癌亚分期的诊断效能研究	东营市优秀科技成果三等奖
	罗树彬	MRI SPACE 与 DTI 技术对腰神经受压损伤的应用研究	东营市优秀科技成果三等奖

论文和著作

发表时间	作者	论文标题	发表期刊
2007 年	乔鲁军	国产头孢地嗪治疗老年肺癌伴急性下呼吸道感染 45 例疗效观察	山东医药
	乔鲁军	易损斑块与幽门螺杆菌的相关性研究	山东医药
	乔鲁军	植入型心律转复除颤器在心律失常治疗中的应用	山东医药
	蔡丽芬	OSAHS 患者低氧血症程度相关因素分析	山东医药
	韩爱萍	35 例 VDDR 反复呼吸道感染患儿的免疫功能分析	山东医药
	韩爱萍	肺炎支原体感染与小儿支气管哮喘的关系	山东医药
	张志明	心肌酶检查对新生儿 HIE 的预警价值	山东医药
	丁红芳	ITP 患儿 TGF-ß.TPO 变化临床意义	山东医药

发表时间	作者	论文标题	发表期刊
2007年	宋晓翠	血清 CA125 结合 B 超预测卵巢恶性病变的价值	中国妇幼保健
	王　宏	妇科腹部手术后拔除尿管方法探讨	山东医药
	王　宏	卵巢癌腹腔穿刺化疗患者围手术期处理	山东医药
	卜庆敖	乳腺多原发性癌 15 例报告	山东医药
	蔺景双	改良式无创机械通气治疗重症哮喘 21 例临床观察	山东医药
	王世寿	肺心病患者的甲状腺功能变化	山东医药
	高延智	半导体激光活血仪治疗椎间盘源性疼痛 33 例观察	山东医药
	栾红宏	防止尿管脱落的方法	山东医药
	马景和	CT 引导下椎间隙注射臭氧治疗腰椎间盘突出症 116 例疗效观察	山东医药
	韩爱兰	21 例骨髓增生综合症患者的染色体核型分析	山东医药
	伊心浩	胃癌组织中 Bcl-2，Bax 的表达及其与细胞凋亡的关系	山东医药
	伊心浩	血清葡萄糖 -6- 磷酸异构酶与自身免疫性疾病相关性研究	检验医学
	伊心浩	幽门螺杆菌感染和微血管密度与胃癌病变中细胞凋亡的关系	华中医药杂志
	陈　宇	不同排龈方法在烤瓷修复中的疗效比较	山东医药
	强艳丽	中医药结合治疗扁平苔藓 36 例观察	实用中医药杂志
	邱宏亮	奥硝唑，根管糊剂治疗 6 3 例根尖周炎的疗效观察	南京医科大学学报
	邱宏亮	非创伤性充填技术治疗乳磨牙龋疗效观察	口腔医学
	邱宏亮	口腔门诊预约制对提高医疗服务质量的作用	中国医疗前沿
	鲁梅芳	2 型糖尿病合并脂肪肝患者血浆 PAI-1 变化的临床意义	山东医药
	孙　莉	皮肤角质蛋白检测在皮肤上皮性肿瘤诊断中的应用	中国麻风皮肤病
	孙　莉	系统性红斑狼疮患者妊娠的研究进展	中华全科医师杂志
	颜　敏	Fas.Bcl-2 在银屑病皮损中的表达	中国麻风皮肤病杂志
	肖　英	血液透析滤过辅助治疗尿毒症顽固性高血压 24 例效果观察	山东医药
	刘传木	肺静脉电隔离术治疗心房颤动临床研究	山东医药
	董光宏	早期胃癌的内镜超声检查声像图特点	中华肿瘤防治杂志
	耿　丽	银屑病合并恶性血液病 18 例临床分析	山东医药
	徐　敏	IL-18BP 对急性移植物抗宿主病的影响及机制研究	中国免疫学杂志
	王继坤	术中自体血回输在出血性休克抢救中的应用	山东医药
	翟彦君	激光原位角膜磨镶术术前视网膜变性裂孔的激光治疗	中国激光医学杂志
	郭庆芳	藻芪胶囊的制备与质量研究	时珍国医国药
	黄新刚	低分子甲壳铵修饰胰岛素生物效价的测定	中国医院药学杂志
	罗玉梅	开展中药应用咨询服务要“六讲”	中国药业
	杨春艳	唾液中抗癫痫药物浓度测定在临床合理用药中的意义	齐鲁医学杂志
	周荣丽	临床常用抗感染药物与输液配伍后的稳定性	中国药业
	周荣丽	医院药房药品分包装存在的弊端及改进思路	中国药师
	周荣丽	紫茵糖浆中丹参素的含量测定	中国药业
	丁菊英	生肌膏的研制及临床应用	山东医药
	丁菊英	蜕膜丸的质量标准研究	时珍国医国药
	时玉香	机械通气在慢性阻塞性肺疱病（COPD）治疗中的应用	中国医学装备
	张益波	SOMATOM PLUS4 CT MRAM 故障的排除	中国医学装备
	庄　蓓	定量组织速度成像评价扩张型心肌病左心室功能的价值	山东医药
	刘　磊	16 层螺旋 CT 肠系膜上动静脉成像诊断小肠扭转的初步研究	实用放射学杂志
	刘　磊	16 层螺旋 CT 肠系膜上动静脉成像诊断小肠扭转的前瞻性研究	临床放射学杂志
	庞闽夏	螺旋 CT 在弥漫型肝细胞肝癌诊断中的应用价值探讨	山东医药
	姜法伟	磁共振胰胆管造影对梗阻性黄疸诊断价值	中国中西医结合影像学杂志
	张　伟	脑血管造影过程中造影剂的剂量控制	山东医药
	李明英	清化通淋方治疗慢性前列腺炎 62 例	四川中医
	李明英	消化通淋方治疗慢性前列腺炎 62 例	四川中医
	曲秀英	静脉输入参麦注射液致过敏 1 例	中国误诊学杂志
	郑宏冰	中药周期性疗法治疗黄褐斑 39 例	四川中医
	赵炳芬	泰素加顺铂肝动脉化疗栓塞治疗原发性肝癌 63 例报告	山东医药
	王炳平	三维造影放疗治疗腹腔淋巴结转移癌临床观察	山东医药
	许风岚	TE 方案治疗晚期乳腺癌的临床研究	海南医学
	孙　莉	皮肤恶性黑素瘤中基质金属蛋白酶 -9 及其组织抑制物 -1 的表达及意义	中国麻风皮肤病杂志
	孙　莉	皮肤巨淋巴结病性窦组织细胞增生症	临床皮肤科杂志
	孙　莉	细胞角质蛋白在皮肤附属器肿瘤的表达及其诊断意义	中国麻风皮肤病

发表时间	作者	论文标题	发表期刊
2008 年	张立功	蛛网膜下腔出血后 ET.IL-6.TNF-2 的变化与促发性脑血管痉挛的关系	山东医药
	刘 磊	粘连性小肠梗阻肠系膜血管 CTA 表现：基于治愈方式的分析	临床放射学杂志
	宋殿行	CTA 显示双椎动脉变异二例	临床放射学杂志
	丁洪基	肺纤维平滑肌瘤性错构瘤一例	中华病理学杂志
	董艳光	肺鳞状细胞癌细胞腔隙充填生长方式的观察	临床与实验病理学杂志
	董艳光	巨细胞纤维母细胞瘤 1 例报告	山东医药
	段 颜	子宫内膜癌组织中 Elf-1、C-erbB2 表达及意义	山东医药
	殷红梅	ABC 点子宫下段切口剖宫产 170 例临床观察	山东医药
	殷红梅	子痫前期患者 Th 及外周血 CD4+ CD25+ Tr 的变化及意义	山东医药
	余 江	三胎妊娠一胎胎死宫内期待治疗一例	中华围产医学杂志
	刘爱萍	新生儿重症监护室两种静脉取血方法的临床比较	中国妇幼保健
	蔡 懿	Caroli 病 2 例	中国临床医学影像杂志
	李睿弢	小儿复杂性肠套叠 26 例临床分析	山东医药
	牛俊荣	探讨 DDR 胸部摄影图像质量的影响因素	实用放射学杂志
	司振忠	良性成牙骨质细胞瘤的影像诊断	实用医学影像杂志
	田昭俭	气管支气管巨大症 1 例	实用放射学杂志
	田昭俭	小肠脂肪瘤伴异位胰腺组织致成人肠套叠一例	中华放射学杂志
	田昭俭	原发性胆囊鳞状细胞癌一例	中华放射学杂志
	田昭俭	儿童肺纤维组织细胞型炎性假瘤一例	中华放射学杂志
	段 颜	米非司酮治疗异位妊娠的疗效观察	中国社区医师
	徐永前	经阴道超声检查对绝经后子宫出血的诊断价值	中国实用妇科与产科杂志
	王 宏	妇科腹腔镜手术脐部皮肤清洁消毒两种方法比较	山东医药
	魏 嵬	240 例妇科急腹症超声诊断结果分析	山东医药
	屈 凤	B 超引导下冷循环射频治疗肝脏肿瘤手术配合及护理	山东医药
	孙迪文	早期胃癌及癌前病变组织 survivin 表达	中华肿瘤防治杂志
	李红梅	中耳气压伤相关因素分析及护理对策	中华护理杂志
	冯 涛	纤维支气管镜检查对血压、心律影响的探讨	中国现代医生
	李 颖	颈椎侧块钢板螺钉内固定术治疗下颈椎骨折脱位 22 例报告	山东医药
	杨红起	原发性胆汁肝硬化患者血清可溶性 FAS FASL 水平变化及意义	山东医药
	杨红起	原发性胆汁肝硬化患者血清可溶性 FAS 和 FASL 的检测	医学检验与临床
	韩爱兰	21 例骨髓增生异常综合征患者的染色体核型分析	山东医药
	王际亮	58 株幽门螺杆菌株的药敏检测与分析	医学检验与临床
	于本章	新生儿缺血缺氧性脑病血清中 sfas/sfasl 水平变化的结果研究	医学检验与临床
	张 岩	17335 例乙肝 pres1 抗原检测结果分析	医学检验与临床
	邹亚楠	钛板内固定联合正畸技术在治疗陈旧性颌面骨折中的应用	山东大学学报
	邹亚楠	手术治愈面部隐球菌病 1 例	中国麻风皮肤病杂志
	徐伟民	糖尿病健康教育对 2 型糖尿病合并焦虑及抑郁的影响	山东医药
	郭 敏	爆震伤的麻醉处理（附 2 例报道）	中国急救医学
	刘美凤	洁净手术室的感染控制与管理	中华医院感染学杂志
	袁振涛	瑞芬太尼静脉复合麻醉用于胸腔镜手术 56 例体会	山东医药
	郑观荣	晶体和胶体溶液预扩容对低位硬膜外麻醉诱导期患者血流动力学影响	山东医药
	郑观荣	护理学专科方向建设发展的思考	中国现代药物应用
	郑观荣	预防气管内插管应激反应的研究现状	中国现代医生
	郑观荣	不同剂量瑞芬太尼、芬太尼在无痛人工流产中对丙泊酚麻醉效果的影响	中国现代医生
	成 波	原发性下段输尿管癌的保肾手术治疗 16 例报告	天津医药
	成 波	两种经尿道前列腺电切术的临床疗效比较	中国医师进修杂志
	成 波	影响肾盂输尿管癌预后的多因素分析	中华泌尿外科杂志
	陈新焰	生芪降糖颗粒对糖尿病大鼠脂肪组织 TNF-α mRNA 表达的影响	山东医药
	陈新焰	山东沿海地区居民糖尿病患病率及危险因素调查	中国糖尿病杂志
	赵连礼	盐酸丁咯地尔治疗糖尿病周围神经病变疗效观察	现代医药卫生
	孙 莉	11434 例性传播疾病的临床特点分析	山东医药
	郝 萌	XGl.DW 双扉脉真空灭菌器故障检修	中国医疗设备
	时玉香	SystemFive 彩超电源屡烧电源功放管的原因解析	中国医疗设备
	时玉香	ABBOTT AXSYM 系统的纤维杯处理中心等 5 例疑难故障检修	中国医疗设备
	时玉香	机械通气在慢性阻塞性肺疾病（copo）治疗中的应用	中国医学装备
	张益波	PHILIPS HDI5000B 超系统软件安装	中国医学装备
	赵泽明	sysmex XT-1800i 全自动血细胞分析仪故障检修一例	中国医疗设备
	兰俊英	皮肤软组织扩张术患者的围手术期护理	中国实用护理杂志

发表时间	作者	论文标题	发表期刊
2008 年	王丽霞	1 例高龄会阴部重度烧伤样伴阴茎阴囊坏死的护理体会	中华护理杂志
	陈晓辉	手术后脑梗死 15 例临床分析	山东医药
	张文君	缓激肽对 β 淀粉样蛋白所致阿尔茨海默病动物模型行为学及形态学的影响	中国医科大学学报
	韩光良	微创穿刺清除术治疗小脑半球血肿疗效观察	山东医药
	崔振芹	肠易激综合征患者肠运动功能的研究	山东医药
	范秋凤	综合疗法治疗儿童弱视 83 例临床观察	中国妇幼保健
	赵有环	准分子激光原位角膜磨镶术中改良负压吸引管的应用体会	山东医药
	王玉彬	骨关节炎患者软骨组织中 TNF-α、TGF-ß、IL-6、IF-9 的表达变化及意义	山东医药
	周茂新	晚期胃肠道肿瘤时辰化疗效果观察	山东医药
	周茂新	晚期胃肠道肿瘤时辰化疗的临床观察	中华肿瘤防治杂志
	陈　丹	骨质疏松症髋部骨折患者骨组织 OPGODF	山东医药
	韩　芳	靶向 survivin 反义寡核苷酸 MCF-7 乳腺癌细胞系 survivin mRNA 及紫杉醇药物敏感性的影响	山东大学学报（医学版）
	丁慧芳	自体骨髓移植治疗银屑病合并急性白血病二例	临床内科杂志
2009 年	陈新焰	高尿酸血症与血清超敏 C 反应蛋白的关系	中国现代医学杂志
	盛　梅	微创开腹袋取附件囊肿手术 480 例分析	实用妇产科杂志
	盛　梅	子宫内膜癌组织中 VEGF 的表达及意义	山东医药
	张建海	妇科手术后下肢深静脉血栓形成 15 例诊治分析	山东医药
	吴起嵩	胎儿心脏横纹肌瘤一例报告	山东医药
	吴起嵩	肾黏液样小管状和梭形细胞癌一例报告	山东医药
	孙　莉	腋窝、肛周水泡伴瘙痒、恶臭	山东医药
	孙　莉	肿瘤干细胞与皮肤黑色素瘤	中国麻风皮肤病杂志
	常　峰	微波技术在免疫荧光染色中的应用体会	临床医药实践
	马晓春	不同浓度臭氧在治疗腰椎间盘突出症效果比较	山东医药
	徐冬云	颈椎骨折患者术中安全问题与护理对策	中国实用医药
	侯晓琨	1 例肾基底型肾动脉瘤介入治疗患者的护理	山东医药
	刘淑兰	湿性理念加整体干预治疗 1 例放射性伤口的效果观察	创伤外科杂志
	于本章	ph 染色体 bcr/ab1 融合基因在诊断慢性粒细胞白血病中的意义	医学检验与临床
	张爱红	94 例早产儿缺氧缺血性脑病临床分析	山东医药
	张爱红	新生儿休克 80 例临床分析	中国妇幼保健
	丁菊英	高效液相色谱法测定芪参玉液胶囊中黄芪甲苷的含量	中国医院药学杂志
	王晨雁	超敏 c 反应蛋白与粥样硬化斑块稳定性关系的探讨	山东医药
	袁景云	软接式采血针配条码真空管用于静脉采血效果观察	山东医药
	罗玉梅	围手术期抗菌药物应用情况调查	中国医药导刊
	牛彩红	开展孕期训练班的方法与效果	护理管理杂志
	刘　东	直丝弓矫治器结合下颌平导矫治前牙反颌的方法及疗效	山东医药
	马晓春	手法复位石膏外固定与经皮克氏针内固定治疗儿童 Gartland Ⅲ型肱骨髁上骨折对比观察	山东医药
	马晓春	不同浓度臭氧治疗腰椎间盘突出症效果比较	山东医药
	林　聪	弹性树脂卡环铸造部件结合式义齿修复的临床观察	口腔医学
	张　旗	类风湿关节炎血清葡萄糖 6 - 磷酸异构酶治疗前后变化特点	军医进修学院学报
	张　婷	改造后一次性头皮针用于小儿采血的做法与体会	山东医药
	张　旗	类风湿关节炎患者甲氨蝶呤治疗前后肺泡灌洗液检测的临床意义	山东医药
	郎明磊	胃复安致呼吸困难 1 例报告	山东医药
	唐玉蓉	烧伤患者早期血浆内毒素水平检测与结果分析	医学检验与临床
	闫红卫	自制敷贴膏穴贴敷治疗支气管炎 120 例疗效观察	山东医药
	崔振芹	IBS 与胃排空、胃电活动及 HP 感染的关系	山东医药
	徐　倩	抗菌药物合理应用	实用药物与临床
	井　源	2 型糖尿病合并非酒精性脂肪肝患者 TNF-α 与早期大血管病变的关系	山东医药
	黎少林	双嘧达莫性哮喘	中国基层医药
	刘道峰	苦味酸 - 天狼星红染色观测脱落细胞真皮基质胶原亚型的变化	实用医学杂志
	吕海莲	乳腺高场磁共振检查技术	中国中西医结合影像学杂志
	王　琪	螺旋 CT 双期增强扫描对小肾癌的诊断价值	实用医学影像杂志
	王　琪	肺原发性异位脑膜瘤的诊断	山东医药
	陈启才	56892 例油田职工的血脂水平及其相关因素	山东医药
	陈启才	茎突综合征的诊断及治疗	山东医药
	陈启才	低温等离子消融术多平面治疗 OSAHS 疗效观察	山东医药

发表时间	作者	论文标题	发表期刊
2009年	蔡丽芬	实验室分析前采血质量对检验结果的影响因素分析	海南医学
	郑观荣	无痛人工流产术中瑞芬太尼、芬太尼、咪唑安定对丙泊酚麻醉效果的影响	山东医药
	郑观荣	瑞芬太尼、丙泊酚时段靶控诱导全麻对剖宫产新生儿呼吸的影响	山东医药
	刘　磊	颈脑动脉联合CTA及DSA诊断缺血性脑血管病动脉狭窄的对比研究	中国临床医学影像杂志
	张爱民	肾细胞癌组织中内皮抑素、VEGF、MVD的表达变化及意义	山东医药
	王庆安	非小细胞肺癌组织中β-连环蛋白、CyclinD1的表达及意义	山东医药
	牟东坡	超声引导下麦默通旋切系统切除乳腺肿块102例	山东医药
	孙桂森	椎弓根钉内固定治疗颈椎疾病15例	山东医药
	刘淑兰	湿润疗法治疗肠造口处皮肤黏膜分离效果观察	山东医药
	徐　静	低频脉冲电磁场辅助牙周基础治疗对绝经后骨质疏松患者牙周炎的疗效观察	山东医药
	张云伟	肝移植术后表阿霉素过敏性休克1例的急救护理	山东医药
	杨梦广	23EX加速器6MV剂量率缓慢上升故障检修	中华放射肿瘤学杂志
	殷红梅	液基细胞学联合P16INK4a和cyclinE用于诊断宫颈上皮瘤变的意义	现代妇产科进展
	韩光良	颅脑外伤后肢体痉挛状态的显微外科治疗	中华神经外科杂志
	韩光良	显微手术切除颅底脑膜瘤24例临床分析	山东医药
	冯　涛	经气管镜针吸活检对纵隔及支气管外肿瘤的诊断价值及心脏的影响	山东医药
	杨新国	CTA诊断小肠梗阻病因的临床价值	山东医药
	于本章	脂蛋白残粒胆固醇与高密度脂蛋白胆固醇比值在冠心病中的应用	医学检验与临床
	高长杰	小红细胞对Syamex-1800i全自动血细胞分析仪计数血小板的影响	医学检验与临床
	韩爱萍	长期吸入糖皮质激素对哮喘患儿骨密度及骨代谢的影响	山东医药
	余　江	胎儿生长受限孕妇胎盘病理改变与Fas及Fasl表达的关系	中国妇幼保健
	余　江	笑气吸入与硬膜外阻滞用于分娩镇痛对产妇及新生儿的影响	山东医药
	余　江	计划分娩中安定和山莨菪碱的应用观察	山东医药
	徐　倩	烧伤患者早期血浆内毒素水平检测与结果分析	山东医药
	孙桂森	颈后路单开门减压侧块内固定术治疗脊髓型颈椎病21疗效观察	山东医药
	宋殿行	大网膜扭转MSCT表现一例	临床放射学杂志
	井　源	TNF-α与2型糖尿病合并非酒精性脂肪肝胰岛素抵抗及动脉粥样硬化关系	胃肠病学和肝病学杂志
	王　涛	胫骨远端内侧解剖锁定接骨板治疗pilon骨折	中国医师进修杂志
	王　涛	肿瘤切除联合骨水泥、同种异体骨、化疗药物局部填充治疗四肢骨巨细胞瘤	山东医药
	徐　倩	高效液相法测定清热糖浆中绿原酸含量的实验研究	中国医院用药评价与分析
	秦建勇	拔除患牙治疗下颌阻生智齿致急性冠周炎200例	山东医药
	单连良	克氏针及张力带钢丝治疗锁骨远端骨折	中华全科医师杂志
	刘迎春	首次脑卒中后抑郁相关因素分析	山东医药
	盛　梅	微创开腹负压抽吸囊液手术治疗卵巢巧克力囊肿54例分析	中国医师进修杂志
	盛　梅	复方丹参注射液加饮水疗法治疗晚期妊娠晚期羊水过少30例疗效观察	中国医师杂志
	张爱民	腹腔后腹腔镜治疗肾上腺疾病28例报告	腹腔镜外科杂志
	田昭俭	牙瘤的x线曲面断层全景片和CT表现	实用放射学杂志
	刘国庆	吡格列酮对2型糖尿病患者血清游离脂肪酸的影响	山东医药
	孟祥湖	ASV机械通气模式的功能解析	中国医疗设备
	贾新国	玻璃体切除联合曲安奈德玻璃体腔注射治疗孔源性视网膜脱离	中国实用眼科杂志
	贾新国	玻璃体切除硅油充填术后视网膜再脱离原因分析及处理	山东医药
	邱宏亮	中药控制扁平苔藓患者白色念珠菌检出率及分离株毒力的临床研究	南京医科大学学报
	成　波	PKRP与TURP治疗良性前列腺增生的效果比较	山东医药
	陈官华	院前急救心肺复苏程序选择体会	山东医药
	赵玉梅	上颌第二恒磨牙近中颊根第二根管的离体牙研究	华西口腔医学杂志
	孙迪文	高龄老年人全胃切除改良Double tract代胃术临床分析	中国老年医学杂志
	朱新兴	冠心病患者血清脂蛋白残粒胆固醇、血脂水平检测及相关性分析	山东医药
	丁红芳	儿童重症MP肺炎21例临床分析	山东医药
	丁红芳	ITP患儿TGF-B1、TPD变化的临床意义	山东医药
	杨昭华	托吡酯单药治疗伴中央颞区棘波儿童良性癫痫的临床和脑电图观察	中国实用神经疾病杂志
	刘　峰	妊娠期高血压病患者血清流变学与脐血流阻力指标的关系	中国临床医学
	成　波	PKRP与TURP治疗良性前列腺增生症的观察比较	山东医药
	梁志强	62例DN患者血清CysC水平测定及意义	山东医药
	王继坤	深低温保存血小板最佳期限探讨	山东医药
	刘洪波	结膜囊蝇蛆病1例	临床眼科杂志
	黄新刚	高效液相色谱法测定升血小板分散片中靛玉红的含量	中国医院药学杂志

发表时间	作者	论文标题	发表期刊
2009年	王　红	再次注射头孢唑肟发生过敏反应1例报告	山东医药
	徐　倩	限进介质–HPLC法与荧光偏振免疫法测定人血浆中卡马西平浓度的比较	中国药房
	姜振华	鼻内镜检查并低温射频局部填塞在难治性鼻出血诊断及治疗中的应用	山东医药
	赵玉梅	上颌第二恒磨牙髓室底的解剖及应用	山东医药
	李梅君	以酮症为主要表现的类固醇糖尿病1例报告	山东医药
	杨西瑞	Etanercept对类风湿关节炎患者血清MMP-3的影响	山东医药
	高秀东	高压氧治疗急性一氧化碳中毒的疗效分析	中国实用护理杂志
	王际亮	利福平对幽门螺旋杆菌体外抗菌活性的检测	中华医院感染学杂志
	宋秀凤	416例反复呼吸道感染患儿的免疫功能分析	山东医药
	陈玉东	卡托普利对兔心肌缺血再灌注血清TNF-α 的影响	山东医药
	田昭俭	原发性肺肉瘤样癌的临床病理特征及其影像表现	中华放射学杂志
	袁庆忠	腹腔镜意外胆囊癌4例分析	山东医药
	姚林果	胃肠道间质瘤69例诊治分析	山东医药
	王希华	早期血液滤过联合血液灌流治疗重症急性胰腺炎31例	山东医药
	王佐荣	经膀胱前列腺摘除后下肢深静脉血栓形成的预防和护理	中国实用护理杂志
	韩法章	腹膜透析患者透析管及出口知识掌握和需求状况调查	中国实用护理杂志
	夏风云	脑电仿生电刺激仪辅助治疗小儿发育落后疗效观察	中国实用护理杂志
	王佐荣	时辰化疗治疗晚期胃肠道肿瘤患者64例护理体会	山东医药
	丁慧芳	银屑病合并急性白血病16例疗效分析	山东医药
	耿　丽	重组粒-巨噬细胞集落刺激因子治疗造血干细胞移植后口腔溃疡34例	临床内科杂志
	邢　健	异基因造血干细胞移植后肠道aGVHD的诊断与治疗	山东医药
	耿　丽	银屑病合并恶性血液病18例临床分析	山东医药
	韩　芳	靶向survivin反义寡核苷酸对MCF－7乳腺癌细胞系survivin mRNA及紫杉醇药物敏感性的影响	山东大学学报
	丁慧芳	自体骨髓移植治疗银屑病合并急性白血病二例	临床内科杂志
	赵　霞	骨髓间充质干细胞体外对T淋巴细胞分泌IL-2IL-4功能的影响	中国免疫学杂志
2010年	黄新生	微创技术在正畸牙拔除中的应用	实用医学杂志
	唐玉蓉	脂肪乳对全血细胞计数的影响分析	医学检验与临床
	陈新焰	穿山龙对糖尿病大鼠脂肪GLUT4mRNA表达的影响	山东医药
	吴德云	偏头痛患者与A型行为类型的研究	山东医药
	张洪源	左丁尼汀联合缬沙坦改善糖尿病肾病血透患者心功能的疗效观察	山东医药
	李梅君	糖尿病肾病患者TNF-α、hsCRP的变化及意义	山东医药
	张令海	超声诊断胆总管下段梗阻性病变49例分析	山东医药
	王建波	2004—2008年东营市围产儿先心病发病情况及危险因素分析	山东医药
	王建波	肿瘤坏死因子-α、白细胞介素-10与新生儿先心病合并心力衰竭的关系分析	中国妇幼保健
	丁洪基	子宫出血性富于细胞性平滑肌瘤4例临床病理观察	诊断病理学杂志
	徐　倩	抗菌药物合理应用	实用药物与临床
	李睿彧	人体鱼序列征1例	实用放射学杂志
	付　园	水银血压计常见故障及处理方法	中国医学装备
	成　波	青年膀胱癌32例报告	肿瘤防治研究
	宗　强	微骨孔乙状窦后入路显微血管减压术治疗面肌痉挛45例报告	山东医药
	秦建勇	ITI Straumann种植体修复牙列缺损疗效观察	山东医药
	陈立磊	同步放化疗治疗局部晚期非小细胞肺癌62例观察	实用癌症杂志
	朱永耕	渤海湾石油员工在海上和陆地的24小时动态血压检查分析60例	中国综合临床
	余　红	手术室专科化护理的体会	中国实用医药
	丁菊英	芪参玉液胶囊中丹酚酸B的含量测定	中国实验方剂学杂志
	蔺景双	改良式无创机械通气治疗COPD合并肺性脑病疗效观察	山东医药
	朱　波	肾上腺髓样脂肪瘤八例诊断及治疗	实用心脑肺血管病杂志
	朱　波	先天性前尿道憩室合并巨大结石1例	疑难病杂志
	吴学辉	多西他赛联合铂类药物诱导化疗同步放化疗治疗局部晚期NSCLC34例	山东医药
	张连珍	PB840呼吸机故障检修三例	中国医疗设备
	康　健	成功救治产后大出血、羊水栓塞、DIC合并重度感染1例报告	山东医药
	李延云	传染科护士对职业性危害因素认知行为的探讨	中华护理杂志
	殷　鹏	Zebularine对人鼻咽癌细胞CNE-2Z增殖的抑制作用	中国耳鼻咽喉头颈外科
	赵炳芬	同步三维适形放疗联合化疗治疗NSCLC46例疗效观察	山东医药
	蔡　懿	数字化乳腺导管造影与钼靶摄影在乳头溢液病因诊断中的应用	山东医药
	吕海莲	肌内黏液瘤一例	临床放射学杂志

发表时间	作者	论文标题	发表期刊
2010年	孙 莉	蚊咬超敏与儿童皮肤TIM细胞淋巴瘤	中国皮肤性病学杂志
	夏好成	先天性无脾综合征一例	临床放射学杂志
	孙桂森	椎间植骨融合椎弓根钉内固定治疗腰椎峡部裂滑脱	山东医药
	刘淑兰	美皮护治疗增生性瘢痕临床观察	山东医药
	夏春梅	125例中药制剂不良反应分析	山东医药
	陈官华	电话指导心肺复苏在院前急救中的应用	山东医药
	李 胜	踝前迷走肌腱腱鞘囊肿1例报告	山东医药
	杨长春	东营地区HPV感染与宫颈癌的调查与分析	医学检验与临床
	朱 波	后腹腔镜根治性肾输尿管切除术治疗尿路急性肿瘤11例	中国临床研究
	邱宏亮	穴位激光照射配合穴位针刺治疗综合征的疗效观察	中华物理医学与康复杂志
	段 颜	再次剖宫产术中产钳助娩胎头34例	山东医学
	王庆安	腋下小切口技术在食管癌手术中的应用	中华胃肠外科杂志
	殷红梅	妊娠期糖尿病患者血清瘦素水平变化及其与母婴预后的关系	山东医药
	孙素贞	分层目标教学法在临床护理带教中的应用效果分析	中国实用护理杂志
	杨文娣	胜利油田中心医院信息系统的建设及应用	实用医药杂志
	李 媛	药师在口服降糖药联合用药交代时应注意的问题	中国医药指南
	尹晓慧	NB-UVB联合糠酸莫米松乳膏治疗扁平苔藓疗效观察	中国麻风皮肤病杂志
	屈 霞	哺乳期乳腺炎的穴位按摩治疗与护理	山东医药
	孙桂森	经内踝截骨入路内固定治疗距骨颈骨折	中国急救医学
	孙桂森	股深动脉损伤的治疗体会	中国急救医学
	王建波	新生儿心律失常210例临床分析	山东医药
	吴爱兰	20例白血病临终患儿的临终关怀护理体验	中华护理杂志
	路颜增	病人治疗中检测细菌内毒素的必要	医学检验与临床
	王秀丽	2007—2008年医院铜绿假单胞菌的耐药性分析	医学检验与临床
	马景和	股骨干骨折术后钢板螺钉断裂原因分析及对策	山东医药
	袁庆忠	结节性甲状腺肿伴微小癌13例诊治分析	山东医药
	张春花	949例泌尿生殖道支原体培养及药敏分析	医学检验与临床
	张志明	新生儿缺氧缺血性脑病合并双侧髋关节脱位1例	实用医学杂志
	谭 波	慢性前列腺炎联合用药的治疗体会	广东医学
	王丽萍	重症急性胆管炎36例护理体会	山东医药
	王积安	包皮浅静脉麻醉、袖套式包皮环切术500例	中国现代医学杂志
	杨春艳	医院临床药师在重症监护室开展药学服务的实践	中国临床药学杂志
	陈启才	56892例油田职工的血脂水平及其相关因素分析	山东医药
	潘国政	内镜筋膜下超声刀离断交通支静脉治疗下肢静脉性溃疡25例分析	腹腔镜外科杂志
	牟东坡	内镜筋膜下交通支静脉离断术治疗下肢静脉功能不全53例	山东医药
	姚 霞	口服葡萄糖耐量试验呈糖尿病模式的胰岛素瘤	中华内分泌代谢杂志
	刘 峰	妊娠期高血压病对婴幼儿智力及体格发育的影响	山东医药
	吕海莲	3.0TMRI成像技术与CR钼靶X线成像技术在乳腺癌诊断中的应用价值对照	中国中西医结合影像学杂志
	王桂敏	病理科标本管理流程的分析与再造	中国误诊学杂志
	张庆民	多帕菲联合顺铂治疗晚期非小细胞肺癌57例临床观察	山东医药
	郭庆芳	参芪五味子片对32例失眠症患者睡眠脑电图的影响	中医杂志
	郭庆芳	全国22城市360家医院2005年1月—2008年6月抗感染药利用分析	中国药房
	郭庆芳	医院2007—2008年细菌耐药性监测与分析	中国医院药学杂志
	韩玉波	CR照片噪声来源与抑制方法的相关性研究	中国中西医结合影像学杂志
	杨 琴	CIq抗原/CIq抗体与系统性红斑狼疮疾病研究进展	医学检验与临床
	徐冬云	130例老年骨折患者的预见性护理效果观察	山东医药
	张 静	40例早期开角型青光眼患者Humphrey-750型自动定量视野仪检查结果及分析	山东医药
	孙 莉	高能脉冲激光治疗睑黄瘤和汗管瘤疗效观察	中国麻风皮肤病杂志
	董红果	半量舒芬太尼联合艾司洛尔麻醉诱导对双腔支气管导管插管患者血流动力学的影响	山东医药
	许道洲	乳腺癌磁共振及病理特征与血管内皮因子研究	中国医学计算机成像杂志
	许道洲	遗传性I型神经纤维瘤病的临床及磁共振表现（附一家系5例报道）	中国中西医结合影像学杂志
	许道洲	3.0T磁共振动态增强扫描显示乳腺肿瘤血管与微血管密度的相关性	实用放射学杂志
	徐志秀	荧光原位杂交法检测尿液膀胱癌细胞标本制片体会	山东医药

发表时间	作者	论文标题	发表期刊
2010年	唐玉蓉	窒息缺氧对新生儿血清脂联素血脂水平的影响及意义	山东医药
	李文辉	急性球后视神经炎患者的心理健康教育	山东医药
	杨淑梅	全子宫切除术患者的心理调查及护理对策	山东医药
	高　霞	情感支持促进自然分娩的临床效果观察	山东医药
	郭　敏	七氟醚用于剖宫产全麻对宫缩的影响	临床麻醉学杂志
	郭　敏	七氟醚与丙泊酚用于剖宫产全身麻醉诱导效果比较	中国基层医药
	尹晓慧	中药熏蒸、窄谱中波紫外线光疗联合复方甘草酸苷静滴治疗银屑病临床观察	山东医药
	尹晓慧	卡介苗多糖核酸联合地氯雷他定治疗慢性荨麻疹49例疗效观察	山东医药
	强艳丽	超冷光美白技术治疗变色牙49例临床观察	山东医药
	王慧明	针刺治疗癌性不全肠梗阻	针灸临床杂志
	肖　英	老年原发性IgA肾病22例临床病理报告	山东医药
	刘连英	经纤维支气管镜行肺部活组织检查的手术配合及护理	山东医药
	吴德云	偏头痛患者的心理健康水平、人格特征及应对方式	山东医药
	吴德云	脑电双频指数对重症昏迷患者预后评价的意义	山东医药
	张　莉	妇科疾病术后下肢深静脉血栓形成的预防及护理	山东医药
	孙迪文	新辅助化疗后乳腺癌组织中Survivin表达及其与Ki-61AI的相关性研究	实用癌症杂志
	张晓华	28例孤独症患儿的语言训练及脑电仿生治疗	山东医药
	鲁子仁	胸腔镜下胸膜固定术治疗恶性胸腔积液86例	山东医药
	赵连礼	2型糖尿病合并非酒精性脂肪肝患者血清hs-CRP与IMT的关系	山东医药
	李明英	肾病蛋白尿中医治法刍议	中医临床研究
	高欣义	难治性癫痫儿童外周血P糖蛋白检测的意义	山东医药
	田昭俭	肺原发性恶性黑色素瘤影像学表现1例并国内文献复习	实用放射学杂志
	黄新刚	甲磺酸瑞波西汀联合西沙必利治疗功能性消化不良的疗效观察	中国药房
	赵希俊	静脉留置针在环甲膜穿刺行肺表面活性物质治疗中的应用	中国煤炭工业医学杂志
	冯　新	高血压伴代谢综合征患者肱—踝脉搏波速度变化	山东医药
	宋晓翠	腹腔镜术后瘢痕子宫妊娠期自发性破裂1例	中华围产医学杂志
	李玉生	替比夫定治疗慢性乙型重型肝炎的临床疗效观察	山东医药
	李瑞芝	强脉冲光子嫩肤仪治疗雀斑疗效观察	中国麻风皮肤病杂志
	马景和	CT引导下注射臭氧治疗椎间盘性腰痛的临床研究	山东大学学报（医学版）
	孙学华	尿道前列腺电切术后膀胱痉挛原因分析与护理	齐鲁护理杂志
	李文辉	眼球钝挫伤致前房积血（84例临床分析）	中国现代医生
	肖　英	糖尿病肾病患者血联素、血管内皮生长因子水平变化及意义	山东医药
	张红霞	腹膜透析患者容量状况与生存质量的关系	山东医药
	李　颖	膝关节骨肉瘤人工关节置换术早期康复锻炼	山东医药
	孙桂森	经伤椎弓根植骨植钉结合短节段椎弓根内固定治疗胸腰椎爆裂性骨折的疗效研究	中国全科医学
	孙　莉	银屑病相关的单核苷酸多态性	中国皮肤性病学杂志
	袁景云	溶栓治疗急性心肌梗死患者护理	山东医药
	袁景云	82例人工起搏器植入患者的护理	山东医药
	赵希学	皮肤腺样囊性癌1例报告	山东医药
	张丽芝	2006—2008年医院中药注射剂应用分析	中国药业
	刘慧琦	肝移植术后表阿霉素过敏性休克1例报告	山东医药
	张晓华	28例孤独症患儿的训练及脑电训练	山东医药
	史太阳	慢性HBV感染者血清CCCDNA的来源及临床意义	山东医药
	赵炳芬	免疫抑制剂对器官移植患者血清镁离子浓度的影响	山东医药
	翟彦君	黄斑裂孔视网膜脱离的手术治疗	临床眼科杂志
	成爱霞	A型肉毒素治疗慢性每日头痛的疗效与安全性	中华神经科杂志
	王　艳	孕期健康教育对分娩方式选择和母乳喂养率提高的效果观察	山东医药
	袁振涛	体形特征与高血压的关系探讨	山东医药
2011年	宋洪富	鼻内镜手术治疗霉菌性上颌窦炎3 2例	山东医药
	梁志强	系统性红斑狼疮患者外周血CD+CD25highCD127lowTreg和CD+4CD+25Treg水平测定及分析	山东医药
	李长英	颅内动脉瘤血管内血栓病的护理	山东医药
	王公明	TACE后残存肝癌组织中VEGF变化及意义及MVD表达	山东医药
	宋洪富	鼻内镜下Messerklinger术治疗儿童上颌窦后鼻孔息肉疗效观察	山东医药
	吕海莲	OT磁共振3D-SPACE序列与3D-TSE序列用于颅神经成像的效果比较	山东医药
	张洪源	尿毒清颗粒对DN慢性肾功能不全患者肾功能及血清hs-CRP水平的影响	山东医药

发表时间	作者	论文标题	发表期刊
2011 年	王桂敏	乳头状淋巴管内皮细胞瘤 1 例报告	山东医药
	杨春燕	全静脉营养加谷氨酰胺对重症患者血浆内毒素及 TNF-α 的影响	山东医药
	袁庆忠	腹腔镜小肝癌切除 6 例体会	山东医药
	冯　新	146 例 2 型糖尿病患者周围血糖的检测	山东医药
	陈　丹	MRI 在网球肘病因诊断中的应用效果观察	山东医药
	谢立敏	绝经后不规则阴道出血 520 例病因分析	山东医药
	张建等	床边便携式纤维支气管镜在临床中的应用研究	临床肺科杂志
	崔　凯	老年退行性心脏瓣膜病与骨质疏松及钙调激素相关性研究	中国医师进修杂志
	崔　凯	评价降钙素对老年退行性心脏瓣膜钙化及骨质疏松的疗效	中国预防医学杂志
	储东辉	乳腺原发非霍奇金淋巴瘤二例	临床放射学杂志
	刘书友	聚左旋乳酸钉内固定术与传统手术疗法在肋骨骨折中的治疗比较	中国医药导刊
	谢　峰	重度烧伤并发精神障碍 27 例治疗分析	中国医师杂志
	井　源	腰围身高比值与 2 型糖尿病的相关性研究	中国糖尿病杂志
	段晓华	定君生用于老年性阴道炎治疗的临床探讨	中国微生态学杂志
	张　静	新鲜羊膜移植治疗大泡性角膜病变的临床分析	国际眼科杂志
	段晓华	定君生联合甲硝唑治疗细菌性阴道病的临床疗效观察	中国微生态学杂志
	井　源	幽门螺杆菌与心脏血管疾病	国际老年医学杂志
	井　源	人体测量学指标与心脏血管疾病及其危险因素	国际内分泌代谢杂志
	罗　涛	原发乳腺非霍奇金淋巴瘤 2 例报告	山东医药
	刘国庆	2 型糖尿病视网膜厚度与全糖还原酶、血管内皮生长因子的关系	山东医药
	赵希学	甲状腺微小癌 46 例治疗体会	山东医药
	周素贞	临床教学路径在护理带教中的应用	山东医药
	王向荣	电子病历在应用过程中出现的问题及对策	中国病案
	蔡　懿	ERCP 诊治肝移植术后胆道真菌感染伴梗阻性黄疸 1 例	中国临床医学影像杂志
	江守洪	血清同型半胱氨酸水平与冠脉病变的关系	山东医药
	王　琪	原发性肺肉瘤样癌的病理亚型及其影响表现	中国 CT 和 MRI 杂志
	宫爱玲	多西他赛之剥脱性皮炎 1 例	山东医药
	张威庆	小肠胶囊内镜检查的临床应用价值	山东医药
	吕其军	阿德福韦酯、恩替卡韦治疗 HBV-M204I/V 变异的慢性乙肝疗效观察	山东医药
	孔　梅	胰腺实性假乳头状瘤的影像学分析	中国医学计算机成像杂志
	刘迎春	脑卒中后睡眠障碍相关因素分析	中华神经医学杂志
	陆成芳	神经外科鼻饲患者护理日程表的设计和应用	中国全科医学
	陆成芳	伞雾状喷药湿化气管插管的效果观察	医学与哲学
	邢丽娟	唑来膦酸治疗卵巢早衰继发骨质疏松症疗效观察	山东医药
	潘国政	保乳、腺体瓣转移、前哨淋巴结活检治疗早期乳腺癌 30 例报告	山东医药
	王公明	甲状腺围术期血清甲状旁腺素的变化及其与甲状腺术后低钙血症的关系研究	中国全科医学
	李文辉	心理干预对减轻汽车安全气囊致眼外伤患者焦虑抑郁的效果评价	中国实用护理杂志
	时玉香	呼吸机新通气模式的探讨	中国医疗设备
	范秋凤	少年儿童近视眼 406 例屈光状态调查分析	中国保健营养
	张红霞	瑞舒伐他汀用于糖尿病肾病合并高脂血症患者效果观察	山东医药
	张　诚	髓芯减压、自体干细胞联合骨移植治疗早中期股骨头缺血性坏死	山东医药
	张　诚	改良关节镜下髌骨外侧支持带松解治疗 ELPSC 疗效观察	山东医药
	肖　英	尿毒清颗粒在早中期慢性肾功能衰竭中的应用	山东医药
	刘明林	50% 硫酸镁湿敷联合氟美松静推预防 NVB 所致静脉炎的效果观察	山东医药
	许道洲	磁共振 SPACE-STIR 序列扫描对骶骨骨折合并骶神经损伤的诊断价值	中国脊柱脊髓杂志
	陈玉东	支架植入术后冠状动脉瘤样扩张的临床研究	中国介入心脏病学杂志
	单金海	肾细胞癌组织中内皮素 MVD 表达变化及意义	山东医药
	金　勇	关节镜手术治疗肘关节病疗效观察	山东医药
	刘书友	胸外侧小切口在肺叶切除术中的应用观察	山东医药
	颜　敏	寻常型银屑病患者血清、皮损组织中 ICM-1 的表达变化及意义	山东医药
	王庆安	一孔法胸腔镜下交感神经切断术治疗手汗症疗效观察	山东医药
	刘国强	恶性血液病患者骨髓微血管密度与凝血酶敏感蛋白 -1 的表达及意义	山东医药
	陈爱平	鼻内镜下鼻道双钻孔上颌窦囊肿吸切术 36 例报告	山东医药
	邢丽娟	雾化吸入盐酸氨溴索过敏 1 例报告	山东医药
	邢丽娟	头孢替安皮试假阴性 1 例报告	山东医药
	许道洲	遗传性 I 型神经纤维瘤病的临床及磁共振表现	中国中西医结合影像学杂志

发表时间	作者	论文标题	发表期刊
2011 年	许道洲	磁共振动态增强扫描显示乳腺肿瘤血管与微血管密度的相关性	实用放射学杂志
	张　莉	ω-3 鱼油脂肪乳治疗重症感染效果观察	山东医药
	高延智	各种超薄皮瓣修复手部软组织缺损的临床应用研究	中国医师进修杂志
	徐奎志	开窗减压造瘘术治疗老年颌骨巨大囊肿 8 例	实用临床医学
	徐奎志	儿童离体恒牙再植 60 例临床体会	中国伤残医学
	王凤英	肛瘘患者拉线治疗的护理	现代医药卫生
	武目成	生物活性玻璃在面部软组织裂伤治疗中的应用	山东医药
	崔正礼	经皮椎体成形术治疗多发性胸腰椎椎体转移瘤	实用骨科杂志
	崔正礼	缩窄髓腔在带锁髓内钉固定术治疗胫骨多段骨折的应用	山东医药
	崔正礼	骨水泥型人工股骨头置换术治疗高龄股骨粗隆间粉碎性骨折临床观察	山东医药
	王济红	LAM 耐药患者改用与加用阿德福韦酯联合治疗疗效对比	山东医药
	李素云	86 例老年内镜逆行胰胆管造影术护理体会	中国老年保健医学
	李亚红	结构脂肪乳剂对危重症患者肝肾功能和蛋白质、脂肪代谢的影响	山东医药
	张威庆	ERCP 术后并发消化道大出血抢救成功 1 例并文献复习	山东大学学报（医学版）
	张威庆	内镜下治疗消化道息肉 260 例体会	山东医药
	王翠玉	自制冰袋鼻部冷敷治疗鼻出血性疾病 146 例	山东医药
	孙　洁	血浆置换术治疗药物性重型肝损害	中国输血杂志
	许道洲	磁共振 space 序列在诊断极外侧椎间盘中的应用	中国医学计算机成像杂志
	张建海	加速康复外科技术在腹腔镜子宫切除术患者围术期的应用	山东医药
	张建海	经腹小切口筋膜内大子宫切除术应用效果观察	山东医药
	张建海	腹腔镜全子宫切除术中膀胱损伤经阴道修补 6 例	实用妇产科杂志
	张建海	射频联合米非司酮治疗子宫肌瘤的临床观察	中国社区医师
	徐伟民	右美托咪定对全麻下腹腔镜胆囊切除术患者苏醒期应激反应的影响	山东医药
	李永红	暖毯机对食管癌术后患者全麻苏醒的影响	山东医药
	高秀东	高压氧治疗时预防中耳气压伤的护理体会	中国实用护理杂志
	成　波	肾盂癌的诊断和治疗分析（附 92 例报告）	肿瘤防治研究
	谢立敏	外周血中基质金属蛋白酶及其抑制物与反复流产的关系	山东医药
	翟彦君	翼状胬肉术后坏死性巩膜炎两例	中国实用眼科杂志
	翟彦君	埋藏性视盘玻璃疣 1 例	实用医学杂志
	隋守光	介入治疗髂股动脉粥样硬化性闭塞的疗效观察	介入放射学杂志
	施洪峰	腔静脉滤器联合导管溶栓治疗亚急性期下肢深静脉血栓形成	中国医疗前沿
	谢立敏	异位妊娠保守治疗 142 例疗效观察	现代妇产科进展
	吕　军	HELLP 综合征护理体会	山东医药
	齐志亭	枪击伤致股深动脉贯通伤 1 例报告	实用骨科杂志
	刘慧琦	静脉应用放射性药物应注意的问题	山东医药
	蔺景双	便携式纤维支气管镜在严重Ⅱ型呼吸衰竭患者救治中的应用	山东医药
	颜　敏	光子嫩肤术联合谷胱甘肽治疗黄褐斑 32 例疗效观察	山东医药
	刘曦东	HBV 相关疾病患者血清 IL-6、T 淋巴细胞亚群、HBVDNA 的变化及临床意义	山东医药
	刘国强	深低温冻存自体血小板输注治疗恶性血液病化疗后血小板减少症临床观察	山东医药
	王际亮	侵袭性真菌感染患者血浆葡聚糖水平分析	山东医药
	方冬冬	牙周基础治疗对糖尿病性牙周炎患者牙周临床指标及可疑致病菌的影响	山东医药
	邱宏亮	脉冲 ND:YAG 激光治疗糖尿病性牙周炎的疗效观察	中华物理医学与康复杂志
	张　戈	曼新妥联合疏血通辅助治疗老年糖尿病肾病的临床观察	中国老年保健医学
	张　戈	脂微球前列腺素 E1 联合还原型谷胱甘肽治疗老年糖尿病肾病的临床观察	中国慢性病预防与控制
	袁振涛	丙泊酚—喉罩麻醉下施行肝癌射频消融术的可行性	临床麻醉学杂志
	高长杰	HPV 在宫颈癌及癌前病变中的表达	中国麻风皮肤病杂志
	袁美莲	前 S1 抗原与丙氨酸氨基转移酶联合检测诊断乙型肝炎病毒复制	医学检验与临床
	孙旭辉	吸入糖皮质激素治疗小儿支气管哮喘 120 例疗效观察	山东医药
	刘曦东	乙肝患者外周血 IL-18、TGF-β1、ALT、TBIL、HBV-DNA 定量测定及分析	山东医药
	井　源	人体测量学指标与心血管代谢危险因素的相关性研究	中国糖尿病杂志
	李玉生	干扰素 α-2b 联合 5- 氟尿嘧啶对人肝癌细胞生物学行为的影响	山东大学学报（医学版）
	周忠向	原发性肺动脉高压 3 例临床分析	山东医药
	魏朝霞	新生儿感染性疾病血浆 IL-6、TNF-α 、NO 追平变化及其意义的研究	中国儿童保健杂志
	李君霞	新生儿先天性梅毒并多脏器损害 1 例报告	中国保健营养
	李　莉	蓝 / 黄视野检查法在青光眼视野缺损诊断中的应用	山东医药
	李　莉	翼状胬肉术后角膜屈光状态分析	山东医药

发表时间	作者	论文标题	发表期刊
2011 年	王公明	急性结石性胆囊炎腹腔镜手术时机及中转开腹的相关因素分析	山东医药
	张　岩	补体 C1q 的功能及其与系统性红斑狼疮的相关性	检验医学与临床
	王庆安	一孔法胸腔镜下交感神经切断术治疗手汗症疗效观察	山东医药
2012 年	杨梦广	Clinac21ix 加速器 10x 和 9e 及 12e 不出射线检修一例	中华放射肿瘤学杂志
	孙增海	异种脱细胞真皮基质修复膜在治疗外耳道胆脂瘤中的应用	医学研究杂志
	赵希学	ADAM9 在分化型甲状腺癌中的表达及其临床意义	山东医药
	杨梦广	瓦里安加速器多叶准直器故障检修二例	中华放射肿瘤学杂志
	陈启才	鼻咽癌误诊 26 例临床分析	中国社区医师
	郭玉珍	东营地区女性 HPV 感染及基因型情况调查	医学检验与临床
	郑观荣	肺表面活性物质治疗新生儿呼吸窘迫综合征的临床研究	中国现代医生
	张宝民	匐行诊误诊 1 例分析	中国麻风皮肤病杂志
	宗　敏	正畸—牙周联合治疗中重度牙周炎早期牙周情况及龈沟液骨钙素水平变化	山东大学报
	谢立敏	腹腔镜下全子宫肌瘤切除术缝合方法的应用体会	腹腔镜外科杂志
	李瑞芝	强脉冲光子嫩肤仪治疗雀斑疗效观察	中国麻风皮肤病杂志
	赵卫东	胜利油田中青年人群幽门螺杆菌感染现况调查	现代预防医学
	张春花	夫西地酸对耐甲氧西林葡萄球菌的耐药性分析	医学检验与临床
	王久忠	平稳控制血压在老年高血压颅内肿瘤患者围手术期脑卒中发生及预后的临床意义	实用医学杂志
	刘国强	深低温冻存自体血小板输注治疗恶性血液病化疗后血小板减少症的疗效和安全性	中华内科杂志
	刘国强	急性白血病化疗后输注冻存自体血小板 20 例临床观察	中国实用内科杂志
	张　诚	关节镜下髌骨外侧支持带松解术联合髌骨外侧成形术治疗顽固性 LPSC	山东医药
	周　蕊	钴铬合金、纯钛、金铂合金烤瓷冠种植体周围龈沟液及其 ALP、AST 的表达变化	山东医药
	宋晓翠	血清 HF4、CA125 联合检测在卵巢癌术后复发诊断中的应用	山东医药
	李　春	恩再适治疗尿毒症皮肤瘙痒 36 例疗效观察	山东医药
	董红果	不同剂量右美托咪定对腰硬联合麻醉妇科手术患者镇静作用的影响	中国老年学杂志
	马　磊	2 型糖尿病患者高尿酸血症与代谢综合征的相关性	山东医药
	孙　莉	蕈样肉芽肿 1 例	广东医学
	孙　莉	母细胞性浆细胞样树突细胞肿瘤研究进展	中国皮肤性病学杂志
	徐　倩	327 例腹部手术患者围手术期抗菌药物应用情况分析	山东医药
	徐　倩	奈达铂联合氟尿嘧啶治疗晚期鼻咽癌的临床观察	中国药房
	马富俊	膀胱全切可控性回肠膀胱术后尿道癌 6 例分析	国际泌尿系统杂志
	王梅荣	CIK 细胞免疫治疗中的心理护理体会	中国老年保健医学
	王梅荣	胶囊内镜在消化道出血检查中的护理	中华临床护理研究杂志
	孙英华	阿罗格脱敏治疗变应性鼻炎的临床分析	中国现代医学杂志
	宗　敏	牙周病与糖尿病的相关机制的研究进展	中国实用医药
	邱宏亮	脉冲 Nd：YAG 激光穴位照射联合穴位针刺 治疗颞下颌关节紊乱的疗效观察	中华物理医学与康复杂志
	吕海莲	MR 3D FLASH-WE 技术对特发性面肌痉挛显微血管减压的术前诊断价值	中国微侵袭神经外科杂志
	金　勇	Vancouver B 型股骨假体周围骨折的处理（附 9 例报告）	山东医药
	常　峰	Harris 苏木素与 Gill 苏木素染液的应用体会	中国药物经济学
	周秀菊	老年类风湿关节炎导致心律失常 51 例	中国老年学杂志
	宋晓翠	P16INK4A 和 cyclinE 在宫颈脱落细胞的表达及意义	中国妇幼保健
	刘　永	伊曲康唑联合酮康唑治疗脂溢性皮炎疗效观察	中国麻风皮肤病杂志
	程爱霞	两种不同剂量 A 型肉毒毒素治疗偏头痛的疗效观察	中国实用医药
	赵传霞	影响小儿青霉素皮试过敏试验准确性的原因分析	中国保健
	孙　鹏	经皮单一支架治疗椎动脉、锁骨下动脉分叉部串联狭窄	介入放射学杂志
	刘　娟	夜间哮喘婴幼儿潮气呼吸功能测定的临床分析	中国妇幼保健
	刘　娟	孟鲁司特钠与酮替酚治疗小儿咳嗽变异性哮喘的疗效比较	山东医药
	刘焕乐	2 型糖尿病患者尿白蛋白排泄率与动脉弹性功能的关系	山东医药
	刘焕乐	老年 2 型糖尿病患者血清总同型半胱氨酸水平与肾病及胰岛素抵抗的关系	中国老年学杂志
	刘焕乐	前列地尔注射液治疗老年糖尿病肾病 34 例的临床疗效观察	中国老年学杂志
	马小旭	匹多莫德对哮喘患儿血清 IL-4、INF-r、IgE 及肺功能的影响	中国生化药物杂志
	蔺景双	全身麻醉在电子支气管镜检查中的应用效果观察	山东医药
	丛素红	深低温保存血小板超微结构的改变及临床疗效的研究	医学检验与临床
	丛素红	自身抗体阳性患者的简易配血策略	医学理论与实践

发表时间	作者	论文标题	发表期刊
2012年	孙英华	免疫变态反应检测在儿童过敏性疾病诊断中的临床价值	中国妇幼保健
	李　伟	内镜窄带成像技术指导靶向活检提高溃疡型胃癌诊断的研究	南京医科大学学报
	李　伟	COX-2 和 CK20 在胃癌前病变、胃癌粘膜组织中的表达及临床意义	山东医药
	王　伟	宫颈癌组织中 Fhit、survivin 和 Bcl-2 的表达变化及意义	山东医药
	宋晓翠	联合检验血清 HE4 和 CA125 在卵巢癌早期诊断及病情监测中的价值	实用医学杂志
	金　勇	老年人股骨粗隆间骨折治疗的策略	中国矫形外科
	辛志明	皮肤大面积烧伤创面感染脓毒症一例	中华普通外科杂志
	张　建	PTNE、NF-kBp65 在非小细胞癌中的表达及意义	临床肺科杂志
	袁庆忠	即刻超声造影在肝脏肿瘤射频治疗中的应用	山东医药
	卜庆敖	腺体瓣转移对Ⅰ期乳腺癌保乳后治疗乳房外形的影响	山东医药
	王丽萍	医院年轻护士规范化培训效果分析	山东医药
	周智源	外周血 CD23、CD30、CD34 在婴幼儿哮喘中的早期预测作用	广东医学
	丁彩霞	肝癌介入术后中西医结合护理体会	中国中医药现代远程教育
	井　源	腰围身高比值与血压、糖脂代谢的关系及最佳切点的初步探讨	中华内科杂志
	井　源	胜利油田健康体检人群幽门螺杆菌感染现况调查	中国公共卫生
	时玉香	西门子 NM ECT 的故障检修	中国医疗设备
	夏好成	四肢软组织神经鞘瘤的 MRI 诊断	实用放射学杂志
	宗　强	微骨孔乙状窦后入路显微血管减压术治疗常见颅神经疾病的临床研究	中华神经医学杂志
	王炳平	DCF 方案与 OLF 方案治疗晚期胃癌的临床观察	实用癌症杂志
	赵玉梅	山东地区人体上颌第二恒磨牙牙根及根管形态观察	牙体牙髓牙周病学杂志
	宗　敏	基础治疗对侵袭性牙周炎患者龈沟液骨钙素水平的影响	口腔医学
	刘　兰	雾化吸入重组人类脱氧核糖核酸酶治疗重症毛细支气管炎疗效观察	中国妇幼保健
	袁庆忠	腹腔镜胆囊切除术后利多卡因和罗哌卡因局部应用的镇痛效果	山东医药
	王　红	腹膜透析患者的营养状况及饮食指导	中国医药指南
	周　芳	干扰素治疗乙型肝炎外周血中中性粒细胞动力学变化分析	现代预防医学
	刘建军	过表达 NOV/CCN3 可促进食管癌细胞的生长、迁移和侵袭	中国癌症杂志
	孙迪文	CEA CA125 CA153 联合检测在老年恶性肿瘤患者诊断价值分析	现代预防医学
	徐　倩	2011 年医院住院药房退药情况分析	实用药物与临床
	宋洪富	低温射频消融术在老年阻塞性睡眠呼吸暂停综合征治疗中的应用	中国老年学杂志
	陈　伟	三维放射—外科导航装置辅助植入自攻微螺钉的临床研究	现代预防医学
	王慧明	针刺治神治疗神经衰弱的体会	实用心脑肺血管病
	徐奎志	隐蔽切口微型钛板固定治疗颧骨颧弓骨折 38 例报告	实用临床医学
	姜丽霞	先天性智力低下患儿 122 例染色体核型异常分析	中国儿童保健杂志
	姜丽霞	孕中期母血清标志物产前筛查及产前诊断临床应用	中国优生与遗传杂志
	王晓娜	铁剂在维持性血液透析贫血患者中的使用	中国实用医药
	李明英	不同治法方药对阿霉素肾病大鼠疗效比较以及与 IL-10 的相关性研究	辽宁中医药大学学报
	王明泉	大众文化与人民群众利益	淮南师范学院学报
	王明泉	积极探索医院工会工作的有效途径	工会论坛
	王明泉	将文化融入思想政治工作，提升企业发展软实力	农村金融研究
	王明泉	加强人员岗位管理，改进用人造人机制	科学时代
	王明泉	浅析医院文化	健康必读
	王明泉	构建和谐医院面临的问题分析与建设措施	医学研究与教育
	张岳静	舒适护理在卵巢癌患者术后应用的效果评价	中国实用护理杂志
2013年	李　涛	去骨瓣减压术联合颞肌脑表面贴附术治疗老年大面积脑梗死患者 22 例	中国老年学杂志
	岳振营	乳腺淋巴上皮瘤样癌 1 例	临床与实验病理学杂志
	韩　光	行为疗法联合功能训练在治疗小儿遗尿症的护理探讨	中国药物经济学
	韩　光	140 例极低出生体质量儿呼吸病的护理探讨	中国医药指南
	王公明	乳腺区段切除加腋淋巴结清扫治疗早期乳腺癌的远期疗效	中国老年学杂志
	马小旭	健康教育对婴儿家长参与儿童保健的效果评价	中国妇幼保健
	彭方南	西汰普兰对颅脑 MRI 影像符合 Binswanger 病患者轻度认知功能损害的影响	滨州医学院学报
	彭方南	脑梗死后抑郁 100 例临床分析	中国实用医药
	方冬冬	牙冠延长术后牙周临床指标及龈沟液中骨钙素水平的变化	实用医学杂志
	姚　霞	老年男性代谢综合征与骨质疏松症的相关性研究	中国骨质疏松杂志
	李　萍	沿心脏切线方向穿刺植入 5-FU 缓释粒子治疗恶性心包积液 81 例疗效分析	山东大学学报（医学版）
	谢　莲	肺炎支原体咽拭子的快速培养鉴定法	医学伦理与实践
	燕　峰	迟发型咽后壁广泛血肿的抢救和护理 1 例	中国医学工程

发表时间	作者	论文标题	发表期刊
2013年	燕　峰	颌面部粉碎性骨折患者气管切开后插胃管失败原因分析与护理对策	海南医学
	王世寿	慢性阻塞性肺疾病患者c反应蛋白与自主神经功能损害及心律失常的相关性	中国老年学杂志
	秦建勇	小型钛板坚固内固定技术治疗下颌骨骨折51例报告	中国医药导刊
	秦建勇	某市社区居民口腔医疗服务费用分析	重庆医学
	侯晓琨	手辅助腹腔镜胃癌根治术后的临床护理	中国保健营养
	王　红	小儿肠套叠的预防与护理	中国保健营养
	胡　健	妊娠高血压综合征孕妇所产新生儿脐带血中TNF-a、IL-8的水平及临床意义	华南国防医学杂志
	刘国强	输注Wnt3a基因修饰的骨髓间充质干细胞减轻小鼠急性移植物抗宿主病	中华器官移植杂志
	董艳光	肺纤维腺瘤1例	临床与实验病理学杂志
	张海山	防漏面罩在老年患者全麻诱导中的应用	临床麻醉学杂志
	张海山	Supreme喉罩对老年全髋置换术患者气管插管反应的影响	重庆医科大学学报
	张杉杉	糖尿病足感染病原菌分布与病情严重性相关	中华内分泌代谢杂志
	冯　涛	舒利迭对COPD患者糖代谢和骨密度的影响	临床肺科杂志
	李红旗	可塑性跟骨钛板结合植骨术治疗跟骨骨折的临床分析	现代预防医学
	于云英	ER、PR在宫颈上皮内瘤变中的表达及与HPV持续感染的相关研究	中国妇幼保健
	于云英	宫颈上皮内瘤变LEEP术后高危型HPV感染的检测意义	现代妇产科进展
	安　娜	妈富隆和醋酸甲羟孕酮治疗药物流产后持续阴道流血的疗效比较	中国妇幼保健
	安　娜	定君生联合甲硝唑治疗滴虫性阴道病的临床疗效观察	中国微生态学杂志
	李瑞芝	雀斑患者个性特征对强脉冲光疗效评价的影响	临床皮肤科杂志
	于云英	腹腔镜卵巢囊肿剥除术中单极电凝止血对卵巢功能的影响	山东医药
	李　英	宫颈LEEP术对阴道病原体感染的疗效观察	山东医药
	张连珍	环境温湿度条件对医疗设备运行的影响	医疗装备
	王庆强	曲光不正性弱视儿童黄斑中心凹和视神经纤维层厚度测量	国际眼科杂志
	孙迪文	浆细胞性乳腺炎诊治分析	武汉大学学报（医学版）
	唐玉蓉	终末期肾衰竭透析患者血清RLP-C检测的临床意义	检验医学
	王积安	膀胱内翻性乳头状瘤12例报告及文献分析	中国内镜杂志
	隋守光	瑞体普酶、尿激酶经导管溶栓治疗急性下肢深静脉血栓的疗效观察	介入放射学杂志
	王明泉	三位一体探解医患关系困境	中国卫生事业管理
	张海山	胸膜腔内注射罗哌卡因用于胸腔镜辅助小切口手术术后镇痛的临床研究	临床麻醉学杂志
	徐伟民	盐酸右美托咪定超前镇静对腹腔镜胆囊内切除术老年患者应激反应的影响	中国老年学杂志
	冯　涛	无创正压通气治疗老年慢性阻塞性肺病急性加重期合并呼吸衰竭失败的相关因素	中国老年学杂志
	张志明	小剂量红霉素对极低出生体重儿胃肠外营养相关性胆汁淤积症防治作用	中国妇幼保健
	王宗燕	60例早产低体重静脉营养支持临床疗效观察	实用临床医药杂志
	李红旗	丙种球蛋白治疗老年患者脊柱固定术术后细菌感染的疗效分析	中华医院感染学杂志
	郑观荣	经喉罩应用肺表面活性物质治疗新生儿呼吸窘迫综合征的临床观察	临床儿科杂志
	王世寿	肺部缓释微球治疗肺部疾病的性能及评价	中国组织工程研究
	邱宏亮	辨证论治口腔扁平苔藓260例疗效观察	口腔医学研究
	赵　霞	间充质干细胞体外对ITP患者CD4+CD25+T细胞影响	中国免疫学杂志
	隋守光	瑞替普酶、尿激酶治疗急性下肢深静脉血栓早期疗效比较	山东医药
	段　颜	小剂量低分子肝素治疗胎儿生长受限20例观察	山东医药
	井　源	合并糖尿病的住院老年患者血糖控制现状调查	现代预防医学
	罗玉梅	乳安汤联合健乳操治疗乳腺增生疗效观察	中国中医基础医学杂志
	岳振营	甲状腺伴胸腺样分化的梭形细胞肿瘤临床病理分析	临床与实验病理学杂志
	宋　强	钝性胸部外伤后心脏破裂25例	中华创伤杂志
	张令海	高频超声对甲状腺癌诊断的回顾性分析	中国健康营养
	李兴云	倾听技巧在中医科老年患者沟通中的应用	中国老年保健医学
	赵　霞	不同培养基培养人脐血间充质干细胞的差异	中国组织工程研究
	井　源	2型糖尿病住院患者尿蛋白排泄率与肱踝脉搏波传导速度相关性的研究	中国糖尿病杂志
	余永勤	人免疫球蛋白治疗肝硬化合并感染105例	世界华人消化杂志
	丁红芳	胎盘间充质干细胞治疗大鼠缺氧缺血性脑病的实验研究	实用医学杂志
	杨新国	甲状腺间叶性软骨瘤一例	中华放射学杂志
	司　文	阿卡波糖治疗对2型糖尿病患者血清白细胞介素4、白细胞介素6、白细胞介素10水平的影响	中华内分泌代谢杂志
	孙增海	异体脱细胞真皮基质黏膜组织片填塞开放式乳突术腔	听力学及言语疾病杂志

发表时间	作者	论文标题	发表期刊
2013 年	徐　敏	注射间充质干细胞治疗小鼠原发性免疫性血小板减少症的疗效观察及机制研究	中华器官移植杂志
	周忠向	应激性高血糖对急性心肌梗死患者心功能及并发症的影响	实用心脑肺血管病杂志
	周忠向	老年冠状动脉疾病患者血清 IgG4 和可溶性白介素 -2 受体水平的相关性	中国老年学杂志
	鲍秀艳	2011 年鲍氏不动杆菌医院感染耐药性分析	中华医院感染学杂志
	井　源	老年 2 型糖尿病合并冠心病与微量蛋白尿、血清炎性因子水平及动脉弹性功能的相关性	中国老年学杂志
	井　源	2 型糖尿病患者尿白蛋白排泄率与肱踝脉搏波传导速度相关性的研究	中国糖尿病杂志
	井　源	社区中老年人群血压、糖脂代谢与动脉弹性功能关系	中国公共卫生
	孙　莉	痤疮的发病机制研究进展	山东医药
	李　娟	红蓝光联合美他环素治疗痤疮疗效观察	中国麻风皮肤病杂志
	孙　莉	痤疮的光疗研究进展	广东医学
	杨西瑞	艾司西酞普兰、氟西汀在类风湿关节炎伴抑郁患者治疗中的应用比较	山东医药
	邓　尧	骨瓜提取物治疗活动期类风湿关节炎 12 例临床分析	中国实用医药
	高长杰	妊娠期妇女伴发早期心功能及心肌细胞损害的监测	实验与检验医学
	刘　娟	婴幼儿早期喘息性血清 MMP-9TIMP-1VEGF 的变化及临床意义	重庆医学
	张晓宁	以肾病综合征为首发表现的小细胞肺癌一例报告	中华肿瘤防治杂志
	张莉娜	化痰利湿活血方治疗非酒精性脂肪性肝炎临床研究	山东中医杂志
	杨新国	原发性肺肉瘤样癌的病理亚型及其 CT 表现	实用放射学杂志
	张　玮	幽门螺杆菌感染与重度慢性萎缩性胃炎患者血清 MG-7 及胃蛋白酶原相关性研究	中国基层医药
	魏　嵬	射频消融治疗围绝经期功能失调性子宫出血的疗效观察	中华物理医学与康复杂志
	胡　建	妊娠期高血压疾病患者新生儿脐血血脂及脂蛋白水平及其意义	中国妇产科临床杂志
	赵希学	胆囊区肝癌射频治疗联合 LC 手术安全性评估	世界华人消化杂志
	成　波	斑蝥素及去甲斑蝥素膀胱灌注治疗小鼠膀胱肿瘤	山东医药
	时玉香	急救设备在临床使用中的问题及应对措施	中国医疗设备
	张连珍	iu22 彩色超声诊断仪故障检修	医疗卫生装备
	辛西宏	建筑电气工程质量通病分析与预防	建筑与预算
	赵丽娟	以眼部为首发症状的海绵窦血管畸形临床分析	山东大学耳鼻喉眼学报
	王继坤	固相免疫吸附法在 ABO 血型反定型中的应用	中国输血杂志
	刘延霞	培美曲塞或吉西他滨联合顺铂治疗晚期 NSCLC 随机对照研究	中华肿瘤防治杂志
	曹　鑫	重组人 BMP-2 调节 VEGF 表达的浓度和时间依赖性研究	中国修复重建外科杂志
	刘淑兰	创建伤口处理联盟，实现专业化护理服务	中国护理管理
	段　颜	低分子肝素治疗重度子痫前期合并胎儿生长受限疗效观察	中国妇科临床杂志
2014 年	马景和	非直属附属医院临床教师的现状分析与改革探讨	中国高等医学教育
	焦　伟	指骨延长与关节成形修复再植手指短缩	中华手外科杂志
	赵　霞	间充质干细胞对原发免疫性血小板减少症患者 T 细胞分泌细胞因子及调节性 T 细胞水平影响的体外研究	中华血液学杂志
	陈　伟	微螺钉种植造成牙根损伤的临床研究	现代预防医学
	贺　勇	保留喉功能梨状窝内侧壁癌手术疗效分析	重庆医学
	孙增海	耳内镜下脱细胞真皮基质黏膜组织补片在鼓膜成形术中的应用	重庆医学
	邱宏亮	脉冲 Nd-YAG 激光控制糜烂型扁平苔藓患者白色念珠菌检出率及分离株独立的临床研究	实用口腔医学杂志
	于云英	宫颈腺癌组织 HPV16/18-E7 与 CyclinD1/pRb 及 ER 表达临床意义分析	中华肿瘤防治杂志
	徐　敏	间充质干细胞治疗提升免疫性血小板减少症小鼠的血小板数并影响其外周血单核细胞中 T-bet 和 GATA-3 基因表达	中华微生物学和免疫学杂志
	田昭俭	原发性肺血管球瘤一例	中华放射学杂志
	王秀丽	重症医学科 2012 年上半年多重耐药菌监测与分析	医学检验与临床
	王翠玉	系统性红斑狼疮 – 皮肌炎重叠综合征并发多发性脑脓肿 1 例的护理	广东医学
	崔振芹	色素内镜联合细胞黏附分子检测对肠上皮化生型 Barrett 食管的诊断价值	重庆医学
	崔振芹	FICE 染色内镜联合 EpCAM 检测对肠化型 Barrett 食管的诊断价值	中国老年学杂志
	黄　梅	小儿肺炎支原体肺炎临床表现及发病机制分析	中国妇幼保健
	焦　伟	再植手指短缩的骨延长治疗	中国骨与关节损伤杂志
	马富俊	坦洛新联合热林清治疗绝经后女性尿道综合征的临床疗效分析	现代预防医学
	蔡　懿	股骨髋臼撞击综合症 X 线表现与分期的前瞻性研究	中国临床医学影像杂志

发表时间	作者	论文标题	发表期刊
2014年	张令海	超声引导腹膜后间隙置管灌洗引流治疗重症胰腺炎腹膜后脓肿29例体会	山东医药
	张海山	Supreme喉罩与气管插管对老年高血压患者人工膝关节置换术应激反应的影响	临床麻醉学杂志
	袁美莲	联合检测同型半胱氨酸和D二聚体的临床意义	医学检验与临床
	张立功	神经肌肉电刺激治疗脑卒中后吞咽障碍的疗效	中国老年学杂志
	贺晓莉	百草枯中毒的急救护理与预后	中华灾害救援医学
	王立江	CT定位下微创穿刺治疗高血压基底节区脑出血短期疗效分析	中华老年心脑血管病杂志
	刘慧琦	医院2011年抗菌药物使用分析	中华医院感染学杂志
	吴德云	正常高值血压与颈动脉粥样硬化斑块形成：来自山东东营卒中筛查人群的结果	国际脑血管病杂志
	张　磊	益赛普联合甲氨蝶呤治疗风湿关节炎的作用机制	中国老年学杂志
	于春燕	胆管结石伴长期发热2例	临床合理用药杂志
	孙迪文	保乳手术与根治性手术治疗老年早期乳腺癌的疗效及对并发症和生存质量的影响	中国老年学杂志
	袁庆忠	DC-CIK细胞治疗联合TACE及RFA治疗小肝癌的疗效	世界华人消化杂志
	崔丽华	纤维支气管镜引导下经鼻气管插管机械通气在危重支气管哮喘患者治疗中的作用观察	中国现代医学杂志
	潘国政	TACE联合RFA序贯DC-CIK治疗小肝癌的研究进展	医学与哲学
	刘玲玲	多元化护理应用于重症监护室护理的临床效果	中西医结合心血管病杂志
	王大龙	右美托咪定对大面积烧伤患者静脉全身麻醉切痂植皮术应急反应的影响	中国现代医学杂志
	陈　美	1例ICU重度硫丹重度患者的护理体会	中国医疗管理科学
	张海山	右美托咪定对全麻老年患者术后认知功能障碍的影响	中华麻醉学杂志
	魏成敏	肝硬化患者自发性细菌性腹膜炎感染控制的研究	中华医院感染学杂志
	邢　健	多发性骨髓瘤化疗前后Treg细胞变化及其与化疗疗效 肿瘤负荷关系研究	中国实用内科杂志
	赵有环	眼外伤患者心理分析与护理干预	中国伤残医学
	赵连礼	2型糖尿病患者颈动脉斑块特点及相关危险因素分析	实用医学杂志
	孔　梅	SPACE在诊断腰骶神经根病变的临床应用	放射学实践
	王庆强	显微探针疏通术在睑板腺功能障碍患者治疗中的应用	山东医药
	孙　莉	咪唑斯汀缓释片联合窄谱中波紫外线治疗玫瑰糠疹的疗效	广东医学
	易婷婷	高通量血液透析与腹膜透析对患者营养状况影响的临床评估	中国医学工程
	辛西宏	医用气体工程建设中应注意的几个问题	中国医院建筑装备
	辛西宏	剩余电流保护装置越级动作原因浅析	建筑安全
	辛西宏	病房楼建筑电气设计问题探讨	现代建筑电气
	邢　健	多发性骨髓瘤患者骨髓中Treg/Th17细胞失衡研究	中国实验血液学杂志
	邢　健	以全血细胞减少为主要表现的IgG4相关性疾病一例	天津医药
	冯　雪	酒精性肝硬化的临床分析	中国医药指南
	王雷生	小儿病毒性脑炎患者脑脊液中S-100B蛋白和MMP-9检测的临床意义	海南医学
	刘　磊	小肠梗阻所致小肠梗死的肠系膜血管CTA表现	中国临床医学影像杂志
	宋　媛	误诊膀胱内尖锐湿疣1例	中国医学影像技术
	王大龙	微量右美托咪定复合罗哌卡因蛛网膜下腔麻醉在老年患者手术中的应用	中国老年学杂志
	高欣义	小儿感染性脑炎脑膜炎86例视频脑电监测分析	中国妇幼健康研究
	段　颜	低分子肝素对重度子痫前期合并胎儿生长受限胎盘病理及HO-1表达的影响	山东大学学报（医学版）
	李　栩	临床路径在手术室巡回护士护理工作中的应用	中国医疗管理科学
	罗　涛	无压式大剂量IVU加延迟摄片在中重度肾积水梗阻部位诊断中的价值	中国卫生产业
	王雷生	病毒性脑炎患儿血清和脑脊液MMP-9检测的临床意义	中国中医药科技
	葛登峰	口腔种植手术医院感染隐患分析	中华医院感染学杂志
	王　伟	了解生育知识 孕育健康宝宝	中国社区医师
	许道洲	磁共振SPACE-STIR序列在腰骶神经根病变中的应用	医学影像学杂志
	王日香	ICU大便失禁患者导尿管相关尿路感染监测分析	西北国防医学杂志
	褚爱霞	内镜逆行胰胆管造影诊断胆管结肠瘘1例	中国中西医结合消化杂志
	丁菊英	清肺止咳胶囊的质量标准研究	中国药房
	易建强	临床医学图书馆员的思考	图书馆建设
	徐　敏	输注同种MSC治疗小鼠免疫性血小板减少症以及对调节性T淋巴细胞的影响	中华器官移植杂志
	尹晓慧	慢性苔藓样糠疹	国际皮肤性病学杂志
	王世寿	经电子支气管镜介入冷冻治疗晚期中心型肺癌的疗效及对生存质量的影响	中国老年学杂志
	葛冬梅	浅谈现代医院消毒供应中心护士应具备的素质	中国医疗管理科学

发表时间	作者	论文标题	发表期刊
2014年	翟彦君	生物羊膜移植联合Ahmed引流阀植入术治疗新生血管性青光眼临床疗效评估	中华实验眼科杂志
	张　建	两种吸入剂对支气管哮喘患者肾上腺皮质功能、糖脂代谢的影响	临床肺科杂志
	冯国平	跖痛症的病因及治疗	风湿病与关节炎
	冯国平	局部激素封闭注射致肌腱断裂9例报告	风湿病与关节炎
	钟孟飞	急性脑梗死患者粥样斑块稳定性及其血清学的影响因素	中国老年学杂志
	于　伟	老年冠心病患者血浆MMP-9和hs-CRP水平与Gensini积分的关系	中国老年学杂志
	吴德云	脑卒中高危人群同型半胱氨酸水平与颈动脉粥样斑块的关系	临床神经病学杂志
	赵炳芬	RGD和细胞穿膜肽共修饰脂质体的构建及其体外功能评价	基础医学与临床
	董　亮	硬化剂聚桂醇在肝肾囊肿介入治疗中的应用	华南国防医学杂志
	周　青	聚桂醇与无水酒精应用于肝肾囊肿介入治疗的对比研究	实用医院临床杂志
	张　珍	控释及缓释药物制剂的临床应用及研究	中国实用医药
	孙　莉	梅毒患者T细胞亚群测定及临床意义	中国免疫学杂志
	王友川	药用植物温郁金与产出药材辨析	山东中医杂志
	王　彦	系统健康教育在2型糖尿病患者中的应用研究	武汉大学学报医学版
	王蓓蓓	2型糖尿病患者TSH水平与颈动脉粥样硬化的相关性分析	中国生化药物杂志
	杨　琴	两种商品化降钙素原定量检测试剂盒方法学比对	中国免疫学杂志
	魏朝霞	婴幼儿期缺铁性贫血对学龄期智能结构影响的研究	中国医师杂志
	薛庆泽	鱼油对腹部大手术后有营养风险患者炎性介质及并发症的研究	中华临床营养杂志
	薛庆泽	意外下咽癌甲状腺转移并对侧鳃裂囊肿感染1例	中国实用外科杂志
	卜庆敖	改良Miccoli手术治疗甲状腺微小乳头癌的临床研究	腹腔镜外科杂志
	宋殿行	腹膜后恶性孤立性纤维性肿瘤一例	临床放射学杂志
	张　雯	小探头超声内镜对于上消化道隆起性病变的临床诊断分析	中国基层医药
	刘建花	病案数字化的应用效果	中国病案
	滕洪涛	经腹羊膜腔灌注术对未足月胎膜早破临床疗效的Meta分析	中国妇幼保健杂志
	赵希学	胆囊区肝癌射频治疗联合LC手术安全性评估	世界华人消化杂志
2015年	郭晓华	急诊高血压患者的风险评估与护理管理	中西医结合心血管病杂志
	李庆林	颞枕跨区筋膜瓣修复头皮缺损伴骨外露创面	中国修复重建外科杂志
	蔺景双	头孢哌酮舒巴坦联合阿奇霉素治疗慢性阻塞性肺疾病患者下呼吸道感染的疗效	中华医院感染学杂志
	刘　娟	布地奈德干预治疗对喘息性支气管炎气道重塑介质表达的影响	中国临床医生杂志
	褚耀南	经桡动脉途径行冠状动脉介入治疗心肌梗死临床疗效观察	河北医学
	刘　兰	γ-干扰素、白细胞介素17、白细胞介素13在毛细支气管炎患儿支气管肺泡灌洗液中变化的意义	中华实用儿科临床杂志
	徐　敏	乌司他丁对细菌脂多糖共孵育的内皮祖细胞功能的影响	中国老年学杂志
	张龙云	腺泡样软组织肉瘤乳腺转移1例	中国超声医学杂志
	焦　伟	双侧肘后肌肥大卡压致肘管综合征一例	中华显微外科杂志
	魏　嵬	宫腔镜在射频消融治疗围绝经期功血中的意义	重庆医学
	刘　磊	肠系膜血管CTA在小肠梗阻治疗中的应用价值	实用放射学杂志
	乔鲁军	乳酸清除率在老年危重病人中的临床应用	中国老年学杂志
	袁美莲	泌尿系感染病原菌分布与耐药性分析	中华医院感染学杂志
	张洪艳	桥本甲状腺炎伴不典型细胞与乳头状癌的鉴别诊断	临床与实验病理学杂志
	刘海霞	新型健康教育模式在2型糖尿病患者中的应用及效果观察	武汉大学学报（医学版）
	王　彦	系统健康教育在2型糖尿病患者中的应用研究	武汉大学学报（医学版）
	王希华	探究优化退药流程降低退药风险的对策	武汉大学学报（医学版）
	陈爱平	改良金属气管套管在经皮气管切开术中的应用	临床耳鼻咽喉头颈外科杂志
	辛西宏	浅谈病房建筑电气设计中应注意的问题	电气应用
	高长杰	输血与常温非体外循环下冠状动脉旁路移植术治疗效果的相关性	中国老年学杂志
	罗树彬	特发性面肌痉挛磁共振征象综合判断	实用放射学杂志
	吕海莲	磁共振三维水激发梯度回波序列对特发性三叉神经痛的诊断价值	医学影像学杂志
	冯　涛	丙戊酸钠减轻博莱霉素致大鼠肺纤维化	中国病理生理杂志
	王友川	葛根提取物对糖尿病模型大鼠氧化应激影响的实验研究	中国生化药物杂志
	王友川	六君子汤联合金匮肾气丸治疗肾脏病腹膜透析相关营养不良的疗效	中国老年学杂志
	牛　奔	丙烯胺基-17去甲氧基格尔德霉素对人肺癌A549及H446细胞增殖和凋亡的影响	中华结核和呼吸杂志
	焦　伟	指骨巨大孤立型骨软骨瘤并异物一例	中华显微外科杂志
	张　静	布地奈德联合小剂量阿奇霉素对毛支后小气道病变患儿潮气肺功能的影响	药学研究

发表时间	作者	论文标题	发表期刊
2015年	赵 霞	DC-CIK 联合化疗对多发性骨髓瘤患者细胞免疫功能的影响	中国免疫学杂志
	葛维鹏	双针穿刺臭氧注射 + 等离子射频治疗盘源性腰腿痛的临床研究	首都医科大学学报
	何伟明	CT 引导下连续硬膜外腔阻滞联合低温等离子射频治疗腰椎间盘突出症效果分析	中国医药
	岳振营	上颌骨婴儿色素性神经外胚层瘤 1 例	诊断病理学杂志
	岳振营	乳腺原发性实体型腺泡状横纹肌肉瘤 1 例	临床与实验病理学杂志
	赵丽娟	眼部医源性肿瘤种植一例	中国实用眼科杂志
	王友川	泰山白首乌种子挥发油成分气相色谱—质谱联用分析	时珍国医国药
	张龙云	超声对睾丸网扩张症的诊断价值	中国超声医学杂志
	王 伟	Noonan 综合征临床特征分析：附 2 例病例报告	生殖医学杂志
	翟彦君	激光小梁成形术及房角成形术治疗青光眼的临床观察	实用医学杂志
	刘世雷	应用替罗非班和地尔硫卓改善急性心肌梗死微血管闭塞临床预后的研究	临床心血管病杂志
	肖 英	静脉注射蔗糖铁对血液透析患者 FGB23 水平及钙磷代谢的影响	中国老年学杂志
	宗 强	中国显微血管减压术治疗三叉神经痛和舌咽神经痛专家共识（2015 年）	中华神经外科杂志
	肖 英	血管紧张素 2 受体 1 和二肽酶 1 基因多态性与糖尿病慢性肾脏疾病的相关性研究	中国糖尿病杂志
	许 蕾	非典型脑膜炎 MRI 表现	中国医学计算机成像杂志
	许 蕾	颅内不典型脑膜瘤的 MRI 表现及误诊分析	中国医学影像技术
	许 蕾	新生儿枫糖尿病 MRI 表现一例	临床放射学杂志
	乔鲁军	米力农对慢性心力衰竭患者血清 IL-6 和胱抑素 C 水平的影响及其与心功能的相关性	中国老年学杂志
	葛维鹏	低温等离子射频消融联合双针穿刺臭氧注射治疗腰椎间盘突出症的临床研究	中国康复医学杂志
	贾新国	角结膜高浓度过氧乙酸烧伤	中华眼科杂志
	贾新国	促红细胞生成素抑制氧化损伤诱导的人眼 Muller 细胞凋亡	山东大学耳鼻喉眼学报
	潘国政	目标导向性液体治疗对老年患者腹部外科手术的影响	山东大学学报（医学版）
	赵卫东	Haod 超声小探头诊断胃内隆起性病变的价值及体位变换技巧体会	中华高血压杂志
	鲁 光	DC-CIK 细胞联合化疗治疗初发多发性骨髓瘤疗效及其对 Treg 细胞影响的分析	中国实验血液学杂志
	陈 丽	运动健身法联合饮食调节对高血压患者的降压降脂效果研究	中华高血压杂志
	赵连礼	甲状腺激素对血管内皮细胞凋亡的影响分析	武汉大学学报（医学版）
	王公明	34 例重度特重度烧伤患者手术治疗方式的选择	吉林医学
	刘 峰	黄芩苷对人宫颈癌 Hela 细胞增殖和凋亡影响机制研究	中华肿瘤防治杂志
	刘延霞	培美曲塞或多西紫杉醇联合顺铂治疗晚期 NSCLC 的临床疗效比较	中华肿瘤防治杂志
	岳振营	胸膜外恶性孤立性纤维性肿瘤 4 例临床病理分析	诊断病理学杂志
	岳振营	乳腺原发性腺泡状软组织肉瘤 1 例	中国肿瘤临床
	董红果	异丙酚符合芬太尼或瑞芬太尼靶控静脉麻醉与静吸复合麻醉的比较	中华高血压杂志
	董红果	右美托咪定预防小儿七氟醚麻醉苏醒期躁动的效果观察	中国医药指南
	罗 涛	X 线平片多体位头照诊断肋骨骨折的意义分析	中国伤残医学
	刘迎春	高血压患者颈动脉粥样硬化与同型半胱氨酸的相关性研究	中国循证医学杂志
	徐永前	宫腔镜联合腹腔镜子宫纵隔电切术治疗子宫纵隔的生殖预后分析	广西医科大学学报
	崔永胜	原发性股前肌群淋巴瘤 1 例	实用放射学杂志
	田勇刚	乌司他丁对重症脓毒症细胞因子表达水平的影响	中华医院感染学杂志
	贾仁峰	经尿道电切联合后腹腔镜在上尿路肿瘤手术中的应用体会	腹腔镜外科杂志
	夏好成	MR 3D FLASH-WE 结合 3D SPACE 技术在颅神经疾病中的应用	中国医学计算机成像杂志
	宋殿行	左冠状动脉异常起源于肺动脉的 CT 诊断	临床放射学杂志
	余 江	miR-29 与 miR-375 在妊娠期糖尿病中的表达水平及临床意义研究	中国妇幼保健
	单连良	新型聚柠檬酸填充材料诱导大鼠颅骨缺损后的软组织再生	南方医科大学学报
	付光学	不同类型冠心病患者血清血小板源性生长因子表达及其与斑块超声显像特征的关系	山东医药
	余 江	全产程助产服务运用于自然分娩孕妇的临床价值探讨	中国妇幼保健
	韩玉波	胃和十二指肠异位胰腺的 CT 表现（附 4 例报告）	医学影像学杂志
	郭中华	人性化护理在宫颈炎患者护理中的应用	中西医结合护理杂志
	万国华	维持血液透析患者营养与膳食的护理探讨	中华肿瘤防治杂志
	唐玉蓉	儿童特发性血小板减少性紫癜 Th 亚群细胞因子的测定及意义	现代检验医学杂志
	巩叶辉	老年高血压患者促甲状腺激素水平及临床意义	中华高血压杂志
	贾 璐	糖尿病视网膜病变眼底荧光造影患者的护理方法及效果	中国综合临床
	王公明	严重烧伤患者铜绿假单菌感染的临床分析与耐药性监测	中华医院感染学杂志

发表时间	作者	论文标题	发表期刊
2015年	冯国平	腰椎外伤并椎体血管瘤法医学鉴定1例	中国司法鉴定
	冯国平	局限性色素沉着绒毛结节性滑膜炎8例报告	风湿病与关节炎
	闫应生	网络技术在消防信息化建设中的应用	企业技术开发
	闫应生	石油化工行业消防安全之我见	石油知识
	闫应生	“ZigBee”无线通信技术剖析	科学与技术
	闫应生	基于HL7的医疗信息系统的集成	硅谷
	闫应生	物联网技术在消防中的应用探析	化工管理
	闫应生	基于Zigbee技术的消防报警系统设计	化工管理
	张红霞	改良血液透析方法在重症肾综合征出血热中的应用	实用医学杂志
	张春霞	P38MAPK信号通路对卵巢癌中尿激酶型纤维蛋白酶原激活剂的影响	山东大学学报
	岳振营	胸膜外恶性孤立性纤维肿瘤4例临床病理分析	诊断病理学杂志
	岳振营	原发性肝脏组织细胞肉瘤1例	中华病理学杂志
	岳振营	胃丛状纤维黏液瘤2例临床病理学观察	临床与实验病理学杂志
	岳振营	肺纤维平滑肌瘤型错构瘤1例	中华病理学杂志
	岳振营	肝脏韧带样型纤维瘤病1例	中华病理学杂志
	岳振营	肺纤维平滑肌瘤型错构瘤2例临床病理学特征	临床与实验病理学杂志
	徐　敏	不同剂量乌司他丁对严重脓毒症患者前降钙素、白介素-10及28天死亡率的影响	中国老年学杂志
	吴德云	脑卒中高危人群空腹血糖水平与颈动脉斑块相关性	青岛大学医学院学报
	肖　英	静脉注射蔗糖铁对血液透析患者FGF23水平及钙磷代谢的影响	中国老年学杂志
	肖　英	血管紧张素Ⅱ受体1和二肽肌肽酶1基因多态性与糖尿病慢性肾脏病的相关性研究	中国糖尿病杂志
	刘　燕	穴位注射疗法治疗周围性面瘫的选穴规律概况	山东中医杂志
	李　玮	急性肠系膜上静脉血栓经静脉和动脉途径溶栓比较	介入放射学杂志
	陈丽青	老年高血压患者冠状动脉病变与血浆致动脉粥样硬化指数的关系	中国老年学杂志
	宋殿行	小儿塑性支气管炎一例	临床放射学杂志
	张连珍	伽利略呼吸机特殊故障检修	医疗卫生装备
	张　旗	风湿免疫疾病患者医院感染的危险因素分析	中华医院感染学杂志
	李淑媛	ICU机械通气患者呼吸机相关性肺炎危险因素与干预措施	中华医院感染学杂志
	田勇刚	右美托咪定对重症监护病房机械通气患者的临床疗效	中国临床药理学杂志
	张　莉	早期BIS监测对脓毒症相关性脑病的评估价值	中国急救医学
	施洪峰	cook腔静脉滤器回收时机探讨	介入放射学
	隆海滨	骨水泥加固椎弓根螺钉的生物学特性	中国组织工程研究
	盛　梅	P38MAPK信号通路与uPA在卵巢癌细胞及组织中表达的相关性	中国癌症杂志
	盛　梅	卵巢癌细胞及组织中P38MAPK信号通路调控uPA蛋白的表达及临床意义	肿瘤防治研究
	宗　强	中国显微血管减压术治疗脑神经疾患为手术期风险专家共识（2015）	中华神经外科杂志
	陈玉东	不同类型冠心病患者血清血小板源性生长因子表达及其与斑块超声显像特征的关系	山东医药
	张　媛	皮肤屏障与皮肤病	中国麻风皮肤病杂志
	田明坤	永久性人工心脏起搏器植入279例临床分析	武汉大学学报
	周新军	异环磷酰胺联合顺铂治疗复发性腹膜后肉瘤的临床疗效及预后分析	中国临床药理学杂志
	高宗恩	急性缺血性卒中动脉内取栓治疗	中国卒中杂志
	高　英	老年女性患者骨质疏松与冠心病的相关性研究	中国骨质疏松杂志
	陈春丽	促红细胞生长素抑制氧化损伤诱导的人眼M ü ller细胞凋亡	山东大学耳鼻喉眼学报
2016年	李　胜	Knockdown of PARP-1 Inhibits Proliferation and ERK Signals,Increasing Drug Sensitivity in Osteosarcoma U2OS Cells	Oncology Research
	武　琳	Small incision PFNA for the treatment of femoral interochanteric fractures	Department Traumatology and Orthopedics
	李亚红	Mechanism of low molecular weight GTP binding protein RAC1 in injury of neural function of rats with cerebral ischemia reperfusion	Asian Pacific Journal of Tropical Medicine
	洪树坤	Subcuticular sutures versus staples for skin closure after cesarean delivery: a meta-analysis	The Journal of Maternal-Fetal & Neonatal Medicine
	洪树坤	Controlled-release dinoprostone insert versus foley catheter for labor induction: a meta-analysis	The Journal of Maternal-Fetal & Neonatal Medicine
	孟　新	vWF-CP水平及GRACE评分评估冠心病患者危险分层的价值	中国老年学杂志
	李亚红	6小时乳酸清除率及降钙素原对脓毒症患者预后的评估价值	临床急诊杂志
	李亚红	连续实时血糖监测避免胰岛素强化治疗低血糖发生的价值	第二军医大学学报

发表时间	作者	论文标题	发表期刊
2016 年	李亚红	重症脓毒症患者外周血 Th1 与 Th2 的分布特点及乌司他丁的干预作用研究	中华医院感染学杂志
	张丙金	基于互联网形式的群组看病及同伴教育在 I 型糖尿病患儿的应用	中国儿童保健杂志
	杨胜烨	氢化可的松、甲基强的松龙、地塞米松短期应用对婴幼儿成骨细胞功能的影响	中国妇幼保健
	杨胜烨	鲍恩丘疹病 2 例报告	青海医药杂志
	南　平	尿激酶型纤溶酶原激活因子与卵巢上皮性癌关系的临床研究	中国医师杂志
	张令海	超声引导穿刺冲洗联合利福平治疗浆细胞乳腺炎的临床疗效观察	广西医学
	肖文丰	3D SPACE STIR 结合 DTI 显示腰骶神经根病变的研究	医学影像学杂志
	肖文丰	腰骶神经丛病损 MR 弥散张量神经成像研究进展	医学影像学杂志
	孙桂森	颈椎退行性骨关节病病变节段与相邻节段的影像学探析	中国医疗器械信息
	刘相飞	血小板衍化生长因子 -D 基因多态性与冠状动脉粥样斑块的相关性	中国老年学杂志
	张海山	盐酸右美托咪定预防麻醉后监测治疗室患者气管拔管反应的效果	上海医学
	冯　涛	重度丙烯醛中毒三例	中华劳动卫生职业病杂志
	王大龙	右美托咪定对罗哌卡因超声引导连续股神经阻滞镇痛效果的影响	中国老年学杂志
	岳振营	乳腺原发性腺泡状软组织肉瘤 1 例报道	诊断病理学杂志
	岳振营	肺纤维平滑肌瘤型错构瘤 2 例临床病理分析	临床与实验病理学杂志
	赵　霞	DC-CIK 联合化疗治疗初发多发性骨髓瘤的疗效及对其 Treg 细胞功能的影响	中国实验血液学杂志
	岳振营	原发于皮肤印戒细胞淋巴瘤 1 例	临床与实验病理学杂志
	刘相飞	PDGF 及其基因多态性与冠状动脉粥样斑块易感相关性研究	临床心血管病杂志
	莫　静	护理标识化管理应用于新生儿科室中的价值探讨	中国中药杂志
	于彩红	胸腺肽对慢阻肺急性加重期的疗效及 T 淋巴细胞亚群的影响	临床肺科杂志
	李　娟	黄褐斑病因、发病机制及治疗进展	中国麻风皮肤病杂志
	刘相飞	血小板源性生长因子基因多态性与冠状动脉粥样斑块性质的相关性	实用医学杂志
	赵丽姝	持续脑电双频指数监测在脓毒症脑病患者中的应用价值	中国现代医学杂志
	陈启才	血清直接胆红素与代谢综合征及其组分关系的研究	中华流行病学杂志
	岳振营	甲状腺间叶性软骨肉瘤 2 例并临床病理学特征分析	临床与实验病理学杂志
	常　峰	病理组织漂烘仪在快速冷冻切片染色中的应用	临床与实验病理学杂志
	刘　健	脓毒症患者 N —末端 B 型利钠肽原与连续心排血量监测数据指标及预后的相关性	中国老年学杂志
	牟　林	右美托咪啶和脑电双频指数用于重症监护病房机械通气老年患者的镇静作用	中国老年学杂志
	田勇刚	血浆脂联素水平与高血压患者左心室收缩功能的关系	中华高血压杂志
	李淑媛	ICU 机械通气患者呼吸机相关性肺炎危险因素与干预措施	中华医院感染学杂志
	秦凤金	一例 6q 部分三体 1q 部分单体患儿的分子细胞遗传学分析	中华医学遗传学杂志
	孙旭震	追踪方法对尿毒症血液透析患者医院感染的预防控制效果研究	中华医院感染学杂志
	郝兴亮	痰菌阴性肺结核患者血清白细胞介素 -6、白细胞介素 -10、白细胞介素 -23、骨桥蛋白水平的动态变化及临床意义	中国感染与化疗杂志
	高　静	血小板源性生长因子 -D 基因多态性与冠状动脉粥样硬化斑块稳定性的关系	山东医药
	付光学	血清血小板源性生长因子与冠状动脉粥样硬化斑块超声显像特征的相关性研究	临床心血管病杂志
	潘国政	射频消融及肝动脉化疗栓塞术后杀伤细胞回输对肝癌患者预后的影响	中华医学杂志
	潘国政	组织细胞肉瘤诊治的研究进展	中国肿瘤临床
	徐教邦	肝组织细胞肉瘤一例	中华肝胆外科杂志
	许　蕾	Von Hippel-Lindau 病的影像学表现	医学影像学杂志
	楚云超	caspase-3 在多塞平诱导大鼠神经细胞凋亡中的作用	中华麻醉学杂志
	岳振营	膀胱孤立性纤维性肿瘤 1 例	诊断病理学杂志
	岳振营	乳腺皮脂腺癌 1 例	临床与实验病理学杂志
	郭　壮	内镜下乳头括约肌小切开联合气囊扩张术治疗老年胆总管结石疗效及对血淀粉酶的影响	中国内镜杂志
	韩红军	循证护理在肿瘤内科患者护理中的效果分析	中国伤残杂志
	韩红军	肿瘤科 PICC 护理质量评价指标体系研究	中国高血压杂志
	吕其军	16SrRNA 基因检测在脓毒症早期诊断中的研究进展	中华医院感染学杂志
	董　浩	2011 年东营地区鲍曼不动杆菌耐药基因同源性研究	中国消毒学杂志
	魏　嵬	子宫内膜癌组织中组蛋白去甲基化酶的表达及意义	临床误诊误治
	师鲁静	黏附分子 CD24 在胃癌组织中表达的研究进展	中国现代普通外科进展

发表时间	作者	论文标题	发表期刊
2016年	刘世君	腹腔镜下低位直肠癌切除术中盆腔自主神经保留对患者复发及生存质量的影响	海南医学院学报
	江守洪	老年冠心病患者血清 hs-CRP、IL-6 水平与不同性质斑块的关系	山东医药
	田美丽	袢利尿剂联合噻嗪类利尿剂治疗充血性心力衰竭患者利尿剂抵抗的研究进展	中国临床药学杂志
	崔　凯	恶性肿瘤高凝状态诊断与血栓弹力图监测的相关性探究	中国公共卫生
	李　强	卵巢功能衰退患者血清勒管激素的水平变化及意义	山东医药
	张春霞	P38MAPK 信号通路对卵巢癌中尿激酶型纤维蛋白酶原激活剂的影响	山东大学学报
	张　建	射频消融联合杀伤细胞治疗难以手术切除的转移性肝癌	中华普通外科杂志
	李梅君	脂微球前列地尔联合硫辛酸治疗老年早期糖尿病肾脏疾病的临床观察	中华保健医学杂志
	宋殿行	肝脏肿块——请分析病变性质	临床放射学杂志
	张龙云	侧腰部途径经皮穿刺肾造瘘置入球囊导尿管在恶性肾积水中的初步应用	中国超声医学杂志
	褚耀南	心脏直视术后手术部位感染相关因素 logistic 回归分析	中华医院感染学杂志
	岳振营	乳腺腺样囊性癌与浸润性筛状癌的鉴别诊断探讨	诊断病理学杂志
	岳振营	膀胱绒毛膜腺瘤 4 例临床病例分析	诊断病理学杂志
	岳振营	原发性输尿管淋巴上皮瘤样癌一例	中华病理学杂志
	王蓓蓓	2 型糖尿病合并幽门螺杆菌感染致胰岛素抵抗一例报道并文献复习	中国全科医学
	赵　静	产科产妇实施家庭式陪产分娩的护理干预措施对剖宫产率、并发症及母婴生存质量的影响	中国公共卫生
	王美玲	护理干预对母婴分离高危妊娠产妇不良情绪的缓解作用	中国公共卫生
	陈立磊	局部晚期非小细胞肺癌紫杉醇联合三维适形放疗效果及 CEA、CA125 变化	中华医学杂志
	张晓宁	尿中性粒细胞明胶酶相关载脂蛋白和尿肾损伤分子 -1 对多发性骨髓瘤早期肾损害的诊断价值	中华肿瘤防治杂志
	谭　晶	局部理疗配合腹针治疗颈源性眩晕 67 例	针灸临床杂志
	王　慧	空肠转移性未分化多形性肉瘤 1 例	临床与实验病理学杂志
	崔振芹	乳头括约肌小切开联合柱状球囊扩张术治疗巨大型胆总管结石的临床研究	中国现代医学杂志
	徐教邦	原发性肝韧带样纤维瘤病一例	中华肝胆外科杂志
	岳振营	胃原发侵袭性纤维瘤病一例	中华病理学杂志
	江守洪	老年冠心病患者血清 hs-CRP、IL-6 水平与不同性质斑块的关系	山东医药
	郝兴亮	肺淋巴管平滑肌瘤病一例	中华肺部疾病杂志
	郝兴亮	水通道蛋白 4、5、血管内皮生长因子在非小细胞肺癌中的表达及意义	中国老年学杂志
	高　静	黄三角地区人群中 PDGF-D 基因多态性与冠心病的相关性	中国动脉硬化杂志
	李君霞	炎琥宁联合干扰素治疗小儿手足口病的临床疗效观察	中国地方病防治杂志
	崔　涛	胃韧带样型纤维瘤病一例	中华普通外科杂志
	徐教邦	直径≤ 5cm 肝癌手术切除与射频消融术后乙型肝炎病毒激活率的比较	中华肝胆外科杂志
	李凤生	医院自动扶梯安全管理及维修保养技术	军民两用技术与产品
	郝兴亮	结核感染 T 细胞斑点试验联合电子支气管镜检查快速诊断菌阴肺结核价值	中华实用诊断与治疗杂志
	许　蕾	降低腹部磁共振图像伪影发生率	中国卫生质量管理
	陈爱平	耳后注射糖皮质激素治疗突发性耳聋的研究进展	临床耳鼻咽喉头颈外科杂志
	李亚红	重症脓毒症患者外周血 Th1 与 Th2 的分布特点及乌司他丁的干预作用研究	中华医院感染学杂志
	岳振营	中枢神经系统非典型畸胎样 / 横纹肌瘤 6 例临床病理分析	诊断病理学杂志
	岳振营	原发性输尿管肉瘤样癌 1 例	诊断病理学杂志
	岳振营	肺纤维腺瘤一例	中华病理学杂志
	王　刚	原发性前列腺印戒细胞癌 1 例报告并文献复习	临床泌尿外科杂志
	徐教邦	射频消融及肝动脉化疗栓塞术后自体杀伤细胞回输对肝癌患者远期生存及 HBV 激活的影响	中华普通外科杂志
	王中伟	不同剂量地佐辛给予超前镇痛在无痛人流术中的应用研究	中国继续医学教育
	孙彩凤	恶性血液肿瘤中 ADAMTS13 活性与 TSP1 水平改变	中国实验血液学杂志
	周艳红	外周血白细胞 CD64、CD11b 指数诊断对老年慢性阻塞性肺疾病急性期的价值	中国老年学杂志
	苏　伟	小肠梗阻 CT 表现对手术治疗的预测价值	实用放射学杂志
	唐玉蓉	儿童特发性血小板减少性紫癜 Th 亚群细胞因子测定与骨髓巨核细胞分类的意义	中国实验诊断学

发表时间	作者	论文标题	发表期刊
2016 年	赵 峰	不同层次护理人员组合对肺癌患者 PICC 相关血流感染的影响研究	中华肿瘤防治杂志
	许 萍	护理干预对胃癌患者胃镜检查不良反应的护理效果探析	中华肿瘤防治杂志
	陈春丽	未成年人癔症性眼病二例	中国实用眼科杂志
	陈春丽	全氟丙烷以及雷珠单抗玻璃体腔注入治疗息肉样脉络膜血管病变一例	中华眼底病杂志
	王希虎	计算机技术在医疗设备应用中若干问题探讨	医药卫生
	刘力名	阿片类止痛药 -Troxyca ER	药学研究
	赵松波	肺纤维平滑肌瘤性错构瘤影像表现一例	中华放射学杂志
	张丽丽	休克患者临床急救措施与护理效果分析	中国科技期刊数据库医药
	李国强	口服利福平联合手术治疗浆细胞乳腺炎的临床疗效观察	中华临床医师杂志
	付光学	冠心病患者血清血小板活化因子的表达及其与冠状动脉斑块性质的关系	中国循环杂志
	李海蓉	脑梗死介入溶栓治疗患者中急诊临床护理路径的运用探究	实用心脑肺血管病
	王桂梅	临床护理路径应用在慢性鼻窦炎鼻内径手术护理中的效果分析	中西医结合护理
	王炳平	非小细胞肺癌患者化疗期间医院感染的相关因素分析	中华医院感染学杂志
	赵炳芬	吉西他滨或长春瑞滨联合顺铂治疗国人非小细胞肺癌近期疗效与骨髓抑制的 Mata 分析	重庆医学
	冯国平	多发伤致胸主动脉假性动脉瘤法医学鉴定 1 例	中国法医学杂志
	单连良	简捷创伤评分法在成批创伤患者中的推广及应用	中国医院药学杂志
	余永勤	Th17、Treg 细胞频数在核苷类似物抗 HBV 过程中的动态变化	中国临床医学
	岳振营	卵巢原发性间叶性软骨肉瘤一例	中华病理学杂志
	岳振营	原发性肝组织细胞肉瘤 2 例临床病理观察	诊断病理学杂志
	岳振营	肺纤维腺瘤 4 例并临床病理学观察	临床与实验病理学杂志
	高秀琴	椎间盘镜下髓核摘除术的手术配合	中西医结合护理杂志
2017 年	宋 强	Correlation between CX3CR1 249V/I polymorphism and premature coronary heart disease & blood lipid ratio	INTERNATIONAL JOURNAL OF CLINICAL AND EXPERIMENTAL
	王天一	Effects of preoperative magnesium sulphate infusion on the hemodynamics in patients with off-pump coronary artery bypass grafting surgery	INTERNATIONAL JOURNAL OF CLINICAL AND EXPERIMENTAL
	彭肖肖	Giant Serpentine Middle Cerebral Artery Aneurysm	Journal of Craniofacial Sugery
	王明鑫	A Case of High Symptomatic Internal Carotid Artery Tortuosity Treated with Revascularization under a Microscope	Basic &Clincal Pharmacology&Toxicology
	卜庆敖	Mir-125b inhibits anaplastic thyroid cancer cell migration and invasion by targeting PIK3CD	BIOMEDICINE & PHARMACOTHERAPY
	李庆林	Analysis of Application of Composite Tissue Flap Transplantation in Limb-salvage Surgery of Severe Lower Limb Burn	Minerva Chirurgica
	唐玉蓉	Plasma miR-122 as a potential diagnostic and prognostic indicator in human giloma	NEUROLOGICAL SCIENCES
	李 娟	Meta-analysis of the association between NLRP1 polymorphisms and the susceptibility to vitiligo and associated autoimmune diseases	ONCOTARGET
	高延智	Efficacy of combined treatment with vacuum sealing drainage and recombinant epidermal growth factor for refractory wounds in the extremities and its effect on serum levels of IL-6,TNF-A and IL-2	EXPERIMENTAL AND THERAPEUTIC MEDICINE
	王 伟	ATF1 and RAS in exosomes are potential clinical diagnostic markers for cervical cancer	CELL BIOCHEMISTRY AND FUNCTION
	陈 岩	Central venous-to-arterial carbon dioxide difference as a useful complementary goal of fluid resuscitation for septic shock patients	BIOMEDICAL RESEARCH-INDIA
	陈 岩	Pituitary tumor transforming gene-1 in non-small cell lung cancer: Clinicopathological and immunohistochemical analysis	BIOMEDICENE & PHARMACOTHERAPY
	孙学东	Rhoa regulates lipopolysaccharide-induced lung cell injury via the wnt/b-pathway	MOLECULAR MEDICINE REPORTS
	张红艳	Alveolar soft part sarcoma of uterine cervix in a postmenopausal woman:a case report and review of literature	INTERNATIONAL JOURNAL OF CLINICAL AND EXPER IMENTAL PATHOLOGY
	陈春丽	Morphologic and Postoperative Fixation Characteristic of the Macular Epiretinal Membrane in Young Patients Undergoing Surgery	Ophthalmic Surg Lasers Imaging Retina

发表时间	作者	论文标题	发表期刊
2017 年	陈春丽	Association between polymorphism rs11200638 in the HTRA1 gene and theResponse to anti-VEGF treatment ofexudative AMD: a meta-analysis	BMC Ophthalmology
	陈春丽	Hallermann-Streiff syndrome with bilateral microphthalmia，pupillary membranes and cataract absorption	INTERNATIONAL JOURNAL OF OPHTHALMOLOGY
	陈春丽	AUTOLOGOUS LENS CAPSULAR FLAP TRANSPLANTATION COMBINED WITH AUTOLOGOUS BLOOD APPLICATION IN THE MANAGEMENT OF REFRACTORY MACULAR HOLE	RETINA THE JOURNAL OF RETINAL AND VITREOUS DISEASES
	陈春丽	Novel Surgical Technique of Peeled Internal Limiting Membrane Reposition for Idiopathic Macular Holes	Retina
	陈春丽	Recurrence of Retinopathy of Prematurity After Intravitreal Ranibizumab Monotherapy:Timing and Risk Factors	IVOS
	陈春丽	Early onset coats’ disease initially treated as unilateral ROP at 39 weeks postmenstrual age: a case report	BMC Ophthalmology
	吕立升	Integrated mRNA and IncRNA expression profiling for exploring metastatic biomarkers of human intrahepatic cholangiocarcinoma	Am J Cancer Ras
	郭晓华	恶性肿瘤患者的常见急诊症状及应对措施	中华肿瘤防治杂志
	杨西瑞	护骨素对糖皮质激素性骨质疏松的预测价值	中国公共卫生
	宋殿行	颈内动脉先天发育异常的 CT 诊断	临床放射学杂志
	王　雪	拉米夫定对人肝癌细胞 MMP-9 及 p53 蛋白表达的影响	山东医药
	王　雪	拉夫嘧啶对 HepG2.2.15 细胞 MMP-9 及 p53 表达的影响	实用医药杂志
	蔺景双	结核感染 T 细胞斑点试验诊断肺结核的临床应用	山东医药
	郝兴亮	γ-干扰素释放试验、细胞因子 IL-6、IL-23 对菌阴肺结核的诊断价值	中国医师杂志
	张杉杉	常见不同细菌感染对糖尿病足溃疡患者病情和短期预后的影响	中华内分泌代谢杂志
	张春晓	左西孟旦与重组人脑利钠肽治疗 AMI 急诊 PCI 术后患者短期临床疗效的对比	临床心血管病杂志
	高宗恩	以机械取栓为主的动脉内多模式方法治疗急性大动脉闭塞性脑梗死的效果分析	中国脑血管病杂志
	徐教邦	肥胖及脾长径对腹腔镜脾切除联合贲门周围血管离断术安全性的影响	中华肝胆外科杂志
	陈春丽	全氟丙烷以及雷珠单抗玻璃体腔注入治疗息肉样脉络膜血管病变一例	中华眼底病杂志
	陈春丽	未成年人癔症性眼病二例	中国实用眼科杂志
	宋殿行	冠状静脉窦闭锁伴房间隔内侧支及永存左上腔静脉一例	临床放射学杂志
	吴学辉	不同手术模式对胃癌术后医院感染的影响及相关因素分析	中华医院感染学杂志
	徐教邦	乙肝相关性肝癌手术切除和射频消融围手术期乙肝病毒 DNA 的变化	中华普通外科杂志
	刘世雷	替罗非班联合前列地尔在 PCI 术治疗 STEMI 患者中的应用价值	中国临床研究
	王蓓蓓	维生素 D 与 2 型糖尿病静力性平衡的相关性分析	中国骨质疏松杂志
	岳振营	肉芽肿性皮肤松弛症继发间变性淋巴瘤激酶阴性的间变性大细胞淋巴瘤一例	中华病理学杂志
	岳振营	肺内 A 型胸腺瘤一例	中华病理学杂志
	岳振营	胃平滑肌腺体错构瘤一例	中华病理学杂志
	岳振营	肺血管球瘤 3 例临床病理观察	诊断病理学杂志
	岳振营	阴道内原发性胃肠外间质瘤 1 例报道	诊断病理学杂志
	岳振营	原发性肝细胞性淋巴上皮瘤样癌 1 例	诊断病理学杂志
	岳振营	肺原发性尤文肉瘤 / 原始神经外胚层肿瘤 1 例报道	诊断病理学杂志
	岳振营	肺原发性恶性黑色素瘤 1 例	诊断病理学杂志
	岳振营	以胃转移为首发表现的乳腺非特殊类型浸润性癌 1 例	诊断病理学杂志
	董　浩	老年患者腹腔镜与开腹胃癌根治术后医院感染对比分析	中华医院感染学杂志
	孙桂森	纤维环修补技术在腰椎髓核摘除术中临床疗效的 Mate 分析	中国矫形外科杂志
	李庆林	大面积头皮缺损一期修复方法探讨	创伤外科杂志
	李庆林	中厚皮片回植法腋臭根治及脱毛的临床研究	中国医疗美容
	乔鲁军	前列腺素 E1 对尿毒症患者疗效及炎症水平的影响	重庆医学
	付　园	对医院常规医疗设备集中管理模式的研究	临床医药文献杂志
	冯亚佩	产前诊断 48，XXYY 综合征一例	中华医学遗传学杂志
	牛余贵	初次单侧全膝关节置换术中局部应用氨甲环酸止血效果观察	山东医药
	刘力名	探讨减少门诊患者取药等待人次的管理措施	中国药事
	邱丽丽	小儿温里止泻贴的提取和成型工艺优选	中国实验方剂学杂志

发表时间	作者	论文标题	发表期刊
2017年	邱丽丽	当归补血活血功效及其妊娠用药安全性考辨	时珍国医国药
	田美丽	阿司匹林或氯吡格雷抵抗对急性冠脉综合征老年患者心血管不良事件的影响	中国循环杂志
	王立江	小骨窗开颅血肿清除术治疗高血压性基底节区出血	中国临床神经外科杂志
	李国强	肥胖及脾长径对腹腔镜脾切除联合贲门周围血管离断术安全性的影响	中华肝胆外科杂志
	郭玉珍	甲状腺功能亢进患者的肝功能生化指标变化情况研究	中国继续医学教育
	孙　莉	皮肤黑素瘤的分子检测和靶向治疗	中国皮肤性病学杂志
	岳振营	原发性食管恶性周围神经鞘膜瘤一例	中华病理学杂志
	王　亨	p73 基因多态性与原发性肝癌易感性的研究	中国综合临床
	宋殿行	腹内型韧带样型纤维瘤病的 CT 表现（附 4 例报告并文献复习）	临床放射学杂志
	王　琪	原发性肺血管球瘤的临床病理及影像表现（附 1 例报告及文献复习）	罕少疾病杂志
	徐教邦	肝癌切除联合脾切除治疗合并门静脉高压症的巴塞罗那 A 期肝癌	中华肝胆外科杂志
	刘海涛	中西医结合在创伤骨科患者临床治疗上的应用效果	中国伤残医学
	周新军	沉默结肠癌细胞中 CO-029 基因对干扰素诱导的跨膜蛋白 1 的影响及结肠癌转移之间的关系	广东医学
	苏　伟	成人型主动脉弓离断并侧支血管多发动脉瘤一例	临床放射学杂志
	刘国庆	维生素 D 与 2 型糖尿病患者握力的相关性研究	中国骨质疏松杂志
	吕其军	干扰素治疗慢性乙肝实现血清 HBSAG 消失后的管理	中国医学人文
	王莹莹	谈嗜酸性粒细胞评估糖皮质激素治疗 AECOPD 的疗效评价	临床药物治疗杂志
	徐教邦	联合脾切除对合并脾功能亢进直径≤ 5cm 肝癌患者围手术期 HBV 再激活的影响	中华肝胆外科杂志
	王玉强	CT 鉴别诊断粘连性小肠梗阻所致缺血和梗死的价值	中国临床医学影像杂志
	李玉华	不同通气方式对急诊心肺复苏患者治疗效果的影响分析	中国全科医学
	李　娟	白癜风发病的相关免疫机制与准分子光治疗	医学综述
	徐教邦	乙肝相关性肝癌手术切除和射频消融围手术期乙肝病毒 DNA 的变化	中华普通外科杂志
	宗　强	显微血管减压术治疗难治性高血压一例并文献复习	中华神经外科杂志
	张立功	药物过度使用性头痛患者脑白质结构的变化	中国神经精神疾病杂志
	岳振营	肉芽肿性皮肤松弛症 2 例报道	诊断病理学杂志
	井　源	中青年非妊娠女性碘营养状态与甲状腺疾病及功能的关系研究	中国全科医学
	杨　霜	颈部第 VI 组淋巴结在桥本甲状腺炎和甲状腺乳头状癌的超声诊断价值	湖南师范大学学报（医学版）
	王晓娜	前列地尔注射液联合雷公藤多苷片对糖尿病肾病患者细胞因子浓度的影响	中国临床药理学杂志
	王晓坤	病原菌耐药性与抗菌药物使用量的相关性分析	中华医院感染学杂志
	董　亮	超声与 CT 经皮穿刺在超声可视性胸部病变定性诊断中的对比研究	介入放射学杂志
	秦建勇	口腔种植牙修复牙列缺损的临床疗效分析	全科口腔医学杂志
	于彩红	血清血小板源性生长因子与冠状动脉粥样硬化斑块超声显像特征的关系研究	中国循环杂志
	刘爱芬	前列地尔对慢性心力衰竭大鼠心肌纤维化及 TGF-β1、OPG/RANKL 的影响	临床和实验医学杂志
	刘爱芬	缬沙坦对 CVB3 病毒所致急性病毒性心肌炎小鼠 MCP-1 与 TNF-α 表达的影响	临床和实验医学杂志
	陈春丽	高眼压症的研究进展	中国实用眼科杂志
	李国强	ABT263 对 PHA739358 增敏作用的分子机制	癌症进展
	袁晓英	硫辛酸治疗早期糖尿病肾病患者的临床研究	中国临床药理学杂志
	许　蕾	多模态磁共振成像诊断乳腺环形强化病变	中国医学影像技术
	王乃志	肺炎支原体肺炎患者血清中 Clara 细胞分泌蛋白及 SP-D 的表达及意义	临床和实验医学杂志
	成爱霞	A 型肉毒毒素治疗神经病理性疼痛的临床疗效	实用医学杂志
	刘道峰	简化显微外科技术在面部皮肤小肿物处理中的应用	山东医药
	刘力名	左西孟旦用于严重脓毒血症和脓毒性休克并发心力衰竭患者的 Meta 分析	中华医院感染学杂志
	徐　滨	伴淋巴样间质的微结节型胸腺瘤 1 例报道	肿瘤防治研究
	陈春丽	眼眶内侧壁骨折后球结膜下积气	中华眼科杂志
	彭　锦	提高重症医学科脓毒性休克患者 6h 集束化治疗达标率	中国卫生质量管理
	陈春丽	全氟丙烷以及雷珠单抗玻璃体腔注入治疗息肉样脉络膜血管病变一例	中华眼底病杂志
	陈春丽	不同疾病不同检查条件下的睫状突形态	中华眼科杂志
	于云英	康妇消炎栓在妇科 ERAS 中的疗效分析	中国保健营养
	张连珍	医疗设备售后服务履行中存在问题及应对策略	医疗卫生装备

发表时间	作者	论文标题	发表期刊
2017 年	孟媛媛	大脑中动脉狭窄的急性缺血性脑卒中患者静脉溶栓后侧支循环代偿的多因素分析	中华老年心脑血管病杂志
	孟媛媛	老年人 5- 羟色胺综合征 1 例报告	临床神经病学杂志
	王　涛	脂肪干细胞对小鼠放射性唾液腺损伤的治疗作用	山东医药
	董　亮	非剥皮鞘法置入球囊导尿管在经皮肾造瘘中的初探	中国超声医学杂志
	由法平	改良 MICCoIi 手术在全甲状腺切除术中对甲状旁腺保护研究	中华肿瘤防治杂志
	董　梅	舒适护理在经鼻蝶入路垂体瘤切除术患者中的应用效果观察	齐鲁护理杂志
	张　宁	腹腔镜手术病人应用临床路径式护理干预的优势与影响	中文科技期刊数据库（文摘版）医药卫生
	张　晶	术前干预对手术等待区患者（焦虑的观察影响）心理影响研究	陕西医学杂志
	王　欣	手术室新护士培训难点与对策探讨	养生保健指南
	张　磊	威伐光系统治疗类风湿关节炎合并下肢皮肤溃疡：1 例报道并文献复习	实用疼痛学杂志
	岳振营	肺原发性恶性孤立性纤维性肿瘤 1 例	诊断病理学杂志
	岳振营	肺原发性腺泡状横纹肌肉瘤一例	中华病理学杂志
	岳振营	乳腺淋巴上皮瘤样癌 2 例报道	诊断病理学杂志
	岳振营	回肠原发性侵袭性纤维瘤病 1 例	诊断病理学杂志
	岳振营	甲状腺伴胸腺样分化的梭形细胞肿瘤 2 例报道	诊断病理学杂志
	岳振营	肺原发性横纹肌肉瘤 2 例临床病理分析	临床与实验病理学杂志
	董炳信	ICU 患者胰岛素泵治疗过程中使用实时动态血糖监测的价值分析	重庆医学
	辛志明	负压封闭引流联合含氧液冲洗治疗慢性创面的效果及对炎性因子的影响	临床医药文献杂志
	邱丽丽	川穹嗪注射液治疗小儿重症肺炎疗效及对痰液炎症因子影响	中药药理与临床
	李余玲	舒适护理在骨科患者术后恢复的应用与效果分析	医药卫生
2018 年	由法平	Th9 cells promote antitumor immunity via IL-9 and IL-21 and demonstrate atypical cytokine expression in breast cancer	International immunopharmacology
	张炎芳	Variations in transrenal DNA and comparison with plasma DNA as a diagnostic marker for colorectal cancer	INTERNATIONAL JOURNAL OF BIOLOGICAL MARKERS
	刘文军	A genetic variant in COL11A1 is functionally associated with lumbar disc herniation in Chinese population	JOURANAL OF GENETICS
	史太阳	Downregulation of mir-200a-3p induced by hepatitis B Virus X(HBx) protein promotes cell proliferation and invasion inHBV-infection-associated hepatocarcinoma	Pathology-Research and Practice
	张炎芳	Correlation Between Circulating Tumor DNA Levels and Response to Tyrosine Kinase Inhibitors(TKI) Treatment in Non-Small Cell Lung Cancer	Medical Science MONITOR
	赵　霞	NLRP3 inflammasome activation plays a carcinogenic role through effector cytokine IL-18 in lymphoma	ONCOTARGET
	王际亮	Berberine inhibits the MexXYOprM efflux pump to reverse imipenem resistance in a clinical carbapenemresistant Pseudomonas aeruginosa isolate in a planktonic state	Experimental and Therapeutic Medicine
	张建海	ANALYSE OF RISK FACTORS FOR POLYCYSTIC OVARY SYNDROME COMPLICATED WITH NON-ALCOHOLIC FATTY LIVER DISEASE	Experimental&Therapeutic Medicine
	田勇刚	Protective effect of SIRT3 on acute lung injury by increasing manganese superoxide dismutase-mediated antioxidation	MOLECULAR MEDICINE
	孙　泉	Therapeutic effect of shoulder arthroscopic release on frozen shoulder and its effect on fibrogenic cytokines and inflammatory factors	Int J Clin Exp Med
	王增福	Effects of diclofenac on the pharmacokinetics of celastrol in rats and its transport	Pharmaceutical Biology
	殷　鹏	Cisplatin suppresses proliferation，migration and invasion of nasopharyngeal carcinoma cells in vitro by repressing the Wnt/beta-catenin/Endothelin-1 axis via activating B cell translocation gene1	CANSER CHEMOTHERAPY AND PHARMACOLOGY
	谭　波	Astragaloside attenuates the progression of prostate cancer cells through endoplasmic reticulum stress pathways	ONCOLOGY LETTERS
	崔文娟	LC-MS/MS Method for Simultaneous Quantification of Dexmedetomiding,Dezocine and Midazolam in Rat Plasma and Its Application to Their Pharmacokinetic Study	Journal of Analytical Methods in Chemistry

发表时间	作者	论文标题	发表期刊
2018 年	于 鲲	Therapeutic effects of long–term continuous positive airway pressure treatment on improving leptimeningeal collateral circulation in obstructive sleep apnea syndrome patients	EUROPEAN REVIEW FOR MEDICAL AND PHARMACOLOGICAL SCIENCES
	王璐璐	Clinical effects of electrical stimulation therapy on lumhar disc herniation–induced sciatica and its influence on peripheral ROS level	JOURNAL OF MUSCULOSKELETAL & NEURONAL INTERACTIONS
	王 伟	Effect of Hawthorn Leaf Flavonoids in Dehydroepiandrosterone–Induced Polycystic Ovary Syndrome in Rats	PATHOBIOLOGY
	李 伟	Long Noncoding RNA GAS5 Promotes Proliferation,Migration and Invasion by Regulation of miR–301a in Esophageal Cancer	Oncology RESEARCH
	汤立建	Large primary pulmonary synovial sarcoma successfully treated with pazopanib:a rare case report and literature review	INTERNATIONAL JOURNAL OF CLINICAL AND EXPERIMENTAL MEDICINE
	李 鹏	Prognostic value of osteopontin in patients with hepatocellular carcinoma:Asystematic review and meta–analysis	MEDICINE
	张冠宏	A case report of Werner’s syndrome with bilateral juvenile cataracts	BMC Ophthalmology
	彭 锦	Dihydromyricetin improves vascular hyporesponsiveness in experimental sepsis via attenuating the over–excited Maxik and K–ATP channels	PHARMACEUTICAL
	温晓星	TNF receptor–associated factor 1 as a biomarker for assessment of non–small cell lung cancer metastasis and overall survival	CLINICAL RESPIRATORY JOURNAL
	隋婧婧	Factors associating with the presence of residual thrombosis after 3–month treatment of acute pulmonary embolism	JOURNAL OF THROMBOSIS AND THROMBOLYSIS
	栾 森	Series test of cluster and network analysis for lupus nephritis，before and after IFN–K–immunossuppressive therapy	NEPHROLOGY
	王际亮	Diagnostic value of cancer antigen 72–4 for ovarian cancer:a meta–analysis	EUROPEAN JOURANL OF GYNAECOLOGICAL
	陈春丽	Capture of intraocular lens optic by residual capsular opening in secondary implantation:long–term follow–up	BMC Ophthaimology
	陈春丽	Multiple evanescent white dot syndrome following rabies vaccination	BMC Ophthalmolog
	吕海莲	Differentiation between pancreatic metastases from clear renal cell carcinoma and pancreatic nruroendocrine tumor using double–echo chemical shift imaging	Abdominal Radiology
	郭立宏	The mir–135b–bmal1–yy1 loop disturbs pancreatic clockwork to promote tumourigenesis and chemoresistance	Cell Dath & Dsease
	张 磊	Posterior reversible encephalopathy syndrome (PRES) attributed to mycophenolate mofetil during the management of SLE: a case report and review	Am J Clin Exp Immunol
	吴红霞	EICU 危重病人护理风险因素分析及防范措施	中文科技期刊数据库（文摘版）自然科学
	李 璇	无缝隙护理在急诊 EICU 患者身心恢复中的作用	中文科技期刊数据库（文摘版）自然科学
	李 璇	急诊 EICU 护理风险因素分析与防范策略	中文科技期刊数据库（文摘版）自然科学
	吴炳娟	急诊护理路径对重症颅脑损伤患者急救中临床价值分析	中文科技期刊数据库（文摘版）医药卫生
	李 璇	40 例急诊重症肺炎并发感染性休克患者临床治疗与护理分析	中文科技期刊数据库（文摘版）医药卫生
	吴红霞	100 例急诊 EICU 患者无缝隙护理应用效果分析	中文科技期刊数据库（文摘版）医药卫生
	薄友玲	100 例急诊危重症患者抢救中标准化急救护理效果分析	中文科技期刊数据库（文摘版）医药卫生
	刘玲玲	综合护理干预对重症呼吸衰竭患者的护理效果分析	系统医学
	张 磊	威伐光系统治疗类风湿关节炎合并下肢皮肤溃疡：1 例报道并文献复习	实用疼痛学杂志
	邹亚楠	两种二磷酸盐对大鼠正畸源性牙根吸收及牙移动影响的对比研究	口腔医学

发表时间	作者	论文标题	发表期刊
2018年	于小羽	79 例严重腹腔感染预后危险因素与护理分析	科学与财富
	李贝贝	探讨静脉用药调配中心对提高临床护理满意度的作用	中文科技期刊数据库（文摘版）医药卫生
	杨清林	护理人员在静脉用药调配中心（PIVAS）的作用分析	中文科技期刊数据库（文摘版）医药卫生
	刘学芬	综合护理在 60 例 ICU 感染性休克患者中的应用分析	中文科技期刊数据库（文摘版）医药卫生
	刘学芬	ICU 急性呼吸窘迫综合征患者护理干预效果分析	科教导刊
	王利利	重症患者行 CRRT 治疗期间采用集束化护理方案的效果分析	养生保健指南
	邢召举	重症患者肠内营养常见并发症的原因分析及护理对策	养生保健指南
	刘炳凯	50 例消化性溃疡住院患者护理干预效果分析	中国科技期刊数据库 医药
	刘炳凯	优质护理在 ICU 糖尿病患者临床价值分析	中国科技期刊数据库 科研
	刘炳凯	优质护理对 100 例感染性休克患者护理效果观察	中国科技期刊数据库 科研
	张聪聪	延续护理在肝移植患者中应用价值分析	中国科技期刊数据库 科研
	王　静	75 例血糖制在 ICU 重症护理中应用价值分析	中国科技期刊数据库 科研
	赵雪艳	64 例脓毒血症患者集束化护理应用价值分析	中国科技期刊数据库 科研
	赵雪艳	舒适护理在 102 例重症监护室气管插管患者中临床应用分析	中国科技期刊数据库 科研
	陈庆英	48 例呼吸衰竭患者实施俯卧位通气护理效果观察	中国科技期刊数据库 科研
	强艳丽	盐酸米诺环素软膏联合替硝唑治疗慢性牙周炎的临床疗效及安全性研究	世界最新医学 信息文摘
	姜妍妍	60 例老年痴呆患者护理干预对生存质量影响分析	中文医药科技期刊数据库（文摘版）医药卫生
	刘　璐	神经内科患者医院感染风险因素分析与护理对策	科学与财富
	吴玉敏	护理干预对 80 例脑梗死运动性失语患者语言康复效果分析	科学与财富
	季晓艳	102 例脑梗死患者临床护理路径效果分析	中文科技期刊数据库（文摘版）医药卫生
	李春晓	脑卒中继发癫痫患者综合护理干预效果分析	中文医药科技期刊数据库（文摘版）医药卫生
	苏花英	120 例脑出血急性期预见性护理效果分析	中文医药科技期刊数据库（文摘版）医药卫生
	王聪聪	20 例病毒性脑膜炎患者护理效果分析	中文医药科技期刊数据库（文摘版）医药卫生
	杨　洁	100 例脑卒中伴吞咽功能障碍患者早期护理干预效果分析	中国科技期刊数据库 科研
	王娟娟	神经内科头晕患者病因临床分析与护理措施	科学与财富
	孟海翠	脑梗死患者临床分析与护理干预观察	科学与财富
	曹中慧	134 例脑卒中患者延续性护理及效果分析	中文医药科技期刊数据库（文摘版）医药卫生
	马玲玲	青年缺血性脑卒中 120 例病因特征及危险因素分析	中国科技期刊数据库 医药
	朱秋芳	神经内科病房导尿管相关尿路感染护理干预分析	中国科技期刊数据库 科研
	王　亚	高血压脑出血患者急诊护理干预效果分析	中国科技期刊数据库 医药
	王　亚	严重创伤患者急救护理干预应用价值分析	中国科技期刊数据库 科研
	王　红	护理干预对肛周脓肿合并糖尿病手术患者临床疗效分析	中国科技期刊数据库 科研
	曹雨微	痔疮术后排尿困难实行个性化护理临床效果分析	中国科技期刊数据库 科研
	孔　梅	肝脏韧带样型纤维瘤病影像表现一例	中华放射学杂志
	李　强	克龄蒙对早发性卵巢功能不全病人血清抗苗勒管激素影响及意义	齐鲁医学杂志
	段倩倩	浅谈手术室护理的不安全因素与防范措施	养生保健指南
	李萍萍	谈优质护理服务在手术室的应用	养生保健指南
	马玉琼	剖宫产手术的心理护理	养生保健指南
	苏艳红	手术室护理风险防范	养生保健指南
	胡国鑫	不同剂量前列腺素 E 治疗脓毒症致急性肾损伤的疗效比较	中国老年学杂志
	刘　东	隐适美矫正器非拔牙治疗对上切牙拥挤患者的矫治效果观察	山东医药
	吴学辉	培美曲塞维持化疗晚期肺腺癌的疗效及对患者生存时间的影响	世界最新医学信息文摘（连续型电子期刊）
	吴学辉	进展期胃癌 D2 术后同步放化疗与单纯化疗比较	中文科技期刊数据库（文摘版）医药卫生
	卢云云	高钾血症患者在心内监护室临床观察与护理措施	科学与财富
	刘媛媛	胎膜早破可溶性髓样细胞受体和 CD64 水平及其对新生儿感染预测价值	现代妇产科进展
	刘媛媛	未足月胎膜早破患者 SPAL2 水平变化及意义	中国医学创新

发表时间	作者	论文标题	发表期刊
2018年	董婷婷	正念减压法对创伤后应激障碍患者干预效果的 meta 分析	中国心理卫生杂志
	赵　骥	血栓弹力图评价自体血小板分离术对心脏手术患者血小板活化状态及功能的影响	中国输血杂志
	张　磊	肺功能检查预测系统性硬化症相关肺动脉高压的初步研究	中国现代医学杂志
	张　磊	早期类风湿关节炎患者甲襞微循环积分与腕关节骨侵蚀的相关性分析	中国现代医学杂志
	张　磊	早期类风湿关节炎患者甲襞微循环积分与病情活动度及骨质疏松的相关性分析	中国骨质疏松杂志
	董　亮	比较超声引导下与 CT 引导下经皮穿刺无骨无肺气遮挡胸部病变	中国介入影像与治疗学
	王　鹏	高分子材料椎间融合器的应用情况	中国组织工程研究
	靳祖光	一种基于多传感器的大鼠自动化烫伤实验及数据采集平台	中国医疗设备
	张恒龙	膀胱孤立性纤维性肿瘤一例	影像诊断与介入放射学
	王晓娜	全程优质护理服务在体检中心实施体会	医师在线
	陈新焰	25 羟基维生素 D 与 2 型糖尿病患者动力性平衡功能的相关性分析	中国骨质疏松杂志
	张　磊	吗替麦考酚酯治疗系统性红斑狼疮致后部可逆性脑病综合征 1 例及文献回顾	中国新药与临床杂志
	冯　新	双排螺旋 CT 低剂量扫描在肺癌高危人群中的筛查效果及价值研究	国际医药卫生导报
	成爱霞	A 型肉毒毒素治疗三叉神经痛的效果及相关因子表达意义	中国疼痛医学杂志
	王　静	大张中厚皮片 24h 延期移植修复双手背深Ⅱ度烧伤创面	世界最新医学
	张莹莹	额部 Kimura 病 1 例	世界最新医学
	殷　鹏	耳内镜下异体脱细胞真皮基质黏膜组织补片在鼓膜修补术中的应用	甘肃医药
	余　江	抗缪勒管激素联合 B 超检测在预测卵巢储备功能中的价值	中国继续医学教育
	郭　磊	胰腺神经内分泌肿瘤的诊疗进展	国际外科学杂志
	刘　峰	探讨负压封闭引流联合穿支皮瓣移植治疗足踝软组织缺损的护理方法	中国医院药学杂志
	高海萍	OREM 自理模式理论在急诊创伤骨折病人护理中的应用	中国医院药学杂志
	关凤华	“巴莱多定律”在脊柱外科护理安全管理中的应用	中国医院药学杂志
	杨仲贤	分析西替利嗪、舒利迭联用于临床治疗支气管哮喘的效果	中国农村卫生
	杨仲贤	高血压患者经硝苯地平缓释片、硝苯地平控释片治疗的临床疗效评价	中外女性健康研究
	王　彦	血糖信息化管理系统在 2 型糖尿病患者随访中的应用	中国护理管理
	孟媛媛	DWI-ASPECTS 预测急性期大脑中动脉供血区梗死静脉溶栓患者侧支循环代偿的价值	实用医学杂志
	孟媛媛	脑卒中高危人群血清尿酸水平与颈动脉粥样硬化易损斑块的关系：一项横断面调查	卒中与神经疾病
	吕在刚	脑血管病伴糖尿病患者计入治疗后对比剂对肾功能的影响	介入放射学杂志
	陈　勇	新医改背景下医院人力资源与薪酬管理探析	人力资源管理
	曹　鑫	直型锁定加压钢板与解剖锁定钢板内固定治疗肱骨干下段骨折的疗效比较	中国骨与关节损伤杂志
	乔鲁军	血管外肺水指数对脓毒症相关急性呼吸窘迫综合征预后的预测价值简	重庆医学
	岳文通	90 例脑出血术后患者延续性护理干预应用分析	中文科技期刊数据库（文摘版）医药卫生
	彭肖肖	104 例重症脑卒中患者早期气管插管临床效果分析	中国科技期刊数据库 科研
	董　浩	老年患者外科术后医院感染的直接经济损失分析	中华医院感染学杂志
	陈春丽	视网膜格子样变性并颗粒状角膜营养不良一家系临床观察和基因突变检测	中华眼底病杂志
	陈春丽	经结膜切口改良最小量巩膜扣带手术治疗孔源性视网膜脱离的疗效观察	中华眼底病杂志
	陈官华	r-tPA 动静脉联合溶栓治疗急性脑梗死疗效分析	中国急救医学
	王长泰	浅谈经营管理者应具备的素质	大东方
	张　磊	威哥光联合高压氧治疗 SLE 股骨头缺血坏死的临床研究	中国现代医生
	陈春丽	先天性白内障发病与治疗的相关研究	中国实用眼科杂志
	崔文娟	感染性休克患者血清 HMGB1 和降钙素原的表达变化和临床意义	重庆医学
	李兴云	拔火罐配合中药贴敷治疗风寒湿痹型膝弊病 68 例疗效观察与护理	齐鲁护理杂志
	杨瑞兰	新生儿监护病房中药熏蒸消毒效果观察	实用中医药杂志
	李文华	浅谈现阶段医院党建与思想政治工作的思考	大东方
	李文华	浅谈新医改背景下医院党建工作	科学与财富
	李文华	探讨加强新形势下医院党建工作的几点思考	企业文化
	徐　滨	伴淋巴样间质的微结节型胸腺瘤 2 例临床病理分析	临床与试验病理学杂志
	岳振营	胼胝体原发性骨外黏液样软骨肉瘤一例并文献复习	临床与试验病理学杂志
	岳振营	胼胝体原发性骨外黏液样软骨肉瘤一例	中华病理学杂志
	孙秀丽	腔内应用奈达铂对肺癌致恶性心包积液的临床观察	中国保健营养
	张国恒	心血管外科住院医师规范化培训探讨	中国医学人文
	耿丽娜	静脉尿路造影前不同肠道准备方法效果比较	中国卫生标准管理 CHSM

发表时间	作者	论文标题	发表期刊
2018年	王成栋	早期削痂联合Ⅱ期植皮术治疗手部深度烧伤创面	中华损伤与修复杂志电子版
	高照猛	抗苗勒管激素水平评价生育期女性类风湿关节炎患者卵巢储备功能的临床意义	中国现代医生
	高照猛	血清25-羟维生素D水平在非绝经期类风湿关节炎女性患者中的临床意义	中国全科医学杂志
	王日香	基于ERAS理念的围术期管理泌尿外科高危腹腔镜手术患者中的应用	齐鲁护理杂志
	钟　锋	循证护理在系统性红斑狼疮患者中的应用效果分析	中国卫生标准管理CHSM
	于春艳	女性类风湿关节炎患者甲襞微循环异常与疾病活动度及骨质疏松发生的相关性研究	中国全科医学杂志
	葛冬梅	邻苯二甲醛和酸性氧化电位水消毒软式内镜效果比较	中国消毒学杂志
	刘　峰	宫颈癌及癌前病变中Ki-67、P16蛋白的表达差异及诊断价值	中国临床医学
	李庆林	负压封闭引流联合局部氧疗在老年病人深2度烧伤创面愈合中的作用	实用老年医学
	张　靖	体检中心实施优质护理服务实践及效果观察	中国卫生产业
	吕海莲	骨嗜酸性肉芽肿的MRI表现	中国中西医结合影像学杂志
	乔鲁军	ICU患者胰岛素泵治疗过程中使用实时动态血糖监测的价值分析简	重庆医学
	钟文秀	妇科腹腔镜微创手术围手术期护理讨论	医药卫生
	张艳丽	妇科护理中安全隐患的现状及对策分析	医药卫生
	吴青青	探究妇科护理质量控制与安全管理对策	医药卫生
	李文惠	循证护理在手术室急诊患者护理中的应用	养生保健指南
	徐　君	新生儿缺氧缺血性脑病护理中磁共振的应用	影像研究与医学应用
	陈春丽	重水残留在眼内不同位置的表现	中华眼科杂志
	陈春丽	先天性白内障	中华眼科杂志
	朱薇莹	品管圈活动在肝癌介入患者护理中的应用	智慧健康
	于　鲲	阻塞性睡眠呼吸暂停低通气综合征与颅内动脉粥样硬化性狭窄程度及其预后的关系	山东医药
	赵贵荣	PDCA循环法在静脉用药调配中心护理管理中的应用研究	当代护士
	王增福	乌司他丁对大鼠肺缺血再灌注损伤的保护作用及对肺组织Clara细胞分泌蛋白的影响	临床和实验医学杂志
	马　杰	原发性胃癌患者手术后真菌感染临床分析	中华医院感染学杂志
	刘　东	无托槽隐形矫治技术与传统固定矫治技术对正畸患者牙周健康的影响	航空军医
	魏杰男	支气管哮喘患儿25-羟基维生素D3水平变化及其与血清IgE和FeNO的相关性	医学临床研究
	毛东梅	威伐光防治经外周静脉置入中心静脉导管术相关机械性静脉炎的临床疗效观察	中国现代医生
	王　慧	东营地区208例35-37周孕妇产道定植性B群链球菌流行病学调查	中国妇幼保健
	连丽峰	MxA基因启动子多态性及替比夫定抗病毒治疗HBeAg血清学转换关系的研究	中华医院感染学杂志
	李庆林	颞枕跨区筋膜瓣联合植皮在头皮巨大肿物切除创面修复中的应用	中华肿瘤防治杂志
	焦艳妮	IBM模型的健康教育对初诊2型糖尿病患者自护行为及疾病知识掌握度的影响	中国地方病防治杂志
	王　刚	腹腔镜膀胱切开取石术与电切镜下钬激光碎石术治疗复杂膀胱结石的疗效对比	国际泌尿系统杂志
	邱丽丽	附子不同炮制品对麻黄细辛附子汤煎剂质量的影响	中国实验方剂学杂志
	邱丽丽	不同煎煮方法对麻黄细辛附子汤煎剂质量的影响	中国中药杂志
	李洪涛	小肠胃肠道间质瘤的诊断与治疗进展	医药前沿
	杜雯雯	探讨多形式心理护理干预对儿科患儿的影响	中国科技期刊数据库医药
	苏向倩	儿科急性呼吸道感染中采用优化护理的体会	中国科技期刊数据库医药
	苏明明	连续性护理在2型糖尿病患者中应用效果分析	中国科技期刊数据库医药
	肖文丰	3D SPACE STIR序列在腰骶部肿瘤性病变应用研究	医学影像学杂志
	陈海燕	儿童哮喘糖皮质激素受体基因BCL-Ⅰ多态性及其对激素疗效的影响	山东医药
	赵松波	牙瘤的临床病理特征及其影像表现	医学影像学杂志
	王文文	护理质量对烧伤感染患者生存质量的影响	中国科技期刊数据库 医药
	刘胜男	预见性护理干预在老年患者术后麻醉复苏期的应用效果研究	中国科技期刊数据库 医药
	兰　欣	1000例麻醉恢复室患者躁动成因及护理干预研究	中国科技期刊数据库 医药
	王　玉	对全麻患者实施复苏室综合性护理干预的效果分析	中国科技期刊数据库 医药
	王　玉	小儿全身麻醉后麻醉苏醒期并发症预防及护理策略	中国科技期刊数据库 医药

发表时间	作者	论文标题	发表期刊
2018 年	李　瑞	护理干预对麻醉复苏室患者静脉输液的影响	中国科技期刊数据库 医药
	高　静	探讨麻醉复苏室患者睡眠障碍影响因素及护理干预作用	中国科技期刊数据库 医药
	兰　欣	舒适护理对麻醉复苏室恢复期患者影响分析	中国科技期刊数据库 医药
	刘胜男	麻醉复苏期颈部护理临床应用及效果观察	中国科技期刊数据库 医药
	刘胜男	麻醉恢复室直肠癌患者术后并发症及护理效果观察	中国科技期刊数据库 医药
	栗　萍	腹膜透析相关性腹膜炎致病菌特点与血清降钙素原的相关性分析	临床肾脏病杂志
	刘　娟	神经外科高渗性脱水剂患者应用静脉护理干预的效果分析	中国科技期刊数据库 医药
	李维潇	个体化肺部护理在神经外科意识障碍患者中的应用疗效	中国科技期刊数据库 医药
	赵梦颜	探究神经外科昏迷患者实施多种管道护理干预的效果	中国科技期刊数据库 医药
	王洪娟	观察预见性护理干预对神经外科患者压力性损伤的临床效果	中国科技期刊数据库 医药
	郭树斌	神经外科患者常见复杂伤口分析及护理体会	中国科技期刊数据库 医药
	李　彬	品管圈护理模式在提高神经外科质量及患者满意度中的临床价值	中国科技期刊数据库 医药
	叶　菁	神经外科患者术后颅内感染的有效护理措施探讨	中国科技期刊数据库 医药
	李珊珊	浅谈神经外科失血性休克患者的护理体会	中国科技期刊数据库 医药
	魏长洁	神经外科围术期导致并发症发生的高危因素及护理体会	中国科技期刊数据库 医药
	周　艳	连续性肾脏替代治疗血流管路不畅护理干预与效果观察	中国科技期刊数据库 医药
	张蒙蒙	重度颅脑损伤术后昏迷患者护理干预应用价值分析	中国科技期刊数据库 医药
	马娟娟	ICU 气管插管患者并发肺部感染护理干预与效果观察	中国科技期刊数据库 医药
	郝丽敏	ICU 危重症患者留置鼻肠管的护理干预与效果分析	中国科技期刊数据库 医药
	马利敏	大便失禁重症患者失禁性皮炎集束化护理价值分析	中国科技期刊数据库 医药
	郭双双	ICU 层级护理对患者感染控制应用价值分析	中国科技期刊数据库 医药
	陈　静	预见性压疮预防护理在 ICU 患者中应用价值分析	中国科技期刊数据库 医药
	吕　良	急性心力衰竭的重症护理干预与效果观察	中国科技期刊数据库 医药
	马小云	重症急性胰腺炎病人非急性期肠内营养护理	中国科技期刊数据库 医药
	郭禛禛	不同清创方法治疗压疮护理干预与效果观察	中国科技期刊数据库 医药
	黄卫娜	重症颅脑外伤患者气管切开后综合护理与效果观察	中国科技期刊数据库 医药
	王　静	ICU 重症结核患者血糖变化比较分析与护理观察	中国科技期刊数据库 医药
	孙瑞佳	ICU 留置尿管相关性尿路感染患者集束化护理应用价值分析	中国科技期刊数据库 医药
	陈　美	心理护理对 ICU 清醒患者 ICU 综合征预防价值分析	中国科技期刊数据库 医药
	马志鹏	重症哮喘并呼吸衰竭患者优质护理与效果观察	中国科技期刊数据库 医药
	贾　敏	危重症患者并发 ICU 获得性衰竭因素分析与优化护理措施	中国科技期刊数据库 医药
	李　红	重症脓毒症并发急性肾损伤患者实施人文护理效果分析	中国科技期刊数据库 医药
	周　芳	重症患者约束带处理方式及护理策略	中国科技期刊数据库 医药
	胡术珍	急性呼吸窘迫综合征患者护理风险干预临床价值分析	中国科技期刊数据库 医药
	刘雪锋	重症监护病房谵妄患者护理干预临床价值分析	中国科技期刊数据库 医药
	王明玲	重症脑出血患者延续性康复护理干预效果分析	中国科技期刊数据库 医药
	崔建霞	肺癌化疗患者针对性护理干预应用价值分析	中国科技期刊数据库 医药
	王新娟	集束化护理干预对 ICU 重症颅脑损伤术后患者应用价值分析	中国科技期刊数据库 医药
	盖　鑫	床边连续性血液净化危重症患者护理干预效果分析	中国科技期刊数据库 医药
	刘　慧	气管食管瘘患者节段切除术后人工气道护理分析	中国科技期刊数据库 医药
	孟凡华	慢性阻塞性肺疾病并发呼吸衰竭患者优质护理观察	中国科技期刊数据库 医药
	张聪聪	心胸外科术后发生肺部感染影响因素分析及重症护理策略	中国科技期刊数据库 医药
	陈丹丹	甲状腺手术体位综合征患者的护理体会	中国科技期刊数据库 科研
	唐天萍	H 型高血压与急性脑梗死患者颅内外中—重度狭窄的关系	中国脑血管病杂志
	罗玉梅	2002 张中药饮片处方情况分析	中国食品药品监管
	陈新焰	2 型糖尿病患者握力与动力平衡相关性的观察	中国糖尿病杂志
	许　蕾	乳腺韧带样型纤维瘤病 1 例	中国医学影像技术
	崔　萍	45，X/47，XXX 一例	中华医学遗传学杂志
	杨春艳	碳青霉烯类抗菌药物的临床应用情况与用药合理性评价	中国急救医学
2019 年	刘晓昀	Puerarin Inhibits Proliferation and induces Apoptosis by Upregulation of miR-16 in Bladder Cancer Cell Line T24	ONCOLOGY RESEARCH
	王海宁	MicroRNA-590-5p suppresses the proliferation and invasion of non-small cell lung cancer by regulating GAB1	European Review for Medical and Pharmacological Sciences
	许　蕾	The Diagnostic value of MRI Multi-Parameter Combination for Breast Lesions with Ring Enhancement	JOURNAL OF MEDICAL IMAGING AND HEALTH
	韩　芳	Ailanthone reverses multidrug resistance by inhibiting the P-glycoprotein-mediated efflux in resistant K562/A02 cells	Cellular and Molecular Biology

发表时间	作者	论文标题	发表期刊
2019年	孙婷婷	Osteopontin versus alpha–fetoprotein as a diagnostic marker for hepatocellular carcinoma: a meta–analysis	ONCOTARGETS AND THERAPY
	冯　超	Clinical observation on tranexamic acid combined with reduced glutathione for the treatment of chliasma	Pakistan Journal of Pharmaceutical Sciences
	刘海涛	Blockage of NF–kappa B Attenuates Chondrocyte Matrix degradation in Rats with Traumatic Arthritis	Journal of Blomaterials and Tissue Engineering
	由法平	miRNA–106a Promotes Breats Cancer Cell Proliferation, Clonogenicity, Migration,and Invasion through Inhibiting Apoptosis and Chemosensitivity	DNA AND CELL BIOLOGY
	张春晓	Effect of rapamycin on the level of autophagy in rats with early heart failure	JOURANAL OF CELLULAR BIOCHEMISTRY
	燕欣朋	Shen’ ge powder decreases the cardiomyocyte hypertrophy in chronic heart failure by activating the Rho protein/Rho–associated coiledcoil forming protein kinase signaling pathway	Journal of cellular Biochemistry
	刘爱芬	Role of angiotensin–converting enzyme insertion/deletion polymorphism in sudden cardiac arrest	Journal of cellular Biochemistry
	张　媛	Analysis of the Association of Polymorphisms rs5743708 in TLR2 and rs4986790 in TLR4 with Atopic Dermatitis Risk	IMMUNOLOGICAL INVESTIGATIONS
	林　泉	Ropivacaine induces neurotoxicity by activating MAPK/p38 signal to upregulate Fas expression in neurogliocyte	Neuroscience Letters
	李　平	MicroRNA–204 inhibits the proliferation, migration and invasion of human lung cancer cells by targeting PCNA–1 and inhibits tumor growth in vivo	INTERNATIONAL JOURNAL OF MOLECULAR MEDICINE
	崔文娟	Quercetin Exerted Protective Effects in a Rat Model of Sepsis via Inhibition of Reactive Oxygen Species(ROS) and Downregulation of High Mobility Group Box 1(HMGB1) Protein Expression	MEDICAL SCIENCE MONITOR
	孟媛媛	Cognitive decline in Asymptomatic Middle Cerebaral Artery Stenosis Patients with Moderate and Poor Collaterals:A 2–Year Follow–Up Study	MEDICAL SCIENCE MONITOR
	牟　林	Protective effects of Naringenin in a rat model of sepsis–triggered acute kidney injury via activation of antioxidant enzymes and reduction in urinary angiotensinogen	Medical science monitor
	亓福明	A Synthetic Light–switchable System based on CRLSPR Casl3a Regulates the Expression of LncRNA MALATI and Affects the Malignant Phenotype of Bladder Cancer Cells	INTERNATIONAL JOURNAL OF BIOLOGICAL SCIENCES
	南　平	Mir–29a Function as tumor suppressor in cervical cancer by targeting SIRTI and predict patient prognosis	OncoTargets and Therapy
	焦艳妮	miR–1271 inhibits growth,invasion and epithelial–mesenchymal transition by targeting ZEBI in ovarian cancer cells	OncoTargets and Therapy
	楚云超	MicroRNA–448 modulates the progression of neuropathic pain by targeting sirtuin 1	Experimental and Therapeutic Medicine
	李　娟	Pooling analysis regarding the impact of human vitamin D receptor variants on the odds of psoriasis	BMC MEDICAL GENETICS
	戈建建	Association of ADAM17 Expression Levels in Patients with Interstitial Lung Disease	Immunological Investigations
	肖文丰	Clinical and imaging manifestations of primary cardiac angiosarcoma	BMC MEDICAL IMAGING
	黄　莹	MicroRNA–935 acts as a prognostic marker and promotes cell proliferation, migration, and invasion in colorectal cancer	Cancer Biomarkers
	刘志强	Influences of miR–155/NF–κB signaling pathway on inflammatory factorsin ARDS in neonatal pigs	Eur Rev Med Pharmacol Sci
	杜梅青	Effects of atorvastatin on pharmacokinetice of amlodipine in rats and its potential mechanism	Xenobiotica
	丁鹏鹏	IL–9–producing CD8+T cellsrepresent a distinctive subset with different transcriptional characteristics from coventiongal CD8+T cell,and partially infiltrate breast tumors	INTERNATIONAL JOURNAL OF BIOCHEMISTRY&CELL BIOLOGY

发表时间	作者	论文标题	发表期刊
2019 年	王明鑫	Complex carotid artery stenosis via enhanced anterior cervical triangle posterior vena jugularisinterna approach	PAKISTAN JOURRNAL OF PHARMACEUTICAL CSIRNCES
	孟繁春	Liquiritigenin Inhibits Colorectal Cancer Proliferation Invasion and Epithelial-to-Mesenchumal Transition by Decreasing Expression of Runt-Related Transcription Factor 2	Oncology Research
	陈　岩	Let-7a inhibits proliferation and promotes apoptosis of human asthmatic airway smooth muscle cells	EXPERIMENTAL AND THERAPEUTIC MEDICINE
	张杉杉	Clinical Outcomes of Transmentatarsal Amputation (TMA)in patients with Diabetic Foot Ulcers (DFU) treated without revascularization	DIABETES THERAPY
	王　椋	First Line treatment of adult patients with primary immune thrombocytopenia: a real-world study	Platelets
	唐玉蓉	Nationwide Chinese study for establishing reference intervals for thyroid hormones and related test	CLINICA CHIMICA ACTA
	焦艳妮	MiR-9 accelerates epithelial-mesenchymal transition of ovarian cancer cells via inhibiting e-cadherin	Eur Rev Med Pharmacol Sci
	武　琳	Notoginsenoside R1 protects human renal proximal tubular epithelial cell lipopolysaccharide-stimulated inflammatory damage by up-regulation of miR-26	CHEMICO-BIOLOGICAL INTERACTIONS
	陈春丽	Multiple evanescent white dot syndrome following rabies vaccination: a case report	BMC Ophthalmology
	陈春丽	Non-prescription cold and flu medicationinduced transient myopia with uveal effusion: case report	BMC Ophthalmology
	陈春丽	Clinical and Genetic Features of Familial Exudative Vitreoretinopathy With only-unilateal abnormalities in a Chinese cohort	JAMA Ophthalmology
	张成帅	The Relationship between Self-Perceived Burden and Posttraumatic Growth among Colorectal Cancer Patients：The Mediating Effects of Resilience	BioMed Research Inrernational
	王　晓	Decreased Serum miR-1296 may Serve as an Early Biomarker for the Diagnosis of Non-Alcoholic Fatty Liver Disease	Clin.Lab
	宋晓燕	绝经后妇女的生殖特征和骨密度相关性研究	中国骨质疏松杂志
	陈春丽	结膜昆虫翅膀异物	中华眼科杂志
	胡营营	男性原发性腹膜后粘液性囊腺癌 1 例	临床与实验病理学杂志
	孟险峰	预复位技术治疗老年肱骨近端复杂骨折的临床疗效	中国矫形外科杂志
	唐玉蓉	miR-122 和 VEGF 在胶质瘤患者中表达的临床意义	中国免疫学杂志
	吕海莲	胼胝体原发性骨外黏液样软骨肉瘤一例	中华放射学杂志
	杨新国	颈内动脉发育不良的 CT 诊断	临床放射学杂志
	司　文	2 型糖尿病患者下消化道症状评分与肠系膜上动脉血流动力学改变的关系研究	中国实用内科杂志
	楚云超	多塞平对神经病理性痛大鼠脊髓 p38MAPK 表达的影响	中华麻醉学杂志
	高长杰	紧急抢救血小板 ABO 血型非同型输血的临床应用	中国输血杂志
	胡营营	胃原发性血管肉瘤 1 例	临床与实验病理学杂志
	冯　雪	吡非尼酮抑制 TGF-β/Smad 信号通路缓解四氯化碳诱导小鼠肝硬化	中国免疫学杂志
	易婷婷	黄芪对糖尿病肾病小鼠内质网应激中蛋白激酶 R 样内质网激酶通路的影响	中国临床药理学杂志
	陈海燕	持续吸入布地奈德对哮喘儿童血清 HSP70、VDBP、Eotaxin 蛋白水平及生长发育的影响	中国妇幼保健
	陈春丽	家族性渗出液玻璃体视网膜病变的多样性研究	中华眼底病杂志
	陈春丽	从厚脉络膜相关疾病再认识息肉样脉络膜血管病变	中华眼底病杂志
	张杉杉	常见不同细菌感染对糖尿病足溃疡患者预后影响的三年随访分析	中华内分泌代谢杂志
	张　磊	干燥综合征并发急性肺栓塞一例	中华风湿病学杂志
	李　英	高龄妊娠期合并糖尿病孕妇 HbAlc 与 UL 的检测价值	中国妇幼保健
	洪树坤	Helmet 头罩无创通气与氧疗对低氧型呼吸衰竭患者临床疗效的 Meta 分析	中华危重病急救医学（中国危重病急救医学）
	王瑞卿	结直肠癌肿瘤穿孔与肿瘤近端穿孔的临床结局分析	中华普通外科杂志
	樊晓光	丙氨酰谷氨酰胺对脓毒症患者凝血功能及细胞因子的影响	中华医院感染学杂志
	王　慧	胃癌膀胱转移：易误诊为浆细胞样尿路上皮细胞 1 例	临床与实验病理学杂志
	王明鑫	周围神经选择性部分切断术治疗成人脑源性痉挛瘫痪	中华神经外科杂志
	王日香	阿尔茨海默病患者家庭照顾者连带病耻感现状及对策分析	中国护理管理
	陈春丽	儿童高眼压症与成人高眼压症患者长期随访后的临床特点与转归	眼科新进展
	叶胜强	原发孤立性膀胱绒毛状腺瘤 1 例	医学影像学杂志

发表时间	作者	论文标题	发表期刊
2019 年	李红蕾	术前 dNLR 值与 HER-2 阳性乳腺癌患者预后的关系	山东医药
	郝兴亮	Kartagener 综合征 2 例	上海医学
	王　帅	瑞芬太尼对房室间隔残缺损快通道麻醉患儿脑组织代谢及血浆 Glu.GABA 表达的影响	中国现代医学杂志
	杨春艳	鲍氏不动杆菌耐药率变迁与抗菌药物用量的相关性研究	中华医院感染学杂志
	楚云超	右美托啶对多塞平诱导 PC12 细胞凋亡的影响	中国老年学杂志
	夏好成	四肢软组织腱鞘囊肿的 MR 诊断	实用放射学杂志
	隋守光	TACE 联合射频消融治疗肝细胞癌肾上腺转移的效果及预后	介入放射学杂志
	陈春丽	早产儿 Retcam 检查下的眼特殊影像	眼科
	井　源	2 型糖尿病患者中性粒细胞 / 淋巴细胞比值与尿白蛋白排泄率的相关性研究	实用医学杂志
	井　源	中年人群幽门螺旋杆菌感染与生理代谢指标及胃肠外疾病关系	中国公共卫生
	宋沙沙	长眼轴患者白内障超声乳化术后角膜生物力学的变化	眼科新进展
	罗树彬	DTI 对保守治疗腰椎间盘突出受压神经根损伤的诊断价值	放射学实践
	罗树彬	MR 扩散张量成像对腰椎间盘突出手术治疗的诊断价值	实用放射学杂志
	樊晓光	虫草素联合谷氨酰胺对 LPS 诱导的脓毒症大鼠炎症失衡及肝肺病理变化的影响	中国临床解剖学杂志
	王　椋	miR-342-3p 有助于人脂肪来源间充质干细胞成脂分化过程	基础医学与临床
	崔文娟	高迁移率族蛋白 B1 对脓毒症暨相关急性肾损伤的诊断和无价值研究	中国实验诊断学
	于春艳	健康人群与系统性硬化症抗核抗体、抗核抗体谱及甲襞微循环检查的差异分析	标记免疫分析与临床
	刘爱芬	消渴通冠汤治疗糖尿病合并冠心病疗效及对高迁移率族蛋白 B1、血清网膜素 1 水平的影响	现代中西医结合杂志
	栗　萍	CRRT 对低血压维持性血液透析患者心功能的影响	临床肾脏病杂志
	魏杰男	25 二羟 D3 和基质金属蛋白酶 9 在哮喘患儿中的表达及临床意义	临床和实验医学杂志
	靳祖光	一种基于 HID 规范的可定义功能的医用图像采集脚踏控制器的研制	中国医疗设备
	魏杰男	小儿支气管哮喘后血清 25- 羟基维生素 D3 浓度与气道高反应和机体变态反应指标的关系研究	中国实验诊断学
	杨　琴	冠心病患者脂蛋白相关磷脂酶 A2 活性水平及其临床意义	国际检验医学杂志
	汤立建	原发性干燥综合征合并肺粘膜相关淋巴组织淋巴瘤 1 例	临床肺科杂志
	李元红	某市二级及以上医疗机构输血安全影响因素分析	临床输血与检验
	陈海燕	儿童哮喘糖皮质激素受体基因 bcl-I 多态性及其对激素疗效的影响	山东医药
	张　磊	早期类风湿关节炎患者甲襞微循环积分与腕关节骨侵蚀的关系	中国现代医学杂志
	李　英	尿酸联合糖化血红蛋白早期检测对高龄孕妇妊娠期糖尿病发病的预测	分子诊断与治疗杂志
	王　刚	电切镜下狄激光碎石术与肾镜下气压弹道—超声碎石术治疗老年膀胱结石的疗效对比	实用老年医学
	董秀花	两种不同材质手术服对细菌阻隔效果的研究	中国消毒学杂志
	王玉强	CT 定量测量鉴别粘连性小肠梗阻所致肠梗死和缺血的价值	医学影像学杂志
	牛春华	骨质增生异常综合征铁超载致糖尿病 1 例并文献复习	国际内分泌代谢杂志
	栗　萍	透析过程中 NT-proBNP 下降率在维持性血液透析心功能衰竭评价中的意义	临床肾脏病杂志
	赵圣丽	原发性肺泡蛋白沉积症 4 例临床分析并文献复习	黑龙江医学
	邹亚楠	颅—锁骨发育不全综合征的临床特征及影像表现	罕少疾病杂志
	朱付立	新生儿低血糖性脑损伤的临床及 MRI 特点分析	黑龙江医学
	赵　玲	老年综合评估联合康复指导对冠心病患者心理应激及疾病应对方式的影响	齐鲁护理杂志
	赵　玲	三级量化护理管理联合安全管理对老年骨质疏松症患者的影响	齐鲁护理杂志
	张恒龙	O-MAR 重建在去除颅内动脉瘤弹簧圈栓塞术后金属伪影的价值	实用医学影像杂志
	王文斐	CT 直方图分析对肺部浸润前病变和浸润性肺癌的鉴别诊断价值	中国中西医结合影像学杂志
	李　英	高龄妊娠期糖尿病患者个体化医学营养疗效观察	泰山医学院
	盖　鑫	分组分层级管理模式在我院重症医学护理管理的应用效果观察	实用临床护理学电子杂志
	刘　军	优质护理干预在冠心病核素心肌灌注显像中的应用效果分析	影像研究与医学应用
	刘　军	浅谈核医学科的放射防护与护理管理	影像研究与医学应用
	孟险峰	预复位技术治疗老年肱骨近段骨折的临床疗效	中国矫形外科杂志
	刘　芹	HOTAIR 靶向 miR-138 对脓毒症大鼠炎症和氧化应激影响	中国公共卫生
	乔鲁军	microRNA-141 与 HMGB1 通路在不同程度心肾综合征中的表达及临床意义	中国急救医学
	洪树坤	头罩与面罩无创通气对呼吸衰竭患者临床疗效的 Meta 分析	山东大学学报（医学版）
	崔文娟	脓毒症合并急性肾损伤患者外周血 TLR4、HMGB1、MFG・E8 表达水平及临床意义	实用医学杂志

发表时间	作者	论文标题	发表期刊
2019 年	盖 鑫	分组分层级管理模式在我院重症医学护理管理的应用效果观察	实用临床护理学电子杂志
	胡国鑫	谷胱甘肽治疗脓毒症急性肾损伤患者血清 tPA 和 PAI-1 的影响	中华医院感染学杂志
	林 茹	氨甲环酸联合自体输血在全膝关节置换术围术期血液保护中的意义	中国输血杂志
2020 年	田 甜	Increased expression of miR-181d is associated with poor prognosis and tumor progression of gastric cancer	CANCER BIOMARKERAS
	毛东梅	Bilobalide alleviates IL-17-induced inflammatory injury in ATDC5 cells by downregulation of microRNA-125a	Journal of biochemical and molecular toxicology
	徐 建	Efficacy of wlRA in the treatment of sacroiliitis in male patients with ankylosing spondylitis and its effect on serum VEGF levels	JOURNAL OF ORTHOPAEDIC SURGERY AND RESEARCH
	魏杰男	Oral Dexamethasone vs.Oral Prednisone for Children With Acute Asthma Exacerbations:A Systematic Review and Meta-Analysis	Journal Citation Reports
	万国华	Effects of probiotics combined with early enteral nutrition on endothelin-1 and C-reactive protein levels and prognosis in patients with severe traumatic brain injury	Journal of international medical research
	卢艳丽	Induction of CD8 T cell cytotoxicity by fecal bacteria from healthy individuals and colorectal cancer patients	Biochemical and biophysical research communications
	葛维鹏	Overexpression of TIMP3 inhibits discogenic pain by suppressing angiogenesis and the expression of substance Pin nucleus pulposus	Molecular Medicine Reports
	李贞贞	Reference intervals for thyroid-stimulating hormone and thyroid hormones using the access TSH 3rd IS method in China	JOURNAL OF CLINICAL LABORATORY ANALYSIS
	樊晓光	Development and full validation of an LC-MS/MS Methodology to quantify capmatinib(INC280) following intragastric administration to rats	BIOMEDICAL CHROMATOGRAPHY
	葛维鹏	P14ARF inhibits regional inflammation and vascularization in intervertebral disc degeneration by upregulating TIMP3	AMERICAN JOURNAL OF PHYSIOLOGY-CELL PHYSIOLOGY
	卢 俊	Diagnostic value and imaging features of multi-detector CT in lung adenocarcinoma with ground glass nodule patients	ONCOLOGY LETTERS
	魏杰男	Clinical Effect of Ultrasound Biomicroscopy on Children,s Health Education	ACTC MICROSCOPICA
	谢 莲	Clinical Nocardia species:Identification,clinical characteristics,and antimicrobial susceptibility in Shandong,China	Bosn J Basic Med Sci
	李红星	Immunoglobulin G4-related hypertrophic pachymeningitis with spinal cord compression:A case report	Journal of neuroimmunology
	马文文	Adiponectin alleviates nonalcoholic fatty liver injury via regulating oxidative stress in liver cells	minerva medica
	刘 东	Effect of human growth hormone on the local expression of rat tooth movement and root resorption and rankl,OPG,IGF-1 in rats	ACTA MEDICA
	辛志明	MiR-135b-5p inhibits the progression of malignant melanoma cells by targeting RBX1	Eur Rev Med Pharmacol Sci
	牛 奔	Risk factors for postoperative pulmonary infection in elderly cancer patients and countermeasures	E -CENTURY PUBLISHING CORPORATION
	鲁 光	GEM on proliferation and apoptosis of childhood AL cells through inhibiting c-myc expression by upregulating miR-125a-3p	ONCOLOGY
	毛冬梅	Correlation between Sarcopenia and nailfold Microcirculation,Serum 25(OH)D3 and IL-17 Levels in Female Patients with Rheumatoid Arthritis	Biomed Pap Med Fac Univ Palacky 01omouc Czech Repub
	王 椋	First line treatment of adult patients with primary immune thrombocytopenia: a real-world study	Platelets
	林 聪	Long non-coding RNA PRNCR1 exerts oncogenic effects in tongue squamous cell carcinoma in vitro and in vivo by sponging microRNA-944 and thereby increasing HOXB5 expression	Int J Mol Med
	安 娜	Camelliol C inhibits viability, migration, and invasion of human cervial cancer cells via induction of apoptosis, G2/M cell cycle arrest, and blocking of P13K/AKT signalling pathway	ARCHIVES OF MEDICAL SCIENCE

发表时间	作者	论文标题	发表期刊
2020年	于　晖	The effect of combining trimetazidine and tongxinluo capsules on reducing the blood lipid levels and improving the heart function of CHD patients with DM	INTERNATIONAL JOURNAL OF CLINICAL AND EXPERIMENTAL MEDICINE
	李海停	MicroRNA-150 serves as a diagnostic biomarker and is involved in the inflammatory pathogenesis of Parkinson' s disease	MOLECULAR GENETICS & GENOMIC MEDICINE
	高　洋	Study on the Application of Ultrasonic Image Analysis Technology Combined with the Analysis of Intestinal Nervous System in the Treatment of Intestinal Duplication in Children	World Neurosurgery
	由法平	MiR106a promotes the Growth of Transplanted Breast Cancer and Decreases the Sensitivity of Transplanred Tumors to Cisplatin	CANCER MANAGEMENT AND RESEARCH
	陈春丽	Acute Syphilitic Posterior Placoid Chorioretinitis Misdiagnosed as Systemic Lupus Erythematosus Associated Uveitis	Ocular Immunology and Inflammation
	陈春丽	LONG-TERM SURGICAL OUTCOMES OF LENS CAPSULAR FLAP TRANSPLANTATION IN THE MANAGEMENT OF REFRACTORY MACULAR HOLE	Retina
	陈春丽	Uveal Effusion Syndrome as the Initial Manifestation of Primary Sjögren' s Syndrome and Review of the Literature	Ocular Immunology and Inflammation
	陈春丽	Acute Syphilitic Posterior Placoid Chorioretinitis Misdiagnosed as Systemic Lupus Erythematosus Associated Uveitis	Ocular Immunology and Inflammation
	刘世雷	The involvement of protein TNFSF18 in promoting p-STAT1 phosphorylation to induce coronarymicrocirculation disturbancein atherosclerotic	DRUG DEVELOPMENT RESEARCH
	高　静	Myocardial Infarction-associated Transcript Knockdown Inhibits Cell Proliferation,Migration,and Invasion Through miR-490-3p/Intercellular Adhesion Molecule 1 Axis in Oxidized Low-density Lipoprotien-induced Vasculae Smooth Muscle Cells	JOURNAL OF CARDIOVASCULAR PHARMACOLOGY
	姜　浩	Metal artifact reduction of orthopedics metal artifact reduction algorithm in total hip and knee arthroplasty	Medicine
	潘小雷	The effects of dexmedetomidine on the cognitive function and TGF β/Smad pathway in propofol-anesthetized rats	Int JClin Exp Med
	王大龙	Protective effect of dexmedetomidine on perioperative myocardial injury in patients with Stanford type-A aortic dissection	REV ASSOC MED BRAS
	崔文娟	Investigation of In Vivo and In Vitro Pharmacokinetic Characteristics of Kaji ichigoside F1 in Rats	Natural Product Communications
	卢　俊	肺磨玻璃结节诊断及处理策略研究新进展	临床普外科电子杂志
	张永叶	中文版老年糖尿病自我管理行为量表的信效度分析	护理实践与研究
	张永叶	冠心病患者生活质量与各影响因素的相关性	护理实践与研究
	岳振营	睾丸间质细胞瘤12例临床病理学特征分析	诊断病理学杂志
	岳振营	肾脏球旁细胞瘤6例临床病理	临床与实验病理学杂志
	岳振营	原发性下消化道上皮样血管肉瘤3例临床病理分析	临床与实验病理学杂志
	岳振营	具有脊索样特征的输尿管浸润性尿路上皮癌一例	中华病理学杂志
	岳振营	数控标准化细胞块制备技术在子宫颈高级别鳞状上皮内病变中的筛查价值	中华病理学杂志
	岳振营	子宫颈原发性小细胞癌1例	诊断病理学杂志
	岳振营	原发于肺恶性外周神经鞘膜瘤1例	诊断病理学杂志
	岳振营	乳腺原发性纤维瘤病2例报道	诊断病理学杂志
	岳振营	原发于肺内A型胸腺瘤2例临床病理学观察	诊断病理学杂志
	岳振营	丸间质细胞瘤12例临床病理学特征分析	诊断病理学杂志
	张志敏	针对性护理应用子宫缩乏力性产后出血患者的效果分析	科技尚品
	许　蕾	原发中枢神经系统脑膜黑色素瘤病一例	临床放射学杂志
	许　蕾	原发性膀胱黏液腺癌伴印戒细胞癌1例	中国医学影像技术
	许　蕾	原发中枢神经系统脑膜黑色素瘤病1例	临床放射学杂志
	许　蕾	基于MRI多参数联合对T3期直肠癌亚分期的诊断价值	放射学实践
	张晓华	哌甲酯缓释片治疗注意缺陷多动障碍患儿的临床研究	中国临床药理学杂志
	叶胜强	食管恶性外周神经鞘膜瘤1例	医学影像学杂志
	刘海涛	数字X射线摄影在子宫输卵管造影中的应用及不良反应分析	医学影像学杂志
	张　磊	维生素D与强直性脊柱炎患者甲襞微循环形态的相关性研究	中国骨质疏松杂志
	杨西瑞	强直性脊柱炎患者甲襞微循环与BASDAI积分和血清VEGF水平的关系	山东医药

发表时间	作者	论文标题	发表期刊
2020年	董　亮	经皮穿刺含坏死胸部病变超声造影与增强CT引导比较	介入放射学杂志
	于彩红	高压氧在创面治疗中的应用专家共识（2018年）	中华航海医学与高压氧医学杂志
	于彩红	突发性聋的高压氧治疗（2018年）	中华航海医学与高压氧医学杂志
	于彩红	新型冠状病毒肺炎疫情防控期间医用高压氧舱安全使用指导意见	中华航海医学与高压氧医学杂志
	程　飞	高压氧治疗对肩周炎患者疼痛程度的影响研究	当代医学
	薛　军	超声心动图和核素心肌灌注显像对冠状动脉粥样硬化性心脏病诊断及心功能评估价值	川北医学院学报
	杨　琴	CDX2、HNF4α、CAP2蛋白联合检测诊断幽门螺杆菌感染相关高危胃癌效果	中华医院感染学杂志
	杨　霜	社区中年人群微量白蛋白尿与血管衰老及心脑血管危险的关系研究	中国全科医学
	郑观荣	ERAS理念下无阿片类药物全身麻醉在老年患者腹腔镜肾囊肿去顶术中的应用观察	山东医药
	谷瑞梦	留置尿管尿道疼痛的原因分析及护理探讨	健康管理
	任志刚	2型糖尿病患者下肢震动感觉阈值水平与动力性平衡功能的相关性分析	中国糖尿病杂志
	杨胜烨	树胶样肿性神经梅毒1例	皮肤性病诊疗学杂志
	汤海涛	恶性肿瘤营养支持新进展	临床普外科电子杂志
	李　楠	依达拉奉注射液治疗急性脑梗死合并糖尿病的临床疗效	中国老年学杂志
	吕在刚	远隔缺血预适应对颈动脉支架置入术患者对比剂肾损伤的影响	临床放射学杂志
	钟孟飞	支架成形术对伴轻度认知损害的无症状性颈内动脉重度狭窄患者认知功能的影响	中国现代神经疾病杂志
	牟立坤	颅底脊索瘤的影像学诊断与治疗	精准医学杂志
	林　茹	紧急抢救血小板ABO血型非同型输血的临床应用	中国输血杂志
	王　报	青年男性发生弥漫浸润型结肠癌一例	中华消化内镜杂志
	张春晓	雷帕霉素调控PI3K-AKT-mTOR信号通路对心力衰竭大鼠心肌细胞凋亡的影响	中国慢性病预防与控制
	张海龙	替格瑞洛治疗急性冠状动脉综合征患者的临床研究	中国临床药理学杂志
	隋守光	肝癌组织中miR-433表达及其对多西他赛化疗耐药的机制研究	中国临床药理学杂志
	陈春丽	放射状角膜切开术后眼球钝挫伤致虹膜完全脱失	眼科
	陈春丽	高度近视合并自发性出血性脉络膜脱离型视网膜脱离	眼科
	赵　艳	化痰消瘀方通过调节自噬对大鼠癌前病的改善作用	中成药
	罗玉梅	中药用药交待的标准化模式研究探讨	中国合理用药探索
	赵炳芬	优甲乐、硒酵母片联合海藻玉壶汤加减疗法治疗桥本甲状腺炎	中华地方病学杂志
	李娟娟	经外周静脉置入中心静脉导管（PICC）拔管困难1例护理对策与分析改进	实用临床护理学电子杂志
	盖　鑫	老年脓毒血症致急性肾损伤患者血清miR210水平及其在病情和预后评估中的价值	中国老年学杂志
	牟　林	尿血管紧张素原早期预测老年脓毒症合并急性肾损伤的临床意义	中国老年学杂志
	彭　锦	早期连续性肾脏替代治疗严重脓毒症合并急性左心衰患者的疗效	中华医院感染学杂志
	邢召举	心理护理对ICU重症患者护理质量的影响	实用临床护理学电子杂志
	刘　健	PiCCO检测技术联合NT-proBNP检测在老年脓毒性心肌功能障碍患者液体复苏中的应用及其意义	中国老年学杂志
	吴　琼	辛伐他汀联合阿仑膦酸钠对去卵巢骨质疏松大鼠骨代谢的影响	中国骨质疏松杂志
	陈春丽	先天性白内障术后患儿Ⅱ期人工晶状体植入不同位置疗效分析	中华实验眼科杂志
	陈春丽	家族性渗出性玻璃体视网膜病变（FEVR）患者临床表现的多样性及基因特点	眼科新进展
	陈春丽	家族性渗出性玻璃体视网膜病变34个家系的基因型与临床表型队列研究	中华眼底病杂志
	陈春丽	高度近视合并自发性出血性脉络膜脱离型视网膜脱离	眼科
	陈春丽	放射状角膜切开术后眼球钝挫伤致虹膜完全脱出	眼科
	陈春丽	前房内不同物质的不同表现	眼科
	曹　鑫	锁定钢板与髓内针治疗肱骨近段骨折临床疗效的荟萃分析	骨科临床与研究杂志
	武　琳	角度尺辅助下股骨近段防旋髓内钉固定治疗股骨转子间骨折	中华创伤骨科杂志
	王　晓	拉莫三嗪片致重症多形性红斑1例分析	中国药物警戒
	吴海涛	优甲乐、硒酵母片联合海藻玉壶汤加减疗法治疗桥本甲状腺炎合并甲状腺功能减退症的效果分析	中华医学杂志
2021年	张丙金	Dysregulation of Circulating miR-24-3p in Children with Obesity and Its Predictive Value for Metabolic Syndrome	Obes Facts

发表时间	作者	论文标题	发表期刊
2021 年	洪树坤	The roles of methylprednisolone treatment in patients with COVID-19: A systematic review and meta-analysis	Steroids
	李大维	Effects of low-frequency repetitive transcranial magnetic stimulation combined with cerebellar continuous theta burst stimulation on spasticity and limb dyskinesia in patients with stroke	BMC Neurology
	谢志伟	Isolation and Culture of Primary Human Gingival Epithelial Cells using Y-27632	J Vis Exp
	孙红双	Ultrasound Presentation of Extensor Digitorum Brevis Manus: A Critical Tool of Identifying Muscle Variation	J Ultrasound Med
	杨金辉	CircNT5E promotes the proliferation and migration of bladder cancer via sponging miR-502-5p	J cancer
	鲁　光	Identification of Key Genes and Pathways Associated with Hepatosplenic T-Cell Lymphoma (HSTCL) by Bioinformatics Analysis	CLINICAL LABORATOKY
	刘　慧	Effect of height indexes and epileptic discharges on growth hormone with idiopathic epilepsy	Acta Medica Mediter-ranea
	王　惠	Temple-Baraitser syndrome with Kcnhi Asnslothy: a new case report	Clinical DysmoRPHOLOGY
	李庆勇	Correlation between the levels of NLRP3 Hcy, IL-1β， IL-18 and the prognosis in patients with hemorrhagis stroke	Amj Transl Res
	张　建	ETS Proto-Oncogene 1-activated muskelin 1 antisense RNA drives the malignant progression of hepatocellular carcinoma by targeting miR-22-3p to upregulate ETS Proto-Oncogene 1	Bioengineered
	丁红芳	Imbalance in the Gut Microbiota of Children With Autism Spectrum Disorders	Front Cell Infect Microbiol
	杨　震	Treatment for Laceration of Arterial Corona Mortis and Huge Retropubic Hematoma in an Elderly Man	Indian Journey of surgery
	曹　鑫	Successful Outcome of Patellectomy Plus Chemotherapy for Primary Bone Lymphoma of the Patella: A Case Report and Literature Review	Frontier in Oncology
	刘世雷	HOXA9 inhibitors promote microcirculation of coronary arteries in rats via downregulating E-selectin/VCAM-	EXPERIMENTAL AND THERAPEUTIC MEDICINE
	周新军	Clinical value of microRNA-135a and MMP-13 in colon cancer	Oncology Letters
	曹　鑫	CircATP2A2 promotes osteosarcoma progression by upregulating MYH9	Open medicine
	刘　健	MicroRNA-381-3p signatures as a diagnostic marker in patients with sepsisand modulates sepsis-steered cardiac damage and inflammation by binding HMGB1	Bioengineered
	孔德璇	Evaluation of a Clinically Relevant Drug-Drug Interaction Between Rosuvastatin and Clopidogrel and the Risk of Hepatotoxicity	Frontiersin Pharmacology
	孔德璇	Characterization of Preclinical Pharmacokinetic Properties and Prediction of Human PK Using a Physiologically Based Pharmacokinetic Model for a Novel Anti-Arrhythmic Agent Sulcardine Sulfate	Pharmaceutical research
	张凡涛	中高危急性肺血栓栓塞症患者 CTPA 检查中 Qanadli 指数的预后意义	放射学实践
	卢　俊	含囊腔周围型肺癌的 CT 表现	实用放射学杂志
	岳振营	肾脏球旁细胞瘤 6 例临床病理特征分析	临床与实验病理学杂志
	岳振营	原发性下消化道上皮样血管肉瘤 3 例临床病理分析	临床与实验病理学杂志
	岳振营	具有脊索样特征的输尿管浸润性尿路上皮癌一例	中华病理学杂志
	岳振营	宫颈脱落细胞块及 CINtec PLUS 在 ASC-US、LSIL 和 ASC-H 患者分流中的意义	诊断病理学杂志
	王　慧	起源于微腺体腺病的三阴型乳腺癌 1 例	临床与实验病理学杂志
	岳振营	胃原发性结外鼻型 NK/T 细胞淋巴瘤 1 例	诊断病理学杂志
	徐教邦	甲状舌管癌诊治的研究进展	中华耳鼻咽喉头颈外科杂志
	李秉雪	临床护理路径对踝关节骨折患者功能锻炼依从性及恢复效果的影响研究	中国科技信息
	白　月	静—动脉二氧化碳分压差联合乳酸清除率在脓毒症休克患者容量监测中的应用	实用医学杂志
	常　英	房屋不动产统一登记难点分析与建议探讨	中国科技信息
	郝兴亮	以反复淡黄色澄清胸腔积液为特征的肺癌术后迟发性乳糜胸一例	中华结核和呼吸杂志
	燕　超	改进药剂科服务质量对临床医患关系的影响分析	中国科技信息
	杨若琪	黄腐酚与异黄腐酚对变形链球菌致龋毒力因子的抑制作用	陕西科技大学学报
	刘　克	无痛门诊内镜检查并发严重皮下气肿 1 例	麻醉安全与质控
	刘　克	艾司氯胺酮和右美托咪定在小儿增强 CT 检查中的镇静效果比较	中国新药与临床杂志
	刘　克	无阿片类药物麻醉在非插管胸腔镜手术中的应用	中国现代医学杂志

发表时间	作者	论文标题	发表期刊
2021 年	张杉杉	少见细菌感染对糖尿病足溃疡患者病情和预后的影响	中华内分泌代谢杂志
	王　彦	达格列净诱发正常血糖的糖尿病酮症酸中毒 2 例病例分析及相关文献复习	世界临床药物
	张　媛	特应性皮炎患儿外周血维生素 D 水平与辅助性 T 细胞 / 调节性 T 细胞相关性分析	临床皮肤科杂志
	张山山	男性 2 型糖尿病患者血尿酸水平与骨骼肌质量的相关性研究	中国骨质疏松杂志
	齐　昆	加强企业人才队伍建设的思考	辽宁青年
	胥　睿	浅谈医院人力资源管理水平的提升——以某地市级三甲医院为例	康颐
	齐　昆	企业人力资源招聘与配置中存在的问题分析	理财周刊
	刘文虎	碘佛醇致对比剂脑病一例	中国脑血管病杂志
	吕在刚	青年卒中患者重组组织性纤溶酶原激活剂静脉溶栓治疗后临床预后不良的危险因素	临床神经病学杂志
	焦　伟	皮肤牵张治疗糖尿病足慢性腔洞创面的疗效观察	中国骨与关节损伤杂志
	李文涛	过氧乙酸类消毒剂对生物膜消毒清除效果	中华医院感染学杂志
	王　椋	MiR-144 调控 Wnt4/β-catenin 信号通路抑制多发性骨髓瘤细胞恶性生物学行为的研究	中国实验血液学杂志
	王　椋	IgG 型淋巴浆细胞性淋巴瘤合并继发性 Fanconi 综合征一例	中华血液学杂志
	杜晓军	眼睑及角膜昆虫异物	眼科
	邱丽丽	全科医师实习阶段增设临床药学实践教学改革探索	中国中医药现代远程教育
	张　莉	前上纵膈囊性 A 型胸腺瘤 1 例	诊断病理学杂志
	戚洋洋	个性化护理对风湿免疫科病房患者疼痛的作用探讨	介入医学杂志
	王大龙	腹腔镜手术丙泊酚和依托咪酯静脉麻醉效果比较及对一氧化氮和内皮素 -1 的影响	中国医师进修杂志
	葛维鹏	颈椎旁神经阻滞联合 Mulligan 手法及针刺治疗颈源性头痛对颈椎活动度、TCD 指标及炎性细胞因子水平的影响	疑难病杂志
2022 年	满　莹	Exogenous progesterone short-termly affects the periodontal environment in perimenopausal women	Oral diseases
	郑玉杰	MMP-9 and miR-181a-5p in serum and placenta are associated with adverse outcomes of patients with severe preeclampsia and their infants	Joural of human hypertension
	靖立芹	Comparing the diagnostic accuracy of computed tomography vs transoesophageal echocardiography for infective endocarditis – A meta-analysis	Pakistan Journal of Medical Sciences
	谢志伟	Effects of Y-27632 on the osteogenic andadipogenic potential of human dental pulpstem cells in vitro	Human and Experimental Toxicology
	张　翠	Effects of trichostatin A on the apoptosis-related genes and protein expression in the cell lines of laryngeal squamous cell carcinoma	Asian Journal of Surgery
	冯　涛	Construction of lncRNA-Mediated Competing Endogenous RNA Networks Correlated With T2 Asthma	Frontiers in Genetics
	冯　涛	IL-36 is closely related to neutrophilic inflammation in copd	International Journal of Chronic Obstructive Pulmonary Disease
	洪树坤	Effets of different doses of methylprednisolone on clinical outcomes in patients with severe community-acquired pneumonia: a study protocol for a randomized controlled trial	TRAIAL
	洪树坤	The role of methylprednisolone treatment in patients with COVID-19: a systematic review and meta-analysis	STREOIDS
	史莉莉	Comparison of therapeutic effects of budesonide and ambroxol combined with bovine pulmonary surfactant on neonatal respiratory distress syndrome	Int J Clin Exp Med
	刘志华	Clinical analysis and examination of neonatal sepsis	Journal of the Pakistan medical association
	杨胜烨	Par3 regulates the asymmetric division of basal stem cells in psoriasis via the Par3/minsc/LGN signaling axis	Cellular immunology
	潘素飞	Catheter-related infections caused by Mycobacterium abscessus in a patient with motor neurone disease: A case report	World Journal of clinical Casas
	姚林果	The "Hand as Foot" teaching method in anatomy of the inguinal internal ring	Asian journal of surgery
	史济洲	The "Sleeve" teaching method in clinical intussusception anatomy: A pediatric surgeon's experience	Asian journal of surgery
	史济洲	The "Hand as Foot" teaching method of the inguinal internal ring	Asian Journey Surgery
	谢志伟	The "Hand as Foot" teaching method in the classification of intercuspal occlusion	Asian journal of surgery

发表时间	作者	论文标题	发表期刊
2022 年	宗　敏	The "Hand as Foot" teaching method in dental morphology	Asian journal of surgery
	徐　静	Circular CDC like kinase 1 suppresses cell apoptosis through miR-18b-5p/Y-box protein 2 axis in oral squamous cell carcinoma	Bioengineered
	邵　瑞	Stroke severity modified the effect of chronic atrial fibrillation on the outcome of thrombolytic therapy	medicine
	李敏慧	Risk factors of renal trauma in children with sever Henoch-Schonlein purpura and effect of mycophenolate mofetil on pediatric renal function	Translational
	王传海	Cefiderocol for the Treatment of Multidrug-Resistant Gram-Negative Bacteria A Systematic Review of Currently Available Evidence	Frontiers in Pharmacology
	秦　峰	Diagnostic Value of Emission Computed Tomography Combined with Computed Tomography for Metastatic Malignant Tumor of Spine	Contrast Media & Molecular Imaging
	宗　强	Unilateral Approach to Primary Bilateral Trigeminal Neuragia Via Bilateral Microvascular Decompression	Journal of craniofacial
	洪树坤	Efects of diferent doses of methylprednisolone therapy on acute respiratory distress syndrome: results from animal and clinical studies	BMC Pulmonary Medicine
	郑玲玲	LncRAN FOXD3-AS1 aggravates myocardial ischemia reperfusion injury by inactivating the Redd1/AKT/GSK3B/Nrf2 signaaling pathway via the miR-128/TXNIP axis	JOURNAL OF BIOCHEMICAL AND MOLECULAR TOXICOLOGY
	谢志伟	The "Hand as foot" teaching method in Angle's classification of malocclusion: An orthodontist's experience	Asian journal of surgery
	公言伟	The Hand as foot teaching method in the anatomy of gallbladder	Asian journal of surgery
	杨辰欣	Risk factors and Prediction Models for acute suppurative cholecystitis	Asian journal of surgery
	张慕华	The "Hand as foot" teaching method in the anatomy of abdominal muscles：A classic medical pithy formula	Asian journal of surgery
	鲁　光	Machine Learning Deep Learning CT-Based Models for Predicting the Primary Central Nervous System Lymphoma and Glioma Types: A Multicenter Retrospective Study	Frontiers in neurology
	刘相飞	Long Term Study on Electrophysiological Characteristics and Catheter Ablation of Idiopathic Ventricular Arrhythmias Originating from the Left Ventricular Posterior Papillary Muscles Guided by Intracardiac Ultrasound	Annals of noninvasive electrocardiology
	孙　迪	Blood urea nitrogen to creatinine ratiois associated with in-hospital mortality among critically ill patients with cardiogenic shock	BMC Cardiovascular Disorders
	张浩杰	MAC mediates mammary duct epithelial cell injury in plasma cell mastitis and granulomatous mastitis	International Immunopharmacology
	李国强	Debridement antibiotics irrigation and implant retention in the treatment of chronic periprosthetic infection of FEMUR: a case report	Minerva Medica
	姜玫玲	Identification and Verification of Potential Core Genes inPediatric Septic Shock	Combinatorial Chemistry&High Throughput Screening
	武　琳	Efficacies and complications of internal fixcations with PHILOS plateand intramedullary Multiloc nails in the surgical treatment of proximal humerous fractures	American journal of translational research
	杨金辉	circSPECC1 promotes bladder cancer progression via regulating miR-136 - 5p/GNAS axis	Pathology - Research and Practice
	赵　峰	护理部管理中人性化护理管理的应用探讨	医学美学美容
	李晓鹏	磁珠耳穴贴压联合 rTMS 对脑卒中后抑郁的疗效	山东大学学报（医学版）
	李书文	双肺多发团片状影伴空洞	中华结核和呼吸杂志
	王传海	妊娠期肺癌两例	临床肺科杂志
	郝兴亮	头孢哌酮 / 舒巴坦联合床旁支气管镜灌洗治疗脑卒中后吸入性肺炎的效果	中国医药导报
	卢　俊	18F-FDG PET-CT 显像检出回肠肠系膜侵袭性纤维瘤病 1 例	中国医学影像技术
	董　亮	比较超声与增强 CT 经皮穿刺混杂密度胸壁病变	山东大学学报（医学版）
	史莉莉	新生儿视网膜出血严重程度的相关因素调查及检测孕妇血小板数量及平均体积的临床预测价值	临床眼科杂志
	张丙金	极早产先天性甲状腺功能减低症围生期危险因素的多中心研究	中华儿科杂志

发表时间	作者	论文标题	发表期刊
2022年	刘志华	低剂量与高剂量枸橼酸咖啡因对原发性呼吸暂停早产儿呼吸暂停次数相关不良反应事件和临床结局的影响	河北医药
	马文文	miR-103a-2、miR-122 和 vaspin 在非酒精性脂肪肝性肝病合并 HBV 感染中的表达及意义	中华临床医师杂志（电子版）
	田　甜	老年 2 型糖尿病患者合并肌少症发生的影响因素	国际老年医学杂志
	张山山	肌少性肥胖研究进展	实用医学杂志
	付忠义	PET-CT 诊断腰椎血管肉瘤 1 例	中国医学影像技术
	刘相飞	左后乳头肌起源室性心律失常在三维心腔内超声引导下的导管消融研究	临床心血管病杂志
	刘相飞	右心室节制束起源的室性心律失常患者电生理特征及三维心腔内超声引导下导管消融效果研究	实用心脑肺血管杂志
	公言伟	“A 弯法”在心腔内超声导管无阻力通过左侧髂静脉过程的临床应用	中国循证心血管医学杂志
	张　磊	类风湿关节炎患者肌少症与甲襞微循环、血清 25-(OH)D3 及 IL-17 水平的相关性研究	中国现代医学杂志
	单连良	组织蛋白酶 G 基因多态性与创伤性骨髓炎发病风险的关联	中华医院感染学杂志
	卢　俊	18F-FDG PET-CT 显像检出回肠肠系膜侵袭性纤维瘤病 1 例	中国医学影像技术
	付忠义	18F-FDG PET-CT 诊断腰椎血管肉瘤 1 例	中国医学影像技术
	郑观荣	奇神经节干预治疗肛门会阴部疼痛	中国疼痛医学杂志
	葛维鹏	温针电针治疗颈源性头痛的效果观察	中国医药
	盖　鑫	集束化护理对 ICU 机械通气患者谵妄的影响	当代护理
2023年	王　椋	Ixazomib Combined With Autologous Stem Cell Transportation For POEMS Syndrome: A Case Report and Meta-Analysis	Meta-Analysis Technol Cancer Res Treat
	亓福明	BTG2 supresses renal cellcarcinoma progression through N6-methyladenosine	FRONTIERS IN ONCOLOGY
	陈学娟	Long noncoding RNA ATB promotes ovarian cancer tumorigenesis by mediating histone H3 lysine 27 trimethylation through binding to EZH2	JOURNAL OF CELLULAR AND MOLECULAR MEDICINE
	孙　迪	Association of depression with all-cause and cardiovascular mortality among US adults with high and low baseline risk of cardiovascular disease	Psychiatry Research
	李红星	A homozygous PRKN-associated juvenile Parkinson's disease with pregnancy in China	FRONTIERS IN NEUROLOGY
	李大维	Effect of respiratory traiining on respiratory failure secondary to unilateral phrenic nerve injur:a case report	Medicine
	李红星	Inflammatory bowel disease and risk of parkinson's disease : evidence from a meta-analysis of studies involving more than 13.4 million individuals	Frontiers in medicine
	李红星	Spinal subdural hematoma in a patient with immune thrombocytopenic purpura following microvascular decompression ： a rare case report	JOURNAL OF INTERNATIONAL MEDICAL RESEARCH
	潘素飞	Co-administration of oxiracetam and monosialotetrahexosylganglioside for the treatment of patients with craniocerebral injury,and their effect on serum S100 proteins and neuron-specific enolase	TROPLCAL JOURNAL OF PHARMACEUTICAL RESEARXCH
	谢志伟	Theinfection of internal fixation of maxillofacial fractures via extraoral approach:A retrospectivestudy of 368 cases from a single tertiary medical center	Asian Journal of Surgrery
	黄诗玫	case report:Double trouble:a rare case of successfully treated Mycoplasma hominis and Pseudomonas aeruginosa co-infection	Frontiers inCellular and Infection Microbiology
	杨金辉	circSPECC1 promotes bladder cancer progression via regulating miR-136-5p/GNAS axis	Pathology Research and practice
	洪树坤	A systematic review and metaanalysis of glucocorticoids treatment in severe COVID19: methylprednisolone versus dexamethasone	BMC Infectious Diseases
	蔺　晨	Tuberculosis infection following immune checkpoint inhibitor treatment for advanced cancer :a case report and literature review	Frontiers In Immunology
	徐　敏	A brain CT-based approach for predicting and analyzing stroke-associated pneumonia from intracerebral hemorrhage	Frontiers In neurology
	徐　敏	Acidosis in arterial blood gas testing is associated with clinical outcomes after endovascular thrombectomy	Frontiers In neurology
	王　哲	Burnners gland hamartoma was misdiagnosed as a case of duodenal malignancy: a case report	Minerva Gastroenterology
	王　慧	CircRNA circ-0000554 promotes ovarian cancer invasion and proliferation by regulating miR-567	Environmental Science and Pollution Research

发表时间	作者	论文标题	发表期刊
2023年	鲁 荣	Prognostic Singnature of Response to PD-1 Immune Checkpoint Blockade in Lung Cancer	SCI-EXPANDED
	徐 娟	HepaClear,a blood-based panel combing novel methylated CpG sites and protein markers,for the detection of early-stage hepatocellular carcinoma	Clinical Epigenetics
	李继涛	ZNF143 facilitates the growth and migration of glioma cells by regulating KPNA2-mediated Hippo signalling	scientific reports
	任凤丽	The dose4-effect regularity of artificial dermis combined with growth factor in repair wound of LBT	Materials Express
	徐慧琳	A Novel Technique for Reduction and Fixation of Severe Extracapsular Condylar Fracture	The journal of Craniofacial Surgery
	朱忠鹏	Pathology image analysis and prediction: Long non-coding RNA FAM83H-AS1 promotes colorectal cancer progression by sponging miR-22-3p and upregulating KLF7	Journal of investigative medicine
	孙 迪	Age-specific association of stage of hypertension at diagnosis with cardiovascular and all-cause mortality among elderly patients with hypertension: a cohort study	BMC Cardiovascular Disorders
	李媛媛	LncRNA PVT1 upragulates FBN1 by sponging miR-30b-5p to aggravate pulpitis	Molecular & Cellular Toxicology
	李国强	Arthroscopc Treatment for Popliteal Cysts:A Comparson Study of Matched Case Series	Panminerva medica
	宋小争	MicroRNA-19 upregulatiom attenuates cardiac fibrosis via targeting connective tissue growth factor	AMERICA JOURNAL OF THE MEDICAL SCIENCES
	焦海妹	The effect of levothyroxine sodium on growth, mental and psychomotor development, and thyroxine level in preterm infantswith hvpothyroidism	Tropical Journal of Pharmaceutical Research
	郭彬彬	GUO B,LI M,WU P,et al.Identification of ferroptosis-related genes as potential diagnostic biomakers for diabetic nephropathy based on bioinformatics	Frontiers in molecular biosciences
	潘素飞 黄诗玫	A case of Invasive Fungal Infection Due to Scedosporium apiospermum in a Patient with Psoriasis	Infection and drug resistance
	郭 壮	Endoscopic removal of mucus by standard biopsy forceps in a patient with gastric cancer	Asian Journal of Surgrery
	闫圣杰	The "double-edged"role of progesterone in periodontitis among perimenpausal women undergoing or not undergoing scaling and root planing	Frontiers in Endocrinology Bone Research
	赵松波	Accuracy evaluation of combininggastroscopy,multi-slice spiral CT,Her-2,and tumor markers in gastric cancer stagingdiagnosis	World Journal Surgical Oncology
	孟媛媛	Influencing factors of early dramatic recovery of neurological function after intrawenous thrombolysis in patients with branch atheromatous disease	MEDICINE
	宋沙沙	Central retinal vein occlusion with Moyamoya disease ： a case report	American Journal of Translational Research
	王立江	Cavernous angioma of the cerebelloponting angle presenting as hemifacial spasm	NEUROLOGY INDIA
	燕新鹏	Efficacy and safety of Huangqi Jianzhong decoction in the treatment of chronic atrophic gastritis :A mata-analysis	World journal of Clinical Cases
	牛俊荣	Dose PET scan have any role in the diagnosis of perineural spread asscioated with the head and neck tumors?	Adv Clin Exp Med
	牟立坤	Kidney Transplant Recipient With Tumefactive Demyelinating Lesions:A Case Report and Literature Review	Transplantation Proceedings
	单连良	Prophylacticalphablockersfailtopreventpostoperativeurinary retention following orthopaedic procedures： evidence from a meta-analysis and trial sequential analysis of comparative studies	Front Pharmacol
	牟伟伟	Update on histone deacetylase inhibitorsin peripheral T-cell lymphoma(PTCL)	Clin Epigenetics.
	王 椋	Hyperlipidemia in immune thrombocytopenia:aretrospective study	Thromb J
	王子杰	Deep learning techniques for imaging diagnosis fo renal cell carcinoma:current and emerging trends	frontiers in oncology
	周新军	Short- and long-term results of open vslaparoscopic multisegmental resection and anastomosis for synchronous colorectal cancer located in separate segment	World J Gastrointest Surg

发表时间	作者	论文标题	发表期刊
2023年	史济洲	The "Hand as Foot" teaching method in the anatomy of abdominal muscles: A classic medical pithy formula	Asian Journey Surgery
	单连良	Prophylactic alpha blockers fail to prevent postoperative urinary retention following orthopaedic procedures	Frontiers in Medicine
	郑观荣	Qzonated autohemotherapy combined with pulsed radiofrenquency in the treatment of thoracic postherpetic neuralgia in older adults:a retrospective study	MEDICAL GASS RESEARCH
	洪树坤	A systematic review and meta-analysis of glucocorticoids treatment in severe COVID-19: methylprednisolone versus dexamethasone	BMC Infect Dis
	季新皓	Suppression of hnRNP A1 binding to HK1 RNA leads to glycolytic dysfunction in Alzheimer' s disease models	Frontiers in Aging Neuroscience
	王晓晨	Postoperative clinical outcomes with and without short-term intravenous tranexamic acid after posterior lumbar interbody fusion A prospective cohort study	Medicine
	孔　梅	自身免疫性胰腺炎和胰腺导管腺癌影像学鉴别	实用放射学杂志
	孔　梅	多模态MR鉴别自身免疫性胰腺炎及胰腺癌的价值分析	广州医科大学学报
	罗玉梅	桂枝汤标准汤剂及配方颗粒中芍药苷、肉桂酸和甘草酸铵的含量对比研究	中国处方药
	刘玲玲	糖尿病酮症酸中毒患者运用全面急诊护理干预的临床价值研究	护理前沿
	郭明起	浅谈PDCA护理对儿科护理质量与家长满意度的影响	医药卫生
	蔺　晨	普通变异性免疫缺陷病伴淋巴细胞间质性肺炎1例	中华结核和呼吸杂志
	韩玉波	CT与X线检查在呼吸系统疾病患者中的诊断效能比较	影像研究与医学应用
	王树领	乳腺闭合冲洗引流术联合三黄粉外敷治疗肉芽肿性小叶性乳腺炎的临床疗效	山东医药
	刘志华	极低出生体重儿晚发型脓毒症发生概况及其不良预后的多中心前瞻性队列研究	中华儿科杂志
	蔺　晨	熊果酸通过HGF/c-met通路逆转肺癌A549细胞上皮间质转化及血管生成	现代肿瘤医学
	许　蕾	食管神经鞘瘤1例	中国CT和MRI杂志
	张小占	探讨幽门螺旋杆菌与结肠息肉、结肠癌的相关性及机制	现代消化及介入诊疗
	杨鑫鑫	45，X/46，X，psu idic（Y）新生儿1例	中华医学遗传学杂志
	郝兴亮	药物性弥漫性肺泡出血一例	中国呼吸与危重监护杂志
	郝兴亮	脓肿分枝杆菌肺病一例	中国感染与化疗杂志
	张小占	维生素D水平与溃疡性结肠炎患者TLR4/NF-k信号通路与疾病活动度相关性分析	中国现代医学杂志
	王　伟	运动负荷超声心动图指标联合血清可溶性致瘤抑制素2/左心房容积指数比值诊断舒张性心力衰竭的效能分析	中国临床新医学
	刘　峰	原发性甲状腺样滤泡性肾细胞癌的临床病理特征及影像表现	罕少疾病杂志
	杜晓军	先天性视网膜动脉与静脉异常缠绕	中华眼科杂志
	王　晓	基于open FDA数据库挖掘与分析布加替尼上市后的不良反应信号	实用药物与临床
	徐　娟	cfDNA检测联合肝脏MRI在肝细胞癌筛查中的应用价值	循证医学
	李洪涛	小肠隆起性肉瘤样癌并出血1例	中华普通外科杂志
	苏昌业	肛裂术后复发危险因素分析	中华普外科手术学杂志电子版
	邢　茗	非创伤性股骨头坏死的治疗进展	医学综述
	汤海涛	原发腰椎血管瘤1例CT及MRI表现	安徽医学
	刘文虎	致缺血性卒中的青少年孤立性大脑中动脉夹层：2例报道并文献复习	国际脑血管病杂志
	苏明明	1例暴发性1型糖尿病患者的护理	中国临床护理
	苏明明	1例高血脂急性胰腺炎合并糖尿病酮症酸中毒患者的多学科协作护理分析	中西医结合护理
	钟梦霞	甲状腺双侧颈廓清手术发生术中压力性损伤1例	中国临床案例成果数据库
	刘　克	合并新冠病毒感染颈椎骨折合并腰椎骨折麻醉管理1例	中国临床案例成果数据库
	刘　克	腹腔镜下隐匿性嗜铬细胞瘤切除术中高乳酸血症1例	中国临床案例成果数据库
	刘　克	控制性降压在全麻下膝关节置换中的应用	中国矫形外科杂志
	张帅帅	ESP阻滞复合全身麻醉对老年患者胸腔镜肺叶切除术后镇痛、睡眠质量及炎性反应的影响	中国老年学杂志
	李　鹏	手术治疗肉芽肿性乳腺炎51例临床疗效分析	实用医学杂志
	张　雯	匹维溴铵、伊托必利与多潘立酮治疗功能性消化不良的效果和用药安全性	中国老年学杂志
	张　雯	黄芩黄酮Ⅰ对结直肠癌细胞迁移、侵袭和上皮-间质转化的影响	中国临床药理学杂志
	张婷婷	乳腺癌改良根治术后内乳电子线大分割照射剂量学评估和急性不良反应、近期疗效	中华放射肿瘤学杂志

发表时间	作者	论文标题	发表期刊
2023 年	孟媛媛	CTA 评分对发病 6—24h 急性基底动脉闭塞血管内治疗临床结局的预测价值	介入放射学杂志
	郑　妮	糖尿病足患者感染严重程度与炎性因子水平的相关性分析	中国实用医药
	王　慧	同侧肾脏透明细胞癌伴发乳头状肾细胞癌 1 例	诊断病理学杂志
	李效斐	螺旋 CT 三维重建技术对种植牙成功率及并发症的影响	山东第一医科大学（山东省医学科学院）
	王庆强	近视性屈光参差少年儿童眼部屈光生物学参数的临床研究	中华眼科医学杂志
	王庆强	前葡萄膜炎多种药物治疗致药物毒性角膜病变一例	眼科
	张文波	玻璃体切割术联合全视网膜激光术对糖尿病性视网膜病变患者屈光状态及泪膜功能的影响	河北医学
	王芳芳	肠道微生物在儿童孤独症谱系障碍发病中作用的研究进展	国际免疫学杂志
	陈　琦	脊柱外科危重患者的护理措施	益寿宝典
	崔向莹	慢性荨麻疹的治疗方法	健康之家
	高亚飞	老年癫痫的治疗	健康之家
	房文肖	老年癫痫病的治疗	健康之家
	于文雨	儿童多动症怎么治	健康之家
	李　妍	血管内治疗后 24h NIHSS 评分预测急性基底动脉闭塞患者转归的转归	国际脑血管病杂志
	汤立建	支气管颗粒细胞瘤 1 例	中华结核和呼吸杂志
	温志军	胸腔镜微创手术与传统开胸手术治疗非小细胞肺癌患者的临床疗效分析	当代临床医刊
	岳振营	肺原发性肌上皮癌 4 例临床病理学特征	临床与实验病理学杂志
	邢召举	肺康复护理在重症肺炎患者临床护理中的应用及对患者预后的影响评价	现代消化及介入诊疗
	孙旭辉	局灶节段性肾小球硬化和神经发育综合征患儿 1 例的遗传学分析	中华医学遗传学杂志
	徐教邦	纳米碳示踪剂在 Siewert 二型和三型食管胃结合部腺癌淋巴结清扫中的应用价值	中华消化外科杂志
	曹　鑫	髌下与髌上入路髓内钉固定胫骨骨折的荟萃分析	中国矫形外科杂志
	张帅帅	ESP 阻滞复合全身麻醉对老年患者胸腔镜肺叶切除术后镇痛、睡眠质量及炎症反应的影响	中国老年学杂志
	王庆强	巩膜胶原交联在防控病理性近视安全性方面的研究进展	中华眼底病杂志
	王　晓	基于 open+FDA 数据库挖掘与分析布加替尼上市后的不良反应信号	实用药物与临床
	夏德刚	抗利尿激素分泌异常综合征并发热患者临床特征及护理体会	医药卫生
	夏德刚	治疗性抗体半衰期改造研究进展	中国结合医学杂志

（撰稿人：张慕华　赵冬梅　由法平）

第十二章　教学与培训

第十二章　教学与培训

第一节　培训管理

历史沿革

建院初期，培训教育工作没有专门的组织机构，由分管院领导负责。1965年筹办工读学校，岳养信院长兼任校长。当年招生150人，分初中班和高中班，培养对象为初级卫生人员。1966年6月“文化大革命”开始，学生停课闹革命，无法坚持上课，学生陆续分配，学校撤销。

1972年组建医务处，培训教育工作由医务处苏钦桂负责。1975年科研工作由医务处赵庆蔚负责。同年9月卫生学校建成，校址在老医院锅炉房后，当年招生70人。筹办“七二一”大学，每期学制为两年半，培养对象是在职医务人员。1978年2月组建医学摄影室，5月成立医科所，张之湘任所长。同年卫校迁入现址。1979年成立医政科，苏钦桂任副科长，负责全院教育培训工作。1980年6月“七二一”大学停办，期间共招生69人。1981年8月卫校独立，之前共培养护士290人，医士150人。1984年7月医科所与医政科合并成立科教科，苏钦桂任副科长。1985年5月撤销科教科，成立科技办公室，科研与培训教育分开，下设医学摄影室和录像室。同年成立培训学校，是油田医疗卫生人员的培训中心，周莉瑛任副校长。1999年科技办与培训科再次合并为科教科，李玲霞任科长。2004年撤销科教科，科研教学职能并入医务部，培训职能并入人力资源部。2010年7月成立科教科，将科研教学工作从医务部分离。2016年成立中心实验室，隶属科教科管理。2021年医院职能整合，进修、培训、继续医学教育、住院医师规范化培训、临床技能实训中心等职能从人力资源部分离，并入科教科，住培办公室、临床技能实训中心划归科教科管理。

培训职能

培训职能主要包括：上级指令性培训任务管理、外来进修管理及职工教育培训等职能。

2019年承接国家执业医师资格实践技能考试任务，考核837人；2020年承接国家执业医师资格实践技能考试任务，考核60人；2021年承接山东省基层人才挂职研修培训项目，培训4人；2021年承接山东省基层卫生人才能力提升骨干医师及全科医师培训项目，培训49人；2022年承接东营市全科医生转岗培训项目，培训40人；2022年承接东营市康复医学科医师转岗培训项目，培训36人；2022年承接全市基层医疗机构院前急救人员AHA初、高级生命支持全员轮训项目，培训102人；2022年承接全市乡村振兴乡村医生技能提升培训项目，培训120人；2023年承接全市东营市中医药适宜技术暨基层骨干能力提升培训项目，培训400人；2023年承接全市二级及以上医疗机构院前急救人员AHA初、高级生命支持全员轮训项目，培训84人；2023年承接东营市全科医生转岗培训项目，培训27人。每年接收来自下级医疗机构、医联体单位的卫生技术人员进修及短期培训，近五年共接收外来进修及短期培训人员

1000余人次。

根据工作需要，结合岗位特点，有计划、有针对性地以科室为单位，对在职职工进行的全员岗位培训；医院和部门组织的业务学习、远程教育、学术讲座、学术会议等形式的院内培训；外出进修培训；参加高等院校、科研单位、社会团体等举办的短期培训班、研修班；参加院外学术会议和学术讲座，以及外出考察学习与交流等；继续医学教育管理部门组织的培训，以及卫生技术人员“三基三严”培训；医疗、护理、药剂、大型医用设备操作人员、电工等特殊技能持证上岗培训；根据工作实际需要和岗位要求，职工在职或脱产参加的各类学历、学位教育。科教科为医院教育培训工作归口管理部门，负责建立和完善培训制度体系及培训规划，制订年度培训计划并组织实施，指导、协调、督促医院各部门开展部门内部培训工作。医务部、护理部为相关培训职能部门，其中医务部负责医疗和医技岗位人员的“三基三严”培训考核；护理部负责护理岗位人员的“三基三严”培训考核工作。

为进一步夯实医院培训管理，加强医院职工教育培训工作，结合三甲评审要求，建立全员学习机制。各职能部门按照职责明确全员教育的内容，参与制定医院年度全员培训教育计划并组织实施。采用院内外专家理论授课、网络远程培训、5G手术直播等方式，开展多途径、多形式院级培训。自2019年开始，各职能科室、临床医技科室开展“早课、晚读”学习活动。通过季度检查等相关方式，对职能科室及临床科室培训工作进行监管。2019年引进北京大学燕园医院管理网络远程培训课程，培训涉及医院运营、医院文化、品牌建设、人才培养、干部管理、绩效管理、学科建设、质量管理、护理管理、核心制度、医保管理、法律法规、医德医风、医患沟通等内容。2019年至2023年组织燕园培训50余场。

临床技能实训中心

历史沿革　2007年建立临床技能实训室，隶属医务部管理，建筑面积84平方米，教学设备齐全。2010年科教科成立，实训室面积增加至205平方米，由科教科管理。2017年为争创国家住院医师规范化培训基地，在原卫校院区进行实训室整合增扩，面积1090平方米，配备专业技术人员进行管理，制度健全，管理规范。设置内科学技能室、外科学技能室、妇产科学技能室、儿科学技能室、模拟手术室、计算机教室等，教学设施及训练模型先进齐全，功能完好。按住培和教学计划完成临床内、外、妇、儿、急救等各项模拟训练课程，开展见习生毕业前临床技能培训、入院技能培训、全国大学生技能比赛初选培训及二级学科出科考试、OSCE考试、临床教师教学技能比赛、住院医师规范化培训临床实践技能培训考核等活动。2013年2号病房楼投产，麻醉手术科设有手术闭路电视装备手术间2间，教室1间，多媒体教学设备用于日常教学。有供教学使用的教学软件及教学声像资料。计算机网络信息资源丰富，建有数字图书馆，设置有读秀、万方数据、书生图书、超星图书、中文与外文期刊等模块，学生在实习过程中可随时查阅与使用。医学考试系统等软件，保证师生学习、获得信息及开展临床技能训练与考核。

机构设置　2019年7月医院成立临床技能实训中心，直属于人力资源部管理，设主任1人，干事1人。主要负责住院医师规范化培训、全科医师培训、三基三严培训等技能培训及考核工作的组织、实施和管理工作；协调院内医疗、护理、医技等各专业技术人员及实习、见习等人员的临床技能教学、训练、考核的实施和管理工作；承担院外相关临床技能培训及考核管理工作；承担国家住院医师规范化培训基地等相关基地在评估中临床技能实训方面的实施和管理等工作。2021年医院职能整合，临床技能实训中心等职能从人力资源部分离，直属科教科管理。

中心定位　临床技能实训中心采用“专管共用”模式，即在科教科统筹下，负责临床技能培训工作。包括制定中心建设与发展规划，建立培训体系和培训课程，制订并实施年度技能培训计划，具体安排培训任务，技能培训档案管理以及开展教学研究与教学创新等。

中心建设　2021年医院在医技楼南区筹建新临床技能实训中心——住院医师规范化培训基地医学模拟中心，并于2021年10月21日正式投产使用，建筑面积约3000平方米，拥有基础技能、专科技能、综合技能、OSCE考核等四大核心功能区域，共有训练室33间，建有模拟手术室、模拟ICU、模拟产房、模拟病房，腔镜、急救、内科、外科、妇产科、儿科、护理、口腔、中医技能训练室，设有OSCE考站12间、中控室、计算机教室、多媒体会议室、PBL讨论室等。依托强大的实训中心管理系统、OSCE考核系统，实现了从预约、培训、排考、评估、反馈、考勤、日常运行、设备管理等全流程信息化管理。总资产2600万，万元以上医学模拟教学设备和医疗设备68台，拥有微创手术培训系统、腹腔镜、内窥镜模拟训练系统、高仿真模拟人、模拟产妇、虚拟解剖训练系统等教学设备。

中心依托全院各学科优秀的师资力量，积极推进师资团队及模拟课程的建立，成立多学科培训团队，开展标准化、同质化、阶梯式的培训。中心开设微创手术技能培训班，6名导师取得美国心脏协会（AHA）初级生命支持（BLS）、高级生命支持（ACLS）导师资质。中心开展多种形式模拟教学：包括基于基本操作模型、高仿真模拟人、虚拟仿真设备、标准化患者、动物实验、计算机模拟等的模拟教学。开设5G手术直播教学、离体动物器官微创手术技能训练、腹腔镜虚拟训练、胃肠镜、支气管镜虚拟训练、危重患者危机管理、麻醉管理、临床思维训练、模拟分娩、AHA高级生命支持、急救技能、中医适宜技术、体格检查、各种穿刺、专科技能等技术培训。模拟训练室真实还原ICU、手术室、产房等多种临床场景，能有效开展各类“演习式”的医学模拟课程，为培训人员提供在紧急情况下的决策及危机管理、团队沟通与配合等训练，最大限度地提升医务人员综合临床能力。

中心培训及考核工作覆盖广泛，纵向涵盖院校教育、毕业后教育、继续医学教育以及社会服务，横向覆盖内科、外科、妇产科、儿科、全科、骨科、护理、急诊科、中医科、口腔科、重症医学科等多个学科，满足各层级人员需求，实现标准化、规范化、信息化的教学与培训。现承担医院三基三严培训、住院医师规范化培训、临床本科教学、技能竞赛以及政府指令性任务、社会科普急救等对外培训工作任务，每年培训考核约500场次，10000余人次。

中心荣誉　2019年被评为滨州医学院教学基地优秀临床技能培训中心；2020年创建为国家住培年度业务水平测试临床技能实践考核基地；2021年创建为美国心脏协会（AHA）心血管急救培训中心、东营市医学模拟中心、东营市乡村振兴卫生技术人员能力提升培训基地。

第二节　教学管理

工作概述

自20世纪70年代起医院就担负着临床教学任务，是滨州医学院、潍坊医学院、山东石油化工学院、山东协和学院、山东胜利职业学院、淄博职业学院、济南护理职业学院、滨州职业学院、菏泽医学专科学校等院校的实践教学基地。接收滨州医学院临床医学专业、护理专业、全科医学专业、医学影像专业、麻醉专业、口腔专业等6个专业实习生和临床医学专业见习生，承担临床医学专业临床阶段的全面、全程教学及全员管理和质量保障。2009年成为潍坊医学院研究生联合培养基地，2012年成为滨州医学院研究生联合培养基地。2023年2月，承接滨州医学院“2.5+2.5”临床医学专业桥梁课程教学任务，推进早临床、多临床、反复临床。2023年被确定为滨州医学院示范性实习（实训）基地。

教学管理

医院在建设与发展规划中明确教学发展规划，突出教学工作重要地位。有 1 名副院长分管教学工作，每年召开教学工作会议，职代会将教学工作列为重要内容，及时解决教学工作中的重要问题。建立教学委员会，分别于 2005、2009、2011、2012、2013、2014、2017、2018、2022 年对医院教学管理委员会进行充实调整，成立我院教学管理委员会、专家委员会、临床技能专家委员会和教学专家督导组。2023 年，按照教学基地评估要求，再次对教学相关委员会进行调整，成立我院教育管理委员会、教学指导委员会、模拟教学专家委员会和教学专家督导组，确保医院教学工作顺利进行。

医院注重教学管理队伍建设，加强教学管理队伍的教育培养，提高业务素质和管理能力，为教学工作开展提供组织保障。各层次教学管理人员岗位职责明确，科学合理地安排和实施课程计划，教学管理工作注重结果分析和反馈改进，定期召开教学工作会议，科教科主任每月参加行政查房、教学查房与听课，与学校保持良好沟通，及时解决教学运行及学生管理工作中的具体问题，教学工作有年度计划与总结，业务档案规范完整。

1994 年设立内科学等 9 个临床教研室，于 1997、1999、2000 年进行适当调整，至 2001 年将临床教研室调整为内科学、外科学、妇产科学、儿科学、口腔学、神经病学、传染病学、眼科学、耳鼻喉科学、皮肤与性病学等 10 个教研室。2005 年以来在上述 10 个教研室的基础上，增设肿瘤学、急诊医学 2 个临床教研室，设立影像、护理、检验、药学、麻醉等 4 个教研组，配套设施齐全合理，满足日常教学需要。2022 年 6 月，成立诊断学、外科学总论、中医学、康复理疗与治疗学等 4 个教研室，医患沟通、外科学总论实验、诊断学实验、医学影像诊断学、核医学等 5 个教研组。设教研室主任、副主任、教学秘书等岗位，职责明确。以病区为单位设立教学小组，各病区设教学小组组长、教学干事等岗位，实行病区教学干事负责制。教研室制定全程教学计划，实施过程管理，全面落实课程计划、教学大纲、教学日历及临床教学规范，教研室主任每学期按照计划安排参加教学查房与听课。教学工作有计划、落实、检查、总结、反馈与改进，教学档案完整规范。建立临床教学全程质量监控体系，建立分管院长、教学管理人员、督导专家、教师、学生等多层面的质控体系。教学质量评价覆盖理论授课、临床见习和毕业实习（包括社区医学实习）等全过程各个环节，按照学校要求认真组织教学检查，按照医院季度检查目标完成教学质量监控。分管院长及教学督导专家坚持听课、参加教学查房，进行教学质量测评，对医院教学工作进行督促、检查、评估和指导。建立学生信息员队伍，对每位授课教师教学质量进行评价。教学职能部门针对教学检查和质量考核情况及时汇总分析，及时反馈教研室、责任科室及教师，做到持续改进。

重视教学管理制度建设。建立、完善和修订相关教学管理规章制度，教学管理制度日臻完善。2013 至 2019 年，通过滨州医学院优秀教学基地评估，对全院教学管理制度进行分层、分类整理，印发《胜利油田中心医院教学管理规章制度汇编》。

随着医院实践教学基地、滨州医学院附属医院的成立与发展，师资队伍日益壮大。1989 年滨州医学院聘任医院 115 人为兼职教师，其中教授 6 人、副教授 44 人、讲师 65 人。1994 年聘任医院 170 人为兼职教师，其中教授 7 人、副教授 35 人、讲师 128 人。1999 年经省卫生厅检查，认可医院为滨州医学院实践教学基地。2000 年滨州医学院聘任医院 279 人为兼职教师，其中教授 14 人、副教授 100 人、讲师 165 人。2002 年续聘医院 46 人为兼职教师，其中教授 2 人、副教授 16 人、讲师 28 人。2004 年医院共有兼职教师 329 人，其中教授 17 人、副教授 132 人、讲师 180 人。2006 年医院共有兼职教师 281 人，其中教授 18 人、副教授 124 人、讲师 139 人。2009 年山东胜利职业学院医疗分院聘任医院兼职教师 63 人，其中教授 1 人、副教授5人、讲师57人。2010年滨州医学院聘任医院269人为兼职教师，其中教授40人、副教授133人、讲师96人。2014年滨州医学院聘任医院303人为兼职教师，其中教授71人、副教授135人、讲师97人。2018年滨州医学院聘任医院369人为兼职教师，其中教授73人、副教授136人、讲师160人。2023年至今滨州医学院聘任医院422人为兼职教师，其中教授64人、副教授158人、讲师200人。

注重研究生教育。从2001年起先后带教青岛大学医学院、泰山医学院、滨州医学院、潍坊医学院研究生，是滨州医学院、潍坊医学院联合培养研究生的基地，截至2021年累计获得硕士研究生导师任职资格33人。2022年聘任硕士研究生导师35人，2023年新增遴选硕士研究生导师7人。培养研究生110余人。

教学条件

教学投入　医院教学面积由4500余平方米增加至6000余平方米，设多功能讲座厅1个（内设闭路电视教学系统），护理部示教室1个，普通教室26个。内、外、妇、儿示教室4个、多媒体教室3个、语音室1个、计算机室1个。诊断学实验室、动物解剖室、外科学总论实验室等教学用实验室26个，配有心肺复苏模拟人、心肺听诊模拟示教人等教学标本模型。配有多媒体实物投影机、电视机、录放机、幻灯机、DVD等教学设备。2007年建立临床技能实训室，面积84平方米，教学设备齐全；2010年实训室面积增加至205平方米，2017年实训室面积1090平方米，配备专业技术人员进行管理，制度健全，管理规范。设置内科学技能室、外科学技能室、妇产科学技能室、儿科学技能室、模拟手术室等，教学设施及训练模型先进齐全，功能完好。按教学计划完成临床内、外、妇、儿、急救等各项模拟训练课程，开展见习生毕业前临床技能培训、入院技能培训、全国大学生技能比赛初选培训及二级学科出科考试、OSCE考试、临床教师教学技能比赛等活动。

2013年2号病房楼投产，麻醉手术科设有手术闭路电视装备手术间2间，教室1间，多媒体教学设备用于日常教学。有供教学使用的教学软件及教学声像资料。计算机网络信息资源丰富，建有数字图书馆，设置有读秀、万方数据、书生图书、超星图书、中文与外文期刊等模块，学生在实习过程中可随时查阅与使用。医学考试系统等软件，保证师生学习、获得信息及开展临床技能训练与考核。2017年3号病房楼投产，独立设置学生示教室、值班室，教学条件设施得到明显改善。

医院开放床位2160张，实习生人均床位数11张，平均实际管理床位8张。科室内各项教学设施齐全，上级医师负责带教；根据教学大纲要求设立教学门诊，在相应病区设2张教学专用床位，收治教学需要病种病人，为见习、实习带教提供服务。

教学保障　在医院房屋紧张的情况下，租赁房屋优先安排学生住宿，保障学生的生活与学习条件。医院设有专用教室、实习学生自修室，各病区有供学生使用的诊疗室、值班室、示教室。提供学生公寓式生活条件，床位数256张，水、电、暖、空调等生活设施齐全。图书室、阅览室设置齐全，满足教学及学生需要。医院重新修建篮球场、羽毛球场地等文体活动场所，面向学生开放使用。

教学改革

开展教学内容、方法和手段改革，体现职业技能与人文素养双重教育职能，注重培养学生的批判性思维、临床能力、终身学习能力、沟通与协作能力，开展双语授课，多媒体授课率达到100%。申报滨州医学院医学教育研究课题12项，获课题立项6项，书写教研论文150余篇，参编教材3部。

根据学校人才培养方案和教学计划要求设置专业理论、临床见习、毕业实习（包括社区医学）等课程。与教研室协同制定各门课程的教学实施计划，制定教学日历、课程表、编排实习轮转表。

临床教学从入科教育到出科考核以及社区公共卫生实践的各个环节规范运行。学生可以在网上查阅教学大纲、教案、多媒体课件、习题以及部分教师的示范性讲课等。开放1—2门临床特色课程，皮肤科李娟《银屑病双语教学》、麻醉科郑观荣人文教育课程学生反馈优良。组织学生参加院级及以上级别继续教育项目学习，教学管理部门与各教研室配备较为齐全的教学用书。主编高等医药院校教科书《肿瘤学》1部、自编教材《临床教学规范》1部、参编教材《针灸学》1部。医院鼓励教材编写工作，并制定激励政策，给予奖励，调动教师积极性。

2016年至2023年，医院承担国家分阶段执业医师资格考试实证研究工作，组织集体备课16场次、骨干教师培训20余场次、编写教学日历6部、完成理论授课296学时、完成理论模拟考试84场次，临床技能培训与考核131场次共计865学时，参加考试学生497人次，通过率由2016年度的44.70%上升至83.06%，提升38.36%，圆满完成实证研究任务。2017年国家临床执业医师资格分阶段考试总体成绩取得学校第二名、2023年取得学校第五名的好成绩。

教学评估

2012年至2019年，按照学校建立优秀临床教学基地工作部署，本着“以评促建，以评促改，评建结合，重在建设”“以医院建设为主、校院共建、共同发展”“定性和定量相结合的原则”和“科学性和可操作性相结合”的基本原则，结合《滨州医学院优秀临床教学基地评估指标体系与标准》中6个一级指标、30个二级指标完成情况进行自我建设与评估。临床理论授课评价优良率≥90%，临床见习带教评价优良率≥90%，教学查房评价优良率≥90%，毕业实习教学评价优良率≥90%，临床课程理论考试及格率100%，临床见习考核及格率100%，二级学科出科OSCE及格率100%，毕业OSCE及格率100%。学生身心健康状况及精神风貌良好，学风医德测评满意率≥95%。2014年5月8日，滨州医学院组织专家组参照《山东省高等医学院校临床教学基地水平评估指标体系与标准》，对医院优秀临床教学基地创建工作进行全面考核评估，2015年获滨州医学院优秀教学基地批文。2019年11月14日，滨州医学院组织专家组参照《滨州医学院临床教学基地水平评估指标体系与标准》《滨州医学院临床技能实训中心评估标准》《滨州医学院社区医学实践教学基地评估标准》，对医院优秀临床教学基地创建工作进行全面考核评估。2019年滨州医学院启动第三轮次优秀教学基地评估、优秀临床实训中心评估以及优秀社区实践教学基地评估。

学生管理

强化学生日常思想教育和行为管理，严抓规章制度的落实和执行。开展多种形式的院纪院规学习、宣传、教育活动，引导学生不断提高思想认识，增强遵守规章制度的自觉性。注重发挥党团组织、学生会、班委会的“自我教育、自我管理、自我服务”的作用，提高学生自我约束、自我规范能力。设兼职学生辅导员1名，负责学生教育与管理，建立学生学习与管理档案，严格执行请销假制度。按照学校及医院的各项规定开展工作，不定期召开班会、全体学生会议和学生座谈会。医院对学生提供疫苗注射、食宿生活、住院探望等服务保障，2022年在院见习生及实习生的食宿补贴由每月的60元提升到每月100元，及时解决学生学习、工作、生活中的困难及安全问题。将思想政治教育、职业道德教育和人文教育辅导经常化，利用入院教育等形式对学生开展职业发展教育，带领学生开展义诊、帮扶等活动，针对考研学生的专业选择，实施特殊的实习排班模式。在滨州医学院组织的历届大学生技能竞赛中，获滨州医学院第四届大学生技能竞赛团体赛二等奖，个人综合一等奖1项、三等奖3项，个人穿刺技术一等奖1项，急救技术一等奖1项，个人优秀奖1项；获滨州医学院第九届大学生技能大赛团体二等奖，个人综合一等奖1项、三等奖1项；获滨州医学院第十五届大学生技能大赛临床医学专业赛道团体一等奖，个人综合一等奖1项，个人单项第一名1项，个人综合二等奖1项，个人综合三等奖3项；获滨州医学院第十五届大学生技能大赛医学影像学专业赛道团体特等奖1项、团体二等奖1项、个人单项第一名奖2项、个人综合奖2项。

学业考核

严格学业考核管理。坚持学生临床学业成绩形成性和终结性相结合的原则，全面评价学生的知识、技能、行为、态度、分析与解决问题能力、获取知识能力及人际交流能力，完成课程理论考试、病区出科考试、综合理论考试等在内的知识领域考试，开展技能领域考核，包括临床见习考核、二级学科出科客观结构化临床考试（OSCE）、毕业OSCE，积极探索标准化病人（SP）考试等，开展态度领域考评，包括病区出科鉴定等。严格执行考试管理规范和成绩登记制度，开展按试题客观化指标进行横向比较分析。建立相应管理制度，建立临床课程试题库，实行教考分离。将考试分析结果以适当方式反馈有关学生、教师和教学管理人员，用于改进教学。对教师开展考试理论培训，提高命题与考试质量。

社区教学

社区医学教学日臻完善。2012年医院与胜利油田机关医院签订教学合作协议，设立社区医学实践教学基地，该基地全科医学诊断、健康教育、预防保健、康复等服务科室齐全、功能完善，教学管理制度较完善，有教学管理机构与人员及优秀的教师团队，按照社区医学实习大纲及实践课程实施计划，规范组织教学活动，严格出科考试与实习鉴定，满足医学本科生的全科医学和公共卫生教学需要。

教学实绩

开展临床教师教学技能、人文素质、现代教育技术应用、创新思维课程教学等专业化培训，定期组织教学技能竞赛，成绩突出。在滨州医学院组织的历届临床教师技能比赛中，获团体二等奖1项、团体三等奖1项、优秀组织奖1项、理论技能竞赛个人二等奖、三等奖各1项，教学查房比赛个人一等奖1项、授课比赛个人一等奖、二等奖各1项；神经内科教研室刘迎春获教学查房比赛一等奖、儿科学教研室刘娟获授课比赛二等奖、张寿天获临床理论授课一等奖、郝龙荣获外科技能一等奖、张丙金获儿科技能二等奖、段颜获妇产科技能三等奖、郭壮获内科技能三等奖。2019年，外科学教研室赵汝栋、曹鑫分别获滨州医学院第五届临床教师教学技能竞赛一、二等奖；2020年，皮肤科教研室王慧丛获第八届全国青年皮肤科医师授课大赛二等奖；2021年，妇产科学教研室刘艳玲获全国高校（医学类）微课教学比赛教学设计奖，滨州医学院第六届临床教师教学技能竞赛一等奖，儿科学教研室刘慧获滨州医学院第七届微课教学比赛三等奖；2022年，唐天萍、孙敬晖、牛菲菲分别获得滨州医学院实践教学阶段课程思政教学比赛一、二、三等奖；孙敬晖获得滨州医学院第三届PBL优秀案例评选优秀奖；2023年，梁相辰、刘文虎在滨州医学院第八届临床教师教学比赛中分别获得中级组一等奖第一名和高级组二等奖第三名的优异成绩。

在滨州医学院组织的大学生临床医学专业技能大赛中，获得团体一等奖、二等奖各1项，个人综合一等奖3项、三等奖3项、优秀奖4项，单项一等奖3项。2013年获滨州医学院第四届大学生技能竞赛团体赛二等奖；2016年获滨州医学院第八届大学生技能竞赛团体赛一等奖；2017年获滨州医学院第八届大学生技能竞赛团体赛一等奖；2021年实习生李子杨、叶朝阳参加山东省及国家组织的大学生技能竞赛，以优异成绩荣获团体一、二等奖；实习生李淑瑾、袁嘉诚、李婧炜、吴学慧、龚灿以优异成绩顺利通过2022年山东省大学生医学技术技能大赛理论综合考试；实习生武富通、王宏睿、许宏顺利通过2023年山东省大学生医学技术技能大赛理论综合考试。

第三节 毕业后教育

历史沿革

1998年成为山东省首批省级住院医师规范化培训基地，设有内科、外科、妇产科、儿科、眼科、耳鼻喉科、麻醉科、医学影像科、口腔科、皮肤科、急诊科、神经内科、康复医学科、肿瘤科、临床病理科、全科医学科等16个专业培训基地，累计培训学员400余人，考核通过率达85%。

2016年成为山东大学第二医院国家级住院医师规范化培训协同培训基地，设有内科、外科、妇产科、儿科、麻醉科、神经内科、放射科、康复医学科等8个协同专业。

2017年顺利通过国家级住院医师规范化培训基地评审工作，成为第二批国家级住院医师规范化培训基地，设立内科、外科、妇产科、儿科、全科、急诊科、麻醉科、骨科、神经内科、皮肤科、口腔全科、耳鼻咽喉科、眼科、放射科、超声医学科、检验医学科、临床病理科、精神科等18个专业培训基地。2021年山东省卫健委医管中心对部分专业基地进行整合，同年撤销精神科专业基地。

住培管理

住培工作纳入医院重点工作，落实院长负责制。实行院级管理、职能部门管理、专业基地（亚专业科室）三级管理，建立完善的三级组织管理体系。医院成立住院医师规范化培训工作领导小组，定期召开专题会议，研究解决住培工作问题。设置住培办公室，配备住培专职管理人员，负责住培日常管理及考核工作。各专业基地、亚专业科室负责人为基地主任，设有教学主任、教学秘书，各专业基地、亚专业科室成立住培教学管理小组，负责专业基地及科内住培工作。

制定住院医师规范化培训相关管理制度。遵照国家、省级相关文件要求，结合医院实际，制定了住培管理、师资管理、培训考核管理、人事管理、考勤管理、导师管理等规章制度，编制《住培工作管理制度汇编》，建立完善住培管理档案、学员档案等。

严抓培训质量，强化考核管理。培训采取全过程管理，组织招录考核、入院教育、轮转培训、日常考核、出科考核、年度考核、结业考核、质量评价等工作。制定科学合理、分层递进的轮转计划，对本单位学员与外单位委托培养及社会化培养学员同等施教。注重院科两级培训考核，通过MDT、远程培训、院级疑难病例讨论、5G手术直播等形式不断丰富培训体系。举办住培医师病例汇报大赛，提升学员临床思维诊疗能力。强化质量控制，住培质量管理纳入月度、季度检查，不定期组织院级督导、专项检查、年度模拟评审等，检查结果与专业基地、亚专业科室绩效考核挂钩。制定了《胜利油田中心医院住院医师规范化培训质量提升行动实施方案（2021–2023）》，持续改进，强化住培内涵建设。

2019年医院评聘住培带教师资387名，每年实施住培师资动态管理，组织开展师资培训、教学查房工作坊、师资评价等。2023年评聘住培带教师资396名，取得国家级/省级师资资质63人。每年组织住培评先树优工作，表彰百余人。

2018年制定《胜利油田中心医院住院医师规范化培训补贴发放暂行办法》。建立住培专项账户，严格落实学员待遇，确保专项资金专款专用。举办住培医师开班仪式、结业典礼，评选表彰“学习明星”等。倡导“住培家”文化，组织召开学员座谈会，及时了解学员需求，协调解决问题。

主要成绩

2017—2023 年共招录住培学员 566 人，其中联合培养专业学位研究生 58 人。截至 2024 年 3 月，结业学员 324 人。2019—2021 年国家住培理论、技能结业考核通过率均 100%；2022 年国家住培理论通过率 98.55%，技能结业考核通过率 97.1%；2023 年国家住培理论通过率 100%，技能结业考核通过率 97.1%。

2021 年度国家业务水平测试排名我院取得全国第 15 名、山东省第 1 名的优异成绩。

2019 年、2021 年迎接山东省住培工作评估，我院工作得到了专家肯定。

2023 年在山东省首届内科专业住院医师规范化培训技能竞赛中荣获全省第四名、团体总决赛二等奖的优异成绩。

全科专业基地建设

医院重视全科专业基地建设，2017 年独立设置全科医学科、全科教学门诊，聘任基地主任、教学主任、教学秘书，医院取得省级及以上全科医学师资培训证书 23 人。成立全科教研室，积极开展全科住培工作。在全科、内科、神经内科、外科、急诊科等专业基地分别设立全科教学小组，定期组织研究全科教学工作。东营锦华社区卫生服务中心作为全科专业基层实践基地，双方签订培训协议，紧密结合，共同培养全科学员。东营市中医院（原东营胜利医院）作为医院全科专业基地协同单位，负责全科住培学员精神科轮转培训。

第四节　继续医学教育

继续教育是面向学校教育之后所有社会成员特别是成人的教育活动，是终身学习体系的重要组成部分。为加强学习型医院建设，适应医学技术发展，加快人才队伍培养，倡导“终身学习，持续发展”的理念，充分调动卫生专业技术人员学习积极性和主动性，进一步促进医师素质能力提升，结合医院实际，制定了《胜利油田中心医院职工教育培训管理办法》《胜利油田中心医院院内继续医学教育管理暂行办法》《胜利油田中心医院职工外出进修培训管理办法》。

继续医学教育管理

院内继续医学教育是通过各种形式的院级培训等对全院卫生技术人员进行的继续医学教育，通过培训后授予胜利油田中心医院院内继续医学教育学分。院内继续医学教育的内容，以专业技术发展中的新理论、新技术和新方法为重点，结合不同层次、不同专业人员的实际工作岗位要求和职业发展需要，补充更新知识，拓展知识结构，注重先进性、针对性、实用性及创造性思维的培养。在继续医学教育活动中加强职业道德、专业知识、国学文化、法律法规等有关内容的教育，培养高素质卫生技术人才。科教科负责对医院内部继续医学教育对象进行院内培训学分授予、考核、备案、登记、管理等各项工作。院内继续医学教育学分考核结果与年度评先树优、劳务人员转正、职工岗位考核、专业技术职务聘任以及下一年度进修培训、科主任考核等工作挂钩。

科教科为院内继续医学教育主管部门，负责医院卫生技术人员继续医学教育学分的年度考核、考核、备案、登记、管理以及各级继续医学教育项目备案、考核和监督管理。每年组织卫生技术人员完成山东省继续教育公共必修课程、东营市专业技术人员公需科目培训考核等，每年收集、归类、审核、登记任期卫生技术人员继续医学教育考核学分 400 余份，年度卫生技术人员继续医学教育考核学分 2300 余人次，医院卫生技术人员年度继续医学教育学分合格率达 95% 以上。每年组织申报国家级、省级、市级继续医学教育项目，每年获批完成省级继续医学教育项目20余项。2022年产科《产科安全和产后出血防治项目》成功获批国家级继续医学教育项目。

2019—2023年国家级、省级、市级继续医学教育项目

年份	项目名称	负责人	级别
2019	黄河口心血管介入诊疗论坛	陈玉东	省级
	消化道早期肿瘤的内镜诊治进展	崔振芹	省级
	儿科急危重症救治与新进展学习班	丁红芳	省级
	血液肿瘤诊治进展学习班	丁慧芳	省级
	急性缺血性卒中紧急治疗新进展论坛	高宗恩	省级
	消毒供应中心品质管理培训班	葛冬梅	省级
	低温等离子在耳鼻喉科手术中的应用	姜振华	省级
	黄河三角洲儿科呼吸介入诊疗新进展学习班	刘　兰	省级
	机械通气技术临床应用	乔鲁军	省级
	孕期营养规范化管理学习班	万国华	省级
	基于精准分析下的结直肠癌规范化治疗学习班	王炳平	省级
	骨科康复技术及应用	王国华	省级
	重症脑血管病诊疗技术进展研讨会	吴德云	省级
	山东省肾脏病理诊治进展学习班	肖　英	省级
	损容性皮肤病的个体化诊疗新进展	颜　敏	省级
	促进自然分娩适宜技术培训班	殷红梅	省级
	胆石症的微创外科治疗新进展研讨班	袁庆忠	省级
	加速康复（ERAS）在关节外科的实践	张冠宏	省级
	妇科腹腔镜操作技巧培训班	张建海	省级
	风湿病诊疗进展学习班	张　旗	省级
	新生儿危重症诊疗新进展学术论坛	张志明	省级
	复杂性糖尿病足临床诊疗新进展	赵连礼	省级
	AngioJet机械血栓清除术治疗急性下肢深静脉血栓	隋守光	市级
	出血与止血的检测技术及相关进展	唐玉蓉	市级
	东营市妇科腔镜论坛	张建海	市级
	东营市小儿神经系统疾病诊治新进展学习班	高欣义	市级
	肺小结节规范化诊治	张　建	市级
	风湿免疫病诊治新进展	张　旗	市级
	首届黄三角癌痛规范化治疗研讨会	郑观荣	市级
	消化系统疾病临床营养支持新进展	崔振芹	市级
2020	自身免疫性相关消化系统疾病学习班	崔振芹	省级
	泌尿外科腹腔镜技术培训	成　波	省级
	出生缺陷防控进展学习班	秦凤金	省级
	儿科急危重症救治与新进展学习班	丁红芳	省级
	血液肿瘤诊治进展学习班	丁慧芳	省级
	急性缺血性卒中紧急治疗新进展论坛	高宗恩	省级
	消毒供应中心品质管理培训班	葛冬梅	省级
	低温等离子在耳鼻喉科手术中的应用	姜振华	省级
	黄河三角洲儿科呼吸介入诊疗新进展学习班	刘　兰	省级
	机械通气技术临床应用	乔鲁军	省级
	孕期营养规范化管理学习班	万国华	省级
	基于精准分析下的结直肠癌规范化治疗学习班	王炳平	省级
	骨科康复技术及应用	王国华	省级
	重症脑血管病诊疗技术进展研讨会	吴德云	省级
	山东省肾脏病理诊治进展学习班	肖　英	省级
	促进自然分娩适宜技术培训班	殷红梅	省级
	胆石症的微创外科治疗新进展研讨班	袁庆忠	省级
	加速康复（ERAS）在关节外科的实践	张冠宏	省级
	妇科腹腔镜操作技巧培训班	张建海	省级
	风湿病诊疗进展学习班	张　旗	省级
	新生儿危重症诊疗新进展学术论坛	张志明	省级
	复杂性糖尿病足临床诊疗新进展	赵连礼	省级
	东营市小儿神经系统疾病诊治新进展学习班	丁红芳	市级

年份	项目名称	负责人	级别
2020	支气管哮喘诊治新进展	张　建	市级
	呼吸道病原体检测进展	于本章	市级
	神经康复特色技术学习班	刘迎春	市级
	消毒供应中心管理与实践新进展学习班	石　芳	市级
	消化性疾病研究新进展系列讲座	崔振芹	市级
	小肠疾病诊疗新进展	崔振芹	市级
	新版《药物临床试验质量管理规范》培训班	黄新刚	市级
	中药合理应用培训班	丁菊英	市级
	产后风湿症诊治进展学习班	尹晓华	市级
	黄河口胆胰系统疾病诊治论坛	崔振芹	市级
2021	泌尿外科腹腔镜技术培训	成　波	省级
	泌尿外科转化医学与高新技术	成　波	省级
	小肠疾病诊疗新进展	崔振芹	省级
	自身免疫性相关消化系统疾病学习班	崔振芹	省级
	消化道超声内镜及介入诊疗技术新进展学习班	崔振芹	省级
	促进自然分娩与产后康复	段　颜	省级
	嗓音显微激光手术在耳鼻喉科的新进展	姜振华	省级
	淋系肿瘤诊疗进展学习班	刘国强	省级
	出生缺陷防控进展学习班	秦凤金	省级
	NSCLC 个体化及多学科联合诊疗（MDT）培训班	王炳平	省级
	颈动脉内膜剥脱技术学习班	王明鑫	省级
	神经重症脑血流监测技术进展研讨会	徐　敏	省级
	肝癌综合诊疗新进展	袁庆忠	省级
	3D 打印技术在骨科的应用	张冠宏	省级
	肺部感染规范化诊治培训班	张　建	省级
	宫腔镜的临床应用	张建海	省级
	高尿酸血症及痛风综合诊治学习班	张　旗	省级
	黄河三角洲新生儿危重症学术论坛	张志明	省级
	糖尿病足临床诊疗新进展	赵连礼	省级
	低龄儿童龋病的综合防治及牙体修复新进展	宗　敏	省级
	MVD 手术治疗各类颅神经疾患	宗　强	省级
	儿童癫痫及脑电图学习班	丁红芳	市级
	防控产后出血	李　英	市级
	呼吸道病原体检测	唐玉蓉	市级
	多重耐药菌的精准抗感染治疗	刘　芹	市级
	护理质量持续改进与创新	赵　峰	市级
	全科医学与慢病管理论坛	井　源	市级
	伤口造口护理新进展	王　静	市级
	重症患者气道廓清技术系列讲座	盖　鑫	市级
	消化性疾病研究新进展系列讲座	崔振芹	市级
2022	产科安全和产后出血防控项目	殷红梅	国家级
	慢性阻塞性肺疾病规范化诊治培训班	张　建	省级
	肺部感染规范化诊治培训班	张　建	省级
	消化道超声内镜及介入诊疗技术新进展学习班	崔振芹	省级
	小肠疾病诊疗新进展	崔振芹	省级
	淋巴瘤的规范化诊治进展	刘国强	省级
	糖尿病足临床诊疗新进展	赵连礼	省级
	高尿酸血症及痛风综合诊治学习班	张　旗	省级
	缺血性卒中血流重建技术新进展学习班	高宗恩	省级
	神经重症脑血流监测技术进展研讨会	徐　敏	省级
	NSCLC 个体化及多学科联合诊疗（MDT）培训班	王炳平	省级
	肝癌综合诊疗新进展	袁庆忠	省级
	MVD 手术治疗各类颅神经疾患	宗　强	省级
	颈动脉内膜剥脱技术学习班	王明鑫	省级
	泌尿外科转化医学与高新技术	成　波	省级
	3D 打印技术在骨科的应用	张冠宏	省级
	卵巢癌的规范化诊疗及研究进展	张建海	省级

年份	项目名称	负责人	级别
2022	宫腔镜的临床应用	张建海	省级
	促进自然分娩与产后康复	段　颜	省级
	黄河三角洲新生儿危重症学术论坛	张志明	省级
	嗓音显微激光手术在耳鼻喉科的新进展	姜振华	省级
	低龄儿童龋病的综合防治及牙体修复新进展	宗　敏	省级
	三氧规范化临床应用培训班	葛维鹏	省级
	东营市临床输血新进展培训班	高长杰	市级
	神经康复前沿技术学习班	成爱霞	市级
	癌痛规范化诊疗培训班	葛维鹏	市级
	护理质量持续改进与创新	赵　峰	市级
2023	产科安全和产后出血防控项目	殷红梅	国家级
	慢性气道性疾病诊治进展	冯　涛	省级
	肺功能检查技术	张　建	省级
	山东省肾小球疾病诊治新进展培训班	栾　森	省级
	糖尿病足临床诊疗新进展	刘国庆	省级
	缺血性卒中血流重建技术新进展学习班	赵连礼	省级
	免疫治疗时代 NSCLC 治疗策略及 MDT 培训班	高宗恩	省级
	卵巢癌的规范化诊疗及研究进展	张婷婷	省级
	出生缺陷防控进展学习班	张建海	省级
	小儿内分泌与遗产代谢疾病诊疗进展学习班	秦凤金	省级
	微生物学检验技术在感染性疾病临床应用的进展研讨会	丁红芳	省级
	三氧规范化临床应用培训班	唐玉蓉	省级
	PK/PD 指导下多重耐药菌的精准抗感染治疗	葛维鹏	省级
	皮肤影像与皮肤美容新进展	乔鲁军	省级
	间质性肺疾病基础诊疗培训班	颜　敏	省级
	淋巴瘤的规范化诊治进展培训班	张　建	省级
	免疫疾病免疫生殖学习班	刘国强	省级
	免疫治疗时代 NSCLC 治疗策略及 MDT 培训班	张　旗	省级

进修培训管理

为进一步优化“科教兴院，人才强院”创新发展战略，不断提高医院职工医疗服务能力和管理能力，保证医院职工外出进修培训的质量和效果，实现外出进修培训全流程管理，按照《胜利油田中心医院职工外出进修考核管理办法》，加强外出培训、进修、在职学习人员的管理，签订相关培训协议，明确双方的权利、义务及违约责任，每年按计划外派进修、培训 200 余人次。组织专业技术骨干赴美国、德国、英国、奥地利等国家进行专业技术学习，学成后积极开展新技术、新业务，带动科室专业技术提升明显。严格落实院科两级考核，每年组织进修汇报并与奖学金发放挂钩，促进学习成果的临床转化。2024 年全面落实“学科提升年”工作部署，根据医院学科建设顶层设计和战略规划，紧密围绕医院十大学科提升项目、党支部学科能力提升项目以及学科建设规划，制定并下发 2024 年度院级外出进修培训计划，医院根据“领军学科、优秀学科、培育学科”分层次支持，着力推动医院高质量发展。

2019 年—2023 年外出进修人员基本信息汇总

序号	姓名	科室	进修院校	进修专业	进修年度
1	宋小争	心血管内科一病区	浙江大学医学院附属邵逸夫医院	冠脉介入治疗	2019 年度
2	杨瑞瑞	妇产超声科	首都医科大学附属北京安贞医院	胎儿超声心动图	2019 年度
3	满　莹	口腔科	山东大学口腔医院	牙周病 + 牙体牙髓	2019 年度
4	殷　鹏	耳鼻喉科	山东省耳鼻喉医院	耳外科	2019 年度
5	田向文	产科二病区	首都医科大学附属北京妇产医院	产科	2019 年度
6	段倩倩	麻醉手术科	上海市肺科医院	胸科手术室护理	2019 年度
7	由法平	肝胆外科	天津医科大学肿瘤医院	乳腺癌一期重建	2019 年度
8	马　健	急诊科	山东大学齐鲁医院	急诊科	2019 年度
9	郭明起	儿科二病区	山东省立医院	PICU	2019 年度

序号	姓名	科室	进修院校	进修专业	进修年度
10	崔文超	超声检查科	北京清华长庚医院	超声引导下疼痛治疗	2019 年度
11	牛　奔	呼吸与危重症医学科二病区	德国埃森肺病医院	呼吸	2019 年度
12	王汀瑶	心脏外科 & 血管外科	中国医学科学院阜外医院	心外科监护	2019 年度
13	顾　慧	营养科	北京清华长庚医院	临床营养	2019 年度
14	陈海燕	儿科门诊	上海交大附属上海儿童医学中心	PICU	2019 年度
15	井　源	保健病区	北京大学国际医院	内分泌	2019 年度
16	封美玲	麻醉复苏室	海军军医大学第一附属医院（上海长海医院）	麻醉复苏室护理	2019 年度
17	王　亨	重症医学科	北京协和医院	MICU	2019 年度
18	焦　伟	手外科、足踝外科	首都医科大学附属北京同仁医院	足踝外科	2019 年度
19	毛东梅	心血管内科一病区	中国医学科学院阜外医院	心内重症护理	2019 年度
20	李　红	胃肠外科	四川大学华西医院	胃肠外科护理	2019 年度
21	尹丽娥	耳鼻喉科	首都医科大学附属北京同仁医院	耳鼻喉头颈外科	2019 年度
22	狄媛媛	手外科、足踝外科	北京积水潭医院	骨科护理	2019 年度
23	刘　建	儿童康复保健科	佳木斯大学附属第三医院	儿童康复	2019 年度
24	黄媛媛	肾内科	北京大学第一医院	腹膜透析护理	2019 年度
25	张莉娜	中医科	广东省第二中医院	针灸康复	2019 年度
26	孙大伟	胃肠外科	山东省立医院	消化内镜	2019 年度
27	孙　洁	感染病科	复旦大学附属华山医院	抗生素	2019 年度
28	陈　婷	儿科一病区	复旦大学附属儿科医院	NICU	2019 年度
29	李　胜	创伤骨科	德国比勒菲尔德基督教医院	儿外科	2019 年度
30	颜　敏	皮肤科	山东省皮肤病医院	皮肤病理	2019 年度
31	张腾腾	儿科三病区	复旦大学附属儿科医院	PICU 护理	2019 年度
32	胡　健	生殖医学科	济南市妇幼保健院	出生缺陷	2019 年度
33	郎明磊	脊柱外科	山东大学齐鲁医院	脊柱肿瘤	2019 年度
34	隋守光	血管介入科	山东省医学影像学研究所	介入	2019 年度
35	赵海珍	血液内科	中国医学科学院血液病医院	干细胞移植护理	2019 年度
36	张春晓	心血管内科一病区	泰达国际心血管病医院	冠心病介入	2019 年度
37	董小娜	产科三病区	山东省护理学会	产科专科护士	2019 年度
38	杨　栋	结直肠肛肠外科	复旦大学附属中山医院	消化内镜	2019 年度
39	李　伟	消化内科	苏州大学附属第一医院	消化内镜	2019 年度
40	朱　瑞	乳腺甲状腺外科	中国医学科学院整形外科医院	乳房整形美容中心	2019 年度
41	邵　芳	超声检查科	山东大学齐鲁医院	心超诊断	2019 年度
42	孙彩凤	血液内科	安徽省立医院	造血干细胞移植	2019 年度
43	巩玉冰	儿童康复保健科	佳木斯大学附属第三医院	儿童康复	2019 年度
44	王玉强	CT 检查科	山东省医学影像学研究所	CT 诊断	2019 年度
45	简宝山	耳鼻喉科	山东大学附属山东省耳鼻喉医院	眩晕	2019 年度
46	毕明晶	中医科	首都医科大学附属北京中医医院	中医皮肤	2019 年度
47	肖文丰	磁共振检查科	德国丽帕医院	影像诊断	2019 年度
48	李睿婧	口腔科	山东省立口腔医院	口腔颌面外科	2019 年度
49	秦　浩	胸外科	山东大学齐鲁医院	胸外科	2019 年度
50	余　江	产科二病区	中山大学孙逸仙纪念医院	产科	2019 年度
51	曹　鑫	创伤骨科	北京积水潭医院	骨科	2019 年度
52	牛余贵	骨科康复科	郑州大学第五附属医院	肌肉骨骼疼痛康复	2019 年度
53	庄英乐	神经重症监护病区	中山大学附属第三医院	吞咽专科护士	2019 年度
54	郭光青	急诊科	中华护理学会	急救专科护士	2019 年度
55	肖　颖	血管介入科	郑州大学第一附属医院	介入	2019 年度
56	刘媛媛	妇科二病区	复旦大学附属妇产科医院	产科	2019 年度
57	李继涛	肿瘤科一病区	中国医学科学院肿瘤医院	肿瘤放射治疗	2019 年度
58	刘月阳	神经康复病区	中国康复研究中心北京博爱医院	康复治疗技术	2019 年度
59	苏艳红	麻醉手术科	上海交通大学医学院附属上海儿童医学中心	儿外科手术室护理	2019 年度
60	高淑芳	急诊科	中日友好医院	MICU	2019 年度
61	马文文	感染病科	中国医学科学院北京协和医院	感染内科	2019 年度
62	张志坤	重症医学科	中日友好医院	ICU	2019 年度
63	陈　燮	麻醉复苏室	中华护理学会	麻醉复苏专科护士	2019 年度
64	吕在刚	神经内科一病区	首都医科大学宣武医院	神经内科	2019 年度
65	李　楠	神经内科一病区	中国医学科学院北京协和医院	神经内科	2019 年度
66	李　娟	皮肤科	中国医学科学院皮肤病医院	皮肤病理 + 皮肤内科	2019 年度

序号	姓名	科室	进修院校	进修专业	进修年度
67	曹鹏雷	神经内科门诊	中国医学科学院北京协和医院	肌电图	2019 年度
68	张　静	儿科三病区	上海交通大学医学院附属上海儿童医学中心	儿科重症与心血管	2019 年度
69	徐桂香	呼吸内科二病区	中日友好医院	呼吸与危重症	2019 年度
70	王琳娜	肾内科	浙江大学第一附属医院	肾内科	2019 年度
71	杨　旋	消化内科	中国医学科学院北京协和医院	消化内科	2019 年度
72	岳文通	神经重症监护病区	四川大学华西医院	呼吸治疗	2019 年度
73	刘　伟	呼吸内科	山东大学齐鲁医院	肺功能	2019 年度
73	刘　伟	呼吸内科	山东大学齐鲁医院	PCCM 取证	2019 年度
74	苏向倩	儿科二病区	山东省立医院	PICU	2019 年度
75	张晓宁	肾内科	英国伦敦皇家医院 Barts	肾内科	2019 年度
76	罗树彬	磁共振检查科	山东省医学影像学研究所	介入诊疗	2019 年度
77	李　妍	神经重症监护病区	北京协和医院	MICU	2019 年度
78	刘福珍	心血管内科一病区	山东省立医院	CCU	2019 年度
79	隆海滨	脊柱外科	北京大学第三医院	颈椎手术	2019 年度
80	邵　瑞	神经重症监护病区	苏州大学附属第一医院	颈脑血管超声	2019 年度
81	韩帅帅	儿外科	山东省立医院	儿外科护理	2019 年度
82	孟　欢	神经重症监护病区	山东大学齐鲁医院	重症专科护士	2019 年度
83	张金龙	关节外科	北京大学第三医院	运动医学	2019 年度
84	郑　妮	检验科	浙江省人民医院	分子诊断	2019 年度
85	任志刚	内分泌科	北京大学第一医院	内分泌	2019 年度
86	贾仁峰	泌尿外科	上海市第一人民医院	男科	2019 年度
87	蔡　懿	放射科	中山大学肿瘤防治中心	影像科	2019 年度
88	王蕾蕾	肝胆外科	陆军军医大学第一附属医院	肝胆护理	2019 年度
89	李海停	神经内科二病区	中国医学科学院北京协和医院	神经内科	2019 年度
90	姜剑魁	手外科、足踝外科	上海市同济医院	足踝外科	2019 年度
91	薛　军	核医学科	青岛市中心医院	核医学科	2019 年度
92	苏　伟	CT 检查科	上海长征医院	影像科	2019 年度
93	张　建	肝胆外科	日本湘南镰仓综合病院	肝胆外科	2019 年度
94	张　辉	全科医学科	山东省立医院	呼吸内科	2019 年度
95	李文文	呼吸内科一病区	中日友好医院	睡眠监测	2019 年度
96	宋泽杨	结直肠肛肠外科	浙江大学医学院附属邵逸夫医院	疼痛护理	2019 年度
97	赵丽娟	眼科	英国皇家自由医院	眼科	2019 年度
98	史济洲	儿外科	山东大学齐鲁医院	儿外科	2019 年度
99	李曙光	泌尿外科	济南千佛山医院	肾移植	2019 年度
100	赵庆侠	东营市血液净化中心	山东省护理协会	血透专科护士	2019 年度
101	潘国政	肝胆外科	陆军军医大学第一附属医院	腹腔镜	2019 年度
102	孙　璐	口腔科	济南市口腔医院	儿童口腔医学	2020 年度
103	李云飞	心脏外科 & 血管外科	广东省人民医院	心外 ICU	2020 年度
104	杜　鑫	心脏外科 & 血管外科	广东省人民医院	心外科	2020 年度
105	赵　阳	麻醉手术科	广东省人民医院	心外科手术室	2020 年度
106	王　赛	心血管内科一病区	首都医科大学附属北京安贞医院	心律失常介入诊疗	2020 年度
107	段文丽	麻醉手术科	天津医科大学肿瘤医院	手术室护理	2020 年度
108	王　鹏	肝胆外科	解放军总医院	肝胆外科	2020 年度
109	牛菲菲	产科一病区	山东省立医院	妇科	2020 年度
110	周　丹	儿童康复保健科	山东大学齐鲁儿童医院	康复科	2020 年度
111	刘　明	麻醉手术科	山东省立医院	手术室护理	2020 年度
112	吕梁川	中医科	湖南省中医药研究院附属医院	乔氏正骨手法	2020 年度
113	吴涛涛	急诊科	北京协和医院 / 北京大学人民医院	急诊急救	2020 年度
114	徐　敏	神经重症监护病区	山东省立医院	科研设计、数据分析	2020 年度
115	樊晓光	重症医学科	北京协和医院	内科 ICU	2020 年度
116	刘金博	肾内科	河北医科大学第四医院	肾内科	2020 年度
117	楚云超	疼痛科	山东省医学影像学研究所	肌骨超声	2020 年度
118	燕小飞	肿瘤科一病区	北京大学第三医院	放疗粒子植入	2020 年度
119	王林林	营养科	新疆维吾尔自治区人民医院	营养科	2020 年度
120	徐培生	结直肠肛肠外科	河北医科大学第四医院	普外科	2020 年度
121	葛登峰	口腔科	山东大学口腔医院	口腔种植	2020 年度
122	黄松松	儿外科	山东大学齐鲁儿童医院	儿外科	2020 年度

序号	姓名	科室	进修院校	进修专业	进修年度
123	冯　佳	儿科一病区	浙江大学医学院附属儿童医院	新生儿科	2020 年度
124	刘世雷	心血管内科一病区	山东省千佛山医院	心内科	2020 年度
125	王　惠	儿科二病区	山东省立医院	儿内科	2020 年度
126	丁鹏鹏	乳腺甲状腺外科	湖南省肿瘤医院	乳腺肿瘤整形科	2020 年度
127	单连良	手外科、足踝外科	山东省立医院	创伤骨科	2020 年度
128	侯亚楠	儿科一病区	中国康复医学会	儿科康复	2020 年度
129	李　强	妇科一病区	山东大学齐鲁医院	妇科	2020 年度
130	程盼盼	神经外科一病区	中国康复医学会	吞咽	2020 年度
131	朱忠鹏	肿瘤科二病区	中国医学科学院肿瘤医院	肿瘤放疗	2020 年度
132	华　龙	放射治疗中心	中国医学科学院肿瘤医院	放射物理	2020 年度
133	黄诗玫	检验科	北京大学第一医院	真菌	2020 年度
134	路建宽	血管介入科	青岛大学附属医院	粒子植入	2020 年度
135	赵丽姝	重症医学科	浙江省人民医院	重症医学	2020 年度
136	宋琳娜	神经康复科	中国康复医学会	心肺康复护理专科护士	2020 年度
137	吴学洁	科教科	解放军总医院第四医学中心	实验室管理	2020 年度
138	王　双	科教科	解放军总医院第四医学中心	实验室管理	2020 年度
139	李　敏	神经内科一病区	四川大学华西医院	神经内科	2020 年度
140	徐从健	心血管内科二病区	上海交通大学医学院附属仁济医院	心内科	2020 年度
141	曹中慧	神经内科二病区	首都医科大学宣武医院	神经内科护理	2020 年度
142	张山山	全科医学科	上海市第六人民医院	内分泌科	2020 年度
143	王松龄	手外科、足踝外科	山东大学第二医院	手足外科	2020 年度
144	唐天萍	神经内科一病区	首都医科大学宣武医院	神经内科	2020 年度
145	任凤丽	烧伤整形美容科	山东省立医院	整形美容外科	2020 年度
146	郭　壮	消化内科	山东大学齐鲁医院	消化内镜（超声）	2020 年度
147	刘相飞	心血管内科一病区	山东省千佛山医院	心导管室	2020 年度
148	公言伟	心血管内科一病区	首都医科大学附属北京安贞医院	射频消融	2020 年度
149	宋晓燕	妇产超声科	中山大学附属第三医院	超声科	2020 年度
150	盖纳纳	耳鼻喉科	复旦大学附属眼耳鼻喉科医院	眼耳鼻喉护理	2020 年度
151	李　霜	呼吸内科二病区	上海交通大学医学院附属瑞金医院	呼吸科	2020 年度
152	李　丽	麻醉复苏室	首都医科大学北京同仁医院 / 中国人民解放军总医院	麻醉专科护士	2020 年度
153	何萌萌	内分泌科	中华护理学会	糖尿病护理专科护士	2020 年度
154	殷晓艳	呼吸与危重症医学科一病区	中华护理学会	呼吸专科护士	2020 年度
155	张玉玲	神经外科二病区	山东省护理学会	神经科护理专科护士	2020 年度
156	李大维	神经康复科	天津医科大学总医院	康复医学	2020 年度
157	贾　娇	耳鼻喉科	中华护理学会	耳鼻咽喉头颈外科专科护士	2020 年度
158	程晓飞	肿瘤科二病区	中国人民解放军总医院第五医学中心	肿瘤专科护士	2020 年度
159	范元翠	肿瘤科一病区	中国人民解放军总医院第五医学中心	肿瘤专科护士	2020 年度
160	高小焕	肿瘤科三病区	中国人民解放军总医院第五医学中心	肿瘤专科护士	2020 年度
161	付建发	骨科康复科	广东省寰宇健康管理系统研究院	物理治疗	2020 年度
162	刘　慧	重症医学科	中日友好医院	ECMO 专修班	2020 年度
163	李　萍	超声检查科	上海复旦大学附属中山医院	经食管心超	2020 年度
164	刘富欣	神经内科一病区	中华护理学会	神经科护理专科护士	2020 年度
165	师鲁静	胃肠外科	山东省立医院	腹壁疝	2020 年度
166	李国强	关节外科	北京大学第三医院	运动医学	2020 年度
167	崔华安	创伤骨科	济南市第三人民医院	创伤骨科	2020 年度
168	陈荔荔	心电图室	山东省立医院	动态心电图	2020 年度
169	高　洋	超声检查科	山东省立医院	超声诊疗	2020 年度
170	秦凤金	生殖医学科	上海市第一妇婴保健院	胎儿医学	2021 年度
171	刘　欢	心血管内科二病区	山东省护理学会	心内科专科护士	2021 年度
172	李余玲	创伤骨科	山东省护理学会	骨科专科护士	2021 年度
173	李林洁	中医科	福建中医药大学附属康复医院	肿瘤康复	2021 年度
174	杨丹丹	血液内科	北京大学人民医院	造血干细胞移植	2021 年度
175	张晓华	儿童康复保健科	四川大学华西医院	经颅磁刺激	2021 年度
176	李　鹏	甲状腺外科	浙江大学医学院附属第二医院	甲状腺	2021 年度

序号	姓名	科室	进修院校	进修专业	进修年度
177	高娜娜	甲状腺外科	天津医科大学肿瘤医院	乳腺甲状腺护理	2021 年度
178	陈情情	儿科三病区	首都医科大学附属北京儿童医院	儿童呼吸及过敏反应	2021 年度
179	张兆龙	重症医学科	中日友好医院	重症医学科	2021 年度
180	郭立宏	西郊医院	山东省立医院西院	内镜专业	2021 年度
181	褚耀南	心外科	武汉亚洲心脏病医院	先心介入诊疗	2021 年度
182	孙旭辉	儿科门诊	山东大学齐鲁儿童医院	哮喘中心	2021 年度
183	王　哲	肝胆外科	山东大学齐鲁医院	护理管理	2021 年度
184	彭　锦	重症医学科	山东大学齐鲁医院	重症医学科	2021 年度
185	孙一凡	儿科门诊	烟台毓璜顶医院	PICU、变态反应	2021 年度
186	潘国政	肝胆外科	山东省第一医科大学第一附属医院	肝胆外科临床及基础研究	2021 年度
187	李　红	心血管内科监护室	山东省护理学会	心内科专科护士	2021 年度
188	韩　雪	全科医学科	北京大学第三医院	消化内科	2021 年度
189	王双双	麻醉手术科	中国医学院阜外医院	心血管外科手术配合与护理	2021 年度
190	丁　涛	脊柱外科	陆军军医大学第二临床医学院	脊柱外科	2021 年度
191	刘国强	血液内科	山东大学齐鲁医院	血液内科	2021 年度
192	王　椋	血液内科	天津血研所	造血干细胞移植	2021 年度
193	李晓鹏	理疗科	山东省千佛山医院	睡眠医学	2021 年度
194	林岩玲	神经内科	北京协和医院	神经内科	2021 年度
195	杨胜烨	皮肤科	山东省千佛山医院	皮肤镜	2021 年度
196	王明鑫	头颈血管外科	山东省立医院	血管外科	2021 年度
197	苟俊芳	口腔科	上海交通大学医学院附属第九人民医院	口腔颌面科	2021 年度
198	史济洲	儿外科	山东第一医科大学附属省立医院	小儿外科	2021 年度
199	王　刚	泌尿外科	山东第一医科大学附属省立医院	泌尿外科	2021 年度
200	张杉杉	内分泌科	山东省千佛山医院	内分泌	2021 年度
201	史莉莉	儿科一病区	中国人民解放军总医院第七医学中心	新生儿科	2021 年度
202	冯　涛	呼吸与危重症医学科	山东省千佛山医院	呼吸内科	2021 年度
203	李红星	神经外科二病区	山东大学齐鲁医院	神经外科	2021 年度
204	赵东晓	全科医学科	中华护理协会	老年病科	2021 年度
205	胡田田	老年病科	中华护理协会	老年病科	2021 年度
206	姜玫玲	产科一病区	中华护理协会	产科专科护士	2021 年度
207	王璐璐	脊柱外科	山东大学齐鲁医院	脊柱外科	2021 年度
208	赵　静	产科二病区	中华护理协会	产科专科护士	2021 年度
209	徐伟民	麻醉手术科	山东千佛山医院	麻醉学	2021 年度
210	祝家彬	呼吸与危重症医学科一病区	北京大学第一医院	气管镜高级培训	2021 年度
211	车　磊	麻醉手术科	中国医学科阜外医院	麻醉学	2021 年度
212	郝兴亮	呼吸与危重症医学科一病区	山东大学齐鲁医院	气管镜	2021 年度
213	付　青	眼科	温州医科大学附属视光医院	视光中心	2021 年度
214	王慧丛	皮肤科	中国医学科学院皮肤病医院	皮肤科	2021 年度
215	刘美华	儿科二病区	山东大学齐鲁儿童医院	重症儿科	2021 年度
216	褚光旭	神经外科一病区	中日友好医院	神经外科	2021 年度
217	杨志杰	神经康复科	青岛大学附属医院	康复	2021 年度
218	成爱霞	神经康复科	山东大学齐鲁医院	康复医学	2021 年度
219	刘　帅	妇产超声科	山东省妇幼保健院	影像科	2021 年度
220	王大龙	麻醉手术科	山东大学齐鲁医院	麻醉手术科	2021 年度
221	杨　勇	儿科门诊	山东大学齐鲁儿童医院	哮喘中心	2021 年度
222	崔　伟	超声检查科	山东大学齐鲁医院	心脏超声（诊断）	2021 年度
223	邓　尧	风湿免疫科	上海交通大学医学院附属仁济医院	风湿免疫科	2021 年度
224	刘梅梅	儿科二病区	山东省立医院	儿童重症	2021 年度
225	张丙金	儿科一病区	山东大学齐鲁医院	新生儿重症监护	2021 年度
226	蒋　文	关节外科、运动医学科	北京大学第三医院	运动医学护理	2021 年度
227	田文娟	呼吸与危重症医学科一病区	山东省护理学会	呼吸护理	2021 年度
228	张真真	儿童康复保健科	齐鲁儿童医院	儿童康复	2021 年度
229	徐教邦	肝胆外科	解放军总医院第一医学中心	肝胆胰外科医学部	2021 年度
230	胡　健	生殖医学科	北京大学第三医院	生殖医学科	2021 年度
231	初薇薇	神经康复科	中国康复医学会	吞咽专科护士	2021 年度

序号	姓名	科室	进修院校	进修专业	进修年度
232	葛维鹏	疼痛科	山东大学齐鲁医院	疼痛科	2021 年度
233	邵　瑞	神经重症监护病区	首都医科大学附属北京天坛医院	神经病学中心	2021 年度
234	陈　威	血管介入科	上海交通大学医学院附属第九人民医院	血管介入	2021 年度
235	郝丽敏	重症医学科	北京协和医院	重症医学科	2021 年度
236	栾　森	肾内科	山东省千佛山医院	肾内科	2021 年度
237	李睿弢	放射科	山东大学齐鲁医院	放射科	2021 年度
238	李　燕	麻醉手术科	中华护理学会	手术室专科护士	2021 年度
239	刘　健	重症医学科	郑州大学第二附属医院	ECMO 培训	2021 年度
240	彭　锦	重症医学科	郑州大学第二附属医院	ECMO 培训班	2021 年度
241	王树凯	肿瘤科一病区	中国医学科学院肿瘤医院	放射治疗	2021 年度
242	徐娜娜	麻醉复苏室	中华护理学会	麻醉专科护士	2021 年度
243	孙宁波	心脏外科 & 血管外科	武汉市亚洲心脏病医院	先心病介入诊治专业	2021 年度
244	纪树婷	结直肛肠外科	山东国际造口治疗师学校	山东国际造口治疗师	2021 年度
245	王晓萌	妇产超声科	青岛市妇女儿童医院	特检科	2021 年度
246	常垚垚	核医学	山东大学齐鲁医院	核医学	2021 年度
247	许欣欣	神经重症医学科	华西医院（护理专业）	神经 ICU	2021 年度
248	王新诚	重症医学科	中日友好医院	ICU	2021 年度
249	刘　钊	烧伤与创面修复科	解放军总医院第四医学中心	烧伤整形医学部	2021 年度
250	焦　凯	心血管内科一病区	复旦大学附属中山医院	心导管	2021 年度
251	秦　峰	脊柱外科	陆军军医大学第二临床医学院	脊柱外科	2021 年度
252	张　宁	感染病科一病区	中山大学附属第三医院	感染病专科护士	2021 年度
253	刘明燕	急诊科	浙江大学医学院附属邵逸夫医院	伤口 / 造口高级临床专科	2021 年度
254	王蓓蓓	内分泌	山东大学齐鲁医院	内分泌科	2021 年度
255	张　雯	消化内科	山东大学齐鲁医院	消化动力医学	2021 年度
256	崔振芹	消化内科	山东大学齐鲁医院	消化内镜医学	2021 年度
257	刘　健	重症医学科	郑州大学第二附属医院	ECMO 培训	2021 年度
258	彭　锦	重症医学科	郑州大学第二附属医院	ECMO 培训	2021 年度
259	孙勇军	胃肠外科	东部战区总医院	普通外科	2021 年度
260	刘　娟	胃肠外科	青岛大学附属医院	普通外科护理	2021 年度
261	叶胜强	放射科	山东省立医院	影像科（乳腺钼靶室）	2021 年度
262	程乐艳	产科一病区	江苏省人民医院	生殖中心	2021 年度
263	王秀云	产科一病区	江苏省人民医院	生殖中心	2021 年度
264	姚建园	中医科	中华护理学会	中医护理专科护士	2021 年度
265	唐培红	生殖医学科	江苏省人民医院	生殖中心实验室	2021 年度
266	亓福明	泌尿外科	江苏省人民医院	生殖中心实验室	2021 年度
267	公维义	CT 检查科	中国医学科学院阜外医院	放射	2021 年度
268	安　然	呼吸与危重症医学科二病区	山东省胸科医院	气管镜	2021 年度
269	田向文	产科	山东省立医院	产科	2021 年度
270	刘　杨	神经外科一病区	山东省护理学会	神经科护理专科护士	2021 年度
271	王增娜	神经内科二病区	山东省护理学会	神经科护理专科护士	2021 年度
272	孙丽丽	神经内科一病区	山东省护理学会	神经科护理专科护士	2021 年度
273	王一雯	神经重症监护病区	山东省护理学会	重症护理专科护士	2021 年度
274	卢　俊	PET/CT 检查科	上海市胸科医院	核医学	2021 年度
275	赵傲寒	麻醉手术科	中国医学科学院阜外医院	心血管外科手术配合与护理	2021 年度
276	王　飞	眼科	山东省立医院	眼科医学科研	2021 年度
277	胡国鑫	急诊科	山东大学齐鲁医院	急诊医学	2021 年度
278	王记硕	急诊科	中华护理学会	急诊急救专科护士	2021 年度
279	郑玲玲	心血管内科二病区	中国医学院阜外医院	超声二科	2021 年度
280	王　霞	心外科 & 血管外科	山东省立医院	心外科体外循环	2021 年度
281	李亚红	国际特需医疗部	山东大学齐鲁医院	全科医学	2021 年度
282	赵汝栋	关节外科、运动医学科	山东省立医院	关节外科	2021 年度
283	刘文虎	神经内科三病区	上海长海医院	神经介入	2021 年度
284	杨金辉	泌尿外科一病区	苏州大学附属第二医院	泌尿外科	2021 年度
285	孙　迪	心血管内科一病区	齐鲁医院	心脏康复	2021 年度
286	王文斐	CT 检查科	山东省肿瘤医院	放射诊断	2021 年度

序号	姓名	科室	进修院校	进修专业	进修年度
287	王庆强	眼科	山东省立医院	眼视光	2022 年度
288	杨鑫鑫	生殖医学科	郑州大学第一附属医院	产前诊断	2022 年度
289	孙　娜	生殖医学科	山东省立医院	产前诊断	2022 年度
290	郭　壮	消化内科	山东大学齐鲁医院	消化内镜医学科研	2022 年度
291	涂　珊	口腔科	华西口腔医院	口腔护理	2022 年度
292	刘文龙	泌尿外科	北京清华长庚医院	经皮肾镜技术	2022 年度
293	郑鹏飞	急诊科	华西医院	急诊科护理	2022 年度
294	郭凤霞	急诊科	华西医院	急诊科护理	2022 年度
295	王希超	乳腺甲状腺外科	中国医学科学院肿瘤医院	乳腺外科	2022 年度
296	周新军	结直肠肛肠外科	中国医学科学院肿瘤医院	结直肠外科	2022 年度
297	李双双	口腔科	山东省口腔医院	牙周病	2022 年度
298	于　玲	神经内科一病区	复旦大学附属华山医院	神经内科	2022 年度
299	李耀佩	心导管室	山东大学齐鲁医院	导管室	2022 年度
300	李志业	烧伤与创面修复科	中国人民解放军总医院第四医学中心	烧伤危重护理	2022 年度
301	李洪涛	胃肠外科	复旦大学中山医院	内镜中心	2022 年度
302	杜晓军	眼科	北京同仁医院	眼底内科	2022 年度
303	宋青青	超声检查科	山东省立医院	超声	2022 年度
304	李康康	麻醉手术科	中国医学科学院阜外医院	心血管外科手术配合与护理	2022 年度
305	王国华	骨科康复科	东南大学附属中大医院	康复医学	2022 年度
306	徐娜娜	麻醉复苏室	中华护理学会	麻醉专科护士	2022 年度
307	冯亚佩	生殖医学科	江苏省人民医院	辅助生殖技术（实验室）	2022 年度
308	张　磊	风湿免疫科	南京鼓楼医院	风湿免疫	2022 年度
309	李瑞力	神经重症监护病区	北京宣武医院	神经重症	2022 年度
310	王　鹏	脊柱外科	北京市神经外科研究所（北京天坛医院）	神经电生理	2022 年度
311	赵　凯	血液内科	北京高博博仁医院	CAT-T 细胞免疫疗法	2022 年度
312	刘力中	神经康复科	中山大学附属第三医院	康复医学	2022 年度
313	张馨历	乳腺甲状腺外科	湖南省肿瘤医院	乳腺整形护理	2022 年度
314	吴桂平	神经重症监护病区	苏州大学附属第一医院	颈脑血管超声	2022 年度
315	王　艳	超声检查科	北京儿童医院	小儿超声	2022 年度
316	高　圆	麻醉手术科	四川大学华西医院	胸外科手术室护理	2022 年度
317	刘　杨	神经外科一病区	山东省护理学会（齐鲁医院）	神经科护理专科护士	2022 年度
318	王增娜	神经内科二病区	山东省护理学会（齐鲁医院）	神经科护理专科护士	2022 年度
319	孙丽丽	神经内科一病区	山东省护理学会（山大二院）	神经科护理专科护士	2022 年度
320	王一雯	神经重症监护病区	山东省护理学会（齐鲁医院）	重症护理专科护士	2022 年度
321	倪　周	心导管室	山东大学齐鲁医院	导管室	2022 年度
322	王真真	呼吸与危重症医学科一病区	山东省护理学会（专科护士）	呼吸科护理	2022 年度
323	崔福霞	急诊重症监护室	南京鼓楼医院	EICU 护理	2022 年度
324	李　臻	心血管内科三病区	山东省立医院	超声诊疗技术	2022 年度
325	曹　婧	妇产超声科	北京安贞医院	胎儿心脏超声	2022 年度
326	牟　林	重症医学科	郑州大学第二附属医院	ECMO 培训班	2022 年度
327	孙瑞佳	重症医学科	郑州大学第二附属医院	ECMO 培训班	2022 年度
328	张　杰	乳腺甲状腺外科	山东省护理学会（聊城市人民医院）	个案管理师	2022 年度
329	张　璐	保健病区	山东省护理学会（第四期老年护理专科护士）	老年护理专科护士	2022 年度
330	丁晓田	全科医学科	山东省护理学会（第四期老年护理专科护士）	老年护理专科护士	2022 年度
331	卢朝辉	消化内科一病区	河南省中医院	内镜下诊疗	2022 年度
332	曹中慧	神经内科二病区	山东省护理学会	老年护理专科护士	2022 年度
333	张亚清	肿瘤科一病区	山东省护理学会	老年护理专科护士	2022 年度
334	张　丽	神经康复科	山东省护理学会	老年护理专科护士	2022 年度
335	安　娜	妇科二病区	中山大学孙逸仙纪念医院	妇科肿瘤	2022 年度
336	单连良	手外科、足踝外科	南方医科大学第三附属医院	足踝外科、创伤骨科	2022 年度
337	崔　萍	生殖医学科	山东省妇幼保健院	产前筛查与诊断	2022 年度
338	田　群	儿科一病区	中华医学会	新生儿专科护士	2022 年度
339	徐慧琳	口腔科	上海交通大学附属第九人民医院	口腔颌面外科	2022 年度
340	张蒙蒙	口腔科	复旦大学附属中山医院	口腔种植	2022 年度
341	赵景芝	心血管内科监护室	山东省护理学会	心内科专科护士	2022 年度

序号	姓名	科室	进修院校	进修专业	进修年度
342	李　娜	心血管内科一病区	山东省护理学会	心内科专科护士	2022 年度
343	王娟娟	肿瘤科二病区	山东省护理学会	肿瘤专科护士	2022 年度
344	陈莲莲	心血管内科二病区	山东省护理学会	心内科专科护士	2022 年度
345	姚建园	中医科	山东省护理学会	中医专科护士	2022 年度
346	巴艳婷	血液净化中心	山东大学第二医院	CRRT 培训班	2022 年度
347	刘　健	儿童康复保健科	省残联	康复治疗学	2022 年度
348	王俊博	儿童康复保健科	省残联	康复治疗学	2022 年度
349	张　杰	乳腺甲状腺外科	山东省聊城市人民医院	乳腺肿瘤	2022 年度
350	左　琳	神经外科二病区	聊城人民医院	个案管理师	2022 年度
351	高　健	体检中心	山东省职业卫生与职业病防治研究所	职业病	2022 年度
352	曲小燕	中医科	中华护理学会	中医专科护士	2022 年度
353	明　佳	检验科	北京大学第一医院	自身抗体检测	2022 年度
354	李文雪	病理科	北京中日友好医院	病理	2022 年度
355	王传海	呼吸与危重症医学科一病区	北京中日友好医院	RICU	2022 年度
356	董　亮	超声检查科	山东省立医院	超声诊断	2022 年度
357	陈谭昇	感染病科	上海交大瑞金医院	感染病	2022 年度
358	李福芹	神经内科二病区	复旦大学附属华山医院	护理	2022 年度
359	曲俊龙	骨科康复科	四川省人民医院	康复专业	2022 年度
360	林阳阳	血液内科一病区	中国医学科学院血液病医院	异体抑制护理	2022 年度
361	王小龙	心脏外科 & 血管外科	山东大学齐鲁医院	心外介入	2022 年度
362	信千千	心血管内科	山东大学齐鲁医院	心脏康复	2022 年度
363	张晓宁	肾内科	山东大学齐鲁医院	肾内科	2022 年度
364	李方华	肿瘤科三病区	北京协和医院	肿瘤内科	2022 年度
365	孙敬晖	皮肤科	中国医学科学院皮肤病医院	皮肤病理、皮肤美容	2022 年度
366	樊晓光	重症医学科	郑州大学第二附属医院	ECMO 培训班	2022 年度
367	于　伟	体检中心	山东省癌症中心	慢病健康管理－癌症筛查与早诊	2022 年度
368	陈　静	疼痛科	河南省肿瘤医院	疼痛护理	2022 年度
369	冯成飞	神经康复科	江苏省人民医院	神经康复	2022 年度
370	刘聪聪	检验科	北京积水潭医院	血凝学	2022 年度
371	高智超	麻醉复苏室	中华护理学会	麻醉科专科护士	2022 年度
372	王朦朦	血液净化中心	山东省护理学会	血液净化护理专科护士	2022 年度
373	李明伟	理疗科	武汉市第三医院	烧伤康复	2022 年度
374	刘志华	儿科一病区	山东第一医科大学附属省立医院	新生儿重症医学科	2022 年度
375	孟媛媛	神经内科	复旦大学附属华山医院	运动障碍	2022 年度
376	刘笑笑	重症医学科	四川大学华西医院	连续性肾脏替代治疗 CRRT	2022 年度
377	孙志明	麻醉手术科	阜外医院	麻醉学	2022 年度
378	牟立坤	神经外科	齐鲁医院	神经外科	2022 年度
379	程　飞	高压氧科	海军第 971 医院（青岛）	高压氧科	2022 年度
380	刘丽娜	消化内科	中国医学科学院肿瘤医院	内镜科	2022 年度
381	吕宝芳	麻醉手术科	山东省护理学会	手术室护理	2023 年度
382	游成杰	儿科二病区	齐鲁儿童医院	PICU	2023 年度
383	南　平	妇产科	上海妇幼保健院	妇科盆底	2023 年度
384	公　蕾	麻醉手术科	北京协和医院	妇科手术	2023 年度
385	汤立建	呼吸与危重症医学科二病区	天津医科大学医院	介入呼吸病学	2023 年度
386	杨光虎	重症医学科	郑州大学第二附属医院	ICU	2023 年度
387	纪　锴	内分泌科	天津医科大学医院	内分泌	2023 年度
388	汤海涛	乳腺甲状腺外科	天津市肿瘤医院	乳腺外科	2023 年度
389	金　鑫	创伤骨科	济南市中心医院	创伤骨科	2023 年度
390	张纯涛	重症医学科	山东中医药大学附属医院	中医护理	2023 年度
391	孔敏	神经内科一病区	千佛山医院	神经内科专科护士	2023 年度
392	王路云	儿科二病区	齐鲁医院	儿科专科护士	2023 年度
393	焦海妹	儿科一病区	复旦大学附属儿科医院	新生儿 NICU	2023 年度
394	贾凯璇	乳腺甲状腺外科	浙江大学医学院附属第二医院	甲状腺外科	2023 年度
395	薛　莹	肝胆外科	浙江大学医学院附属第二医院	肝胆胰外科	2023 年度

序号	姓名	科室	进修院校	进修专业	进修年度
396	蔡　波	乳腺甲状腺外科	浙江大学医学院附属第二医院	甲状腺外科	2023 年度
397	杨金鑫	放射科	齐鲁医院	放射科	2023 年度
398	刘道峰	口腔科	齐鲁医院	口腔颌面外科	2023 年度
399	曲小燕	中医科	广安门医院	中医护理	2023 年度
400	赵丽姝	重症医学科	齐鲁医院	体外膜肺氧合	2023 年度
401	郭　嘉	神经外科三病区（头颈血管外科）	齐鲁医院	缺血性脑血管病治疗	2023 年度
402	温晓星	呼吸与危重症医学科一病区	齐鲁医院	危重症医学治疗	2023 年度
403	房　涛	肿瘤科三病区	齐鲁医院	胸部放疗和 CT 引导下穿刺	2023 年度
404	梁相辰	关节外科 & 运动医学科	华山医院	运动医学	2023 年度
405	王秋予	儿科三病区	山东大学附属儿童医院	儿童呼吸介入	2023 年度
406	吕　娜	儿科三病区	山东大学附属儿童医院	儿童呼吸介入	2023 年度
407	杨鑫鑫	生殖医学科	山东大学附属生殖医院	宫腔镜	2023 年度
408	李雨馨	骨科康复科	东南大学附属中大医院	意大利筋膜治疗	2023 年度
409	魏长民	心血管内科三病区	首都医科大学附属北京安贞医院	心脏射频消融术	2023 年度
410	刘海霞	内分泌科	齐鲁医院	国际伤口治疗室	2023 年度
411	周　炜	超声检查科	山东省立医院	超声诊疗科	2023 年度
412	卢建芳	儿科门诊	山东省立医院	小儿重症医学科	2023 年度
413	刘　慧	儿科二病区	滨州医学院	科研进修	2023 年度
414	张兆龙	重症医学科	山东国际生物科技园发展有限公司	科研进修	2023 年度
415	申　伟	理疗科	山东中医药大学附属医院	小儿推拿	2023 年度
416	王庆强	眼科	北京同仁医院	科研进修	2023 年度
417	杜祎祎	神经外科	首都医科大学三博脑科医院	神经外科	2023 年度
418	郭彬彬	国际特需医疗部	中国中医科学院西苑医院	针灸	2023 年度
419	丁晓楠	口腔科	北京大学口腔医院	口腔颌面外科护理	2023 年度
420	宋　平	胃肠外科	山东省立医院	消化内镜	2023 年度
421	张　磊	风湿免疫科一病区	南京鼓楼医院	风湿免疫	2023 年度
422	吴彩云	心脏外科、血管外科	山大二院	CRRT	2023 年度
423	高淑艳	呼吸与危重症医学科二病区	天津医科大学总医院	呼吸内镜 PCCM 介入	2023 年度
424	刘燕岭	妇产超声科	齐鲁医院	妇产超声	2023 年度
425	刘艳玲	产科一病区	齐鲁医院	妇产科	2023 年度
426	衣明菁	心血管内科三病区	山东省护理学会（专科护士）	心内科	2023 年度
427	刘翠翠	心血管内科二病区	山东省护理学会（专科护士）	心内科	2023 年度
428	杨岩龙	麻醉手术科	复旦大学附属中山医院	手术室护理	2023 年度
429	陈佃梅	呼吸与危重症医学科一病区	青岛大学附属医院（专科护士）	护理	2023 年度
430	冯　雪	感染病科	复旦大学附属华山医院	感染病学	2023 年度
431	范树娥	心血管内科监护室	山东省千佛山医院	专科护士	2023 年度
432	彭　晓	心血管内科监护室	山东省千佛山医院	专科护士	2023 年度
433	朱香玲	心血管内科二病区	中南大学湘雅医院	心脏康复	2023 年度
434	付建发	骨科康复科	中山大学附属第一医院	脊柱疼痛康复诊疗技术研究和应用	2023 年度
435	张影影	儿科门诊	北京儿童医院	变态反应专科	2023 年度
436	崔雨盈	呼吸与危重症医学科一病区	山东省立第三医院	心肺康复护理	2023 年度
437	苏树霞	口腔科	上海交通大学附属第九人民医院	口腔正畸	2023 年度
438	李冲冲	肿瘤科三病区	山西太原	肿瘤深部热疗	2023 年度
439	赵飞飞	肿瘤科三病区	山东省立医院	消化内镜	2023 年度
440	薛立芳	超声检查科	山东省立医院	超声检查	2023 年度
441	王　霞	心脏外科 & 血管外科	武汉亚洲心脏病医院	体外循环	2023 年度
442	苏明明	内分泌科	济南省立医院	内分泌科	2023 年度
443	陈学娟	妇科一病区	复旦大学附属妇产科医院	妇产科	2023 年度
444	杨金辉	泌尿外科、男科	苏州大学附属第二医院	科研进修	2023 年度
445	曹雨薇	结直肠肛肠外科	广安门医院	肛肠科	2023 年度
446	王金龙	神经外科一病区	齐鲁医院	神经外科	2023 年度
447	樊晓光	重症医学科	山东国际生物科技园发展有限公司	科研进修	2023 年度
448	楚云超	疼痛科	滨州医学院	科研进修	2023 年度
449	李耀佩	心导管室	齐鲁医院	心血管基地培训	2023 年度

序号	姓名	科室	进修院校	进修专业	进修年度
450	苟文文	心血管内科一病区	齐鲁医院	心血管基地培训	2023 年度
451	张园园	心导管室	齐鲁医院	心血管基地培训	2023 年度
452	李星榕	心血管外科	齐鲁医院	心血管基地培训	2023 年度
453	张成帅	神经康复科一病区	滨州医学院	科研进修	2023 年度
454	储依蕃	麻醉复苏室	中华护理学会	专科护士	2023 年度
455	张风辉	儿外科	天津医院	小儿骨科	2023 年度
456	王子涛	神经重症监护病区	华西医院	呼吸治疗	2023 年度
457	王一雯	神经重症监护病区	苏州大学附属第一医院	颈脑血管超声	2023 年度
458	孟越越	全科医学科	山东省立医院	老年护理专科护士	2023 年度
459	胡树彬	保健病区老年病科	滨州医学院附属医院	老年护理专科护士	2023 年度
460	隋凯悦	针灸推拿科	无锡市中医医院	龙砂开阖六气针法	2023 年度
461	孔德璇	药学部	上海儿童医学中心	小儿用药	2023 年度
462	丁晓楠	口腔科	山东大学口腔医院	口腔专科护士	2023 年度
463	朱　腾	心血管内科	广东省人民医院	心冠脉介入	2023 年度
464	张晓宁	肾内科	山东大学齐鲁医院	肾内科	2023 年度
465	周　芳	国际特需医疗部	中心医院	老年病科	2023 年度
466	杨文强	神经康复科	复旦大学附属华山医院	康复科	2023 年度
467	王　芳	血液内科一病区	中国医学科学院血液病医院	骨髓移植护理	2023 年度
468	仲仕红	妇产超声科	青大附院西海岸分院	妇产超声	2023 年度
469	李石磊	肝胆外科	中国人民解放军东部战区总医院	普外科	2023 年度
470	宋桂珍	耳鼻喉科	济南市妇幼保健院	耳鼻喉科	2023 年度
471	孙宁波	心血管外科	山东大学附属儿童医院	血管瘤介入外科	2023 年度
472	温艳玲	耳鼻喉科	复旦大学附属耳鼻喉科医院	咽喉科	2023 年度
473	王玉琦	CT 检查科	北京大学第三医院	肿瘤放疗	2023 年度
474	徐宗风	输血科	解放军总医院	输血医学科	2023 年度
475	王　椋	血液内科	中国医科院血液病医院	临床试验研究者培训	2023 年度
476	刘腾飞	整形美容外科	中国医学科学院整形外科医院	颅颌面整形	2023 年度
477	张明慧	肾内科	济南市中心医院	肾内科	2023 年度
478	王　伟	超声检查科	山东省立医院	超声诊疗	2023 年度
479	王中伟	疼痛科	广州医科大学附属第二医院	疼痛	2023 年度
480	张龙云	超声检查科	北京大学第三医院	肌骨、介入超声	2023 年度
481	陈　岩	国际特需医疗部	复旦大学附属中山医院	内镜中心	2023 年度
482	张兆龙	重症医学科	山东省立医院	重症体外膜肺	2023 年度
483	赵汝栋	关节外科 & 运动医学科	山东第一医科大学附属医院	科研进修	2023 年度
484	刘浩月	药学部	中南大学湘雅医院	临床药师	2023 年度
485	孙晓辉	病理科	上海瑞金医院	病理	2023 年度
486	蔺　晨	呼吸与危重症医学科二病区	山东省公共卫生临床中心	呼吸内镜	2023 年度
487	张振玉	急诊科	山东省护理学会	急诊专科护士	2023 年度
488	刘焕娜	内分泌科	青岛大学附属医院	内分泌与代谢病	2023 年度
489	姜鸣宇	生殖医学科	国家卫健委科研所	男科实验室	2023 年度
490	张洪艳	病理科	复旦大学附属妇产科医院	病理学	2023 年度
491	张帅帅	麻醉手术科	广东省人民医院	麻醉学	2023 年度
492	陈　美	重症医学科	复旦大学附属中山医院	呼吸治疗	2023 年度
493	崔文娟	重症医学科	山东国际生物科技园发展有限公司	科研进修	2023 年度
494	张文敏	心脏外科、血管外科	华中科技大学同济医学院附属协和医院	中国体外生命支持培训基地	2023 年度
495	薛庆泽	乳腺甲状腺外科	滨州医学院附属医院	科研进修	2023 年度
496	赵玉林	儿童康复保健科	上海复旦大学附属儿童医院	儿童康复治疗	2023 年度
497	许家芳	神经重症监护病区	山东省护理学会	重症护理专科护士	2023 年度
498	张秀婷	儿科二病区	山东第一医科大学附属医院省立医院	儿科专科护士	2023 年度
499	孙丽芳	儿科三病区	山东第一医科大学附属医院省立医院	儿科专科护士	2023 年度
500	袁晓英	血液净化中心	东南大学附属中大医院	肾脏病专业	2023 年度
501	胡　瑞	胸外科	上海市胸科医院	胸外科	2023 年度
502	于黎明	消化内科	浙江大学医学院附属邵逸夫医院	炎症性肠病	2023 年度

学历学位教育管理

（一）学历学位教育。医院鼓励职工参加在职研究生学历、学位教育，与医院签订培养协议，明确双方的权利、义务、待遇、服务期限、违约责任等。医院设立奖学金，根据参加培训人员学习结束后的考评情况，给予适当奖励。

2019—2023年医院学历学位教育人员一览表

序号	科室	姓名	现学历
1	老年工作科	赵兰玉	本科
2	急诊科	王　松	本科
3	急诊科	丁继江	本科
4	急诊科	薄友玲	本科
5	住院部－登记室	孙志红	本科
6	儿科一病区	梁淑敏	本科
7	肿瘤科二病区	宋文军	本科
8	药学部－住院药房	杨　燕	本科
9	心脏外科、血管外科	周文红	本科
10	西郊院区内科	侯颖然	本科
11	产科二病区	董聪聪	本科
12	后勤管理服务中心	张慧明	大专
13	针灸推拿科	张嘉璐	本科
14	全科医学科	刘赟石	本科
15	药学部	刁怀保	本科
16	神经重症监护病区	李　妍	医学硕士
17	妇科二病区	单梦蕾	本科
18	急诊科	王　亚	本科
19	儿科门诊	卢建芳	本科
20	基建科	刘春凯	本科
21	皮肤科	谢凯悦	本科
22	门诊药房	庄凌燕	本科
23	肿瘤二病区	张　建	本科
24	基建科	汪　哲	本科
25	儿科三病区	王　宁	本科
26	儿科一病区	刘　聪	本科
27	基建科	刘　伟	大专
28	检验科	张　岩	大专
29	肝胆外科	林　晓	本科
30	肝胆外科	杨立媛	本科
31	儿科三病区	单潇潇	本科
32	介入诊疗中心	王在晨	本科
33	药学部－静脉用药调配中心	夏刚波	本科
34	消毒供应中心	李付德	本科
35	消毒供应中心	王文奇	本科
36	督查办公室	姚　凯	本科
37	重症医学科	马利敏	硕士
38	泌尿外科一病区	杨金辉	博士
39	安全科	胡　静	本科
40	心血管内科二病区	刘翠翠	本科
41	心血管内科一病区	穆子雯	本科
42	耳鼻喉科	涂　珊	本科
43	儿童康复保健科	贾晓辉	本科
44	科教科	由法平	博士
45	儿科三病区	杨小雨	本科
46	儿科门诊	李雪薇	本科
47	放射科	郭庆龙	本科
48	基建科	谢计宝	本科
49	感染病科	刘莹莹	本科
50	检验科	曹子一	本科

序号	科室	姓名	现学历
51	神经重症监护病区	张明杰	本科
52	药学部	朱月阳	本科

（二）卓越医师、医技人员培养计划。按照医院人才培养计划，创新开展学历学位教育。2019年制定实施《卓越医师培养计划（硕升博）》《医护技人员能力提升及内训师培养方案（本升硕）》，通过理论授课、科研工作坊训练、专业导师一对一培养等系统性教学，2020–2023年培养100名具有博士研究生所要求的基础理论和专业知识的卓越医师和200名符合硕士专业知识与技能要求的医、技、护人才。首批33名“硕升博”学员顺利结业，14人参与亚专科带头人评选，发表SCI论文15篇，中文核心期刊26篇，参与或主持省级以上项目5项，医学人才素养显著提升。遴选青年科研型人才培养对象17名，并给予重点培养扶持。选拔考核第二、三批专业技术人员能力提升培养项目硕升博67名、本升硕134名，系统提升专业技术人员整体素质。培养35名内训师，设计开发7门精品课程。

第一批卓越医师培养计划（硕升博）人员一览表

序号	所在科室	学员姓名
1	神经重症监护病区	徐　敏
2	心血管内科二病区	刘世雷
3	心血管内科一病区	刘相飞
4	手外科、足踝外科	单连良
5	妇科	李　强
6	烧伤美容整形外科	任凤丽
7	重症医学科	彭　锦
8	呼吸与危重症医学科	冯　涛
9	肝胆外科	潘国政
10	磁共振检查科	许　蕾
11	头颈血管外科	王明鑫
12	血液内科	刘国强
13	泌尿外科	王　刚
14	风湿免疫科	高照猛
15	神经外科	李红星
16	内分泌科	张杉杉
17	儿外科	史济洲
18	脊柱外科	王璐璐
19	麻醉手术科	徐伟民
20	呼吸与危重症医学科	郝兴亮
21	儿科一病区	张丙金
22	神经内科	成爱霞
23	麻醉手术科	王大龙
24	内分泌科	王蓓蓓
25	重症医学科	胡国鑫
26	消化内科	崔振芹
27	消化内科	张　雯
28	放射科	李睿哎
29	产科	田向文
30	眼科	王　飞
31	烧伤整形美容外科	辛志明
32	眼科	王庆强
33	消化内科	郭　壮

第二批卓越医师培养计划（硕升博）人员一览表

序号	所在科室	学员姓名
1	感染病科	冯　雪
2	神经康复科一病区	张成帅
3	皮肤科	李　娟

序号	所在科室	学员姓名
4	血液内科二病区	韩　芳
5	烧伤与创面修复科	刘　钊
6	关节外科	张金龙
7	放射科	赵松波
8	脊柱外科	刘文军
9	儿科一病区	刘志强
10	神经内科三病区	胡耀芝
11	耳鼻喉科	于　鲲
12	心血管内科	宋小争
13	磁共振检查科	罗树彬
14	重症医学科	洪树坤
15	呼吸与危重症医学科二病区	王世寿
16	儿科二区	王雷生
17	儿科一病区	单桂莲
18	神经外科三病区	郭　嘉
19	胃肠外科	马　杰
20	泌尿外科	刘文龙
21	呼吸与危重症医学科一病区	李　霜
22	中医科	燕欣朋
23	消化内科二病区	杨　旋
24	CT 检查科	王文斐
25	乳腺甲状腺外科	丁鹏鹏
26	胸外科	王　宁
27	检验科	牟佩佩
28	神经内科一病区	吕在刚
29	骨科康复科	牛余贵
30	风湿免疫科	邓　尧
31	结直肠肛肠外科	李永生
32	肝胆外科	张　建

第三批卓越医师培养计划（硕升博）人员一览表

序号	所在科室	学员姓名
1	呼吸与危重症医学科一病区	纪艳荣
2	儿科一病区	刘志华
3	皮肤科	王慧丛
4	呼吸与危重症医学科二病区	汤立建
5	创伤骨科	金　鑫
6	关节外科、运动医学科	李国强
7	儿科二病区	刘　慧
8	神经康复科	李大维
9	儿科三病区	卢　燕
10	神经外科一病区	牟立坤
11	神经内科一病区	刘文虎
12	神经外科一区	王金龙
13	心血管外科	李　莉
14	神经内科三病区	唐天萍
15	重症医学科	刘　健
16	脊柱外科	丁　涛
17	胸外科	秦　浩
18	神经外科二病区	刘贻哲
19	神经重症监护病区	徐　娟
20	胃肠外科	孙大伟
21	胃肠外科	宋　平
22	消化内科一病区	陈新波
23	乳腺甲状腺外科	李　鹏
24	检验科	陈慧锦
25	中医科	吕梁川

序号	所在科室	学员姓名
26	检验科	李贞贞
27	肝胆外科	徐教邦
28	重症医学科	牟　林
29	乳腺甲状腺外科	薛庆泽
30	重症医学科	张兆龙
31	结直肠肛肠外科	周新军
32	泌尿外科	贾仁峰
33	风湿免疫科	徐　建

第一批医护技人员能力提升及内训师培养方案（本升硕）人员一览表

序号	所在科室	学员姓名
1	儿童康复保健科	于　朋
2	疼痛科	王中伟
3	病理科	王晓阳
4	放射科	叶胜强
5	全科医学科	田美丽
6	PET/CT 检查科	付忠义
7	儿科一病区	冯　佳
8	心电图室	吕雪雪
9	麻醉手术科	刘　克
10	耳鼻喉科	刘素娟
11	胃肠外科	孙勇军
12	CT 检查科	苏　伟
13	高压氧科	杜春丽
14	急诊科	杨亚东
15	风湿免疫科	杨西瑞
16	妇产超声科	宋晓燕
17	产科三病区	初国艳
18	麻醉手术科	张帅帅
19	急诊科	张志豪
20	麻醉手术科	张俊龙
21	心脏外科血管外科	张海龙
22	结直肠肛肠外科	孟繁春
23	急诊科	寇赛赛
24	心血管内科	葛传军
25	妇科二病区	焦艳妮
26	CT 检查科	缪李信
27	儿科三区	魏杰男
28	CT 检查科	王玉强
29	急诊科	崔　涛
30	神经内科三病区	钟孟飞
31	心血管内科一病区	钱均凤
32	血管介入科	张晓飞
33	儿童康复保健科	刘　建
34	药学部	王晓晨
35	药学部	王　静
36	骨科康复科	付建发
37	检验科	刘聪聪
38	放射治疗中心	李　伟
39	针灸科 & 理疗科	李明伟
40	党委办公室	吴　丹
41	病理科	张文静
42	检验科	张炎芳
43	药学部	夏德刚
44	输血科	徐宗凤
45	生殖医学科	崔　萍
46	护理部	薄友玲

序号	所在科室	学员姓名
47	公共卫生科	曲兰英
48	麻醉手术科	钟梦霞
49	心血管内科监护室	王 建
50	医院感染管理部	王海生
51	呼吸与危重症一病区	王 超
52	护理部	王聪聪
53	肝胆外科	王蕾蕾
54	烧伤与创面修复科	兰俊英
55	内镜中心	李文智
56	护理部	李娟娟
57	重症医学科	李淑媛
58	急诊科	吴涛涛
59	血液净化中心	张冰洁
60	儿科一病区	张 杨
61	急诊科	苟田田
62	创伤骨科	周亚飞
63	护理部	赵素伟
64	神经重症监护病区	赵 萍
65	护理部	郭晓华
66	产科三病区	韩珍珍

第二批医护技人员能力提升及内训师培养方案（本升硕）人员一览表

序号	所在科室	学员姓名
1	心电图室	陈荔荔
2	产科二病区	周英芹
3	消化内科二病区	刘新月
4	儿科一病区	程宝宝
5	心血管内科二病区	吕 静
6	胸外科	陈 丹
7	药学部	朱月阳
8	放射科	耿丽娜
9	心电图室	魏佳佳
10	产科一病区	姜玫玲
11	脊柱外科	周星婷
12	儿科二病区	王 惠
13	骨科康复科	胡 强
14	内分泌科	刘海霞
15	消毒供应中心	李文涛
16	检验科	杨启帆
17	检验科	黄诗玫
18	关节外科	张囡囡
19	中医科	王娟娟
20	风湿免疫科病区	孔茜茜
21	肿瘤科三病区	于文翠
22	内镜中心	张春歌
23	泌尿外科	盖新宇
24	泌尿外科	张 娟
25	血液净化中心	司莹莹
26	重症监护室	于 艳
27	高压氧科	李 华
28	神经康复科	王 萍
29	心血管内科一病区	马 静
30	超声检查科	周 炜
31	放射治疗中心	夏 凡
32	血液内科	刘 娟
33	肿瘤科三病区	张丽霞
34	输血科	王彦停

序号	所在科室	学员姓名
35	神经重症监护病区	吴桂平
36	急诊科	刘国华
37	药学部	戴孟达
38	药学部	吴玲娣
39	麻醉手术科	朱文浩
40	整形美容外科	刘　萍
41	儿童康复保健科	冉　冉
42	产科一病区	刘艳玲
43	风湿免疫科二病区	于春艳
44	神经内科	秦保春
45	神经康复科	刘月阳
46	急诊科	燕来奇
47	麻醉复苏室	王晓琳
48	胃肠外科	刘倩倩
49	神经重症监护病区	岳文通
50	妇科一病区	孔　翔
51	肝胆外科	朱小明
52	心血管外科	孙艳芳
53	儿童康复保健科	赵玉林
54	中医科	尹晓华
55	头颈血管外科	刘晶晶
56	西郊院区急诊科	孟　杰
57	头颈血管外科	刘　炜
58	国际特需医疗部	陶　婷
59	手外科足踝外科	姜剑魁
60	护理部	赵　玲
61	神经外科二病区	张玉玲
62	麻醉手术科	郝艳霞
63	神经内科	郎　野
64	疼痛科	王　哲
65	肿瘤科二病区	崔永胜
66	心血管内科三病区	毛东梅
67	老年病科	隋敬敬

第三批医护技人员能力提升及内训师培养方案（本升硕）人员一览表

序号	所在科室	学员姓名
1	CT 检查科	公维义
2	急诊科	李金敏
3	风湿免疫科二病区	张珊珊
4	泌尿外科	马　艳
5	心导管室	倪　周
6	胃肠外科	刘佳佳
7	检验科	明　佳
8	检验科	周嘉伟
9	神经外科二病区	董　梅
10	心血管内科一病区	闫　丽
11	神经康复科	张志友
12	心电图室	王群飞
13	放射治疗中心	刘　亮
14	神经外科	李　丽
15	关节外科	蒋　文
16	儿童康复保健科	黄新蕊
17	输血科	王辉亮
18	肿瘤科一病区	赵丹凤
19	神经外科一病区	刘　杨
20	胸外科	张瑞玲
21	消化内科一区	丁卫娜

序号	所在科室	学员姓名
22	妇科一病区	吴青青
23	急诊科	刘玲玲
24	手外科足踝外科	冯　敏
25	老年病科	吴冬梅
26	麻醉手术科	周　宇
27	全科医学科	柴雯雯
28	心血管内科三病区	刘福珍
29	放射科	田建国
30	麻醉手术科	宋金洋
31	消化内科二病区	赵娜娜
32	药学部	王佳鑫
33	药学部	曹　晶
34	全科医学科	张　辉
35	核医学科	曹海铭
36	消毒供应中心	李付德
37	脊柱外科	葛娜娜
38	内分泌科	苏明明
39	内分泌科	姚珊珊
40	妇产超声科	王晓萌
41	骨科康复科	李雨馨
42	神经康复科	杨文强
43	急诊科	吴蕾蕾
44	CCU	李　红
45	核医学科	常垚垚
46	心血管内科二病区	刘　欢
47	呼吸与危重症医学科一病区	王真真
48	神经康复科	冯肖利
49	儿童康复保健科	张真真
50	心电图室	王　慧
51	神经内科	刘富欣
52	血液内科	赵海珍
53	心血管外科	吴彩云
54	妇科二病区	马宝丽
55	产科二病区	周倩倩
56	CT 检查科	张凡涛
57	肿瘤科二病区	程晓飞
58	风湿免疫科	盖伟伟
59	肝胆外科	魏美娇
60	重症医学科	邢召举
61	儿外科	韩帅帅
62	口腔科	杨　倩
63	肝胆外科	刘巧云
64	脊柱外科	张盼盼
65	手外科、足踝外科	孙　泉
66	儿科二病区	高连军
67	国际特需医疗部	孟凡华

第一批内训师培养项目人员一览表

序号	所在科室	学员姓名
1	泰恒公司	孟凡升
2	消化内科	杨　旋
3	核医学科	常垚垚
4	全科医学科	井　源
5	重症医学科	樊晓光
6	老年工作科	赵兰玉
7	风湿免疫科	肖鹏波
8	风湿免疫科	张　磊

序号	所在科室	学员姓名
9	妇科	牛菲菲
10	护理部	孙爱辉
11	麻醉复苏室	陈　燮
12	胸外科	赵伊琦
13	神经内科	李　敏
14	神经内科	唐天萍
15	产科	付晓敏
16	妇科	陈学娟
17	儿外科	史济洲
18	人力资源部	田　园
19	儿科二病区	刘　慧
20	儿科二病区	王　惠
21	医务部	张云伟
22	神经外科	牟立坤
23	产科	张春霞
24	产科	周　茜
25	口腔科	谢志伟
26	心血管内科	刘爱芬
27	脊柱外科	刘文军
28	产科	刘艳玲
29	药学部	王莹莹
30	口腔科	李效斐
31	科教科	高　伟
32	眼科	肖慧珍
33	医院感染管理部	张红梅
34	产科	韩　超
35	呼吸与危重症医学科	汤立建

（撰稿人：张慕华　赵冬梅　由法平）

第十三章　基础设施建设

第十三章　基础设施建设

第一节　机构

基建科

概况 基建科前身为综合病房大楼基建项目部，成立于2009年12月25日，起初是2号综合病房楼工程建设的专设机构，主要职责是在院党委和医院领导下，全面负责2号综合病房楼工程项目建设工作。2013年11月更名为基建科，原后勤管理服务中心综合服务队职能划归基建科管理，人员整体移交，主要承担医院基建工程项目、后勤运维保障及维修等工作。

截至2024年3月，科室有职工39人，其中高级经济师1人，工程师3人，经济师1人，助理工程师1人，高级电工21人，中级电工2人。

历任负责人

姓名	职务	任职时间	离任时间	离任去向
王光祥	行政管理中心副主任（后勤安全保障部）	1999.12	2009.12	基建项目部主任
王光祥	基建项目部主任	2009.12	2013.11	基建科主任
丁建军	基建项目部副主任	2009.12	2013.11	基建科副主任兼综合服务队队长
王光祥	副总工程师、基建科主任	2013.11	2021.02	副总工程师、后勤管理服务中心主任
丁建军	基建科副主任兼综合服务队队长	2013.11	2020.07	后勤管理服务中心副主任
全淑卿	基建科副主任	2013.11	2019.02	退职
李作栋	基建科副主任	2020.07		
李凤生	基建科副主任	2020.07	2023.02	保卫科主任
丁建军	基建科副主任	2021.02	2021.09	基建科主任
丁建军	基建科主任	2021.09	2023.02	新院区建设管理办公室主任
刘　源	基建科副主任	2023.02		

科室职责 自建院初期至1978年，维修及基建相关工作由行政组下设的维修队等相关部门具体负责；1978年行政组更名为后勤处，下设的维修队、基建组等分支机构全面负责基建维修的相关工作。其中，维修队包括车班、锅炉班、维修班、木工班、空调班、电梯班、泵班、电工班等班组。后历经一系列机构整合及更名，基建维修工作先后由综合公司、综合科、综合服务大队、行政管理中心下设的基建维修单位负责。2005年医院改制后进行机构调整，成立后勤服务中心和后勤安全保障部，医院的水电气暖氧负压运行、电梯、污水处置等服务保障工作、内部维修工作由后勤服务中心负责，外部维修等相关工作归属后勤安全保障部负责。2008年，后勤服务中心和后勤安全保障部合并成立后勤管理服务中心。

2009年12月25日成立综合病房大楼基建项目部，起初是2号综合病房楼工程建设的专设机构，负责2号综合病房楼工程项目建设工作，其主要职责是在院党委和医院领导下对基建工程项目全面负责，是基建科前身部门。

2013年11月综合病房大楼基建项目部更名为基建科，原后勤管理服务中心综合服务队职能划归基建科管理，人员整体移交，调整后主要职责除负责医院建设规划、基础项目建设外新增后勤保障类设备设施的日常运行、维护及维修等职能。

新院区建设管理办公室

概况 2023 年 2 月新院区建设管理办公室成立。截至 2024 年 3 月，现有人员 2 人，均为本科学历，其中高级工程师 1 人、主管医师 1 人。

历任负责人

姓名	职务	任职时间	离任时间	离任去向
丁建军	科室主任	2023.02		
徐　伟	科室副主任	2023.02		

科室职责 负责协调推进新院区项目建设，监管、检查项目建设质量、进度、安全等有关事项；根据工作需要定期召开调度会议，收集、汇报、协调解决项目运行有关问题。

第二节　工作概况

医院基础建设

工程项目　医院基础建设是医院发展的硬件基础，建院初期医院各项基建设施十分简陋，随着时代发展，医院对扩大业务规模的需求日益显著，基建投资逐年增加。

1992 年建筑面积 2803 平方米的急诊楼竣工。

1993 年建筑面积 2670 平方米的查体中心楼竣工。

1994 年建筑面积 2583 平方米的制剂室竣工，建筑面积 2243 平方米的医疗器械库及药库竣工。

1995 年处理能力 840 立方米的污水处理站竣工。

1996 年建筑面积 20050 平方米的 1 号综合病房楼竣工。

1999 年建筑面积 13842 平方米的门诊楼竣工。

2000 年建筑面积 4127 平方米的感染科病房楼竣工，建筑面积 1872 平方米的洗衣房竣工。

2002 年建筑面积 6000 平方米的医技楼竣工。

2004 年建筑面积 2573 平方米的营养中心及消毒供应室竣工。

2013 年建筑面积 60018 平方米的 2 号综合病房楼竣工。建筑面积 1440 平方米的急诊楼扩建工程竣工。

2015 年医技楼及连廊改扩建项目正式开工。

2016 年建筑面积 1149 平方米的放射治疗中心竣工。

2017 年建筑面积 51015 平方米的 3 号综合病房楼竣工。

2019 年建筑面积 31582 平方米的医技楼及连廊改扩建项目竣工。

2021 年 1 号综合病房楼改造项目竣工。

2022 年查体中心改扩建 2230 平方米。

截至 2024 年 3 月医院总建筑面积已达 22.59 万平方米。

后勤运维保障　2013 年后勤管理服务中心综合服务队移交基建科，负责水电气暖、医用气体运行、电梯、污水处置及基础设施维修等业务。调整后，基建科一直坚守为医院发展保驾护航的基本原则，为临床诊疗工作的开展提供保障性服务，引入社会化外包机制，提升后勤运维服务的专业化水平和服务质量；落实各项安全生产管理制度，自综合服务队移交基建科以来未发生一起安全生产事故；借助一站式报修平台流程便捷、终端跟踪、监管及时的优势，实现报修工单从派单到回访的闭环管理，持续提升维修服务质量；通过医院智慧后勤平台建设，以信息化数据作为管理依据，对现有的工作流程进行优化升级，有效提高工作效率。

2018 年 8 月受台风“温比亚”影响，东营市遭遇建市以来最强降雨，医院大面积积水，防汛形势十分危急。在院领导的指挥协调下，基建科在新医技楼和3号综合病房楼地下室重大防汛抢险工作中，和相关部门全力以赴，妥善处置险情，保障了全院医疗工作的正常运行。

2019年8月受台风“利奇马”影响，东营市再度出现长时间暴雨天气，医院防汛形势一度十分严峻，基建科与各相关部门主动作为，全力应对，保障了医院平稳渡过汛期。

取得荣誉　（1）集体荣誉：1994年职工文化中心、制剂室楼、医疗器械库及药库楼均荣获管理局优良工程。

1995年污水处理站获管理局优良工程。

1996年1号综合病房楼获管理局优良工程。

1999年门诊楼先后获管理局优良工程、东营市“金洲杯”、山东省“泰山杯”等称号。

2000年传染科病房楼获管理局优良工程。

2002年医技楼获管理局优良工程。

2011年“大体积混凝土裂缝施工质量控制”获山东省经济和信息化委员会、山东省总工会、山东省科学技术协会、山东省妇女联合会、山东省企业联合会、山东省质量管理协会评定的优秀质量QC成果。

2011年2号综合病房楼项目先后荣获东营市建设工程安全文明工地、山东省建设工程安全文明工地。

2011年2号综合病房楼项目获得山东省建筑工程管理局、山东土木建筑学会评定的“2011年山东省建筑业新技术应用示范工程”。

2012年2号综合病房楼项目获东营市优质结构工程奖。

2013年2号综合病房楼项目获济南市建筑协会评定的“泉城杯”奖项。

2015年2号综合病房楼项目获国家优质工程奖。

2015年3号综合病房楼项目获山东省安全文明示范工地。

2016年医技楼及连廊改扩建项目获东营市安全文明工地奖项。

2016年3号综合病房楼项目获全国绿色环保示范工地称号。

2017年3号综合病房楼项目获山东省优质结构奖。

2018年3号综合病房楼项目获中国建筑工程装饰奖。

2018年基建科综合服务队获山东省医院协会后勤管理专业委员会最强后勤人员技能竞赛团体二等奖。

2020年医技楼及连廊改扩建项目获中国建筑工程装饰奖公共建筑装饰类及建筑幕墙类两项荣誉。

（2）个人荣誉：2013年朱华荣立胜利油田个人三等功。

2018年朱华荣立胜利油田个人三等功。

2018年王光祥荣立胜利油田个人三等功。

2019年王光祥荣立胜利油田个人三等功。

（撰稿人：李作栋　陈　丹）

新院区建设

新院区建设管理办公室全力协助承建单位市城建集团关于东营中心医院门急诊综合楼项目前期各种手续办理，协调处理遇到的医院内外各种问题。2023年3月配合市城建集团取得东营中心医院门急诊综合楼建筑工程规划许可证。4月国家财政部、国家发改委审批通过东营中心医院门急诊综合楼项目建设地方政府专项债券。7月承建单位市城建集团发布项目施工图设计招标公告。8月项目施工队进场进行地震安全评价报告编制工作、项目施工图设计由东营市建筑设计研究院中标并开展设计。

2023年积极对接市自然资源和规划局关于胜利油田中心医院全院总体规划设计审批工作。

2023年全力推进科创中心楼、全院中轴绿化带建设前期规划准备工作。

（撰稿人：丁建军）

第三节 建设项目

建设概况

医院基础建设工作可追溯至1962年8月组建的华北石油勘探一大队卫生所，其时条件极为简陋，最初的医疗场所为东营村民房，后于黄河饭店现址建设平房一栋。

1964年4月，九二三厂职工医院于油田职工大学现址成立，至8月份正式投产，开设病床100张。根据实际工作需要，医院自1965年开始陆续对院区进行了进一步建设完善。当年对住院部进行了扩建，并于3月上旬建成2000平方米的门诊部，3月下旬建成传染病房。随后，医院药库、西药制剂室等配套建筑也陆续建成投产。建筑以砖木结构的平房为主。此为医院建设的第一时期。

1971年6月5日，“九二三厂职工医院”更名为胜利油田职工医院，随着油田发展，医院的基础设施规模已不能适应医疗工作的要求。1972年油田党委决定筹建新医院。由于“文化大革命”的干扰，建设工作经历了长达七年的时间。

1979年，新医院于现址建成投产，标志着医院基础建设开启了新的篇章，进入楼房建设时代。7月门诊部开诊，门诊楼为二层混合结构楼房，面积7909平方米。中药房为独立二层建筑，位于医院大门东侧，面积594平方米。9月病房搬迁，建设有17个病区，600张床位。

其后，伴随着医院的不断发展，1982年同位素楼投产使用、1986年11月扩建干部病房楼、1988年肿瘤科楼投产使用，到1988年底，全院床位数达到726张。

1989年7月，医院更名为“胜利石油管理局中心医院”。这一时期医院建设步伐逐年加快，新急诊楼、新门诊楼、医技楼、查体中心楼、1号病房楼等医疗建筑相继建成投产，配套的污水处理站、职工餐厅楼、供应室、血库、制剂楼、药库、礼堂、职工文化活动中心等辅助设施建筑也相继竣工投入使用，各项配套工程齐头并进，医院基础建设进一步完善。

2005年，医院由“胜利石油管理局中心医院”更名为“胜利油田中心医院”。

2009年12月，综合病房大楼基建项目部成立，是为基建科前身。自此，医院基础设施建设及维保有了专业化职能部门，基础建设工作向着专业化，精细化进一步发展。

2013年5月，6万平方米的2号病房综合病房大楼投入使用。

2016年，放射治疗中心竣工投产。

2017年，5万平方米的3号综合病房楼投产。

2019年，3.1万平方米的医技楼及连廊改扩建项目竣工。

2021年，1号综合病房楼改造项目竣工。此外，医院扩建了急诊楼、血液透析室以及污水处理站，对高压氧科和查体中心进行了重新整修及改扩建，针对临床科室需求开展了一系列改造提升工程。新建了10千伏变配电站、氧气站、水电暖等配套设施，实施了道路改造和绿化提升工程。

截至2024年3月，医院总占地面积15.07万平方米，总建筑面积已达22.59万平方米，基础设施建设进一步完善，建筑功能区分进一步精细化，医院整体就诊环境实现了优化提升。

主要建筑

（1）急诊楼：位于医院南门东侧，为地上四层的砖混建筑，1992年建成时建筑面积为2803平方米，2013年进行了改扩建后建筑面积为4172平方米。

（2）查体中心：位于医院南门西侧，为地上四层的砖混建筑，1992年建成，先后于2017年、2021年进行了改扩建，改造后建筑面积为4905平方米。

（3）门诊楼：位于医院南门正对面，为地上八层、地下一层的框架结构建筑，1999年建成时建筑面积13842平方米。

（4）1号病房楼：位于门诊楼东侧，为地上十七层的框架结构建筑，1996年建成，于2021年进行了改扩建，建筑面积20050平方米。

（5）2号病房楼：位于1号病房楼北侧，为地上二十三层、地下一层的框架结构建筑，建筑面积60018平方米，2013年建成。

（6）3号病房楼：位于2号病房楼西北侧，为地上二十四层、地下一层的框架结构建筑，建筑面积51015平方米，2017年建成。

（7）医技楼南区：位于门诊楼北侧，为地上六层、地下一层的框架结构建筑，建筑面积21954平方米，2019年建成。

（8）医技楼北区：位于新医技楼北侧，为地上五层的框架结构建筑，建筑面积6000平方米，2002年建成。

（9）高压氧科：位于1号病房楼东侧，为地上一层、地下一层的砖混结构建筑，建筑面积933平方米，1982年建成，于2013年进行了改扩建。

（10）2号职工公寓：位于2号病房楼北侧，前身为病房楼，为地上三层的砖混结构建筑，建筑面积2285平方米，1979年建成，并于2021年进行改造，改造作为职工公寓使用。

（11）营养中心及供应室：位于2号病房楼东侧，为地上二层的框架结构建筑，建筑面积2573平方米，2004年建成。

（12）综合康复楼：位于2号职工公寓北侧，为地上四层的砖混结构建筑，建筑面积2708平方米，1987年建成，并先后于2013年及2023年进行了改造。

（13）放射治疗中心：位于综合康复科楼西侧，为地上二层的框架结构建筑，建筑面积1149平方米，2016年建成。

（14）中心配电室：位于放射治疗中心西侧，为地上一层的框架结构建筑，建筑面积510平方米，2013年建成，并于2021年进行了改扩建。

（15）氧气站：位于中心配电室西侧，为地上一层的砖混结构建筑，建筑面积340平方米，2013年建成。

（16）办公楼（原静配中心楼）：位于营养中心楼东北侧，为地上三层的砖混结构建筑，建筑面积2583平方米，1994年建成，2021年静配中心搬迁后成为办公楼。

（17）病案室：位于综合康复楼东侧，为地上二层的砖混结构建筑，建筑面积1430平方米，1981年建成。

（18）药库及器械库：位于病案室及档案室楼北侧，为地上四层的砖混结构建筑，建筑面积2243平方米，1994年建成。

（19）污水处理站：位于医院东门处，为地上一层的砖混结构建筑，建筑面积500平方米，1995年建成，2014年对污水处理站进行全面升级改造。

（20）感染科楼：位于药库及病案室楼北侧，为地上四层的框架结构建筑，建筑面积4127平方米，2000年建成。

（21）静配中心（原洗衣房）：位于综合康复楼北侧，为地上二层的框架结构建筑，建筑面积1872平方米，2000年建成，并于2021年进行了改造。

（22）职工餐厅及4号职工公寓：位于3号病房楼西侧，为地上五层的砖混结构建筑，建筑面积4580平方米，1993年建成，并于2022年进行了改造。

（23）连廊：位于门诊楼东侧，为地上四层的框架结构建筑，建筑面积9628平方米，2017年建成。

（24）1号职工公寓：位于职工餐厅楼南侧，为地上三层的砖混结构建筑，建筑面积3838平方米，1976年建成。

（25）基建科综合服务队：位于综合康复楼东侧，为地上一层的砖混结构建筑，建筑面积420平方米，1981年建成。

（撰稿人：李作栋　陈丹）

第十四章　人物

第十四章 人物

第一节 医院领导班子成员简介

现任院领导

颜培光，男，1966年4月出生，山东广饶县人，1990年7月参加工作，中共党员，省委党校研究生学历，主任医师。现任胜利油田中心医院党委书记。1990年7月自潍坊医学院临床医学专业毕业，分配至广饶县丁庄镇卫生院从事医疗工作；1993年4月至1994年4月任广饶县丁庄镇卫生院副院长；1994年4月至1998年3月任广饶县丁庄镇卫生院院长；1998年3月至1998年12月任广饶县卫生局副局长、党组副书记；1998年12月至2002年3月任广饶县卫生局副局长、党组副书记兼县中医院院长、党支部书记；2002年3月至2004年11月任广饶县卫生局副局长兼县中医院院长、党支部书记；2004年11月至2008年5月任广饶县卫生局局长、党组书记；2008年5月至2008年7月任东营市第二人民医院党委副书记、副院长；2008年7月至2011年11月任东营市第二人民医院院长、党委书记；2011年11月至2018年1月任东营市第二人民医院党委副书记、院长；2018年1月至2020年9月任东营市第二人民医院党委书记、院长；2020年9月任胜利油田中心医院党委书记。

巩曰卿，男，汉族，1967年5月出生，山东桓台县人，1988年7月参加工作，中共党员，本科学历，高级政工师。现任胜利油田中心医院党委副书记、工会主席。1988年7月于洛阳工学院社会科学系思想政治教育专业毕业，分配至山东红旗机械厂从事教师工作；1991年3月调入胜利油田中心医院从事团委工作；1993年5月至1998年9月先后担任胜利油田中心医院团委代理副书记、副书记职务；1998年9月至1999年11月任胜利油田中心医院五官科党支部书记；1999年11月至2002年11月任胜利油田中心医院党委办公室主任；2002年11月至2005年4月任胜利油田中心医院党委办公室主任、宣传科主任兼科长；2005年4月至2011年8月任胜利油田中心医院党群工作部主任；2011年8月至2016年1月任胜利油田中心医院党群工作部副总政工师、主任；2016年1月至2018年8月任胜利油田中心医院工会主席；2018年8月任胜利油田中心医院党委副书记、工会主席。

朱华，男，汉族，1964年6月出生，山东阳谷县人，1983年7月参加工作，中共党员，本科学历，高级经济师。现任胜利油田中心医院党委委员、副院长。1983年7月于山东济南纺织工业学校毕业，分配到聊城地区纺织工业局计划科工作；1989年10月调入胜利油田中心医院从事劳资工作；1995年2月起先后担任胜利油田中心医院劳动工资科副科长、科长；2005年3月任胜利油田中心医院人力资源部部长；2008年12月任胜利油田中心医院院长助理、人力资源部部长；2010年5月任胜利油田中心医院党委常委纪委书记、监事会主席；2018年8月任胜利油田中心医院党委委员、副院长（其中2019年8月至2021年2月兼胜利油田泰恒实业总公司经理）。获“胜利油田专业技术拔尖人才”称号，2013年8月因在2号综合病房楼建设中做出突出贡献，荣立中心医院一等功。2018年因医院“8.19”暴雨防汛工作荣立胜利油田个人三等功。

代荣玉，女，1965年4月出生，山东武城县人，1987年7月参加工作，中共党员，本科学历。现任胜利油田中心医院党委委员、纪委书记。1987年7月自山东农业大学林学专业毕业，分配至东营市科委科技开发中心工作；1995年7月至1999年10月调入东营市人民检察院工作；1999年10月至2000年1月任东营市人民检察院助理检察员；2000年1月至2001年4月任东营市人民检察院副科级助理检察员；2001年4月至2005年12月任东营市人民检察院副科级检察员；2005年12月至2007年12月任东营市人民检察院反渎职侵权犯罪侦查局副局长；2007年12月至2010年2月任东营市人民检察院反贪污贿赂局综合指导处处长；2010年2月至2016年7月任东营市人民检察院反贪污贿赂局副局长；2016年7月至2018年1月任东营经济技术开发区人民检察院职务犯罪侦查局局长、检察员；2018年1月至2019年12月任东营市纪委市监委机关副县级干部；2019年12月至2020年6月任东营市纪委市监委纪检监察干部监督室主任；2020年6月至2020年9月任东营市纪委市监委三级调研员、纪检监察干部监督室主任；2020年9月任胜利油田中心医院党委委员、纪委书记。

许美村，男，1976年9月出生，山东广饶县人，1994年7月参加工作，中共党员，省委党校研究生学历、工程硕士学位，高级会计师。现任胜利油田中心医院党委委员、总会计师。1994年7月自山东省淄博第二卫生学校卫生财会专业毕业，分配至东营市人民医院财务科从事会计工作；2001年5月至2005年2月任东营市人民医院审计科副科长；2005年2月至2013年12月任东营市人民医院人事科科长；2013年12月至2020年9月任东营市人民医院财务科科长；2020年9月任胜利油田中心医院党委委员、总会计师。

陈玉东，男，1973年3月出生，山东昌乐县人，1996年7月参加工作，中共党员，本科学历、硕士学位，主任医师。现任胜利油田中心医院党委委员、副院长。1996年7月自潍坊医学院临床医学专业毕业，分配至胜利石油管理局机关卫生院内科从事医疗工作；2003年3月调入胜利油田中心医院心血管内科从事医疗工作；2009年12月至2013年10月任胜利油田中心医院心血管内科副主任；2013年10月至2016年7月任胜利油田中心医院心血管内科主任；2016年7月至2017年2月任胜利油田中心医院内科副主任、心血管内科主任；2017年2月至2018年8月任胜利油田中心医院院长助理、东营市心血管医院院长、内科副主任、心血管内科主任；2018年8月至2020年12月任胜利油田中心医院副院长兼东营市心血管医院院长、内科副主任、心血管内科主任；2020年12月2022年9月任胜利油田中心医院副院长；2022年9月任胜利油田中心医院党委委员、副院长。

王明鑫，男，1981年9月出生，山东东营广饶人，2010年8月参加工作。中共党员，硕士研究生学历，主任医师。现任胜利油田中心医院党委委员、副院长兼神经外科三病区（头颈血管外科）主任。2010年7月自昆明医学院肿瘤学专业毕业，2010年8月至2013年11月在胜利油田中心医院肝胆外科从事医疗工作；2013年11月至2017年12月任东营市脑科医院医务科副主任；2017年12月至2019年2月任神经外科副主任、头颈血管外科主任；2019年2月至2021年9月任胜利油田中心医院院长助理、东营市脑科医院副院长、东营市脑科医院党总支书记兼神经外科副主任、头颈血管外科主任；2021年9月至2022年11月任胜利油田中心医院院长助理、东营市脑科医院副院长、东营市脑科医院党总支书记兼神经外科副主任、头颈血管外科主任、血管介入科主任；2022年11月至2022年12月任胜利油田中心医院院长助理、东营市脑科医院副院长、东营市脑科医院党总支书记兼神经外科副主任、头颈血管外科主任；2022年9月任胜利油田中心医院党委委员兼东营市脑科医院副院长、东营市脑科医院党总支书记、神经外科副主任、头颈血管外科主任；2022 年 12 月任胜利油田中心医院党委委员、副院长兼神经外科三病区（头颈血管外科）主任；2024 年 1 月兼任神经外科四病区（泛血管病科）主任；享受省政府特殊津贴。

袁庆忠，男，1965 年 10 月出生，山东阳谷县人，1988 年 7 月参加工作，中共党员，本科学历，主任医师。现任胜利油田中心医院副院长兼东营市急危重症患者救治中心主任。1988 年 7 月自山东医科大学医学系医学专业毕业，分配至胜利油田中心医院从事医疗工作；2008 年 12 月至 2011 年 9 月任胜利油田中心医院肝胆外科副主任；2011 年 9 月至 2011 年 11 月任胜利油田中心医院肝胆外科主任；2011 年 11 月至 2012 年 7 月任胜利油田中心医院肝胆外科主任兼乳腺甲状腺外科主任；2012 年 7 月至 2015 年 1 月任胜利油田中心医院外科副主任、肝胆外科主任兼乳腺甲状腺外科主任；2015 年 1 月至 2017 年 1 月任胜利油田中心医院院长助理、外科主任、肝胆外科主任兼乳腺甲状腺外科主任；2017 年 1 月至 2017 年 2 月任胜利油田中心医院副院长兼外科主任、肝胆外科主任、乳腺甲状腺外科主任；2017 年 2 月至 2019 年 2 月任胜利油田中心医院副院长；2019 年 2 月至 2020 年 12 月任胜利油田中心医院副院长兼东营骨科医院院长、东营市急危重症患者救治中心主任；2020 年 12 月任胜利油田中心医院副院长兼东营市急危重症患者救治中心主任；享受省政府特殊津贴。

成波，男，1976 年 1 月出生，山东邹平县人，1999 年 10 月参加工作，中共党员，硕士研究生学历，主任医师。现任胜利油田中心医院副院长。1999 年 7 月自华西医科大学临床医学专业毕业，于 1999 年 10 月分配至胜利油田中心医院从事医疗工作；2011 年 9 月至 2015 年 1 月任胜利油田中心医院泌尿外科副主任；2015 年 1 月至 2016 年 7 月任胜利油田中心医院泌尿外科主任兼男科主任；2016 年 7 月至 2017 年 12 月任胜利油田中心医院外科副主任、泌尿外科主任、男科主任；2017 年 12 月至 2018 年 8 月任胜利油田中心医院医疗副总监、外科副主任、东营市泌尿肾病医院院长兼泌尿外科主任、男科主任；2018 年 8 月至 2019 年 7 月任胜利油田中心医院副院长兼外科副主任、东营市泌尿肾病医院院长、泌尿外科主任、男科主任；2019 年 7 月至 2020 年 12 月任胜利油田中心医院副院长兼外科副主任、东营市泌尿肾病医院院长、泌尿外科主任；2020 年 12 月任胜利油田中心医院副院长。

王敏河，男，1965 年 5 月出生，山东广饶县人，1986 年 7 月参加工作，中共党员，本科学历、硕士学位，主任医师。现任胜利油田中心医院副院长、市场总监。1986 年 7 月自滨州医学院医学专业毕业，分配至胜利油田中心医院内科从事医疗工作；1999 年 12 月至 2003 年 7 月任胜利油田中心医院内分泌科副主任；2003 年 7 月至 2008 年 12 月任胜利油田中心医院内分泌科主任；2008 年 12 月至 2010 年 7 月任胜利油田中心医院内科副主任兼内分泌科主任；2010 年 7 月至 2011 年 9 月任胜利油田中心医院医务部主任、内分泌科主任；2011 年 9 月至 2017 年 1 月任胜利油田中心医院院长助理、医务部主任；2017 年 1 月至 2017 年 2 月任胜利油田中心医院市场总监兼医务部主任；2017 年 2 月至 2019 年 11 月任胜利油田中心医院市场总监；2019 年 11 月任胜利油田中心医院副院长、市场总监。

王佐荣，女，1971 年 1 月出生，山东东营人，1990 年 7 月参加工作，中共党员，本科学历，主任护师。现任胜利油田中心医院副院长、护理总监。1990 年 7 月自山东省潍坊卫生学校护理专业毕业，分配至胜利油田中心医院普外科从事护理工作；2001 年 3 月至 2006 年 1 月任胜利油田中心医院泌尿外科护士长；2006 年 1 月至 2008 年 12 月任胜利油田中心医院肿瘤科护士长；2008 年 12 月至 2013 年 10 月任胜利油田中心医院护理部副主任；2013 年 10 月至 2017 年 2 月任胜利油田中心医院护理部主任；2017 年 2 月至 2017 年 12 月任胜利油田中心医院院长助理、护理部主任；2017 年 12 月至 2018 年 8 月任胜利油田中心医院院长助理、人力资源部部长；2018 年 8 月至 2019 年 11 月任胜利油田中心医院护理总监兼人力资源部部长；2019 年 11 月至 2020 年 12 月任胜利油田中心医院副院长、护理总监兼人力资源部部长；2020年12月任胜利油田中心医院副院长、护理总监。

韩文学，男，1973年6月出生，山东淄博人，1992年8月参加工作，中共党员，本科学历，高级经济师。现任胜利油田中心医院副院长、安全总监。1992年7月自山东省滨州卫生学校医士专业毕业，分配至山东省淄博市周村区计划生育服务站从事医疗工作；1997年11月至1998年8月调入胜利油田中心医院血站工作；1998年8月至2003年12月任胜利油田中心医院医务科科员；2003年12月至2008年12月任胜利油田中心医院医务科副主任；2008年12月至2009年12月任胜利油田中心医院医保市场部副主任；2009年12月至2016年7月任胜利油田中心医院医保市场部主任；2016年7月至2017年2月任胜利油田中心医院办公室主任；2017年2月至2018年8月任胜利油田中心医院院长助理、医院办公室主任；2018年8月至2018年9月任胜利油田中心医院安全总监兼医院办公室主任；2018年9月至2019年11月任胜利油田中心医院安全总监兼党政办公室主任；2019年11月至2020年12月任胜利油田中心医院副院长、安全总监兼党政办公室主任；2020年12月任胜利油田中心医院副院长、安全总监。

张旗，男，1972年4月出生，上海人，1995年11月参加工作，中共党员，本科学历，主任医师。现任胜利油田中心医院副院长、医疗总监。1995年7月自潍坊医学院临床医学专业毕业，分配至胜利油田中心医院从事医疗工作；2008年12月至2009年12月任胜利油田中心医院风湿免疫科副主任；2009年12月至2011年9月任胜利油田中心医院风湿免疫科主任；2011年9月至2016年7月任胜利油田中心医院内科副主任、风湿免疫科主任；2016年7月至2017年12月任胜利油田中心医院内科主任、风湿免疫科主任；2017年12月至2018年8月任胜利油田中心医院医疗副总监、内科主任、风湿免疫科主任；2018年8月至2019年11月任胜利油田中心医院医疗总监兼内科主任、风湿免疫科主任；2019年11月至2020年12月任胜利油田中心医院副院长、医疗总监兼内科主任、风湿免疫科主任；2020年12月任胜利油田中心医院副院长、医疗总监。

历任院领导

孟宪德，男，1928年5月出生，1948年参加工作，中共党员。1964年至1965年任胜利油田职工医院（现中心医院）第一任书记；1965年任机关工会组织部部长；1969年任油建合成氨核心组组长；1970年有病在家，1983年离休。

陈树发，男，1926年12月出生，1945年7月参加工作，中共党员。1964年任胜利油田职工医院（现中心医院）第一任院长；1965年至1969年任胜利油田党校校长；1969年至1974年任孤岛指挥部副指挥；1974年至1984年任石油学校副校长。

赵长明，男，1932年3月出生，1946年3月参加工作，中共党员。1953年毕业于十九军军医学校；1954年分配到青海石油局医院，曾任眼科主任；1964年调入胜利油田职工医院（现中心医院）任副院长兼医务科主任；1983年任院长；1990年任书记。

姚静一，女，1932年7月出生，1949年12月参加工作，中共党员。1949年12月至1952年8月在人民解放军五七师文工团任副排级宣传员；1952年8月至1957年4月任玉门油田会计、青年团组织部干事；1957年5月至1961年10月先后担任新疆石油局克拉玛依宣传科长、常委、机关工会主席；1961年9月至1964年12月任大庆采油指挥部女工部副部长；1964年12月至1975年10月任胜利油田职工医院（现中心医院）党总支书记、党委副书记、副政委；1975年10月至1984年4月任江汉油田卫生处副处长。

夏景彩，曾任医院革命委员会主任。

梁吉忠，曾任医院革命委员会副主任、外科党支部书记。

张哲明，曾任医院革命委员会副主任。

张继华，曾任医院党委常委。

辛自立，曾任医院党委常委。

马万清，曾任医院党委常委。

蔺家庆，曾任医院党委常委。

盛爱珍，曾先后担任医院党委政治处副主任、主任、党委常委。

邢治林，曾任医院党委常委、综合公司党支部书记。

张忠祥，曾先后担任医院党政治处副主任、药剂科党支部书记、党委委员。

张辉，曾任医院党委常委。

张庆林，曾任医院党委常委。

李庆华，曾任医院院长、党委副书记。

孙志芳，曾任医院党委常委。

高国宏，曾任医院政治处副主任。

沈作风，男，1937年1月出生，1964年9月参加工作，中共党员。1963年9月毕业于苏州医学院；1964年9月至1966年9月任胜利油田职工医院（现中心医院）副院长；1966年9月至1972年9月任胜利油田滨南地区会战、河口地区会战医疗队队长；1972年9月至1976年5月任胜利油田中心医院副院长、党委常委；1976年6月至1989年6月任胜利油田胜利医院任院长；1989年6月至1993年6月任胜利油田卫生处处长；1993年7月至1997年2月任胜利油田中心医院正处级调研员。

岳养信，男，1949年9月参加工作，中共党员。1942年8月至1948年4月任伪兰州中央医院外科医师；1948年4月至1965年4月任玉门油矿医院外科主任医师、外科主任、副院长、院长兼外科主任；1965年4月至1976年1月任胜利油田职工医院（现中心医院）院长；1976年1月至1978年3月任胜利油田卫生处副处长；1978年3月至1985年3月任胜利油田中心医院院长。

杜延武，曾任医院党委常委。

王思亮，男，1924年11月出生，1944年11月参加工作，中共党员。1944年11月至1954年7月先后担任某部队战士、副排长、排长、政治指导员；1955年12月任青海石油人事处干部科科长；1959年1月任青海石油学校政治处副主任；1960年任华东石油学校政治处副主任；1960年任华东石油运输大队大队长；1965年3月任油田职工医院（现中心医院）副院长；1971年8月任胜利油田水电厂后勤处主任；1979年6月至1985年6月任水电厂东营电厂政治教导员。

夏永顺，男，中共党员，1965年任医院副院长。

王皎，男，1924年8月出生，1941年参加工作，中共党员。1941年至1945年任本县中心小学教员、校长、县委敌工部内勤干事；1945年至1947年任二十二师政治部敌工干事；1947年至1958年任某部队政治协理员、中学教务处副处长、处长；1958年至1964年任四川石油管理局矿长、处长、党委书记；1964年至1966年任北京石油地质学校党委书记；1966年至1971年任胜利地质学校党委书记；1966年至1971年任胜利油田油建党委副书记；1972年至1978年任胜利油田中心医院党委书记；1978年至1981年任胜利油田石油学校校长；1981年至1986年任教育学院院长兼书记；1986年离休。

孟占魁，男，1919年12月出生，1937年8月参加八路军，中共党员。1937年8月至1950年1月先后担任部队通信员、班长、队长、党支部书记、连长兼支部书记；1950年1月至1952年2月在校学习；1952年6月至1954年8月任西北通信团一营教导员兼营委书记、团党委委员；1954年8月至1966年6月转业青海石油勘探局先后担任科长、副书记；1966年6月至1971年6月在胜利报社党支部任委员；1971年6月至1972年9月在支部任委员；1971年6月至1972年9月在第一中学任革委主任、党支部书记；1972年9月至1975年10月任胜利油田职工医院（现中心医院）副政委、党委书记、核心组成员；1975年10月至1982年12月任中心医院党委副书记；1983年1月离休。

卢伯炎，男，1933年1月出生，1951年6月参加工作，中共党员。1955年6月毕业于山西大里县高级炮校；1955年6月至1970年8月在沈阳市高级炮校从事教育工作；1970年8月至1976年6月任北京市北苑炮兵研究所室主任；1976年6月至1993年1月任胜利油田中心医院副院长。

王立栋，男，1922年4月出生，1940年8月参加工作，中共党员。1940年8月至1940年11月任新四军海滨大队战士；1940年11月至1956年10月在某部队先后担任班长、副排长、排长、指导员、营长、军械科科长、后勤主任；1956年10月至1964年9月先后担任松辽石油勘探室主任、副站长、副指挥；1964年9月至1970年3月任大庆研究院副院长；1970年3月至1972年4月任江汉油田后勤部副部长、副指挥长；1972年4月至1976年7月先后担任胜利油田地调处副处长、工农工作处处长；1976年7月至1985年任胜利油田中心医院副院长。

瞿鸿德，男，1932年12月出生，1956年7月毕业于山东大学医学院，1956年8月参加工作，中共党员。1956年10月至1961年12月在山东省人民医院先后担任住院医师、总住院医师、主治医师；1962年1月至1965年4月在山东医学院附属医院外科任主治医师；1965年5月调入油田职工医院（现中心医院）先后担任主治医师、副主任医师、主任医师、副主任、党支部副书记；1976年2月任副院长兼外科副主任、院党委委员、外科主任、院党委常委；1990年任胜利油田中心医院院长兼卫校校长、中心医院副书记。

刘庆林，男，1933年7月出生，1951年10月参加工作，中共党员。1951年10月至1953年9月任西安二干校、地质勘探学员；1953年9月至1955年10月任华北峰地质处工人；1955年10月至1965年7月任新疆克拉玛依钻井处司机长；1965年7月至1972年任胜利油田3252队指导员；1972年至1974年9月任胜利油田机动处副科长；1974年9月至1976年5月任华东石油学校工宣队科长；1976年5月至1993年5月任胜利油田中心医院副书记、副院长。

刘跃武，男，1917年1月出生，1938年5月参加工作，中共党员。1938年5月至1944年11月先后担任山西省静乐县青救会秘书、主任、区长、武工队队长；1944年11月至1950年1月任晋绥特务团政治处敌工股股长、指导员；1950年1月至1963年2月先后担任玉门油矿军代表、建筑公司经理书记、油建公司书记、局总工会主席、玉门市委副书记、副市长；1963年2月至1974年7月先后担任大庆油田油建指挥部书记、局工会主席、大庆市人民法院院长、占采学校校长、书记；1974年7月至1977年9月任胜利油田油建二部党委书记；1977年9月至1982年任胜利油田卫生处书记兼中心医院书记；1982年任胜利油田生活办公室副主任；1985年5月离休。

阎启岭，男，中共党员，1978年任医院副院长。

高武臣，男，中共党员，1978年任医院副院长。

金声远，男，1926年11月出生，1948年12月参加工作，中共党员。1948年12月至1959年9月先后担任抚顺石油一厂木工、工程股长、副主任；1959年9月至1962年3月任石油第一工程局二公司二大队大队长、总支书记；1962年4月至1969年8月先后担任大庆安装指挥部科长、生产办副主任、副总调度长；1969年9月至1972年5月任江汉石油五团团长；1972年5月至1975年6月任胜利会战总调度室总调度长；1975年7月至1980年7月任胜利油建一部党委书记；1980年8月至1983年5月任胜利油田中心医院党委书记；1983年5月退职。

高致祥，男，1930年3月出生，1946年10参加工作，中共党员。1946年9月毕业于延安师范子长中学；1946年10月至1949年2月任西北野战军第二局医院文书；1949年3月至1956年10月先后担任延长油矿党委组织干事、车间党支部书记；1956年10月至1958年8月任石油部西安监察室科长；1958年9月至1962年9月任银川石油勘探局机厂总支书记、厂长；1962年9月至1983年5月先后担任胜利油田政治处副主任、主任、组织处处长、石油学校校长、党委书记、机关党委书记、工作处处长；1983年5月至1987年1月任胜利油田中心医院党委书记；1987年2月至1990年12月任胜利油田老干部处调研员；1990年12月离休。

邢友善，男，1942年7月出生，1967年9月参加工作，中共党员。1967年9月毕业于山东大学；1967年9月至1983年11月任胜利采油指挥部干事、工程师；1983年11月至1990年8月先后担任中心医院组织科科长、党委副书记；1990年9月至1998年2月任供水公司党委副书记、纪委书记；1998年3月至1999年10月任烟台疗养院党委书记；1999年11月任供水公司调研员。

尹祚昌，男，1935年4月出生，1958年参加工作，中共党员。1958年毕业于山东医学院；1958年至1965年在山东医学院附属医院内科任住院医师、总住院医师；1965年至1979年任胜利油田职工医院内科主治医师；1979年至1984年任胜利油田中心医院内科主任、副主任医师；1984年至1996年在胜利石油管理局中心医院任副院长、主任医师；1994年开始享受国务院政府特殊津贴；1996年至1998年任胜利石油管理局中心医院调研员；1998年退休。

高耀坤，男，1935年7月出生，1951年1月参加工作，中共党员。1951年1月至1952年12月任山东省高密市山甫乡教师；1953年1月至1954年12月在山东省高密市山甫乡任团委书记兼人武部长；1955年1月至1956年12月在海军二航校学习；1957年1月分配至海军航空兵三师，先后担任军械员、军械师、干事、大队政委、干部处处长；1981年12月任胜利油田胜利医院党委书记；1987年2月至1995年9月任胜利油田中心医院纪委书记。

张清林，曾任医院党委常委、工会主席。

尹成龙，男，1930年6月出生，1944年4月参加工作，中共党员。1944年4月至1954年2月先后担任某部队调剂员、卫生班长、调药、药品掌批、医师；1954年2月至1967年7月先后担任河南登封县门诊部医务主任、郑州儿童医院儿科医师、登封金店医院院长；1967年调入胜利油田职工医院，先后担任中医师、中医科主任、副主任医师、主任医师、副院长；1991年离休。

燕书能，男，1937年10月出生，1964年8月参加工作，中共党员。1964年7月毕业于山东医学院；1964年8月分配至胜利油田中心医院先后担任住院医师、主治医师、副主任医师、主任医师、科主任；1989年10月任业务副院长。

刘杰，男，1949年9月出生，1970年1月参加工作，中共党员。1970年1月至1978年5月先后担任胜利采油厂采油工、大队团委副书记、小队指导员、大队副教导员；1978年5月至1981年4月任油田组织处（部）副科级干事；1981年4月至1983年9月任油田纪委纪检科科长；1983年至1985年在山东大学学习；1985年7月至1987年6月任油田纪委办公室副主任；1987年6月至1990年8月任现河采油厂纪委书记、党委副书记；1990年8月至1992年4月任油田中心医院、卫生学校党委副书记；1992年4月至1998年8月任胜利油田中心医院党委书记；1998年8月至2003年8月任局机关党委（机关管理处）书记、处长。2003年9月至2005年4月任局机关党委书记。2005年5月至2009年9月局机关党委调研员。

王兆玉，男，1937年8月出生，1963年12月参加工作，中共党员。1963年毕业于青岛医学院；毕业后分配到胜利油田中心医院先后担任医师、主治医师、副主任、主任；1990年任中心医院副院长；1993年至1997年4月任院长。

刘传木，男，1949年8月出生，1970年10月参加工作，山东东阿人，中共党员，大学本科，主任医师。1970年10月至1973年9月任胜利油田中心医院化验室化验员、兼医院团委副书记；1973年9月至1976年12月在山东医科大学学习；1976年12月至1984年3月任内科住院医师；1984年3月至1987年3月任内科党支部书记、住院医师；1987年3月至1990年3月任内科党支部书记、内科副主任、主治医师；1990年3月至1990年8月任内科党支部书记、内科副主任；1990年8月至1991年12月任中心医院副院长兼卫校副校长；1991年12月至1997年任医院副院长、常委、副主任医师；1997年至1999年任医院副院长（正处级）、常委，1999年晋升主任医师；2003年3月至2008年7月任中心医院党委书记、院长；2008年8月至2009年8月任中心医院资深院长；2009年8月退休。

蒋正怀，男，1947年10月出生，1965年9月参加工作。1965年9月至1970年1月任陆军54军130师389团战士；1970年2月至1972年3

月任江汉油田卫生队卫生员；1972年4月至1975年12月在北京医科大学医疗系学习；1976年1月分配到胜利油田中心医院，先后任医师、综合公司书记、经理、肿瘤科副主任；1990年9月任胜利油田中心医院副院长；2004年3月，任中心医院副处级调研员。

王明泉，男，汉族，1958年1月出生，山东博兴县人，1974年8月参加工作，中共党员，硕士研究生学历，教授级高级政工师。1974年8月至1978年3月在山东博兴学校任民办教师；1978年3月至1980年1月在胜利石油学校学习；1980年1月至1982年3月任胜利石油学校政治处干事、学生辅导员；1982年3月至1991年7月先后担任油田师专党政办秘书、副主任、主任；1991年7月至1992年11月任胜利油田中心医院、胜利油田卫生学校党委副书记；1992年11月至2000年7月任胜利油田卫生学校党委副书记；2000年7月至2001年12月任胜利油田中心医院副院长兼油田医疗卫生培训中心主任；2001年12月至2005年4月任中心医院党委副书记、纪委书记、工会主席；2005年4月至2011年12月任胜利油田中心医院党委副书记、工会主席；2011年12月任胜利油田中心医院党委书记、工会主席；2018年1月退休。

张韶经，男，1951年2月出生，1968年9月参加工作，中共党员。1968年9月至1971年12月为文登县高家镇赤金沟村知青；1971年12月至1975年5月任胜利油田钻井指挥部32177队钻工；1975年5月至1978年6月任胜利油田钻井三大队政工组宣传干事；1978年6月至1987年4月任胜利油田职工医院宣传科宣传干事；1987年4月至1990年10月任胜利油田中心医院农工商副经理；1990年10月至1993年5月先后担任胜利石油管理局中心医院劳资科副科长、科长；1993年5月至1999年10月任中心医院副院长；1999年10月调任胜利油田防疫站书记。

隋永源，男，1944年3月出生，1961年8月参加工作，中共党员。1961年8月至1966年5月先后担任解放军41军361团排长、副连长；1966年5月至1976年11月任解放军41军参谋；1976年11月至1978年3月任解放军41军361团副团长；1978年4月至1979年7月在北京军事学院学习；1979年7月至1982年2月任北京军事学院教员；1982年2月至1985年5月任胜利油田井下技工学校校长；1985年5月至1993年5月在井下任纪委书记；1993年5月至2002年调任中心医院党委副书记兼纪委书记；2001年12月任调研员。

王胜利，男，1944年10月出生，1965年7月参加工作，中共党员。1965年9月至1973年5月先后担任胜利油田第一中学团委干事、团委副书记；1973年5月至1983年12月任胜利油田局机关党委宣传科副科长；1983年12月调入胜利油田中心医院，先后担任党委办公室主任、党委常委、工会主席兼机关党委书记；2001年12月任调研员。

李明平，男，1954年4月出生，1972年12月参加工作，中共党员。1978年9月毕业于昌潍医学院；1978年7月分配到中心医院，先后任医师、主治医师、副主任、医务科科长；1994年4月至1997年3月任中心医院副院长；1997年3月任卫生处处长兼中心医院副院长；2003年12月聘为胜利油田博士后工作站博士后导师。

刘正华，男，1940年2月出生，1965年7月参加工作，中共党员。1965年7月毕业于山东医学院；1965年7月至1970年6月任四川石油管理局泸州氧矿职工医院外科医师；1970年6月至1972年12月任辽河油田职工医院外科医师；1972年12月调入胜利石油管理局中心医院先后任外科医师、主治医师、外科副主任；1984年8月任肿瘤科副主任；1987年8月任肿瘤科主任；1994年5月任副院长。

郝久民，男，1941年7月出生，1967年9月参加工作，中共党员。1967年9月在北京医科大学学习；1968年9月至1985年3月先后担任青海石油管理局职工总医院药师、药剂科主任；1985年4月至1990年先后担任胜利油田中心医院药师、药剂科主任；1990年至1993年10月任胜利油田中心医院副院长；1993年10月至1994年12月任油田卫生处副处长；1994年12月至1997年4月任油田卫生处处长；1997年4月至2001年1月任胜利油田中心医院院长；2001年1月至2002年8月任胜利油田中心医院调研员；2002年退休。

徐爱云，女，1952年7月出生，1968年12月参加工作，中共党员。1968年12月至1981年5月先后担任利津县综合厂工人、县文艺宣传队队员、县文化馆文化辅导员；1981年5月至1985年7月任省人民检察院油田分院政治处干事；1985年7月至1988年10月任省人民检察院油田分院政治处副科干事；1988年10月至1991年3月任省人民检察院油田分院政治处正科干事；1991年3月至1995年3月任省人民检察院油田分院政治处副主任（正科）；1995年3月至1997年6月任局法律政策研究院党办主任（副处）；1997年6月任胜利石油管理局中心医院副院长；2004年3月任中心医院副处级调研员。

朱有志，男，1946年10月出生，1970年6月参加工作。1970年6月毕业于北京石油学院，分配到胜利油田井下任实习生；1971年11月至1983年9月任胜采作业大队干事；1983年9月至1997年11月先后担任临盘采油厂副指挥、书记、厂长；1997年11月至1998年8月先后担任经济开发研究院书记、院长；1998年8月任中心医院党委书记；2004年3月，任胜利油田驻阿尔及利亚项目组正处级调研员。

吴方健，男，1962年7月出生，1982年7月参加工作，中共党员。1982年7月至1983年4月任胜利油田河口指挥部财务科科员；1983年4月调入胜利油田钻井二公司财务科，先后担任会计师、副主任会计师、副总会计师、总经济师；1998年3月至2001年3月任胜利石油管理局中心医院总会计师；2001年3月任胜利石油管理局财务资产部副主任。

张承勋，男，1952年3月出生，1970年12月参加工作，山东利津县人，大普学历，中共党员，副主任医师。1970年12月至1973年8月任解放军第110医院战士、学员；1973年9月至1977年5月在第三军医大学学习；1977年6月至1982年12月任解放军第110医院外科军医；1983年1月至1985年2月任武警福建总队医院外科军医；1985年3月至1998年8月在中心医院先后任外科医师、主治医师、外科副主任、副主任医师；1998年8月至2002年2月任中心医院副院长；2002年3月任中心医院党委副书记兼纪委书记、监事会主席；2012年4月退休。

王世奎，男，1950年3月出生，1968年9月参加工作，烟台蓬莱人，中共党员，政工师。1968年9月至1971年9月在辽宁海城山东蓬莱上山下乡知识青年；1971年9月至1971年12月任胜采三队采油工人；1971年12月至1975年5月先后担任孤岛采油四队采油工人、站长、团支部书记；1975年5月至1976年6月任孤岛采油十队副队长；1976年6月至1988年6月任孤岛采油队副队长、队长、二大队任副大队长；1988年6月至1989年12月任滨海采油厂行政生活管理科科长；1989年12月至1995年5月任孤岛采油厂行政生活科科长、生活中心经理、书记；1995年5月至1999年8月任局生活处副处长；1999年9月任中心医院副院长；2010年3月退休。

陈丹，男，汉族，1962年5月出生，江西萍乡人，1983年7月参加工作，中共党员，硕士研究生学历，博士学位，主任医师。1983年7月毕业于滨州医学院医疗专业，同年分配至胜利油田中心医院骨科工作。1989年9月至1992年7月山东医科大学学习，获硕士研究生学历；1992年8月至1996年6月在胜利油田胜利医院骨科工作，先后担任医疗组长、副主任；1996年6月调入胜利油田中心医院骨科，先后担任骨科主任、外科副主任；1999年9月任胜利油田中心医院副院长。2013年8月因在三级综合医院评审工作中做出突出贡献，荣立中心医院二等功；2016年12月调离中心医院。

路希敬，男，汉族，1958年3月出生，山东淄博人，1982年1月参加工作，中共党员，本科学历，主任医师。1982年1月毕业于滨州医学院，1982年1月至1983年10月任淄博市临淄区医院医师；1983年10月调入中心医院，先后担任医师、主治医师、副主任医师、主任医师、内科副主任、内科主任；1999年9月任中心医院副院长；2018

年3月退休。

沈维前，男，1950年10月出生，1969年10月参加工作，山东平邑人，中共党员，主任医师。1969年10月至1972年3月在山东省平邑县保太乡中小学任教师；1972年至1975年在青岛医学院医疗系学习；1975年至1979年任孤岛医院医师；1979年至1982年任河口医院医师；1982年至1988年任烟台疗养院副院长；1988年至1997年任青岛疗养院副院长；1997年至1999年任胜利油田卫生处副处长；1999年至2000年任烟台疗养院院长；2000年至2005年任胜利油田中心医院院长；2005年至2008年任胜利油田中心医院董事长兼党委书记；2010年10月退休。

赵学钦，男，1942年10月出生，1958年9月参加工作。1958年9月至1961年8月任掖县机械厂工人；1961年8月至1971年4月先后担任内专山部队战士、排长、团侦察参谋、师侦察参谋；1971年4月至1980年6月任油田人防办宣传干事；1980年6月至1984年12月任油田人防办副主任；1984年12月至1993年3月任油田武装部副部长；1993年3月至1997年8月任烟台疗养院党委书记：1997年8月至2000年1月任胜利油田卫校党委书记；2000年1月任中心医院调研员。

王洪华，男，1967年11月出生，1987年7月参加工作，中共党员。1987年7月毕业于华东石油学院，1987年7月分配到胜利油田运输处财务科任科员；1993年9月至1999年1月任财务处成本科科员；1999年1月至2002年12月先后担任广电中心计划财务科副科长、科长；2002年12月任胜利油田中心医院总会计师，2003年晋升为高级会计师。

赵爱华，女，汉族，1960年2月出生，河北饶阳县人，1976年11月参加工作，中共党员，本科学历，高级会计师。1976年11月至1979年5月在胜利油田莱建指挥部任车工；1979年5月至1991年8月任胜利油田财务处科员；1991年8月至2004年3月先后担任胜利油田销售公司财务科科员、副科长、科长、副总会计师；2004年3月任中心医院总会计师、财务总监；2015年2月退休。

杨献平，男，汉族，1953年11月出生，山东省平原县人，中共党员，西南石油大学机械系毕业，博士研究生学历，教授级高级工程师。历任胜利油田汽车修理总厂车间主任、宣传科长，胜利石油管理局工程机械总厂工会主席、副厂长，胜利油田机械公司总经理，2008年7月兼任胜利石油管理局总机械厂厂长。公司2005年1月15日改制后，任胜利油田高原石油装备有限责任公司董事长、党委书记、总经理兼任胜利油田中心医院董事长。上海交通大学聘为硕士研究生导师；西南石油大学聘为硕士研究生导师；西南石油大学、中国石油大学兼职教授；胜利油田博士后工作站聘为博士后导师。

金同义，男，汉族，1956年7月出生，山东茌平县人，1977年12月参加工作，中共党员，本科学历，教授级高级政工师。1977年12月至1983年8月任河口指挥部人事科科员；1983年8月至1985年8月在西南石油学院机械系学习；1985年8月至1987年4月任河口采油指挥部劳资科科员；1987年4月至1990年1月任河口采油厂劳资科副科长；1990年1月至1993年5月任河口采油厂劳资科科长；1993年6月至1997年9月任河口采油厂供应站站长、党总支书记：1997年9月至2003年8月任河口采油厂副厂长；2003年8月至2004年6月任河口采油厂党委常委、副厂长；2004年6月至2008年6月任河口采油厂党委书记；2008年7月至2011年12月任胜利石油管理局副总经济师、胜利油田中心医院副董事长、党委书记、院长。2011年12月任胜利石油管理局副总经济师、胜利油田中心医院副董事长、胜利油田中心医院院长、党委副书记。

庞闽厦，男，汉族，1963年11月出生，山东临沂市人，1987年7月参加工作，本科学历，中共党员，主任医师。1987年7月潍坊医学院医疗专业毕业，分配至胜利油田中心医院从事医学影像诊断工作；1997年10月至2000年9月先后担任胜利油田中心医院CT室副主任、主任；2000年10月至2008年6月任影像中心主任兼CT室主任；2008年7月任胜利油田中心医院副院长；2010年

5月任胜利油田中心医院党委常委；2017年1月任胜利油田中心医院常务副院长；2020年9月任胜利油田中心医院党委委员；2020年12月开始享受国务院政府特殊津贴；2023年12月起不再担任医院党委委员、常务副院长职务。获“胜利油田专业技术拔尖人才”“东营市黄河口医学领军人才医学专家”等称号。

张爱民，男，汉族，1963年4月出生，山东东营市人，1984年8月参加工作，中共党员，本科学历，主任医师。1984年8月自山东医学院医学系毕业，分配至胜利油田中心医院从事医疗工作；1993年11月至2000年5月任泌尿外科副主任；2000年6月至2008年7月任泌尿外科主任；2008年8月至2008年12月任医务部主任；2008年12月至2010年5月任医务部主任、院长助理；2010年5月任胜利油田中心医院副院长；2016年1月至2017年1月任医院党委常委、副院长；2017年1月至2020年9月任医院党委书记、副院长；2020年9月至2022年7月任医院党委副书记、院长；2023年4月退休。

丁慧芳，女，汉族，1964年1月出生，山东昌邑市人，1986年7月参加工作，中共党员，本科学历、硕士学位，主任医师。1986年7月自滨州医学院医疗专业毕业，分配至胜利油田中心医院从事医疗工作；1999年10月至2002年4月任血液科副主任；2002年5月至2002年12月任血液科主任；2003年1月至2008年11月任血液科主任、内科副主任；2008年12月至2010年4月任血液科主任、内科主任、院长助理；2010年5月任胜利油田中心医院副院长；2016年12月开始享受国务院政府特殊津贴；2019年1月退休。

吴德云，女，汉族，1964年12月出生，江苏邳县人，1988年7月参加工作，中共党员，本科学历，硕士学位，主任医师。1988年7月自青岛医学院医疗专业毕业，分配至胜利油田中心医院从事医疗工作；2003年12月至2005年2月任重症医学科副主任；2005年2月至2006年10月任重症医学科主任；2006年10月至2012年5月任神经内科主任；2012年5月至2013年11月任神经内科主任、院长助理；2013年11月任胜利油田中心医院副院长兼东营市脑科医院院长；2017年12月不再兼任东营市脑科医院院长；2019年12月退休。

刘冠国，男，1961年3月出生，山东临朐县人，1981年9月参加工作，中共党员，研究生学历，正高级经济师。1981年9月至1990年9月在物资供应处工作；1990年9月至1994年2月先后担任浅海钻井工程公司海供队干事、副队长；1994年2月至1995年9月任浅海开发公司行政科副科长；1995年9月至1997年11月任海洋钻井公司行政生活科科长；1997年11月至1998年6月任胜东社区管理中心房产物业科负责人；1998年6月至1999年6月任胜东社区房产物业科科长；1996年6月至2001年1月任胜东社区房产管理科科长；2001年1月至2005年1月任胜东社区瑞康物业公司经理（副处级）；2005年1月至2007年8月任胜东社区管理中心副主任；2007年8月至2009年8月任胜东社区管理中心党委常委、副主任；2009年8月至2010年4月任胜东社区管理中心党委书记；2010年4月至2014年4月任胜东社区管理中心主任、党委副书记；2014年4月至2017年8月任局副总经济师兼胜利油田中心医院副董事长、院长；2017年8月至2020年9月任胜利油田中心医院副董事长、院长；2021年3月退休。

徐华玲，女，1966年5月出生，湖北钟祥县人，1986年7月参加工作，中共党员，本科学历，高级会计师。1986年7月自山东省轻工业学校财务与会计专业毕业，分配至胜利油田中心医院财务资产部从事会计工作；1998年3月至2008年12月任胜利油田中心医院财务资产部副主任；2008年12月至2011年9月任胜利油田中心医院财务资产部主任；2011年9月至2016年1月任胜利油田中心医院副总会计师、财务资产部主任；2016年1月至2016年4月任胜利油田中心医院财务总监兼财务资产部主任；2016年4月至2016年7月任胜利油田中心医院财务总监兼财务资产部主任、胜利油田泰恒实业总公司总经理；2016年7月至2020年1月任胜利油田中心医院财务总监兼胜利油田泰恒实业总公司总经理；2020年1月至2021年2月任胜利油田中心医院财务顾问、胜利油田泰恒实业总公司总经理；2021年2月至2021年5月任胜利油田中心医院财务顾问；2021年5月退休。

陈启才，男，汉族，1962年8月出生，山东梁山县人，1981年12月参加工作，中共党员，本科学历，主任医师。1981年12月自菏泽医学专科学校医疗专业毕业，分配至胜利油田中心医院耳鼻咽喉科从事医疗工作；1997年11月至2000年6月任胜利油田中心医院质量管理科副科长；2000年6月至2003年3月任胜利油田中心医院保健科副主任；2003年3月至2011年9月任胜利油田中心医院预防保健科主任；2011年9月至2016年1月任胜利油田中心医院院长助理、预防保健科主任；2016年1月至2017年1月任胜利油田中心医院市场总监；2017年1月至2018年8月任胜利油田中心医院副院长；2018年8月任胜利油中心医院党委委员、副院长；2022年8月退休。

王琪，男，1963年1月出生，山东滨州人，1983年7月参加工作，中共党员，本科学历，主任医师。1983年7月自北镇卫生学校放射医士专业毕业，分配至沾化县人民医院放射科从事医疗工作；1994年12月调入胜利油田中心医院放射科从事医疗工作；2002年4月至2012年7月任胜利油田中心医院办公室副主任；2005年任董事会秘书，2011年任董事会秘书长；2012年7月至2013年10月任胜利油田中心医院办公室主任；2013年10月至2016年1月任胜利油田中心医院院长助理、医院办公室主任；2016年1月至2016年7月任胜利油田中心医院安全总监兼医院办公室主任；2016年7月至2018年8月任胜利油田中心医院安全总监；2018年8月至2020年9月任胜利油田中心医院党委常委、纪委书记；2020年9月任胜利油田中心医院党委委员；2023年1月退休。

赵卫东，男，1961年6月出生，山东招远县人，1983年7月参加工作，中共党员，本科学历，主任医师。1983年7月自莱阳卫生学校医疗专业毕业，分配至胜利油田第四医院从事医疗工作；1991年2月调入胜利油田中心医院从事医疗工作；2002年3月至2008年12月任预防保健科副主任；2008年12月至2009年12月任预防保健科副主任兼保健病区主任；2009年12月至2010年7月任预防保健科副主任兼保健病区主任、消化内科副主任；2010年7月至2011年7月任内科主任、预防保健科副主任兼保健病区主任、消化内科副主任；2011年7月至2011年9月任内科主任、消化内科主任；2011年9月至2016年1月任院长助理、内科主任、消化内科主任；2016年1月至2016年7月任胜利油田中心医院医疗总监、内科主任、消化内科主任；2016年7月至2020年1月任胜利油田中心医院医疗总监；2020年1月至2021年6月任胜利油田中心医院特级消化病专家；2021年6月退休。

第二节 重点工程人才

国务院政府特殊津贴专家

瞿鸿德，男，1932年12月出生，大学本科学历，1956年7月毕业于青岛医学院医学专业，1965年5月来医院工作，自1972年起先后任外科副主任、主任、副院长、院长等职务。1989年2月取得主任医师任职资格，从事普通外科学专业技术工作。擅长甲状腺、乳腺、肝胆胰及胃肠等疾病的诊治，获局级科研成果奖4项，发表学术论文13篇，参编著作3部。曾兼任山东省抗癌协会理事、山东省肿瘤学会委员等职务。享受国务院政府特殊津贴。曾获全国卫生系统先进工作者、东营市有突出贡献的卫生工作者、胜利油田先进工作者等称号。

尹祚昌，男，1935年4月出生，1958年参加工作，中共党员。1958年毕业于山东医学院；

1958 年至 1965 年在山东医学院附属医院内科任住院医师、总住院医师；1965 年至 1979 年任胜利油田职工医院内科主治医师；1979 年至 1984 年任胜利油田中心医院内科主任、副主任医师；1984 年至 1996 年在胜利石油管理局中心医院任副院长、主任医师；1994 年开始享受国务院政府特殊津贴；1996 年至 1998 年任胜利石油管理局中心医院调研员；1998 年退休。

燕书能，男，1937 年 10 月生，大学本科学历，1964 年毕业分配到医院外科工作，1969 年底主持外科工作，1978 年任外科副主任，1985 年任大外科主任，1989 年任业务副院长，1993 年开始享受国务院政府特殊津贴，2002 年退休。1972 年开始开展下段食管癌切除术、肺叶切除术等胸科手术；1974 年在医院率先开展了胰头癌胰十二指肠切除术、膀胱癌膀胱全切直肠代膀胱和回肠代膀胱术以及先天性巨结肠根治术等手术；1981 年主持创建了心脏外科，带领团队成功开展了 26 例动物试验，在动物试验的基础上，成功开展了体外循环心脏直视手术、房间隔 / 室间隔缺损直视修补术、法鲁氏四联症根治术、完全性脾静脉畸形引流矫正术、心脏瓣膜置换术、心脏双瓣置换术、冠状动脉搭桥术等技术，带领医院心脏外科达到省内先进水平。

胡守成，男，1938 年 11 月生，大学本科学历，1964 年 7 月毕业于山东医学院医学专业。1964 年来医院外科工作，曾先后担任医院骨科主任、大外科副主任，享受国务院政府特殊津贴，是东营地区骨科创始人、学科带头人，中华疼痛学会奠基人，主持成立了山东省疼痛学会，曾任山东省骨科学会副主任委员、山东省儿麻学会副主任委员、山东残联委员、中石油外科学会副主委，先后发表论文 60 余篇，出版了专著微创骨科手术学和微创外科学。于 1970 年成功实施断腕再接，成功突破医院断肢（指）再植技术瓶颈；带头开展了小切口椎间盘切除术、股骨颈骨折闭合复位穿针内固定术等多种疑难病症的手术治疗；成功开展了膀胱镜检查同时行膀胱全切直肠代膀胱术、经胸结核病灶清除带血管蒂肋骨段游离移植术、骨肿瘤瘤段切除灭活再植治疗、股骨头坏死灌注及髓芯减压术等技术。

宋和凤，女，汉族，1944 年 6 月生，山东莱阳人，大学本科，中共党员，主任医师，资深医学专家。曾任神经内科主任，兼任山东省医学会神经内科专业委员，东营市医学会神经内科专业主任委员等职务。1970 年 7 月毕业于上海第二医科大学医学专业，1971 年来到医院工作，1992 年起先后任神经内科副主任、主任职务。1998 年晋升为主任医师。从事神经内科专业技术工作，擅长神经内科的脑血管病、癫痫病、肌病等疾病的研究与诊断治疗，具有较高的造诣及临床经验。曾获省、局级科研成果奖 11 项，发表学术论文 20 余篇。曾获中国石油化工集团公司“劳动模范”、山东省“优秀共产党员”、管理局“专业技术拔尖人才”称号；1999 年 4 月开始享受国务院政府特殊津贴。

丁慧芳，女，汉族，1964 年 1 月出生，山东昌邑市人，1986 年 7 月参加工作，中共党员，本科学历、硕士学位，主任医师。1986 年 7 月自滨州医学院医疗专业毕业，分配至胜利油田中心医院从事医疗工作。1999 年起先后任血液消化内科副主任、主任职务，2010 年 5 月任副院长，2018 年 8 月被聘为医院特级血液病专家，2019 年 1 月退休。2003 年 12 月取得主任医师任职资格，从事血液内科专业技术工作，擅长血液病如：白血病、淋巴瘤、骨髓瘤等的诊断治疗，能进行骨髓移植、外周血造血干细胞移植。获省部、局级科技成果奖 5 项，发表学术论文 25 篇。曾任东营市第五、六、七届人大代表，教科文卫委员，山东省临床分析细胞学会委员；获“山东医师奖”“胜利油田专业技术拔尖人才”“东营市有突出贡献的中青年专家”“东营市黄河口医学领军人才优秀学科带头人”“胜利油田中心医院首席医学专家”称号；2016 年 12 月开始享受国务院政府特殊津贴。

庞闽厦，男，汉族，1963 年 11 月生，山东临沂市人，1987 年 7 月参加工作，本科学历，中共党员，主任医师。1987 年 7 月潍坊医学院医疗专业毕业分配到胜利油田中心医院从事医学影像诊断工作；1997 年 10 月至 2000 年 9 月任胜利油田中心医院CT室副主任、主任；2000年10月至2008年6月任影像中心主任兼CT室主任；2008年7月任胜利油田中心医院副院长；2010年5月任胜利油田中心医院党委常委；2017年1月任胜利油田中心医院常务副院长；2020年9月任胜利油田中心医院党委委员；2023年12月不再担任医院党委委员、常务副院长职务。获“胜利油田专业技术拔尖人才”“东营市黄河口医学领军人才医学专家”称号；2020年12月开始享受国务院政府特殊津贴。

省级重点工程人才

一、山东省有突出贡献的中青年专家

吴德云，女，汉族，1964年12月出生，江苏邳县人，1988年7月参加工作，中共党员，本科学历、硕士学位，主任医师。1988年7月自青岛医学院医疗专业毕业，分配至胜利油田中心医院从事医疗工作；2003年12月至2005年2月任重症医学科副主任；2005年2月至2006年10月任重症医学科主任；2006年10月至2012年5月任神经内科主任；2012年5月至2013年11月任神经内科主任、院长助理；2013年11月任胜利油田中心医院副院长兼东营市脑科医院院长；2017年12月不再兼任东营市脑科医院院长；2019年12月退休。获“东营市有突出贡献的中青年专家”“东营市黄河口医学领军人才医学专家”“东营市首席医学专家”“胜利油田中心医院高级首席医学专家”称号。

二、享受省政府特殊津贴人员

袁庆忠，男，1965年10月出生，山东阳谷县人，1988年7月参加工作，中共党员，本科学历，主任医师，滨州医学院、潍坊医学院硕士生导师。现任胜利油田中心医院副院长兼东营市急危重症患者救治中心主任。1988年7月自山东医科大学医学系医学专业毕业，分配至胜利油田中心医院从事医疗工作；2008年12月至2017年1月历任胜利油田中心医院肝胆外科副主任，肝胆外科主任兼乳腺甲状腺外科主任，外科副主任、主任，院长助理；2017年1月任胜利油田中心医院副院长；2019年2月至2020年12月兼任东营骨科医院院长、东营市急危重症患者救治中心主任；2020年12月任胜利油田中心医院副院长兼东营市急危重症患者救治中心主任。擅长普外科疑难危重病例的诊治，对腹腔镜外科、肝胆外科有较深的造诣，是医院普通外科学科带头人；曾获“东营市有突出贡献的中青年专家”“黄河口医学领军人才”“东营市首席医学专家”“享受省政府特殊津贴人员”等称号。

王明鑫，男，1981年9月出生，山东广饶人。2010年8月参加工作，中共党员，硕士研究生学历，硕士学位，主任医师，全日制统招硕士研究生导师。现任胜利油田中心医院党委委员、副院长兼神经外科三病区（头颈血管外科）主任、神经外科四病区（泛血管病科）主任。2010年7月自昆明医学院肿瘤学专业毕业，2010年8月进入胜利油田中心医院肝胆外科从事医疗工作；2013年11月至2022年9月历任东营市脑科医院医务科副主任、神经外科副主任、头颈血管外科主任、院长助理、东营市脑科医院副院长、东营市脑科医院党总支书记、东营市脑科医院党总支书记、血管介入科主任；2022年9月任胜利油田中心医院党委委员；2022年12月任胜利油田中心医院党委委员、副院长。为国家五星高级卒中中心、全国十佳示范脑卒中防治基地、山东省省级临床重点专科（神经外科）和山东省省级临床精品特色专科（颈动脉狭窄诊疗）学科带头人。擅长颈动脉狭窄、椎动脉狭窄、锁骨下动脉狭窄、颅内动脉狭窄导致的缺血性脑血管病，脑出血脑梗死脑外伤后遗症引发的成人脑源性瘫痪，糖尿病和透析后周围神经病变显微外科诊疗相关领域的关键核心技术、基础医学和医工结合研究。曾获“全国脑卒中防治优秀中青年专家”“全国脑卒中防治工程10周年菁英先锋奖”、山东省委组织部“创新榜样”、山东省卫健委“山东省卒中中心建设先进个人”、山东省“十佳青年医师”、东营市委市政府高层次人才“黄河三角洲学者”“东营市有突出贡献的中青年专家”“东营市卫生健康领军人才”“黄

河口医学领军人才”等称号，2024 年获“享受省政府特殊津贴人员”称号。

三、齐鲁卫生与健康杰出青年人才

王椋，男，汉族，1986年2月出生，山东淄博人，2011年8月参加工作，中共党员，硕士研究生学历，博士学位，副主任医师，潍坊医学院及滨州医学院硕士研究生导师。现任胜利油田中心医院血液内科副主任兼科教科副主任，造血干细胞移植亚专科带头人。擅长造血干细胞移植、CAR-T 免疫治疗。先后获得“山东慧才卡”“齐鲁卫生与健康杰出青年人才”“东营市有突出贡献中青年专家”“东营市优秀医学科技工作者”“黄河口医学领军人才青年人才”“东营市青年科技奖”“胜利石油管理局青年岗位能手”“胜利希望奖”，胜利油田中心医院“党员榜样”“优秀共产党员”“科技英才”“有突出贡献的青年医师”“杏林新秀”“十佳青年医师”“青年科技之星”等称号。

市级重点工程人才

一、黄河三角洲学者

王明鑫，男，1981 年 9 月出生，山东广饶人，2010年8月参加工作，中共党员，硕士研究生学历，硕士学位，主任医师，全日制统招硕士研究生导师。现任胜利油田中心医院党委委员、副院长兼神经外科三病区（头颈血管外科）主任、神经外科四病区（泛血管病科）主任。2010 年 7 月自昆明医学院肿瘤学专业毕业，2010 年 8 月进入胜利油田中心医院肝胆外科从事医疗工作；2013 年 11 月至 2022 年 9 月历任东营市脑科医院医务科副主任、神经外科副主任、头颈血管外科主任、院长助理、东营市脑科医院副院长、东营市脑科医院党总支书记、东营市脑科医院党总支书记、血管介入科主任；2022 年 9 月任胜利油田中心医院党委委员；2022 年 12 月任胜利油田中心医院党委委员、副院长。为国家五星高级卒中中心、全国十佳示范脑卒中防治基地、山东省省级临床重点专科（神经外科）和山东省省级临床精品特色专科（颈动脉狭窄诊疗）学科带头人。擅长颈动脉狭窄、椎动脉狭窄、锁骨下动脉狭窄、颅内动脉狭窄导致的缺血性脑血管病，脑出血脑梗死脑外伤后遗症引发的成人脑源性瘫痪，糖尿病和透析后周围神经病变显微外科诊疗相关领域的关键核心技术、基础医学和医工结合研究。曾获“全国脑卒中防治优秀中青年专家”“全国脑卒中防治工程 10 周年菁英先锋奖”、山东省委组织部“创新榜样”、山东省卫健委“山东省卒中中心建设先进个人”、山东省“十佳青年医师”、东营市委市政府高层次人才，享受省政府特殊津贴，“黄河三角洲学者”“东营市有突出贡献的中青年专家”“东营市卫生健康领军人才”“黄河口医学领军人才”等称号。

乔鲁军，男，汉族，1969 年 4 月出生，山东淄博人，1992 年 9 月参加工作，中共党员，大学学历、硕士学位，主任医师。现任胜利油田中心医院医疗副总监、重症医学科党支部书记、科主任。1992 年 7 月自南京医学院临床医学系毕业，1994 年 8 月自胜利油田桩西采油厂卫生所调至胜利油田中心医院从事医疗工作；2006 年 11 月任重症医学科主任，擅长重症感染、脓毒症、各种休克、急性呼吸窘迫综合征、急性肾功能衰竭、肝衰竭、心功能衰竭等急危重症患者的救治，在东营市首先开展了体外膜肺（ECMO）、脉波指示剂连续心排血量监测（PICCO）、双重血浆分子吸附系统（DPMAS）、重症床旁超声等多项新技术。曾获东营市“黄河三角洲学者”“黄河口医学领军人才”“优秀科主任”“杰出科主任”“优秀医生”“市直卫生健康系统优秀共产党员”、中共中石化胜利石油管理局“文明建设先进个人”、东营市胜利油田中心医院“高级医学专家”“首席医学专家”“优秀科主任”“文明建设先进个人”“优秀共产党员”和“优秀党务工作者”等称号。

许蕾，女，汉族，1980 年 2 月出生，山东滨州人，1998 年 11 月参加工作，中共党员，本科学历、硕士学位，主任医师。现任胜利油田中心医院医学影像科副主任（正科）。1998 年 11 月自胜利油田卫生学校医学影像诊断专业毕业分配至胜利油田中心医院从事医疗工作；2017 年 12 月至

2021年2月任磁共振检查科副主任；2021年2月任磁共振检查科主任；2023年10月任医学影像科副主任（正科级）。先后在新加坡樟宜医院、北京协和医院、上海华东医院进修学习。2020年参加胜利油田青干班培训、2023年参加省委组织部女性科技人才专题研修班；擅长磁共振影像诊断，在磁共振多模态扫描技术及临床应用等方面取得了系列成果。曾获“黄河三角洲学者”“山东省齐鲁巾帼科技创新之星”“黄河口医学领军人才”、东营市卫生计生系统“职工技术能手”等称号。

二、东营市有突出贡献的中青年专家

丁慧芳，女，汉族，1964年1月出生，山东昌邑市人，1986年7月参加工作，中共党员，本科学历、硕士学位，主任医师。1986年7月自滨州医学院医疗专业毕业，分配至胜利油田中心医院从事医疗工作。1999年起先后任血液消化内科副主任、主任职务，2010年5月任副院长，2018年8月被聘为医院特级血液病专家，2019年1月退休。2003年12月取得主任医师任职资格，从事血液内科专业技术工作，擅长血液病如：白血病、淋巴瘤、骨髓瘤等的诊断治疗，能进行骨髓移植、外周血造血干细胞移植。获省部、局级科技成果奖5项，发表学术论文25篇。曾任东营市第五、六、七届人大代表，教科文卫委员，山东省临床分析细胞学会委员；获“山东医师奖”“胜利油田专业技术拔尖人才”“东营市有突出贡献的中青年专家”“东营市黄河口医学领军人才优秀学科带头人”“胜利油田中心医院首席医学专家”称号；2016年12月开始享受国务院政府特殊津贴。

吴德云，女，汉族，1964年12月出生，江苏邳县人，1988年7月参加工作，中共党员，本科学历、硕士学位，主任医师。1988年7月自青岛医学院医疗专业毕业，分配至胜利油田中心医院从事医疗工作；2003年12月至2005年2月任重症医学科副主任；2005年2月至2006年10月任重症医学科主任；2006年10月至2012年5月任神经内科主任；2012年5月至2013年11月任神经内科主任、院长助理；2013年11月任胜利油田中心医院副院长兼东营市脑科医院院长；2017年12月不再兼任东营市脑科医院院长；2019年12月退休。获“东营市有突出贡献的中青年专家”“东营市黄河口医学领军人才医学专家”“东营市首席医学专家”“胜利油田中心医院高级首席医学专家”称号。

袁庆忠，男，1965年10月出生，山东阳谷县人，1988年7月参加工作，中共党员，本科学历，主任医师，滨州医学院、潍坊医学院硕士生导师。现任胜利油田中心医院副院长兼东营市急危重症患者救治中心主任。1988年7月自山东医科大学医学系医学专业毕业，分配至胜利油田中心医院从事医疗工作；2008年12月至2017年1月历任胜利油田中心医院肝胆外科副主任，肝胆外科主任兼乳腺甲状腺外科主任，外科副主任、主任，院长助理；2017年1月任胜利油田中心医院副院长；2019年2月至2020年12月兼任东营骨科医院院长、东营市急危重症患者救治中心主任。擅长普外科疑难危重病例的诊治，对腹腔镜外科、肝胆外科有较深的造诣，是医院普通外科学科带头人；曾获“东营市有突出贡献的中青年专家”“黄河口医学领军人才”“东营市首席医学专家”“享受省政府特殊津贴人员”等称号。

刘磊，男，汉族，1975年9月出生，山东茌平人，1997年7月参加工作，中共党员，研究生学历、硕士学位，主任医师。现任胜利油田中心医院PET-CT检查科主任。1997年7月自泰山医学院临床医学专业毕业分配至胜利油田中心医院从事影像诊断工作。2011年11月至2018年12月任CT检查科副主任；2019年1月任PET-CT检查科主任。擅长肿瘤疾病的PET-CT诊断、无创CT血管成像诊断。曾获“山东省援疆支医先进工作者”“东营市有突出贡献的中青年专家”“东营市青年科技奖”“胜利石油管理局文明建设先进个人”，胜利油田中心医院“十大杰出青年知识分子”和“优秀共产党员”等称号。

纪永利，男，汉族，1966年1月出生，山东滨州人，1989年7月参加工作，中共党员，本科学历、硕士学位，主任医师。1989年7月自滨州医学院临床医学专业毕业分配至东营区人民医院从事普外科医疗工作；1995年12月调至胜利石油管理局胜利医院急诊外科工作；1997年12月调入胜利油田中心医院B超室工作；2003年4月至2008年5月任B超室副主任，2008年5月至2024年2月任超声检查科主任。擅长超声诊断及治疗技术。曾获“东营市优秀医生”、胜利石油管理局“优秀卫生工作者”、东营市“优秀医学科技工作者”“潍坊医学院实践教学优秀教师”“滨州医学院优秀带教老师”、胜利油田中心医院“高级医学专家”“首席医学专家”“东营市有突出贡献的中青年专家”等称号。

成波，男，1976年1月出生，山东邹平县人，1999年10月参加工作，中共党员，硕士研究生学历，主任医师。现任胜利油田中心医院副院长。1999年7月自华西医科大学临床医学专业毕业，于1999年10月分配至胜利油田中心医院从事医疗工作；2011年9月至2018年8月历任胜利油田中心医院泌尿外科副主任，泌尿外科主任兼男科主任，外科副主任，医疗副总监；2018年8月任胜利油田中心医院副院长；2017年12月至2020年12月兼任东营市泌尿肾病医院院长。对泌尿系疾病的腹腔镜手术治疗、泌尿系结石的腔内镜微创手术治疗方面有深入研究。作为学科带头人，在东营地区率先开展B超引导下的经皮肾镜取石手术，经尿道输尿管软镜钬激光碎石手术，率先开展3D腹腔镜肾部分切除术、肾上腺肿瘤切除术等3D腹腔镜手术，经尿道绿激光前列腺光汽化术。在微创外科技术方面，先后开展了经尿道等离子前列腺电切术，经尿道膀胱肿瘤电切术，经尿道输尿管镜气压弹道碎石术等；开展了腹腔镜盆腔淋巴结清扫术、腹腔镜肾癌根治术、腹腔镜保留肾单位肾部分切除术、腹腔镜膀胱癌根治术、腹腔镜前列腺癌根治术等一大批微创腔内镜手术。曾获“东营市有突出贡献的中青年专家”“东营市卫生健康领军人才”“黄河口医学领军人才优秀学科带头人”等称号。

王椋，男，汉族，1986年2月出生，山东淄博人，2011年8月参加工作，中共党员，硕士研究生学历，博士学位，副主任医师，潍坊医学院及滨州医学院硕士研究生导师。现任胜利油田中心医院血液内科副主任兼科教科副主任，造血干细胞移植亚专科带头人。擅长造血干细胞移植、CAR-T免疫治疗。先后获得“山东慧才卡”“齐鲁卫生与健康杰出青年人才”“东营市有突出贡献中青年专家”“东营市优秀医学科技工作者”“黄河口医学领军人才青年人才”“东营市青年科技奖”“胜利石油管理局青年岗位能手”“胜利希望奖”，胜利油田中心医院“党员榜样”“优秀共产党员”“科技英才”“有突出贡献的青年医师”“杏林新秀”“十佳青年医师”“青年科技之星”等称号。

王明鑫，男，1981年9月出生，山东广饶人，2010年8月参加工作，中共党员，硕研学历，硕士学位，主任医师，全日制统招硕士研究生导师。现任胜利油田中心医院党委委员、副院长兼神经外科三病区（头颈血管外科）主任、神经外科四病区（泛血管病科）主任。2010年7月自昆明医学院肿瘤学专业毕业，2010年8月进入胜利油田中心医院肝胆外科从事医疗工作；2013年11月至2022年9月历任东营市脑科医院医务科副主任、神经外科副主任、头颈血管外科主任、院长助理、东营市脑科医院副院长、东营市脑科医院党总支书记、血管介入科主任；2022年9月任胜利油田中心医院党委委员；2022年12月任胜利油田中心医院副院长。为国家五星高级卒中中心、全国十佳示范脑卒中防治基地、山东省省级临床重点专科（神经外科）和山东省省级临床精品特色专科（颈动脉狭窄诊疗）学科带头人。擅长颈动脉狭窄、椎动脉狭窄、锁骨下动脉狭窄、颅内动脉狭窄导致的缺血性脑血管病，脑出血脑梗死脑外伤后遗症引发的成人脑源性瘫痪，糖尿病和透析后周围神经病变显微外科诊疗相关领域的关键核心技术、基础医学和医工结合研究。曾获“全国脑卒中防治优秀中青年专家”“全国脑卒中防治工程10周年菁英先锋奖”、享受省政府特殊津贴、山东省委组织部“创新榜样”、山东省卫健委“山东省卒中中心建设先进个人”、山东省“十佳青年医师”、东营市委市政府高层次人才“黄河三角洲学者”“东营市有突出贡献的中青年专家”“东营市卫生健康领军人才”“黄河口医学领军人才”等称号。

董亮，男，汉族，1983年6月出生，山东惠民人，2006年8月参加工作，中共党员，研究生学历，硕士学位，副主任医师。现任胜利油田中心医院超声检查科副主任。2006年7月自青岛医学院医学影像学专业毕业，同年8月进入胜利油田中心医院从事医疗工作；2020年7月任超声检查科副主任。擅长超声引导下介入诊疗技术，开展超声造影及微波消融在胸部肿瘤性病变的应用、多浆膜腔积液置管引流、实性脏器占位性病变穿刺活检、甲状腺肿瘤微波消融术、恶性肿瘤放射性粒子125I植入、肝肾囊肿硬化、肾盂、膀胱、胆囊等空腔脏器经皮造瘘术等；曾获2014年山东省“优秀援疆支医工作者”“优秀援疆干部”“胜利油田文明建设先进个人”“东营市卫生健康杰出青年人才”、2022年胜利油田中心医院“有突出贡献的青年医师”领军人才、“东营市有突出贡献的中青年专家”等称号。

第三节 省市级优秀人才

齐鲁扁仓人才

燕欣朋，男，汉族，1982年11月出生，山东东营人，2010年8月参加工作，中共党员，研究生学历，硕士学位，副主任医师。现任胜利油田中心医院医务部副主任。2010年7月自山东中医药大学中医学专业毕业，同年8月进入胜利油田中心医院从事医疗工作；2019年2月至2022年12月任东营康复医院办公室副主任，2022年12月任医务部副主任。擅长中医药治疗内科常见疾病及疑难杂病，对消化系统、呼吸系统、心脑血管系统、风湿免疫系统、血液系统、肿瘤、妇科等多系统疾病积累了丰富的治疗经验。曾获“东营市卫生健康杰出青年人才”“东营市青年名中医”“滨州医学院优秀带教老师”“东营市杰出医师”、山东省援沪医疗队“医疗方舱之星”等称号；为山东省中医药师承第四批继承人，顾植山龙砂医学流派传承人，齐鲁扁仓骨干人才。

贺红安，女，1991年1月生，中共党员，博士研究生学历，中医博士学位，中医科主治医师。2021年12月参加工作。任山东中医药学会中医血浊理论委员会委员。擅长治疗小儿外感发热、咳嗽痰喘等肺系病症及吐泻疳积等脾胃疾病，小儿多发性抽动症、注意力缺陷多动症、湿疹、遗尿等杂病，对婴幼儿喂养保健，疾病防治有丰富的经验。对消化系统、呼吸系统、心脑血管系统、妇科等疾病积累了丰富的治疗经验。获“2021届省级优秀毕业生”称号，发表SCI论文3篇，核心期刊论文5篇，参编著作1部。主持院级课题一项，省级课题一项。为齐鲁扁仓杰出青年人才。

冯新，男，汉族，1970年1月出生，山东新泰人。1993年7月参加工作，中共党员，大学学历，硕士学位，主任医师。现任胜利油田中心医院健康管理中心副主任、体检部主任。1993年7月自泰山医学院临床医学专业毕业，同月进入胜利油田中心医院从事医疗工作；2009年1月至2016年6月任胜利油田中心医院预防保健科副主任，2016年7月任健康管理部主任。擅长诊断和治疗高血压、冠心病等心血管疾病，能够处理老年性心脑血管疾病、糖尿病等老年病。熟悉健康体检、健康评估、健康干预、健康管理等工作，对健康教育、健康辅导、心理健康也有较好的研究。曾获“山东省第二批中青年优秀保健人才”“山东省卫生保健行业先进个人”“山东省健康管理奖”“东营市优秀医生”“胜利石油管理局老年工作先进个人”“胜利石油管理局卫生工作先进个人”“潍坊医学院实践教学优秀教师”等称号。

东营市卫生健康领军人才

王明鑫，男，1981年9月出生，山东广饶人，2010年8月参加工作，中共党员，硕士研究生学历，硕士学位，主任医师，全日制统招硕士研究生导师。现任胜利油田中心医院党委委员、副院长兼神经外科三病区（头颈血管外科）主任、神经外科四病区（泛血管病科）主任。2010年7月自昆明医学院肿瘤学专业毕业，2010年8月进入胜利油田中心医院肝胆外科从事医疗工作；2013年11月至2022年9月历任东营市脑科医院医务科副主任、神经外科副主任、头颈血管外科主任、院长助理、东营市脑科医院副院长、东营市脑科医院党总支书记、东营市脑科医院党总支书记、血管介入科主任；2022年9月任胜利油田中心医院党委委员；2022年12月任胜利油田中心医院副院长。为国家五星高级卒中中心、全国十佳示范脑卒中防治基地、山东省省级临床重点专科（神经外科）和山东省省级临床精品特色专科（颈动脉狭窄诊疗）学科带头人。擅长颈动脉狭窄、椎动脉狭窄、锁骨下动脉狭窄、颅内动脉狭窄导致的缺血性脑血管病，脑出血脑梗死脑外伤后遗症引发的成人脑源性瘫痪，糖尿病和透析后周围神经病变显微外科诊疗相关领域的关键核心技术、基础医学和医工结合研究。曾获“全国脑卒中防治优秀中青年专家”“全国脑卒中防治工程10周年菁英先锋奖”、享受省政府特殊津贴、山东省委组织部“创新榜样”、山东省卫健委“山东省卒中中心建设先进个人”、山东省“十佳青年医师”、东营市委市政府高层次人才“黄河三角洲学者”“东营市有突出贡献的中青年专家”“东营市卫生健康领军人才”“黄河口医学领军人才”等称号。

成爱霞，女，汉族，1975年3月出生，山东东营人，1996年9月参加工作，中共党员，硕士研究生学历，硕士学位，主任医师。现任胜利油田中心医院神经康复科主任。1996年7月毕业于滨州医学院，1996年9月分配至利津县人民医院工作；2007年8月至2010年6月在贵阳医学院神经病学专业学习；2010年8月调入胜利油田中心医院神经内科工作；2019年2月至2022年2月任神经康复科副主任，2022年2月任神经康复科主任；擅长脑血管病、各种头痛、慢性疼痛、肌张力障碍性疾病的诊治及神经系统损伤后（脑卒中、脑外伤、脊髓损伤）的康复；擅长肉毒素注射技术，对早期康复、神经重症康复、昏迷促醒、帕金森病、认知障碍、神经源性膀胱等康复评定和康复治疗有丰富的临床经验。曾获“东营市卫生与健康杰出青年人才”“东营市优秀医生”“东营市优秀党务工作者”等称号。

吕海莲，女，汉族，1978年9月出生，山东东营人，2001年10月参加工作，中共党员，本科学历，硕士学位，主任医师。现任胜利油田中心医院影像会诊中心综合办公室副主任，滨州医学院硕士研究生导师。擅长中枢神经系统、消化系统、泌尿生殖系统疾病的影像诊断；为医院腹盆部多个单病种MDT专家成员。参与完成乳腺、神经系统、腹盆部系统相关市级科研成果6项，获市级科技进步一等奖3项、二等奖1项、三等奖2项。发表专业学术论文30余篇，著作2部，专利1项。曾获2013年、2015年“东营市影像读片技能大赛一等奖”“东营市卫生健康领军人才”“东营市卫生系统职工技术能手”“黄河口职业技能比赛个人二等奖”、胜利油田中心医院“科技英才”“青年突出贡献人才”等奖项及称号。

董亮，男，汉族，1983年6月出生，山东惠民人，2006年8月参加工作，中共党员，研究生学历，硕士学位，副主任医师。现任胜利油田中心医院超声检查科副主任。2006年7月自青岛医学院医学影像学专业毕业，同年8月进入胜利油田中心医院从事医疗工作；2020年7月任超声检查科副主任。擅长超声引导下介入诊疗技术，开展超声造影及微波消融在胸部肿瘤性病变的应用、多浆膜腔积液置管引流、实性脏器占位性病变穿刺活检、甲状腺肿瘤微波消融术、恶性肿瘤放射性粒子125I植入、肝肾囊肿硬化、肾盂、膀胱、胆囊等空腔脏器经皮造瘘术等；曾获2014年山东省“优秀援疆支医工作者”“优秀援疆干部”“胜利油田文明建设先进个人”“东营市卫生健康杰出青年人才”、2022年胜利油田中心医院“有突出贡献的青年医师”领军人才、“东营市有突出贡献的中青年专家”等称号。

井源，男，汉族，1981年4月出生，山东潍坊人，2008年9月参加工作，研究生学历，硕士学位，副主任医师，三级健康管理师，滨州医学院及潍坊医学院全科医学专业硕士研究生导师。现任胜利油田中心医院全科医学科及老年病科主任助理。2008年9月自潍坊医学院内科学专业毕业至胜利油田中心医院从事医疗工作。擅长糖尿病、骨质疏松、高尿酸血症等慢性非传染性疾病及老年多病共存、老年综合征的临床诊治；曾获“东营市卫生健康杰出青年人才”“东营市优秀青年科技人才”“东营市优秀医学科技工作者”等称号。

郝兴亮，男，汉族，1980年12月出生，山东潍坊人，2008年8月参加工作，中共党员，研究生学历，硕士学位，副主任医师，硕士研究生导师。现任胜利油田中心医院呼吸与危重症医学科一病区副主任。2008年7月自潍坊医学院内科学专业毕业，同年8月进入胜利油田中心医院从事医疗工作；2021年2月任呼吸与危重症医学科一病区副主任。擅长呼吸衰竭、肺栓塞、重症哮喘、良恶性中心型气道狭窄等呼吸危重症患者救治及电子支气管镜下介入诊疗；曾获“山东省抗击新冠肺炎疫情先进个人”“东营市卫生健康领军人才”“东营市优秀医学科技工作者”“滨州医学院实践教学优秀教师”、全国第二届中青年呼吸学者精英榜“爱心公益提名奖”等称号。

成波，男，1976年1月出生，山东邹平县人，1999年10月参加工作，中共党员，硕士研究生学历，主任医师。现任胜利油田中心医院副院长。1999年7月自华西医科大学临床医学专业毕业，于1999年10月分配至胜利油田中心医院从事医疗工作；2011年9月至2018年8月历任胜利油田中心医院泌尿外科副主任，泌尿外科主任兼男科主任，外科副主任，医疗副总监；2018年8月任胜利油田中心医院副院长；2017年12月至2020年12月兼任东营市泌尿肾病医院院长。对泌尿系疾病的腹腔镜手术治疗、泌尿系结石的腔内镜微创手术治疗方面有深入研究。作为学科带头人，在东营地区率先开展B超引导下的经皮肾镜取石手术，经尿道输尿管软镜钬激光碎石手术，率先开展3D腹腔镜肾部分切除术、肾上腺肿瘤切除术等3D腹腔镜手术，经尿道绿激光前列腺光汽化术。在微创外科技术方面，先后开展了经尿道等离子前列腺电切术，经尿道膀胱肿瘤电切术，经尿道输尿管镜气压弹道碎石术等；开展了腹腔镜盆腔淋巴结清扫术、腹腔镜肾癌根治术、腹腔镜保留肾单位肾部分切除术、腹腔镜膀胱癌根治术、腹腔镜前列腺癌根治术等一大批微创腔内镜手术。曾获“东营市有突出贡献的中青年专家”“东营市卫生健康领军人才”“黄河口医学领军人才优秀学科带头人”等称号。

张杉杉，女，汉族，1984年2月出生，山东广饶人，2011年8月参加工作，研究生学历，硕士学位，副主任医师。现任胜利油田中心医院内分泌副主任，糖尿病足亚专科带头人。2011年7月自上海交通大学医学院内分泌代谢病专业毕业，同年8月进入胜利油田中心医院从事医疗工作；2022年12月任内分泌科副主任；擅长糖尿病综合管理、急慢性并发症诊治、糖尿病足诊治，对内分泌腺体疾病及代谢综合征、肥胖、多囊卵巢综合征的诊疗具有独到见解。契合精准医疗、多学科合作、中西医结合理念，运用新技术、新方法进行个体化诊疗。曾获“东营市卫生健康杰出青年人才”“东营市医学会优秀医师”“杏林春暖优秀医师”等称号。

魏杰男，男，汉族，1984年5月出生，江苏徐州人，2008年8月参加工作，本科学历，学士学位，副主任医师，滨州医学院硕士生导师。现任胜利油田中心医院儿童内镜亚专科带头人、儿科三区主任助理。2008年8月自山东大学临床医学专业毕业至胜利油田中心医院从事儿内科医疗工作；擅长儿童呼吸消化心血管系统疾病诊疗，儿童呼吸、消化内镜诊疗操作及异物取出等；在东营市儿科领域率先开展消化内镜诊疗技术。曾获“东营市卫生健康杰出青年人才”“东营市医学会优秀医学科技工作者”等称号。

尹晓华，女，汉族，1977年1月出生，山东莒县人，1999年11月参加工作，农工党员，本科学历，学士学位，主任医师，硕士生导师。现任胜利油田中心医院东营康复医院副院长、东营市肿瘤医院副院长（兼）、中医科主任、农工党东营总支副主委、东营市政协委员。1999年11月自山东中医药大学中医系毕业分配至胜利油田中心医院从事医疗工作；2017年2月至2019年11月任中医科副主任；2019年11月任东营康复医院副院长、中医科主任。擅长治疗慢性肾炎、肾病综合征、慢性肾功能不全、狼疮性肾病、类风湿性关节炎、强直性脊柱炎等；对冠心病、中风、慢性胃炎及月经病、产后病、多囊卵巢综合征、子宫肌瘤、慢性盆腔炎、慢性前列腺炎、湿疹、腰背肌筋膜炎、糖尿病足等也有丰富的诊疗经验。曾获“山东名中医药专家”“山东省中医临床技术骨干”“东营市卫生健康杰出青年人才”等称号。

燕欣朋，男，汉族，1982年11月出生，山东东营人，2010年8月参加工作，中共党员，研究生学历，硕士学位，副主任医师。现任胜利油田中心医院医务部副主任。2010年7月自山东中医药大学中医学专业毕业，同年8月进入胜利油田中心医院从事医疗工作；2019年2月至2022年12月任东营康复医院办公室副主任，2022年12月任医务部副主任。擅长中医药治疗内科常见疾病及疑难杂病，对消化系统、呼吸系统、心脑血管系统、风湿免疫系统、血液系统、肿瘤、妇科等多系统疾病积累了丰富的治疗经验。曾获“东营市卫生健康杰出青年人才”、“东营市青年名中医”、“滨州医学院优秀带教老师”、“东营市杰出医师”、山东省援沪医疗队“医疗方舱之星”等称号；为山东省中医药师承第四批继承人，顾植山龙砂医学流派传承人。

东营市优秀青年科技人才

井源，男，汉族，1981年4月出生，山东潍坊人，2008年9月参加工作，研究生学历，硕士学位，副主任医师，三级健康管理师，滨州医学院及潍坊医学院全科医学专业硕士研究生导师。现任胜利油田中心医院全科医学科及老年病科主任助理。2008年9月自潍坊医学院内科学专业毕业至胜利油田中心医院从事医疗工作。擅长糖尿病、骨质疏松、高尿酸血症等慢性非传染性疾病及老年多病共存、老年综合征的临床诊治；曾获“东营市卫生健康杰出青年人才”“东营市优秀青年科技人才”“东营市优秀医学科技工作者”等称号。

黄河口医学领军人才

吴德云，女，汉族，1964年12月出生，江苏邳县人，1988年7月参加工作，中共党员，本科学历，硕士学位，主任医师。1988年7月自青岛医学院医疗专业毕业，分配至胜利油田中心医院从事医疗工作；2003年12月至2005年2月任重症医学科副主任；2005年2月至2006年10月任重症医学科主任；2006年10月至2012年5月任神经内科主任；2012年5月至2013年11月任神经内科主任、院长助理；2013年11月任胜利油田中心医院副院长兼东营市脑科医院院长；2017年12月不再兼任东营市脑科医院院长；2019年12月退休。获“东营市有突出贡献的中青年专家”“东营市黄河口医学领军人才医学专家”“东营市首席医学专家”“胜利油田中心医院高级首席医学专家”称号。

高欣义，男，汉族，1960年11月出生，山东广饶县人，1981年7月参加工作，中共党员，本科学历，学士学位，主任医师，2020年11月退休，现为胜利油田中心医院知名专家。1981年7月自胜利油田卫生学校医疗专业毕业分配至河口医院工作；1983年12月调入胜利油田中心医院从事儿科医疗工作，1995年9月至2018年11月历任儿科副主任、主任、东营市妇儿医院书记。擅长小儿神经、心血管、免疫相关性疾病的诊断治疗。获管理局“优秀青年知识分子”“黄河口医学领军人才医学专家”“东营市首席医学专家”“东营市优秀医生”等称号。

庞闽厦，男，汉族，1963年11月生，山东临沂市人，1987年7月参加工作，本科学历，中共党员，主任医师。1987年7月潍坊医学院医疗专业毕业分配到胜利油田中心医院从事医学影像诊断工作；1997年10月至2000年9月任胜利油田中心医院CT室副主任、主任；2000年10月至2008年6月任影像中心主任兼CT室主任；2008年7月任胜利油田中心医院副院长；2010年5月任胜利油田中心医院党委常委；2017年1月任胜利油田中心医院常务副院长；2020年9月任胜利油田中心医院党委委员；2023年12月起不再担任医院党委委员、常务副院长职务。获“胜利油田专业技术拔尖人才”“东营市黄河口医学领军人才医学专家”称号；2020年12月开始享受国务院政府特殊津贴。

张爱民，男，汉族，1963年4月出生，山东东营市人，1984年8月参加工作，中共党员，本科学历，主任医师。1984年8月自山东医学院医学系毕业，分配至胜利油田中心医院从事医疗工作；1993年11月至2000年5月任泌尿外科副主任；2000年6月至2008年7月任泌尿外科主任；2008年8月至2008年12月任医务部主任；2008年12月至2010年5月任医务部主任、院长助理；2010年5月任胜利油田中心医院副院长；2016年1月至2017年1月任医院党委常委、副院长；2017年1月至2020年9月任医院党委书记、副院长；2020年9月至2022年7月任医院党委副书记、院长；2023年4月退休。曾获“胜利油田双文明先进职工”“东营市优秀医生”“胜利石油管理局优秀卫生工作者”称号。

郑观荣，男，汉族，1961年9月出生，山东淄博人，1981年7月参加工作，中共党员，本科学历，学士学位。主任医师，2021年9月退休，现任胜利油田中心医院西郊院区麻醉手术室主任。1981年在胜利油田卫校从事教学工作，1983年9月调入胜利油田中心医院麻醉科从事麻醉工作；1993年11月任麻醉科副主任，2004年任麻醉手术科主任兼疼痛科主任，2013年任院长助理、麻醉手术科主任兼疼痛科主任，2022年11月任西郊院区麻醉手术室主任。从事麻醉工作40年，积累了丰富的临床经验，擅长危急重症病人救治及麻醉工作，熟练掌握困难气道处理技术，疼痛诊疗技术，无痛舒适化技术以及术后病人快速康复技术。被聘为胜利油田中心医院“首席专家”，胜利油田中心医院“高级麻醉专家”“东营市医学首席专家”，2013年获得“中国PTC（初级创伤救治）培训优秀组织奖”，2015年获得“黄河口医学领军人才”称号。

高宗恩，男，汉族，1963年10月出生，山东曹县人，1984年7月参加工作，中共党员，研究生学历，硕士学位，主任医师。1984年7月自济宁医专医疗专业毕业，分配至胜利油田中心医院从事医疗工作。2011年9月任神经内科副主任；2013年11月兼任血管介入科主任；2015年1月兼任东营市脑科医院副院长；2017年12月兼任神经内科主任、心脑血管病研究所所长；2019年11月兼任胜利油田中心医院医疗副总监；2020年12月任胜利油田中心医院医疗副总监，东营市脑科医院副院长，兼神经内科主任，心脑血管病研究所所长；2021年11月任胜利油田中心医院医疗副总监、心脑血管病研究所所长；2023年10月退休。擅长脑血管病的预防及紧急治疗，尤其擅长神经介入，包括脑梗死紧急溶栓及取栓治疗，颈动脉支架等颅内外支架，脑动脉慢性闭塞开通，脑静脉窦血栓取栓开通，脑动脉瘤栓塞治疗等技术。曾获“黄河口医学领军人才医学专家”“东营市医学会神经内科首席专家”“东营市医院协会首席专家”、中心医院“知名专家”等称号。

刘焕乐，男，汉族，1963年11月出生，山东寿光人，1988年7月参加工作，本科学历，学士学位，主任医师。1988年7月自滨州医学院医疗专业毕业分配至胜利油田中心医院从事医疗工作；2009年11月至2022年2月历任保健科副主任、主任、医疗副总监。擅长肾内科、老年病、全科医学专业、健康管理与保健工作。曾获“山东省老年医学研究会第一届理事会理事”“黄河口医学领军人才医学专家”“东营市老年医学会主任委员”“东营市健康管理委员会副主任委员”“东营市医师协会第一届理事会常务理事”“东营市社保鉴定评审专家”“东营市老年医学学会名誉会长”等称号；曾任东营区政协委员。

潘国政，男，汉族，1978年8月出生，山东荣成人，2002年7月参加工作，中共党员，大学学历，硕士学位，主任医师，硕士研究生导师。现任胜利油田中心医院肝胆外科主任、东营市消化病医院党总支书记、第二支部书记。2002年7月自山东大学医学院临床医学系毕业分配至胜利油田中心医院从事医疗工作；2013年10月任肝胆外科副主任，2017年2月任肝胆外科主任，2017年12月任东营市消化病医院副院长、肝胆外科主任。擅长腹腔镜微创手术，在本地区处于领先水平，熟练开展腹腔镜下半肝切除术、荧光染色联合腹腔镜超声引导肝段切除术、腹腔镜下胰十二指肠切除术等；同时在甲状腺乳腺外科有丰富经验。发表多篇医学论文，获得东营市及胜利油田科技进步奖多项，曾获“中国石化优秀共产党员”“胜利油田优秀共产党员”“黄河口医学领军人才医学专家”“山东省优秀医师”等称号。

刘迎春，女，1969年11月出生，山东安丘人，1992年7月参加工作，本科学历，学士学位，主任医师。现任胜利油田中心医院医疗副总监、东营康复医院院长、神经康复科二病区主任、滨州医学院硕士研究生导师、东营区第十四、第十五届人大代表。1992年8月分配至胜利医院内科工作；1996年6月调入胜利油田中心医院从事医疗工作；2011年9月至2013年10月任神经内科副主任；2013年10月至2022年02月任神经康复科主任；2011年10月至2019年1月任东营脑科医院副院长；2019年02月任东营康复医院院长；2020年11月任医疗副总监；2022年12月任神经康复科二病区主任。擅长卒中的综合防治；头晕头痛、睡眠障碍等疾病的诊治；情绪障碍的管理及卒中后偏瘫、失语、认知障碍的康复。曾获“山东省先进工作者”“黄河口领军人才医学专家”“东营市脑卒中防治杰出贡献奖”“滨州医学院优秀教师”“东营区优秀人大代表”“东营市及胜利石油管理局科技进步奖”等称号。

陈丹，男，汉族，1962年5月出生，江西萍乡人，1983年7月参加工作，中共党员，硕士研究生学历，博士学位，主任医师。1983年7月毕业于滨州医学院医疗专业，同年分配至胜利油田中心医院骨科工作。1989年9月至1992年7月山东医科大学学习，获硕士研究生学历；1992年8月至1996年6月在胜利油田胜利医院骨科工作，先后担任医疗组长、副主任；1996年6月调入胜利油田中心医院骨科，先后担任骨科主任、外科副主任；1999年9月任胜利油田中心医院副院长。获“东营市有突出贡献的中青年专家”“东营市黄河口医学领军人才优秀学科带头人”及“首届山东省十大名医提名奖”等称号，2013年8月因在三级综合医院评审工作中作出突出贡献，荣立中心医院二等功；2016年12月调离中心医院。

丁慧芳，女，汉族，1964年1月出生，山东昌邑市人，1986年7月参加工作，中共党员，本科学历、硕士学位，主任医师。1986年7月自滨州医学院医疗专业毕业，分配至胜利油田中心医院从事医疗工作。1999年起先后任血液消化内科副主任、主任职务，2010年5月任副院长，2018年8月聘为医院特级血液病专家，2019年1月退休。2003年12月取得主任医师任职资格，从事血液内科专业技术工作，擅长血液病如：白血病、淋巴瘤、骨髓瘤等的诊断治疗，能进行骨髓移植、外周血造血干细胞移植。获省部、局级科技成果奖5项，发表学术论文25篇。曾任东营市第五、六、七届人大代表，教科文卫委员，山东省临床分析细胞学会委员；获“山东医师奖”“胜利油田专业技术拔尖人才”“东营市有突出贡献的中青年专家”“东营市黄河口医学领军人才优秀学科带头人”“胜利油田中心医院首席医学专家”称号；2016年12月开始享受国务院政府特殊津贴。

孙莉，女，汉族，1963年4月出生，山东嘉祥人，1985年7月参加工作，中共党员，大学学士，主任医师，滨医潍医硕士生导师，东营市医学会皮肤病分会名誉主委。1985年7月分配至东营市牛庄中心医院工作，1987年4月调入胜利油田中心医院从事皮肤医疗工作；1999年12月至2016年5月任皮肤科主任；2017年5月退休。擅长痤疮、白癜风、银屑病、激素皮炎诊治和损美性疾病的激光治疗。曾获中心医院“高级首席医学专家”“科技创新优秀管理者”以及“东营市医学会首席医学专家”“东营市首届医学优秀科技工作者”“胜利油田优秀知识分子”“黄河口医学领军人才优秀学科带头人”称号，连续16年获得“滨州医学院优秀教师”，3次获“东营区优秀人大代表”称号。

袁庆忠，男，1965年10月出生，山东阳谷县人，1988年7月参加工作，中共党员，本科学历，主任医师，滨州医学院、潍坊医学院硕士生导师。现任胜利油田中心医院副院长兼东营市急危重症患者救治中心主任。1988年7月自山东医科大学医学系医学专业毕业，分配至胜利油田中心医院从事医疗工作；2008年12月至2017年1月历任胜利油田中心医院肝胆外科副主任，肝胆外科主任兼乳腺甲状腺外科主任，外科副主任、主任，院长助理；2017年1月任胜利油田中心医院副院长；2019年2月至2020年12月兼任东营骨科医院院长、东营市急危重症患者救治中心主任。擅长普外科疑难危重病例的诊治，对腹腔镜外科、肝胆外科有较深的造诣，是医院普通外科学科带头人；曾获“东营市有突出贡献的中青年专家”“黄河口医学领军人才”“东营市首席医学专家”“享受省政府特殊津贴人员”等称号。

殷红梅，女，汉族，1967年11月出生，山东荣成人，1991年8月参加工作，本科学历，硕士学位，中共党员，主任医师，滨州医学院硕士研究生导师。1991年8月自山东医科大学医学系毕业分配至胜利油田中心医院从事医疗工作。2005年12月至2020年12月历任妇产科副主任、产科主任、东营市妇儿医院副院长；2022年11月退休。从事妇产科工作30年，接生婴儿数千人，成功抢救了大量危重产妇生命，在治疗妊娠期糖尿病及妊娠期高血压疾病疗效显著。曾获“黄河口领军人才优秀学科带头人”“东营市首席医学专家”“胜利油田双文明先进个人”“优秀工会工作者”等称号。

孙迪文，男，汉族，1966年5月出生，山东聊城人，1989年9月参加工作，大学学历，硕士学位，主任医师。现任胜利油田中心医院医疗副总监、东营市甲状腺乳腺病诊疗中心主任、乳腺外科主任。1989年7月自潍坊医学院临床医学专业毕业分配至胜利油田中心医院从事医疗工作；2014年12月任肝胆外科副主任，2017年2月任东营市甲状腺乳腺病诊疗中心主任、乳腺外科主任，2019年2月任胜利油田中心医院医疗副总监、东营市甲状腺乳腺病诊疗中心主任，兼乳腺外科主任。擅长乳腺肿瘤微创治疗、乳腺癌综合治疗、乳腺肿瘤整形修复、甲状腺肿瘤的外科治疗等。曾获“黄河口医学领军人才优秀学科带头人”“山东省医保管理先进个人”“胜利油田先进医疗工作者”等称号。

孟险峰，男，汉族，1967年7月出生，山东单县人，1989年8月参加工作，九三学社，本科学历，硕士学位，主任医师，教授，硕士研究生导师，东营市九三学社高校基层委主委，东营市政协委员。现任东营骨科医院副院长、东营市创伤骨科中心主任、胜利油田中心医院创伤骨科主任。1989年8月自南京医学院临床医学系毕业，分配至青海石油管理局职工总医院外科工作；1998年8月调入胜利油田中心医院骨科工作；2013年10月任创伤骨科副主任；2019年2月任东营市创伤骨科中心主任、胜利油田中心医院创伤骨科副主任；2019年11月任东营骨科医院副院长、东营市创伤骨科中心主任、胜利油田中心医院创伤骨科主任。从事骨外科专业30余年，对骨外科急危重症病人的抢救具有丰富经验，擅长运动医学，中老年骨关节疾病，颈肩腰腿痛，四肢创伤及骨病的诊治，对处理骨科大多数疑难复杂病例积累了丰富的经验。曾获“黄河口医学领军人才优秀学科带头人”称号，获评省级先进1项、局级先进2项。

张旗，男，1972年4月出生，上海人，1995年11月参加工作，中共党员，本科学历，主任医师。现任胜利油田中心医院副院长、医疗总监。1995年7月自潍坊医学院临床医学专业毕业，分配至胜利油田中心医院从事医疗工作；2008年12月至2018年8月历任风湿免疫科副主任、主任，内科副主任、主任，医疗副总监；2018年8月至2019年11月任胜利油田中心医院医疗总监兼内科主任、风湿免疫科主任；2019年11月至2020年12月任胜利油田中心医院副院长、医疗总监兼内科主任、风湿免疫科主任；2020年12月任胜利油田中心医院副院长、医疗总监。曾获“黄河口医学领军人才优秀学科带头人”等称号。

张志明，男，汉族，1964年10月出生，山东寿光人，1989年7月参加工作，中共党员，本科学历，学士学位，主任医师。现任胜利油田中心医院垦利院区业务主任。1989年7月自滨州医学院临床医学专业毕业分配至胜利油田胜利医院从事儿科医疗工作；1991年11月调入胜利油田中心医院儿科工作；2008年12月至2018年8月任儿科副主任，2018年9月至2022年3月任儿科主任、东营市妇儿医院党总支书记、副院长、东营市新生儿急救转运中心主任。系东营市医学会儿科专业委员会副主任委员、东营市医学会新生儿专业委员会主任委员、山东省医师协会新生儿分会常务委员。擅长新生儿疾病、小儿呼吸、小儿心血管、儿童保健及儿童危重症救治等。曾获市科技进步奖6项，获胜利油田中心医院“高级医学专家”“黄河口医学领军人才”等称号。

成波，男，1976年1月出生，山东邹平县人，1999年10月参加工作，中共党员，硕士研究生学历，主任医师。现任胜利油田中心医院副院长。1999年7月自华西医科大学临床医学专业毕业，于1999年10月分配至胜利油田中心医院从事医疗工作；2011年9月至2018年8月历任胜利油田中心医院泌尿外科副主任，泌尿外科主任兼男科主任，外科副主任，医疗副总监；2018年8月任胜利油田中心医院副院长；2017年12月至2020年12月兼任东营市泌尿肾病医院院长。对泌尿系疾病的腹腔镜手术治疗、泌尿系结石的腔内镜微创手术治疗方面有深入研究。作为学科带头人，在东营地区率先开展B超引导下的经皮肾镜取石手术，经尿道输尿管软镜钬激光碎石手术，率先开展3D腹腔镜肾部分切除术、肾上腺肿瘤切除术等3D腹腔镜手术，经尿道绿激光前列腺光汽化术。在微创外科技术方面，先后开展了经尿道等离子前列腺电切术，经尿道膀胱肿瘤电切术，经尿道输尿管镜气压弹道碎石术等；开展了腹腔镜盆腔淋巴结清扫术、腹腔镜肾癌根治术、腹腔镜保留肾单位肾部分切除术、腹腔镜膀胱癌根治术、腹腔镜前列腺癌根治术等一大批微创腔内镜手术。曾获“东营市有突出贡献的中青年专家”“东营市卫生健康领军人才”“黄河口医学领军人才优秀学科带头人”等称号。

刘国强，男，汉族，1974年12月出生，山东博兴人，1996年7月参加工作，中共党员，本科学历，硕士学位，主任医师。现任院长助理、医务部主任兼胜利油田中心医院互联网医院院长、肿瘤医院党支部书记、副院长、血液内科主任。1996年7月自泰山医学院临床医学专业毕业分配至胜利石油管理局运输卫生院内科工作；2000年7月调入胜利油田中心医院血液消化内科工作；2010年7月任血液内科副主任，2013年10月任血液内科主任，2016年7月任内科副主任、血液内科主任，2017年2月任内科副主任、东营市肿瘤医院副院长、血液内科主任，2022年12月任院长助理、医务部主任兼胜利油田中心医院互联网医院院长、肿瘤医院党支部书记、副院长、血液内科主任。擅长血液病诊治、造血干细胞移植。曾获“山东省优秀医保医师”“黄河口医学领军人才优秀学科带头人”等称号。

乔鲁军，男，汉族，1969年4月出生，山东淄博人，1992年9月参加工作，中共党员，大学学历、硕士学位，主任医师。现任胜利油田中心医院医疗副总监、重症医学科党支部书记、科主任。1992年7月自南京医学院临床医学系毕业，1994年8月自胜利油田桩西采油厂卫生所调至胜利油田中心医院从事医疗工作；2006年11月任重症医学科主任，擅长重症感染、脓毒症、各种休克、急性呼吸窘迫综合征、急性肾功能衰竭、肝衰竭、心功能衰竭等急危重症患者的救治，在东营市首先开展了体外膜肺（ECMO）、脉波指示剂连续心排血量监测（PICCO）、双重血浆分子吸附系统（DPMAS）、重症床旁超声等多项新技术。曾获东营市“黄河三角洲学者”“黄河口医学领军人才”“优秀科主任”“杰出科主任”“优秀医生”“市直卫生健康系统优秀共产党员”、中共中石化胜利石油管理局“文明建设先进个人”、东营市胜利油田中心医院“高级医学专家”“首席医学专家”“优秀科主任”“文明建设先进个人”“优秀共产党党员”和“优秀党务工作者”等称号。

卜庆敖，男，汉族，1978年1月出生，山东莱州人，2002年7月参加工作，中共党员，本科学历，硕士学位，主任医师。现任胜利油田中心医院甲状腺外科主任，东营市甲状腺乳腺病诊疗中心党支部书记、副主任。2002年7月自山东大学医学院临床医学专业毕业分配至胜利油田中心医院从事医疗工作；2011年11月至2017年1月任肝胆外科副主任；2017年2月任甲状腺外科主任，东营市甲状腺乳腺病诊疗中心副主任。擅长甲状腺乳腺腔镜微创美容手术，甲状腺癌根治、乳腺癌改良根治、乳腺癌保乳及保腋窝、局部晚期甲状腺癌及复发甲状腺癌手术等，乳腺癌术前、术后化疗、靶向治疗、内分泌治疗等综合治疗，输液港植入、甲状腺乳腺肿瘤消融治疗。曾获“胜利石油管理局优秀共产党员”“胜利石油管理局青年技术能手”“东营市卫生健康委优秀共产党员”“山东省优秀援疆干部”“东营市优秀医生”“黄河口医学领军人才”等称号。

张立功，男，汉族，1975年10月出生，山东栖霞人，1998年7月参加工作，中共党员，本科学历，博士学位，主任医师。现任脑科医院副院长、神经内科党支部书记、神经内科主任、适用医疗病区主任（兼）、高压氧科主任（兼）、脑血管病科主任、心脑血管病研究所副所长。1998年7月自滨州医学院临床医学专业毕业分配至胜利油田纯梁医院，2000年8月调入胜利油田中心医院从事医疗工作。2013年11月任神经内科副主任；2017年12月任脑血管病科主任、心脑血管病研究所副所长；2019年2月任东营市脑科医院副院长；2020年7月任适用医疗病区主任（兼）、高压氧科主任（兼）；2021年11月任神经内科主任。擅长神经内科常见病、多发病、疑难病的诊治，尤其在脑血管病的预防、静脉溶栓及各种认知障碍、帕金森病、头痛、头晕等方面有较丰富的临床经验。曾获“黄河口医学领军人才优秀学科带头人”“胜利油田青年五四奖章”“胜利油田文明建设先进个人”“市直卫生健康系统优秀党务工作者”等称号。

段颜，女，汉族，1972年2月出生，山东商河人，1995年9月参加工作，中共党员，大学学历，硕士学位，主任医师，滨州医学院硕士研究生导师。现任东营市妇儿医院院长、妇产科党支部书记、妇产科主任。1995年7月自山东医科大学临床医学系毕业分配至胜利石油管理局第七医院，1998年7月调入胜利油田中心医院从事医疗工作。2013年4月任胜利油田中心医院妇产科副主任，2019年11月任东营市妇儿医院副院长，2020年7月任东营市妇儿医院院长、妇产科主任，2022年2月任妇产科党支部书记。熟练掌握妇产科常见病、多发病及疑难疾病的诊治，擅长盆底疾病诊治，妇科良、恶性肿瘤的手术及综合治疗，产科急危重症的抢救、复发性流产诊治、宫颈机能不全宫颈环扎等。曾获“中共中国石化集团胜利石油管理局文明建设先进个人”“黄河口医学领军人才优秀学科带头人”“市直卫生健康系统优秀共产党员”等称号。

贾新国，男，汉族，1966年7月出生，山东广饶人，1988年7月参加工作，本科学历，硕士学位，主任医师。现任胜利油田中心医院眼科主任、眼科研究所所长。1988年7月自滨州医学院医疗专业毕业分配至胜利油田中心医院从事眼科医疗工作。2002年7月获青岛大学医学院眼科学硕士学位；2008年12月至2010年12月任眼科副主任；2010年12月任眼科主任；2017年任眼科研究所所长。对眼科疑难疾病的诊断治疗具有丰富的临床经验，擅长白内障、眼底病、屈光不正和青光眼等眼科疾病的诊断治疗，尤其是对玻璃体视网膜疾病手术、各种复杂白内障手术、准分子激光治疗屈光不正以及眼部的特殊检查技术有较深入研究。曾获“中国眼底病治疗教育学院荣誉导师”“黄河口医学领军人才”“东营市首席医学专家”“东营市优秀医生”“胜利油田中心医院高级医学专家”“患者最满意医生”等称号。

冯涛，男，汉族，1971年10月出生，山东泰安人，1995年8月参加工作，中共党员，硕士学位，主任医师。现任胸科医院副院长、呼吸与危重症医学科副主任、国际特需医疗部副主任（兼）。1995年7月自滨州医学院临床医学专业毕业至胜利油田中心医院从事医疗工作。2009年12月任呼吸内科副主任；2017年12月任呼吸内科副主任（正科）；2019年7月任东营市胸科医院副院长；2020年7月兼任国际特需医疗部副主任。擅长支气管哮喘、慢性阻塞性肺病、肺纤维化、肺癌、胸腔积液等疾病的诊治；精通支气管镜下诊疗、机械通气等操作技术。兼任东营市医学会呼吸分会主任委员、山东省医学会呼吸分会委员、山东省中西医结合学会呼吸分会常委、山东省预防医学会呼吸分会常委、山东省中西医学会变态反应分会副主委等；曾获"山东省优秀医保医师""东营市黄河口医学领军人才""管理局双文明个人""东营市优秀医生""滨州医学院优秀教师""中心医院高级医学专家""优秀科技工作者""十佳科主任"等称号。

伊心浩，男，汉族，1968年9月出生，辽宁营口人，1991年7月参加工作，中共党员，本科学历，医学博士学位，主任技师。现任胜利油田中心医院院长助理、科技成果转化科主任。1991年7月自青岛医学院医学检验专业毕业分配至胜利油田中心医院检验科工作；1997年9月任检验科副主任；2008年12月任医务部副主任；2010年7月任科教科主任；2020年7月任院长助理；2021年2月任科技成果转化科主任。擅长临床检验技术、病理学、免疫学等领域研究。主持、参与完成山东省、东营市科研项目30余项，获山东省科技进步三等奖1项，省药学会科技进步三等奖1项，东营市科技进步奖28项，山东省医药卫生项目2项，参与编写论著、教材各1部，发表学术论文40余篇；曾获"黄河口领军人才优秀青年人才"称号。

丁红芳，女，汉族，1974年5月出生，江苏泰兴人，1997年7月参加工作，中共党员，本科学历，博士学位，主任医师，滨州医学院硕士生导师。现任东营市妇儿医院党总支书记、副院长、儿科主任。1997年7月自滨州医学院临床医学专业毕业分配至胜利油田中心医院从事儿科医疗工作；2004年12月获山东大学硕士学位；2014年12月获山东大学医学博士学位。2016年7月任儿科副主任；2019年2月任东营市妇儿医院副院长、儿科副主任（正科）；2022年1月任东营市妇儿医院党总支书记、儿科主任。擅长小儿血液、神经、肾脏以及结缔组织疾病及儿科疑难危重患儿的诊治。曾获"黄河口医学领军人才""东营市青年科技奖""东营市首批智库专家"等称号。

徐伟民，男，汉族，1972年9月出生，山东昌邑人，1997年7月参加工作，中共党员，本科学历，硕士学位，主任医师。现任胜利油田中心医院麻醉手术科主任、麻醉手术科党支部书记。1997年7月自潍坊医学院麻醉学专业毕业分配至胜利油田中心医院从事医疗工作。2013年12月任麻醉手术科副主任；2019年11月任麻醉手术科主任；2024年1月任内镜中心主任。擅长疑难危重病人的麻醉管理，肝肾移植麻醉，心肺脑复苏等。曾获"山东省优秀援疆优秀人才""胜利石油管理局优秀党员""东营市黄河口医学领军人才优秀青年人才"等称号。

刘娟，女，汉族，1975年10月出生，山东菏泽人，2001年7月参加工作，中共党员，研究生学历，硕士学位，主任医师。现任胜利油田中心医院体检中心副主任。2001年7月自山东中医药大学中医儿科专业毕业分配到胜利油田中心医院从事医疗工作。2013年4月任儿科副主任；2016年7月任健康管理部副主任；2021年2月任体检中心副主任。熟悉干部保健、健康体检及健康管理工作，擅长中西医结合诊治儿童呼吸系统疾病，并对运用中药及饮食调理脾胃疾病、抽动症等有一定研究。曾获"黄河口医学领军人才优秀青年人才""东营市医学会优秀医生""胜利石油管理局青年岗位能手""胜利油田卫生工作先进个人"等称号。

邱宏亮，男，汉族，1975年6月出生，山东博兴人，1998年7月参加工作，中共党员，大学学历，学士学位，主任医师，滨州医学院教授，国家二级心理咨询师，口腔全科住培基地秘书。1998年7月自南京医科大学口腔医学院口腔医学专业毕业分配至胜利油田中心医院从事医疗工作。擅长牙体牙髓、牙周病的系统治疗；复杂根管及根管再治疗；儿童牙病的防治；各类牙拔除、嵌体、贴面、烤瓷冠美学修复；对复发性口腔溃疡、扁平苔藓、白塞氏、干燥综合征、灼口综合征等疑难黏膜病的诊治有一定造诣。兼任山东省口腔医学会黏膜病专委会常委、东营市市级领导干部保健专家。曾获“黄河口医学领军人才优秀青年人才”“市局级文明建设先进个人”“东营市优秀医生”“十大杰出青年”“优秀共产党员”“中心医院突出贡献奖”“科技英才”“科技带头人”“优秀科技工作者”“杏林妙手”等称号。

杨西瑞，男，汉族，1978年9月出生，山东昌邑人，2002年7月参加工作，中共党员，本科学历，学士学位，主任医师。现任胜利油田中心医院康复医院党支部书记、风湿免疫科副主任。2002年7月自山东大学临床医学专业毕业分配至胜利油田中心医院从事医疗工作；2016年7月任风湿免疫科副主任；2019年7月任风湿免疫科副主任（正科）。擅长诊治系统性红斑狼疮、类风湿关节炎、脊柱关节炎、系统性血管炎、皮/多肌炎、风湿性多肌痛、干燥综合征、自身免疫性肝病、痛风、免疫相关不明原因发热等各种风湿免疫病。曾获“山东省基本医疗保险协议管理医疗机构优秀医保医师”“黄河口医学领军人才优秀青年人才”“胜利油田文明建设先进个人”“胜利油田中心医院优秀共产党员”等称号。

刘国庆，女，汉族，1974年8月出生，山东金乡人，2000年7月参加工作，中共党员，硕士研究生学历，硕士学位，主任医师。现任胜利油田中心医院内分泌科主任。2000年7月自潍坊医学院内分泌学专业毕业分配至胜利油田中心医院内分泌科从事医疗工作。2017年12月至2022年12月任内分泌科副主任，2022年12月任内分泌科主任。擅长糖尿病慢性并发症、甲状腺疾病、肥胖、多囊卵巢综合征等疾病诊治，最早在科室开展胰岛素泵、瞬感动态血糖监测、经皮氧分压预测糖尿病足截肢风险，开展多学科协作治疗糖尿病足病、复杂性甲状腺疾病、肥胖。曾获“东营市优秀医生”“东营市黄河口医学领军人才优秀青年人才”等称号。

崔振芹，女，汉族，1972年12月出生，山东寿光人，1998年7月参加工作，中共党员，研究生学历，硕士学位，主任医师。现任东营市消化病医院院长、消化内科主任。2013年4月任消化内科副主任；2016年7月任消化内科主任；2017年12月任东营市消化病医院副院长；2022年12月任东营市消化病医院院长。对消化内科常见疾病及危急重症有丰富的临床诊治经验，主要从事炎症性肠病、功能性胃肠病、胆胰系统疾病等消化系统疾病的诊治及消化道肿瘤早期内镜下诊治，消化道黏膜下肿瘤超声内镜检查及内镜下微创手术治疗、消化道出血内镜处理、消化道狭窄性病变的内镜下诊治等消化内镜微创诊治技术。曾获“黄河口医学领军人才”等称号，受聘担任滨州医学院内科学副教授。

王世寿，男，汉族，1975年2月出生，山东寿光人，1998年7月参加工作，大学学历，硕士学位，主任医师，滨州医学院教授。现任胜利油田中心医院呼吸与危重症医学科二病区副主任。1998年7月自南通医学院临床医学专业毕业分配来胜利油田中心医院从事呼吸内科医疗工作。擅长呼吸系统疾病如肺部感染、慢阻肺、支气管哮喘、肺部肿瘤、肺间质纤维化、肺部结节、慢性咳嗽、过敏性气道疾病等的诊治，尤其是在呼吸系统疑难危重病例的处理、支气管镜检查及相关介入诊疗技术、抗菌药物及机械通气临床应用方面积累了较为丰富的经验。曾获“黄河口医学领军人才优秀青年人才”，多次被滨州医学院评为“优秀教师”及“优秀实践教学教师”。

路建宽，男，汉族，1974年1月出生，山东邹城人，1993年7月参加工作，中共党员，本科学历，硕士学位，副主任医师。1993年7月自胜利油田卫生学校放射医士专业毕业分配至现河采油厂卫生院放射科工作；1998年11月调入胜南社区管理中心现河卫生院放射科工作；2006年12月调入胜利医院影像中心工作，2017年9月调入胜利油田中心医院血管介入科工作。擅长下肢动脉硬化闭塞、下肢静脉血栓、颈部动脉狭窄、锁骨下动脉狭窄、肾动脉狭窄、肺栓塞等血管性疾病的治疗；肝癌、肺癌、宫颈癌、肾癌等肿瘤的介入治疗，支气管扩张引起的咯血动脉栓塞；胆管癌的综合介入治疗如PTCD、胆管支架，肿瘤的综合介入治疗（介入治疗+粒子植入等）。曾获“胜利石油管理局卫生工作先进个人”“黄河口医学领军人才优秀青年人才”等称号。

王椋，男，汉族，1986年2月出生，山东淄博人，2011年8月参加工作，中共党员，硕士研究生学历，博士学位，副主任医师，潍坊医学院及滨州医学院硕士研究生导师。现任胜利油田中心医院血液内科副主任兼科教科副主任，造血干细胞移植亚专科带头人。擅长造血干细胞移植、CAR-T免疫治疗。先后获得“山东慧才卡”“齐鲁卫生与健康杰出青年人才”“东营市有突出贡献中青年专家”“东营市优秀医学科技工作者”“黄河口医学领军人才青年人才”“东营市青年科技奖”“胜利石油管理局青年岗位能手”“胜利希望奖”，胜利油田中心医院“党员榜样”“优秀共产党员”“科技英才”“有突出贡献的青年医师”“杏林新秀”“十佳青年医师”“青年科技之星”等称号。

王明鑫，男，1981年9月出生，山东广饶人，2010年8月参加工作，中共党员，硕士研究生学历，硕士学位，主任医师，全日制统招硕士研究生导师。现任胜利油田中心医院党委委员、副院长兼神经外科三病区（头颈血管外科）主任、神经外科四病区（泛血管病科）主任。2010年7月自昆明医学院肿瘤学专业毕业，2010年8月进入胜利油田中心医院肝胆外科从事医疗工作；2013年11月至2022年9月历任东营市脑科医院医务科副主任、神经外科副主任、头颈血管外科主任、院长助理、东营市脑科医院副院长、东营市脑科医院党总支书记、东营市脑科医院党总支书记、血管介入科主任；2022年9月任胜利油田中心医院党委委员；2022年12月任胜利油田中心医院副院长。为国家五星高级卒中中心、全国十佳示范脑卒中防治基地、山东省省级临床重点专科（神经外科）和山东省省级临床精品特色专科（颈动脉狭窄诊疗）学科带头人。擅长颈动脉狭窄、椎动脉狭窄、锁骨下动脉狭窄、颅内动脉狭窄导致的缺血性脑血管病，脑出血脑梗死脑外伤后遗症引发的成人脑源性瘫痪，糖尿病和透析后周围神经病变显微外科诊疗相关领域的关键核心技术、基础医学和医工结合研究。曾获“全国脑卒中防治优秀中青年专家”“全国脑卒中防治工程10周年菁英先锋奖”、享受省政府特殊津贴、山东省委组织部“创新榜样”、山东省卫健委“山东省卒中中心建设先进个人”、山东省“十佳青年医师”、东营市委市政府高层次人才“黄河三角洲学者”“东营市有突出贡献的中青年专家”“东营市卫生健康领军人才”“黄河口医学领军人才”等称号。

郝兴亮，男，汉族，1980年12月出生，山东潍坊人，2008年8月参加工作，中共党员，研究生学历，硕士学位，副主任医师，硕士研究生导师。现任胜利油田中心医院呼吸与危重症医学科一病区副主任。2008年7月自潍坊医学院内科学专业毕业，同年8月进入胜利油田中心医院从事医疗工作；2021年2月任呼吸与危重症医学科一病区副主任。擅长呼吸衰竭、肺栓塞、重症哮喘、良恶性中心型气道狭窄等呼吸危重症患者救治及电子支气管镜下介入诊疗；曾获“山东省抗击新冠肺炎疫情先进个人”“东营市卫生健康领军人才”“东营市优秀医学科技工作者”“滨州医学院实践教学优秀教师”、全国第二届中青年呼吸学者精英榜“爱心公益提名奖”等称号。

刘世雷，男，汉族，1981年10月出生，山东龙口人，2007年8月参加工作，中共党员，研究生学历，硕士学位，主任医师。现任胜利油田中心医院心血管内科副主任。2007年7月自泰山医学院内科学专业毕业，同年8月进入胜利油田中心医院从事医疗工作；2020年1月任心血管内科副主任。擅长冠心病、高血压病、心衰、冠心病介入治疗。曾获东营市科技进步奖、胜利石油管理局科技进步奖一等奖、二等奖、三等奖多项；获评“胜利油田文明建设先进个人”“黄河口医学领军人才优秀青年人才”等称号。

许蕾，女，汉族，1980年2月出生，山东滨州人，1998年11月参加工作，中共党员，本科学历、硕士学位，主任医师。现任胜利油田中心医院医学影像科副主任（正科级）。1998年11月自胜利油田卫生学校医学影像诊断专业毕业分配至胜利油田中心医院从事医疗工作；2017年12月至2021年2月任磁共振检查科副主任；2021年2月任磁共振检查科主任；2023年10月任医学影像科副主任（正科）。先后在新加坡樟宜医院、北京协和医院、上海华东医院进修学习。2020年参加胜利油田青干班培训、2023年参加省委组织部女性科技人才专题研修班；擅长磁共振影像诊断，在磁共振多模态扫描技术及临床应用等方面取得了系列成果。曾获“黄河三角洲学者”“山东省齐鲁巾帼科技创新之星”“黄河口医学领军人才”、东营市卫生计生系统“职工技术能手”等称号。

王伟，女，汉族，1974年1月出生，河南洛阳人，1997年7月参加工作，大学本科学历，硕士学位，主任医师。现任胜利油田中心医院妇科门诊医疗组长，妇科内分泌特色门诊、更年期专病门诊负责人。1997年7月自南京医科大学临床医学专业毕业分配至胜利油田中心医院从事医疗工作。擅长各种妇科疾病的诊治及宫腹腔镜手术，包括子宫肌瘤、卵巢囊肿、宫颈病变及子宫内膜病变等；尤其是妇科内分泌疾病的诊治，包括异常子宫出血、闭经、多囊卵巢综合征、更年期综合征、不孕症等；对妇科内分泌相关疾病如子宫内膜息肉、子宫肌瘤、子宫内膜异位症等的长期管理具有丰富的经验。曾获“黄河口医学领军人才”“胜利油田文明建设先进个人”“优秀带教老师”“门诊患者最满意医生”“全国医院品管圈大赛一等奖”“东营市卫生计生系统职工专业技能大赛二等奖”“滨州医学院临床教师教学技能竞赛三等奖”等称号和奖项。

中医药人才

郑宏冰，女，汉族，1966年10月出生，山东寿光人，1988年8月参加工作，大学学历，硕士学位，主任医师。1988年7月自山东中医药大学中医专业毕业分配至胜利油田中心医院从事医疗工作；2008年12月至2019年11月任中医科主任；2019年1月至2019年11月任胜利油田中心医院康复医院副院长；2021年10月退休。擅长中医药治疗萎缩性胃炎、溃疡性结肠炎；顽固性失眠；月经病、不孕症等妇科疾病；并对湿疹、肺结节等疾病积累了丰富治疗经验。曾获“山东省五级中医药师承教育指导老师”“东营市名中医”“黄河口医学领军人才”“东营市医学会中医脾胃病首席医学专家”“东营市优秀中医医生”“胜利油田中心医院高级医学专家”等称号；成立了“东营市名老中医药专家郑宏冰传承工作室”。

燕欣朋，男，汉族，1982年11月出生，山东东营人，2010年8月参加工作，中共党员，研究生学历，硕士学位，副主任医师。现任胜利油田中心医院医务部副主任。2010年7月自山东中医药大学中医学专业毕业，同年8月进入胜利油田中心医院从事医疗工作；2019年2月至2022年12月任东营康复医院办公室副主任，2022年12月任医务部副主任。擅长中医药治疗内科常见疾病及疑难杂病，对消化系统、呼吸系统、心脑血管系统、风湿免疫系统、血液系统、肿瘤、妇科等多系统疾病积累了丰富的治疗经验。曾获“东营市卫生健康杰出青年人才”“东营市青年名中医”“滨州医学院优秀带教老师”“东营市杰出医师”、山东省援沪医疗队“医疗方舱之星”等称号；为山东省中医药师承第四批继承人，顾植山龙砂医学流派传承人。

李明英，女，汉族，1957年8月出生，河北东光人，1975年7月参加工作，硕士研究生学历，硕士学位，主任医师。1975年7月在油田建工参加工作；1983年1月自山东中医学院中医专业毕业分配至胜利油田中心医院从事中医临床工作；1999年3月任中医科副主任；2008年12月任中医科主任；2012年8月退休。擅长运用中医药治疗各种常见病及疑难杂症，对肾病及泌尿系统疾病的诊治有独到经验和良好的疗效；在呼吸系统疾病、妇科疾病、皮肤病、风湿免疫疾病、消化系统疾病、心血管疾病、内分泌失调及结节、肌瘤、肿瘤等疾病的治疗方面有丰富的经验。曾获“东营市首届名中医”“东营市首批中医药师承教育指导老师”“山东省中医药五级师承教育项目第三批指导老师”“东营市名中医”“胜利油田中心医院首席医学专家”“胜利油田中心医院知名专家”等称号。

尹晓华，女，汉族，1977年1月出生，山东莒县人，1999年11月参加工作，农工党员，本科学历，学士学位，主任医师，硕士生导师。现任胜利油田中心医院东营康复医院副院长、东营市肿瘤医院副院长（兼）、中医科主任、农工党东营总支副主委、东营市政协委员。1999年11月自山东中医药大学中医系毕业分配至胜利油田中心医院从事医疗工作；2017年2月至2019年11月任中医科副主任；2019年11月任东营康复医院副院长、中医科主任。擅长治疗慢性肾炎、肾病综合征、慢性肾功能不全、狼疮性肾病、类风湿性关节炎、强直性脊柱炎等；对冠心病、中风、慢性胃炎及月经病、产后病、多囊卵巢综合征、子宫肌瘤、慢性盆腔炎、慢性前列腺炎、湿疹、腰背肌筋膜炎、糖尿病足等也有丰富的诊疗经验。曾获“山东名中医药专家”“山东省中医临床技术骨干”“东营市卫生健康杰出青年人才”等称号。

罗玉梅，女，汉族，1975年8月出生，山东东营人，1998年7月参加工作，中共党员，大学学历，硕士学位，主任药师。现任胜利油田中心医院药学部副主任。1998年7月自成都中医药大学中药药理专业毕业分配至胜利油田中心医院从事药学工作；2019年11月至2021年3月任泰恒实业总公司副经理；2021年4月任药学部副主任。擅长中药药事管理、中药鉴别、中药临床合理用药指导等。曾获“全国中药特色技术传承人才”“东营市技术能手”“市直卫生健康系统优秀共产党员”“山东省医疗机构中药传统技能竞赛优秀奖”“东营市中药传统技能竞赛第一名”等称号和奖项。

第四节　院级医学专家

第一期医学专家

首席医学专家（17人）丁昌太、丁慧芳、王俊恩、王继坤、刘传木、孙莉、李明英、吴德云、张明哲、张建海、张威庆、周明琪、赵卫东、赵希学、袁庆忠、鲁子仁、黎少青

高级医学专家（36人）马晓春、王公明、王兴国、王炳平、王敏河、田明坤、冯国平、吕其军、乔鲁军、伊心浩、刘明林、孙鹏、孙增海、牟东坡、纪永利、李玉生、李莎、连祖民、吴起嵩、张志明、张爱民、陈启才、郑观荣、姜法伟、姚林果、贺勇、袁振涛、耿丽、殷红梅、高欣义、高宗恩、崔正礼、韩光良、韩爱萍、强艳丽、蔺景双

第二期医学专家

高级首席医学专家（12人）

王俊恩、孙莉、孙鹏、吴德云、张明哲、张建海、张威庆、陈启才、周明琪、赵卫东、赵希学、袁庆忠

首席医学专家（24人）

马晓春、王公明、王庆安、王炳平、田明坤、田昭俭、冯国平、乔鲁军、牟东坡、纪永利、李玉生、李明英、肖英、张旗、郑观荣、姚林果、贺勇、殷红梅、高欣义、高宗恩、崔正礼、韩光良、强艳丽、蔺景双

高级医学专家（43人）

丁西平、丁学开、于云英、于本章、王继坤、冯涛、冯新、吕其军、延英、刘世君、刘国强、刘明林、刘焕乐、江守洪、许道洲、孙迪文、孙桂森、孙增海、李莎、杨新国、连祖民、吴学辉、吴起嵩、余江、张令海、张志明、张诚、张冠宏、

陈玉东、金勇、郑宏冰、单金海、宗敏、宗强、孟险峰、赵连礼、袁振涛、贾新国、黄新刚、盛梅、崔丽华、董红果、董艳光

资深医学专家（12人）

丁昌太、王建平、刘正华、刘传木、宋和凤、张玉琢、孟祥淇、胡守成、曹介枢、鲁子仁、黎少青、瞿鸿德

终身医学专家（3人）

胡守成、燕书能、瞿鸿德

（撰稿人：王日香 陈 勇）

编 后 记

为全面、客观记载胜利油田中心医院60年来的发展历程和取得的辉煌业绩，庆祝建院60周年，激励全院干部职工不忘初心、牢记使命，医院决定开展《胜利油田中心医院志（1964—2024）》编纂工作。

《胜利油田中心医院志（1964—2024）》编纂工作于2023年6月开始筹备，2023年7月制定编纂方案并成立编纂委员会。按照编纂工作安排，8月中旬完成框架结构和编纂篇目设计，以及具体编写要求、编写任务，并组织编纂人员进行了培训。9月底，各编纂科室按照划分的篇目、大纲和范本，组织完成史料的搜集、撰写、报送工作。12月底，在对史料进行个案考证或相互验证的基础上，按篇目章节完成史料的整理修改、编纂成文，形成了初稿。编辑人员先后多次对稿件进行审核，对相关内容与承编科室进行核对、查验，征求院领导和科室离退休干部的意见，完成校对、修改。2024年6月送交东营市地方史志研究院审核、定稿。2024年9月付梓排版。全书分14章，共76万字。志首置概述、大事记；居中置专业志，分类记述各项事业；志末置人物及编后记。

本书编纂过程中，院领导多次进行检查指导，研究解决困难和问题，并认真审核、修改有关内容；各科室为本书的编纂提供了第一手资料，多次进行修改完善；离退休领导、干部和职工提出了宝贵的意见和建议；全体编纂人员团结协作、认真负责、加班加点、勤奋工作，确保了本书的顺利完成。在此，谨向所有关心支持本书编纂工作的有关人士表示衷心的感谢！

面对时间紧、任务重、面广量大的实际，虽然我们尽心尽力，多次核验，但因时间仓促、水平有限，以及部分资料难以查证、缺失等原因，本书内容难免存在疏漏和不当之处，敬请谅解，并多提宝贵意见，我们将在其后的志书编纂或相关载体上予以勘误。

编　者

2024年9月